U0275604

中华介入超声学

（上　册）

主　　编　　陈敏华　　梁　萍　　王金锐

副 主 编　　严　昆　　胡　兵　　于晓玲

吕国荣　　经　翔　　贾立群

金震东

主编助理　　吴　薇　　于　杰　　杨　薇

武金玉　　尹珊珊　　戴　莹

人民卫生出版社

图书在版编目（CIP）数据

中华介入超声学：全2册/陈敏华，梁萍，王金锐主编.
—北京：人民卫生出版社，2016
ISBN 978-7-117-23287-6

Ⅰ.①中… Ⅱ.①陈…②梁…③王… Ⅲ.①超声波诊断
Ⅳ.① R445.1

中国版本图书馆 CIP 数据核字（2016）第 219433 号

人卫智网	www.ipmph.com	医学教育、学术、考试、健康，购书智慧智能综合服务平台
人卫官网	www.pmph.com	人卫官方资讯发布平台

中华介入超声学
（上、下册）

主　　编：陈敏华　梁　萍　王金锐
出版发行：人民卫生出版社（中继线 010-59780011）
地　　址：北京市朝阳区潘家园南里 19 号
邮　　编：100021
E - mail：pmph @ pmph.com
购书热线：010-59787592　010-59787584　010-65264830
印　　刷：北京盛通印刷股份有限公司
经　　销：新华书店
开　　本：889×1194　1/12　　总印张：91
总 字 数：1651 千字
版　　次：2017 年 9 月第 1 版　2022 年 1 月第 1 版第 3 次印刷
标准书号：ISBN 978-7-117-23287-6/R · 23288
定价（上、下册）：680.00 元
打击盗版举报电话：010-59787491　E-mail：WQ @ pmph.com
（凡属印装质量问题请与本社市场营销中心联系退换）

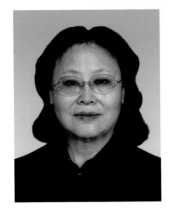

陈敏华，北京大学肿瘤医院超声科首席专家，二级教授，博士生导师，享受国务院特殊津贴。原中华医学会超声医学分会副主任委员，创建介入学组并担任组长。1987～1990年国家公派赴日本北海道大学留学，博士论文获北海道大学放射线"同门会奖"。从事介入超声诊治40余年，最早开展超声引导肝胆胰、胸肺、肾脏等穿刺活检及腹部肿瘤治疗技术。完成《肝超声造影应用指南》及《介入性超声应用指南》，并应邀参与两项相关国际指南的制定。任国家卫计委原发性肝癌诊疗规范及质控标准（消融）制定专家。

获原卫生部、北京市科委及国家科学技术部"863计划"等八项基金。在国内外发表论文300余篇，主编出版专著4部。共获科研奖励14项（其中北京科技进步二等奖六项），其中两项被评为"2015年度首都十大疾病科技攻关惠民型科技进展"。2016年被世界肿瘤消融大会（IOSFC意大利米兰）授予"开创性贡献金奖"。先后获得"首都十大健康卫士""全国医德标兵""全国三八红旗手"等称号。

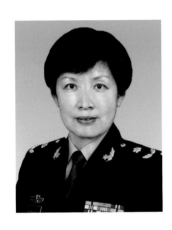

梁萍，解放军总医院介入超声科主任，主任医师、教授，博士生导师。国家自然科学杰出青年基金获得者。中央保健会诊专家，享受政府特殊津贴专家。任中华医学会超声医学分会副主任委员、候任主委、介入学组组长。

1986年毕业于第二军医大学，此后至今一直在解放军总医院从事介入超声诊疗相关工作，1997年至丹麦哥本哈根大学国际超声介入中心学习研修，1998年至香港威尔斯亲王医院放射科客座研究。2009年9月创建了国内首个有独立病房和专用手术室的介入超声学科。

现任世界介入肿瘤委员会理事、亚洲消融学会理事、中华医学会超声医学委员会候任主委等职。承担国家自然科学杰出青年基金、重点、重大仪器专项及科技部"十二五"科技支撑的首席专家等国家级课题19项。以第一或通讯作者发表SCI论文78篇。系列研究获国家技术发明二等奖、国家科技进步二等奖等省部级二等奖以上奖励8项。

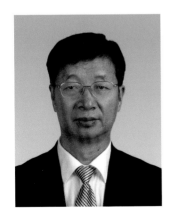

王金锐，教授，博士生导师。现任北京大学医学部影像医学与核医学超声学组组长，北京大学医学部住院医师规范化培训超声学科组组长，《中华医学超声杂志（电子版）》副总编及多个超声专业期刊副主编和编委。曾任中华医学会超声学分会常务委员、中国医学影像技术研究会超声分会副主任委员、中国生物医学工程学会超声分会副主任委员。

发表论文100余篇，主编或主译《实用腹部超声诊断学》《肌肉骨骼系统超声影像学》等8部专著，参编专著21部。先后获得国家有突出贡献中青年专家、全国先进工作者，五一劳动奖章、全国杰出科技工作者一等功，全国卫生文明先进工作者等荣誉称号，享受国务院政府特殊津贴。主要研究方向为超声造影和介入超声。

编辑委员会

董宝玮	陈敏华	梁 萍	王金锐
严 昆	胡 兵	于晓玲	吕国荣
经 翔	贾立群	金震东	王 怡
吴 薇	于 杰	武金玉	王宏光
陈文直	刘吉斌	蒋天安	徐辉雄
吴青青	李吉友	夏 焙	李安华
谢晓燕	沈 理	匡 铭	杨 薇
陈 磊	王 雷		

一个学科的发展需要几代人的刻苦钻研、合力耕耘，以及不懈的探索、忘我的奉献，以饱满的热情投入科研和教学中。

作者名单

北京大学肿瘤医院：

陈敏华，严　昆，吴　薇，杨　薇，崔秋丽，丛　悦，戴　莹，
范智慧，范志毅，高　文，黄信孚，李吉友，李荣杰，刘文英，
李香菊，刘毅强，潘振宇，王　崑，王　淞，王延杰，邢宝才，
尹珊珊，张仲一，付静静

中国人民解放军总医院：

董宝玮，梁　萍，于晓玲，于　杰，陈　钢，程志刚，窦健萍，
段少博，范　阳，海　宁，胡琰琰，韩治宇，刘方义，刘　慧，
李华蓉，刘　腾，李　鑫，李秀梅，刘小平，李雅婧，马晓辉，
马　鑫，任　超，孙　亚，王宏光，汪　伟，魏　莹，徐瑞芳，
杨晓环，张冰松，周福波，张　晶，张雯雯，张　旭，张雪花

北京大学第三医院：　　　　　王金锐，崔立刚，江　凌

北京协和医院：　　　　　　　姜玉新，朱庆莉

重庆医科大学附属第二医院：　陈文直

重庆医科大学生物医学工程学院：　陈锦云，胡　亮　王智彪

第二军医大学长海医院：　　　金震东，王　雷

复旦大学附属华山医院：　　　王　怡，潘卉雯，秦茜淼

福建医科大学附属第二医院：　吕国荣，陈秋月，李伯义，李新丰

作者名单

广东省中医院:	张建兴
哈尔滨市第一医院:	武金玉
哈尔滨医科大学附属第一医院:	杨秀华
解放军第四军医大学西京医院:	周晓东,李　涛,罗　文,孟　欣,王建宏
美国托马斯－杰斐逊大学医院:	刘吉斌
南通大学附属医院:	谢阳桂
上海交通大学附属新华医院崇明分院:	沈　理
上海交通大学附属第六人民医院:	胡　兵,陈　磊,陈旖旎,郭　倩,王　韧
同济大学附属上海市第十人民医院:	徐辉雄,贺亚萍
上海交通大学医学院附属仁济医院:	李凤华,陈慧兴,杜　晶,夏　磊,张时君
四川大学华西医院:	彭玉兰
首都医科大学附属北京安贞医院:	杨　娅,科雨彤,李嵘娟,王月丽,张　涵
首都医科大学附属北京儿童医院:	贾立群,王晓曼
首都医科大学附属北京妇产医院:	吴青青,李斯静,郝　焰
首都医科大学附属北京友谊医院:	钱林学
深圳市儿童医院:	夏　焙
天津市第三中心医院:	经　翔,丁建民,王彦冬,周　燕

作者名单

天津市第一中心医院： 唐　缨，武红涛，杨木蕾

武警总医院： 高永艳

武汉市医疗救治中心： 余松远

西安市儿童医院： 岳瑾琢

浙江大学医学院附属第一医院： 蒋天安，赵齐羽，邓　壮

中国医学科学院肿瘤医院： 周　翔

中南大学湘雅医院： 廖锦堂

中日友好医院： 于明安

中山大学附属第二医院： 罗葆明

中山大学附属第三医院： 郑荣琴

中山大学附属第一医院： 匡　铭，谢晓燕

中山大学附属肿瘤医院： 李安华，韩　峰，李升平，王　俊

Foreword
(Interventional Ultrasonography)

Ultrasound imaging is one of the most rapidly developing modalities in modern cross-sectional imaging technology.The applications of ultrasound have infiltrated into all aspects of clinical practice,are depended upon by clinicians and favored by patients.Ultrasound-guided interventional procedures can be traced back to the early work of H.H.Holm in Denmark and myself in the United States in the late 1960s and early 1970s.Initially,interventional ultrasound was used for guided puncture and drainage for certain diagnoses and treatments.With ongoing biomedical engineering technology advances,the development of ultrasound continues to inject new vitality,promote and expand its applications and create new image-guided procedures for both diagnosis and therapy.Undoubtedly,ultrasound imaging with its own characteristics; i.e.,high resolution,real-time,portability,non-radiation,and cost-effectiveness,make ultrasound the most powerful tool for image-guided interventional technique.

During my ultrasound career,I was fortunate to have opportunities to work with and know many Chinese ultrasound experts who made great contributions in the field of ultrasound.I have seen the use of ultrasound in China grow rapidly and become the first line of imaging modality in the clinical setting.

I wish to congratulate the Editors,Professors Minhua Chen,Ping Liang and Jinrui Wang who have assembled the experts in various interventional ultrasound areas to write this comprehensive book entitled,"Interventional Ultrasonography,"to cover the majority of ultrasound-guided interventional applications and techniques.

I am certain that this book will provide knowledge and reference sources for ultrasound physicians and other specialty clinicians to promote the development and application of ultrasound-guided techniques.The need for adequate training of a large number of physicians as well as updates on the latest technologies provides the basis for the publication of this book.It is my strong belief that the editor and the authors have succeeded in this goal.

Barry B.Goldberg,M.D.
Professor Emeritus of Radiology
Thomas Jefferson University
Philadelphia,PA,U.S.A.

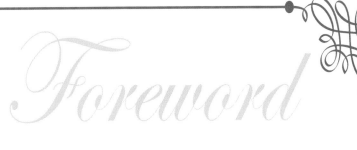

序 一

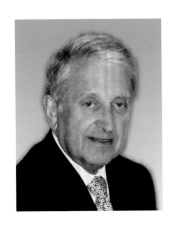

超声是现代影像技术发展最快的技术之一，超声应用已经渗入临床实践的所有方面，深受临床医生依赖及病人喜爱。超声引导介入方法最早可以追溯到 20 世纪六七十年代 H.H. Holm 在丹麦的早期工作及我本人在美国的工作。最初，介入超声用于引导穿刺和引流进行诊断和治疗。随着生物医学工程技术的发展，超声发展继续注入了新的活力，提高和拓展了它的应用，并产生影像引导诊断和治疗新技术。毫无疑问，超声因其高分辨率、实时、便捷、无放射性、低廉等优势，使其成为影像引导介入技术最有力的工具。

在我的超声职业生涯中，我有幸与许多中国超声专家一起工作，他们在超声领域做出了巨大的贡献。我目睹了超声在中国的快速发展，并成为临床工作影像技术的一线检查手段。

我谨在此祝贺陈敏华教授，梁萍教授和王金锐教授，他们汇集了介入超声各方面领域的专家撰写了这部"介入超声"专著，涵盖了大部分超声引导介入应用及技术。

我确信这本书将为超声医生和其他专业临床医生提供知识和参考，以促进超声引导技术的发展和应用。大量临床医生培训的需求及新技术的发展为这部书的出版奠定基础。我坚信编辑和作者已经成功地达到了这一目标。

Barry B. Goldberg, MD

2016 年 10 月

Barry B. Goldberg, MD 简介

美国托马斯杰斐逊大学终身教授；国际著名医学家、科学家及教育家。曾任世界超声医学和生物学联合会主席，美国超声医学会主席。

他领导的杰斐逊超声研究所为世界超声学者提供了顶级的科研交流和进修学习基地。曾 6 次访问中国并相继建立 5 所附属超声教育中心，为中国超声医学发展做出了杰出的贡献。

序 二

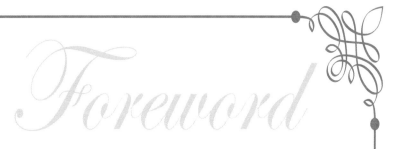

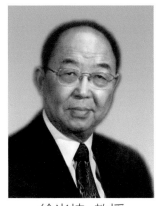

徐光炜 教授

近闻期望已久的超声介入治疗学即将问世，甚感欣慰。这是陈敏华教授等继《腹部疾病超声图谱》《消化系疾病超声学》及《肝癌射频消融——基础与临床》诸书之后的又一奉献。本书的面世虽在预期之中，但在浏览本书的目录及书稿时，见主编、副主编及参与写作专家之众以及内容涉及面之广，为始料所不及。洋洋百万余字不仅对各疾病介入治疗的指征、操作、疗效及并发症的预防等均有详细的阐述，且几乎覆盖人体的所有组织及器官，并均有详实的数据为基础，充分说明众多青老年写作者用心之良苦及主编们组织之不易。不但已深入到多种疾病的治疗领域，又因其独特的微创功效而颇受青睐。

超声诊疗技术作为一独立的学科，创立至今也仅半个世纪光景。由于该技术无创的特点，既无须特殊的防护又无耗材，且便于动态随访观察，适于在基层开展等因素，以致在国内得以有异于国外仅将此技术作为影像诊断的一分支，而独立地加以发展。各医疗机构不但纷纷设立了超声诊断科室，而且各临床科室也纷纷出自各专业学科发展的需要而开展相应的超声诊疗业务。在此得天独厚的条件下，超声学科得以快速地发展。不但从以解剖学为基础的影像诊断及穿刺技术的应用而发展为以病理学为基础的定性诊断，更由于肝癌射频消融治疗取得令人满意的疗效，从而使超声介入诊疗学得以向各领域发展，逐渐成为一有微创特色的治疗学科，也使超声诊疗学得到里程碑式的发展，不但丰富了临床医学，而且使疾病的治疗也多了一种以"良药苦口"转化为"良药可口"的选择。

然而，任何新生事物均有一初创到逐渐成熟的过程，相信本书的问世，将有助超声介入治疗的规范化，供同道们在实践中不断加以完善、充实，以使这一奇葩更好地为人类健康服务。

北京大学肿瘤医院名誉院长

中国抗癌协会名誉理事长

中华医学会肿瘤学会原主任委员

2016 年 11 月

序 三

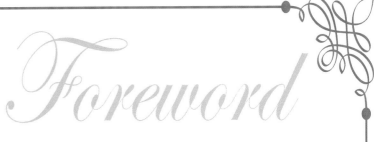

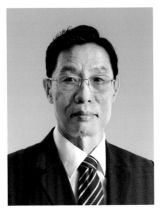

钟南山 院士

　　已经是 20 多年前的事了。1994 年陈敏华大夫向由我主办的第 13 届国际呼吸病会议（APCDC）投稿"超声及超声引导穿刺活检对胸肺占位诊断应用"，这是我初次认识超声和介入超声还可用于肺部（非胸膜）的诊治。经筛选，在 400 余篇论文中"介入超声"论文入选大会交流。会后，台湾大学附属医院呼吸病教授杨泮池教授（现任台湾大学校长、中央研究院院士）告诉我，陈的论文较前沿，很有临床应用推广价值。我邀请她来广州呼吸病研究所讲课，开阔了我们的眼界，也带动了我们对这项技术在胸肺疾病诊治的应用。后来，她在超声引导胸肺占位病变的早诊和穿刺活检发表不少论文。在中华医学杂志创刊九十周年大会上，我给她颁奖时，她兴奋地告诉我，北医一院一个患者两次支气管镜活检均呈阴性，她用超声检查及穿刺活检确诊了肺泡癌，而使这位两个月来未能确诊的患者获得及时治疗。同时她告诉我正准备撰写胸肺介入超声专著，我一直翘首期待着。然而，2 年后她告诉我，因转入"肝癌射频消融治疗"，只好把"胸肺超声"放一放。我得知近十年来陈教授在肝癌介入超声诊治的研究取得了举世瞩目的成绩。去年，她来信要求我为她主编的"介入超声学"专著写序，我略为吃惊，她至今仍然在门诊、手术和教学科研一线工作，怎么有时间又写书完成这三百余万字的专著？

　　我看了这本《中华介入超声学》，深有感慨。其一，本书极具实践性及应用性，对临床医生的诊治实践具有很强的指导作用。其二，涉及面广，"超声介入"已经深入到临床各个学科，从诊断到局部治疗以及在手术中的应用。在国内及国际上，很少有这样覆盖到全身所有脏器及部位（从颅脑、甲状腺、乳腺、肺脏、心脏、肝胆胰脾、肾脏到卵巢、子宫、前列腺等）的超声诊治知识及技能的著作。其三，作者们的高度责任感及使命感。以陈敏华教授为首的专家作者们，不仅自己具备丰富的临床经验，而且希望将自己的知识和经验传递给广大医务人员，正像陈教授所述："急需撰写规范的超声诊断及介入参考书……；天将降大任于斯人也……"。这本集全国在该领域的数十名专家共同完成的"介入超声学"，是主编和作者们几十年的临床知识、经验和努力掌握新技术的结晶，覆盖了基本知识、规范操作到适应证选择等，图文并茂、内容丰富。相信不仅对超声科医生，也对临床多学科医生有帮助。我借此序对付出辛勤劳动的本书的作者们表达敬意。而作为一个胸肺科医生，我更期待《胸肺疾病介入超声学》的早日刊出。

中国工程院　院士

中华医学会　原会长

广州医科大学附属第一医院　内科教授

呼吸疾病国家重点实验室　主任

2016 年 12 月

主编前言

　　自 20 世纪 80 年代初介入超声在我国兴起，三十多年来她已成为超声医学最活跃的领域，应用几乎覆盖了全身各个脏器，成为临床诊疗中不可或缺的手段。

　　2011 年 3 月，在张运主委的支持下，我们成立了中华超声学会的"超声介入学组"，为介入超声的发展提供了组织保障。学组自成立以来致力于介入超声技术的规范和普及，2014 年完成并出版了《介入性超声应用指南》有力地推动我国介入超声的规范化并有效地提高了介入超声的临床诊疗水平。很多读者希望将指南细化提供更多的信息，经与董宝玮、严昆、梁萍等同仁商议，决定以"指南"为框架，编写介入超声学专著。

　　由于超声引导介入治疗的优越性越来越被临床认可，涉及内、外、妇、儿、放射、肿瘤、麻醉、神经内外等十余个学科，相关的医生急需普及介入超声的基本知识和引导穿刺操作技能。由于胸肺、颅脑、小儿等方面超声应用欠普及，某些疾病声像图鉴别较困难，故在相关章节中增加了超声诊断或声像图特征的内容，以便查阅和参考。在编写内容的讨论中，我们惊喜地发现许多中青年精英正探索和应用介入超声新技术，以解决临床难题，拓展、延伸了介入超声在诊断治疗中的应用。我们认为本书应努力吸收新理念、新技术及相关的经验教训，因此我们十多次修编目录，由初定的八篇 35 章增至十三篇 56 章。

　　在以董宝玮、陈敏华、张武为代表的中国介入超声的开拓者和全国同道的努力下，我国介入超声诊疗技术已得到了长足的发展，在很多领域享誉国际。在书稿的整体设计和篇章安排过程中，有多位优秀的超声介入专家作为副主编并成立编委会。本书集本领域做出杰出工作和贡献的老中青三代优秀介入超声医生的智慧，由全国三十余位专家及近百位作者共同努力完成了这部宏篇专著。它不仅是临床需要，也是中国超声界几代人几十年的努力和愿望。我们衷心希望本书有助于介入超声更全面、规范、有效地开展。

　　由于时间紧迫，本书可能有不少不足之处，欢迎前辈、同道不吝指正。

陈敏华　　梁萍　　王锐

2016 年 10 月

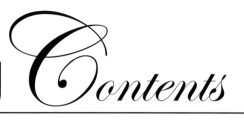

目 录 Contents （上册）

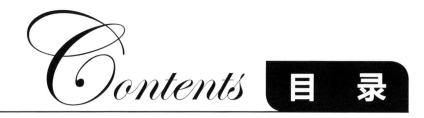

（上册）

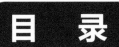 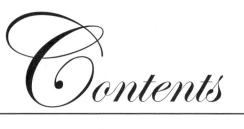

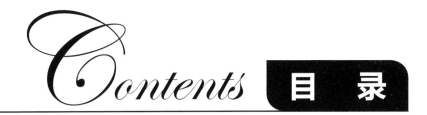

（下册）

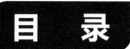 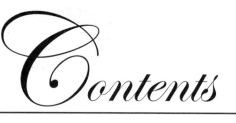

（下 册）

第一篇 *Article 1*

介入超声总论

Overview of Interventional Ultrasound

前 言

　　介入超声被定义为在超声引导下执行任何诊断或治疗的过程（WHO 2015）。因此，"引导"是介入超声的核心。其目的就是精确地引导械具进入靶目标并且不引起并发症，即准确而安全。实时超声显像所具有的断面实时可视性使其成为引导各种介入性操作的理想方法之一[1-9]。高性能超声仪器越来越小巧、方便移动，这使得介入超声在医疗实践中已经无所不在。诊室、床旁、监护病房、手术室等任何需要的地方超声都可用于引导介入性操作[6, 9]，超声引导已成为与多种介入性技术进行组合的最佳选择[6, 7]。目前，介入超声除了用于引导穿刺获取体内组织、抽吸、引流、注药外，各种超声引导下的穿刺置管技术（如胆道、门静脉、上尿路、脓腔和其他特殊病变部位的引流、给药、狭窄扩张、支架植入等特殊治疗）、组织消融（包括微波、射频、激光、冷冻在内的物理消融和化学消融）、腔内超声（阴道、直肠、食管、血管等）、术中超声等也广泛应用于临床。近年来，几乎所有的内镜和导管都与超声技术结合，在其前端嵌入超声换能器，能够获取较单纯内镜更丰富的诊断信息，如冠状动脉内超声被公认为冠状动脉疾病诊断的金标准之一。

（陈敏华　王金锐）

第一章 介入超声历史、现状及展望

【概述】

介入超声从诊断跨入治疗领域，其发展的精髓是由于采用了实时超声的引导，使介入超声诊断和治疗水平大大提高，缩短诊断和治疗时间，降低医疗成本。随着许多超声新技术的应用和现代分子生物技术的进展，介入超声在临床医学中的地位越来越重要。

特别是晚近实时三维成像技术的不断完善和磁场定位图像融合技术的应用发展，实现了介入超声近乎在直视的情况下操作，使超声引导和监视达到了前所未有的精确程度[4, 5]。

第一节 国际应用简介

一、诊断

早在一百多年前，医学家们就萌生了在活体直接摄取病变组织获得病理学诊断的欲望。文献记载最早描述穿刺诊断的是 Paged 在 1853 年对乳腺癌的针吸细胞学观察。1880 年 Ehrich 首次进行了经皮肝穿刺活检。在其后的 100 多年间，人们为了获取足够的组织供病理诊断，不断改进穿刺针具和方法。如 1930 年，Martin 和 Ellis 等报道了人体各部位肿瘤的细针穿刺抽吸活检（fine needle aspiration，FNA）方法，叙述了用 18G 穿刺针连接 20ml 注射器进行抽吸病变组织的方法、适应证和诊断价值，至今仍然沿用。1940 年，Vim Silverman 采用分叶针进行肝活检，使取材的质量明显提高。1957 年，Menghini[10, 11] 发明了负压抽吸针，开创了使用负压抽吸活检技术，可迅速获得组织样本。该技术在当时被称为"一秒钟肝穿刺"，一直沿用多年。但是，早年的活检操作是术者根据脏器的解剖关系施行的，操作者全然不知穿刺针经过的组织结构，更不可能知道病变的确切位置，所以属于盲目穿刺，所带来的并发症使这一技术难以普及。因此，其应用也仅限于肝脏及肾脏弥漫性病变或能够触及的大病灶，而对深部小病灶无法穿刺活检。

超声成像技术的应用使人们看到了病灶在人体的确切解剖位置，自然就想到使用超声定位进行穿刺活检。1961 年，Berlyne[12] 首先尝试用 A 型超声探伤仪和普通单声束探头对尸体肾脏进行定位和穿刺，开启了超声引导穿刺的先河。

20 世纪 70 年代，随着 B 型超声诊断仪器的出现和技术进展，可以显示病变的确切空间位置及其与周围组织的关系，超声导向技术也随之迅速发展。1972 年 Goldberg 等[13] 和 Holm 等[14] 几乎同时报道了用带有中心孔的超声穿刺探头（puncture probe, ultrasound guided probe）引导穿刺，成功地在声像图上同时显示病灶和针尖，实现了预先选择安全的穿刺路径并监视和引导穿刺针准确到达"靶目标"的宿愿，从根本上改变了传统穿刺方法的盲目性，显著提高了穿刺的安全性和准确性。此后，超声导向技术被广泛应用于临床。

1982 年，Lindgern 等[15] 首次报道了经皮穿刺自动活检技术。但是，这一技术在早期并未引起重视，仅有在肝脏肿瘤及移植肾活检方面的少数应用报道。直至 1987 年以后，由于 Ragde 等[16]、Lee 等[17] 和 Torp-Pederson 等[18] 相继报道了自动活检技术在前列腺活检应用的显著优势，这一技术才被引起关注。在肝脏等其他方面的应用研究证实这一技术具有取材成功率高，质量好，操作简单、便捷，并发症少等突出优点。现在已成为影像引导活检的常规方法。

二、介入治疗

Goldberg 等[19] 于 1973 年报道了超声引导穿刺肾囊肿。1974 年，Pedersen 等[20] 报道了超声引导肾脓肿穿刺抽吸，并注入抗生素，取得满意疗效。同时，他介绍了超声引导肾穿刺置管引流在梗阻性肾功能不全中的应用。1976 年，Makuuchi 等[21] 报道了超声引导经皮经肝穿刺胆管造影的临床应用，该技术显著提高了穿刺的准确性和安全性。1981 年 Bean 等[22] 报道了酒精硬化治疗肝囊肿，其他学者报道了肾囊肿及盆腔单纯性囊肿等疾病的超声引导下酒精硬化治疗。1983 年日本 Sugiura 等[23] 首先报道了经皮肝穿刺酒精注射（PEI）治疗肝细胞癌，与此同时，随着超声设备成像质量的不断提高和器械材料的发展，各种超声引导下的置管技术也被广泛应用，如胆道、门静脉、上尿路、脓腔和其他特殊病变部位的较长时间引流、定时给药、狭窄扩张、支架植入等特殊治疗。

三、腔内超声

腔内超声（endoluminal ultrasound）的应用起始于 20 世纪 70 年代中期，发展最快应用最广的是经直肠超声和经阴道超声，二者已经分别成为目前前列腺检查和妇产科检查的经典方法。进入 80 年代后，经食管超声心动图（transesophageal echocardiography）在心脏病的诊断和治疗中进展迅速，现在不仅成为心脏病诊断的最常用的有效手段之一，而且在治疗中也发挥了重要作用。近年来，膀胱镜超声（cystosonography）、阴道镜超声（vaginosonography）和肠镜超声（rectosonography）等内镜超声（endosonography）和导管超声技术也相继应用于临床。

1977 年 Cook 等首次报道在肾结石手术中成功利用二维超声扫查准确定位结石部位，增加了手术的精确性，减少了肾实质和肾血管的损伤，称其为手术中超声（intraoperative sonography）。此后，有关术中超声在胆道和胰腺外科（Sane et al，1981）、肝脏外科（Igawa et al，1984）、泌尿外科（Pedersen，1974）、颅脑外科（Knake et al，1982）、脊髓外科、心脏外科、妇产科等领域的应用报道不断增多，对提高手术精度，增加安全性，减少并发症，改善预后等起到了重要作用。

（陈敏华　王金锐　董宝玮）

第二节　国内应用简介及展望

一、国内应用简介

我国超声引导穿刺活检和引流的应用起步并不算晚。早在 1962 年，陈公白、潘永辉等就利用 A 型超声经颅骨钻孔进行术前脑瘤定位，在当时，这对确定肿瘤部位、选择手术入路具有重要价值。但是由于时代特殊原因，随后十多年中我国介入性超声的发展完全停滞。与国外产生了较大差距。直至 1980 年，董宝玮、陈敏华等[24-26] 在国内首先开展了 B 型超声引导下肝脏肿瘤经皮细针穿刺细胞学检查。在此之后，董宝玮、张武、陈敏华、周永昌、曹海根、王金锐等[24-39] 多次报道了超声引导穿刺活检和引流在肝、胆、肾、胰、胸腔、心包腔等脏器诊断和治疗中的应用，确立了这一新技术在疾病诊断和治疗中的重要价值和地位，并且使得该技术在我国迅速普及和发展。1990 年前后，国内相继出版了《超声导向经皮穿刺诊断与治疗》（曹海根主编，1989 年）[35]、《临床介入性超声学》（董宝玮主编，1990 年）[36] 和《腹部介入性超声》（吕国荣、张武主编，1993 年）[37] 3 部介入性超声专著。2004 年刘吉斌联合国内外相关专家出版了《现代介入性超声诊断与治疗》专著[40]，2014年，中华医学会超声分会介入超声学组发布了"介入性超声应用指南"[41]，推动我国介入性超声的规范化应用和普及。几代超声工作者的研究，为迅速赶上世界介入性超声的发展水平起到了积极作用。

在介入治疗领域，我国陈敏华[42]和董宝玮、梁萍等[43]率先开展肝癌的射频消融和微波消融治疗，在该领域不仅积累了丰富经验，而且进行了大量的创新性和开拓性研究，达到了国际领先水平，也得到世界同行的公认和赞誉。对肝肿瘤消融治疗的应用效果也推动了该技术对其他实性脏器的应用，从肺、肾脏到小器官多领域超声引导消融治疗技术如雨后春笋蓬勃开展，给患者带来微创、有效的治疗选择，也引领了临床该项治疗的优化。

二、展望

近年来，随着超声仪器性能的进步和穿刺针具的改进，介入性超声同时改变了许多疾病的传统诊断和治疗模式，催生了许多全新的治疗技术和方法。临床近十个学科的医生会关注介入超声技术，并扩展至多学科的临床应用及基础研究。

在仪器和监视方法方面，最突出的进展是磁导航技术的引入。将与超声仪器连接的磁场发生器放置在患者身边，使患者处于磁场内。使用特制的磁场感应引导针，即可以在显示屏清楚显示针的精确空间位置。利用这种设备进行超声导向穿刺，克服了穿刺针显示不清的痼疾，能够准确引导穿刺针进入靶目标。若将CT或MR图像数据输入超声仪器，与声像图进行解剖标记配准，超声探头在磁场中扫查，就能够在扫查的过程中完成声像图与CT或MR图像的实时动态融合，或生成实时3D图像，这样就可以对部分声像图显示不清的小病灶进行精确的导航穿刺，完成不同的诊断或治疗目的。此外，介入超声技术与免疫组织化学、DNA检测、银染核仁形成区（AgNOR）检测、PCR、超微结构观察、流式细胞仪测定等现代医学生物学高新技术的结合，不仅使某些疾病的诊断由组织病理学进一步提高到分子生物学的水平[44]，而且使许多过去需要很大创伤才能完成的复杂诊断和治疗变得简单而有效。超声导向作为实现这些高新诊断的基础技术，其应用价值变得越来越重要。

（陈敏华　王金锐　董宝玮）

参考文献

1. Grant EG, Richardson JD, Smirniotopoulos JG, et al.Fine-needle biopsy directed by real-time sonography: technique and accuracy. AJR, 1983, 141（1）: 29-32.

2. McGahan JP.Interventional abdominal ultrasound//Mittelstaedt CA.General Ultrasound.New York: Churchill Livingstone, 1992: 1189.

3. McGahan JP.Ultrasound-guided aspiration and drainage //Rumack CM, Wilson SR, Charboneau JW.Diagnostic Ultrasound.St Louis: Mosby Year Book, 1991: 443.

4. FensterA, SurryK, SmithW, etal.3D ultrasound imaging: applications in image-guided therapy and biopsy.Computers and Graphics, 2002, 26（4）: 557-568.

5. SmithWL, Surry KJM KumarA, etal.Comparison of core needle breast biopsy techniques: Freehand versus three-dimensional US guidance.Academic Radiology, 2002, 9（5）: 541-550.

6. Holm HH, Skjoldbye B.Interventional ultrasound.Ultrasound Med Biol, 1996, 22（7）: 773-789.

7. Reading CC, Charboneau JW, James EM, et al.Sonographically guided percutaneous biopsy of small（3 cm or less）masses.AJR, 1988, 151（1）: 189-192.

8. McGahan JP.Aspiration and drainage procedures in the intensive care unit: percutaneous sonographic guidance.Radiology, 1985, 154（2）: 531-532.

9. McGahan JP, Anderson MW, Walter JP.Portable realtimesonographic and needle guidance systems for aspiration and drainage.AJR, 1986, 147（6）: 1241-1246.

10. Menghini G.The needle biopsy of the liver，an effective technical progress.Sci Med Ital，1957，6（2）：212-229.

11. Menghini G.Effective advance in the technic of puncture biopsy of the liver.RassFisiopatolClin Ter，1957，29（7）：756-773.

12. BerlyneGM.Ultrasound in renal biopsy：anaid to determination of kidney position.Lancet，1961，1：750.

13. Goldberg BB，Pollack HM.Ultrasonic aspiration transducer. Radiology，1972，102（1）：187-189.

14. Holm HH，Kristensen JK，Rasmussen SN，et al.Ultrasound as a guide in percutaneous puncture technique.Ultrasonics，1972，10（2）：83-86.

15. Lindgren PG.Percutaneous needle biopsy：A new technique.Acta Radiol Diagn（Stockh），1982，23（6）：653-6.

16. Ragde H，Aldape HC，Blasko JC.Biopsy：an automatic needle biopsy device-its use with an 18-gauge Tru-cut needle（Biopsy-cut）in 174 consecutive prostate core biopsies.Endosonographique，1987，3：5.

17. Lee F，Torp-Pedersen ST，Siders DB，et al.Transrectal ultrasound in the diagnosis and staging of prostatic carcinoma.Radiology，1989，170（3 Pt 1）：609-615.

18. Torp-Pedersen S，Lee F，Littrup PJ，et al.Transrectal biopsy of the prostate guided with transrectal US：longitudinal and multiplanar scanning.Radiology，1989，170（1 Pt 1）：23-27.

19. Goldberg BB，Pollack HM.Ultrasonically guided renal cyst aspiration.J Urol，1973，109（1）：5-7.

20. Pedersen JF.Percutaneous nephrostomy guided by ultrasound.J Urol，1974，112（2）：157-159.

21. Makuuchi M，Beppu T，KamiyaK，et al.Echo guided percutaneous transhepatic cholangiography with puncture transducer.Jpn J Surg，1978，8（3）：165-175.

22. Bean WJ，Rodan BA.Hepatic cysts：treatment with alcohol.AJR Am J Roentgenol，1985，144（2）：237-241.

23. Sugiura N，Takara K，Ohto M，et al.Percutaneous intratumoral injection of ethanol under ultrasound imaging for treatment of small hepatocellular carcinoma.Acta Hepatol Jpn，1983，24：920-923.

24. 董宝玮.超声引导经皮细针活检诊断胰腺部肿瘤.中华内科杂志，1982，21（12）：716-718.

25. 徐智章，陈敏华，吴孟超，等.B型超声对原发性肝癌的诊断价值.中华消化杂志，1982，2（4）：223-226.

26. 董宝玮，陈敏华，李吉友，等.肝胆胰肿瘤超声引导针吸细胞学检查.中华医学杂志，1984，64：347.

27. 陈敏华，董宝玮，李建国.肝脏占位性病变超声引导针吸细胞学检查.中华物理医学杂志，1985，7：85-88.

28. 陈敏华.超声显像和细针穿刺对肝脏囊性病变的诊断价值.中华内科杂志，1985（5）：266-268.

29. 陈敏华.超声引导针吸细胞学检查对肝脏恶性肿瘤的诊断价值.中华肿瘤杂志，1986，8：447.

30. 王金锐，杨敬英，张凤翔，等.B型超声引导经皮穿刺胆管造影的临床应用.中华放射学杂志，1987，21：102.

31. 王金锐.二维超声心动图引导下心包穿刺和引流.中华医学杂志，1987，67：404-405.

32. 曹海根.超声导向穿刺诊断与治疗腹部脓肿.中国医学影像技术，1989，5（4）：20-21.

33. 张武，李选，贾建文，等.组织活检细针的自行试制及其取材效果的实验与临床观察.中华物理学杂志，1989，11（4）：218-222.

34. 王金锐，杨敬英，胡文瀚，等.超声引导肾穿刺抽吸和肾盂造影的临床应用.中华泌尿外科杂志，1986，7（5）：281-282.

35. 曹海根.超声导向经皮穿刺诊断与治疗.北京：人民卫生出版社，1989.

36. 董宝玮.临床介入性超声学.北京：中国科学技术出版社，1990.

37. 吕国荣，张武.腹部介入性超声学.香港：香港新世纪出版社，1993.

38. 周永昌.实时二维超声引导下肾囊肿的穿刺疗法//熊汝成.泌尿外科论著.上海：上海科学技术出版社，1987：32.

39. 张武，李选，贾建文，等.组织活检针的自行研制及其取材效果的实验与临床观察.中华物理学杂志，1989，11（4）：218-222.

40. 刘吉斌.现代介入性超声诊断与治疗.北京：科学技术文献出版社，2004.

41. 陈敏华，梁萍.介入性超声应用指南.中国医刊，2014年第49卷北京：人民卫生出版社.

42. 陈敏华，Goldberg SN.肝癌射频消融--基础与临床.北京：人民卫生出版社，2009.

43. 梁萍，董宝玮.超声引导微波凝固治疗肝癌.北京 人民军医出版社，2003.

44. 舒仪经，阚秀.细针吸取细胞病理学.北京：人民卫生出版社，2000：94-141.

第二章 超声及介入超声相关基础

【概述】

超声引导穿刺的精确性受多种因素影响，其中超声仪分辨力和局部容积效应引起的误差，虽仅为1至数毫米，但当目标较小或位置较深时，可能影响其精确度或刺伤血管。重视超声仪器的调节，了解超声伪像的原理以及相关基础知识，有助于提高介入超声的准确性和安全性[1-3]。

第一节 超声相关基础

一、仪器原理和性能相关知识

（一）超声分辨力

1. 空间分辨力 定义为仪器能够在声像图上区分2个相邻反射体的最小距离的能力。

（1）轴向分辨力：也称纵向分辨力（AR）。指沿声束方向上能分辨2个反射体最小距离的能力。轴向分辨力主要由空间脉冲长度（SPL）决定，若每个空间短超声脉冲包含n个波长，在理论上AR可由下式计算：

$$AR = SPL/2 = n\lambda/2 = n/2f$$

可见，超声波频率越高，波长越短，分辨力越高。

（2）横向分辨力：垂直于扫查平面且与声束扫查方向垂直的分辨力称为横向分辨力，横向分辨力也称厚度分辨力，取决于声束在横向的聚焦能力。

（3）侧向分辨力：平行于扫查平面且与声束扫查方向平行的分辨力称为侧向分辨力，侧向分辨力也是厚度分辨力，取决于声束的电子动态聚焦能力。为了提高侧向分辨力，必须对声束进行电子动态聚焦，使声束变细。

若两个紧邻的目标距探头的距离相等，而目标之间的距离又比声束的宽度小，它们的回声就会发生重叠，以致仪器不能区分它们的空间位置。因此，最小的横向分辨距离大约等于声束在垂直于扫查方向的宽度，而最小的侧向分辨力大约等于声束在平行于扫查方向的宽度。

2. 时间分辨力 是指能识别图像变换的最短时间，是帧频的倒数。对检测运动功能和血流动力学的细微变化至关重要。

3. 对比分辨力 是显示和分辨不同明暗程度的能力。超声仪器将回声强度以灰阶显示于屏幕的一侧。人视觉的对比分辨能力仅8~10个灰阶，远低于对颜色的分辨力。

（二）声束厚度效应

声束厚度效应也称部分容积效应。如前所述，声像图所显示的组织图像，实际是厚度与声束宽度相等的一厚层组织回声的重叠图像。这就可能造成声束内同一深度的针尖与邻近组织在声像图上重叠显示为针尖在组织内的假象（图1-2-1-1）。

这在穿刺小目标时常引起穿刺针在小靶目标内的错觉，如对卵泡、脐带、血管、胆管等类似尺寸的目标穿刺时，声像图上很清楚显示针尖进入靶目标，而抽不出囊液或血液等。

避免的方法是对小目标穿刺时，首先要将聚焦点调到靶目标水平，然后反复侧动探头，凭侧动的幅度判断声束与病灶的关系。探头要处于侧

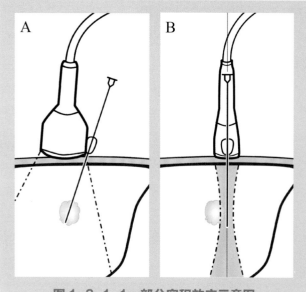

图 1-2-1-1 部分容积效应示意图

A. 超声显示穿刺针达靶目标内；

B. 垂直切面显示，靶目标的部分在声束内，穿刺针也似在声束内，尽管穿刺针未刺中靶目标，也会与刺中靶目标重叠显示，造成假象

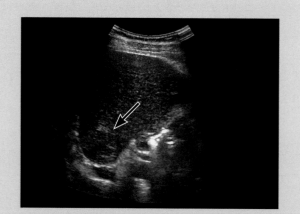

图 1-2-1-2 聚焦点放置于病灶同等深处，等回声病灶得以清晰显示（↑）

动时病灶刚好消失的中间位置，此时病灶显示最大，边界最清晰，表明声束完全通过病灶。对细管状结构穿刺时，选择其短轴断面导向对避免容积效应很有效。

（三）聚焦范围的调节

1. 对单阵列超声探头聚焦的调节，主要是对声束的侧向聚焦，即改善侧向分辨力。而对二维阵探头的聚焦，除了侧向聚焦，同时还对声束进行横向电子动态聚焦。因此，在聚焦段的横向分辨力最高（图 1-2-1-2）。

2. 为增加深部病灶清晰度，常采用增加聚焦段数目。但这不仅会降低帧频（降低时间分辨力），而且会影响聚焦效果，因此，最好聚焦段位于靶目标并且使用单点聚焦，以最大限度地突出显示介入过程中械具在病灶内的确切位置，保证导向的准确性（图 1-2-1-3）。

3. 由于超声探头的近场声束较粗，故近场区的分辨力相对较差。对于某些突出体表或

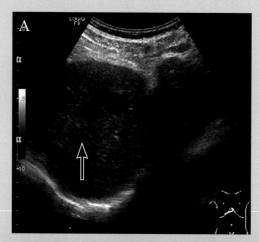

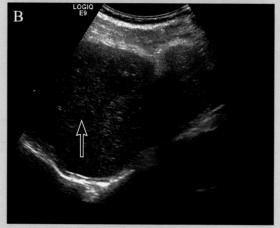

图 1-2-1-3

A. 增加聚焦图像欠清晰（↑），

B. 单点聚焦显示的深方小病灶边界及后方回声增强特征更清晰明确

凹陷的浅表病变，往往由于接触不良导向器形成盲区而不能清晰显示病灶。

使用自制水袋等耦合方式，可以改善超声探头与体表的接触，并且使浅表病变避开近场盲区进入聚焦范围内，从而获得较为满意的图像[4]。

目前使用的自动变焦超声仪也已经显著减小了近场盲区。

（四）超声体内传播特征

1. 超声仪器设定人体组织为近乎均匀的介质，即声束在人体内传播的方向不变，速度恒定（1540m/s）。

2. 超声成像在人体不同组织结构的声学特性异常复杂，这些组织形成的反射界面不仅大小不同，而且曲率、方向和折射率等也庞杂无序。

3. 由于超声的固有物理特性，在人体内传播时其反射和折射也异常复杂，因此在声像图上所显示的各种回声信息的组织来源、空间位置、回声强度等并非与声束扫查切面内的人体真实结构完全一致，即声像图中回声信息特殊的增添、减少或失真，称其为超声伪像。

4. 声像图中常存在伪像，故依赖声像图导向的介入性超声，易受其影响。

5. 产生伪像的主要原因如下：

（1）声场声强不均匀、旁瓣效应、声束厚度。

（2）声速、反射、折射、衰减。

（3）仪器性能：仪器和探头的品质（像控阵探头的图像质量相对较差，如近场盲区伪像、聚焦区增强伪像等）。

（4）仪器调节：操作者技术因素，如增益、TCG/DCG、聚焦调节不当；声像图测量方法不规范。

（5）成像技术的限制：如多普勒脉冲重复频率（PRF）的限制。

二、对声像图的正确理解

正确理解声像图的信息对提高穿刺的准确度，减少并发症有重要意义。

（一）常见的声像图伪像

1. 声影（shadow） 声束遇到声衰减程度很高的物质如结石、瘢痕，声束完全被遮挡时，在其后方出现无回声带，即声影（clear shadow）。声影对识别前方的结石、骨骼、金属、脂肪团或毛发团等有帮助（图1-2-1-4）。另外，在胸肺检查显示边缘模糊的声影（dirty shadow）常是胸膜-肺气体反射伪像或彗尾征后方的伴随现象。

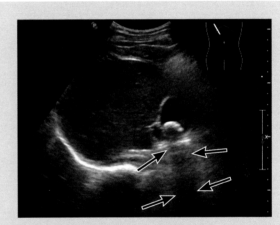

图1-2-1-4 胆囊结石
结石后方出现声衰减，即声影（↑）

2. 后方回声增强 当声束通过衰减小的器官或病变时，其后方回声超过同深度的邻近组织的回声。这是声能较周围强引起的，常用来鉴别液性与实性病变（图1-2-1-5）。由于缺乏经验或病灶较小、较深，此征象可不典型。

3. 混响（reverberation）伪像 是指超声垂直照射到平整的界面如胸壁、腹壁上，超声波在探头和界面之间来回反射，引起多次反射。混响的形态呈等距离多条高回声，强度随深度递减。混响会严重影响后方组织

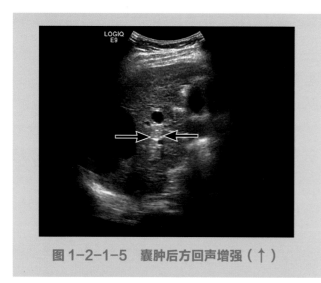

图 1-2-1-5　囊肿后方回声增强（↑）

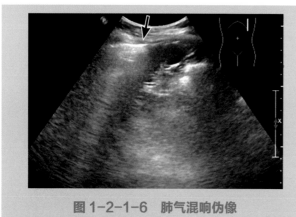

图 1-2-1-6　肺气混响伪像

左上腹扫查，脾脏前方肺气产生混响伪像（↑），
影响脾脏或肝脏显示

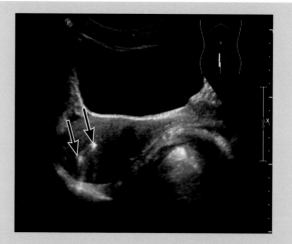

图 1-2-1-7　振铃伪像

子宫腔内节育器后方可见彗星尾样的长条状高回声干扰（↑）

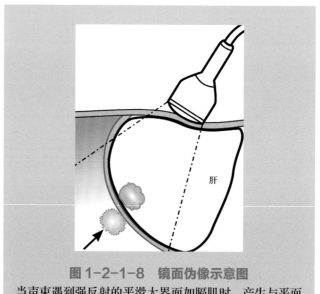

图 1-2-1-8　镜面伪像示意图

当声束遇到强反射的平滑大界面如膈肌时，产生与平面
镜相似的反射现象，使肝内肿瘤的伪像显示在膈上肺底
部（↑）

结构的显示，干扰介入器械的定位。混响多见于含气的肺和肠腔表面，产生强烈的多次反射伴有后方声影，俗称"气体反射"（图 1-2-1-6）。

4. 振铃伪像　超声束在多个微气泡包裹的少许液体中强烈地来回反射，产生似彗尾样的长条状高回声图像干扰，称为振铃伪像，或称"内部混响"。这种伪像在胃肠道（含微气泡和黏液）、组织内金属异物、薄结晶体后方相当多见（图 1-2-1-7）。

5. 镜面伪像　产生的原理与光学中的镜像原理相同。如膈下肝实质及其内部的肿瘤回声以膈肌为对称轴，病灶伪像对称地出现在膈上方肺底部（图 1-2-1-8）。

6. 回声失落和边缘声影　当入射声束与界面夹角足够大时，发生全反射，声波不能回到探头（回声失落），产生边缘声影（edge shadow）。如肝内较大囊肿两侧囊壁易失落。

7. 声束厚度（切面）伪像　亦称部分容积效应伪像。产生的原因如前所述，超声束形状特殊而且波束较宽，导致横向和侧向分辨力不够引起的组织结构在声像图上的重叠。例如，肝脏微小囊肿内可能出现细点状回声（来自小囊肿旁的部分肝实质）。

8. 声速伪差 当声束经过声速过慢或过快的组织，可造成这些组织在声像图上形状和位置的轻微改变和测量误差，其后方的组织也因此移位。如肾上腺髓样脂肪瘤在声束方向上的成像假性变长，使其后方的膈肌向后移位，产生中断的伪像（图 1-2-1-9）。

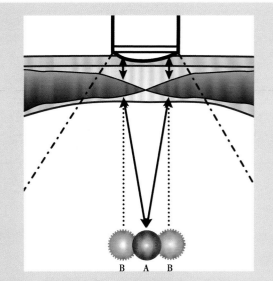

图 1-2-1-10 棱镜伪像示意图

声束通过腹直肌/脂肪界面时发生折射，对 A（动脉实际位置）产生双重动脉伪像 B

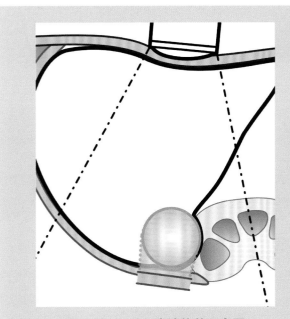

图 1-2-1-9 声速伪差示意图

声束通过脂肪组织时声速较慢，使得病灶后方膈肌显示中断、不连续，向后移位

9. 棱镜伪像 常在腹部靠近正中线横断面扫查时（腹直肌横断）出现。例如腹主动脉横切面可能在声像图上显示为两个（图 1-2-1-10）。

（二）多普勒超声伪像

1. 混叠 由于多普勒频移超过尼奎斯特极限引起。其实质是多普勒 PRF 过低引起。表现为频谱上段折返到基线下方。

2. 彩色信号过少或缺失 是最常见的多普勒伪像。其原因除了血流速度过低外，声衰减和仪器调节不当也是最重要的原因，如彩色血流速度标尺设置（PRF）过高、多普勒增益过低、频谱滤波（filter）设置过高等。

3. 彩色信号过多（彩色外溢） 伪像多数是因为仪器调节不当引起，如多普勒增益过高/彩色速度标尺（PRF）过低。

4. 无血流出现彩色信号 原因有组织的运动干扰、镜像伪像、快闪伪像（twinkling artifact）等。

（三）伪像的识别利用

1. 在介入性超声实施中，理解并根据声像图伪像形成原因进行规避，是介入操作医师要熟悉并利用的。

2. 可通过伪像识别组织内的异常，甚至刻意诱发伪像用以诊断和鉴别诊断。

3. 通过后方回声增强程度和侧边声影，鉴别囊性和均匀实性病变，如淋巴瘤、肉瘤；通过镜面反射识别邻近膈肌针尖的确切位置。

（王金锐 陈敏华 戴莹）

第二节　介入超声基础

介入超声技术的关键是在超声引导下将诊疗器械准确导入靶目标。根据需要和操作者的习惯，可以使用穿刺导向装置（如穿刺架），也可以无约束操作（free hand）引导穿刺，两者各有利弊。

腹腔内脏器或组织的经皮穿刺，使用导向装置更为精准；徒手穿刺操作可用在浅表部位或开腹手术中，但仍应强调要在超声监控下进行。

在对人体行超声引导穿刺时，由于受到呼吸、心跳等干扰，能获准确刺中的靶目标直径至少应达 5mm；但近年来采用可变聚焦的仪器，实验证实超声引导可刺中直径 2~3mm 的靶目标。准确的穿刺仍需依靠精确的引导方法和娴熟的技巧。

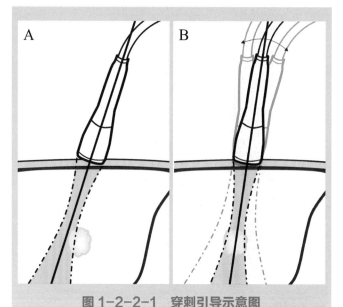

图 1-2-2-1　穿刺引导示意图
A. 超声图像显示病灶，但实际穿刺引导线与目标偏移；
B. 向左右（或上下）小幅度侧动探头，使穿刺引导线位于目标靶心部位即可准确刺中目标

一、局麻与呼吸配合

1. 麻醉不足或呼吸易造成移位，需重视皮肤至腹膜层的充分麻醉，以减少因疼痛引起的肌肉痉挛和靶目标移动。

2. 在准备进针或出针前均要求患者平静呼吸，尽量不做深呼吸，取材时嘱患者屏气，故穿刺前应训练患者控制呼吸。

3. 完全无法控制呼吸动作的患者属相对禁忌穿刺对象，技术娴熟者可在患者呼吸中暂停的瞬间迅速进针出针完成穿刺。

二、定位方法

1. 为了使超声引导穿刺更为精确，操作中要力求使探头的声束轴线通过被穿刺目标。当声束未与靶目标相交时，容积效应易造成伪像，导致穿刺偏移目标。

2. 正确的做法是将探头在靶心点上做小幅度的侧动，向左、向右（或上、下）侧动探头，反复 3~4 次微调后，回到正中清晰显示目标靶心（图 1-2-2-1）。

3. 固定探头将穿刺引导线定位在靶目标的中心区域，在靶目标图像显示最清晰状态下实施穿刺即可准确命中（图 1-2-2-2）；该引导技巧对深部小肿瘤穿刺尤为重要。

4. 随着引导技术提高和经验积累，穿刺定位操作过程一般可在 10 余分钟内快速完成。

三、穿刺操作

1. 穿刺针接触至靶器官时，器官可能会发生移位因而产生穿刺偏离。使用锋利的穿刺针和熟练掌握穿刺操作可以减少这一影响，日常肌内注射常用的快速加压进针是可参考应用的穿刺操作技巧。

2. 细的 22G、20G 活检针有弹性，用于经皮穿刺腹腔脏器较安全。组织过硬，如重度肝硬化、较硬的韧带或管道结构等，多采用 18G 针。

3. 穿刺阻力大的组织，如腹壁以及痉挛的肌肉，可引起针弯曲变形而发生穿刺针偏移靶目标。对此，可采用 16~18G 的粗引导

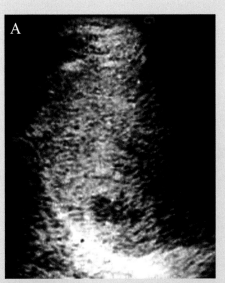

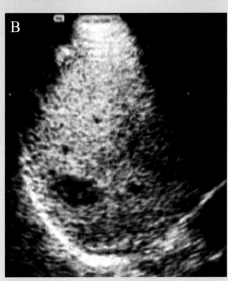

图 1-2-2-2　深部小病灶定位方法
A. 靶目标边界显示不清晰，此状态穿刺可能发生偏移；
B. 微调后靶目标显示清晰，可准确刺达

针穿刺皮肤达腹壁，通过引导针穿刺肝脏、胰腺等脏器可避免较软的细针偏离引导线。

4. 对 14~17G 较粗的针，应先用小尖刀在皮肤上切一小口至肌层或筋膜层，以确保穿刺针顺利通过，防止穿刺针偏移。

（陈敏华　王金锐　董宝玮）

第三节　介入超声仪器和器具

　　精准、安全、便捷、有效是介入性超声的核心，而超声导向装置与设备是实现介入性超声核心目的的关键。导向装置的作用是保证介入械具按照预先设定的路径进入体内，并保持在声束成像断面内，而且能够安全而准确地到达靶目标，或能够监视和引导手术器械进行精准操作。

一、穿刺探头及导向装置

　　超声引导穿刺探头种类繁多，用来满足不同部位穿刺的需要，大体分两类：①专用穿刺探头，探头的中部设有供穿刺针具出入的槽沟及控制穿刺方向的引导穿刺架；②在普通探头端侧安装可拆卸穿刺适配器，构成穿刺探头。目前以第二类较为常见。

（一）专用穿刺探头

　　是制造商为其超声诊断仪专门制作。其结构最多见的是在线阵或凸阵探头上制作一个"V"或"一"字形缺口，缺口的位置多数设置于探头中部或一侧。缺口内固定有穿刺针角度调节装置，用于调节穿刺针进入体内的倾斜角度。该角度范围与仪器显示屏上显示的穿刺入路指示线范围相一致，穿刺时可以在屏幕上监视到穿刺针针尖和穿刺路径。穿刺角度一经确定，在进针过程中即无法改变。

（二）穿刺适配器

1. 穿刺适配器也称穿刺导向器。可与各种普通超声探头连接使用。通常安装在相控阵探头、凸阵探头或线阵探头的一侧。用于不同探头的穿刺适配器形状各异，但其结构基本相同，均由固定部件、导向部件和不同规格的导针槽三部分构成（图 1-2-3-1）。

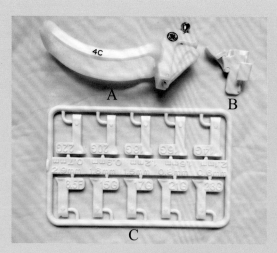

图 1-2-3-1　穿刺适配器

A. 固定部件，其作用是将导向部件紧固在探头上，并保证穿刺针在超声扫描平面内；

B. 导向部件，其作用是保证穿刺针沿着预先选定的方向达到穿刺目标，导向部件有固定式（只有一个进针角度）和可调式（进针角度可在一定范围内调节）两种；

C. 导针槽是根据穿刺针规格（粗细）不同而制作的槽沟，其作用是和导向部件一起保证穿刺针在预定的穿刺方向上不偏斜。适配器可由超声仪器制造商提供，也可以在专业公司订做

2. 使用超声穿刺引导器并配备不同规格的针槽，可以保证穿刺针沿预定的穿刺线路和深度，在实时超声监控下准确刺中靶目标。超声穿刺引导器的进针角度一般固定为 5°、10°、25°、30°、45° 等，也有可调式，有助于从不同角度穿刺进针。

3. 为了更清晰地显示病灶及引导穿刺，根据靶目标的位置和深度选择不同的探头及适宜的穿刺适配器。

（三）普通探头分类

1. 扇形扫描探头（包括电子相控阵探头、电子微凸探头）　体积较小，灵活，便于固定穿刺适配器。探头与皮肤的接触面积小，连接穿刺适配器后穿刺针进入人体后的监视盲区较小，有利于避免穿刺路径中的重要组织器官损伤（图 1-2-3-2）。

2. 凸阵和线阵扫描探头　体积较大，视野宽，但不便于连接穿刺适配器（图 1-2-3-3）。由于探头与皮肤接触面积较大，穿刺时不便放置探头。这种探头与穿刺适配器连接后进针监视盲区较大。适于进行徒手介入性操作，因为不受限于穿刺导向装置的进针角度，对于穿刺经验丰富的操作者，使用更加方便。

3. 腔内探头　腔内探头的种类较多，目的都是为了避免骨骼和气体干扰，或更加接近扫查目标，以允许使用高频率换能器，增加分辨力。腔内探头可以用来检查心脏、胰腺、前列腺和腹膜后器官组织等。经直肠探头和经阴道探头需要连接特殊的细长适配器（图 1-2-3-4）。这种适配器导向部分为相对较长的圆孔，内径固定。经食管探头和腹腔镜探头等超声内镜探头多有活检孔，供活检钳通过。

4. 导管超声探头　为了获得输尿管和血管等细管状器官内病变的细微组织声像图，将导管前段嵌入高频换能器，利用导管将微型高频换能器导入人体细改装结构内进行

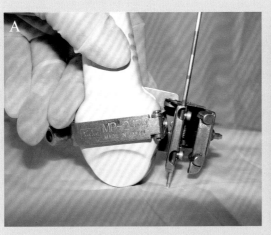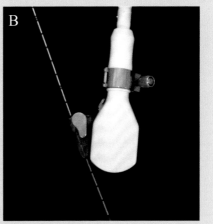

图 1-2-3-2　扇形小凸阵探头及穿刺引导装置

A. 扇形小凸阵探头可视角度广，大大减少了肺气体对膈顶部的影响，并且穿刺架为开关式可自由卸针，易操作；

B. 更小型的凸阵肝脏穿刺装置，可行超声造影引导活检，成为引导穿刺治疗的良好助手

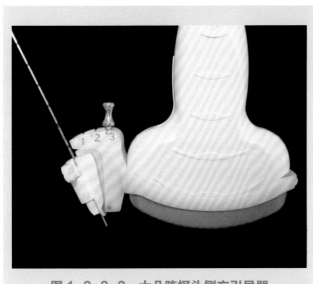

图 1-2-3-3　大凸阵探头侧方引导器

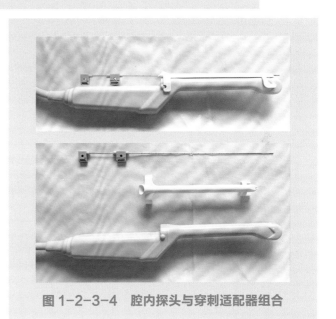

图 1-2-3-4　腔内探头与穿刺适配器组合

扫查。不同导管超声探头近年来发展较快。主要分为三种类型：

（1）换能器旋转型：此类探头是导管前端的换能器高速旋转扫查，形成管壁的 360° 横切面图。缺点是旋转振动容易产生图像失真，但是价格相对便宜，因而应用较多，我国目前多数使用这种类型。其外径有 3.5F、4.8F、6.2F 和 9F 四种。

（2）反射镜旋转型：这种探头与旋转型的区别在于换能器固定不动，端口轴心处有一个 45° 倾斜的微型反射镜，由旋转的反射镜反射超声束，完成声束的扫查。

（3）电子相控阵型：在导管端口装有一定数目的晶片，其工作原理同普通相控阵探头。其优点是图像不失真、故障率低，但图像质量较差。

导管超声探头目前已用于血管内扫查和输尿管、肾盂、胆管、胰管、子宫腔等深部的细小生理腔道扫查。导管超声的工作频率通常在10~40MHz，具有很高的分辨力，这对于评价管道结构病变的大小、形态、性质、血流动力学改变等具有很大的应用价值。

5. 超声内镜 超声内镜的基本结构是超声探头和内镜的组合。超声探头的频率在5~20MHz。通过内镜和超声探头的配合使用，不仅能够直接看到空腔脏器内壁病变的形态、颜色等表面特征，并且可以用超声探头对病变内部和邻近的器官进行超声扫查，提供较内镜更为丰富的诊断信息。目前较常用的有超声胃镜、超声结肠镜、超声腹腔镜、超声气管镜等。

6. 术中探头 术中探头和普遍探头的内部结构相同，但是频率更高、体积更小，为了便于进入体腔内扫查，通常外形为T形、L形和I形等几种特殊形状。

二、穿刺针具及引流导管

介入性超声在许多情况下需要使用穿刺针具或引流导管。穿刺针和引流管种类多样，应熟悉其基本结构和类型、规格和使用方法，并根据病变部位、深度、大小、组织特征，选择适宜的针具和导管，使介入性超声的操作更加顺利安全。

（一）穿刺针具

针具包括穿刺针及其配置的附件。多年来根据介入性超声的不同需求特点，国内外厂家已经研制生产了多种不同类型的穿刺针具。

1. 穿刺针结构

（1）穿刺针的基本结构包括针芯、针鞘和针柄三个部分。

（2）针芯是为了在穿刺进入时避免各种组织嵌入针鞘内，同时也因不同的前端结构而实现不同穿刺目的。

（3）针鞘的结构依据穿刺针的功能需要有不同的特点，不同的特点均表现在穿刺针的前端和针尖。针鞘一般使用超薄型钢管制成，壁厚在0.1mm左右。

（4）针鞘和针芯要求紧密配合，为了使针尖在穿刺时容易显示，通常在针鞘和针芯的前端做特殊的粗糙和纹理处理。

（5）针柄通常以其功能需求不同采用不同的材质制作，一般分为金属针柄和高强度塑料针柄。针柄的结构根据其功能分为三种形式：其一为与针芯、针鞘自然延续的钢制针柄；其二多为制作成T形或O形结构，主要为了操作时便于握持和拉动；其三为专门适用于穿刺活检的弹射装置。

2. 穿刺针具的规格 穿刺针的规格通常标志穿刺针的外径粗细。国产穿刺针的标号越大，外径越大；穿刺针的国际标号通常以Gauge（G）表示，标号数字越大，则外径越小。国产穿刺针和进口穿刺针的规格及其对应的直径见表1-2-3-1。

表1-2-3-1 穿刺针的直径规格

国内规格（号）	国际规格（G）	外径（mm）	内径（mm）
6	23	0.6	0.4
7	22	0.7	0.5
8	21	0.8	0.6
9	20	0.9	0.7
10	19	1.0	0.8
12	18	1.2	1.0
14	17	1.4	1.2
16	16	1.6	1.4
20	14	2.0	1.8

注：表中内径数字为国际通用穿刺针管的内径，国产针管壁稍厚，内径约小0.1mm

3. 穿刺针分类　依据临床上用途不同，最常用的穿刺针大致分为如下几种。

(1) 普通穿刺针　其结构简单，如PTC针，通常由针芯和针鞘配合而成，前端尖锐锋利，常用于抽吸细胞学检查、各种含液病变的抽吸或注药造影及治疗等。

(2) 导管针　通常由针芯、针鞘和套管三部分组成，针端尖锐，导管短于针鞘1~2mm。导管的前端开有多个侧孔，部分导管前端还预制为猪尾形等不同形状，导管的后部均有注射器接头。此型穿刺针多用于需要保留置管的临床诊断和治疗，例如留置造影、胆汁引流、肾盂引流和脓腔引流等。

(3) 组织活检针（切割针）　组织活检针门类复杂、外形各异，可分为手动、半自动、自动活检。

1) 手动活检针（图1-2-3-5）　利用手动负压切割抽吸获取组织及细胞学标本。

2) 自动活检装置　又称活检枪，是将穿刺活检针放入自动弹射装置，在超声引导下，穿刺针尖到达靶目标后按下触发按钮，穿刺活检针自动发射，在

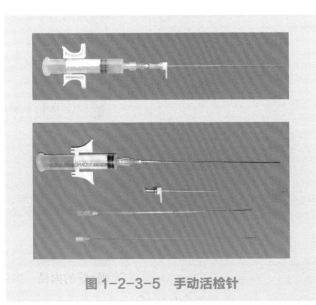

图1-2-3-5　手动活检针

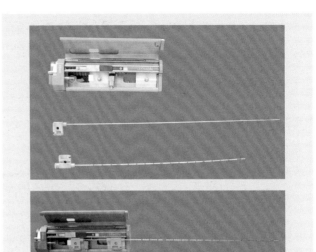

图1-2-3-6　自动活检针及活检枪

瞬间内完成活检的全过程（图1-2-3-6）。自动活检装置的优点为针芯进入靶目标和针鞘切割组织的速度非常迅速，不仅能避免靶目标退让，而且由于进针速度快，显著增大了切割力，使标本质量得到改善，成功率提高。这在对富含纤维结缔组织的器官（如肾实质）活检时优势尤为明显。

3) 半自动活检针　设有弹射活检装置，活检针进入预设目标后，人工开启弹射装置获取组织。

各种方法各有长处，手动活检针一次取材量常多于同型号其他针，成本较低。自动活检装置切割组织速度快，适合切取较硬肿瘤组织。半自动活检针与自动弹射装置结合为一体，增加了活检成本，较少被采用。

(4) 常用穿刺针

1) 细胞抽吸针　专为细针抽吸细胞学诊断设计用穿刺针。特点为外径细（22~27G）而壁薄。长度因用途而异，用于甲状腺和淋巴结等表浅组织穿刺的规格有3~7cm，用于深部组织的有15~20cm。这类针与普通穿刺针最大

的不同是针鞘尖端的形状。为了反复提插时有效地使肿瘤组织细胞脱落，尖端制成锐利的斜梯状。

2）Tru-cut 活检针　此类针的外径较粗（13~20G），长 15cm 或 20cm。针芯前段近针尖处制成约 2cm 长的凹槽，针鞘端口制成锋利的斜形切割刃，并且置于凹槽侧，与针芯一起组成活检组织储存腔。针柄制成使针芯与针鞘既能滑动又能固定的卡槽。穿刺进针前针芯与针鞘由针柄卡槽锁定，使针鞘切割刃封闭针芯凹槽。当针尖抵达靶目标后，解除锁定，一手固定针鞘，一手推进针芯，使针芯的凹槽部分先进入靶目标，组织即进入凹槽内。然后再固定针鞘，迅速将针鞘推进，利用针鞘的锋利切割刃切下凹槽内组织的同时将其封闭于凹槽内。完成切割后在凹槽封闭状态下拔出活检针，推出针芯，获取槽内的组织。若将 Tru-cut 针与自动活检枪配套使用，可在极短的瞬间完成活检，不仅成功率高，而且标本质量好。

3）Sure-cut 活检针　外径间于细胞抽吸针与 Tru-cut 针。特点是针芯、针鞘和抽吸注射器合为一体。针芯与注射器栓固定，针尖露出针鞘之外。针鞘与注射器筒固定，针鞘前端磨成锋利切割刃。活检针由医师一只手操作。当声像图显示针尖刚好进入靶目标后，快速提拉注射器栓进入锁定位置，使针鞘内形成负压，再向目标内推进吸引组织进入针鞘的同时向前推进的针鞘切割刃切割组织，使其进入鞘内。由于鞘内仍有针芯阻挡，所以切下的组织不会进入注射器内，保持了组织

的完整。拔针后，使针芯复位，针鞘内的组织即被推出。为了切断组织，也可在拔针前旋转 360° 后拔针。Sure-cut 针使用简便，迅速而安全，是比较理想的组织活检针，但是价格较贵。

4）Greene 活检针　为平头式共轴针。粗针 19G，长 10cm；细针 22~23G，长 15cm，端口锋利。此针针芯长于针鞘。进入靶目标后，拔出细针针芯，细针针柄连接装有少许盐水的 5ml 注射器，然后，在维持负压抽吸的状态下，旋转和提插细针针鞘，利用锋利的平头切割刃钻取和切割组织。拔针后将较大的组织块做病理组织学检查，而将剩余的液体进行细胞学检查，做到"一针两用"，以增加检查的阳性率。此类针进针阻力较大，不易获取完整的组织条。

5）叉型活检针　典型的叉型针为改良 Franseen 和 Otto 活检针，其特点是针鞘前端制成叉型切割刃，前者为三叉形，后者为二叉形。叉间也为锋利的弧形切割刃。针芯尖部呈棱锥形，并与针鞘前端的叉型切割刃严密贴合，共同组成棱锥形针尖。所以，进针时不会增加阻力或挂伤周围组织。当穿刺针进入靶目标后，拔出针芯，使针鞘在组织内提插并略做旋转，用叉型切割刃割取组织。

（二）引流导管

介入性超声诊断和治疗中经常使用导管。导管的材质、形状和规格依据其不同用途而各不相同。以下介绍其基本结构和常用的导管。

1. 导管基本结构　导管分为管尖、管体和管尾三部分。

（1）管尖壁薄而径细，紧贴于穿刺针或导丝上。

（2）管体前端可根据需要制成不同形状或开侧孔。

（3）管尾可连接注射器或引流装置。

2. 导管规格　导管的规格依其外径的粗细用 French（F）标记。1F=1/3mm。尽管同一规格导管的外径相等，但因其制作材料不同而内径相差很大。不同规格导管的外径见表 1-2-3-2。

表 1-2-3-2　标准导管规格（外径 IF=0.33mm）

F（mm）	F（mm）	F（mm）	F（mm）
3（1.0）	9（3.0）	15（5.0）	22（7.3）
4（1.35）	10（3.3）	16（5.3）	24（8.0）
5（1.67）	11（3.7）	17（5.7）	26（8.7）
6（2.0）	12（4.0）	18（6.0）	28（9.3）
7（2.3）	13（4.3）	19（6.3）	30（10.0）
8（2.7）	14（4.7）	20（6.7）	32（10.7）

3. 常用导管

（1）Ring 胆系引流管　该引流管包装由猪尾形引流管、长 20cm 的 20G 穿刺针、40cm 长的 5F 聚乙烯导管针和导丝组成。穿刺针用于经皮穿刺胆管造影；5F 导管针用于直接经皮穿刺胆管。穿刺成功后经导管置入导丝，再经导丝置入引流管。

（2）Cook-Cope 胆系引流管　引流管包装包括：①穿刺针：长 15cm，21G；②导丝：2 根，分别为长 60cm、外径 0.46mm 和长 100cm、外径 0.97mm；③扩张器：长 20cm；④导引导管：长 20cm，内置 20G 加硬管；⑤引流管：8.5~14F 不同规格，前端有许多插孔，

内腔有一细丝，一头固定于引流管头端，一头从尾端壁部引出。当导管置入胆管后，牵拉细丝，导管前段弯曲成襻；⑥ Molnar 固定盘：用于固定引流管；⑦引流管交换鞘：用于替换引流管。使用时，先在超声引导下穿刺胆道，成功后，经穿刺针置入细导丝，拔出穿刺针，在循细导丝插入导引导管，而后再导入粗导丝。根据选用引流管的外径，选用匹配的扩张器循导丝扩张路径后，置入引流管，最后固定。日后若引流管堵塞，可以用引流管交换鞘替换引流管。

（3）Ring-Mclean sump 式引流管　该系统用于脓肿引流。长 30cm，有 12F、16F 和 24F 三种外径。引流管为双腔导管，主腔前段有较大的侧孔，辅腔很细，供向脓腔注入空气用。

（4）Cook-Cope 肾造瘘管　组件与 Cook-Cope 胆系引流管相似，为成套包装。包括穿刺针、导丝、导引导管、扩张器、引流管、固定盘和连接管。使用方法也类似胆道引流系统。

猪尾形肾造瘘导管系统包括穿刺针（18G，22cm）、导丝（直径 0.97mm，长 80cm）、扩张器、猪尾形引流管和固定盘。

4. 引导钢丝　简称导丝是引导导管达到目标的重要器械。导丝的外层是由纤细不锈钢丝密卷绕成的弹性外鞘，其内包绕粗细两根钢丝芯，前端约 3~5cm 无细钢丝芯，使其前端柔软而不损伤组织。根据需要，前端也可制成"J"字形（"J"形头导丝），或者制成可控方向导丝。芯子也可制成可活动式的，以改变前端柔软部分的长度。

（三）针具和导管临床选用原则

1. 穿刺针和导管的选择取决于介入性超声的

目的、病变部位、深度、大小、组织特征等。

2. 细胞学检查实质性肿物时尽量使用细针。

3. 对组织学活检，在保证标本能满足诊断需要的前提下，尽可能选择内径较细的针。特别是当穿刺针可能通过易出血或较脆弱脏器时，应选用细针行组织活检。

4. 用于引流目的时，在允许的情况下，尽量使用粗导管。若作长时间置管引流，应选用猪尾巴导管或带球囊导管，以防引流管脱出。

（王金锐　陈敏华　戴莹）

参考文献

1. 董宝玮. 临床介入性超声学. 北京：中国科学技术出版社，1990.

2. 周永昌，郭万学. 超声医学. 第5版. 北京：科学技术文献出版社，2006.

3. 刘吉斌. 现代介入性超声诊断与治疗. 北京：科学技术文献出版社，2004.

4. 陈敏华，董宝玮，李建国，等. 使用自制水袋改善电子线阵超声显像仪的近区效果. 中华物理医学杂志，1982，4：234-235.

第三章 介入诊疗准则

【概述】

介入性超声是应用超声影像作为引导工具而进行的诊疗操作，最大优势是可做到实时监视，在超声影像引导下将诊疗器械准确导入靶目标。精准诊疗是介入超声的精髓，微创与安全是介入性超声的原则与特点。

介入性超声包括超声引导下穿刺活检技术、各种置管引流技术及局部微创治疗技术。在进行有创操作前需要做好各种准备工作。首先，介入超声室环境需达到无菌要求，介入诊断、治疗及送检所用物品提前消毒备用，常规配备抢救专用器械、药品等物品。其次，做好患者准备，包括术前检查血常规和凝血功能，高龄者及有严重全身基础疾病者需检查心功能、肝功能及肾功能等。术前依诊疗目的不同，签署相应的知情同意书。第三，操作医师需具备介入超声诊疗资质，熟悉介入超声操作原则、程序，掌握穿刺、置管及局部治疗的原则、进针技巧等。第四，熟知常见并发症，掌握并发症预防措施。能够做到及时发现判断、果断正确处置，使并发症损害降到最低。

介入诊断及治疗前，应根据患者全身状况、局部情况综合判断，超声医师切忌只关注病灶局部而忽略患者整体状况。需严格掌握各个部位、各种操作的适应证和禁忌证。

第一节 介入超声原则及适应证

无论穿刺活检、置管引流，还是超声介入治疗，均为微创诊疗技术，大部分效果可与外科手术媲美，且安全、高效[1-3]。

穿刺活检是介入超声的基础，临床应用广泛，一般选择安全的病变部位进行，几乎涵盖超声可以探及的各个部位。较大病变常因出血、坏死等影响病理诊断。超声造影引导确定病变有血供、有活性区域，从而提高活检诊断准确率[4-6]。

超声引导液体穿刺、置管引流等治疗，避免了临床穿刺的盲目性，提高置管成功率和安全性[7, 8]。

超声引导局部消融治疗是一新的领域，也是介入超声的重大跨越，已被应用到越来越多的脏器。

无论在介入操作前的定性、定位诊断，还是局部治疗中实时引导及监测、治疗后疗效评价以及并发症判断等方面，介入超声都发挥着十分重要的作用。

一、原则

1. 遵守无菌操作及规则 严格遵守无菌操作规则，包括诊疗空间、仪器设备、使用针具器械、医护人员操作等。

无菌病例在前，感染病例最后；途中发现感染者，应置换穿刺引导器具或经严格消毒后方可进行后者诊疗，尤其当后行者为胸腹腔内穿刺活检，必要时中止或改日进行以防交叉感染。

2. 提高穿刺准确性 穿刺针、导丝、治疗针具等金属器具需经过特殊打磨处理，以提高显示清晰度。胸腹盆腔内穿刺使用的 < 18G 细针应同步采用 16G 短粗引导针。

3. 规范操作

（1）避免在同一个进针点反复穿刺。

（2）除避开主要脏器和大血管以外，常用彩超观察穿刺途径，以避开异常、较粗的血管。

（3）对边界清晰、回声均匀的弱或无回声肿块，需用 CDFI 排除动、静脉瘤（图 1-3-1-1）。

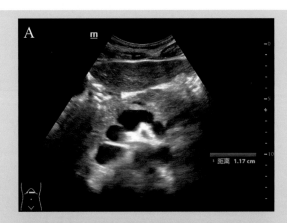
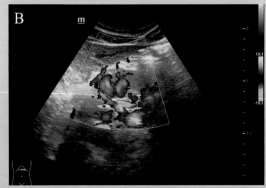

图 1-3-1-1 CDFI 鉴别囊肿、血管
A. 二维超声显示胰腺后方多发无回声结构似囊肿；
B. 彩超显示为迂曲扩张的血管

4. 确定穿刺目标 一般选择具代表性的安全部位进行穿刺活检，如多脏器多部位有占位病变者选择肝脏或浅部淋巴结为穿刺目标。

5. 重视并发症 了解并发症发生原因及预防，掌握其临床及影像表现、早期诊断和处置措施，降低风险。

6. 开展介入超声项目程序

（1）应先简单后复杂。如先做肝脏、乳腺穿刺，再做胰腺、甲状腺穿刺；

（2）先做囊液抽吸再做置管引流；

（3）先做各种穿刺诊断再做局部消融治疗；

打好基础，以逐渐提高准确性及熟练程度。

二、适应证

（一）细针穿刺

1. 临床各种影像检查疑有占位性病变经超声检查证实者，原则上皆可施行，主要用于细胞学诊断。

2. 通常用于对乳腺、甲状腺及肝脏、胆系、胰腺、腹膜后肿瘤的良恶性鉴别诊断。

3. 对贲门、胃及肠管的外生性肿瘤也适用。

4. 可用于对囊性病变或非典型脓肿的进一步确诊。

（二）组织学活检

凡超声显像发现的病变需明确组织病理诊断者皆为适应证。以下情况尤为适用：

1. 怀疑早期肿瘤或细胞学检查未能确诊。

2. CT 或超声显示肿块较大、侵犯较广，已无法切除。

3. 手术未取活检或活检失败。

4. 怀疑是转移性肿瘤而原发肿瘤不明者。

5. 良性病变需获得组织病理诊断。

三、禁忌证

1. 有严重出血倾向、大量腹水者。

2. 难以避开的大血管及动脉瘤、嗜铬细胞瘤。

3. 位于肝脏表面的肝血管瘤和恶性肿瘤合并坏死。

4. 显著肿大的脾脏内肿瘤应谨慎。

5. 急性胰腺炎、慢性胰腺炎发作期以及其他急腹症应避免穿刺。

（陈敏华 严昆）

第二节　诊疗前准备

一、环境及物品准备

（一）介入超声室环境条件

1. 窗户严密防止灰尘进入，并配备紫外线消毒灯。

2. 保持室内整洁，应区分无菌区、清洁区及污染区，防止交叉感染，防止差错事故发生。

3. 进入室内应穿戴清洁鞋、帽、口罩。

4. 每周彻底清扫消毒一次，使用前紫外线进行空气消毒30分钟，每月做细菌培养一次。

5. 介入超声室常规准备抢救专用器械、敷料、药品等物品。放在固定位置，并由专人负责保管，确保器械等处于有效使用状态。

6. 药品种类、数目齐全，定期检查均在有效使用期限以内。

（二）穿刺物品准备

1. 穿刺包内物品　弯盘1个，20cm钢尺1把，纱布数块，治疗巾3~4块或洞巾1块，镊子1把，无菌钳1把，滤纸（长2cm，宽1cm）数枚，消毒套、无菌瓶。以上均高压消毒灭菌。

2. 其他物品　不同规格类型的穿刺针，载玻片数张（细胞涂片用），装有10%甲醛溶液的小瓶多个（浸泡组织用），局麻药物（2%利多卡因），一次性注射器（5cm及10cm各1支），消毒皮肤用碘伏、75%乙醇，创可贴。如为抽液或置管引流者应事先备好引流瓶。灭菌耦合剂。

（三）穿刺物品消毒

1. 探头消毒方法　探头消毒禁忌浸泡及高压蒸汽消毒，亦尽量不采用乙醇、碘酊及碘伏等消毒液频繁擦拭探头，因上述方法易损伤探头表面，可采用如下消毒

方法：

（1）气体消毒法：穿刺前将探头取下，放置等离子低温或环氧乙烷灭菌器中消毒。对于探头的插接件部分，消毒前必须用橡胶或塑料袋包裹严密。

（2）探头包裹法：用特制的无菌消毒塑料套包裹探头，探头面与包裹物之间涂以灭菌耦合剂或适量无菌生理盐水，排尽塑料套与探头间气体，使之良好接触。

2. 穿刺器具的消毒与处理

（1）目前超声引导穿刺均采用一次性针具，使用后由相关部门负责销毁处理。

（2）穿刺完毕将穿刺架卸下，彻底清洗、干燥，灭菌后备用。

（3）自动活检枪为多次使用设备，每次使用之前可用一次性医用消毒巾擦拭消毒，但操作中仍应遵守无菌操作原则。

（4）预备药品，包括常规抢救药品，抗过敏药物，止血药物等。

（5）氧气、负压吸引器。

二、患者准备

（一）患者基本条件

1. 检查血常规和凝血功能，高龄者及有严重全身基础疾病者必要时检查心功能、肝功能及肾功能。

2. 禁忌证[1]。

（1）患者不能合作；

（2）近期有原因不明出血；

（3）凝血酶原时间延长3~5秒或血小板 $< 50 \times 10^9/L$；

（4）腹腔内脏器合并大量腹水；

（5）因各种原因所致感染性疾病者；

（6）超声显示肿瘤在高危部位者（如有粗大血管阻挡等）。

3. 相对禁忌证[2]

（1）既往有不明原因出血者，近期无出血；

（2）有出血倾向，经对症治疗得以改善者；

（3）腹腔穿刺因过度肥胖，病灶显示不清晰；

（4）血友病患者。

4. 服药注意事项

（1）介入治疗前口服维生素 K 阻断剂（华法林等）的患者，建议提前 3~5 天停药，并于介入治疗前复查国际标准化比值（INR）；

（2）如患者有房颤或人工心脏瓣膜，需在相关医生指导下给予肝素过渡性治疗。

（3）对服用抗血小板药物（阿司匹林等）的患者，介入治疗前至少停药 5~10 天[3]。

（二）患者准备工作

1. 腹盆腔占位介入治疗前应禁食 8 小时并清洁局部皮肤，腹胀明显者应事先服用消胀药或清洁灌肠。乳腺、淋巴结或浅表器官介入治疗前可少量进食。

2. 肝硬化患者凝血酶原活动度轻度异常者（活动度 > 60%），或血小板介于（50~90）× 10^9/L，或者穿刺靶标为浅表器官者，常应用粗针穿刺，需准备弹力绷带，穿刺结束后加压包扎 4~6 小时。

3. 结合患者病史、化验检查及需要穿刺或介入治疗的部位、病灶特征，对病情进行危险度分级及介入难度分级，以安排具有资质的医生进行操作。

4. 详细填写申请报告，做好与患者及其家属的术前谈话，并签署知情同意书。

5. 观察皮肤有无感染灶，帮助患者摆好体位，将穿刺部位充分暴露，并询问有无药物过敏史。

6. 向患者解释穿刺过程，取得患者的配合，精神过度紧张者可给予适量镇静剂。

（三）胸、腹腔穿刺患者呼吸训练

1. 穿刺针进达胸腔、腹腔时，嘱患者屏气，避免咳嗽及急促呼吸。

腹部脏器随着呼吸有不同程度的移动，脏器移动下穿刺可能引起定位偏移、疼痛甚至出血。为了减少或限制呼吸移动，尽量避免深呼吸。

2. 在准备进针时患者控制呼吸。

在准备进针或出针前均要求患者平静呼吸或屏气，并迅速进针达靶目标穿刺取材。完全无法控制呼吸动作的患者属相对禁忌证。

3. 技术娴熟者可在患者呼吸暂停瞬间迅速进针取材或出针，完成穿刺活检。

（尹珊珊 陈敏华 张仲一）

第三节 基本方法及注意事项

一、穿刺活检

（一）穿刺部位选择

1. 腹部肿块因其来源和大小不同，位置差异很大，一般都能从不同方向获得其切面图像，需全面扫查以便选择适宜的穿刺部位。

2. 较大病变穿刺时容易刺中目标并取材，但常因出血、坏死等影响病理诊断。故应用增强影像特别是超声造影协助确定病变有血供、有活性的区域，才能做到在病变最具代表性的区域取材。在较大肿瘤的非中心区取材，成功率高。

3. 胸部病变无论来源于胸壁、胸膜、肺及纵隔，病变清晰显示并确认后才穿刺取材。穿刺前需与 X 线或 CT 比较，判断病变的位置，防止误穿。

4. 浅表器官、肌骨等穿刺因病变相对浅表，便于观察，应选择安全、无坏死的区域活检取材。

5. 其他部位穿刺活检，如前列腺等如何选择穿刺部位，详见书内相应章节。

（二）穿刺体位及途径选择

1. 正确适宜的体位能够缩短穿刺距离，提高靶目标显示清晰度，从而提高准确性，降低并发症。穿刺前，根据超声及彩超扫查情况，避开大血管、韧带等重要结构，根据选择的最短穿刺途径确定体位。

2. 肿块位置较深或难以避开重要结构时，则应参考 CT 及 MR 图像，选用侧卧位从侧腹壁或俯卧位从背部进针等多方向操作，有可能发现更短更佳的入路，避开腹膜腔脊柱等达到目的。

3. 穿刺途径避开重要结构，确定穿刺点并固定体位，使操作较为容易、安全，也可提高微小病灶的穿刺成功率。

4. 腹部穿刺活检途径

（1）肝脏穿刺选择通过正常肝组织的最短途径；对近膈面部位的穿刺要注意避免损伤胸肺组织。

（2）胆囊穿刺宜选择经过肝脏胆囊床的入路，以减少胆汁漏的发生；胆囊实性肿瘤宜直刺肿瘤目标。

（3）胰腺及周围淋巴结穿刺途径应用探头推挤肠腔气体，调整穿刺角度，选择经胃小弯向足侧或经胃大弯向头侧方向穿刺，并尽可能避开较厚的胃窦、十二指肠及周围大血管。

（4）腹腔肿物穿刺需避免刺透肠壁。

（5）肾脏占位穿刺可直接穿刺肿瘤。

5. 胸腔病变穿刺途径的选择需注意避开肋骨、肩胛骨，尽量选择靠近胸壁、较大病变。注意避开坏死、液化区取材。

6. 浅表部位穿刺途径需注意避开血管、神经等结构。

7. 妇科肿物穿刺可经腹壁或经阴道途径穿刺。前列腺穿刺可经直肠或会阴部穿刺。消化管可经内镜途径穿刺等。

（三）穿刺针选择

穿刺针型分为全自动组织切割针、半自动组织切割针和手动负压切割针，需根据靶目标部位、大小、预估硬度等综合选择。上述穿刺针均具有以下优势：取材准确，效率高，质量好；损伤小，副作用小；针道种植率低。

1. 全自动及半自动组织切割针特点

（1）取材较快速、质量好。

（2）对质地较硬肿瘤更易取材成功。

（3）半自动切割针适于邻近危险部位取材，可更好显示、控制针尖与危险部位的关系。

（4）对质地柔软或者合并坏死液化肿瘤取材成功率有所下降。

（5）对较小肿瘤受穿刺槽长径限制，不易准确取材。

2. 手动负压切割针特点

（1）取材灵活，不受病变大小、厚度限制。

（2）适于邻近危险部位取材，可很好显示、控制针尖与危险部位的关系。

（3）适合组织学与细胞学"一针两用"。

（4）组织太软太硬可能取材不满意。

3. 穿刺针型号选择

（1）普遍认为 18G 针穿刺组织活检，与21G 细针一样安全，18G 针所取标本较大、较完整，有利于病理科处理和组织分型[9]。特别是弹射式自动活检枪的应用，使取材更为简便，即使较硬的或很小的肿瘤，亦能取得质量好的组织标本，从而大大提高诊断准确率，已成为临床常规应用的活检方法。

（2）高危人群如出现凝血异常者以及危险

部位及脏器，建议选用 20~21G 细针获取组织。在能够达到满意诊断前提下，针型宜先细后粗。

（3）肾脏、肝脏等弥漫性病变可使用 16~18G 针。

（4）乳腺病变活检常使用 16~18G 针，骨肿瘤常用 14~16G 针。

（四）基本操作步骤

1. 穿刺区域皮肤消毒常用 2% 碘伏，范围较临床常规腹穿、腰穿更广泛，范围至少 15~20cm，以便探头扫查移动。

2. 铺巾后采用无菌穿刺探头及引导装置，再度确认穿刺进针点和穿刺路径。

3. 用 1%~2% 利多卡因 3~5ml 局麻，再次扫查定位确认穿刺点并进针皮下，准备进针。

4. 根据靶目标大小、形状、周围解剖结构，设定取材范围，测量皮肤至穿刺目标距离，计算穿刺针进入的合适深度。

5. 胸腹腔脏器穿刺活检用 18~21G 针，把引导针置入腹壁或胸壁。

6. 再次确认穿刺目标，在病变显示清晰时固定探头，经引导针刺入脏器内肿瘤表面。

7. 切取组织动作要敏捷、准确。手动负压切取组织可在病灶范围内上下提插 2 次，旋转并保持负压状态出针。自动组织切割针刺向病灶前缘，打开保险，按动扳机，切割后退针。穿刺过程需超声监视活检针及针尖到达的区域。

8. 穿刺活检后常规进行彩超检查，观察针道有无出血、气体、液体漏出等征象。

9. 观察取材量。释放手动针负压状态或推出自动切割针针芯，可获得组织条，置于滤纸片上，尽量保持组织条完整集中，并立即固定于 10% 福尔马林液中。若为血肿、坏死、破碎的组织或组织块太小，需再次取材。

10. 再次取材，需用碘伏纱布消毒针体，一般一个病灶在不同区域可取材 2~4 次。

11. 若针管内有残液可同时做细胞学检查，取出穿刺针芯，接 10ml 注射器，加压反复推注 2~3 次，把残留在针管内的细胞及液体推在玻片上，立即固定行细胞学检查。

（五）穿刺技巧及要点

1. 某些位置不太固定的脏器和部位（肝下缘、尾状叶等），容易发生穿刺针偏移；对重度酒精肝或肝硬化穿刺操作不果断也可能会发生靶目标移位而产生穿刺偏离。使用锋利的穿刺细针和迅速进针（出针），如日常肌内注射常用的快速加压进针是可参考应用的操作手法，可以减少这一影响。探头与皮肤尽量垂直，也可减少偏移。

2. 自动活检枪在穿刺针刺入肿瘤表面方能打开保险，确认针尖部位后方能按动切割开关；尤其对深部有大血管等重要脏器结构应测量计算距离，图像显示不清晰时不宜盲目切割，可改用手动负压穿刺，并重视手感。

3. 重视自动活检针前方的结构，对粗大血管尤要注意距离测量，"宁浅勿深"以免损伤大血管。

4. 穿刺完毕，将穿刺部位擦净，伤口常规用无菌纱布敷贴，浅表部位也可让患者自行局部加压。如甲状腺穿刺患者，嘱患者压 5~10 分钟。

5. 须常规留观 1~2 小时，观察有无不适，特别是心率和血压的变化。

二、置管引流

（一）置管途径选择

根据置管目的、部位，选择适宜的途径。

一般液体引流如脓肿引流，选择直接进入脓腔途径较好，避免污染其他脏器。胸腔穿刺引流需选择液体厚度较深的途径进针并置管。心包穿刺途径尽量避免经过胸膜腔，多在剑突下穿刺。胆管穿刺路径应视具体情况而定，首选左外下支扩张胆管。

（二）引流管选择

可供临床选择的引流管种类较多，胆管、脓腔引流多建议使用 8~10F 猪尾引流导管，也有医师习惯脓腔引流使用双腔导管，利于冲洗和引流。心包及胸腔积液引流，可选用多孔猪尾导管，也可选用单孔导管，常用 10~14F 管。

（三）操作步骤

1. 彩超扫查了解积液或拟置管区域位置，确定穿刺部位，选择适宜体位及穿刺路径。
2. 穿刺区域皮肤消毒常用 2% 碘伏，范围较临床常规腹穿、腰穿更广泛，直径至少15cm。铺洞巾以便探头调整移动。
3. 采用无菌穿刺探头及引导装置，再度确认穿刺进针点和穿刺路径。
4. 用 1%~2% 利多卡因局麻。局麻后再扫查定位，在病变最清晰时固定探头，准备进针操作。
5. 置入管较粗时，建议尖刀片做 2~3mm 皮肤切口。
6. 在超声实时监视下，将穿刺针经皮穿刺进入靶目标，拔出针芯，观察抽出物性状。
7. 确认抽出物为积液、积脓、胆汁等液体时，向前推送套管，放入适当位置后将穿刺针拔出。
8. 若管腔较细，建议使用导丝法，即二步置管。抽出液体后，沿针鞘置入导丝，然后拔出针鞘，使用扩张器扩张针道，沿导丝插入引流管后拔出导丝。
9. 确定引流管位置满意、引流通畅后缝合固定引流管，外接引流袋。
10. 置管后常规进行彩超检查，观察置管途径、脏器周围有无出血，有无气体、液体漏出等征象。

（四）操作技巧

1. 对于近膈面的脓肿宜在肋缘下进针，向上（头端）做穿刺或在肺底强回声带以下3cm 处进针，一般可避免污染胸膜腔。引导针从肋缘下或肝下部朝向膈面进针，是常用的穿刺方法。
2. 局部麻醉要充分，操作要轻巧，穿刺置管过程使患者无痛感。
3. 抽液或引流过程中，当液量逐渐减少，可轻度转换患者体位，患者做深呼吸运动等。

（五）注意事项

1. 严格掌握适应证和禁忌证，术前检查需完备。
2. 胸穿进针时需紧靠肋骨上缘以免损伤肋间血管。
3. 可以经消化管穿刺并抽吸积液、积脓，不建议经消化管置管。
4. 留置的引流管尽可能在腔内保留足够的长度，建议大于 4~5cm，且充分固定，以免脱出。
5. 心包及胸腔积液抽吸时，速度宜慢。
6. 术后卧床休息 24 小时，密切观察患者症状和生命体征。
7. 需详细观察和记录引流量、引流物性状。引流量突然减少应警惕引流管堵塞或脱出。

三、局部治疗

（一）超声引导作用

超声引导介入治疗临床应用范围逐渐扩大，涵盖超声可以探及的多个领域。超声在影像引导方面具有的实时性、方向性，是其他影像无法替代的。在引导介入治疗、定位及治疗中实时监测，并发症判断等方面，均离不开超声应用。

（二）治疗方案制定

详见各论。

（三）对治疗后即刻疗效评价以及长期随访

四、注意事项

介入超声诊疗操作中，降低操作风险及并发症，提高穿刺活检诊断率、置管成功率、治疗有效性，达到最终目的。

1. 穿刺前常规采用彩超检查，观察穿刺途径。浅表部位加压扫查时，易压扁静脉显示不清，需引起重视。

2. 使用引导针引导穿刺。置管及治疗时针具的管径较粗，不易引起偏移。使用细长针穿刺活检十分安全，然而当遇到阻力大的组织，如某些厚实的皮肤、筋膜以及纤维结缔组织、硬化的管道等，细针可能发生弯曲变形而偏离预计方向。一般采用较穿刺针粗的引导短针穿刺皮肤达腹壁或胸壁，注意不要刺到脏器，再将细活检针通过引导针内腔刺入目标脏器内，以保证细针沿设定方向达靶目标。使用引导针的另一个好处是可以防止肿瘤针道种植。

3. 置管前需选择合适的穿刺点，管子摆放位置适中，避免留置的引流管贴壁或引流不畅（三维超声可协助判断）。置管穿刺时嘱患者平静呼吸下屏气状态操作者迅速进针，以免导丝打折、移位。二步法置管过程中需要扩张器，以便引流管可以顺利置入。

4. 各种超声引导下治疗需严格掌握适应证、禁忌证，按照治疗常规规范化治疗，同时结合患者具体情况，制订个体化治疗计划，使治疗安全、有效。

（严昆 陈敏华 刘文英）

第四节 并发症及处理

随着超声仪器性能的提高，超声医生经验的积累和技术的提高，超声引导下介入操作的并发症逐渐减少[10-13]，但仍应对此有足够的重视。常见并发症包括出血、感染和邻近脏器损伤等，不同部位或不同介入操作所引起的并发症有差异，也与患者自身条件有关，应重视介入操作后患者的留观和随访，以便及时发现和处理并发症[14]。

一、并发症发生率及类型

（一）并发症发生率

多位学者报道的大样本回顾性研究显示，超声引导细针（≤1mm）活检的并发症发生率约0.51%~0.81%，其中严重并发症约0.06%~0.095%，死亡率约0.0011%~0.018%[15-17]。腹腔脏器粗针（>1mm）穿刺活检并发症发生率稍高，约0.4~2.5%[18-20]。

细针穿刺活检所致的针道种植转移发生率约0.003%~0.009%[19, 21]，但由于种植转移可能发生在穿刺后数月甚至25个月后，因此随访时间不够可能低估针道转移的发生率[22]。Chang等[23]采用Tru-cut活检针和end-cutting活检针进行活检，针道种植发生率为0.76%（8/1055），使用Tru-cut活检针的433例患者无一例发生针道种植，发生种植的8例均系采用end-cutting活检针。Chapoutot等[24]报道了150例经超声引导下肝脏肿瘤穿刺的患者，有4例发生针道种植，发生率为2.66%，但随访发现患者生存期并不受针道种植影响。恶性肿瘤超声引导局部治疗后发生针道转移的风险高于穿刺活检，因肿瘤类型或位置而异[25]。

穿刺活检后引起出血的发生率在0~1.48%之间[26]。而脾脏穿刺后出血发生率在1%~2%，略高于其他腹、盆腔器官穿刺[27-29]。

北大肿瘤医院穿刺活检 3 万余例，严重并发症发生率为 0.027%（8 例）；其中 3 例死亡（0.003%）均发生在早期，1 例第二天大出血死亡，为 10cm 大肝癌位于肝表面，2 例死于肺穿刺，为大出血及气胸所致。

置管引流并发症发生率约 0.2%~8.3%，经皮肝穿刺胆管引流术死亡率约 0.14%[30]。介入治疗的并发症发生率详见各章节。

（二）并发症类型

1. 穿刺部位疼痛　最常见的轻微并发症，发生率可达 30%[31]，但一般反应轻，不需处理，最长数小时内可自行缓解。

2. 发热　少数病例有一过性发热，一般小于 38℃，可自行缓解，术后高热可能为继发感染。

3. 出血　是介入性超声最常见的严重并发症。出血原因主要是穿刺路径通过了较大的血管，彩色多普勒可以清晰显示大血管的位置，可以有效避免穿刺针具经过较大血管。穿刺针的粗细可能导致出血量的差异，但对于穿刺活检而言，粗针穿刺取得的组织量更多，而细针要取得同样的组织量需要更多的穿刺次数，从而也会增加出血概率。大量研究表明，对于肝病变的穿刺活检，使用 18G 粗针与 21G 细针并发症无显著差异[9]。因此要根据不同患者情况、穿刺部位、途径结构及病灶特征选择合适的穿刺针具。

4. 感染　主要原因是介入性器械污染，特别是经直肠、阴道途径操作时，无菌准备不严格所致。此外，损伤肠管或感染性囊液、脓液外漏，可引起腹腔内严重感染，导致腹膜炎。在有胆道梗阻和胆管炎的患者偶尔会发展成败血症和休克。

5. 周围组织脏器损伤　穿刺过程中未能全程监测到针尖或管尖的位置，导致周围组织脏器损伤。

6. 针道种植转移　对恶性肿瘤进行介入性诊断和治疗，是否会引起针道转移一直是临床担心的问题。经过国内外的多项动物实验证实，穿刺针道上确实能检出肿瘤细胞，但是，播散的肿瘤细胞能否导致种植生长是受到机体免疫力等多种因素影响的非常复杂的生物学行为。

7. 其他少见并发症　包括膈下脓肿、胆汁性腹膜炎、源于胆道出血的胰腺炎以及穿刺针断裂等。

8. 穿刺抽液或置管失败，引流管脱出

9. 死亡　发生率极低，各脏器的介入诊断、治疗所致结果各异。

二、预防及处理

（一）预防

预防并发症的原则应从规范化介入操作入手，严格掌握适应证和禁忌证，全面评估患者的全身状况及病灶信息。根据病灶位置、大小等信息选择适宜的穿刺路径及针具，减少穿刺次数。大部分并发症发生在介入操作后即刻或 4~6 小时内，超过 80% 并发症发生在 24 小时内[32-34]，因此介入操作结束后注意患者留观并及时与临床医生沟通以处理并发症。

1. 介入操作时遵循无菌原则，穿刺时无菌病例在前，感染病例最后，途中发现感染者，为防止交叉感染，应暂停其后的穿刺病例。

2. 患者在穿刺操作中不移动身体或剧烈咳嗽，胸腹腔穿刺时嘱患者屏气，对于减少并发症和避免假阴性十分重要。

3. 局部麻醉应充分，达壁腹膜、胸膜层。有学者建议术前吸入含等量一氧化二氮和氧气的混合性麻醉气体，或静脉注射镇静剂或小剂量麻醉剂预防术后疼痛。肝穿刺过程中避免损伤肋间神经及膈神经也利于防止疼痛。

4. 选择合适、安全的穿刺路径，最大限度避开大血管及邻近的重要脏器（如肺、膈肌、胃肠道、胆管、胆囊等）。选择最近穿刺路线，减少对正常组织的损伤，提高穿刺准确率。

5. 穿刺过程中监测不到针尖或管尖时，切忌盲目进针。扩张针道时，应由粗到细，逐渐扩张，以免组织撕裂出血。

6. 避免同一进针点反复穿刺，尤其对于恶性肿瘤或肝硬化患者。胸腹腔深部病变穿刺时，使用引导针，既可固定穿刺针，又可以防止胸腹壁的针道种植转移。

（二）处理

1. 一般轻微并发症无须处理，大多可短期消除，注意随访观察有无变化。

2. 出血量少，无明显症状且能够自限性者无须特别处理，较大血管损伤者，需要密切监测生命体征，或行影像学检查密切观察有无进展。对于大量出血造成血压下降等症状者，可静脉输液、血制品以改善血流动力学，同时准备血管造影和外科处理。

3. 合并感染严重者应及时行局部或全身抗感染治疗，必要时对继发感染灶行穿刺抽吸或置管引流。

4. 周围脏器损伤严重者，可能需要进行相应的外科手术修补。

5. 穿刺置管失败，可重新选择穿刺入路，或采用其他引导方法重新穿刺。引流管脱出后，根据残存积液量的多少，决定是否需要再次穿刺或置管。

（三）并发症记录和管理（规范化术语及报告标准）

1. 详细记录治疗过程及术中出现异常情况。

2. 记录术中并发症及抢救处理过程（含用药）。

3. 治疗后即刻行超声或超声造影检查证实无明显出血后，送患者回病房，并与病房交接班。

4. 详细交代术后注意事项、有文字交代（可附表格）。

5. 术者、麻醉者、巡回护士均应签名。

【小结】

超声实时引导，可以显示介入操作的全过程，在穿刺过程中避开重要器官和血管；穿刺针具和引导装置的改进，可精确控制进针的角度和深度，全程清晰显示针尖位置。作为一种微创诊断和局部治疗方法，介入超声因其操作简便、安全有效、并发症发生率低，临床应用越来越广泛。

（陈敏华 戴莹 王金锐）

参考文献

1. 董宝玮，陈敏华.超声引导穿刺在胸部应用特点.北京医学，1987，9（增刊）：96.

2. 董宝玮.临床介入性超声学.北京：中国科学技术出版社，1990.

3. 王金锐，杨敬英，胡文瀚，等.超声引导肾穿刺抽吸和肾盂造影的临床应用.中华泌尿外科杂志，1986，7（5）：281-282.

4. 吴薇，陈敏华，严昆，等.超声造影对提高肝肿瘤穿刺活检诊断率的应用价值.中华医学杂志，2006，86（2）：116-120.

5. Winter TC，Lee FT Jr，Hinshaw JL.Ultrasound-guided biopsies in the abdomen and pelvis.Ultrasound Q，2008，24（1）：45-68.

6. 王莎莎，李叶阔，程琪，等.经阴道三维超声造影重建技术评价输卵管通畅性的初步探讨.中国超声医学杂志，2010，26（10）：932-934.

7. 许尔蛟，郑荣琴，李凯，等.腔内超声造影技术在引流管定位中的应用价值.中华超声影像学杂志，2011，29（02）：152-154.

8. 王金锐，杨敬英，张凤翔，等.B型超声引导经皮穿刺胆管造影的临床应用.中华放射学杂志，1987，21：102.

9. 董宝玮，梁萍，于晓玲，等.超声引导粗针与细针穿刺活检比较.中华超声影像学杂志，2000；9（2）：71-73.

10. 董宝玮.超声引导经皮细针活检诊断胰腺部肿瘤.中华内科杂志，1982，21（12）：716-718.

11. 陈敏华，董宝玮，李建国.肝脏占位性病变超声引导针吸细胞学检查.中华物理医学杂志，1985，7：85-88.

12. 董宝玮，陈敏华，李吉友.肝胆胰肿瘤超声引导针吸细胞学检查。中华医学杂志，1984，64：348-350.

13. 陈敏华.超声引导针吸细胞学检查对肝脏恶性肿瘤的诊断价值.中华肿瘤杂志，1986，8：447-450.

14. Lorentzen T，Nols?e CP，Ewertsen C，et al.EFSUMB Guidelines on Interventional Ultrasound（INVUS）.Ultraschall Med，2015，36（5）：E1-14.

15. Livraghi T，Damascelli B，Lombardi C，et al.Risk in fine-needle abdominal biopsy.J Clinical Ultrasound，1983，11（2）：77-81.

16. Weiss H，Duntsch U.Complications of fine needle puncture.DEGUM survey II.Ultraschall Med，1996，17：118-130.

17. Fornari F，Civardi G，Cavanna L et al.Complications of ultrasonically guided fine-needle abdominal biopsy.Results of a multicenter Italian study and review of the literature.The Cooperative Italian Study Group.Scand J Gastroenterol，1989，24：949-955.

18. Atwell TD，Smith RL，Hesley GK et al.Incidence of bleeding after 15，181 percutaneous biopsies and the role of aspirin.Am J Roentgenol，2010，194：784-789.

19. Piccinino F，Sagnelli E，Pasquale G et al.Complications following percutaneous liver biopsy.A multicentre retrospective study on 68，276 biopsies.J Hepatol，1986，2：165-173.

20. Padia SA，Baker ME，Schaeffer CJ，et al.Safety and efficacy of sonographic-guided random real-time core needle biopsy of the liver.J Clin Ultrasound，2009，37：138-143.

21. Weiss H.Metastases caused by fine needle puncture Ultraschall Med，1989，10：147-151.

22. Smith EH.Complications of percutaneous abdominal fine-needle biopsy.Review.Radiology，1991，178：253-258.

23. Chang S，Kim SH，Lim HK，et al.Needle tract implantation after sonographically guided percutaneous biopsy of hepatocellular carcinoma：evaluation of doubling time，frequency，and features on CT.AJR，2005，185：400-405.

24. Chapoutot C，Perney P，Fabre D，et al.Needle-tract seeding after ultrasound-guided puncture of hepatocellular carcinoma.A study of 150 patients.Gastroenterol Clin Biol，1999，23：552-556.

25. Kelvin Kwok-Chai Ng，Ronnie Tung-Ping Poon，Chung-Mau Lo，et al.Impact of preoperative fine-needle aspiration cytologic examination on clinical outcome in patients with hepatocellular carcinoma in a tertiary referral.Center Arch Surg，2004，139：193-200.

26. Froehlich F，Lamy O，Fried M et al.Practice and complications of liver biopsy.Results of a nationwide survey in Switzerland.Dig Dis Sci，1993，38：1480-1484.

27. Keogan MT，Freed KS，Paulson EK，et al.Imaging-guided percutaneous biopsy of focal splenic lesions：update on safety and effectiveness.AJR，1999，172：933-937.

28. Lieberman S，Libson E，Maly B，et al.Imaging-guided percutaneous splenic biopsy using a 20- or 22-gauge cutting-edge core biopsy needle for the diagnosis of malignant lymphoma.AJR，2003，181：1025-1027.

29. Lucey BC，Boland GW，Maher MM，et al.Percutaneous nonvascular splenic intervention：a 10-year review.AJR，2002，179：1591-1596.

30. 郭卫星，程树群，李楠，等.经皮肝穿刺胆道引流术后并发症及处理.腹部外科杂志，2009，22（3）：167-168.

31. Howlett DC，Drinkwater KJ，Lawrence D et al.Findings of the UK national audit evaluating image-guided or image-assisted liver biopsy.Part II.Minor and major complications and procedure-related mortality.Radiology，2013，266：226-235.

32. Frieser M，Lindner A，Meyer S et al.Spectrum and bleeding complications of sonographically guided interventions of the liver and pancreas.Ultraschall Med，2009；30：168-174.

33. Whittier WL，Korbet SM.Timing of complications in percutaneous renal biopsy.J Am SocNephrol，2004，15：142-147.

34. Chen QW，Cheng CS，Chen H et al.Effectiveness and complications of ultrasound guided fine needle aspiration for primary liver cancer in a Chinese population with serum alpha-fetoprotein levels ≤ 200 ng/ml--a study based on 4312 patients.PLoS One，2014，9：e101536.

第四章 优化引导新技术

【概述】

在一般情况下，单独采用常规超声引导可以完成介入诊断及治疗操作，但是在部分病例，由于良恶性病变声像图不典型、恶性病变早期阶段、肝脏同时存在其他性质病变无法鉴别、靶目标病变显示不清或者病变位置不佳超声显示困难时，需要在其他优化引导技术指导协助下完成介入操作。影像引导技术的迅速发展及创新，各种优化影像引导方法以及影像信息的综合应用，如超声造影、三维超声、立体定位、图像融合技术等，使介入超声的引导趋于更加准确、快速和安全，大大提高了介入超声的诊断及治疗水平。

第一节 超声造影引导

超声造影新技术是近年引进国内的诊断技术，应用相匹配的造影成像技术，实现了低机械指数下实时灰阶超声造影成像（contrast enhanced ultrasound，CEUS）。目前新型超声造影剂以声诺维（SonoVue，Bracco，Italy）及 Sonozoid（GE Healthcare，Princeton，NJ）为代表的产品已应用于临床。其基本成分微气泡是很强的超声波散射体，经静脉注射后显著增强来自血池的非线性反射；在低机械指数状态下可实时持续显示病灶造影灌注过程达 6 分钟甚至更久，灵敏反映病灶的血供特征及微循环信息，所获得的实时连续图像可采用数字化动态存储，可供随时回顾分析并与其他影像检查比较。使超声对肝脏及其他脏器组织占位性病变的诊断发生了巨大飞跃，并有效指导介入诊断及治疗，在介入超声领域发挥着重要作用。

一、造影剂及成像技术

（一）造影剂声诺维

目前我国临床应用的超声造影剂声诺维（SonoVue）是由磷脂包裹的六氟化硫微泡。经外周静脉注射后，可通过肺循环，到达全身各脏器及组织。数分钟后微气泡破坏，随呼吸排出。

1. 与增强 CT 或 MRI 造影剂不同，声诺维只停留在血池中，不会进入到细胞外间隙。
2. 超声造影剂无肾脏毒性、也不会影响甲状腺功能。
3. 发生危及生命过敏反应的几率约为0.001%，远低于增强 CT 检查，与增强 MR 相当[1]。
4. 可能出现的不良反应主要有红斑、皮疹、注射部位发热、血压下降等。

（二）造影剂 Sonazoid®

Sonazoid 是带氢化卵磷脂外壳的全氟丁烷（Daiichi-Sankyo），其微泡可被 Kupffer 细胞吞噬，因此在血池显像后可滞留于肝脏和脾脏内达数个小时，此时相称之为"血管后时相"或"Kupffer相"。

（三）成像技术

目前CEUS多采用低机械指数实时灰阶成像。超声仪需配备专用的造影成像软件，通过选择性提取来自微泡的谐波信号，同时压制组织来源的信号进行成像。

二、适用范围（介入）

适用于常规超声引导穿刺困难或需要更多信

息时，常见以下情况：

1. 常规超声对 CT 或 MR 检查发现的局灶性病变显示不清。
2. 区分病灶内的活性或非活性区域，指导穿刺活检目标区域的选择。
3. 病灶定期随访中疑诊恶性、需明确性质者。
4. 穿刺活检结果与临床或影像检查结果不符合者。
5. 介入治疗前病灶血供、液化坏死区的评估。
6. 超声介入治疗中的监测及治疗后疗效评价。
7. 瘘管或引流管行径的确定及追踪。

三、操作规范

经常规超声或 CT/MRI 发现病灶后行 CEUS 检查，首先用常规超声在相应区域显示病灶，将超声仪调节至低机械指数的造影专用成像条件。根据仪器的敏感度、探头类型及所检查的器官选择不同剂量，声诺维推荐剂量为 2.4ml，Sonazoid 一般推荐 0.12μl/kg 体重（配制后 0.015ml/kg 体重）。

1. 经肘静脉团注法注射造影剂，随之推注 5ml 生理盐水，同时启动计时器。针头直径 ≥ 20G，以免造影剂破裂。
2. 注射造影剂后观察动脉期灌注及增强模式。腹部脏器超声造影前先对患者进行呼吸训练，注射造影剂后屏气或小幅度呼吸观察动脉期。
3. 肝脏造影检查在获得有效的信息后，可进行全肝扫查；对局部有退出的可疑区域及检查结果不明确者，可再次注射造影剂 1~2.4ml。
4. 再次注射需待前次造影剂信号消失后进行。
5. 对于较小的病灶，可采用能同时显示组织和造影信号的双幅显示模式。
6. 存储完整的动态影像资料，供回顾分析。

四、规范化术语及增强模式

1. 描述病变 CEUS 表现建议统一采用"增强"一词，以免与彩色多普勒或普通灰阶超声混淆。
2. 以病灶同一深度周围正常组织增强水平为参照，将增强水平高于、等于、低于周围肝实质及内部无造影剂进入分别定义为高增强、等增强、低增强及无增强。
3. 增强模式主要反映病灶内造影剂微泡随时间的变化过程。病变增强模式是根据动脉期到延迟期的时间及强度变化而定，可表现为：快进快出、快进慢出、快进不出、慢进慢出、慢进快出、不进等多种形式。

五、造影时相

对大多数器官而言，超声造影一般包括两个时相：

1. 动脉期　自造影剂开始到达器官起（通常为注射造影剂后 10~20 秒），直至 30~50 秒，期间增强强度逐渐增加。
2. 静脉期　一般自注射造影剂后 30~45 秒起，期间增强强度出现一个峰值平台期，然后逐渐减弱至微泡信号完全消失或降至噪声水平。

不同于大多数器官，肝脏具有肝动脉及门静脉双重供血，因此超声造影可分为动脉期、门脉期、实质期和延迟期；肺具有肺动脉和支气管动脉双重供血，其血流到达时间也各自不同。

六、活检中的应用

由于肿瘤过大或过小、合并变性坏死、位置不佳以及穿刺取材部位不当或操作者经验不足等原因，常规超声或 CT 引导穿刺活检可存在假阴性或诊断结果与 CT、临床诊断不符。通过超声造影确认恶性肿瘤的活性区域、变性或坏死区域以及发现微小肿瘤，继而引导穿刺活检，可准确获取有病理诊断意义的组织，有效提高经皮穿刺活检的诊断率，并减少穿刺次数[2]。超声造影引导下穿刺活检可作为鉴别肝脏良、恶性占位病变的金标准。但临床上经活检证实的肝内不典型增强的炎性病灶、局灶性结节样增生（FNH）灶被超声造影诊断为恶性灶（假阳性），则需采用其他影像检查，必要时再次穿刺活检确诊。

七、置管中的应用

1. 在超声引导置管时，通过经置管注射按一定比例稀释的超声造影剂，可以检测管腔是否通畅。常见的有经阴道行子宫输卵管造影判断输卵管通畅度[3]，肝内胆管置管引流时判断左右叶肝管是否相通等[4]。

2. 引流管随着留置时间的延长，可能出现引流不畅或移位，超声确认引流管位置困难时，经引流管注射稀释后的超声造影剂（与生理盐水按1:100~1:300比例稀释），可显著提高对引流管走行及末端的显示[4]。

八、局部治疗的应用

CEUS在选择适应证、确定治疗方案和策略、并发症早诊（出血、裂伤）、评价治疗疗效等方面发挥着不可替代的重要作用（详见各相关章节）。

九、问题及局限性

1. CEUS动脉期需固定探头位置，故只能评价扫查区域内的脏器，之后可以扫查其他部位，但仅能观察实质期或延迟期的表现，有时难以作出全面评价或可能发生漏诊。

2. 常规超声病灶显示不满意者CEUS效果也差，易被遗漏，增强CT及MRI可弥补此不足。尤其位于肝膈面小病灶造影信息更

易受肺气体干扰。

3. 腹部检查时，呼吸配合有困难的患者也会影响超声造影结果。

（吴薇　陈敏华　戴莹）

第二节　三维超声的应用

超声已成为临床最常用的影像引导工具，在疾病诊断及治疗中发挥着重要作用，但实际应用中仍然存在一些局限性[5, 6]。二维超声显示方式为断面显示，存在声束厚度效应，使介入诊疗过程中观察针道、针尖以及管道在病灶内准确位置时，需反复侧动探头、多切面扫查，不但延长操作时间，有时会出现判断误差。由于探头方向的限制，某些角度的回声信息不易获取，从而影响操作者对空间位置关系的判断，如病灶整体与周围血管、脏器结构的空间关系等。

当空间位置判断不准确时，可能导致穿刺、置管部位不准确、肿瘤介入治疗不完全，甚至误伤周围重要组织结构如胃肠、膀胱等，引起严重并发症。三维超声成像（three-dimensional ultrasound，3DUS）技术能提供空间信息，利于描绘病灶及周围解剖细节，有望克服二维超声的局限性，在精确引导和监控介入治疗过程具有较大的应用价值。

一、三维超声概述

三维超声近年来技术上取得了突出进步，已应用于临床。目前图像采集方式是使用三维容积探头，行二次元电子机械扫描，或矩阵阵列电子通道自动切换扫描。扫描角度一般为40°~90°，扫查时探头固定不动，开启三维功能后系统自动采集一系列距离和角度相等的二维图像，经插补和平滑后形成容积数据库，包含病变区及其周围组织的全部回声信息。三维图像显示方式主要有多平面成像、表面成像、透明成像等方式。

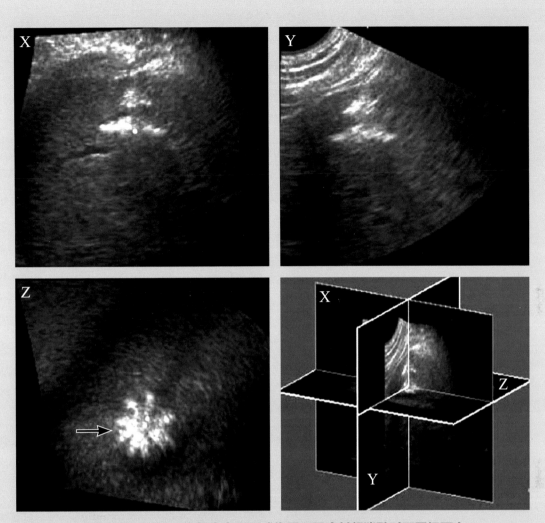

图 1-4-2-1 三维超声多平面成像显示肝癌射频消融时不同切面上射频针的形态及与肿瘤的位置关系

箭头指示展开的电极针平面图；X 平面为与常规二维超声相似的断面，Y 平面为与 X 平面纵向垂直的平面，Z 平面为与探头表面相平行的平面

三维超声多平面成像获得三个相互正交的平面，通过平移或旋转平面的方式对容积数据库内的感兴趣结构作任意角度的观察。三个平面分别称之为 X、Y、Z 平面。其中 X 平面是与声束方向平行的平面（常规二维扫查切面，横切面）、Y 平面是与声束方向纵向垂直的平面（纵切面）、Z 平面是指与探头表面相平行的平面（冠状面）（图 1-4-2-1）。这种图像显示方式目前应用最为普遍。

三维容积重建方法包括表面成像和透明成像[7]。表面成像主要提取感兴趣区表面的回声信息，用于观察表面结构（图 1-4-2-2）。透明成像能淡化周围组织结构的灰阶信息，使之呈透明状态，而着重显示感兴趣区域的结构，同时部分保留周围组织的灰阶信息，使重建结构具有透明感和立体感，从而显示脏器内部感兴趣区域的空间位置关系（图 1-4-2-3）。

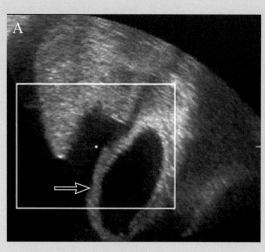
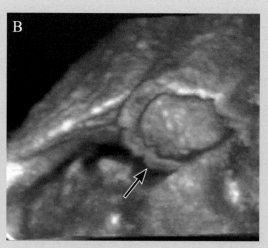

图 1-4-2-2　表面成像显示腹水中的肝脏形态

A. 二维超声断面图像;

B. 三维超声立体图像,三维超声更直观、更清晰地显示了肝脏表面细微特征及立体形态,以及与胆囊(↑)的空间关系。

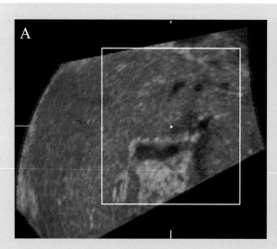
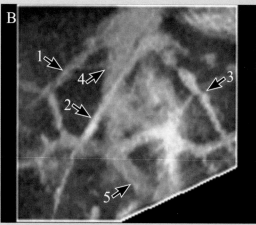

图 1-4-2-3　透明成像显示正常肝脏内部血管形态

A. 二维超声断面图像,血管间的空间关系不明确;

B. 三维超声透明成像生动显示肝内主要大血管之间位置关系(1. 右肝静脉;2. 中肝静脉;3. 左肝静脉;4. 下腔静脉;

5. 门静脉主干)

　　透明成像按照提取回声信息的不同,又可区分为最小(低)回声模式、最大(高)回声模式及 X 线回声模式。其中最小回声模式用于显示容积数据库中每一声束方向上最小回声信息,适合于观察血管、扩张的胆管等无回声或低回声病灶等结构。最大回声模式仅显示容积数据库中每一声束方向的最大回声信息,适合于观察实质性脏器内强回声结构,譬如肝内强回声的肝癌或血管瘤等病变。X 线模式显示声束方向上所有灰阶信息总和的平均值,其成像效果类似于 X 线片的效果。表面成像与透明成像中的多种成像模式在临床上多组合应用,达到既能显示感兴趣区的表面结构,同时又能显示与周围结构位置关系的效果。

　　三维超声提取回声信息来源除了常规灰阶超

声，还可使用彩色多普勒超声，容积显示彩色信号血流，立体观察血流走行。亦可结合超声造影技术实现三维超声造影（three-dimensional contrast-enhanced ultrasound，三维超声造影）显示感兴趣区容积血供分布情况。

二、三维超声进展

三维超声应用于介入超声诊断及治疗的几种主要技术进展如下：

1. 探头体积　由于电子技术进步，新型容积探头采用晶圆矩阵阵列，较以往机械式探头轻而小，频率为2~5MHz，可在肋间进行扫查及引导穿刺，克服了以往三维容积探头笨重及存在扫查盲区的缺点；亦可搭配使用三维探头穿刺架实现精准穿刺[5,6]。

2. 实时显示　由于计算机处理速度的加快，目前已实现实时三维超声也称四维超声。同时显示扫查范围内横切、纵切、冠状切面的二维图像，及快速自动构成实时容积成像图，可用于实时多平面观测穿刺针抵达目标区的穿行过程及周围结构的空间关系。

3. 超声断层成像技术（tomographic ultrasound imaging，TUI）　TUI技术能对感兴趣结构如肿瘤或胆道平行切割，获得一系列相互平行且距离相等的断面图像，类似CT或MRI断层显像方式。断面间的间隔距离（层厚）可自行设置，范围1~15mm。

4. 三维容积自动测量（VOCAL）技术　有厂商开发出一套三维容积自动测量软件，与传统的三维超声平行面积法不同，它首先确定感兴趣结构的上下极及中心轴，再选择相应的旋转角度α，系统自动勾画不同角度感兴趣区的边缘（共计180/α个平面），可即刻得到容积数据测量值。VOCAL技术简便易行，避免了以往

三维容积测量操作步骤烦琐和耗时较长的缺点，该方法使容积测量变得简单易行，具有较大的临床实用价值。研究表明VOCAL技术测量误差变化范围小，与实际容积间的相关性好，而且与实际容积间的偏离程度小。在测量不规则模型时上述优势表现得更明显[8]。

5. 三维超声造影　为三维超声与超声造影技术的结合，可多切面观察及存储感兴趣区的容积图像，用于判断恶性病灶内部血管构筑、与周围血管关系、介入治疗疗效等。

三、三维超声优势

1. 与二维超声相比较，三维超声只需一次扫查即可形成三维图像，超声回声信息及每帧图像的位置信息均可由计算机精确控制及记录，因此解剖结构间的位置关系更明确。而二维超声常需对感兴趣区作反复多次扫查，将得到的一系列二维图像在脑中重组后才可形成其三维图像，这一过程受操作者的因素影响较大，耗时，并存在观察者之间的差异。

2. 常规二维超声观察方向受限，由于病变受解剖位置或体位的限制，有时不能显示某一方位的回声信息，而三维超声可从任意角度对感兴趣区容积范围内进行观察。

3. 三维超声提供了多种成像方式，能充分利用采集到的图像信息；多平面成像方式可从任意角度显示感兴趣结构；表面或透明成像只需一幅图像即可直观二维超声需多幅图像才能得到的信息（图1-4-2-4）。

4. 测量脏器/病灶的径线或容积（或体积）更准确。

5. 可在患者离开后，对存储图像资料再次复习或重组，缩短了检查时间。

6. 远程会诊时，三维数据库的传送可使医生

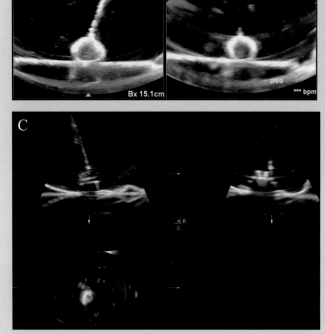

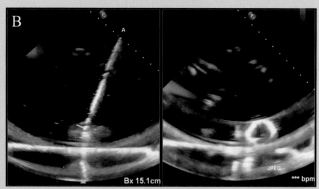

图 1-4-2-4　三维超声水箱试验

A. 三维探头实时双平面同时显示常规扫查切面（横切面：左）与其垂直切面（纵切面：右），可见穿刺针准确刺中目标；

B. 穿刺针未刺中目标；C. 三维探头实时同时显示 x、y、z 三个平面

从不同角度对感兴趣区进行观察，并能通过旋转图像全面了解感兴趣区的信息。

7. 三维超声造影观察肿瘤血管走行、空间分布较二维超声造影更全面。对于介入治疗前后病灶血供变化判断及径线测量更准确。

四、三维超声的不足

1. 三维容积探头体积仍比二维探头大，对于肋间较窄患者扫查角度易受限、显示范围可能会被遮挡。

2. 由于三维容积数据较大，会降低图像采集及显示速度，三维图像会受呼吸及心脏搏动干扰形成伪像。

3. 三维超声图像分辨率与二维图像相比仍稍差，切面图像细腻程度及对比分辨率仍不

如二维。三维声衰减较二维明显，可能导致深部结构显示欠清。

4. 三维超声因容积信息量大，需透过三维软件调整显示切面、显示方式，操作较二维复杂；需要熟悉软件操作，进行图像分析处理，才可取得更多信息。

5. 三维超声造影扫查时，无法同时显示二维超声图像，需要先掌握解剖位置瞄准病灶部位扫查。对于小病灶或解剖标志难以识别的病灶，需先使用二维超声确定扫查范围。

五、三维超声造影

三维超声造影结合三维容积图像及超声造影成像技术，增强血流及周围软组织回声对比，清晰显示病灶血供的变化，可以很好地反映血管的

空间结构关系。目前三维超声造影新技术可实时快速完成感兴趣区 3D 图像的采集、重建与显示，可存储一段时间（最长 30 秒）的连续 3D 造影容积图像，可连续显示 3D 造影血流灌注动态图像。

Lee 等研究发现三维超声造影应用在肝局灶性病变诊断效能与二维超声造影及 MRI 相当，可同时判断扫查感兴趣区内不同性质的病灶（图 1-4-2-5），比二维超声造影一次扫查能发现更多病灶。三维超声造影实时容积扫描可显示肝恶性病灶的供血动脉，比二维超声造影发现更多、更清晰的供血动脉。

六、三维超声在超声介入中的应用

（一）三维超声穿刺活检及置管引流

1. 穿刺前设计进针入路　三维超声显示扫查范围内立体解剖结构，对于目标病灶与周围血管、邻近器官的关系判断更全面。对液性区立体形态、扩张胆管范围、程度及走行，均能做出良好判断，提供信息协助规划进针路径。

2. 穿刺时实时多平面观察　三维超声三个平面实时监控穿刺过程，三个断面可自由调整，全面监控进针入路、穿刺点是否准确，置管位置等。

3. 穿刺后判断成功与否　穿刺或置管后，三维超声更容易判断穿刺后针道强回声在病灶内位置，更容易判断留置导管在积液、脓腔的位置，判断是否利于引流，可及时发现引流管发生偏移以及偏移方向，可降低声束厚度效应造成的影响。

（二）三维超声引导治疗

1. 三维超声在局部治疗前的应用　三维超声的容积扫描优势在局部治疗的各个阶段均能有所助益，以射频消融治疗肝肿瘤为例：治疗前的规划首先要根据肿瘤大小、形态、部位、与周邻脏器的关系、肿瘤性质、背景肝的情况等因素，选择单针单点能量施放的消融或是多针多点能量施放的复合消融。在复合消融时需考虑如何布针、如何保证叠加的消融范围能最终覆盖肿瘤并得到足够的安全边缘；最后，还需考虑穿刺径路的选择（经肋间或肋缘下），如何避开穿刺径路中的重要结构，如何避免损伤肿瘤周围的重要结构如胆囊、胆管、胃肠等[9, 10]。消融前规划的主要依据是一系列要素，如肿瘤大小、部位、数目、形态、与周邻结构的关系等，以上要素一般通过影像学方法如 CT、MR 等获取；三维超声在此过程中可发挥以下重要作用：

（1）精确计测肿瘤体积：消融治疗是在三维空间范围内覆盖灭活肿瘤，而肿瘤直径的细微增长即可导致肿瘤体积的显著增加，因此精确计算肿瘤体积更有利于治疗前计划。临床上单针单点消融体积基本恒定，精确计算肿瘤体积能大致知晓需要穿刺的针数及需要消融的点数。三维超声的自动体积测量方法准确，测量过程简单、重复性高。计算过程多由三维超声虚拟器官计算机辅助分析（virtual organ computer-aided analysis，VOCAL）模块实现，它能自动勾画出肿瘤边缘并快速计算出肿瘤体积（图 1-4-2-6）。

（2）准确勾画肿瘤形态：部分浸润性生长的肿瘤或等回声肿瘤在常规二维超声上显示边界不清晰，可借助超声造影技术清晰勾画肿瘤边界，三维超声与超声造影技术相结合能更准确获得肿瘤体积信息[11, 12]（图 1-4-2-7）。

治疗前了解肿瘤的形态对适形消融肿瘤十分重要，这包括两方面内容：其一是拟进针扫查断

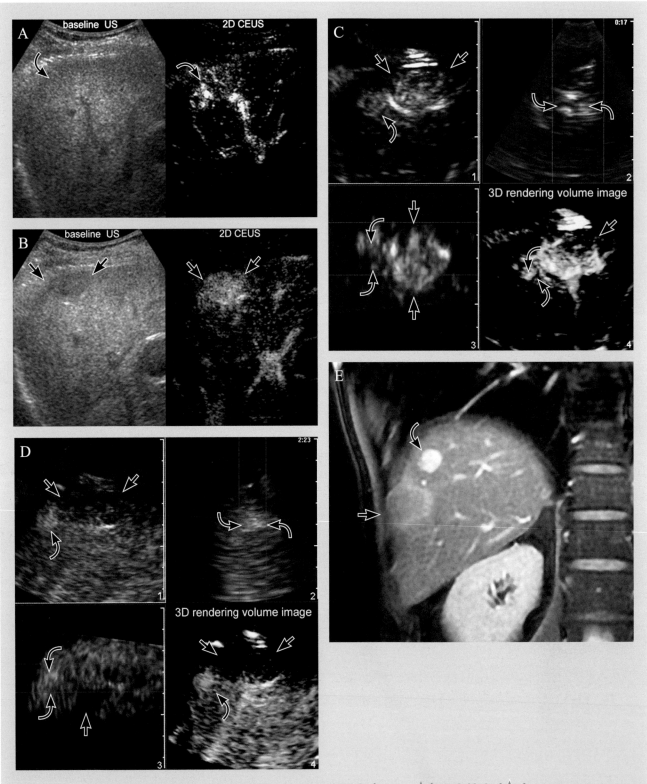

图 1-4-2-5　65 岁男性肝 S7 肝细胞肝癌（HCC ↑）及血管瘤（↻）

A，B. 二维超声造影注射 2 次造影剂，分别观察 2 个病灶动脉期：肝血管瘤边缘结节状强化，1.8cm，HCC 团状强化，3.6cm；
C，D. 三维超声造影同时观察两个病灶各时相：肝血管瘤边缘结节状强化，且延迟期仍呈高增强，HCC 团状强化，延迟期
呈低增强；E. 增强 MRI 矢状切面图像同时显示肝血管瘤及 HCC

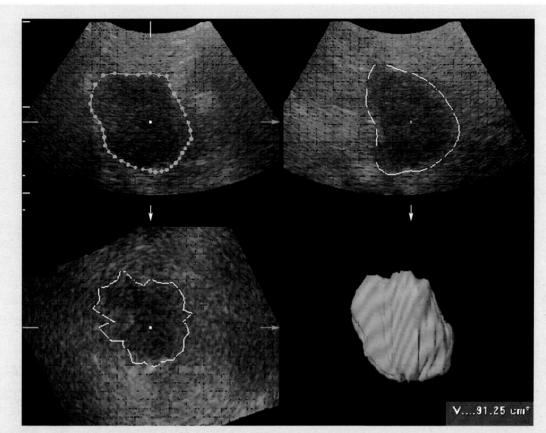

图 1-4-2-6　三维超声 VOCAL 功能精确计算肝脏肿瘤体积

右下图及右下角显示肿瘤体积全貌及数据

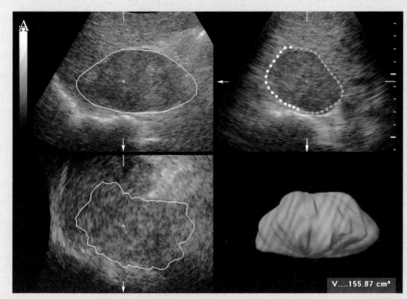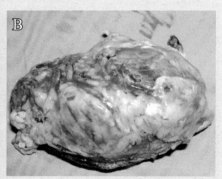

图 1-4-2-7　三维超声 VOCAL 功能准确勾画肿瘤形态

A. 术前三维超声 VOCAL 功能准确勾画肝脏肿瘤形态，右下图计算出体积；

B. 同病例手术切除后标本与 VOCAL 勾画的肿瘤形态相似（GE Voluson 730）

面与肿瘤长轴的空间关系，同时包括短轴方向上的形态。肿瘤长轴与进针断面不一致时，往往需要在不同肋间多点布针。其二是肿瘤形态规则与否。对肿瘤不规则的部分，常需要针对不规则突出部分额外给予补充消融。三维超声 VOCAL 功能还有助于制定布针方案及判断有无必要调整进针方向。

（3）模拟安全边缘：消融范围须包括肿瘤周围 0.5~1.0cm 的肝组织，即所称的边缘安全范围。治疗前规划时应充分考虑增加边缘安全范围。三维超声 VOCAL 功能具有模拟安全边缘的作用（图 1-4-2-8）。

（4）判断病灶空间解剖关系：了解拟消融病灶与周围结构的位置关系对制定消融方案有重要意义，能避免损伤周围重要结构如胆管、胃肠、胆囊等。利用多平面成像，三维超声可从多个角度判断肿瘤与周邻结构的空间解剖关系（图 1-4-2-9），是常规超声检查无法得到的断面。

（5）三维超声造影观察供血动脉：实时三维超声造影技术可清晰显示病灶及供血动脉的关系、供血动脉的来源及空间分布，对于局部治疗阻断供血动脉提供必要信息，对于二维超声造影供血动脉显示困难或无法显示时，三维超声造影更具优势（图 1-4-2-10）。

2. 三维超声在局部治疗中引导的应用

（1）引导方法：三维超声通过图像采集得到容积数据库，包含了感兴趣区域的全部图像信息，通过平移、旋转等操作能得到感兴趣区域任意角度的图像，在理论上能解决普通二维超声存在的问题。目前三维超声在肝癌导向中的应用主要有两种方法：

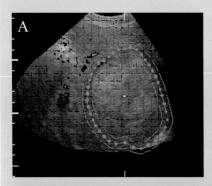
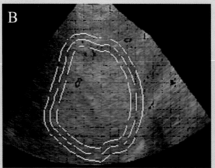
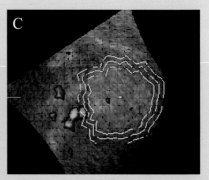
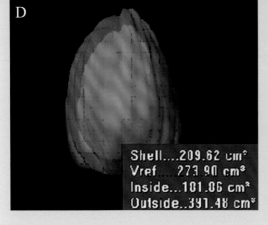

图 1-4-2-8　三维超声 VOCAL 功能计算肿瘤体积及包括安全边缘的拟消融体积

A-C. 虚线勾画的是肿瘤的边缘，外侧实线勾画的是包括安全边缘拟消融范围；

D. Shell 反映的是单纯肿瘤的体积，outside 反映的是包括安全边缘的体积。从图中可以看到，尽管安全边缘仅仅增加数毫米，拟消融范围的体积却需从 209.62cm³ 增至 391.48cm³

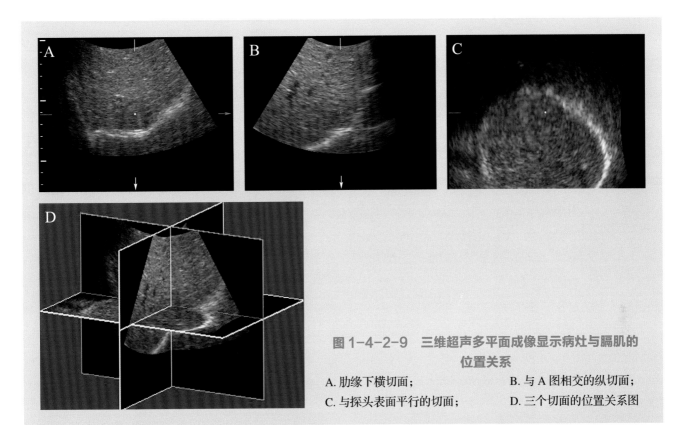

图1-4-2-9　三维超声多平面成像显示病灶与膈肌的
位置关系

A. 肋缘下横切面；　　　　　　　　　B. 与A图相交的纵切面；
C. 与探头表面平行的切面；　　　　　　D. 三个切面的位置关系图

第一种是用普通穿刺探头引导进针后，再用三维超声来确认针尖位置。第二种方法是在三维容积探头上安装穿刺架，穿刺针紧贴探头，便于准确刺入目标（图1-4-2-11）。近年来由于计算机处理技术的进步，可直接在实时三维超声引导下引导穿刺针沿仪器设置的引导线穿刺靶目标。

（2）确认穿刺针：穿刺针在进入目标位置后，三维超声多选用多平面成像方式来确认针尖位置：即在普通二维超声显示的断面（X平面）基础之上，增加两个与之互相垂直断面（Y平面和Z平面）的图像信息，借此全方位观察感兴趣区的空间解剖关系，判断穿刺针是否准确达到治疗前预设置的布针位置[6]（图1-4-2-12~图1-4-2-14）。

对于可扩展的多电极射频针，在普通二维超声多数仅能在一个切面显示多电极射频针的2~3支电极，不能显示伞状针尖在肿瘤内部展开的立体形态；三维超声能直观显示扩展射频电极针的立体形态（图1-4-2-15）以及电极针展开后覆盖的范围及其与肿瘤的关系（图1-4-2-16）。

（3）监测消融过程：射频电极针到达靶目标开始实施消融会产生高回声汽化团，在实际治疗中有时需要根据汽化团调整电极针位置或初步判断消融后的范围。一般高回声团至少应完全覆盖肿瘤。三维超声一方面可实时观察不同断面上高回声汽化团在三维空间上的分布，了解高回声团及多极伞针或单针针尖是否完全覆盖超越肿瘤（图1-4-2-17）；也可以在高回声团最明显时，运用三维超声自动体积测量功能测量高回声团的体积，与治疗前需要消融的体积（包括肿瘤及安

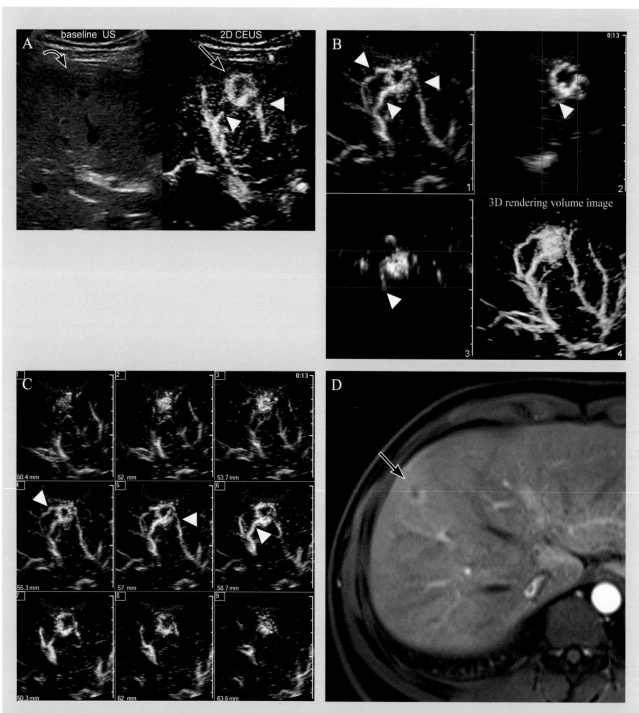

图 1-4-2-10　结肠癌肝转移（最大径 2.2cm）

A. 44 岁男性常规超声显示病灶呈低回声结节（♪），二维超声造影动脉期病灶呈边缘强化（↑），其旁似可见供血动脉（△）；三维超声造影（B）及断层超声造影图（C）均可清晰显示 3 条供血动脉（△）；

D. 增强 MRI 示病灶边缘强化（↑）。

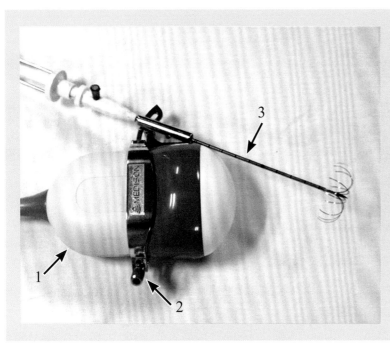

图 1-4-2-11　三维超声引导穿刺装置
1. 三维容积探头；2. 穿刺架；3. 射频电极针

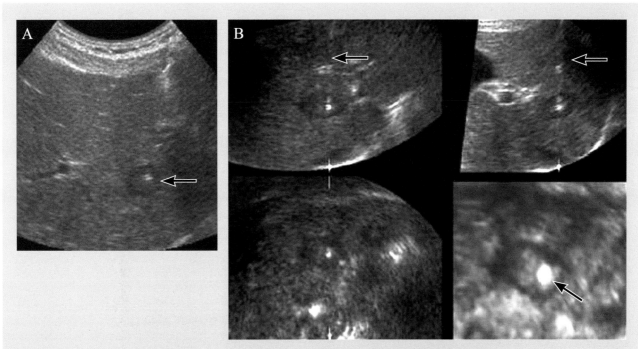

图 1-4-2-12　二维超声及三维超声显示穿刺针与病灶关系
A. 二维超声显示强回声针尖位于病灶内（↑）；
B. 三维超声多平面图像从三个切面立体确认针尖均在病灶内，从而增加操作者的信心（上图箭头示针杆，右下角箭头示针尖）

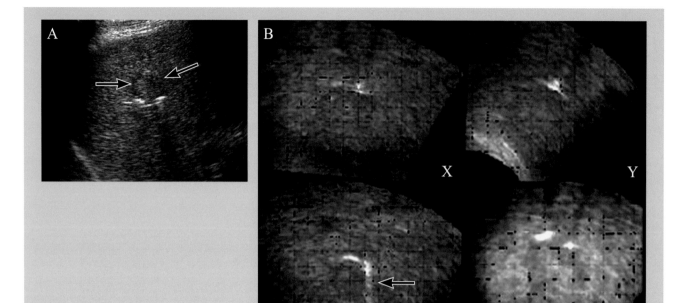

图 1-4-2-13 二维超声及三维超声显示穿刺针与病灶关系

A. 二维超声不能确认射频针与肿瘤的位置关系；

B. 三维超声多平面成像：X 平面：强回声针尖位于肿瘤一侧；Y 平面：肿瘤与针尖位置不清；Z 平面：清晰显示针杆偏于肿瘤一侧（↑）

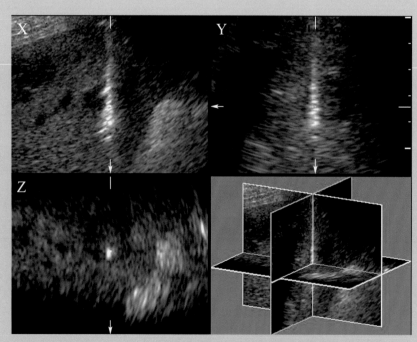

图 1-4-2-14 三维超声显示穿刺针与病灶关系

三维超声多平面成像确认针尖：X 平面：针尖似乎位于肿瘤中央；Y 平面：针尖位于肿瘤一侧；Z 平面：清晰显示针杆偏于肿瘤一侧

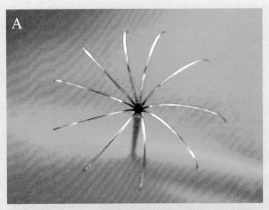

图 1-4-2-15　可扩展射频电极针的二维及三维超声图像

A. 可扩展电极针在体外的形态；B. 二维超声显示在一个切面中展开的部分电极针；C. 三维超声显示展开的电极针全貌，10 根伞状细极针清晰可见

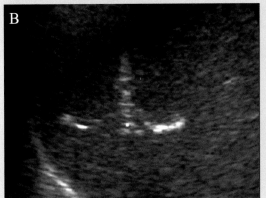

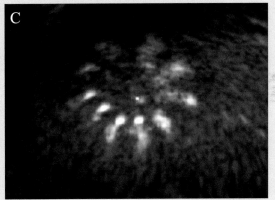

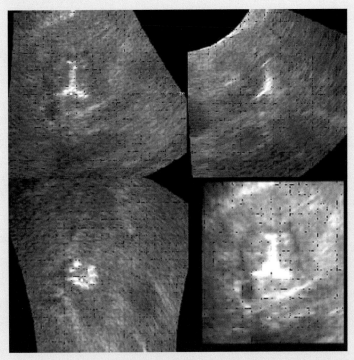

图 1-4-2-16　三维超声显示可扩展电极针在肿瘤内的形态以及展开的电极针所能覆盖的范围

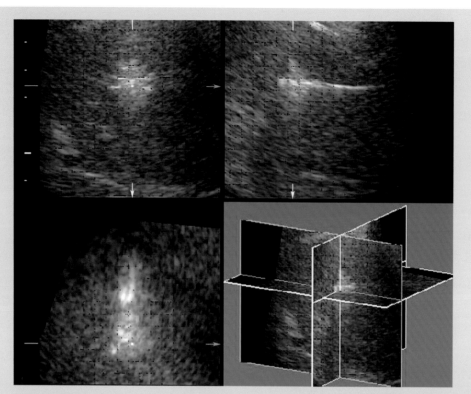

图 1-4-2-17 射频消融过程中三维超声实时监测消融过程

在三个相互垂直的平面上分别观察高回声团及消融伞针是否覆盖肿瘤及是否达到足够的安全边缘

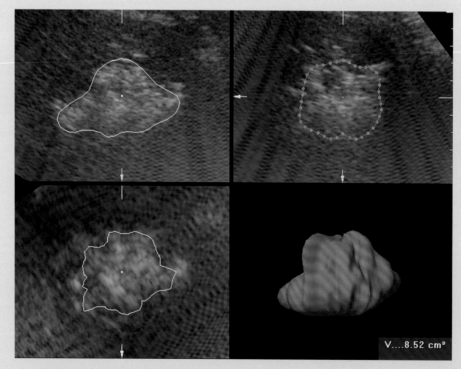

图 1-4-2-18 射频消融过程中 3DUS 自动测量高回声汽化团体积

右下角显示汽化团的立体形态及测量体积的数值

全边缘）进行对照，初步判断消融范围是否足够、是否需要追加消融（图1-4-2-18）。

（4）应用结果：初步临床应用结果显示，在91%的穿刺操作中，三维超声提供了更丰富的空间信息；在15%~45%的穿刺操作中，三维超声发现射频针布设的位置不尽合理；在59%的操作中，操作者的信心水平能得到提高；在38%的操作中，三维超声更准确地描绘了射频针与周围重要结构的位置关系[5, 6]。

3. 三维超声评价局部疗效　增强影像学评价局部治疗后的疗效，在原消融区域动脉期出现高增强结节则视为残留或局部肿瘤进展，反之则为完全消融。多中心研究证实实时超声造影在判断射频消融后局部疗效时与增强CT或MRI等有相同的价值[13]。

尽管实时超声造影在判断射频消融后局部疗效方面具有与增强CT或MRI类似的作用，在技术上普通的二维实时超声造影仍存在局限性：增强CT或MRI随着技术的进步可在短暂的屏气间获得整个肝脏的容积数据库，并逐层显示消融区域的血供情况。而实时超声造影则因动脉期持续时间较短，往往来不及全方位观察消融区的血流灌注情况，因此可能出现漏诊导致假阴性。此外，增强CT或MRI在获取容积数据库后，能重建出不同角度的图像，对消融灶行任意方向的观察，

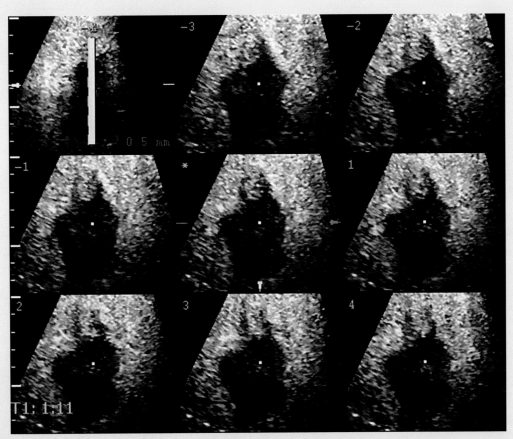

图1-4-2-19　三维超声造影断层成像判断原发肝癌RFA疗效
三维超声造影TUI显像逐层显示消融灶，层间距离为0.5mm，清楚显示消融灶形态及消融针道，证实消融灶无血供、完全坏死

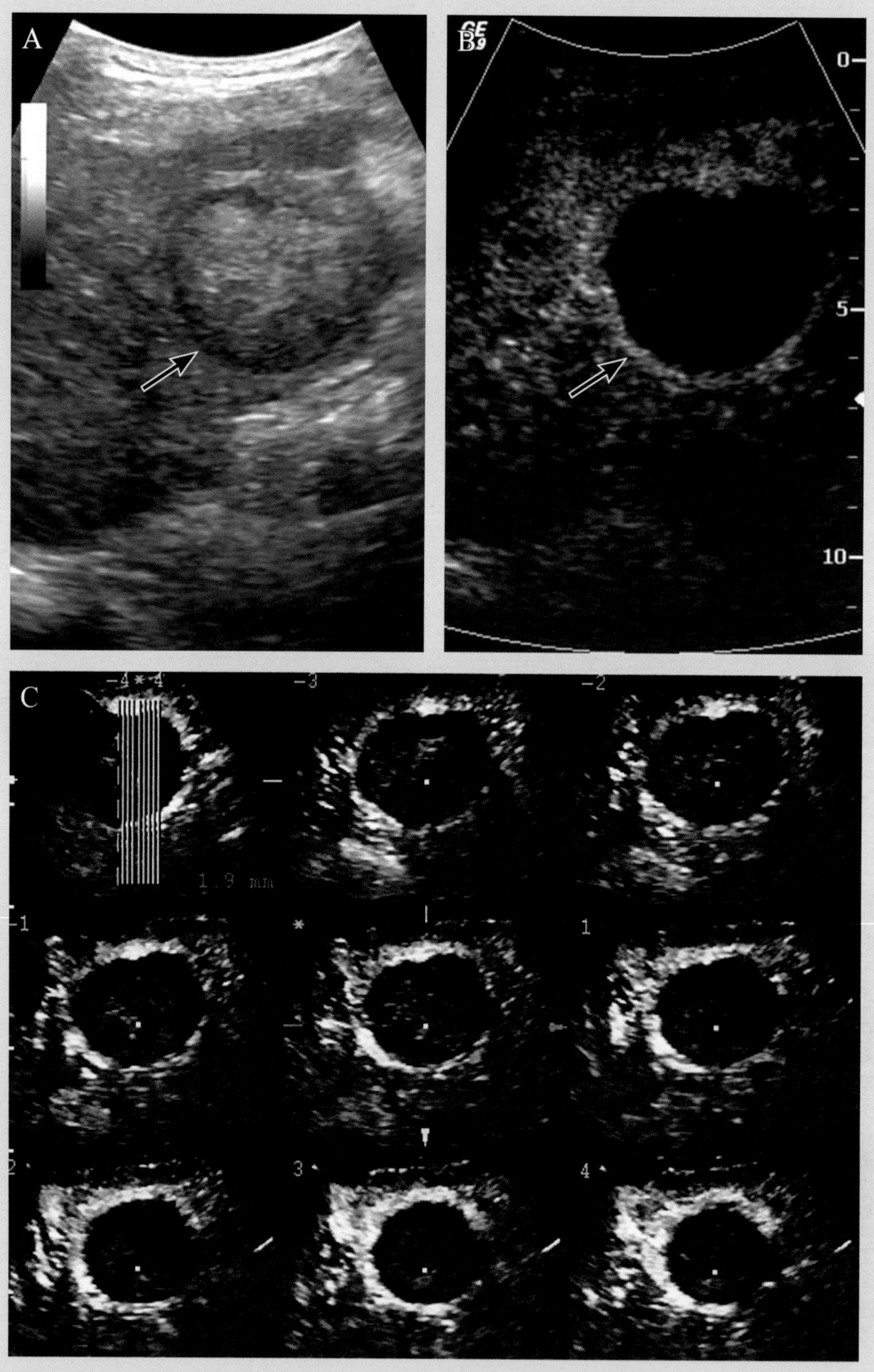

图 1-4-2-20　肝癌消融后充血性改变

A. 二维超声显示为肿瘤呈强回声，周边见弱回声带；B. 超声造影动脉期显示消融灶周边呈薄环状增强，肿瘤内部呈无增强；C. 三维超声造影 TUI 模式逐层显示消融灶周边环状增强形态，呈球状，周边在各层面均显示均匀的高增强环，为消融后肿瘤周边充血水肿表现

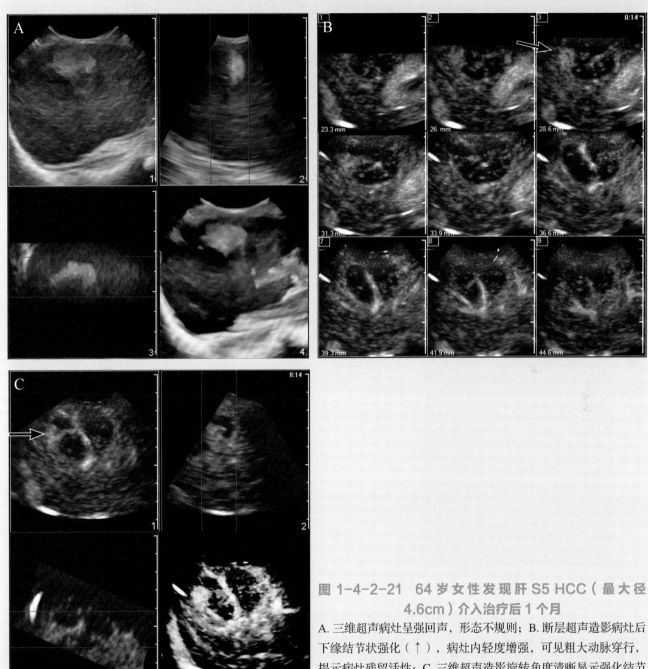

图 1-4-2-21　64 岁 女 性 发 现 肝 S5 HCC（最 大 径 4.6cm）介 入 治 疗 后 1 个 月

A. 三维超声病灶呈强回声，形态不规则；B. 断层超声造影病灶后下缘结节状强化（↑），病灶内轻度增强，可见粗大动脉穿行，提示病灶残留活性；C. 三维超声造影旋转角度清晰显示强化结节（↑）及供血动脉

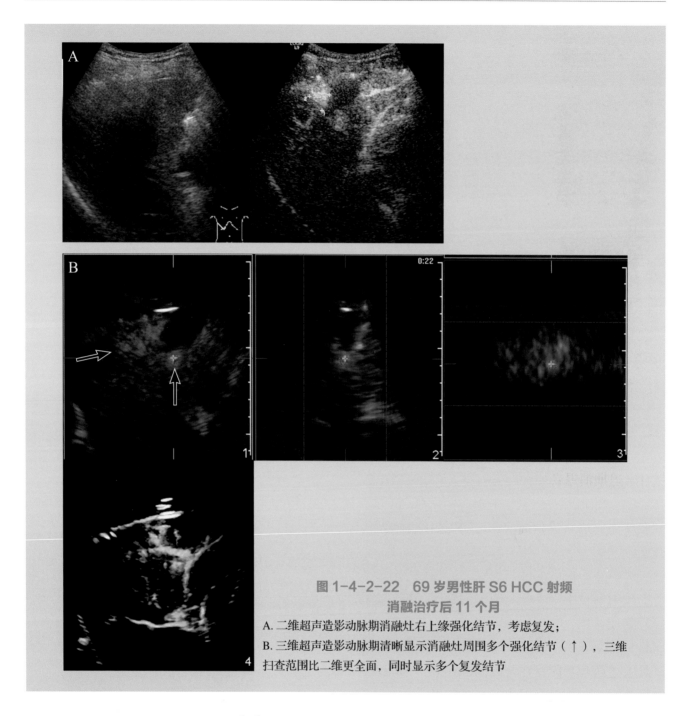

**图 1-4-2-22　69 岁男性肝 S6 HCC 射频
消融治疗后 11 个月**

A. 二维超声造影动脉期消融灶右上缘强化结节，考虑复发；

B. 三维超声造影动脉期清晰显示消融灶周围多个强化结节（↑），三维
扫查范围比二维更全面，同时显示多个复发结节

而实时超声造影难以达到这一要求[14]。

　　三维超声与实时超声造影技术的结合能克服上述二维超声造影的局限性。先进的高端仪器上已具备实时三维超声的功能，能在极短的动脉期内捕捉到消融灶的全部血供信息，并以断层超声成像（tomographic ultrasound imaging，TUI）或立体重建的模式显示出来。当中 TUI 成像方式类似 CT 或 MRI，能逐层显示消融区的血供状况，层与层之间的距离可从 0.5mm 到 2cm 不等，能完全满足临床需要（图 1-4-2-19）。在造影三维超声 TUI 显像中，完全坏死区域表现为动脉期无增强；动脉期周边均匀环状增强多为消融术后充血性改变，在消融术后 2~3 个月基本可消失（图 1-4-2-20）；动脉期消融灶周边结节状高增

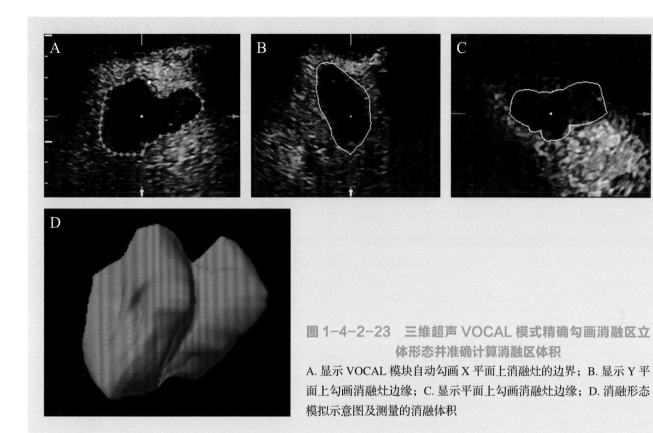

图 1-4-2-23 三维超声 VOCAL 模式精确勾画消融区立体形态并准确计算消融区体积
A. 显示 VOCAL 模块自动勾画 X 平面上消融灶的边界；B. 显示 Y 平面上勾画消融灶边缘；C. 显示平面上勾画消融灶边缘；D. 消融形态模拟示意图及测量的消融体积

强且延迟期消退者多考虑为残留（图 1-4-2-21）或复发（图 1-4-2-22）；个别病例充血性改变也可表现为周边结节状高增强，但延迟期多无消退迹象。

对部分乏血供的肝癌患者，应用以上模式判断消融灭活较困难，此时观察消融区的形态及测量消融灶体积，有助于判断消融区域是否具备足够的安全边缘。超声造影下三维超声 VOCAL 模块兼具上述两项功能，在判断局部疗效方面能发挥作用（图 1-4-2-23）。在超声造影状态下，完全坏死区域在各个时相都表现为无增强，与周边肝实质形成鲜明对比。此时三维超声 VOCAL 功能能自动勾画出消融灶形态，并计算出体积，整个过程耗时短，可简便得出结果。

（徐辉雄　李荣杰　严昆）

第三节　立体定位

精准医学是 21 世纪医学发展的大方向，并已成为当代临床肿瘤诊疗的追求目标。近年来影像引导立体定位技术的发展对于提高介入超声精准治疗水平起到重要作用，充分体现了精准医学的内涵。如何实现精准的立体定位是介入超声发展中不可忽视的重要环节。目前常用的立体定位技术包括虚拟导航技术、三维影像技术。

一、精准消融理念及意义

以肿瘤消融治疗为核心，包括穿刺活检、置管引流、药物粒子植入等技术构成了介入超声学的主要内容，这些技术的关键环节就是实现超声下对病灶的准确引导和定位。传统意义上的消融治疗多数是在单一超声影像技术引导下完成的，然而二维空间上的穿刺定位受制于人脑对于肿瘤三维空间的构想局限，容易导致消融冷区形成，难以在三维空间上完全覆盖肿瘤。因而消融区周边的肿瘤残存和局部进展成为介入超声学未来亟待解决的关键问题。在精准医学的大时代背景下，消融的精准性也凸显重要。精准消融是在多模态影像引导下精准立体定位穿刺肿瘤实现三维空间上肿瘤的完全彻底灭活，这也是肿瘤消融治疗追求的前沿科学目标。应用多模态影像三维可视化软件平台系统，是实现精准消融临床应用的关键技术。精准消融的实现将极大提高多脏器肿瘤消融治疗的完整性和彻底性，从而推动介入超声学向着精准医学目标的发展。

二、立体精准定位技术

（一）图像融合导航技术

超声、CT、MRI是目前清晰显示病灶信息的主要影像学方法，虽然CT与MRI是治疗前分级与评估肿瘤血管丰富程度的主要方法，但超声由于其实时动态简便的优势，是目前介入治疗最常用的引导定位方式。有时由于病灶的特性及位置等原因导致常规超声对病灶显示不清，此时往往难以进行精准定位导致治疗的失败。图像融合导航技术是通过定位跟踪系统将超声图像与静态CT/MRI等参考图像相互比较并将两者的数据融合起来的一种方法，该技术具有快速、简单实用和低成本的优点，能够结合实时的超声图像并发挥CT/MRI高分辨率的优势，在介入影像引导中发挥精准的定位功能。

目前临床中常用的定位跟踪技术是电磁定位跟踪技术及光学定位跟踪技术。电磁定位跟踪技术是利用发生器在三维空间产生低频磁场，传感器接收电磁信号而进行空间定位。光学定位跟踪技术基于红外光或环境光来进行空间定位。与光学定位技术相比，电磁定位跟踪技术的优势在于其不受视线遮挡影响，人体、医生的手臂及铺

巾等不会影响信号的传输；另外传感器微型化，可以直接固定在手术器械上，甚至可直接植入到穿刺针尖部位，达到精准定位的目的。其缺点在于发生器产生的电磁场范围有限，目前一般不超过1m，传感器的可移动范围有限。另外安装心脏起搏器的患者禁止进行电磁定位导航。目前临床超声导航系统多采用电磁定位跟踪技术。如百胜公司的虚拟导航系统、GE公司的容积导航系统等。

图像融合导航系统应用前关键在于图像的配准。目前的配准方法主要有体外标记法和体内标记法。体外标记法需要患者在进行CT/MRI扫描前使用皮肤标记点，扫面完成后将CT/MRI的DICOM数据导入到导航系统内，通过分析系统在图像上显示皮肤对应的标记点，然后用插入电磁接收器的记录笔进行配准。配准时要求患者处于和CT/MRI扫描时相同的体位及呼吸状态，以减少误差。体内标记法主要根据解剖标志点来进行配准，需要患者近期的CT/MRI图像。体内标记法可以是一个面加多个点来配准，也可以采用不在同一平面的多个点来配准。标记点可选择血管分叉或者特定的结构点（如小囊肿、钙化等）。配准完成后便可进行导航下定位。

Hong等[15]通过导航技术融合超声和MRI图像进行介入治疗的体模及动物实验证实，导航技术的应用较单独超声引导或MRI引导进行术前规划选择最佳进针入路的时间要短而且进针更加准确。Liu等[16]及徐作峰等[17]均采用导航技术引导消融治疗常规超声显示不清的肝脏病灶，结果证实导航技术在引导消融治疗超声显示不清的病灶或残留病灶中具有很好的临床应用价值。对于大体积病灶的消融治疗，在术前规划阶段，虽然插入电极的数量可通过复杂的数学模型计算得到或者依靠有经验医师来估计，但这样增加了消融技术应用的复杂程度并对操作者提出了较高的要求。导航技术的出现解决了这一困境，图像融合

导航系统软件可以在此计划阶段对电极的安放提供精确估计。通过术前计划模拟进针路径实现目标区域的完全消融，并保证实际治疗时各个电极对应的进针路径和模拟时一致，实现将多个电极精确定位和插入，获得有效的重叠区域，从而使各个电极的治疗区域覆盖整个病灶体积以及安全边界，实现肿瘤消融治疗的科学、规范、定量[18]。Hildebrand 等[19]采用导航技术在腹腔镜超声下进行射频消融活体猪肝肿瘤模型实验，融合了超声及 CT 三维重建数据，可以实时显示肝脏血管、肿瘤及射频针入路等三维手术规划信息，可以直观地辅助消融治疗。Giesel 等[20]采用导航技术将 CT、MRI、PET 的形态影像与功能影像进行融合辅助经皮射频消融，结果证实导航技术在术前规划、术中定位及术后评估均有效可行。

（二）三维影像技术

目前介入超声治疗定位的常规方法主要依靠超声、CT、MRI 等二维影像，操作者需要在大脑中规划进针入路、进针深度及进针数目等参数，这将依赖医生对空间位置的重建能力及准确实施计划的能力，因此很有可能使得实际穿刺路径很难与治疗规划相一致，难以保证介入超声治疗疗效[21]。为了克服二维影像技术在介入超声治疗规划及定位中存在的不足，近年来众多学者进行了三维影像技术研究。三维影像技术通过计算机处理进行三维影像的重建，可以直观获得肿瘤的容积数据，并在此基础上进行治疗规划及定位，弥补了二维影像的不足，例如三维超声、三维CT、三维 MRI[22, 23]。特别是三维可视化技术的应用可以使治疗规划更加直观地呈现在医生面前，提高定位准确度，从而提高治疗疗效，降低治疗并发症。三维可视化技术就是运用计算机图像处理技术，将获得的二维医学图像，如 CT、MRI 等产生的图片，在三维空间上重建出立体的三维图像。通过对图像进行各种操作，如旋转、缩放、移动、剖面显示等，便于医生从多角度、多层次进行观

察和分析，以弥补二维影像显示的不足，使医生能更直观地看到人体组织内部复杂的结构，从而帮助医生更准确的理解病情，提高诊断的准确性及病灶的定位精度，提高手术质量和效果。Rieder 等[24]提出了一种采用三维可视化技术进行射频消融规划的方法，通过对肿瘤及血管的分割，三维容积重建等直观显示消融计划，并可获得消融区与周围重要结构的空间关系，避免周围结构热损伤的发生。

解放军总医院介入超声科研发了集成热场、三维可视化技术及导航技术在内的肿瘤消融三维可视化导航系统（图 1-4-3-1），该系统可以确定肿瘤及其周围管道系统的三维解剖关系，同时可进行多种参数的测量和计算（肝脏体积、肿瘤体积及其与血管等的空间距离），以此科学和精准地制定合理的个体化治疗方案，进行术前规划，确定穿刺点的位置、穿刺针的方向和消融参数等。依据该系统可以精准定位并执行治疗计划，完成在三维空间上对肿瘤的完全消融。该系统还能将术前肿瘤三维信息与术后消融体积在同一坐标下进行比对，直观量化地评价消融疗效，将肿瘤的消融治疗建立在更加量化、直观和可调控的基础上，这将极大地促进消融治疗在临床中的应用与推广。

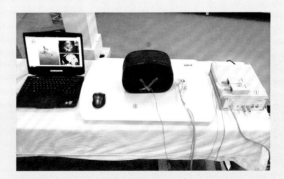

图 1-4-3-1　肿瘤消融三维可视化导航系统
①控制器；②传感器；③电磁发射器；④超声探头；⑤仿真模型；⑥计算机

1. 三维可视化导航系统在消融术前规划中的应用 热消融治疗的目的是在三维空间上实现肿瘤的完全消融，同时又不损伤周围重要的结构器官。由于肝脏内有复杂的管道结构且肝脏毗邻的器官也较多，当肿瘤空间位置复杂或离重要结构较近时，术者往往需要通过二维图像反复观察研究判断肿瘤与周围结构的位置关系，并在大脑中重建三维结构图像，不同医生观察及空间重建能力不同，往往导致判断的不准确，以至于消融治疗难以进行或消融治疗失败出现周围结构损伤等严重并发症。而三维可视化导航系统可以直观显示肿瘤与周围结构的三维空间位置关系，并可以定量计算肿瘤离重要结构及器官的距离，为消融治疗提供肿瘤直观定量的位置信息，并结合消融热场信息，在三维空间上直观制定最佳的术前规划方案，提高术者治疗的信心及成功率，降低并发症的发生。

梁萍团队应用三维可视化导航系统制定三维可视化术前规划方案辅助微波消融治疗肝癌取得了很好的临床效果。94 例入组肝癌患者分为两组，三维术前规划组为在三维可视化术前规划辅助进行微波消融治疗，包括 36 例患者 44 个病灶；二维术前规划组为在常规二维影像规划下进行微波消融治疗，包括 58 例患者 64 个病灶。消融后通过增强影像来评估疗效。结果显示三维术前规划组的一次消融治疗成功率高于二维规划组（$P=0.01$）。二维规划组的治疗次数多于三维规划组（$P=0.002$）。两组在技术有效率及局部肿瘤进展率上没有明显差异[25]。因此三维可视化导航系统在肝肿瘤消融术前规划中具有较高的临床应用价值（图 1-4-3-2）。

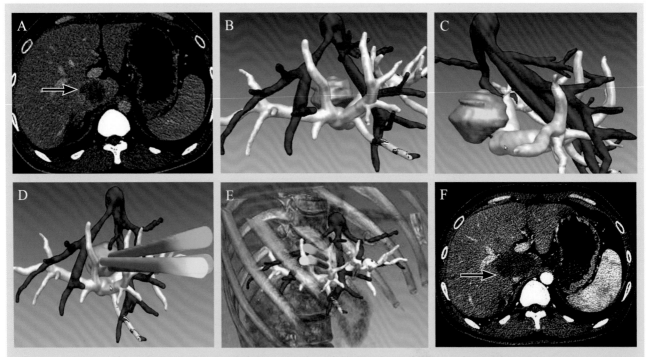

图 1-4-3-2 患者男，45 岁，查体发现肝尾叶占位，诊断肝癌

A. 术前 CT 提示肿瘤与血管关系密切（↑）；B. 术前三维可视化图像多角度直观显示肿瘤与周围管道结果的空间位置关系；
C. 术前三维可视化定量计算肿瘤最大直径及肿瘤与周围管道结构的最短距离；D. 三维可视化术前规划系统下进行规划，
规划路径如图所示达到肿瘤完全消融；E. 结合体绘制显示术前规划，直观显示整体空间位置信息；
F. 根据术前规划提示进行微波消融 1 个月后增强 CT 显示肿瘤完全坏死（↑）

2. 三维可视化导航系统在消融术中的应用
梁萍团队进行了三维可视化导航系统在消融术中的模拟实验，结果显示不管是对于初学者还是专家，在三维可视化导航系统下来执行术前规划比在二维超声下来执行术前规划进针消融的精度高，特别有导航参数界面的导航系统可以为术者提供较精确的位置参数，提示术者的进针位置是否与预定位置吻合。三维可视化导航系统的使用提高了初学者的执行能力，缩小了初学者与专家之间的水平差距。三维可视化导航系统在肝肿瘤消融治疗中的初步临床应用中也取得了很好的临床效果（图 1-4-3-3）。

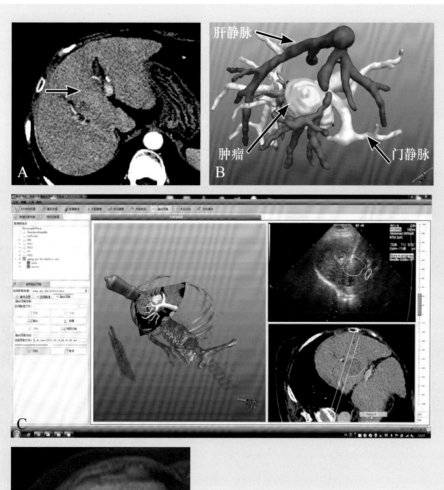

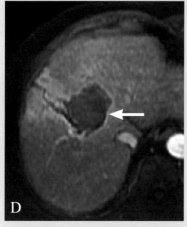

图 1-4-3-3　患者男性, 75 岁, 肝肿瘤位于 S8 段
A. 术前 CT 显示病灶（↑）靠近门静脉；
B. 三维可视化重建直观显示肿瘤与周围管道位置关系；
C. 三维可视化导航系统引导下进行微波消融治疗；
D. 微波术后 1 个月增强 MRI 显示病灶完全坏死（↑）

3. 三维可视化导航系统在消融术后评估中的应用　术后疗效评估作为肝肿瘤热消融治疗的第三个关键步骤，术后疗效评估的正确与否直接影响着患者的后续治疗及预后。研究发现安全边界是影响肿瘤消融术后局部复发的一个独立影响因素[26, 27]。所以准确判断消融是否达到安全边界，对于评估消融疗效、降低术后局部复发，提高肿瘤患者存活率至关重要。目前进行术后疗效评估的常规方法是医生根据患者术前术后对比增强 CT/MRI 或超声造影等二维影像来判断，疗效评估的好坏受评估医生的经验影响较大，而且对消融区在三维空间上是否达到安全边界难以进行定量评估。三维可视化导航系统在消融术后评估中的应用，实现了肿瘤消融后三维空间的定量评估。而通过三维可视化导航系统进行术后疗效评估可以定量判断肿瘤边界与消融区边界的距离，且对于不同疗效情况可通过不同颜色来直观显示出来，利于医生来准确判断消融疗效，特别是对于无经验的医生来判断消融疗效帮助尤甚（图1-4-3-4）。三维可视化导航系统在消融术后评估中具有较好的临床价值。

（梁萍　刘方义　陈钢）

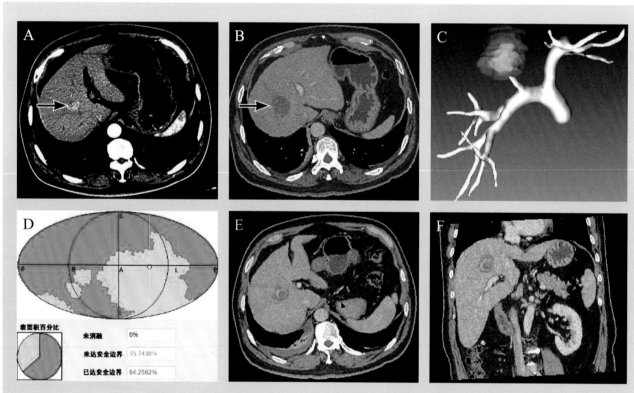

图1-4-3-4　患者，男，56 岁，CT 提示肝右前叶富血供病灶，考虑肝癌

A. 术前增强 CT 提示肝右前叶占位（↑）;

B. 消融治疗后消融区无增强（↑）;

C. 三维可视化显示消融区覆盖原肿瘤，绿色区域已达安全边界，黄色区域未达安全边界;

D. 不同消融情况下表面积定量显示;

E.F. 消融疗效结果的二维显示，绿线区域代表已达安全边界肿瘤边缘，黄线区域代表未达安全边界肿瘤边缘

参考文献

1. Kudo M，Hatanaka K，Maekawa K.Newly developed novel ultrasound technique，defect reperfusion ultrasound imaging，using sonazoid in the management of hepatocellular carcinoma.Oncology，2010，78（Suppl 1）：40-45.

2. Wu W，Chen MH，Yin SS，et al.The role of contrast-enhanced sonography of focal liver lesions before percutaneous biopsy.Am J Roentgenol，2006，187（3）：752-761.

3. 王莎莎，李叶阔，程琪，等．经阴道三维超声造影重建技术评价输卵管通畅性的初步探讨．中国超声医学杂志，2010，26（10）：932-934.

4. 许尔蛟，郑荣琴，李凯，等．腔内超声造影技术在引流管定位中的应用价值．中华超声影像学杂志，2011，20（2）：152-154.

5. Xu HX，Yin XY，Lu MD，et al.Usefulness of three-dimensional sonography in procedures of ablation for liver cancers - Initial experience.J Ultrasound Med，2003，22（11）：1239-1247.

6. Rose SC，Hassanein TI，Easter DW，et al.Value of three-dimensional US for optimizing guidance for ablating focal liver tumors.J VascInterv Radiol，2001，12（4）：507-515.

7. Xu HX，Lu MD，Zhou YQ，et al.Three-dimensional gray scale volume rendering of the liver：preliminary clinical experience.J Ultrasound Med，2002，21（9）：961-970.

8. Xu HX，Yin XY，Lu MD，et al.Estimation of liver tumor volume using a three-dimensional ultrasound volumetric system.Ultrasound Med Biol，2003，29（6）：839-846.

9. Chen MH，Yang W，Yan K，et al.Large liver tumors：protocol for radiofrequency ablation and its clinical application in 110 patients-mathematic model，overlapping mode，and electrode placement process.Radiology，2004，232（1）：260-271.

10. Kudo K，Moriyasu F，Mine Y，et al.Preoperative RFA simulation for liver cancer using a CT virtual ultrasound system.Eur J Radiol，2007，61（2）：324-331.

11. Solbiati L，Ierace T，Tonolini M，et al.Guidance and monitoring of radiofrequency liver tumor ablation with contrast-enhanced ultrasound.Eur J Radiol，2004，51 Suppl：S19-S23.

12. Xu HX，Liu GJ，Lu MD，et al.Characterization of small focal liver lesions using real-time contrast-enhanced sonography：diagnostic performance analysis in 200 patients.J Ultrasound Med，2006，25（3）：349-361.

13. Lu MD，Yu XL，Li AH，et al.Comparison of contrast enhanced ultrasound and contrast enhanced CT or MRI in monitoring percutaneous thermal ablation procedure in patients with hepatocellular carcinoma：a multi-center study in China.Ultrasound Med Biol，2007，33（11）：1736-1749.

14. Vilana R，Bianchi L，Varela M，et al.Is microbubble-enhanced ultrasonography sufficient for assessment of response to percutaneous treatment in patients with early hepatocellular carcinoma? EurRadiol，2006，16（11）：2454-2462.

15. Hong J，Nakashima H，Konishi K，et al.Interventional navigation for abdominal therapy based on simultaneous use of MRI and ultrasound.Med Biol Eng Comput，2006，44（12）：1127-1134.

16. Liu FY，Yu XL，Liang P，et al.Microwave ablation assisted by a real-time virtual navigation system for hepatocellular carcinoma undetectable by conventional ultrasonography.Eur J Radiol，2012，81（7）：1455-1459.

17. 徐作峰，谢晓燕，徐辉雄，等．实时虚拟导航引导肝癌射频消融治疗．中华肝胆外科杂志，2011，17（5）：380-382.

18. Wood BJ，Kruecker J，Abi-Jaoudeh N，et al.Navigation Systems for Ablation.J Vasc Interv Radiol，2010，21S（8）：S257-S263.

19. Hildebrand P，Schlichting S，Martens V，et al.Prototype of an intraoperative navigation and documentation system for laparoscopic radiofrequency ablation：first experiences.Eur J SurgOncol，2008，34（4）：418-421.

20. Giesel FL，Mehndiratta A，Locklin J，et al.Image fusion using CT，MRI and PET for treatment planning，navigation and follow up in percutaneous RFA.Exp Oncol，2009，31（2）：106-114.

21. Wood BJ，Locklin JK，Viswanathan A，et al.Technologies for guidance of radiofrequency ablation in the multimodality interventional suite of the future.J VascIntervRadiol，2007，18（1 Pt 1）：9-24.

22. Sindram D，Swan RZ，Lau KN，et al.Real-time three-dimensional guided ultrasound targeting system for microwave ablation of liver tumours：a human pilot study.HPB（Oxford），2011，13（3）：185-191.

23. Xu J，Jia ZZ，Song ZJ，et al.Three-dimensional ultrasound image-guided robotic system for accurate microwave coagulation of malignant liver tumours.Int J Med Robot，2010，6（3）：256-268.

24. Rieder C，Schwier M，Weihusen A，et al.Visualization of risk structures for interactive planning of image guided radiofrequency ablation of liver tumors.Proc SPIE，2009，7261：726134-726139.

25. Liu F，Liang P，Yu X，et al.A three-dimensional visualisation preoperative treatment planning system in microwave ablation for liver cancer：a preliminary clinical application.Int J Hyperthermia，2013，29（7）：671-677.

26. Kim YS，Rhim H，Cho OK，et al.Intrahepatic recurrence after percutaneous radiofrequency ablation of hepatocellular carcinoma：analysis of the pattern and risk factors.Eur J Radiol，2006，59（3）：432-441.

27. Nakazawa T，Kokubu S，Shibuya A，et al.Radiofrequency ablation of hepatocellular carcinoma：correlation between local tumor progression after ablation and ablative margin.Am J Roentgenol，2007，188（2）：480-488.

<table>
<tr><td>第五章</td><td>细针穿刺细胞学及活检组织病理学检查</td></tr>
</table>

第五章　细针穿刺细胞学及活检组织病理学检查

【概述】

超声引导下穿刺活检作为非手术条件下获得明确病理诊断的最佳技术手段之一，具有准确、安全且损伤小的特点，在取样充分的条件下，所提供的标本完全可满足细胞学或组织学病理学诊断，是临床医师制定治疗计划的关键性依据。但值得注意的是，由于活检标本取材的局限性和病变的不完整性，再加上某些病变的异质性和复杂性，无法像切除标本那样提供全面而且完整的病理信息。

第一节　针吸细胞病理学标本制备及诊断

针吸细胞病理学始于 20 世纪六七十年代，北京大学肿瘤医院自 1983 年开展针吸细胞病理学诊断，至今超声引导下穿刺活检 3 万余例。近年资料记录详细的细胞病理学病例达 12 848 例，其中传统超声引导下经皮针吸 10 779 例，内镜超声引导下针吸 2069 例。超声引导下针吸细胞病理学按针道内径大小分为细针针吸细胞病理学（fine needle aspiration cytopathology，FNAC）（针外径不超过 0.9mm）和非 FNAC（即针芯活检获取组织条后以剩余样本制备细胞涂片，针外径在 0.9mm 以上）。近年来因枪式针的应用（快速进针），获取组织条后剩余样本极少，非 FNAC 病例有所减少，但因甲状腺等易于出血部位针吸及内镜针吸应用越来越多，这两者多采用外径不超过 0.9mm 的细针，FNAC 病例有一定的增加。与组织病理学相比，细胞病理学样本处理相对简单，诊断便捷、快速，但因样本量少、缺乏组织学结构，诊断有其固有的局限性。现对细胞病理学标本制备、细胞病理学诊断及相关辅助诊断技术（如免疫细胞化学和分子病理学技术）的应用作一介绍。

一、细胞病理学样本处理

（一）涂片制备

1. 传统涂片　针吸后由经过专门培训人员直接涂片。
2. 液基涂片　穿刺完成后，针道立即以细胞保存液或生理盐水充分冲洗，以液基制片设备制成液基薄层涂片。液基涂片细胞分布均匀，标本处理中可除去血液或黏液等影响阅片的因素影响，且整个制片过程均在液基环境中，避免细胞退变，细胞结构清晰。常用液基制片设备分为模式和沉降式两种。

（二）固定及染色

直接涂片和液基薄层涂片制备完成后，应将涂片立即置入 95% 乙醇固定 15 分钟以上，然后常规染色。常用染色方法为 HE 染色、巴氏染色、Diff-Quik 染色以及 Giemsa 染色、瑞氏染色等。

（三）细胞块（cell block，CB）制备

针吸细胞学样本还可制备 CB[1-3]。常用方法为离心沉淀法和厚涂片刮取法。前者采用细胞保存液或生理盐水冲洗针道，离心后取沉淀，中性甲醛溶液固定 6~24 小时（不能超过 48 小时），常规石蜡包埋；细胞沉淀少或细胞散在不易形成 CB 时可采用琼脂、凝血酶等介质处理后再行包埋。厚涂片刮取法是指针道内样本喷涂到载玻片上，但不涂开，固定于中性甲醛溶液中，然后刮取细胞层、常规石蜡包埋。

（四）快速现场细胞学评估（rapid on-site cytology evaluation，ROSE）

即针吸现场快速评估针吸标本的满意度，评估针吸样本量是否足够。如样本量足够，针吸过程完成；如样本量不足，需再次针吸。常用快速染色法有甲苯胺蓝染色、Diff-Quik 染色等[4-10]。

1. 甲苯胺蓝染色　针吸后的直接涂片立即置入 95% 乙醇固定 15 秒，甲苯胺蓝染液染色 15 秒（图 1-5-1-1），由有经验的细胞病理学医师现场阅片，评估标本的满意度。评估完成后，甲苯胺蓝染色后涂片可重新置入 95% 乙醇固定，常规 HE 染色（图 1-5-1-2），阅片，作出最终诊断。

2. Diff-Quik 染色　包括含甲醇固定液、染色液Ⅰ（伊红 Y 的缓冲液）和染色液Ⅱ（亚甲蓝的缓冲液），染色时固定液中固定 20 秒、染色液Ⅰ 5 秒、染色液Ⅱ 5 秒，然后水洗后立即显微镜下观察。Diff-Quik 染色后涂片可以再固定于 95% 乙醇中常规染色，也可封片后永久保存。

值得注意的是 ROSE 除评估针吸标本的满意

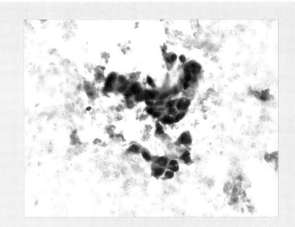

图 1-5-1-1　胰腺肿物针吸涂片中的腺癌细胞
（甲苯胺蓝染色，20×10 倍）

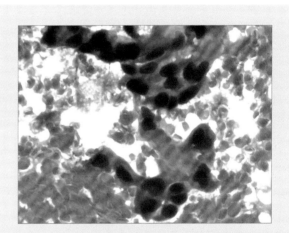

图 1-5-1-2　胰腺肿物针吸涂片中的腺癌细胞
（HE 染色，40×10 倍）

度外，还可获得针吸样本诊断的初步印象：阴性或阳性，典型病变甚至可以判断肿瘤细胞的类型；但快速染色不能充分显示细胞结构，最终细胞病理学诊断需要依据常规 HE 或巴氏染色后阅片为准。

二、细胞病理学诊断

目前除甲状腺针吸细胞病理学诊断有独立的报告系统，其他部位针吸诊断仍采用传统的巴氏五级诊断。

（一）传统巴氏五级诊断

Ⅰ良性：细胞核无异型性；

Ⅱ良性，有异型性：细胞核有一定异型性，但无恶性特征；

Ⅲ可疑恶性肿瘤细胞：细胞核有一定程度的恶性特征，但在质和量上不足以确诊为恶性肿瘤细胞；

Ⅳ高度可疑恶性肿瘤细胞：细胞形态特征介于Ⅲ级和Ⅴ级之间；

Ⅴ癌或其他恶性肿瘤细胞：细胞形态完全达到恶性肿瘤细胞的标准。

（二）甲状腺细胞病理学 Bethesda 报告系统（The Bethesda System for Reporting Thyroid Cytopathology，TBSRTC）

为了统一甲状腺 FNAC 诊断术语及其分类系统的标准化和规范化，美国国家癌症研究所于 2007 年 10 月在 Bethesda 召开了甲状腺 FNAC 的专题会议，此次会议的重要成果就是 TBSRSTC[11-15]。这一报告系统分为以下 6 个类别：

Ⅰ.标本无法诊断或不满意（nondiagnostic or unsatisfactory）：指甲状腺 FNA 标本达不到标本满意标准。标本满意标准：标本中最少含有 6 个适宜观察的滤泡细胞团，每团最少含有 10 个细胞，且最好分布在同一张涂片上。但伴有细胞学非典型性的实性结节、伴有炎症的实性结节和胶质结节无须限定滤泡细胞的最少数量。其他达不到最少滤泡数量的标本、标本制片不当、染色不佳或滤泡细胞被遮盖以及仅有囊液（可伴有或不伴有组织细胞）的标本都属于此类。

Ⅱ.良性病变（benign）：符合良性滤泡结节（包括腺瘤样结节、胶质结节等）、淋巴细胞性甲状腺炎、肉芽肿性甲状腺炎等。

Ⅲ.意义不明确的细胞：非典型性病变或意义不明确的滤泡性病变（atypia of undetermined significance or follicular lesion of undetermined significance，AUS or FLUS）。

Ⅳ.滤泡性肿瘤或可疑滤泡性肿瘤（follicular neoplasm or suspicious for a follicular neoplasm）

Ⅴ.可疑恶性肿瘤（suspicious for malignancy）

Ⅵ.恶性肿瘤（malignancy）：包括甲状腺乳头状癌（图 1-5-1-3，图 1-5-1-4）、滤泡癌、髓样癌、未分化癌、淋巴瘤及其他恶性肿瘤。

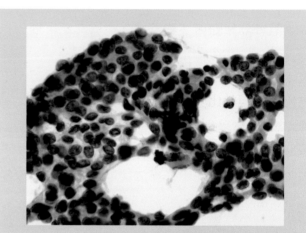

图 1-5-1-3　甲状腺乳头状癌 FNA 涂片
示粉尘状染色质及核沟

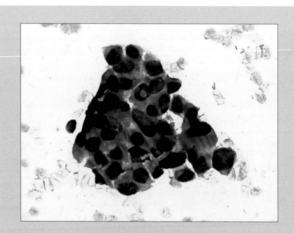

图 1-5-1-4　甲状腺乳头状癌 FNA 涂片
示粉尘状染色质及核内假包涵体

三、辅助诊断技术在细胞学中的应用

细胞病理学与组织病理学样本中细胞存在形式不同，但细胞成分没有本质区别，因此，理论上组织病理学能够应用的辅助诊断技术也能在细

胞病理学样本中应用，关键在于如何处理细胞病理学样本使之更利于这些技术的应用。以下简单介绍常用辅助诊断技术在细胞病理学中的应用，主要着重于适用于这些辅助诊断技术的细胞病理学样本处理方式，具体技术原理在组织病理学相关章节会有详细介绍，不再赘述。

（一）免疫组织化学

笔者多年临床实践及文献报道都证实细胞病理学样本制备成石蜡包埋 CB 更利于免疫细胞化学技术的应用，不仅背景染色比涂片小，并且便于与组织病理学比较，CB 还能够长期保存[16-19]。在无法获得 CB 时，也可采用未染色涂片（包括直接涂片和液基薄层涂片）或染色后涂片。因为细胞学涂片采用95%乙醇或含甲醇的固定液，不存在因甲醛溶液固定导致的抗原交联，因此通常采用涂片行免疫细胞化学不需要抗原修复步骤。免疫细胞化学在原发肿瘤类型判断、转移性肿瘤的鉴别以及指导用药（如肺癌针吸样本 ALK 检测等，图 1-5-1-5）、判断预后等各方面都广泛应用。

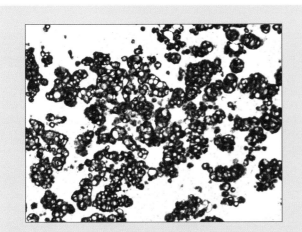

图 1-5-1-5　肺腺癌细胞 ALK（ventana）阳性

（二）分子病理学技术

分子病理学广泛应用于针道内的新鲜标本、涂片和 CB 中（图 1-5-1-6）[20-22]。在涂片或CB 中进行时要染色后选取待检测目标细胞的聚集区，目标细胞不应少于 50 个，且目标细胞在涂片

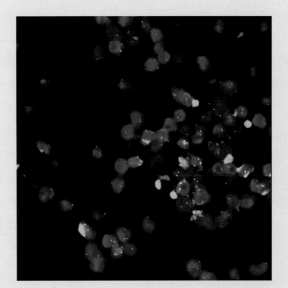

图 1-5-1-6　肺癌细胞 ALK FISH 检测

中所占比例不应少于 20%。

此外，其他辅助诊断技术如 DNA 定量检测、流式细胞分析等也可应用于针吸细胞病理学样本。

（李香菊　李吉友）

第二节　粗针穿刺活检病理学诊断

目前，随着肿瘤治疗模式的改变，特别是术前新辅助治疗技术的广泛应用，超声引导下粗针穿刺（core needle biopsy，CNB）已经成为术前诊断各种肿瘤最常用的方法，尤其是最常用于乳腺、肝、肾、甲状腺、肺和前列腺等实质性器官。近年来，该技术也日益广泛应用于淋巴瘤及骨与软组织肿瘤的早期诊断中。国内外的多项研究结果表明，超声引导下粗针穿刺活检标本与手术切除标本病理诊断结果相比较，诊断准确率可达85%以上，在某些器官（如乳腺及前列腺）诊疗中的重要性甚至超过了传统的手术切除活检[23, 24]。本节对粗针穿刺活检的组织处理、该技术在各器官肿瘤诊断中的价值、病理报告的解读以及相关辅助诊断技术的应用分别做以介绍。

一、超声引导下粗针穿刺活检标本的处理

（一）标本的固定

CNB 标本离体后应立即固定于 10% 的中性缓冲福尔马林溶液中，固定液的量与标本体积之比最好为 10∶1，将标本充分浸泡于固定液中，以避免风干和蛋白降解，固定 6~24 小时，固定时间过短（小于 4 小时）或过长（超过 48 小时）会对后续的 HE 常规切片的制片、免疫组织化学及分子检测结果的准确性造成不可逆的影响。

（二）临床信息的填写

病理申请单除了提供患者的必要信息（姓名、性别、年龄及部位等）外，还应提供临床诊断、活检方式、相关病史、影像学检查结果以及标本块数等，送检医师姓名以及活检日期也要提交。用于放置标本的容器也要标明患者的简要信息，确保标本送检无误。

（三）标本的取材与石蜡标本的制片

取材时应记录活检标本的块数、大小和颜色、质地等。应注意检查标本容器盖，以防标本的遗漏。所有标本（包括凝血块）均应全部包埋进行组织学检查。包埋时要保持组织平整并尽量放置在同一平面，有条件的单位最好是每个蜡块 1 条组织，一般不应超过 3 条组织。不同部位的组织应分别包埋。切片厚度约 3~5μm，每张切片至少包括 3 个层面，各层面间隔 30~50μm，以保证充分检出"异常病灶"（图 1-5-2-1）。

（四）免疫组织化学及其他病理检测方法的应用

如果需要对样本进行重新制片用于免疫组织化学检测，要同时制备一张 HE 染色切片作为组织学对照。除了可用于免疫组织化学检测外，只要提供的肿瘤组织足够多，粗针穿刺活检标本也可以进行流式细胞学检查以及分子遗传学分析。

（五）组织活检及细胞学检查的优缺点

虽然细针抽吸细胞学（FNAB）样本处理相

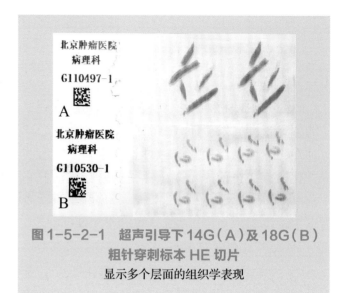

图 1-5-2-1　超声引导下 14G（A）及 18G（B）粗针穿刺标本 HE 切片
显示多个层面的组织学表现

对简单，而且诊断便捷、快速，但因样本量少、缺乏组织学结构，有其固有的局限性[25]。与细针抽吸细胞学检查相比，粗针穿刺活检的优点是：①可以兼顾组织结构和细胞学特征的评估；②粗针穿刺活检取材标本较大，取材不充分的概率大大降低；③有助于判断良性病变是否伴有普通型增生或者非典型增生，基本可以区分原位癌和浸润癌，提高了诊断的准确度；④可以对肿瘤组织进行免疫组织化学检测及其他辅助技术检测，为术前放化疗、内分泌治疗和靶向治疗提供依据[26]。

细针抽吸细胞学检查与粗针穿刺活检各有优缺点及适应证。对于具体病例来说，应当根据病变的性质和临床治疗的需要，作出合理的选择：

1. 对于可触及的结节或肿物，若只需确定病变的良恶性，首选 FNAB。
2. 对于临床未能触及、影像学发现的亚临床可疑或恶性病变，如超声检查可见包块，可首选 FNAB，不能肯定是考虑同时进行 CNB；若仅在 X 线发现微小钙化而超声检查未见包块的病变，首选 CNB。
3. 对于可能需要行术前新辅助治疗的患者，需在术前确定肿瘤的组织类型或有无浸润，首选 CNB。

二、超声引导粗针穿刺活检在各器官肿瘤的诊断价值

（一）乳腺病变

随着乳腺癌新辅助化疗的推广应用，病理诊断的模式也随之发生了改变，临床医师要求病理医师在化疗前做出完整的病理诊断来指导患者的个体化治疗。目前推荐的方法是粗针穿刺活检病理诊断。粗针穿刺活检病理诊断所需的组织数量取决于病变的类型、大小以及所用的工具。

1. 研究发现使用 14G（外径 2.1mm）穿刺针，5 条甚至 3 条组织就可以明确诊断 99% 的可触及肿物，6 条组织就能诊断 92% 的微小钙化病灶[27]。因此，在欧美国家每个病例至少采集 5 条组织，但在国内一般采集 3~4 条。

2. 粗针穿刺活检优点

   （1）取材较多，可兼顾组织结构和细胞学特征的评估。

   （2）基本可以判断导管和小叶不典型增生，区分原位癌和浸润癌。

   （3）基本能满足免疫组织化学鉴别诊断和生物学指标检测的需要。与手术活检相比，其对乳腺癌的诊断同样有很高的敏感性（国外报道 97.5%，国内 92.0%），而且能使患者获得实施新辅助化疗的机会[28]。

   （4）超声引导下粗针穿刺活检正在逐步替代针吸细胞学和冷冻切片诊断的地位，这是超声及病理科医师要面对的现实[29]。

（二）甲状腺结节

1. 由于甲状腺细针抽吸细胞学诊断的局限性，近年来，甲状腺粗针穿刺活检病理诊断逐渐应用于临床，采用粗针穿刺活检可获取完整的组织标本，其病理学诊断的准确性高。

2. 研究表明，超声引导下穿刺活检对甲状腺

疾病诊断正确率明显优于细针抽吸细胞学检查[30]（图 1-5-2-2，图 1-5-2-3）。

3. 超声引导穿刺活检术是非手术条件下获取明确病理学诊断的最简便、最安全的首选方法，对甲状腺结节的进一步诊断和治疗具有很好的指导意义，尤其是对于甲状腺细针穿刺取材诊断失败的患者，超声引导下穿刺活检是鉴别甲状腺可疑恶性结节性质的有效手段。

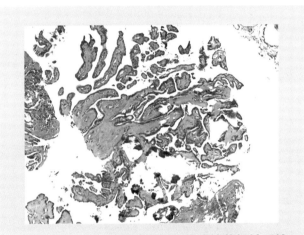

图 1-5-2-2　超声引导下甲状腺结节粗针活检标本的低倍镜（40 倍）HE 切片
可见明显的不规则的乳头状结构及钙化，此例病理诊断为乳头状癌

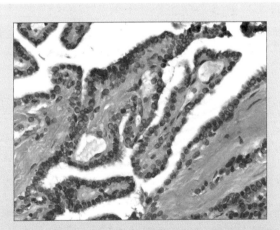

图 1-5-2-3　与图 1-5-2-2 同一病例甲状腺乳头状癌的高倍镜（200 倍）组织病理学改变
可见明显的玻璃样核及核沟，这是诊断甲状腺乳头状癌的重要指标

（三）淋巴瘤

淋巴瘤对放、化疗非常敏感，及早诊断和治疗是提高患者生存率的关键。

1. 近年来超声引导下粗针穿刺活检作为一种微创活检方法，已应用于淋巴瘤的早期诊断中。

2. 以往腹膜后淋巴结及脏器病变的病理诊断通常依靠外科手术。然而，外科手术或腔镜检查创伤大，费用高且需要在全麻下进行，难以作为常规方法和手段在临床中展开。而细针抽吸细胞学活检尽管损伤小、安全、廉价，但标本获取量有限，难以达到病理诊断淋巴瘤所需免疫组织化学检查的要求，病理诊断准确率低。

3. Uesato 等[31]回顾了日本 380 例乳腺原发性非霍奇金淋巴瘤病例，发现 FNAB 的诊断率仅为 33.9%。相比之下，超声引导下 CNB 安全、损伤小，没有严重并发症，且具有较高的准确性（文献报道可达 90% 以上）（图 1-5-2-4，图 1-5-2-5）。

4. 活检成功的关键是获得足够组织样本，同时尽可能减少并发症的发生。

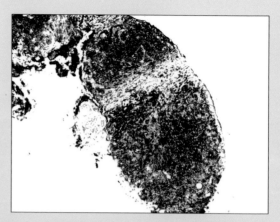

图 1-5-2-5　与图 1-5-2-4 同一病例非霍奇金淋巴瘤的 CD20 免疫组化检测结果
弥漫的 CD20 阳性肿瘤细胞，提示为 B 细胞来源的非霍奇金淋巴瘤

5. 超声引导下 CNB，对于深部淋巴结及结外脏器淋巴瘤的诊断是非手术条件下获得明确病理组织学诊断的最佳方法之一，是一项准确、安全且损伤小的方法，所提供的标本可满足组织病理学诊断，能为淋巴瘤治疗方案的选择提供重要依据[32]。

（四）肝脏病变

随着超声介入技术的不断发展，超声引导下 CNB 已经成为肝脏病变明确诊断的必要手段。

1. 如果获得准确的病变部位标本且组织足够（一般 2~3 条），就能为临床提供较为准确的信息，如组织类型及免疫表型等，并可指导临床治疗，为选择治疗方案提供了可靠依据。

2. 通过 CNB，90% 以上肝脏占位性病例能够得到明确的病理诊断。

3. 还是存在一些病例病理诊断难以明确，如某些肝硬化与肝细胞腺瘤、肝细胞癌，肝内胆管细胞癌与肝转移癌（特别是胰腺来源的腺癌）（图 1-5-2-6）以及肝上皮样血管内皮瘤和平滑肌肉瘤等[33]。

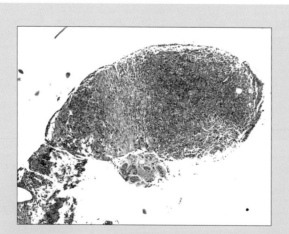

图 1-5-2-4　一例非霍奇金淋巴瘤的超声引导下粗针活检标本的低倍镜（40 倍）HE 切片
没有免疫组化检测结果，很难明确诊断

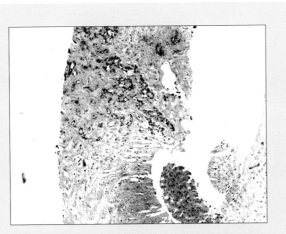

图 1-5-2-6　一例超声引导下肝粗针穿刺活检标本的低倍镜（40 倍）HE 切片

为腺癌，但无法明确区分是肝内胆管癌还是胰腺癌转移

（五）骨与软组织病变

1. 在有关骨和软组织病变的粗针穿刺活检研究中，国外文献报道显示两部位的诊断符合率平均为 77% ~88%，变动范围较大。其中软组织病变的诊断符合率较低，仅有 78.0% ~79.1%，而骨组织病变的符合率可达 88.9% ~96.0%。

2. 北京肿瘤医院病理科那加等[34]将 2007-2012 年间 106 例原发性软组织肿瘤的穿刺活检标本病理诊断与相应病例的手术切除标本病理诊断对比，研究结果显示，90% 以上的病例可获得满意的组织标本，诊断的符合率为 84.0%，无法评估诊断的为 12.2%，错误诊断的为 3.8%，诊断的符合率略高于文献报道。

3. 骨与软组织肿瘤组织类型多样，分化程度及结构不一，肿瘤细胞群为非均质性，常伴坏死、液化等继发性改变，是骨与软组织肿瘤 CNB 标本容易发生误诊、漏诊的主要原因，临床上往往需要临床、影像、病理三结合才可诊断。

三、病理报告解读

（一）病理报告诊断原则

病理报告要求简洁明了。

1. 以乳腺病变的病理报告为例

　（1）对于诊断明确的病例，例如"纤维腺瘤"，无须再详细描述镜下组织学特征。

　（2）镜下特征的描述是为了传递重要的信息，以帮助临床医师决定下一步的治疗，例如"纤维上皮性肿瘤，间质细胞丰富，建议切除以除外叶状肿瘤"。

　（3）相关的组织化学和免疫组织化学结果也要记录在病理诊断中。

2. 淋巴瘤与软组织肿瘤的组织类型多种多样，肿瘤异质性明显，而且常伴有坏死、囊性变等继发改变，对病理诊断造成比较大的困难。因此，这些病例往往需要进一步的免疫组织化学检测以及分子病理学技术的检测，甚至有可能得不到明确的病理诊断。

3. 难以确定时病理医师没有必要一定要作出明确的诊断，可以提出倾向性的诊断，建议再次活检（穿刺或切除）是必需的。这一点临床医师应该充分理解。

（二）粗针穿刺活检病理报告案例

以乳腺癌为例，简要介绍一下粗针穿刺活检病理报告的要点。

1. 需要明确病变是否为浸润癌。由于穿刺活检的局限性，范围很广的乳腺导管原位癌经常取不到浸润癌的成分，因此，对于穿刺标本为导管原位癌的病例，报告上需要加以说明，以提醒临床医师可能存在诊断不足的情况（图 1-5-2-7）。

2. 对于诊断明确的浸润癌，要描述该肿瘤的组织学亚型（如浸润性导管癌、浸润性小叶癌、小管癌、黏液癌以及其他特殊类型等），因为不同的组织学类型预后和治疗方式可能有所不同。对于一些 HE 切片难

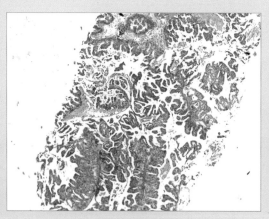

图 1-5-2-7 一例乳腺囊性肿物的超声引导下粗针穿刺标本

表现为复杂的乳头状结构，肿瘤细胞异形性明显，但无法明确有无浸润，因此病理诊断为"乳腺乳头状癌，穿刺标本取材局限，无法明确有无浸润，建议完整切除活检"

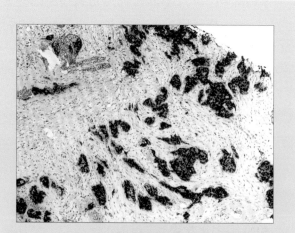

图 1-5-2-8 一例乳腺浸润性导管癌的 ER 免疫组化检测结果

染色结果非常满意，表现为肿瘤细胞核的强阳性着色

以区分的病例，免疫组织化学检测是必要的。同时，还要指出有无伴发的原位癌成分、有无脉管的侵犯以及钙化等。需要指出的是，粗针穿刺活检对于微小浸润癌和广泛原位癌的诊断可信度不高，都有可能存在过诊断以及诊断不足的情况。

3. 至于乳腺癌组织学分级，粗针穿刺活检的分级通常低于切除标本，但对于高级别（3 级）乳腺癌，两者的一致性较高，而这些患者是最有可能从新辅助化疗中获益的群体。所以，在乳腺粗针穿刺活检标本中，组织学分级是应该进行评估的。

4. 研究发现，乳腺癌粗针穿刺活检标本与切除标本的 ER、PR、HER2 免疫组织化学结果的一致率高达 70% 以上（图 1-5-2-8，图 1-5-2-9），而且粗针穿刺标本的受体表达率以及染色效果均优于切除标本，可能与粗针穿刺标本的固定相对及时、充分有关[35]。需要注意的是，如果粗针穿刺活检标本中仅有少量肿瘤组织，激素受体的免疫组织化学检测结果并不可靠。

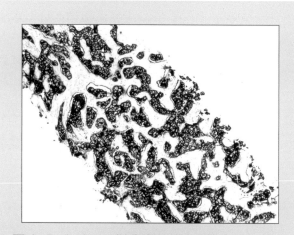

图 1-5-2-9 一例乳腺浸润性导管癌的 HER2 免疫组化检测结果

染色结果非常满意，表现为强而且完整细胞膜的阳性着色，病理诊断为阳性（+++）

（三）如何正确看待粗针穿刺活检病理报告

1. 粗针穿刺活检病理诊断需要结合临床病史、体检和影像学所见，才能作出比较准确的判断。临床病理讨论有助于避免误诊和漏诊[36]。因此，病变的影像学与组织学对照非常有必要。影像学与组织学的诊断不符是再次活检的指征，因为其中检查恶性病变的几率较大。

2. 临床医师、影像学医师和病理医师应该理解，粗针穿刺活检报告只是根据穿刺标本作出的，标本中不具有某一特征不代表整个病变一定没有这一特征；反之，某些特征也有可能仅存在于粗针穿刺标本中。因此，要综合粗针穿刺活检结果和切除活检结果才能作出最终的诊断。

四、免疫组织化学及分子病理检测技术的应用

免疫组织化学染色在 CNB 标本中，尤其是对梭形细胞和小圆细胞肿瘤的诊断具有重要意义，对肉瘤和转移癌、恶性黑色素瘤、淋巴瘤的鉴别诊断也起到重要作用。但对免疫组织化学染色结果的判定，需要注意以下问题：

1. 免疫组织化学染色可能出现假阴性和假阳性结果，一定要与 HE 形态学结合，找准内对照，做出正确判定。这一问题虽然存在于所有类型标本的病理诊断中，但由于穿刺组织的标本量少，可见的肿瘤细胞相对更少，结构更不完整，在阅片过程中就更要引起注意。

2. 在形态学与免疫组织化学结果出现明显矛盾的情况下，要仔细分析原因，以形态学改变为基础，以免疫组织化学染色为参考做出正确判断。

3. 对于一些分化程度很低的肿瘤，可能因为没有出现明确的分化，导致免疫表型不明确，这就需要我们在详尽了解各种病例资料的同时，开阔思路，做出诊断或鉴别诊断分析。

此外，有些软组织肿瘤已经明确有特异性的染色体和基因异常，它是肿瘤发生的基础。目前已经可以通过荧光原位杂交（FISH）技术，检测到相关的染色体或基因异常，并依此做出肿瘤的诊断，如某些淋巴瘤及软组织肿瘤等，该方法也同样适用于穿刺标本的石蜡包埋切片[37]。

（刘毅强　李吉友）

参考文献

1. Khan S，Omar T，Michelow P.Effectiveness of the cell block technique in diagnostic cytopathology.J Cytol，2012，29（3）：177-182.

2. Zhang SH，Yu XM，Zheng YY，et al.Value of fine needle aspiration cell blocks in the diagnosis and classification of lymphoma.Int J Clin Exp Pathol，2014，7（11）：7717-7725.

3. Viral MB，Santwani PM，Vachhani JH.Analysis of diagnostic value of cytological smear method versus cell block method in body fluid cytology：study of 150 cases.Ethiop J Health Sci，2014，24（2）：125-131.

4. 吴旭增，马桂英，阚秀.针吸和制片技术 // 舒仪经，阚秀.细针吸取细胞病理学.北京：人民卫生出版社，2000：49-78.

5. Schmidt RL，Witt BL，Lopez-Calderon LE，et al.The influence of rapid onsite evaluation on the adequacy rate of fine-needle aspiration cytology：a systematic review and meta-analysis.Am J Clin Pathol，2013，139（3）：300-308.

6. Chandra S，Chandra H，Sindhwani G.Role of rapid on-site evaluation with cyto-histopathological correlation in diagnosis of lung lesion.J Cytol，2014，31（4）：189-193.

7. Schmidt RL，Witt BL，Matynia AP，et al.Rapid on-site evaluation increases endoscopic ultrasound-guided fine-needle aspiration adequacy for pancreatic lesions.Dig Dis Sci，2013，58（3）：872-882.

8. Witt BL，Schmidt RL.Rapid onsite evaluation improves the adequacy of fine-needle aspiration for thyroid lesions：a systematic review and meta-analysis.Thyroid，2013，23（4）：428-435.

9. Alsohaibani F，Girgis S，Sandha GS.Does onsite cytotechnology evaluation improve the accuracy of endoscopic ultrasound-guided fine-needle aspiration biopsy?Can J Gastroenterol，2009，23（1）：26-30.

10. 李凯述，李新军，姜淑娟，等.快速现场细胞学评价的染色方法.中华结核和呼吸杂志，2015，38（6）：472-474.

11. Cross PA，Poller D.The Bethesda thyroid terminology and progress towards international agreement on thyroid FNA cytology reporting. Cytopathology，2010，21（2）：71-74.

12. Baloch ZW，Alexander EK，Gharib H，et al.Overview of Diagnostic Terminology and Reporting//Ali SZ，Cibas ES.The Bethesda System for Reporting Thyroid Cytopathology.New York：Springer，2010：1-4.

13. Cibas ES，Ali SZ.The Bethesda System for Reporting Thyroid Cytopathology.Thyroid，2009，19（11）：1159-1165.

14. Renuka IV，Bala S，Aparna C，et al.The Bethesda System for Reporting Thyroid Cytopathology：Interpretation and Guidelines in Surgical Treatment.Indian J Otolaryngol Head Neck Surg，2012，64（4）：305-311.

15. Mufti ST，MolahR.The Bethesda System for Reporting Thyroid Cytopathology：A Five-Year Retrospective Review of One Center Experience.Int J Health Sci（Qassim），2012，6（2）：159-173.

16. Mutreja D，Nijhawan VS，Srinivasa V，et al.Value of ancillary studies in the evaluation of fine-needle aspiration specimens：Our experience.J Cytol，2012，29（2）：103-110.

17. Mandal PK，Mondal SK，Roy S，et al.Immunocytochemistry：It's role in diagnosis of undifferentiated neoplasms by fine needle aspiration cytology.J Cytol，2013，30（2）：121-124.

18. Kwon MS，Koh JS，Lee SS，et al.Fine needle aspiration cytology（FNAC）of gastrointestinal stromal tumor：an emphasis on diagnostic role of FNAC，cell block，andimmunohistochemistry.J Korean Med Sci，2002，17（3）：353-359.

19. Jain D，Mathur SR，Iyer VK.Cell blocks in cytopathology：a review of preparative methods，utility in diagnosis and role in ancillary studies.Cytopathology，2014，25（8）：356-371.

20. Crapanzano JP，Heymann JJ，Monaco S，et al.The state of cell block variation and satisfaction in the era of molecular diagnostics and personalized medicine.Cytojournal，2014，20（11）：7.

21. Somoza D，Aly Z.Utility of molecular tests in cytopathology. Cytojournal，2014，11：5.

22. Roh MH.The utilization of cytologic fine-needle aspirates of lung cancer for molecular diagnostic testing.J PatholTransl Med，2015，49（4）：300-309.

23. 岳述福，赵忠，陶玲.超声引导经直肠前列腺穿刺活检术对术前诊断的意义.中国超声诊断杂志，2006，7（4）：274-276.

24. Collins LC，Connolly JL，Page DL，et al. Diagnostic agreement in the evaluation of image-guided breast core needle biopsies：Results from a randomized clinical trial. Am J SurgPathol，2004，28：126-131。

25. 姜玉新，荣雪余，孙强，等. 乳腺肿块的术前超声引导定位. 中华超声影像学杂志，2000，9（11）：646-647.

26. Bonifacino A，Petrocelli V，Pisani T，et al.Accuracy rates of US-guided vacuum-assisted breast biopsy.Anticancer Res，2005，25：2465-2470.

27. Renshaw A.Adequate histologic sampling of breast core needle biopsies.Arch Pathol Lab Med，2001，125：1055-1057.

28. Schueller G，Jaromi S，Ponhold L，et al.US-guided 14-gauge core-needle breast biopsy：results of a validation study in 1352 cases. Radiology，2008，248（2）：406-413.

29. Lee SH，Kim EK，Kim MJ，et al.Vacuum-assisted breast biopsy under ultrasonographic guidance：analysis of a 10-year experience. Ultrasonography，2014，33（4）：259-266.

30. 李乾，王彬，邵玉红，等.超声引导下甲状腺结节粗针活检取材满意率及结节治疗方法的预测分析.中华医学杂志，2014，94（11）：859-862.

31. Uesato M，Miyazawa Y，Gunji Y，et al. Primary non-Hodgking lymphoma of the breast：report of a case with special reference to 380 cases in the Japanese literature.Breast Cancer，2005，12（2）：154-158.

32. 唐丽娜，沈友洪，吴周贵，等.超声引导下粗针穿刺活检在淋巴瘤诊断中的价值.中华医学超声杂志（电子版），2015，12（3）：247-250.

33. 张观宇，杜心，许立莉，等. 超声引导下肝脏粗针穿刺活检121例病理诊断分析. 中华临床医师杂志（电子版），2010，4（9）：1742-1743.

34. 那加，方志伟，赵爱莲，等. 针芯穿刺活检对软组织肿瘤的病理诊断价值及影响因素分析.中华病理学杂志，2013，42（3）：158-162.

35. Frederik P，Cecile C，Tjalma WA.The sensitivity and specificity of estrogen receptor，progesterone receptor and HER-2 staining in core biopsies of invasive breast carcinomas.Breast J，2007，13：436-437.

36. 王湛博，李向红，梁玉梅，等. 2467例穿刺标本病理诊断影响因素的评价与分析. 临床与实验病理学杂志，2004，20（2）：195-199.

37. Weaver J，Rao P，Goldblum JR，et al.Can MDM2 analytical tests performed on core needle biopsy be relied upon to diagnose well-differentiated liposarcoma? Mod Pathol，2010，23：1301-1306.

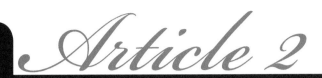

肝脏介入超声

Interventional Ultrasound in Liver

前 言

介入超声应用于肝脏可追溯到 20 世纪 50 年代，临床开始应用于 A 型超声引导肝脓肿的穿刺引流。近几十年来，随着超声、CT 和 MRI 等影像技术的飞速发展，肝肿瘤检出率及诊断率逐渐增高。但是早期肝癌或临界癌变的影像表现常不典型，通过影像方法鉴别小肝细胞癌（HCC）与其他占位病变具有局限性，且异型增生结节（DN）经常与小 HCC 混淆，甚至被误诊而行手术切除[1, 2]。1980 年北京大学肿瘤医院董宝玮、陈敏华首先报道，应用实时 B 型探头诊断肝脏恶性肿瘤的正确率达 85.4%[3]。对 160 例肝脏占位病变进行超声引导的细针穿刺细胞学检查，鉴别诊断率达 88.8%[4]。超声引导经皮穿刺活检对肝脏病变的诊断和置管穿刺引流等进一步对治疗起着至关重要的作用[5-7]。介入超声成为诊断治疗肝脏疾病和肿瘤的有效工具，快速在全国推广。之后在穿刺基础上发展起来的介入超声对实体瘤的消融治疗，又使介入超声的应用跨进了一个新的领域。由于操作简便，无辐射，可任意移动治疗场所等优点，超声引导下消融治疗已成为肿瘤局部治疗常用的手段，发展迅速，在临床已如雨后春笋般普及应用。

（陈敏华　王金锐）

第二篇

肝脏介入超声

第一章　穿刺活检

【概述】

超声引导细针穿刺细胞学检查，可获得肝脏占位病变的良恶性诊断，操作简便、安全有效，价廉、无辐射[8]，但难以作出组织学诊断。自1981年国际上相继报道了采用细针穿刺组织学检查获得成功[9]。至此，超声能够引导对微小的、深在的和高危部位的病变穿刺活检[10]，简便安全地获得肝脏占位性病变的组织类型及分化程度。北京大学肿瘤医院自1986年开始开展细针穿刺组织学检查，经过两年的应用发现，该方法不仅可获得对恶性肿瘤的精准定性、定量诊断，对细胞学诊断较困难的多种良性病灶，如炎性病灶、增生病灶，多数也可作出明确的组织病理诊断，从而为治疗提供有价值的依据[11]。因此，该方法成为临床获得肝肿瘤组织病理学诊断最常用的方法。近年来，超声造影引导活检被证实可确认活性区，避免坏死区，降低了穿刺假阴性，被称为肝肿瘤穿刺活检诊断的金标准[5, 12, 13]。穿刺活检缩短了临床确诊时间，使患者能及早获得相应治疗[14]。

第一节　适应证及禁忌证

一、适应证

（一）肝脏占位性病变

凡超声、CT、MR等影像学检查发现或疑诊肝脏占位性病变，临床要求明确病理性质或需治疗前确诊者皆为适应证。具体包括：

1. 经临床或各种影像学检查有占位病变，但性质不明者（图2-1-1-1）。
2. 被临床诊断为肝脏恶性肿瘤，须明确病理诊断者（图2-1-1-2）。
3. 为治疗需确定肿瘤的组织学分型及分化程度者。
4. 临床诊断肝脏弥漫性病变合并良性占位病变，临床医生或患者要求排除恶性者（图2-1-1-3）。
5. 消融或介入治疗前需明确诊断者。
6. 患者既往有其他脏器原发肿瘤，此次肝内占位不能确定原发或转移者（图2-1-1-4）。

7. 肝内不同性质占位病变，声像图不典型需分别定性诊断者。

（二）肝脏弥漫性病变

1. 黄疸、肝肿大、肝内胆管不扩张，原因不明的肝脏弥漫性病变。
2. 病毒性肝病与药物性肝损伤需定性诊断者。
3. 临床原因不明肝脏弥漫性病变，为治疗需提供依据者。

二、相对适应证

1. 既往不明原因出血史，近期无出血者，或门静脉高压致食管静脉瘤多次出血，经治疗有效。
2. 穿刺目标微小、位置深，显示欠清晰。
3. 凝血系统疾病或障碍，经对症治疗改善达标准者。
4. 右胸膜腔或右侧膈下感染，穿刺部位不涉及感染区者。
5. 肝缩小，黄疸，腹水，肝外胆道阻塞致细菌性胆管炎需谨慎。

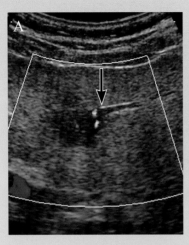
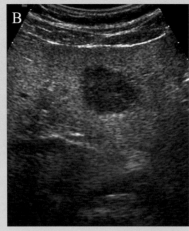
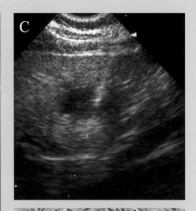
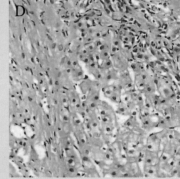

图 2-1-1-1 肝占位穿刺确诊为炎性假瘤

男,34 岁,体检发现肝占位,AFP(-),定性诊断困难。A. 彩超:病灶动脉血流丰富,侵犯门脉(↑);B. 4 个月后病灶稍增大,考虑恶性肿瘤;C. 超声引导多点穿刺活检;D. 病理组织学见汇管区淋巴细胞浸润,多灶状纤维结缔组织增生,手术证实为炎性假瘤

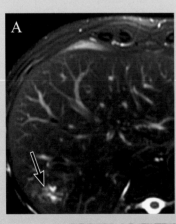
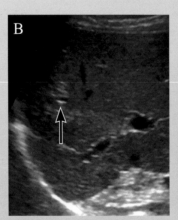
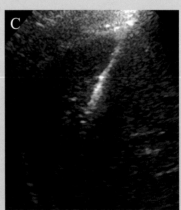
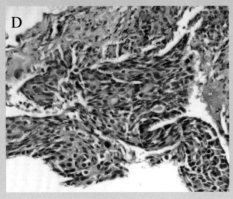

图 2-1-1-2 肝占位穿刺活检诊断为炎性病灶

男性,38 岁,体检发现肝占位,经两家三甲医院增强 MR、CT 均诊断为胆管细胞肝癌,拟行手术切除。A. 肝 S7 长 T2 信号,内可见扩张胆管(↑),MR 疑诊为肝内胆管细胞癌;B. US 显示肝 S7 病灶呈偏强回声,边缘可见无回声扩张胆管(↑);C. 超声引导肝 S7 病灶穿刺活检;D. 镜下示肝细胞轻度水肿,汇管区少量淋巴细胞浸润

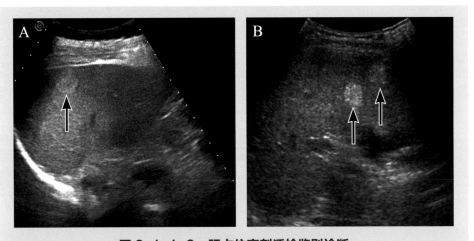

图 2-1-1-3　肝占位穿刺活检鉴别诊断

A. 肝内强回声结节（↑），穿刺证实为血管瘤；B. 另一例肝内 2 个强回声结节（↑），常规超声误诊血管瘤，穿刺活检为肝癌

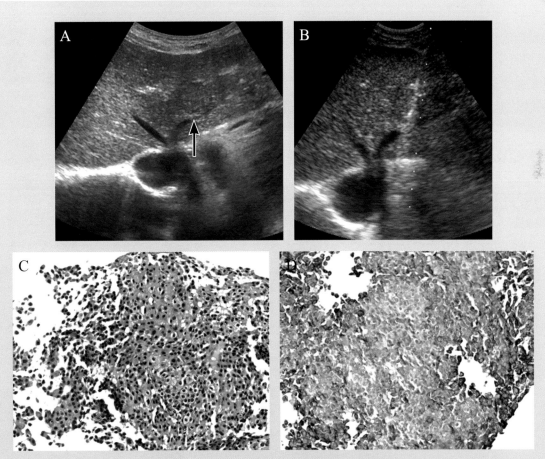

图 2-1-1-4　肝占位穿刺活检明确肿瘤性质

男性，64 岁，咽部及软腭鳞状细胞癌根治术后 3 年，现发现肝占位，临床诊断为肝转移癌。既往丙肝、肝硬化病史。A. 超声示肝内低回声占位（↑），位于肝左静脉旁；B. 超声引导下肝左叶占位穿刺活检；C、D. 肝占位穿刺病理组织 HE 染色、CK8/18 免疫组化（＋）（200×），病理诊断为低分化肝细胞癌

三、禁忌证

肝肿瘤细针穿刺活检虽较安全，但患者仍应具备一定条件，下列情况为禁忌证。

1. 出凝血时间显著异常，有不可控制的凝血障碍、出血倾向者，如血小板 < 50×10^9/L，凝血酶原时间 > 正常对照 3 秒[15]。

2. 肿瘤较大突出于肝表面，张力大，穿刺途径无正常肝组织。

3. 肿瘤内血供丰富，或肿瘤组织邻近大血管，穿刺难以避开。

4. 肝硬化门静脉高压合并张力大的门静脉侧支、血管畸形，穿刺时难以避开等。

5. 大量顽固性腹水者，穿刺后易发生肿瘤细胞腹腔内种植和继发出血。

6. 胆系或膈肌周围感染等，穿刺路径需经过感染区，穿刺后易发生继发性感染。

7. 充血性肝肿大，镰状细胞贫血性肝病，严重贫血。

（陈敏华 严昆 罗葆明）

第二节 操作原则及术前准备

肝穿刺活检的操作原则是根据病灶的位置、大小选择适宜的穿刺途径，提高穿刺准确性，降低并发症。肝脏穿刺活检较少单独采用细胞学检查方法。可采取组织活检后"一针两用"方法，即组织活检针取材后同时送细胞学检查，两种方法互补可提高诊断率[11]。

一、操作原则

1. 选择通过正常肝组织自体表至病灶的最短或最安全途径。

2. 穿刺途中避开大血管、扩张的胆管及韧带结构，使穿刺针安全通过。

3. 多切面扫查充分利用肝超声窗，如肝右叶肿瘤穿刺常规从腹侧入路，肿块位置较深时，则应通过右前斜位或左侧卧位自肋间、肋缘下向多方向扫查，探找更安全入路。

4. 实时超声仪能够显示肺底及胸膜腔在呼吸时的上下移动。肺底至胸膜腔下缘的距离个体差异较大，深吸气时下移幅度可达 2~3cm（图 2-1-2-1），对近膈面部位的穿刺要注意避免损伤肺组织。

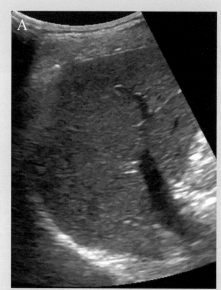

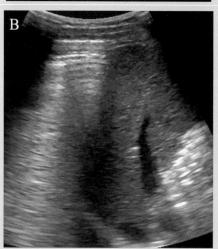

图 2-1-2-1
超声实时显示呼吸对超声图像的影响

A. 呼气相，膈下肝脏显示满意；

B. 深吸气相，肺气下移，膈下肝脏显示受限

5. 对位于近膈面（S7、S8区域）的病灶，通常从右侧第5~8肋间朝向膈面扫查（图2-1-2-2），患者持呼气屏气状态可改善膈顶部显示（见图2-1-2-1A），穿刺针距肺底强回声以下1~2cm处进针，一般可避免途经胸膜腔。

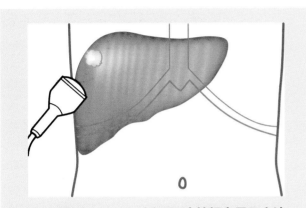

图 2-1-2-2 近膈面病灶超声显示方法
在呼气屏气状态下从右侧第5~8肋间朝向膈面穿刺进针

6. 位于近心膈（S2、S4、S8区域）的肿瘤可从胸骨右旁肋间或剑突下至右肋缘下穿刺进针，患者多持吸气屏气状态，使肝脏整体下移，有利于病灶显示（图2-1-2-3）。

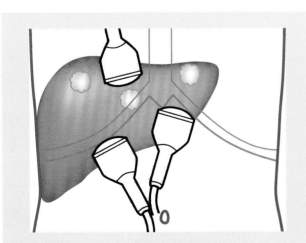

图 2-1-2-3 近心膈病灶显示方法
在吸气屏气状态下，从胸骨右旁肋间或剑突下至右肋缘下穿刺进针

7. 重视正确选择穿刺途径及操作技巧，调控患者呼吸幅度（以平静小幅度呼吸显示病灶为最佳状态），可使肝脏穿刺活检更安全，并提高微小病灶或深部病灶的穿刺成功率。

二、术前准备

（一）器具准备

选择与超声仪器相匹配的探头和穿刺方式。

1. 可采用穿刺引导架或自由引导穿刺。当病灶小、位置深在，经验欠丰富者建议选择穿刺引导架操作。经验丰富者自由引导操作时可根据操作者习惯选择探头，不用引导装置。

2. 超声探头采用无菌隔离套或低温等离子消毒。

3. 选择针具及活检装置并仔细检查器械匹配性，肝占位活检针一般为18~21G。

4. 无菌活检包（含无菌洞巾、弯盘、布巾钳、无菌纱布）、5ml注射器或者10ml注射器。

5. 利多卡因（1%）5ml、碘酊和棉签、胶带、血压计和听诊器、无菌手套、高弹力腹带、无菌手套。

6. 备生理盐水、标本固定液（10%甲醛溶液约5ml）等。

（二）患者条件

1. 穿刺前2周内检查血常规及凝血试验（包括出血时间、凝血时间、凝血酶原时间等），其中血小板小于50×10^9/L[15]、凝血酶原时间超过正常对照3秒以上者应给予相应治疗，并在3日内复查证实有改善。

2. 介入前口服维生素K阻断剂（华法林等）的患者，建议提前3~5天停药，并于介入前复查国际标准化比值（international normalized ratio，INR）。如患者有房颤或人工心脏瓣膜，需在相关医生指导下给予肝素过渡性治疗。对服用抗血小板药物（阿司匹林等）的患者，介入前至少停药 5~10 天[16]。

3. 评估肝功 Child-Pugh 分级，对 C 级合并大量腹水者，应对症治疗，无明显改善者不应强行穿刺。

（三）患者准备

1. 禁食 4~6 小时，清洁上腹部皮肤。了解病情或手术病史（含有无出血史、腹部手术病史、感染史、糖尿病等），详细询问病史、用药情况。

2. 穿刺前应测血压、心电图，心肺疾病及高龄者行胸部 X 线检查，观察有无肺气肿、胸膜肥厚。出血风险较大者，穿刺前需验血型。

3. 练习呼吸屏气方法，因咳嗽无法配合穿刺者，可服用镇咳药。

4. 嘱患者穿刺前如厕，术中或者穿刺后如厕可能会因活动幅度较大导致出血。患者须有家属陪同，以免穿刺前发生低血糖等意外。

5. 解释穿刺步骤，缓解患者紧张情绪。

6. 穿刺前请患者签署穿刺活检知情同意书，穿刺前谈话重点内容如下：

（1）向患者解释穿刺目的，介绍穿刺过程及注意事项。

（2）告知穿刺可能发生的并发症。

（3）告知患者可能取材不满意或发生假阴性，必要时需再次穿刺活检。

（4）穿刺后需留院观察 2 小时，并观察确认没有出血。穿刺后 3 日内尽量避免重体力劳动和剧烈运动。

（陈敏华　尹珊珊　吴薇）

第三节　操作方法

一、穿刺操作

1. 患者常规取仰卧位，根据病灶部位也可取右前斜位或左侧位，充分暴露乳头上至脐部区域，左侧卧位背部垫枕，右臂上举拉开肋间隙，粗针穿刺（16G 针）者铺好腹带。

2. 常规超声扫查全肝，根据病灶的位置、大小、数目及回声特征，确定拟穿刺的靶目标病灶。并再次确定体位，多数从右肋间穿刺，左叶占位常可在剑突下、肋缘下穿刺。

3. 例行彩超扫查，观察病灶血供及途经血管情况。穿刺途径尽可能避开肝内大血管、异常增粗的动脉、静脉。避开胆囊、肋膈角、肺、胃等相邻脏器以减少并发症。

4. 测量皮肤至病灶取材区的距离以及穿过肿瘤的长度，以便选择合适的活检枪激发距离（图 2-1-3-1）。

5. 毗邻重要结构的较小病灶或大血管旁肿瘤建议采用手动负压抽吸活检针，避免自动活检枪损伤深方组织（图 2-1-3-2）。

6. 皮肤常规消毒，铺无菌巾，1% 利多卡因 5ml 在穿刺点行局麻，麻药应注达肝被膜。

7. 先用引导针刺入腹壁，再次确认病灶、固定探头，继而采用适宜管径的手动或自动活检针进行穿刺取材。

8. 在进针与出针时嘱患者屏气，迅速将穿刺针沿引导线刺达病灶表面，取材应包括肿瘤浅表 1~2mm 正常肝组织。实时观察并记录穿刺取材全过程。

9. 根据摄取的标本量及肉眼外观颜色、实体感等，决定患者的穿刺次数，一般为 2~3 次。取材满意甚至 1 次也可获得诊断。

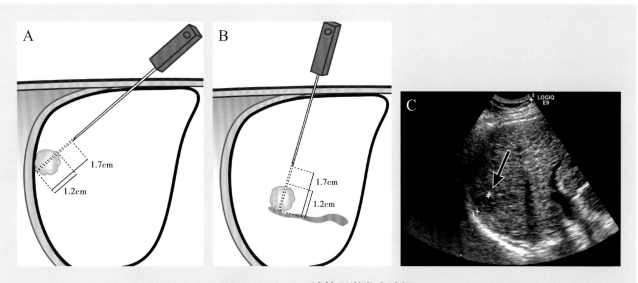

图 2-1-3-1　计算和激发点选择

A、B. 邻近膈肌及大血管的肿瘤取材，应测量计算距离，以防损伤相邻重要组织；

C. 激发点设在肿瘤浅侧（↑），避免损伤膈肌

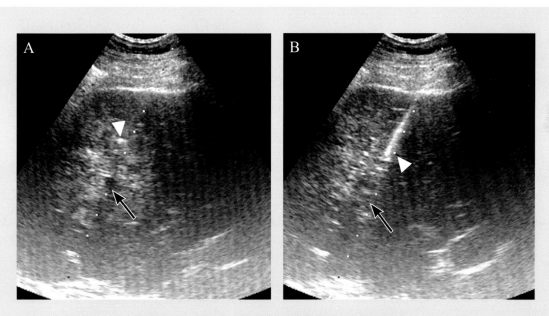

图 2-1-3-2　毗邻重要结构的较小病灶穿刺

A. 肝硬化合并 1cm 小结节（↑），用 18G 针穿刺，显示针尖（△）偏移；

B. 换用 21G 手动穿刺针快速加压进针，清晰显示针道与针尖（△），准确刺入微小结节（↑），取材成功

二、穿刺后处理

1. 将取到的组织推至滤纸片上，浸泡于10%福尔马林中或其他特定的固定液瓶内。送病理科进行检查。

2. 穿刺结束行常规彩超检查，观察有无出血等并发症。

3. 肿瘤较大或邻近肝表面有出血倾向者，穿刺后右侧卧位或仰卧位2~4小时。每隔15~30分钟测脉搏、血压1次，如有脉搏增快细弱、血压下降、烦躁不安等内出血现象，应紧急处理并留院观察。

4. 14~16G粗针穿刺者应用弹力腹带包扎4~6小时。

5. 精神过度紧张或空腹时间过长会致面色苍白、出冷汗等症状，糖尿病患者尤易发生，可平卧、吸氧予以安慰，需监测生命体征、急查血糖，便于及时处置。低血糖者可服少量糖水，观察症状体征。

6. 详细记录穿刺过程及术中出现的异常情况，向患者交代穿刺后注意事项并有文字交代。

7. 细针组织活检常规在门诊进行，根据患者的脉搏、血压以及腹部情况决定术后留观时间，常规留观2小时，无异常即可离院，嘱患者出现不适时来院就诊。

（陈敏华　高文　严昆）

第四节　技术要点及注意事项

一、技术要点

1. 病灶穿刺尽可能途经正常肝组织，以减少出血和肿瘤针道种植几率，表浅病灶从正常肝斜向进针，如果不能做到，建议采用21G细针穿刺并减少穿刺次数。

2. 操作者须动作灵敏、准确，在患者屏气状态下快速完成取材。

3. 当手动或自动活检针在较硬的肝脏或肿瘤穿刺，发生偏移或取材不满意时，应换一种针。

4. 采用手动活检针要重视取材后旋转出针以防止样本脱落（图2-1-4-1）。

5. 肝血管瘤病例中约50%可以获得满意的组织病理诊断，其余病例常难以取得组织条，仅可行细胞学检查，获未见恶性细胞诊断，这类患者需结合影像学检查及积极的随访、观察病灶大小变化作出最后诊断。

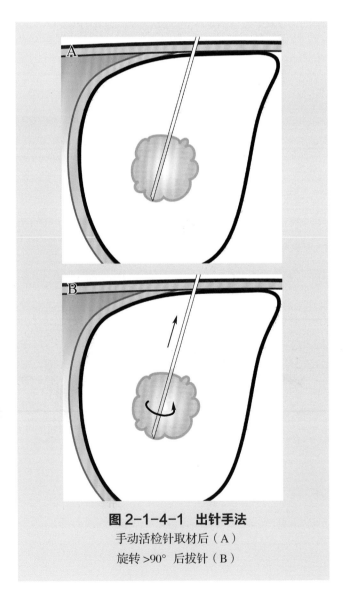

图2-1-4-1　出针手法
手动活检针取材后（A）
旋转 >90° 后拔针（B）

6. 囊肿、脓肿、血肿以及其他液性成分为主的病变仍以细针吸取细胞或液体诊断，不必用组织切割取材。

二、注意事项

1. 穿刺活检仍应遵照先易后难的原则，开展工作早期先穿刺位于肝内 2cm 以上肿瘤，积累经验后再穿刺外周部位或大血管旁肿瘤及位置深在的小肿瘤（图 2-1-4-2）。

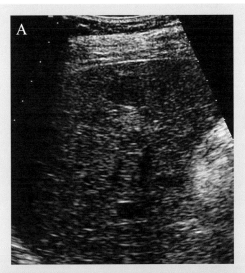

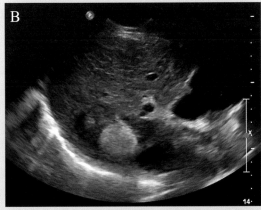

图 2-1-4-2　肝穿刺活检操作从易到难
A. 肿瘤位于肝脏浅表区域，前方有正常肝组织，容易安全取材；B. 肿瘤位于肝硬化肝脏深部，邻近肝门，易损伤血管及偏移，穿刺难度大

2. 左肝占位穿刺尤其要重视彩超引导避开大血管及胆管、韧带结构。

3. 引导针较粗，若刺达肝表面，呼吸移动易造成肝表面划伤或出血，故引导针刺达腹壁内为宜。对肝硬化门脉高压致肝表面静脉丰富扩张者尽可能选用细针穿刺取材（图 2-1-4-3）。

4. 取材不当为假阴性产生的主要原因。对较大肿块不同回声区可分别多点取材，尤其要注重对周边实性低回声区取样，中心强回声区或无回声区多为坏死组织，不易获得有效标本（图 2-1-4-4）。

5. 对肝脏高位近膈面肿块应当避免损伤胸膜腔。有时难免穿过肋膈角，须避免损伤肺底以防发生气胸（图 2-1-4-5）。

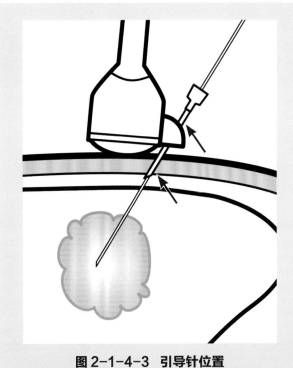

图 2-1-4-3　引导针位置
引导针若刺达肝表面，呼吸移动易造成肝表面划伤出血，故引导针刺达腹壁层为宜（↑）

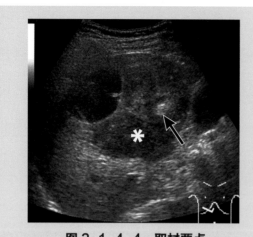

图 2-1-4-4 取材要点

对较大肿瘤穿刺取材注意避开坏死区（↑）
以均匀实性区取材为宜（＊）

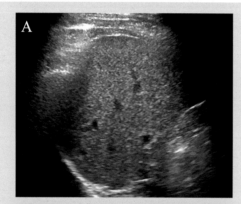

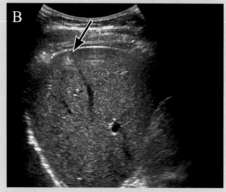

图 2-1-4-5 近膈面小肿瘤穿刺

A. 膈下小肿瘤，在患者吸气时膈肌下降，受肺气影响病灶
未能显示；B. 嘱患者呼气后屏气状态扫查，膈肌上移，清
晰显示膈下微小肿瘤（↑）

（陈敏华　严昆　武金玉）

第五节　并发症及处理

经皮穿刺活检作为一种直接获得病理诊断的
方法，安全有效、严重并发症很少见。严格掌握
适应证、禁忌证，规范操作，可减少并发症的发生。
穿刺后留观可及时发现并发症，及早发现、合理
处置，可使并发症对患者造成的损失降到最低。

一、并发症表现

（一）一般并发症

1. 小部分病例出现穿刺部位出血，一般量很
   少，行局部指压并留观，凝血功能正常者
   很快自动止血。极少数患者需要进一步处
   理。

2. 穿刺后患者精神过度紧张或空腹时间过长
   致面色苍白、出冷汗等症状，糖尿病患者
   尤易发生，可让其平卧，服少量糖水，予
   以安慰，观察症状体征。

3. 疼痛发生率约 30%，但一般反应轻，不需
   处理，约 3 小时后可自行缓解。较严重的
   疼痛发病率较低，少见伴发低血压及血管
   张力失调性晕厥。

4. 少数病例有一过性发热，一般小于 38℃，
   可自行缓解。

5. 误穿肾脏、膈肌、胆囊等邻近组织器官等，
   发生率低，且一般可自愈，无须特殊处理。

（二）少见严重并发症

1. 腹腔内严重出血　偶尔出现，是经皮肝穿
   严重的并发症，是穿刺导致死亡的主要原
   因。一般发生于门脉高压或肿瘤位于肝表
   面合并坏死者，或采用粗针活检。通常在
   术后 2~3 小时内症状逐渐明显，可因穿刺
   所致的撕裂伤或肝动脉或门静脉的穿透伤
   所致。肝组织撕裂致出血发生率极低，约
   1/3000。

2. 胆瘘 胆汁渗漏发生率均较低，但严重者可引起死亡。

3. 胆道出血 较少见的并发症，表现为典型的三联征：胃肠道出血、腹痛和黄疸（一般发生在活检后5天内）（图2-1-5-1）。

4. 菌血症 肝脓肿液化前期、胆道梗阻和胆管炎的患者偶尔会发展成败血症和感染中毒性休克。

5. 针道种植 发生率0~0.009%[17-21]，易发生于不用引导针者。

6. 死亡 早期报道大样本穿刺活检死亡率为0.006%~0.031%[17-19, 22]，近年穿刺活检多数相关报道未发生死亡病例[23, 24]，偶见死亡相关报道[25]。

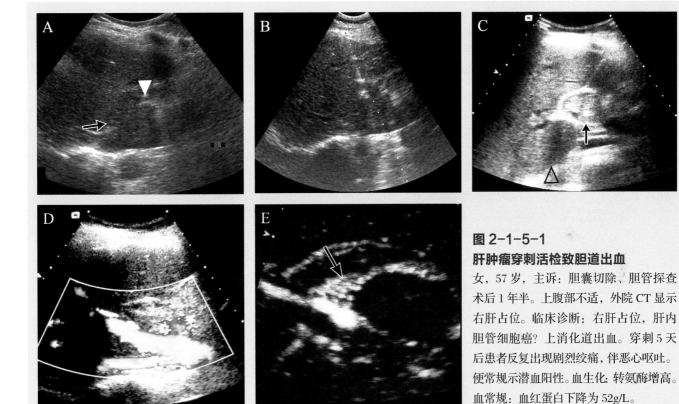

图 2-1-5-1
肝肿瘤穿刺活检致胆道出血
女，57岁，主诉：胆囊切除、胆管探查术后1年半。上腹部不适，外院CT显示右肝占位。临床诊断：右肝占位，肝内胆管细胞癌？上消化道出血。穿刺5天后患者反复出现剧烈绞痛，伴恶心呕吐。便常规示潜血阳性。血生化：转氨酶增高。血常规：血红蛋白下降为52g/L。

A. 常规超声示：肝S1区低回声肿瘤，范围3.5cm×3.0cm，边界欠清，未见明显血流信号，其浅侧为门静脉血管（△）；

B. 18G活检枪穿刺活检：为白色组织条，病理：肝组织内见大量纤维组织增生，其内伴慢性炎细胞浸润；

C. 穿刺后第5天超声检查：肝S1区可见肿瘤边界尚清楚（△），前方大血管深方可见强回声团（↑）大小2.6cm×2.1cm；

D. CDFI：异常回声团内未见血流信号；

E. 超声造影：近门静脉左支背侧异常回声团无增强，浅方可见造影剂持续性流入胆管（↑）考虑胆道活动性出血可能性大，急诊行栓塞介入治疗，止血成功。14天后手术证实为胆管细胞癌

二、预防方法

细针经皮穿刺活检技术是安全的，其并发症较低，但仍应意识到穿刺活检能够引起包括死亡在内的严重并发症[26]。故穿刺前应严格掌握穿刺活检的适应证和禁忌证，并采取合理的预防、处理措施。

1. 患者在穿刺过程中不宜移动身体或大幅度呼吸，以减少肝脏撕裂伤和出血并发症。

2. 针对恶性肿瘤或重度肝硬化患者进行操作时尤其需要注意，应避免同一点3次以上进针穿刺并尽量选择细针进行。

3. 对于有出血倾向者尽可能避免用18G或更粗的穿刺针，并减少穿刺次数。

4. 避免直接穿刺位于肝表面的病变，途经正常肝组织穿刺病灶等措施可减少出血[25]。

5. 活检后疼痛可能与局部腹膜麻醉不彻底、穿刺损伤肋间神经及局部血肿形成等因素有关，从肋骨上缘进针可避免损伤肋间神经所致的疼痛。

6. 对血小板低，出凝血时间延长的患者尤应重视穿刺后腹部检查，必要时行超声检查，无出血征象后方可离开穿刺室。

三、处理措施

1. 一般并发症观察或对症处理大多可短期消除。要重视术后即刻至24小时内出血等紧急并发症，以便早期发现并采取积极的处置措施。

2. 小的肝内血肿或被膜下血肿，患者多无症状，较大血肿可引起疼痛伴发心动过速、低血压和迟发的血细胞比容下降，一般行观察及保守治疗。

3. 穿刺后即刻发现出血，需快速评价出血量及寻找出血部位，超声造影可有帮助。出血量较少时采取保守治疗，包括使用止血药物，如注射用凝血酶等。

4. 大量不能控制的出血应立即输血、扩容维持生命体征，同时采取积极的止血措施，包括：血管介入治疗、局部注射止血凝胶、消融等局部治疗或外科手术止血。

（陈敏华 严昆 沈理）

第六节 超声造影引导穿刺活检

文献报道，常规超声引导经皮穿刺活检的诊断正确率为88%~93%，但取材不足发生率可达到10%~15%，必要时需二次穿刺活检[27]。有报道约10%的穿刺活检结果是不确定或呈假阴性。

2000年Bang等[28]曾报道3例超声造影引导穿刺活检，指出在超声造影确认的血供丰富区域取材可以获得准确诊断。2004年Schlottmann等[29]报道将超声造影应用于12例肝肿瘤或囊肿患者，认为超声造影有助于对二维超声不能检出的病灶进行活检。2004年北京大学肿瘤医院开展超声造影引导下肝脏病变穿刺活检（129例），对照研究的结果显示超声造影可有效提高经皮穿刺活检的诊断率并减少穿刺次数[23]，证实超声造影引导下肝脏病变穿刺活检可成为鉴别肝脏良、恶性占位病变的金标准。

一、适应证

1. 病变较小，或常规超声下与周围组织鉴别困难无法明确病灶位置。

2. 病变较大，可能合并变性或坏死，常规超声无法明确变性或坏死区域。

3. 肝内多发占位性病变，常规超声表现不同，可能为不同性质病变，需超声造影明确拟行穿刺的靶目标病灶。

4. 由于取材部位不当或操作者经验等原因，首次穿刺诊断结果与 CT、临床诊断不符，穿刺活检可能为假阴性者。

二、禁忌证

1. 常规超声引导穿刺活检禁忌证。
2. 超声造影检查的禁忌证：
   （1）严重过敏体质者。
   （2）对造影剂或其成分过敏者。
   （3）妊娠及哺乳期妇女，18 岁以下未成年人。

三、造影方法

（一）超声造影剂

采用 SonoVue（Bracco，Milan，Italy）超声造影剂，造影微泡为磷脂微囊的六氟化硫（SF6），微泡平均直径 2.5μm，pH 4.5~7.5。用生理盐水 5ml 溶解造影剂冻干粉，振荡混匀后每次造影量 1.0~2.4ml（浓度 5mg/ml，SF6 有效计量为 12mg/ 人），经肘部浅静脉用 2~3 秒快速注入人体。

（二）超声造影方法

1. 先用常规超声扫查肝脏，记录病灶的位置、大小、数目及回声特征。
2. 启动造影程序，根据病灶深浅度及患者胖瘦调节功率输出，达低机械指数状态。
3. 在注射造影剂同时启动超声仪内置计时器，实时观察病灶的增强灌注变化。在获得实质期有诊断意义的时相后，快速扫查全肝以便发现由于造影剂退出而呈弱回声的新灶结节。
4. 造影后，根据录像资料详细记录病灶的大小及位置，确认病灶内的强化区和非强化区的部位及毗邻关系，灌注时相及消退时间，以及周边的血管分布情况等，以供穿刺活检参考。

四、操作方法

（一）穿刺前准备及基本操作

同常规超声引导下穿刺活检。

（二）超声造影引导下穿刺活检

目前一些高档超声仪器配备实时双幅谐波灰阶超声造影软件，可同时显示组织谐波成像模式和造影谐波成像模式。启动程序后，造影谐波成像几乎看不见肝脏的灰阶图像，只能接收来自造影剂的二次谐波信号。而组织谐波成像仍可显示肝脏及病变的情况，可监视穿刺过程，使穿刺取材更安全。造影下穿刺可采用以下几种模式：

1. 同步穿刺　注射造影剂并启动内置计时器后，在造影显示的病变异常增强或退出区域，同步进行穿刺活检，组织谐波成像可清晰显示病变和穿刺针的位置，使穿刺活检更加准确。
2. 动脉期穿刺　病灶只表现为动脉期增强，可在动脉期穿刺取材（图 2-1-6-1），较易获得肿瘤的活性区组织。
3. 实质期穿刺　病灶动脉期不典型或快速闪过不清晰时，可在实质期有廓清时穿刺进针取材（图 2-1-6-2）。
4. 造影后即刻穿刺对未配备实时双幅谐波灰阶超声造影软件，可在造影后标注病灶的异常增强区域或退出区域，即刻在常规超声引导下行穿刺活检，避开无增强液化坏死区（图 2-1-6-3）。
5. 穿刺后详细记录病灶不同增强区域取材标本特征，送病理科由有经验的病理医师行组织学和细胞学检查（图 2-1-6-4）。
6. 其他穿刺配合同常规超声引导穿刺方法（本章第三节）。

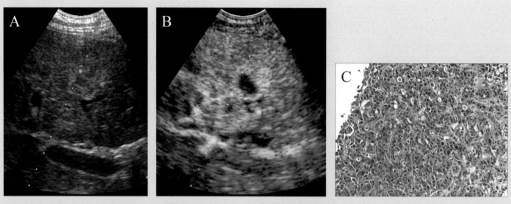

图 2-1-6-1 动脉期穿刺取材

男，36 岁，CT 提示胰腺占位性病变及肝脏占位性病变。A. 超声造影：同步常规超声显示肿瘤边界稍强；
B. 动脉期环状增强，中心呈无增强，超声造影引导在周边增强区取材；C. 病理诊断为低分化腺癌，符合胰腺来源

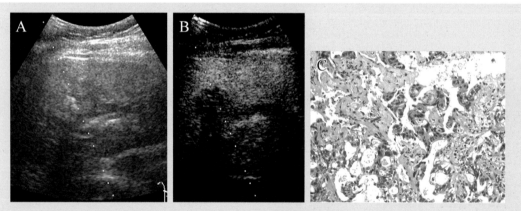

图 2-1-6-2 实质期穿刺取材

女，68 岁，胆管癌术后 1 年，发现肝占位一周。A. 超声造影：同步常规超声显示穿刺针刺入肿瘤；
B. 超声造影引导在实质期病灶廓清呈低增强区域穿刺取材；C. 穿刺病理诊断为中分化腺癌，形态符合胆管系统来源

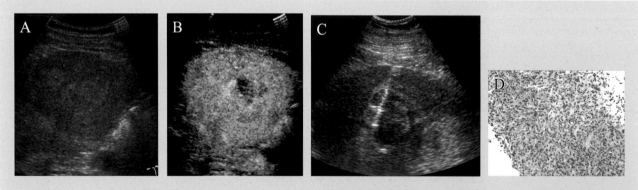

图 2-1-6-3 造影后即刻穿刺

男，62 岁，发现腹腔占位及肝占位 2 周。A. 常规超声显示肝右叶不均质占位；B. 超声造影显示肝占位强化不均匀，可见无增强坏死区；C. 造影后即刻在常规超声引导下避开坏死区行穿刺活检；D. 病理诊断为梭形细胞肿瘤，考虑胃肠道间质瘤来源

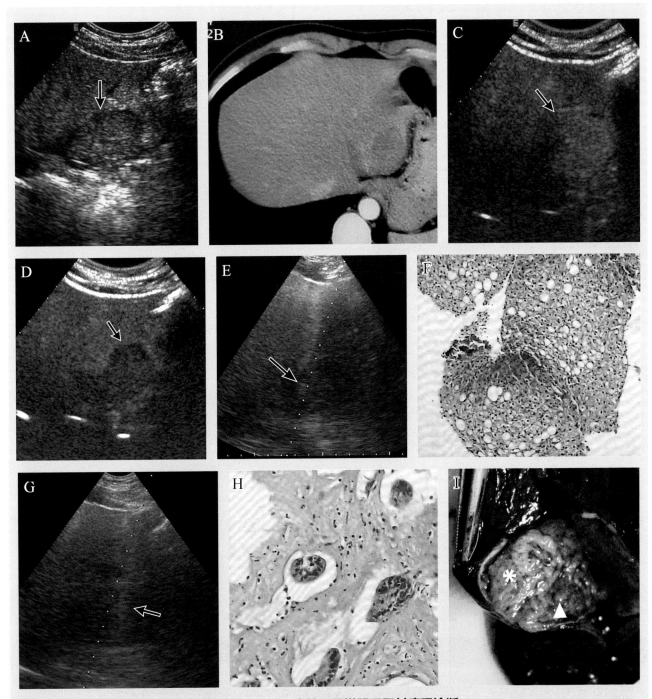

图 2-1-6-4　病灶不同增强区取材病理诊断

男，32 岁，超声体检发现肝左叶占位。

A. 超声显示左叶脏面等回声占位（↑）；B. CT 示动脉期病灶无明显增强

C. 超声造影检查肿瘤左外侧区域动脉期轻度增强（↑）；D. 该区域在实质期快速退出（↑），不除外恶性表现；

E. 首次采用常规超声引导穿刺活检肿瘤右侧；F. 病理诊断为肝细胞脂肪变性；

G. 采用 18G 自动活检针对超声造影增强区行再次穿刺活检（↑），手感较硬，获得白色组织；

H. 病理诊断为胆管细胞腺癌；I. 术后大体标本证实肿瘤右侧 "*" 区为肝细胞脂肪变性，左外侧 "△" 区为胆管细胞癌

五、技术要点及注意事项

除常规超声引导下穿刺活检技术要点及注意事项外，还需注意以下几点：

1. 根据病灶造影表现可行多部位或多点取材，必要时再次注射造影剂引导。

2. 选择适宜有效的超声造影时相进行穿刺活检，动脉期增强、门脉期或实质期退出时均可取材，但对血供丰富区域即动脉期增强区取材效果好。

3. 肝脏病变造影时相持续时间有限，特别是动脉期仅可持续十秒左右甚至更短，故造影引导穿刺可以分两次进行：第一次造影初步规划穿刺路径，第二次造影引导穿刺针进达目标准确取材。

（吴薇　陈敏华　严昆）

第七节　临床效果及评价

人群健康体检的普及与超声、CT、MR 等影像技术的发展使人体脏器内良恶性病灶的检出率显著提高。20 世纪 70 年代超声引导细胞学检查开始广泛应用于临床，80 年代由于穿刺针及技术的改进，采用同样的细针可获得组织学检查的效果，对临床治疗的价值大幅上升。目前，这种临床的病理诊断需求几乎完全由经皮穿刺活检替代，大大减少或终止了过去传统的开腹探查或门诊手术，并达到最低的创伤。1994 年董宝玮等[10] 报道 94 例肝脏小占位病变经超声引导穿刺活检或手术病理均获得确诊。其中肝细胞肝癌 51 例、肝转移癌 9 例、血管内皮肉瘤 1 例，合计恶性 61 例，占 64.9%。良性病变有肝血管瘤、非均匀脂肪肝、局灶性结节状增生、炎性病灶及坏死灶共计 33 例，占 35.1%。该研究中，二维超声及细针活检对肝脏小占位病变良恶性判断见表 2-1-7-1。本项结果表明超声虽然能显示肝癌和一些良性病变的某些与组织病理相关的特征，然而对恶性或良性的鉴别诊断水平不高，其敏感性为 65.6%，特异性为 48.5%，准确性为 59.6%。而超声引导细针活检则能对占位病变提供确切的组织病理诊断，对肝癌诊断的敏感性为 96.7%，特异性为 93.9%，准确性为 95.7%。常规的二维超声对原发性肝癌及肝转移癌的声像图研究较深，但良性病灶如增生结节、肉芽肿、弱回声血管瘤、腺瘤、炎性假瘤等声像图表现不典型，CT/MR 对其中小占位的定性诊断亦较困难。

表 2-1-7-1　94 例肝脏小占位病变的超声和细针活检良恶性鉴别诊断结果

	超声诊断	细针活检诊断
敏感性	65.6%（40/61）	96.7%（59/61）
特异性	48.5%（16/33）	93.9%（31/33）
准确性	59.6%（56/94）	95.7%（90/94）

北京肿瘤医院超声科近10年来的肝脏穿刺活检病例数见图2-1-7-1，患者来自临床所有科室，诊断正确率由初期的84%、87%提高到95%，说明超声引导下穿刺活检安全有效、有较高的临床应用价值。

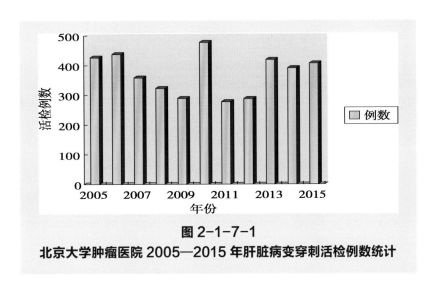

图 2-1-7-1
北京大学肿瘤医院 2005—2015 年肝脏病变穿刺活检例数统计

北京大学肿瘤医院曾报道228例肝脏占位病变超声引导穿刺活检结果（表2-1-7-2），总诊断率达93.4%（213/228例）[22]。

表 2-1-7-2　228 例肝占位性病变细针活检

病理诊断	例数	明确诊断	
恶性	肝细胞癌	113	108（95.5%）
	肝转移癌	54	51（94.4%）
	其他肉瘤	4	4（100%）
良性	血管瘤	18	12（66.6%）
	局灶性结节性增生	6	6（100%）
	非均脂肪肝	11	11（100%）
	炎性假瘤	22	21（95.4%）
	性质不明	7	排除恶性

影像技术的发展，尤其是超声造影新技术对活性区和坏死区的识别及引导，降低了穿刺活检的假阴性率，对指导局部消融方案有重要的参考价值。使临床诊断治疗发生了一场变革，不仅大大提高了诊断水平，并为多种治疗方法疗效的评价等提供了重要的依据。

近10余年北京大学肿瘤医院开展超声造影下穿刺活检，诊断率为95.3%[23]，显著高于常规超声引导穿刺活检（87.4%）（表2-1-7-3）。通过超声造影引导下对增强并退出区域取材，可大大提高恶性组织或癌结节中不同分化组织的检出率，对早期确诊和治疗模式选择意义重大。肝内同时有多种性质病变时，可以通过超声造影判断病变性质，确定拟行穿刺的靶目标病变。

表2-1-7-3 超声造影组、常规超声组良恶性病灶活检诊断率

	超声造影组诊断率（%）	常规超声组诊断率（%）
良性#	96.4（27/28）	91.7（33/36）
恶性*	95.0（96/101）	86.1（92/107）
合计^	95.3（123/129）	87.4（125/143）

注：# 两组良性病灶诊断率比较，χ^2 = 0.068，P=0.7958

* 两组恶性病灶诊断率比较，χ^2 = 3.928，P=0.0482

^ 两组诊断率比较，χ^2 = 4.369，P=0.0388

常规超声组恶性病灶假阴性率为13.9%（15/107）。追访临床病史及肿瘤标记物检查（AFP、CEA、CA199等）或CT、MRI、常规超声、血管造影等检查结果，因不能排除恶性又行超声造影，对可疑恶性区域再行穿刺活检，此15个病灶中14个病灶确诊为恶性（其中6例7个病灶≤2.0cm），最终诊断结果详见表2-1-7-4。

表2-1-7-4 常规超声组15个假阴性恶性病灶超声造影穿刺诊断结果

病理诊断	病灶数	诊断正确
再生结节合并癌变	4	4
肝癌合并变性坏死	5	5
肝转移癌坏死及微小灶	4	3
射频术后残留或新生	2	2
合计	15	14

超声造影可明显降低常规超声引导的假阴性率，超声造影在确认恶性肿瘤的活性区域、变性或坏死区域以及发现微小肿瘤的基础上引导穿刺活检，可准确获取有病理诊断意义的组织，有效提高经皮穿刺活检的诊断率，并减少穿刺次数[23]，已成为鉴别肝脏良、恶性占位病变的金标准。

（陈敏华 严昆 吴薇）

1. Arakawa M，Kage M，Sugihara S，et al.Emergence of malignant lesions within an adenomatous hyperplastic nodule in a cirrhotic liver：observations in five cases.Gastroenterology，1986，91：198-208.

2. Matsui O，Kadoya M，Kameyama T，et al.Adenomatous hyperplastic nodules in the cirrhotic liver：differentiation from hepatocellular carcinoma with MR imaging.Radiology，1989，173：123-126.

3. 董宝玮，陈敏华，李吉友，等.肝胆胰肿瘤的超声引导针吸细胞学诊断.中华医学杂志，1984，64（6）：348-350.

4. 陈敏华，董宝玮，李建国，等.肝脏占位性病变的超声引导针吸细胞学检查.中华物理医学杂志，1985，7（2）：85-88.

5. Caturelli E，Biasini E，Bartolucci F，et al.Diagnosis of hepatocellular carcinoma complicating liver cirrhosis：utility of repeat ultrasound-guided biopsy after unsuccessful first sampling.CardiovascInterventRadiol，2002，25：295-299.

6. Ha HK，Sachs PB，Haaga JR，et al.CT-guided liver biopsy：an update.Clin Imaging，1991，15：99-104.

7. Konig CW，Trubenbach J，Fritz J，et al.Contrast enhanced MR-guided biopsy of hepatocellular carcinoma.Abdom Imaging，2004，29：71-76.

8. Fisher AJ，Paulson EK，Sheafor DH，et al.Small lymph nodes of the abdomen，pelvis，and retroperitoneum：usefulness of sonographically guided biopsy.Radiology，1997，205：185-190.

9. Isler RJ，Ferrucci JT，Writtenberg J，et al.Tissue core biopsy of abdominal tumors with a 22 gauge cutting needle.AJR，1981；136（4）：725-728.

10. 董宝玮，陈敏华，梁萍，等.超声引导细针活检对肝脏小占位病变的诊断价值.中国医学影像学杂志，1994，2（1）：11-15.

11. 董宝玮，李吉友，阚秀，等.超声引导细针穿刺活检——组织学与细胞学检查的对比研究.中国超声医学杂志，1988，4增刊：40-42.

12. Rossi P，Sileri P，Gentileschi P，et al.Percutaneous liver biopsy using an ultrasound-guided subcostal route.Dig Dis Sci，2001，46：128-132.

13. Polakow J，Ladny JR，Dzieciol J，et al.Ultrasound guided percutaneous fine-needle biopsy of the liver：efficacy of color Doppler sonography.Hepatogastroenterology，1998，45：1829-1830.

14. E Caturelli，L Solmi，M Anti，et al.Ultrasound guided fine needle biopsy of early hepatocellular carcinoma complicating liver cirrhosis：a multicentre study.Gut，2004，53：1356-1362.

15. Bravo AA，Sheth SG，Chopra S，et al.Liver biopsy .N Engl J Med，2001，344：495-500.

16. 复旦大学附属中山医院围手术期处理多学科团队.接受抗凝药物治疗的普外科病人围手术期处理.中国实用外科杂志，2013，33（1）：1-3.

17. Livraghi T，Damascelli B，Lombardi C，et al.Risk in fine-needle abdominal biopsy.J Clinical Ultrasound，1983，11（2）：77-81.

18. Smith EH.Complications of percutaneous abdominal fine-needle biopsy.Radiology，1991，178：253-258.

19. Smith EH.The hazards of fine-needle aspiration biopsy.Ultrasound Med Biol，1984，10：629-634.

20. Weiss H，Duntsch U，Weiss A.Risiken der feinnadelpunktion：ergebnisseeinerumfrage in der BRD（DEGUM-Umfrage）.Ultraschall Med，1988，9：121-127.

21. Fornari F，Civardi G，Cavanna L，et al.Complications of ultrasonically guided fine-needle abdominal biopsy：results of a multicenter Italian study and review of the literature.Scand J Gastroenterol，1989，24：949-955.

22. 郭万学.超声医学.北京：人民军医出版社，2011：92-99.

23. Wu W，ChenMH，YinSS，etal.The Role of Contrast-Enhanced Ultrasound Prior to Percutaneous Focal Liver Lesions Biopsy.AJR，2006，187（9）：752-761.

24. 刘军，张之美，王克锋，等.超声引导下经皮肝穿刺活检812例体会.山东医药，2014，54（46）：107.

25. 马军捷.肝穿刺活检并发失血性休克死亡1例分析.中国误诊学杂志，2012，12（4）：846.

26. Smith EH.Complications of percutaneous abdominal fine-needle biopsy.Radiology，1991，178：253-258.

27. Caturelli E，Biasini E，Bartolucci F，et al.Diagnosis of hepatocellular carcinoma complicating liver cirrhosis：utility of repeat ultrasound-guided biopsy after unsuccessful first sampling.CardiovascInterventRadiol，2002，25（4）：295-299.

28. Bang N，Bachmann Nielsen M，Vejborg I，et al.Clinical report：contrast enhancement of tumor perfusion as a guidance for biopsy.Eur J Ultrasoun，2000，12：159-161.

29. Schlottmann K，Klebl F，Zorger N，et al.Contrast-enhanced ultrasound allows for interventions of hepatic lesions which are invisible on conventional B-mode.Z Gastroenterol，2004，42：303-310.

第二篇 肝脏介入超声

第二章 囊肿和脓肿治疗

【概述】

肝脏囊性病变比较多见，病因有先天性和获得性之分，后者又分为感染性、非感染性及少见的寄生虫性。无论何种囊性病变，超声对其都有极高的诊断敏感性。

单纯性肝囊肿是最常见的肝脏囊性病变，绝大多数是不引起临床症状的小囊肿，无须治疗。对较大的囊肿，早在 1867 年就已经有人开始尝试用经皮穿刺获取囊液。但由于盲目穿刺常伴有出血和周围脏器损伤等危险，因此，直到 20 世纪 60 年代以前的近一个世纪，囊肿穿刺一直未能推广应用。自超声应用于临床后，在超声引导下能够准确穿刺较小的囊性病变。囊肿穿刺在早期是以诊断为目的。直到 80 年代中期，Bean 和 Rodan[1] 及大藤正雄等[2] 分别进行抽液后囊内注入无水乙醇治疗肝囊肿获得满意疗效。此后的临床应用证明，这一方法便捷而安全，对肝功能无影响，副作用少。超声引导下肝穿刺逐渐成为取代外科手术进行肝单纯性囊肿和包虫囊肿硬化治疗的首选方法而被广泛应用[3-7]。

感染性肝脏囊性病变，特别是肝脓肿，药物治疗往往效果很差。对部分病例不得不施行外科手术。不仅创伤大、费用高，而且并发症多。近年来，利用超声引导穿刺抽吸和引流，显著提高了肝脓肿的疗效，便捷而安全。

第一节 囊肿治疗

肝囊肿也称单纯性肝囊肿，其病因尚不完全清楚，可能与小胆管先天性发育异常或炎症有关，在老年人更多见，约 2.5%。多数肝囊肿患者无症状，为体检偶尔发现。但是大囊肿或囊肿合并感染可能会使患者有压迫症状或出现发热、腹痛。超声引导细针穿刺对肝囊性病变硬化治疗具有重要价值。

一、适应证和禁忌证

（一）适应证

1. 囊肿直径 > 5cm。
2. 囊肿压迫胆管，引起胆道梗阻。
3. 囊肿合并感染。

（二）禁忌证

1. 高度怀疑恶性病变的不典型肝囊肿。

2. 肝内胆管囊性扩张。
3. 肝紫癜。

二、术前准备

1. 器械和药物准备。常规穿刺器械，用 20~22G 穿刺针或 EV 针。硬化剂常选用 95% 以上医用乙醇，也可选用聚桂醇等。5% 利多卡因注射液 20ml。
2. 凝血功能和肝、肾功能检查。
3. 对患者做好解释，告知如何配合穿刺。

三、操作方法

（一）穿刺囊肿

患者取舒适而又便于穿刺的体位，按常规方法穿刺囊肿，抽出囊液。为了避免穿刺针脱出囊肿，囊液不必完全抽吸干净，允许剩留少量囊液。

（二）注射硬化药物

由于选用硬化药物不同，方法也略有不同。

1. 无水乙醇硬化　无水乙醇硬化治疗的主要机制是高浓度的乙醇使囊壁细胞的蛋白凝固变性，失去分泌功能，囊壁发生无菌性炎症，残存囊液吸收，最终囊肿闭合[4]（图2-2-1-1）。

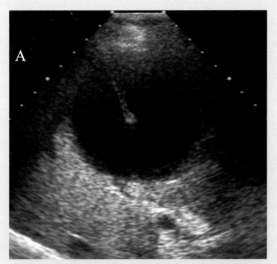

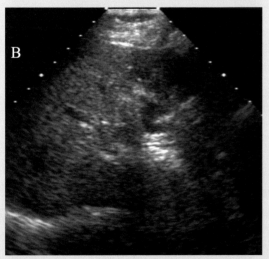

图2-2-1-1　无水乙醇硬化治疗肝囊肿

A. 超声引导下穿刺肝囊肿并用无水乙醇反复冲洗；

B. 肝囊肿无水乙醇硬化后6个月复查，囊肿完全闭合

（1）按常规肝脏穿刺的方法先选择穿刺点和穿刺路径。针道一定要经过一段正常肝组织，以免乙醇外漏。

（2）穿刺成功后先抽吸囊液，最好不要完全抽吸干净。保留少许囊液便于监视穿刺针尖的位置，以免穿刺针脱出。

（3）在注入乙醇前，先向囊腔内注射5%利多卡因5ml，一方面可以减轻注入乙醇引起的疼痛，另一方面通过超声监视验证穿刺针在囊肿内。

（4）在超声监视下注入95%以上乙醇。注入乙醇时，囊腔内可见流动的云絮状回声，CDFI显示大片彩色信号，停止注射时消失。患者无剧烈疼痛。乙醇注入量依据抽出囊液的多少而定，通常不超过抽出囊液量的3/4。若囊肿内剩留囊液，必须用乙醇反复冲洗2~3次，以保证囊肿内的乙醇有足够的浓度。反复冲洗最后一次注入乙醇后，保留5分钟，然后抽出乙醇。若囊肿内乙醇量少，也可以不抽出，保留乙醇。

（5）拔出穿刺针时应连接装有利多卡因的注射器，一边拔针，一边向针道内推注利多卡因，以免拔针时乙醇进入针道引起疼痛。

（6）患者卧床休息1小时，若无不适，可以回病室。于治疗后1周、3个月、6个月时复查。

2. 聚桂醇硬化　聚桂醇注射液是一种新型硬化剂，国内已用于下肢静脉曲张、食管-胃底静脉曲张、内痔、单纯性肾囊肿、甲状腺囊肿及血管瘤等的治疗[8-10]。近年来有许多关于超声引导注射聚桂醇硬化剂治疗肝囊肿的报道，治疗效果与无水乙醇无明显差别，而副作用明显较后者少。

（1）穿刺抽吸囊液后，用生理盐水反复冲洗，直至抽吸的囊液清亮后，抽吸干净。向囊腔内注入 2% 利多卡因 2ml，一方面为了预防疼痛，一方面可以帮助术者确认针尖的位置。

（2）确认针尖位置在囊内后，按抽吸囊液量的 1/5~1/4 量注入 1% 聚桂醇注射液，并保留。退针时针道注入少许聚桂醇并局部加压。

（3）观察 2 小时无不适后方可离院，定期随访。

四、注意事项

1. 注入乙醇时，要先推注 1~2ml，询问患者是否疼痛。如若患者剧烈疼痛，提示穿刺针可能脱出囊腔，应停止继续注射乙醇。改换注入生理盐水，同时用超声观察盐水是否进入囊腔。如果确认穿刺针在囊腔内，抽出盐水后再次注入乙醇。

2. 若患者对乙醇不耐受，可能有醉酒反应。若不严重，通常观察 1~2 小时即可消失，不必用药。若反应较重，可以对症治疗。

3. 术后患者若有腹痛等不适，应及时超声检查。

4. 术后 3 个月内囊肿可能并不缩小，属于正常现象。通常囊肿在 3 个月后逐渐缩小。

五、并发症及处理

除了常规肝穿刺可能出现的并发症外，主要是感染和出血。若介入治疗后出现发热、腹痛，应及早进行超声检查，必要时穿刺抽吸囊液检查或置管引流，并给予敏感抗生素。

此外，无水乙醇治疗常引起肝区胀痛，通常在短期内即可自行缓解，疼痛较严重者给予对症治疗。对乙醇敏感者，会有醉酒反应。

六、临床评价

单纯性囊肿的穿刺抽液治疗复发率高，Saini 等[11] 报道复发率高达 100%。因此，以往肝囊肿的治疗以外科开窗术或囊肿手术切除为主。无水乙醇硬化治疗的主要机制为高浓度乙醇注入囊肿内 1~3 分钟后，囊肿内壁上皮细胞即被凝固，失去分泌功能，并发生退行性变化，但其周围组织仍正常。

当乙醇量达到囊肿容量的 12% 以上，就足以阻止再形成囊肿。笔者与同事 20 年应用乙醇治疗 587 例患者 644 个肝囊肿，近期皆有效。随诊 1~5 年的 206 例 212 个肝囊肿，每年超声复查一次，远期疗效十分满意。其中 182 例（88.3%）囊肿消失，其余的囊肿都不同程度缩小。对 13 例多囊肝患者，进行多次囊肿抽吸和硬化治疗，可明显减轻症状。但是，能否改善肝功能或提高生存质量，尚缺乏证据。

第二节 包虫囊肿治疗

包虫囊肿是细粒棘球蚴感染引起的囊性病变，可发生于人体任何部位，其中 70%~80% 发生在肝脏。超声表现为单囊、多囊、囊中囊（子囊）或囊实混合型包块。

随着医学技术的发展，近年来介入性超声技术取得很大发展，超声引导穿刺硬化治疗对肝脏单纯型包虫囊肿疗效显著，基本上取代了传统的外科手术治疗。

自 1985 年 Livraghi 等[12] 首先报道在超声引导下穿刺肝包虫囊肿以来，国内外对超声引导治疗肝包虫囊肿进行了大量研究。近 20 年来，超声引导包虫囊肿穿刺抽吸硬化治疗取得了显著疗效。随着超声仪器的更新，经验的积累，穿刺前后预防性药物治疗的加强，穿刺硬化治疗的总有效率几乎达到 100%，已成为治疗棘球蚴病（包虫病）的一项成熟技术[13-15]。

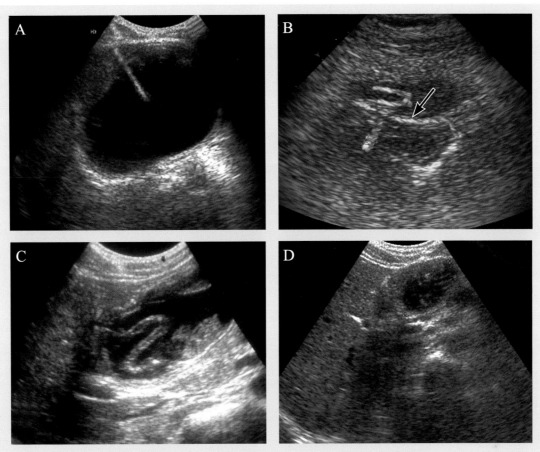

图 2-2-2-1　单囊型肝包虫囊肿超声引导下穿刺治疗

A. 单囊型肝包虫囊肿穿刺治疗，穿刺囊肿后迅速抽吸减压，抽吸囊液后用无水乙醇反复冲洗；

B. 生发层脱落后针尖保持在生发层内（箭头示脱落的生发层）；C. 穿刺第 2 天，生发层脱落更明显；

D. 硬化治疗 1 个月后，包虫囊肿显著缩小

一、适应证和禁忌证

（一）适应证

除了肝包虫囊肿破入胆道、胸腔、腹腔，且自行引流通畅囊液未局限者，其余有活性的肝包虫囊肿都是硬化治疗的适应证。

（二）禁忌证

包虫囊肿破入胆道、胸腔、腹腔，且自行引流通畅囊液未局限者禁忌硬化治疗。

二、术前准备

（一）器械和药物

导向和穿刺引流器具与一般囊肿相同。

硬化剂一般选用无水乙醇或 20 % 氯化钠和 0.125 % 冰醋酸的混合性无菌高渗盐水。有囊肿胆道瘘者选用 25 % 高渗盐水。乙醇对包虫原头蚴有直接起杀灭作用，对囊壁生发层起硬化作用，对残存的尚未刺破的子囊硬化剂弥散渗透亦起硬化作用，同时灭活子囊内的原头蚴和硬化破坏育囊，并破坏其生存环境。

（二）患者准备

除常规穿刺前准备外，必须向患者解释清楚肝包虫穿刺治疗的可能风险，并签署知情同意书。

有的学者主张患者穿刺前一周开始服用抗包虫药，如每天阿苯达唑（albendzole）20~30mg/kg。穿刺前 1 天患者服用地塞米松或阿司咪唑（息斯敏）等抗过敏药。亦可穿刺当天静脉滴入氢化

可的松 100mg 和维生素 C 3~5g，或仅在穿刺前半小时肌注地塞米松 5mg。包虫囊肿合并细菌感染者，穿刺前 3 天服用诺氟沙星、甲硝唑等有效抗生素。

三、操作方法

（一）单囊型（图 2-2-2-1）

1. 选择穿刺点和径路　单囊型包虫囊肿的硬化治疗与普通囊肿相似。穿刺径路必须要经过一段正常肝组织进入囊腔，以防止囊液外渗。

2. 沉淀原头蚴　当选择好适宜的穿刺点和径路后，患者的体位应使预选的囊壁进针点处于最高位置。而后静卧 10~15 分钟，以便使原头蚴下沉至囊肿底部，减少穿刺时原头蚴外漏的可能。据实验研究，患者静卧数分钟后，原头蚴通常沉积于囊肿底部，上清液中几乎不含原头蚴。

3. 穿刺抽吸囊液　在超声引导监视下显示穿刺针针尖即将接近囊壁时，即拔出针芯，连接尽可能大的注射器，在持续抽吸保持负压的状态下进针穿破囊壁，迅速抽吸减压。进针深度应控制在囊腔的上部。随着囊液减少，囊内压力降低，调节穿刺针尖，使针尖保持在囊肿中部，切莫让针尖脱出囊腔。

4. 注入无水乙醇　注入量约为抽出囊液量的 30%~50%，保留 5~10 分钟后抽出。再次注入约同等量无水乙醇，至少反复冲洗 3 次，每次注入无水乙醇后停留约 3 分钟。最后一次注入后不再完全抽出，在囊腔内保留约 10~30ml，以灭活可能残存的包虫头节。如果在冲洗过程中囊肿层脱落，注意不要让穿刺针尖脱出生发层（内层）外。

5. 拔出穿刺针　完成无水乙醇注射和冲洗后，在缓慢注射 5% 利多卡因的同时拔出穿刺针，以避免囊液污染针道，并减轻乙醇进入针道引起的剧烈疼痛。

6. 术后继续服用阿苯达唑至少一周。并嘱咐患者若有发热或腹痛，随时就诊。

7. 一个月后复查囊肿，若囊肿张力大，患者肝区胀痛，可以再次穿刺，尽可能抽吸干净囊液，并注入 10~20ml 无水乙醇。

（二）子囊型（图 2-2-2-2）

子囊型包虫囊肿的治疗较复杂，要尽可能穿刺每一个子囊。当针尖到达母囊腔时用上述方法进行快速减压，抽出囊液后注入无水乙醇，首先硬化母囊。然后采取不同角度逐个刺穿子囊进行硬化，最后视母囊腔的大小，保留适量无水乙醇。

对充满子囊的包虫囊肿，难以判断母囊时，可以在超声导向下从大到小逐个穿刺硬化子囊，或分点注射。一旦较大的母囊腔暴露，即将针尖移入母囊腔，对母囊腔硬化，而后再硬化子囊，最后重新注入一定量的硬化剂保留在母囊腔。

（三）感染性包虫囊肿

对合并感染的包虫脓肿的治疗，类似肝脓肿。尽量抽吸干净囊液后先用甲硝唑反复冲洗直至抽出的囊液清亮，而后行无水乙醇硬化治疗。严重细菌感染的包虫囊肿按脓肿处理。

（四）与胆道相通的包虫囊肿

若抽出的囊液混有胆汁，提示囊肿与小胆管相通。抽完囊液后应用 25% 高渗盐水反复冲洗直至抽出的液体清亮，重新注入 15~30ml 高渗盐水保留在囊腔。禁用无水乙醇，以免损伤胆道。疗效不佳者，应考虑穿刺置管引流，通常可获得满意疗效。

术后 1 小时内须进行严密观察，注意有无出血、过敏等并发症发生，及时发现，积极处理。门诊患者观察 1 小时以上，无异常方可离开医院。

囊液用标本瓶收集送检。应收集沉积于瓶底部的囊液，并在 1 小时内离心后对沉淀物进行包虫原头蚴镜检，必要时行特殊染色检查。

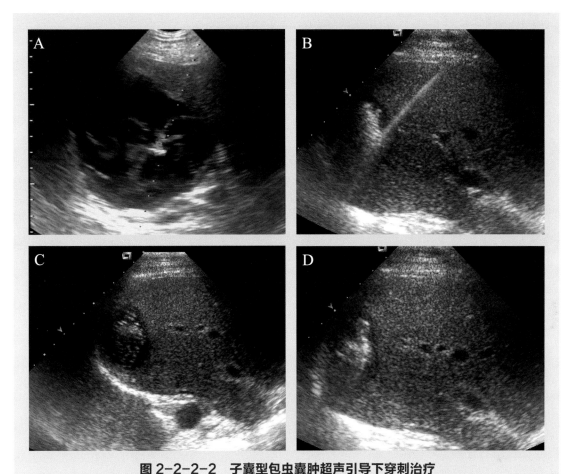

图 2-2-2-2　子囊型包虫囊肿超声引导下穿刺治疗
A. 对肝右后叶子囊型包虫囊肿分别穿刺抽吸和无水乙醇冲洗；B. 全部囊肿被抽吸瘪陷；
C. 3 个月后超声复查囊肿未增大；D. 1 年后复查囊肿部分钙化

（五）泡状棘球蚴

泡状棘球蚴在肝脏内呈浸润性增殖，其病理过程和病变特征类似于肿瘤，影像学表现和术中所见酷似癌肿，故有"虫癌"之称。晚近，有利用射频消融治疗泡状棘球蚴的动物实验研究，获得良好效果[14]。

四、并发症与注意事项

1. 肝包虫穿刺硬化治疗的轻微并发症的发生率为 0~19%。常见的有低热、荨麻疹、皮肤瘙痒，经对症处理后，均于 48 小时后消失。少见的有腹痛、穿刺后囊腔感染、一过性呼吸困难、低血压等，严重的有过敏性休克。宋书邦[16]综合分析了 902 例行穿刺治疗的包虫囊肿，发生过敏性休克的仅有 2 例，发生率为 0.21%，均经抗休克治愈，无死亡病例。笔者认为，切实认真地掌握好穿刺技术，可以避免囊液外溢引起的过敏性休克。穿刺前 1 天和穿刺当天使用较大剂量的地塞米松或阿司咪唑等抗过敏药，可预防或减轻可能出现的过敏反应。

2. 为了预防穿刺针脱出，可不必完全抽净囊液再注射硬化剂。在囊腔内尚有少量囊液的情况下，注射无水乙醇反复冲洗同样能使囊腔内乙醇达到高浓度。在囊腔内保留硬化剂对于子囊型包虫尤为重要，这是获得满意疗效和防止复发的重要措施。

3. 应在穿刺硬化治疗前 1 周开始对患者进行正规的抗包虫药物化疗，可选择服用阿苯达唑，每日 20~30mg/kg，穿刺术后继续服药至 30 天为一疗程，可用 3~5 个疗程。该法是预防穿刺针道包虫种植的有效措施，与硬化治疗的联合应用可显著强化疗效。

4. 包虫囊肿外科术后或穿刺术后囊腔长期积液，若动态观察囊腔不变化，而且无临床症状，可以不干预。若增大，可再次硬化治疗。

五、治疗后随访

超声观察包虫囊肿穿刺后的变化过程，是临床判断疗效和随访观察的首选方法。应分别于穿刺后 3 个月、半年、1 年和 2 年复查超声，判断疗效。包虫囊肿治疗有效或治愈的主要超声表现有：早期囊肿体积缩小，囊壁内层塌陷并与外层分离，子囊壁破损与母囊脱离或消失。中晚期囊肿实变，出现不同程度的钙化。

宋书邦[16]采用的疗效判定标准为：①治愈：囊肿消失或缩小 80% 以上，囊内无囊液，囊壁和囊内有显著钙化。②显效：囊肿缩小 50% 以上，其内无囊液，无子囊，囊壁和囊内有部分钙化。③好转：囊肿缩小 30% 以上，无张力感，无子囊、无钙化。④无效：囊肿与穿刺前基本相同。⑤复发：动态观察 2 年以上，囊肿大小复原，同时具备下列之一者：a. 囊壁回声重新出现双层结构；b. 囊肿底部出现包囊砂回声；c. 囊肿内出现呈球形的子囊回声；d. 再次抽吸囊液后，内部出现生发层脱离征象；e. 再次穿刺抽出的囊液仍然清亮透明；f. 囊液镜检再次见到原头蚴。

六、临床评价

肝包虫囊肿的传统治疗以外科手术为主，尽管临床疗效肯定，但存在创伤大、并发症多、容易种植复发、费用高等缺点。而且一旦出现复发、长期残腔积液、感染形成脓肿等并发症，几乎无法再次手术[13]。随着许多新技术应用，射频消融、微创治疗及药物化疗在肝包虫病的治疗中都取得了较大进展，但是其中最具划时代意义的是超声引导穿刺硬化治疗。这一方法不仅安全便捷、廉价有效，而且使原先无法手术的患者获得彻底治愈的机会。

对肝包虫囊肿穿刺，既往在医学教科书中是明文禁止。原因是早在 1889 年前后，不少学者就曾对较大的包虫囊肿用称之为"穿刺放液术"的方法进行了盲目穿刺治疗，结果许多患者出现了过敏、播散移植、感染等并发症，导致穿刺治疗死亡者更多，从而产生了包虫囊肿禁忌穿刺的理论。并且这一禁规被载入了几乎所有的医学教科书和相关的专著，致使包虫病禁忌穿刺的戒律袭用了 100 多年而无人敢触及。随着阿苯达唑的应用，内科治疗取得了较大进展，但治愈率仍较低，仅为 30% 左右。

医学影像技术的发展和介入治疗技术的不断完善，让人们重新萌生了对包虫囊肿进行穿刺治疗的念头。1984 年 Mccorkell 等[17]在 X 线引导下穿刺肺包虫囊肿获得成功。1985 年 Livraghi 等[12]报道了对 11 例肝包虫囊肿在超声引导下进行了诊断性经皮穿刺，同年 Mueller 报道[13]了以治疗为目的应用 20G 针在超声引导下对肝包虫囊肿进行了经皮穿刺，均无过敏反应，亦无扩散移植等并发症发生，尝试取得了惊人效果。

自 1990 年起，国内王校智、宋书邦等[14, 18-20]也相继多次报道了超声引导下的肝包虫囊肿穿刺硬化治疗。1991 年 Khuroo 等[21]报道了在超声引导下经皮穿刺抽吸囊液并用 20% 高渗盐水冲洗囊腔治疗的 12 例肝包虫囊肿，随访 3~18 个月，也取得了显著疗效。

1993 年 10 月我国宋书邦、王校智在第十六届国际包虫病学术交流会上报告了 138 例肝脏和腹腔包虫囊肿在超声引导下经皮穿刺硬化治疗的研究结果，其疗效令人鼓舞且无严重并发症发生。1997 年在第十八届国际包虫病学术会议上对于超声等影像学引导下的穿刺疗法进行了专题讨论，并基本形成了共识。使沿袭了 100 多年的"包虫病禁忌穿刺"的戒律从此废止。自此，包虫病的治疗发生了革命性的突破。目前，肝包虫囊肿超声引导经皮穿刺硬化治疗的技术已经成熟，甚至还成功地应用于临床外科难以治疗的肝脏、腹腔、椎管和椎管旁等特殊部位的包虫囊肿。

王顺义等[14]对 849 例 1116 个肝包虫囊肿超声引导穿刺硬化治疗的结果显示，规范的穿刺操作，总有效率达 99.16%。随访平均 4 年 9 个月，复发 2 例，复发率仅 0.34%。过敏 4 例（0.68%）；胆漏和感染各 2 例，均为 0.34%。无一例发生出血和种植。

宋书邦[16]统计，至 2000 年底，国内外主要以实时超声引导下穿刺硬化治疗包虫病的文献 30 余篇，2108 例资料，发生过敏性休克等严重并发症的仅 6 例，发生率为 0.28%，无死亡病例；复发 26 例，复发率为 1.23%，明显低于外科术后的复发率。

尽管已有的研究都证明超声引导穿刺治疗肝包虫病是安全的，但是依然必须重视可能发生的并发症。其中过敏性反应仍然是最严重的并发症。有研究收集了超声引导经皮穿刺硬化治疗 4209 个肝包虫囊肿，16 例出现了过敏反应（0.38%），其中 2 例因过敏性休克而死亡[22-25]。死亡病例都发生在早期研究阶段。王顺义等[14]通过对比研究指出，穿刺前用药、选择最佳穿刺径路、一次进针到位、保持负压状态下进针并立即迅速抽吸减压是预防过敏和种植的重要措施。因此，规范的操作对减少并发症至关重要。

目前，全球应用超声引导穿刺硬化治疗肝包虫囊肿约 2 万例，都获得显著效果，已经积累了丰富的经验，该方法成为治疗肝包虫囊肿的首选方法。

第三节 脓肿治疗

肝脓肿是较常见的肝脏严重感染性病变，其中细菌性肝脓肿常为多种细菌所致的混合感染，约占肝脓肿的 80% 以上；阿米巴性肝脓肿和真菌性肝脓肿都低于 10%。肝脓肿在糖尿病患者、老年体弱者中多发，以发热、肝区胀痛、白细胞升高为主要临床表现。若不积极治疗，死亡率较高。传统治疗包括内科药物治疗及外科手术。前者治疗时间较长，治愈率较低；后者创伤较大、有较高的手术并发症发生率和病死率。随着超声介入技术的不断发展，超声引导下经皮穿刺和置管引流已经成为治疗肝脓肿的首选技术，因其具有操作简便、治愈率高、创伤小、并发症少等优点，在临床广泛应用[25-27]，尤其对年老体弱、不能耐受手术的肝脓肿患者尤为实用。

一、适应证与禁忌证

（一）适应证

直径 > 3cm 的含液肝脓肿。

（二）禁忌证

1. 凝血功能异常。
2. 患者不能耐受。
3. 病灶未液化。

二、术前准备

（一）器械与药物

常规介入超声器械，18G EV 导管针或穿刺针，长度 15~20cm；引流导管（专用成套穿刺引流管）或中心静脉导管。0.5% 甲硝唑氯化钠注射液；5% 利多卡因。

（二）术前患者准备

常规禁食水 8 小时以上，检查血常规、肝肾功能、出凝血时间、血型等，并最好备有 CT 或 MRI 等影像资料。充分告知患者治疗可能出现的并发症及存在的风险，并签署知情同意书。术前须给患者建立静脉通道。

三、操作方法（图 2-2-3-1）

选择穿刺路径

1. 根据病灶部位选择相应的体位，超声扫查选择安全的穿刺点和穿刺路径。在可能的情况下尽量选择肝裸区穿刺。常规消毒、局部麻醉。手术刀于皮肤进针处切 2mm 小口。

2. 实时超声引导监视下穿刺。进针时嘱患者屏住呼吸，避开彩色多普勒血流处，将 18G PTC 引导针快速刺入脓腔，并保持针尖在脓肿中部，抽出脓液后置入导丝，退出引导针，扩张管扩张针道，置入引流导管，退出导丝，拉紧引流导管固定线使前端不易脱出。

3. 接注射器抽吸，若抽吸通畅，则直接接引流袋固定；若抽吸不通畅，则调整引流导

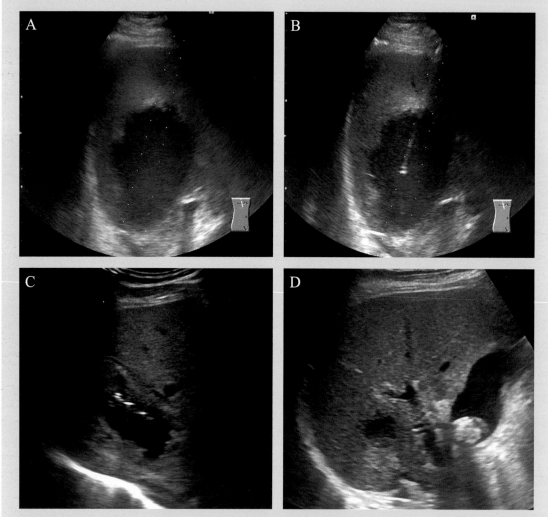

图 2-2-3-1　肝脓肿超声引导穿刺治疗

56 岁糖尿病患者，发热 39℃，肝区疼痛。

A. 超声见肝右叶 8.5cm×7.0cm 大脓肿；B. 超声引导穿刺抽吸并用甲硝唑溶液冲洗囊肿；

C. 一周后脓肿明显缩小；D. 一个月后脓肿基本吸收

管位置至抽吸通畅后再接引流袋固定。

4. 如脓液较稠难以引流出，可用少量甲硝唑溶液反复冲洗。也可注入适量的糜蛋白酶促进液化，隔日再冲洗。

5. 每天用甲硝唑氯化钠注射液反复冲洗脓腔2~3次，且于脓腔内留置一定量甲硝唑氯化钠注射液。并根据细菌培养的结果，辅以敏感的抗生素治疗。

四、注意事项

1. 选择穿刺引流路径时必须避开血管和胆管。

2. 对张力较大的脓肿，进针后应迅速抽吸减压，以免脓液流入腹腔。

3. 冲洗时注入的液体量不可多于抽吸出的脓液量。

五、并发症

超声引导穿刺置管引流的并发症较少。可能的并发症有：

1. 感染扩散 脓液进入腹腔或胸腔造成腹膜炎或胸膜炎。也可能在冲洗时出现静脉反流引起菌血症。

2. 出血 肝脏撕裂或患者凝血功能异常，可引起大量出血。穿刺时禁忌患者咳嗽或深呼吸。

3. 胆漏 当脓肿距较大的胆管或胆囊时，穿刺可能误伤。

六、临床评价

超声引导下经皮穿刺置管引流治疗肝脓肿使肝脓肿患者的预后有了明显的改善，病死率由原来的70%下降到近年的0~15%。以往文献报道直径＜5.0 cm的肝脓肿首选超声引导下穿刺抽吸治疗术。直径＞5.0cm的肝脓肿，则采用超声引导下经皮穿刺置管引流术。但是也有学者主张能置管者尽量置管，以减少多次穿刺抽吸带来的风险，

减少并发症的发生。

近年，超声引导下经皮穿刺治疗肝脓肿已基本取代了外科手术治疗。文献报道穿刺冲洗治愈率为79%~100%[26-32]，多次重复穿刺冲洗可提高治愈率。穿刺冲洗较置管引流的主要优点是损伤更小、更经济。它避免了置管护理中带来的问题，而且多发脓腔可在同一时间分别抽吸。但是Rajak等[31]报道，如果从有效率及脓腔减小50%所需时间来说，穿刺冲洗成功率明显低于置管引流（60% vs.100%）。大脓肿一次抽吸很难完全排尽，需重复抽吸，并建议置管。穿刺冲洗失败的主要原因是不能完全排净黏稠的脓液。

超声引导经皮穿刺治疗后脓肿完全消失所需时间为2~9周。尽管置管引流患者其脓腔的萎陷较穿刺冲洗患者更早，但患者脓肿完全消失所需时间相似。有报道偶尔小残余脓腔可能持续存在几年，但是通常无临床症状，与单纯性肝囊肿不易区分。

Singh及Kashyap报道[32]，经多次穿刺冲洗后，有二次细菌感染的可能，其发生率约15%。然而其他研究者未遇到此问题。

胆源性肝脓肿是由细胆管内压增高使胆管壁破裂，细菌扩散到肝组织形成散在的小脓肿，手术效果很差。超声引导可多点穿刺抽吸脓液，并在脓腔内注射敏感抗生素，结合脓腔内置管引流，可解除胆道梗阻，有效改善肝脏功能，为择期手术创造条件。

阿米巴肝脓肿绝大多数在肝脏表浅部位，其中约80%位于右叶膈顶部，约10%~30%破入胸腔或腹腔。抽出物为高粱米汤样脓液是诊断阿米巴肝脓肿的可靠证据，但在脓液中能找到阿米巴原虫者不足5%。这是因为阿米巴原虫主要集中于脓腔壁，而脓液内很少。要想获得阿米巴原虫的直接证据，应该在脓腔壁抽吸取材。阿米巴肝脓肿合并其他细菌感染者约8.9%~18.7%。甲硝唑不仅对阿米巴滋养体和包囊有显著杀灭作用，而

且对绝大多数革兰阴性和阳性细菌、厌氧菌有较好的效果，所以用0.5％甲硝唑溶液冲洗脓腔具有显著疗效。

超声引导下经皮穿刺置管引流治疗肝脓肿具有操作简便、临床疗效可靠、创伤小、并发症少、复发率低等优点，是一种安全便捷、经济有效的肝脓肿治疗方法，值得推广。

（王金锐　郑荣琴）

参考文献

1. Bean WJ, RodanBA.Hepaticcysts：treatment with alcohol.Am J Roentgenol, 1985, 144（2）：237-241.

2. 大藤正雄，他．超音波映像下经皮的藥物注入療法．診斷と治療 1987；75：1402

3. 刘吉斌．现代介入性诊断与治疗．北京：科学技术文献出版社，2004：48-49.

4. 吴孟超．腹部外科学．上海：上海科学技术文献出版社，1992：318-320.

5. 经翔，丁建民，赵新民，等．超声引导下经皮穿刺无水乙醇硬化治疗肝囊肿．天津医科大学学报，2007，13（2）：295-296.

6. 郭佳，赵铮民，杨甲梅，等．经皮穿刺抽吸囊液和囊内无水酒精注射术治疗巨大非寄生虫性肝囊肿.肝胆外科杂志,2003,11（2）：121-123.

7. Blonski WC, Campbell MS, Fuaust T, et al. Successful aspiration andethanol sclerosis of a large, symptomatic, simple liver cyst：casepresentation and review of the literature. World J Gastroenterol, 2006, 12（18）：2949-2954.

8. 陈吉东，熊晏群，罗俊，等．超声引导下聚桂醇注射液硬化治疗甲状腺囊性病变疗效观察．实用医院临床杂志，2013，10（6）：77-78.

9. 陈吉东，熊晏群，董科，等．无水乙醇与聚桂醇注射液治疗单纯性肝囊肿的对比研究．临床超声医学杂志，2015，17（9）：610-613.

10. 王少特，雷志辉，金鹏，等．超声介入穿刺注射聚桂醇治疗肝囊肿疗效分析.临床外科杂志，2013，21（8）：606-607.

11. Saini S, Mueller PR, Ferrucci JT, et al.Percutaneous aspiration of hepatic cysts does not provide definitive therapy.Am J Roentgenol, 1983, 141（3）：559-560.

12. Livraghi T, Bosoni A, Giordano F, et al.Diagnosis of hydatid cyst by percutaneous aspiration：value of electrolyte determinations.J Clin Ultrasound, 1985, 13（5）：333-337.

13. Mueller PR, Dawson SL, Ferrucci JT Jr, Nardi GL.Hepatic echinococcal cyst：successful percutaneous drainage.Radiology 1985；155（3）：627-8.

14. 王顺义，宋书邦，张玉英.849例肝包虫囊肿超声引导下穿刺硬化治疗的疗效评价.中华医学超声杂志（电子版），2011，8（7）：1470-1476.

15. 桑泽杰，袁帝文，袁纪政，等．射频消融治疗大鼠肝泡状棘球蚴病及病理改变．介入放射学杂志，2013，22（8）：54-57.

16. 宋书邦．肝包虫囊肿介入性超声微创治疗的研究现状．中华超声医学杂志（电子版），2004，1（1）：41-43.

17. McCorkell SJ.Unintended percutaneous aspiration of pulmonary echinococcal cysts.Am J Roentgenol, 1984, 143（1）：123-126.

18. 王顺义，宋书邦，张玉英.肝巨大包虫囊肿超声引导穿刺硬化治疗的方法学研究.中国超声医学杂志，2010，26（4）：367-369.

19. 王校智，李永寿，冯胜利．经皮穿刺引流与吸刮治疗肝及腹腔包虫囊肿的临床应用.中国寄生虫学与寄生虫病杂志，1994,12（4）：285-287.

20. 宋书邦，陈文奎，张玉英，等．超声引导经皮穿刺诊断和治疗肝包虫囊肿．中国超声医学杂志，1994，10（4）：63-64.

21. Khuroo MS, Zargar SA, Mahajan R.Echinococcusgramulosus cysts in the liver：Management with percutaneous drainage.Radiology, 1991, 180（1）：141-145.

22. Giorgio A, De Stefano G, Esposito V, et al.Long term results of percutaneous treatment of hydatid livers：a single center 17 cysts：Years experience.Infection, 2008, 36（3）：256-261.

23. Salama HM, Ahmed NH, et al.Hepatichydatid cysts, sonographic follow-up after percutaneous sonographically guided aspiration.J Clin Ultrasound, 1998, 26（9）：455-460.

24. Yagci G, Ustunsoz B, Kaymakcioglu N, et al.Results of surgical, laparoscopic, and percutaneous treatment for hydatid disease of the liver：10 years experience with 355 patients.World J Surg, 2005, 29（12）：1670-1679.

25. Brunetti E, Filice C, Esposito V, et al.Long-term results of percutaneous treatment of liver hydatid cysts.AJR Am J Roentgenol, 2006, 186（4）：1198-1199.

26. 杨晓伟，于晓玲，程志刚，等．超声引导下经皮穿刺置管引流在肝脓肿治疗中的应用．解放军医学学报，2014，35（2）：109-111.

27. 王建国，胡艳，潘丽，等．肝脓肿穿刺引流治疗时机的恰当选择.肝胆外科杂志，2013，21（2）：122-123.

28. Ch Yu S, Hg Lo R, Kan PS, et al.Pyogenic liver abscess：treatment with needle aspiration.ClinRadiol, 1997, 52（12）：912-916.

29. 梁萍，曹兵生，董宝玮．超声引导下活检和囊肿脓肿引流治疗的临床应用．中国超声医学杂志，2002，18（1）：75-76.

30. 吕明德，董宝玮．临床腹部超声诊断与介入超声学．广州：广东科技出版社，2002：253-257.

31. Rajak CL, Gupta S, Jain S, et al.Percutaneous treatment of liver abscesses：needle aspiration versus catheter drainage.Am J Roentgenol, 1998, 170（4）：1035-1039.

32. Singh JP, Kashyap A.A comparative evaluation of percutaneous catheter drainage for resistant amebic liver abscesses.Am J Surg, 1989, 158（1）：58-62.

第三章　肿瘤射频消融治疗

【概述】

中国肝癌发病率高，因就诊时大肿瘤多，中晚期多，多数合并肝硬化，肝功能差等原因，约 70% 患者失去手术切除机会[1]。近十余年来，影像指导下局部消融技术在肝癌治疗中发挥着重要的作用，成为与手术切除、肝移植同等重要的三大根治治疗手段。其中，以射频消融（radiofrequency ablation，RFA）为代表的局部消融治疗因创伤小、易操作、疗效显著等优点，可有效局部凝固灭活肿瘤，使肝癌治疗效果取得了突破性进展[2]。RFA 已在临床被广泛应用，引导治疗方法为经皮、开腹手术、经腹腔镜，其中经皮消融多在超声引导下进行，其次为 CT/MR 引导。超声引导经皮肝肿瘤 RFA 是建立在穿刺活检的基础上，从诊断到治疗，跨进一个新的领域。而对于中国临床大量不宜手术切除的较大肝癌及复发癌行经皮微创消融治疗，难度大，技术要求高。超声科医生受专业的限制，在治疗理念、对患者病情程度判断、消融前肝癌的基础疾病治疗及治疗后保肝抗病毒措施等方面有欠缺，并发症发生率高，也影响长期疗效。故目前超声应用大致分为两种状态：引导并协助 RFA 以及主持参与 RFA。无论处于哪种角色，超声科医师均需加强对该项技术的了解。尤其是参与 RFA 者更要重新弥补本专业的局限，掌握安全治疗措施，逐渐积累经验。笔者团队十余年的经验揭示，超声介入经验丰富的医生利用超声优势，重视个体化治疗方案策略，进行规范治疗等，完全可以胜任该项治疗。2003 年陈敏华、严昆首先应用超声造影确认肿瘤浸润范围、卫星灶、制订治疗方案、筛选适应证等，使肝癌射频消融疗效得到显著提高[3, 4]，超声进而成为参与肝肿瘤 RFA 治疗的主流[5-8]。

（陈敏华）

第一节　概论

一、射频原理

（一）射频消融系统组成及工作方法

1. 射频消融系统由射频发生器（交流电）、2 个电极（电极针、电极板）及闭合电路组成。

2. 治疗前将电极与患者接触，射频电极针刺入肿瘤治疗区，电极板粘贴于大腿皮肤或位于针前端，形成完整的电路。

3. 通过启动射频发生器产生高频交流变化电磁波（频率 300~500kHz），通过电路传递到电极针裸区（肿瘤内）。

4. 电能使局部组织发生正负离子震荡，并摩擦生热达 100℃ 左右，热能逐渐传导至周围组织，形成一个预定的球形或类球形的消融区，肿瘤局部因高温而发生凝固坏死。

（二）电能传播方式

1. 单电极系统　由电极针及电极板组成该系

统的 2 个电极，电流通过患者体内，与射频发生器连接形成完整电路（图 2-3-1-1）。

2. 双电极系统　将 2 个电极均设计在一根针的前端，中间置以绝缘体（图 2-3-1-2）。2 个电极通过针前端的绝缘体在治疗区域内形成回路，并与另一支针的 2 个绝缘体交流而形成一个类球形凝固区，电流无须通过大腿处的皮肤电极板，其优势是电流能量完全集中在肿瘤组织局部。

（三）电能热消融作用

1. 45℃以上的温度可以对细胞产生热损伤。60℃以上的温度细胞损伤不可逆。75℃以上可使活体组织产生凝固性坏死。

2. 电极相近组织被加热到 100℃左右，使热消融区达到不可逆转程度坏死。

3. 组织温度上升过快，或紧邻电极针的组织温度远高于 100℃，可能使组织快速干燥或产生炭化，而阻滞热能传播，影响周围组织凝固效果（图 2-3-1-3）。

4. 通过增大能量、延长消融时间、改善电极针的针尖设计等技术，获得 3~5cm 扩大凝固范围球形或类球形凝固灶。

5. 目前多采用冷循环系统，通过双腔管内的冷却盐水持续灌注，达到减少炭化，加大凝固范围的效果。

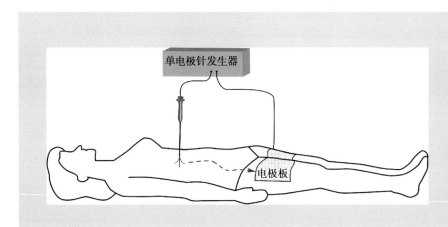

图 2-3-1-1　单电极射频系统
单电极系统闭合电路示意图，电极板置于双侧大腿

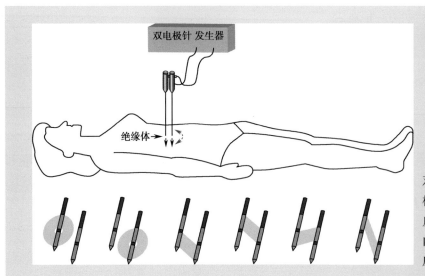

图 2-3-1-2　双电极射频系统
双电极系统闭合电路示意图：二个电极均置于针前端，通过绝缘体，不用皮肤电极板，电流在脏器（或肿瘤）内局部即可形成回路，2-3 支针同步应用可形成更多的电流场

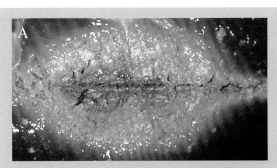

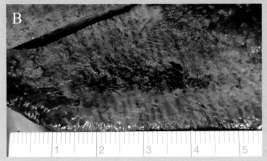

图 2-3-1-3　射频消融离体牛肝标本

A. 射频电极内置冷循环，消融后针道旁无炭化，消融范围大、效果好；B. 关闭冷循环后消融，针道发生炭化，消融凝固灶坏死效果欠佳

二、仪器和器具

（一）针具种类及特征

肿瘤消融设备和材料必须通过国家食品药品监督管理局批准，可用于临床治疗，以下介绍临床常用设备。

1. 内冷却双电极针　奥林巴斯（德国 Olympus，Celon）内冷却双电极设备为功率控制发生器。基本针型是单针，每支针管内为双腔设计，能进行液体冷却循环。一般使用 4℃ 生理盐水，借由水循环旋转泵 30ml/min 流速行冷循环，以增大消融范围。电极针前端正中有 4mm 绝缘体将其分为双极（图 2-3-1-4）。当同时应用 2~3 支双电极针，发生器自动切换至多电极模式，通过计算机控制调节，自动取两个电极定时循环交换，2 支针可形成 6 个、3 支针形成 15 个电流场，从而有助于能量累积快速获得 > 5cm 的凝固范围（图 2-3-1-5）。

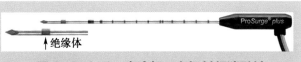

图 2-3-1-4　内冷却双电极射频消融针

放大的双电极前端更好地显示中间绝缘体
（ProSurge；Celon）

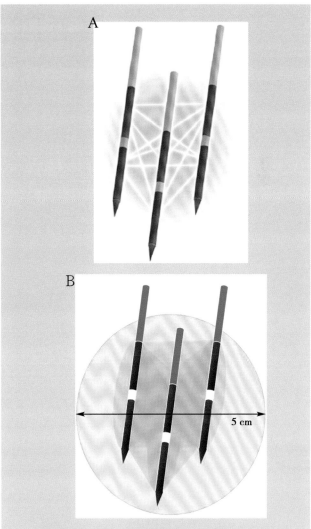

图 2-3-1-5　双电极针电流回路示意图

A. 双电极消融针中间为绝缘体，使针的前端分成两个电极，电流在两个裸露电极之间循环；

B. 三根双电极消融针同步启动，电流在每个裸露电极之间形成电流回路，有助于能量累积，形成有效的凝固灶

射频双电极针的优点：①操作简便，针较细而锋利，不用切皮肤；②不使用电极板，避免了可能发生的皮肤烫伤；③可避免电极针和电极板

之间存在金属物的影响；④大肿瘤消融穿刺布针更容易，所需时间短，消融范围大；⑤适宜治疗大血管旁肿瘤及复发残留癌灶消融。

2. 内冷却单电极针 Valleylab（美国 Covidien 公司）发射器运用脉冲能量技术，常规消融 12 分钟，多支针能量交替消融 16 分钟。此电极针内含 2 个空腔，可通过灌注冷却液体持续冷却针尖，受热的水流从针尖内引流到体外。此技术可减少紧贴电极针处的热能，避免组织炭化，使肿瘤内沉积更多射频能量。使用此技术，射频能量在组织内的沉积和产生的凝固坏死较非冷却电极针显著增加。肿瘤较大时，可采用集束电极针布针，包括 3 根 1~3cm 针尖的内冷却电极针，相距 0.5cm，消融范围显著大于单极针（图 2-3-1-6）。

冷循环单电极针的主要特点：①电极针细小（17G）：穿刺并发症少；②针尖温度低（16~20℃）：减少了电极周围组织的气化、炭化和阻抗的增加，射频能量传递远；③操作时间短：每点用时 12~20 分钟，患者痛苦小；④输出能量大：最高可达 200W，较同种型号电极针组织凝固灶范围大。

3. 可伸展多针尖电极

（1）国产迈德（MSI）公司的射频消融电极针（图 2-3-1-7）为锚型多针尖电极（中心有测温针），临床应用有两种模式：功率控制（功控）及温度控制（温控）。功控模式：以阻抗为终点指标（＞500Ω 机器自动停止工作），该模式同时可实时监测消融组织的温度。温控模式：设定温度和时间（如：95℃ 10 分钟），机器将保证靶向组织的射频消融温度达到 95℃并维持在这个温度达 10 分钟。

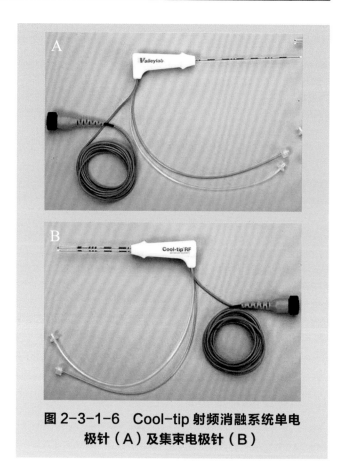

图 2-3-1-6 Cool-tip 射频消融系统单电极针（A）及集束电极针（B）

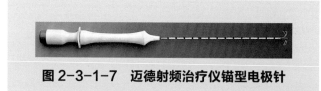

图 2-3-1-7 迈德射频治疗仪锚型电极针

（2）美国 RITA 1500 型可伸展多针尖电极设备发生器，其最大输出功率 150W，射频发生器频率 460kHz。采用发射器能量逐步递增和电极针伞径递增方式，少量生理盐水可从电极针尖注入组织。治疗结束点为在一定时间内获得设定的组织温度。常用电极针为 14G 套针，内针顶端有 9 支分布均匀的细针，可在肿瘤内呈伞状伸展开（图 2-3-1-8），并可调节伞径大小控制消融范围，通电后可形成3~5cm的类球形凝固区，局部温度可达100℃。回收内套针后消融针顶端为导电裸区，设置温度可行针道消融，防止肿瘤针道转移及出血。

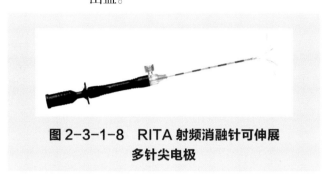

图2-3-1-8 RITA射频消融针可伸展多针尖电极

可伸展多针尖电极针优点：①实时显示多根针尖温度；②增加电极的空间作用面积，扩大消融范围；③消融区形态近似球形，规则；④适宜治疗近膈或被膜下肿瘤。

以上介绍的各种射频消融仪器及电极针具有各自的优势，临床应用中需结合肿瘤的特点及操作者的经验进行选择。

三、治疗室装备与急救物品

（一）基础要求

1. 室内配备治疗床（配有手架）、射频治疗仪、麻醉监护仪、氧气、负压吸引器、治疗台、治疗车、X线读片灯及不同大小形状体位垫等。具备穿刺引导装置和造影功能的彩色超声仪。

2. 治疗室应配备多功能监护仪。在消融过程中能进行心电、呼吸、血压、脉搏、血氧饱和度监测。有能进行心肺抢救复苏的设备和药品，有氧气通道、麻醉机、除颤器、吸引器等必要的急救设备和抢救专用的敷料、药品等，并由专人负责保管定期检查，放在固定位置。确保器械等处于有效使用状态，药品种类、数目齐全，均在有效使用期限以内。

3. 配有"医用数控超声波清洗器"，为多极针治疗后冲洗电极上污物专用。其应用方法为把装有无菌生理盐水200ml的玻璃瓶放置在清洗器内，污物针置于瓶内并打开伞针，振荡数分钟即可清洗或软化污物，再用棉签擦净便于同一患者再次布针使用。注意超声波振荡清洗器水槽内须使用蒸馏水，液面达水槽深度2/3。盐水瓶及操作均按无菌操作进行。

4. 所在医院具备用于评估局部疗效的对比增强影像检查技术条件（CT/MR）。

（二）器械与敷料

1. 手术器械及敷料准备
   （1）射频治疗消毒包内容：弯盘1个、擦皮钳1把、无齿镊1把、舌钳1把、刀柄1把、持针器或血管钳1把、纱布8~10块、棉签5~8支、治疗巾5~6块、探头隔离套（常用避孕套或手套等）2个、40ml小量杯1个、套袖1个。
   （2）其他消毒用品：电线保护套1个、手术用15号小尖刀片1个、一次性注射器（5ml、10ml、20ml各1个）、一次性无菌套（长度约70~150cm）。

2. 探头及其他物品准备及处理
   （1）采用一次性无菌探头隔离套包裹探头，禁忌浸泡及高压蒸汽消毒，亦尽量不采用酒精、碘酊及碘伏等消毒液擦拭，以免损伤探头。
   （2）与消融针相匹配的超声引导穿刺架。
   （3）其他物品包括生理盐水250ml×1瓶、碘伏、局麻药品（2%利多卡因）、静脉输液器及液体、三通开关、套管针。

3. 器械清洁与无菌处理
   1）射频消毒包内物品包布、治疗巾保持

清洁无损，用后及时换洗。

2）敷料须松软、平滑而易于吸水，无异物，大小适宜，使用前一周内严格高压消毒灭菌。

3）超声引导穿刺架治疗前要消毒灭菌，金属架用高压消毒，也可与非金属架同样处理，彻底清洗、擦干后使用邻苯二甲醛溶液浸泡12小时以上。

4）所用物品需标注品名、数量，并注明灭菌失效日期。

5）RFA治疗用后器械和敷料术后均应及时处理干净，金属器械（超声引导穿刺架、消毒钳等）用后进行浸泡、清洁，以免生锈损坏，检查并归还原处备用。

6）射频针及电极板一次性使用，应用前检查其生产有效期。

四、从业人员基本条件

1. 取得《医师执业证书》，执业范围为与应用肿瘤消融治疗技术相关的本医疗机构注册医师。从业医院具备相关诊疗项目。

2. 有3年以上肿瘤、外科、内科等相关专业临床诊疗工作经验，取得主治医师及以上专业技术职务任职资格。

3. 有多年超声诊断、介入超声或介入放射经验的医生，并经肿瘤消融培训的中级医生。

4. 通过国家卫生计生委或省级卫生计生行政部门指定的医学机构，完成肿瘤消融治疗技术的相关系统培训及考核，具备局部肿瘤消融治疗技术临床应用的能力及资质。

五、超声引导治疗

（一）优越性

1. 超声引导经皮RFA治疗可在门诊治疗室或手术室进行。

2. 无辐射、价廉、操作简便便于移动。

3. 可灵活选择穿刺途径，引导避开异常血管、大血管、韧带结构进针。

4. 实时观察进针深度及与相邻脏器关系。

5. 彩超能灵敏显示荷瘤血管及其进入肿瘤的位置，指导进行消融阻断。

6. 通过超声多切面扫查行立体定位，指导整体重叠消融。

7. 可实时监控消融过程，灵敏发现出血等并发症并引导进行消融止血。

8. 定位准确，对非荷瘤肝组织损伤小，故对肝功能损害小，机体恢复快。

9. 对某些经介入治疗或化疗后，肝肿瘤边界二维超声显示不清晰，可采用超声造影辅助定位。

10. 对新生灶或肝内转移灶可行反复多次治疗从而增加患者治疗信心。

（二）不足

1. 肿瘤位置较高或位于肝外周区域，受肺、膈或胃肠气体影响显示不满意。

2. 位置较深的肿瘤，针尖的显示欠满意。

3. 图像清晰度及穿刺准确性受患者体形肥胖及呼吸配合程度影响较大。

4. 二维超声是断面显示，对肿瘤的立体影像判断较困难，影响初学者信心，定位确认操作时间较长。

（杨薇 李荣杰 陈敏华）

第二节 适应证及禁忌证

肝癌治疗临床多首选手术切除，然而我国肝癌患者只有20%~37％适宜手术切除[9, 10]，术后复发率高达50%~60%[11]。消融治疗是原发性肝癌（肝细胞肝癌HCC、胆管细胞肝癌CCC等）患者可选择的重要治疗手段：包括肿瘤不能手术切除、手术或 TACE 后肿瘤残留复发、肝移植等待期控制肿瘤进展、肝移植后复发肿瘤。对肝转移癌的治疗，尤对来源于胆管癌、胰腺癌、胃癌、乳腺癌和不宜手术治疗的结直肠癌患者，RFA 也提供了一种安全有效的治疗选择。临床大量病例的应用证实 RFA 对多数适应证病例可获得根治性治疗或姑息减瘤效果。

一、原发性肝肿瘤

（一）适应证

指可能获得局部根治性疗效者。

1. 癌灶数目 ≤ 3 个，其中最大直径 ≤ 3.0cm。
2. 单发乏血供肝癌，直径 ≤ 5.0cm。
3. 手术切除 1 年后复发癌，肿瘤大小特征同上。
4. 上述肿瘤有包膜或边界清晰，肿瘤外周有足够灭瘤安全范围者。
5. 上述肿瘤肝功能 Child-Pugh A 级或部分 B 级，无肝外转移的患者。

（二）相对适应证

通过采用辅助技术治疗策略，可能获得较好疗效或姑息减瘤效果的肿瘤。

1. 肿瘤大小形态及患者肝功能等条件符合适应证，但肿瘤位置进行 RFA 有一定难度及风险，如邻近心膈、胃肠、右肾上腺、胆囊、肝门、大血管。
2. 非手术适应证，多次 TACE 效果不佳血供仍较丰富的 5~6cm 肿瘤。
3. 对较大的肿瘤或多发肿瘤联合手术切除治疗，也可择期行分次治疗。
4. 肝癌行肝移植待肝期间的术前治疗。
5. 手术切除后 1 年内短期复发不适宜再次手术者。
6. 肿瘤合并末梢支门静脉小癌栓。
7. 部分 Child-Pugh C 级患者经保肝治疗肝功有明显改善，肝功能及血象基本达标；腹水明显减少，肿瘤数目 < 3 个，病灶最大

径 ≤ 3.0cm 者。

（三）相对禁忌证

指肿瘤消融可行姑息治疗，获得近期疗效，但易发生并发症而影响长期疗效者。

1. 曾有多次食管胃底静脉曲张破裂出血史者，经有效治疗，近期无出血史。
2. 装有心脏起搏器者及严重的大动脉瘤患者需慎重，必要时在专科医生监护下进行。
3. 近期（1 个月内）做过肝叶段切除手术者，尤其要重视患者全身状况。
4. 位于尾状叶较大肿瘤，与周围大血管、胃肠关系密切者。
5. 位于肝脏脏面的 > 4cm 肿瘤，并且 1/3 以上瘤体突出肝外。

（四）禁忌证

指不能获得近期疗效，易发生严重并发症者。

1. 肿瘤范围 > 5cm、呈多结节浸润状并侵及大血管。
2. 有门静脉主干、一级分支或肝静脉癌栓，广泛肝外转移。
3. 保肝治疗后无改善的 Child-Pugh C 级（顽固性大量腹水、黄疸等）患者。
4. 明显的重要脏器功能衰竭或不可逆出凝血障碍者。
5. 活动性感染，尤其胆系合并感染者。

二、转移性肝癌

文献报道结直肠肝转移癌适宜接受 RFA 治疗者具有以下条件：原发肿瘤控制，肝转移局限，不能手术切除或患者体弱、合并其他疾病不能承受手术治疗，患者要求局部治疗等。

（一）适应证

1. 化疗疗效不佳的局限性病灶。
2. 局限于肝内单发转移癌 < 5.0cm 者。
3. 肝内多发转移癌，经化疗后局限于肝脏，肿瘤数目 ≤ 3 个，最大病灶直径

≤ 3.0cm。

4. 多发转移灶数目 4~8 个、最大病灶直径 < 4.0cm 者可酌情分期减瘤治疗。每次治疗原则上不超过 3 个。

5. 先治疗危险部位瘤灶（邻近大血管、肝外重要结构等），或较大孤立转移灶（图 2-3-2-1）。

6. 肝转移肿瘤手术切除及局部治疗后复发残留可再治疗。

（二）相对禁忌证

1. 多发病灶不能一并消融灭活，相距范围 < 1cm 者（图 2-3-2-2A），或者一个肝段范围内超过 3 个癌灶，不宜单纯 RFA 治疗或行姑息治疗（图 2-3-2-2B）

2. 因手术病史，病灶与膈肌或肠管粘连者不宜行 RFA；强烈要求治疗者可行近肝段减瘤治疗（图 2-3-2-3）。

（三）禁忌证

1. 胰腺癌肝转移灶位于表面无正常肝组织的肝外周缘。

2. 不能控制的广泛转移。

3. 肿瘤负荷≥全肝的 70%，并且不能控制原发肿瘤。

4. 其他禁忌证同原发性肝癌。

三、良性肿瘤

RFA 治疗主要针对具有恶性潜能、引起症状或患者心理焦虑的良性占位病变，患者不能耐受手术或不愿意接受手术者，如局灶性结节增生（FNH）、腺瘤、部分大血管瘤等。

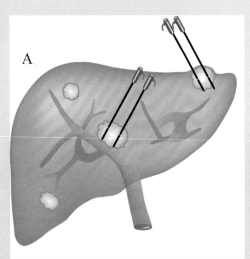
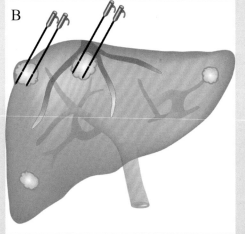
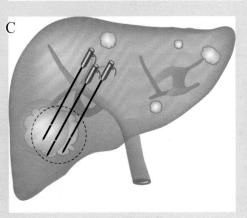

图 2-3-2-1　多发转移性肝癌消融顺序示意图

A. 先消融邻近第一肝门及心膈下肿瘤；

B. 先消融第二肝门旁及邻近膈下肿瘤；

C. 先消融孤立大肿瘤

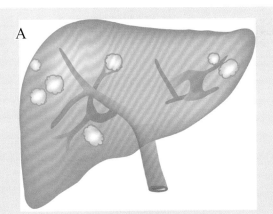

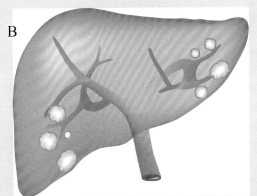

图 2-3-2-2 转移性肝癌不宜接受 RFA 示意图

A. 多发相距 <1cm；B. 叶段 ≥ 3 个癌灶

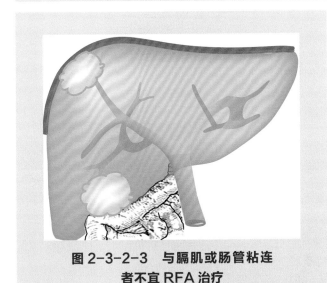

图 2-3-2-3 与膈肌或肠管粘连者不宜 RFA 治疗

（陈敏华　严昆　杨薇）

第三节　治疗前准备

　　射频消融是一种有效治疗肝肿瘤的微创手段，并发症发生率较低[12]。多数选择 RFA 的原发性肝癌，治疗前肝功能差而影响疗效[13]。充分的治疗前准备不仅包括积极的保肝治疗，提高肝脏储备功能及对 RFA 的耐受力；还包括与患者及其家属充分的沟通，详细介绍 RFA 的益处和可能发生的风险等。

一、患者准备

（一）明确诊断

1. 经多种影像及临床诊断为肝癌或肝脏其他恶性肿瘤。

2. 首次治疗者建议行穿刺活检，确诊病理组织类型及分化程度。

3. 无乙肝、丙肝、酒精性肝病等病史，AFP < 200ng/ml 者，治疗前须行穿刺活检确诊病理性质。

4. 有其他原发癌，但影像学检查不能确定目前肝脏占位为原发还是继发者，或同时伴有乙肝、丙肝病史者，仍提议穿刺活检以确定病理性质。

5. 原手术切除有病理诊断，目前肝脏占位依据影像学及临床资料可明确定性者无须穿刺活检。

（二）治疗前病情评估

1. 评估 TNM 分期　TNM 分期是以肿瘤的临床病理特征为基础建立的，是预测患者生存的重要指标[14]。北京大学肿瘤医院超声科既往的研究也表明治疗前肿瘤 TNM 分期与 RFA 治疗后的总生存率及无瘤生存率均密切相关[15]，同时 TNM 分期也决定了 RFA 治疗方式（根治或姑息），需结合近两周内增强 CT/MR/CEUS 检查结果，综合评价 RFA 前分期诊断。

2. 评估肿瘤状况

（1）根据常规超声、超声造影、增强 CT 或 MRI 检查，判断肿瘤大小、部位及生物学特征（肿瘤浸润程度、有无卫星灶等），制订治疗方案，了解患者肝脏背景及大小、肝脏储备功能，充分估计肿瘤消融范围与残留肝脏的比例，预测 RFA 可行性及可能获得的效果。

（2）消融后肝脏的储备功能是决定患者肝脏功能代偿状态的关键因素之一。外科手术切除肝肿瘤时，对于肝实质正常的患者来说，剩余肝脏占自身全部肝实质体积 30% 的肝切除范围是安全的。对于肝脏功能代偿良好、不伴门静脉高压、Child-Pugh A 级的肝硬化患者，剩余肝脏体积不小于全部肝实质体积 50% 的肝切除范围也是安全的[16, 17]。若肿瘤太大或多发而肝脏明显缩小，肝功能代偿差时，RFA 扩大范围治疗可能会发生肝功能衰竭，此项应尤为重视。

（3）充分了解患者全身其他疾病状况及手术史、化疗史、放疗史等，以便治疗中预防并发症，妥善处理意外的发生。

（4）酌情行择期分次治疗、姑息治疗或其他联合治疗，并配合积极的保肝措施。

（三）评估 Child-Pugh 分级及患者基本条件

TNM 分期是影响肿瘤预后的因素，而对于患者肝功能的评估目前大多依据 Child-Pugh 评分。Child-Pugh 评分是判断肝硬化患者预后较为可靠的半定量方法。Child-Pugh A 级代表肝脏功能代偿，其 1 年内发生肝脏功能衰竭相关病死率 < 5%；Child-Pugh B 级代表肝脏功能失代偿，其 1 年内发生肝脏功能衰竭相关病死率为 20%；Child-Pugh C 级代表了肝脏功能严重失代偿，其 1 年内发生肝

脏功能衰竭相关病死率为 55%[18]。需近两周内的肝功能及血细胞分析、凝血功能、是否有肝性脑病、腹水等因素，评估 Child-Pugh 分级。

1. Child-Pugh A 级及部分 B 级可以行 RFA。

（1）总胆红素（T-BIL）≤ 50μmol/L，白蛋白（ALB）≥ 30g/L。

（2）丙氨酸氨基转换酶（ALT）≤ 3 倍正常值、门冬氨酸氨基转换酶（AST）≤ 3 倍正常值。

（3）葡萄糖（GLU）≤ 8.0mmol/L。

（4）肌酐（CREA）≤ 300μmol/L。

2. Child-Pugh A 级及部分 B 级 ≤ 3cm 的肝癌，ALT 介于 3~5 倍时也可行 RFA，但治疗后须加强保肝治疗。

3. 患者血常规及凝血试验检查要满足下列条件：

（1）白细胞总数（WBC）≥ 3×10^9/L。

（2）血红蛋白（Hb）≥ 80g/L。

（3）凝血酶原时间（PT）延长不超过对照 3 秒，如正常对照 11~15 秒，不能 > 18 秒。

（4）凝血酶原活动度（PT%）≥ 50%。

（5）国际标准化比值（INR）≤ 1.6。

（6）血小板总数（PLT）≥ 50×10^9/L。

4. 全身其他检查

（1）60 岁以上高龄者或既往有心脏病者应行心电图检查，必要时行超声心电图检查及阿托品试验。

（2）肌酐明显升高或肿瘤较大者，行肾功能检查。

（3）高危人群应于射频治疗前请麻醉科会诊评估治疗中麻醉的可行性。

二、肝脏基础疾病治疗

射频治疗前后均需针对患者肝脏基础疾病进行治疗，如补充白蛋白或血浆以及口服利尿剂等减轻或消除腹水[19]。对肝功能 Child-Pugh A 级

或 B 级者，首选 β - 受体阻滞剂和（或）内镜治疗防治门静脉高压引起食管胃底静脉曲张破裂出血。为了提升白细胞和血小板，应根据脾功能亢进的程度和患者的一般情况采取皮下注射粒细胞集落刺激因子或静脉输入血小板、脾切除或脾栓塞等个体化的治疗方案。

三、全身情况监测与处理

高血压患者需将收缩压控制在 170mmHg 以下，舒张压 100mmHg 以下；糖尿病患者应将血糖调节至 8.0mmol/L 以下；半年内有急性心肌梗死史者，建议推迟治疗。

大部分研究认为消融面积较大是导致肾衰竭的可能原因[20-22]。因此，如患者肾功能不全，尤其肿瘤较大、计划进行较大范围消融者，需采取血液透析等方法控制肾功能，待病情稳定后再行较小肿瘤的 RFA 治疗，并密切监测肾功能。

活动性感染（包括肺结核活动期）经抗感染治疗缓解后方可考虑 RFA 治疗。

合并贫血、呼吸系统疾病、颅脑疾病等慢性病时，需将病情控制在稳定状态后再行 RFA 治疗。

四、治疗前准备

1. 详细了解患者病史，有无出血史、手术史、感染史、糖尿病、心脏病等，行相应对症治疗。服抗凝药物的患者必要时，在临床医师指导下停止使用抗凝药 7~10 天。
2. RFA 治疗前禁食至少 6 小时，消融治疗前一晚进半流食。
3. 开麻醉通知单，进行麻醉术前谈话。
4. 向患者及其家属介绍射频治疗原理及过程，告知通过治疗能够达到预期目标，并说明可能会发生的并发症风险。使患者及家属知情、理解、同意治疗，并签署知情同意书。
5. RFA 治疗中因病情变化改变治疗方案需征求患者及家属意见，尤其在治疗中新发现

小病灶时，改变治疗方案必须征求家属的意见，特别对风险较大可能致不良预后的治疗，如消融治疗区域邻近肾上腺会致血压急剧升高，胆心综合征会致心律失常等，应补充谈话并重新签字。

（尹珊珊　武金玉　陈敏华）

第四节　麻醉

超声引导 RFA 一般在门诊治疗室中进行，要求患者在每次布针时能够进行呼吸配合，结束后即刻清醒，恢复生理反射，短时间内能够离开治疗室。因此，麻醉应当选择起效迅速、效果确切、苏醒期短的方法。不进行气管插管和使用肌松剂的静脉麻醉基本上能够满足 RFA 的需要。

一、麻醉前准备

1. 治疗前禁食水 6 小时，详细询问病史。
2. 同外科手术一样，治疗前务必向患者及其家属详细交代患者存在的问题、麻醉中的风险（可能出现的不良后果和难以避免的并发症，甚至死亡）及可以采取的抢救措施等，征得患者及家属的理解，签订麻醉同意书。
3. 开放静脉，输入 500~1000ml 乳酸钠林格液，治疗开始前即静注恩丹西酮 8mg，持续心电、血压、呼吸、脉搏及血氧饱和度监测，鼻导管或面罩吸氧。
4. 联合 1% 利多卡因布针点局部麻醉。

二、麻醉方法

给患者消毒皮肤时，即静脉注射芬太尼 1~2μg/kg + 咪达唑仑 0.03~0.04mg/kg，使镇静深度达到 Ⅱ ～ Ⅲ 级，保证进针布针时患者能按医生指令做吸气或呼气动作，协助准确定位。要达到清醒安静又无痛，需选择正确的麻醉药物，掌握

剂量，防止不足和过量。消融邻近胆囊的肿瘤时，易发生胆心综合征，应严密监视心率变化，同时，静脉注射丙泊酚加强镇静深度，消除患者的不适感，心率下降明显应及时静推阿托品 0.5~1mg。

芬太尼具有起效快、作用时间短、镇痛效果强等优点。咪达唑仑的优点是镇静遗忘作用强，是消除患者术中记忆的理想药物。丙泊酚的显著特点是超短效，停药后几分钟就可以完全清醒，容易控制麻醉深度。上述三种药物联合使用，能够满足 RFA 治疗的要求，同时还应考虑到患者个体差异不同、肿瘤大小及部位不同，用药剂量上必须坚持"个体化原则"[23]。

填写麻醉记录单。须认真填写治疗中血压、脉搏、血氧饱和度和呼吸变化。详细记录治疗中应用的药物、药量、用药时间，治疗中发生的异常情况及处理措施，效果等。

术毕休息 1 小时左右，患者完全清醒，呼吸循环稳定，可送回病房。

（潘振宇　范志毅）

第五节　规范化治疗及方法

经皮消融过程在影像引导和监控下施行，亚洲及我国多数采用超声引导，肝膈顶区肿瘤可采用 CT/MRI 引导或者采用多种影像的融合成像引导。北京大学肿瘤医院 2003 年开始采用治疗前行超声造影确认肿瘤浸润范围和数目，并行规范化治疗使消融更为精准有效[24]。

一、治疗原则

1. 足够安全范围。对有包膜、形态规整的肿瘤行覆盖消融，一般安全范围超出瘤周 0.5cm，即 3cm 直径肿瘤需消融 4cm 范围（图 2-3-5-1A）。对边界不清晰、不规则肿瘤消融范围至少≥瘤周 1cm，即 3cm 肿瘤消融 5cm 范围（图 2-3-5-1B）。对

突破肿瘤包膜呈多结节融合状或瘤周有卫星灶生物学行为差的肿瘤，应更扩大瘤周消融范围（图 2-3-5-1C）。

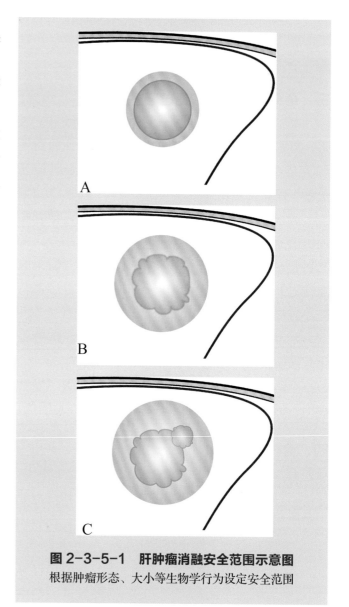

图 2-3-5-1　肝肿瘤消融安全范围示意图
根据肿瘤形态、大小等生物学行为设定安全范围

2. RFA 治疗前充分阅读 CT、MR 及超声、超声造影检查结果，测量肿瘤大小、浸润范围，了解肿瘤生物学行为、与大血管及相邻组织关系、肿瘤血供丰富程度等信息。

3. RFA 布针及治疗过程在超声引导并实时监控下进行。消融过程中局部组织产生的热蒸气微泡强回声，影响超声对消融范围的准确判断，并使针尖及深部组织显示困难，

故治疗顺序应先治疗肿瘤深部再治疗浅部（图 2-3-5-2A），先治肝膈面再治肝浅表区域或脏面（图 2-3-5-2B）。

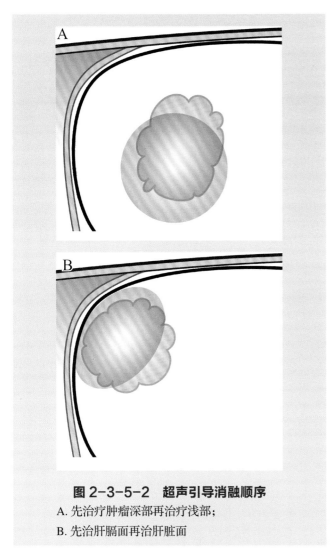

图 2-3-5-2 超声引导消融顺序
A. 先治疗肿瘤深部再治疗浅部；
B. 先治肝膈面再治肝脏面

4. 肿瘤血供丰富者先行肝动脉化疗栓塞（TACE）1~2 次，控制肿瘤血供后再消融肿瘤。

5. 肿瘤邻近膈肌、胃肠、胆囊、肾脏等外周区域，先消融与其他脏器相邻部位肿瘤，并以注水制造人工腹水分离后消融肿瘤。

6. 邻近大血管的肿瘤以及残留复发癌 RFA 治疗，选择单针消融更安全、有效。

二、穿刺途径选择

1. 行超声多切面扫查并参考 CT 检查结果，根据肿瘤位置选择穿刺途径，可在彩超引导下，选择避开血管、韧带途径，经正常肝组织或最短途径入路。在途经大血管时，可采用常规超声和彩超能同时显示的双幅图像进行引导。

2. 与大血管相邻的肿瘤，穿刺途径应尽可能选择血管壁显示不清晰或模糊的路径，虽然血管被显示，但穿刺针可能擦血管壁而过，一般可避免直接刺伤大血管。

3. 以患者深吸气—呼气—平静呼吸状态调控呼吸程度，配合体位改变，调整扫查切面，获得安全穿刺路径，继而在屏气状态下穿刺进针。

4. 进针前再次向患者介绍穿刺布针中呼吸配合的重要性。

三、体位选择

体位选择对协助引导消融者尤其重要，经皮治疗主要参考体位有以下几种：

1. 选择患者平静呼吸能清晰显示肿瘤的体位。

2. 位于左叶的肿瘤一般采用仰卧位，邻近膈或 S3 肝外侧缘肿瘤也可选择右侧卧位或左前斜位（右侧 45°）。

3. 右叶肿瘤一般采用右前斜位或左侧卧位，在腰背垫小枕予以固定。

4. 右叶膈顶一般采用平卧位或抬高右侧约 20°~30°。

5. 左内叶（S4）肋弓后方肿瘤常显示不充分，可根据此段肝脏大小采用右侧卧位从胸骨右旁肋间进针，或采用左侧卧位从右肋弓下、剑突右旁进针。

四、操作步骤

1. 消毒铺巾。肝右叶肿瘤自右侧肋间穿刺者消毒范围为右腋后线至正中线，上达乳头、下达平脐水平；肝左叶肿瘤消毒范围自右腋前线达左腋前线，上下消毒范围同上。较大的消毒范围便于治疗中多角度扫查选择最佳进针入路，同时满足行多点穿刺或消融的需要。用数块消毒手术巾搭出一个操作平台放置器具、针筒，增加治疗区域的可操作性并防止污染。

2. 超声扫查定位后1%利多卡因局麻，每个点约注射5ml，从皮肤至肝被膜充分麻醉（图2-3-5-3），较大肿瘤应行多点局麻。多灶消融局麻药可增至30~40ml（6~8个点）。

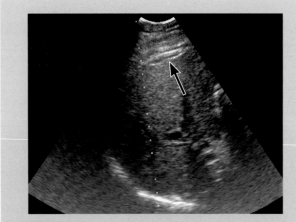

图2-3-5-3　注射局麻药利多卡因，从皮肤达肝被膜（↑），获满意的局麻效果

3. 根据CT/MR及超声造影检查结果，从多方向、多切面扫查，立体思维制定适宜的布针治疗方案。

4. 穿刺进针分2个步骤，首先针刺达皮下至腹壁内约0.5~1cm深度，嘱患者控制呼吸，再次确认穿刺路径，确定后进针。

5. 布针后首先确认针尖位置，确认电极针在设置的准确位置，单针针尖以达肿瘤底部或超越肿瘤为宜。

6. 启动电源，按预先设定治疗方案消融，实时观察治疗过程。

7. 完成消融后，左右捻转电极针，设置针道温度达80℃左右即可缓慢拔出针。

（陈敏华　严昆　杨薇　吴薇）

第六节　技术要点及注意事项

笔者所在中心开展RFA治疗初期>3cm肝肿瘤的灭活率仅为56%[25]，对邻近重要脏器结构部位的肿瘤及血管丰富肿瘤，RFA后易复发且并发症较高。上述难治性肝癌多需采用个体化治疗策略[26]。

一、操作技术要点

1. 立体定位的概念。通过多切面扫查或三维扫查确定方案的布针位置，纠正单切面引导造成的局限。

2. 布针后常规确定针尖位置，其方法为一手持探头朝向针尖扫查，另一手持针做小幅度上下提拉改善显示，仍显示不清晰时可开启电源消融2~3秒，针尖强回声点易被显示确认。有些针可注射含气水改善针尖显示，微调探头角度动态观察。

3. 对位于膈或肝门结构高危部位的针尖显示不明确时，宁可拔针至肝前重新进针，切忌在看不见针尖的情况下盲目开始消融。

4. 对邻近肝表面的大肿瘤，避免在一个点多次进出针，采取从不同方向进针，不仅可以减少消融盲区，而且能防止中心进针点过度消融。

二、大肿瘤消融方案

1. 目前应用消融范围达4~5cm的消融凝固针，治疗4~5cm大小肿瘤需行多灶重叠消融，方能覆盖肿瘤及安全范围。

2. 根据不同大小设定布针方案[27]。如5cm

肿瘤拟按正五棱柱法消融 7 个灶，首先对肿瘤行横切面扫查，在肿瘤中心最大径切面设 5 个定位点。继而纵切面扫查，在肿瘤头尾两侧设第 6、7 个定位点，以获得整体覆盖灭活大肿瘤的效果（图 2-3-6-1，图 2-3-6-2）。

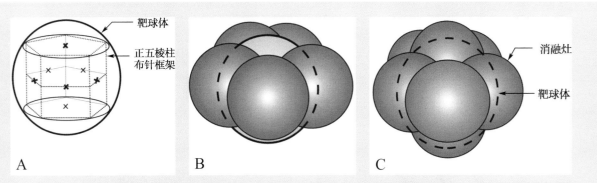

图 2-3-6-1　正棱柱法消融定位模式图（以正五棱柱为例）
A. 根据治疗范围设置正五棱柱布针框架，正棱柱每一面的中点为布针定位点；
B. 5 个棱柱面逐个进行消融；C. 垂直切面，在棱柱上下 2 个底面消融，完成正五棱柱覆盖消融

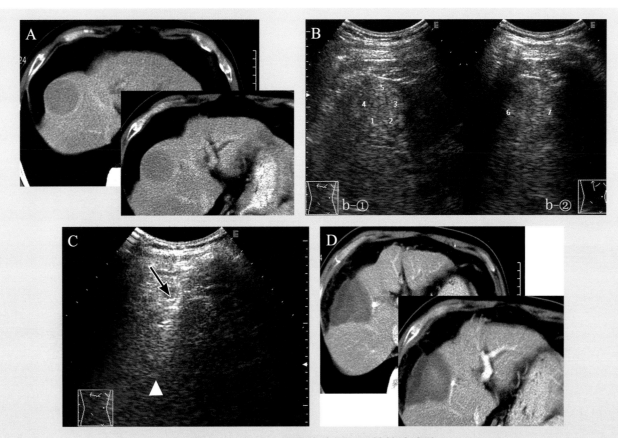

图 2-3-6-2　肝肿瘤病例正五棱柱法消融
A. 增强 CT 显示，肝右叶球体肿瘤，超声及 CT 测量大小为 5.3cm×5.2cm，经计算，拟按正五棱柱法重叠消融 7 个灶；
B. 首先横切面扫查在肿瘤中心最大径切面设 5 个定位点（左图），继而纵切面扫查在肿瘤头尾两侧设第 6、7 定位点；
C. 依次进行横切面第 1 灶至第 5 灶消融，图为第 5 个灶消融中，可见伞针尖强回声（↑），其背侧回声团为已消融灶（▲）；
D. 1 个月后增强 CT 显示肿瘤区呈低密度区，无强化，边界清晰，未见活性；追踪数年无复发

3. 新型仪器消融范围增大，5~6cm 的肿瘤用 3 针联合消融 1~2 个灶，即可快速整体灭活 5~6cm 肿瘤。

4. 大肿瘤多灶消融程序一般从肿瘤深部开始，达到治疗功率后向上拔针 1~2cm 再消融，行 1 次穿刺消融 2 个灶的效果（图 2-3-6-3，图 2-3-6-4）。

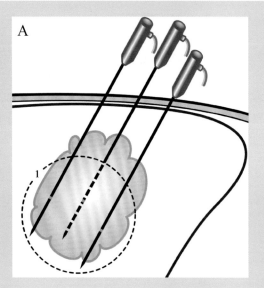

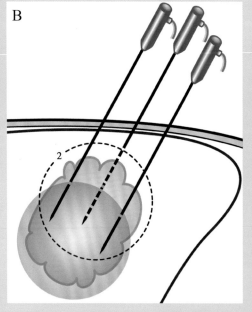

图 2-3-6-3 不规则大肿瘤多灶消融示意图
A. 采用 3 支双电极水循环针先穿刺消融深部第 1 灶；
B. 提针 1~2cm，消融浅表第 2 灶，快速简便完成 > 5cm 肿瘤整体消融

三、附加治疗策略

肝肿瘤经皮消融治疗病例约半数有难度。这些难治疗病例包括了位于肝外周区域肿瘤及富血供肿瘤、大血管旁肿瘤等，需采用以下附加方法策略，行个体化治疗。

（一）注水分离技术

本技术是在经皮消融肝外周肿瘤治疗中最常用的技术。

1. 技术要点

（1）在肿瘤区域注水分离肝肿瘤与相邻脏器组织。

（2）注入无菌生理盐水或 5% 葡萄糖液体。

（3）布针穿刺前注水要防止注入气体。

（4）已穿刺布针后注水切防注水针尖刺破电极针外绝缘尼龙膜，否则可引起热能外漏灼伤周围组织[28]。

（5）注水针通常与消融针至少相距 1~2cm，穿刺角度平行于消融针，并用超声监控针尖位置（图 2-3-6-5）。

（6）注水时穿刺针不要刺入肿瘤组织，以免发生针道种植转移。

2. 肝前注水采用注射麻药的针在肝表面注水 30~100ml，保护腹膜腹壁（见图 2-3-6-5B）。

3. 膈与肝脏间注水

（1）位于前膈下的肿瘤采用右肋间肝前注水，注入肝前的水易流向肝下缘（图 2-3-6-6A），可在注水后改变体位为平卧或右侧位 10°~15°，便于水流入右膈下（图 2-3-6-6B）。

（2）直接注入肝上缘膈上下或采用 17G，10cm 长的套管针通过肋膈角注入膈上胸腔肺底部，可获得膈上下缘 "双腔" 积水的效果（图 2-3-6-7A）。

（3）后膈肿瘤也可选用 21~22G 细长针，通过肝组织直接刺达肿瘤上方的膈上下间注水约 80~200ml 分离肝膈及肺膈（图 2-3-6-7B）。

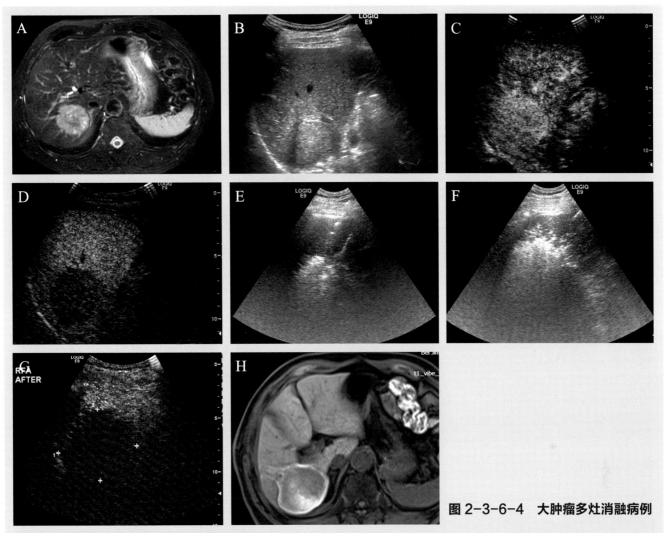

图 2-3-6-4 大肿瘤多灶消融病例

男，74岁，发现肝右叶HCC。CA199>1000U/ml。

A. MR显示右叶类圆形肿瘤；B. 超声显示肿瘤大小5.1cm×5.0cm；C. CEUS显示肿瘤动脉期增强范围约5.3cm×5.2cm；
D. CEUS显示肿瘤延迟期廓清；E. 超声引导下应用3支T40双电极针消融肿瘤深方组织；F. 深方肿瘤组织消融后，提针1.5cm，继续消融浅方肿瘤，获得满意的安全范围；G. 射频后即刻CEUS显示消融区范围达7.5cm×6.6cm；
H. 射频后1个月MRI显示消融区无活性

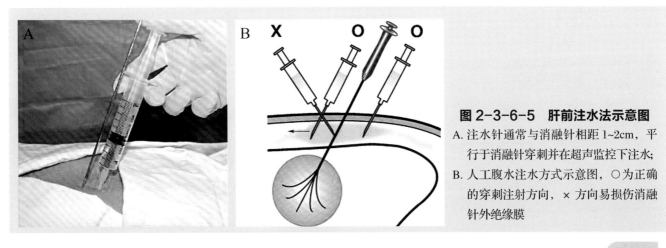

图 2-3-6-5 肝前注水法示意图
A. 注水针通常与消融针相距1~2cm，平行于消融针穿刺并在超声监控下注水；
B. 人工腹水注水方式示意图，○为正确的穿刺注射方向，×方向易损伤消融针外绝缘膜

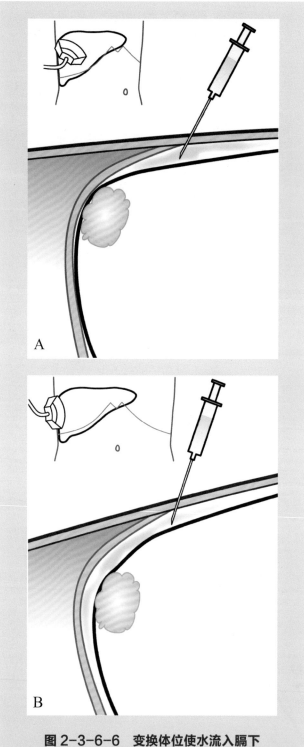

图 2-3-6-6　变换体位使水流入膈下

注入肝前的水易流向肝下缘（A），可在注水后改变体位为平卧或右侧位 10°~15°，便于水流入右膈下（B）

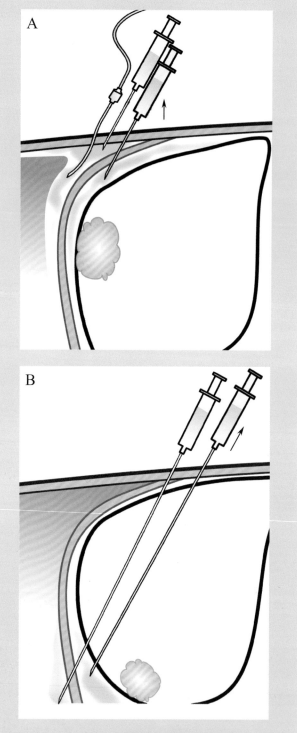

图 2-3-6-7　少量水若通过肋膈角注入膈上胸腔也可获得较好效果

A. 通过在肝膈间及拔针 0.5~1cm 在肋膈角注入少量水至膈下及肺底，也可采用套管针注水；

B. 后膈肿瘤也可选用 21 ~ 22G 细长针，通过肝组织直接刺达肝膈之间及膈上注水分离肝膈、肺膈

4. 胃肠与肝脏间注水

（1）采用 21G 细针通过肝脏途径穿刺达肝肠间和肝胃间注射生理盐水约 100~200ml（图 2-3-6-8）。

（2）在肝缘与肠管之间（或肝肾脏）穿刺或置入皮管套针，行持续或间断注水 100~800ml（图 2-3-6-9）。

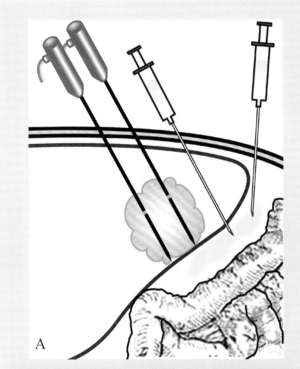

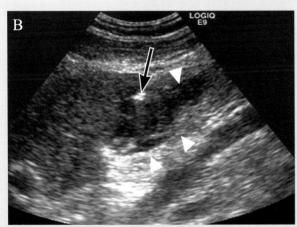

图 2-3-6-8　肝胃肠间注水分离法

A. 示意图：射频治疗中通过经肝或肝缘注水分离肝、胃肠；

B. 超声显示通过直接肝下缘穿刺（↑）注水，致肝肠、肝肾间积液（△）

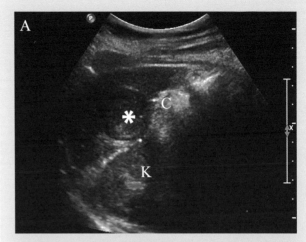

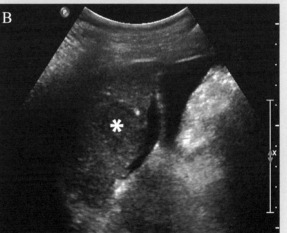

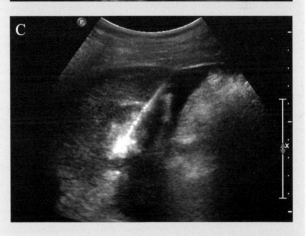

图 2-3-6-9　肝肠（肾）注水分离法

A. 肝 S6 区脏面外凸 HCC（＊）．超声显示肿瘤邻近结肠肝曲（C）和右肾（K）；

B. 消融前在肝缘及肠管之间经套管注入液体 800ml 分离肠管及右肾；

C. 继而布针消融，肿瘤被液体分离后安全消融

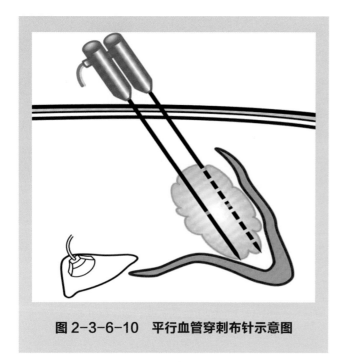

图 2-3-6-10 平行血管穿刺布针示意图

（二）大血管旁肿瘤布针策略

（1）消融大血管旁肿瘤选用单针更简便易行。

（2）进针方向平行于血管可减少对大血管损伤（图 2-3-6-10），切忌垂直于血管进针。

（3）采用 2~3 支双电极针平行进针易获得立体凝固大血管之间肿瘤的安全效果（图 2-3-6-11）

（4）在大血管两侧分别进针消融，避免刺破血管（图 2-3-6-12）。

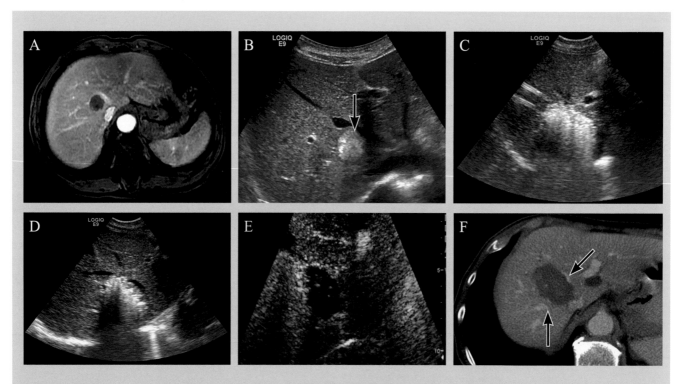

图 2-3-6-11 肝右叶转移癌侵达肝中静脉 RFA 治疗

A. 男，83 岁，结肠癌术后 3 年肝转移，治疗前 MRI 显示肿瘤位于 S8 区，紧贴肝中静脉；B. 超声显示肿瘤挤压肝中静脉，与静脉管壁无分界（↑）；

C. 左侧卧位设右腋中线穿刺点，平行肝中静脉、肝右静脉之间布 2 支双电极针消融肿瘤；

D. 消融中肝静脉血流无异常，腔内未见微气泡回声；E. 治疗后即刻超声造影，肿瘤区域无增强，周围血管无异常；

F. 治疗后 1 个月 CT 检查，肿瘤完全灭活，邻近血管走行良好无损（↑）

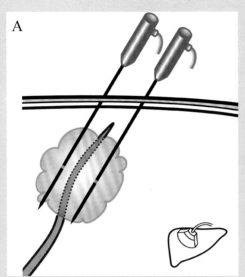

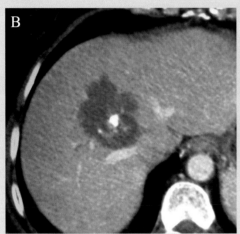

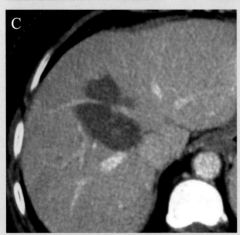

图 2-3-6-12　大血管两侧进针消融

A. 在大血管两侧消融布针纵切面图；

B、C. RFA 后 1 个月复查：肿瘤灭活血管无损伤，患者无瘤生存 9 个月后复发，行 RFA 再治疗

（三）富血供肿瘤消融策略

对不宜行 TACE 或 TACE 效果不满意、射频前肿瘤血供仍较丰富者，首先采用经皮消融凝固肿瘤供血动脉入口区域，阻断肿瘤供血动脉（percutaneous tumor's artery ablation，PAA），其后再行常规 RFA 治疗，这是一种简便易行的阻断肿瘤血供方法[29]。操作方法如下：

1. 首先彩超检查（CDFI）显示肿瘤供血动脉数量与分布情况，确定主供血动脉入口位置，并测量其流速。肿瘤较大供血动脉不明确者则参考超声造影检查显示。

2. 选择肿瘤边缘主荷瘤动脉分叉部为穿刺消融点，彩超引导穿刺肿瘤供血动脉入瘤区，但尽量不要刺中动脉。

3. 立即采用高功率消融局部区域，并小角度改变方向行 2~3 个多灶累加重叠消融，根据血管粗细每个消融灶大小约 2~3cm，若用 2~3 支针消融，一次性即可获得阻断血供效果（图 2-3-6-13）。

4. 由于消融血管处血流丰富，烧灼针道退针时应较常规方法更加缓慢。

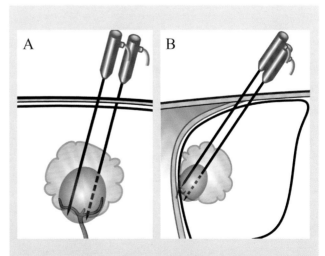

图 2-3-6-13

A. 经皮消融阻断荷瘤动脉入口区域（PAA）；

B. 经皮阻断来自肝膈的荷瘤血管

5. PAA 后行 CDFI 或即刻 CEUS 确认肿瘤血流阻断和瘤灶血供状况，指导肿瘤整体消融。"PAA 联合即刻 RFA 法"治疗肝癌，可使肿瘤在一过性缺血状态下得以优化消融，提高难治性富血供肿瘤的灭活效果（图 2-3-6-14）。

四、注意事项

1. 治疗过程中需实时监控电极针深度。防止电极针随呼吸被牵拉过深而造成深部结构过度消融，或被自动回弹造成肿瘤消融不足。

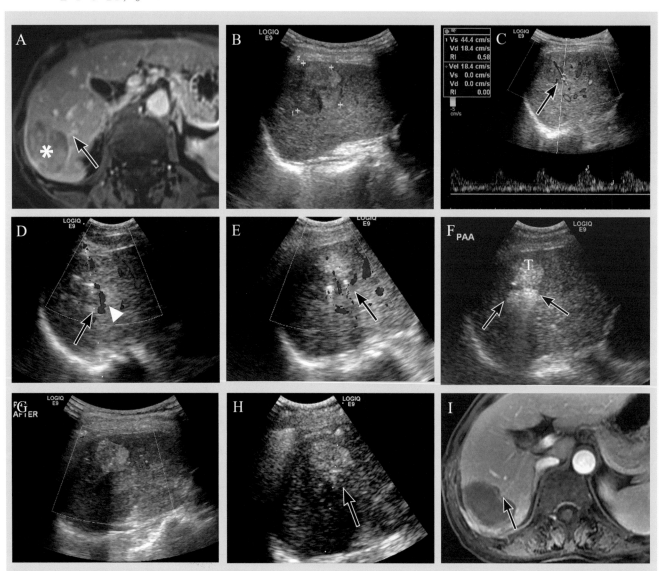

图 2-3-6-14　PAA 联合即刻 RFA 法

女，63 岁，乙肝十余年，发现肝占位 2 年，逐渐增大，TACE 效果不佳

A. MRI 显示右膈下低信号占位（*）及荷瘤血管（↑）；B. 超声显示肝右叶浅表区域 HCC 呈多结节融合状 3.8cm×3.5cm；C. 彩超显示肿瘤内高速荷瘤动脉及入口区域（↑）；D. 彩超引导下穿刺，在荷瘤动脉（△）的右侧置入第一支双电极针（↑）；E. 彩超引导下荷瘤动脉左侧置入第 2 支电极针（↑），两支针包绕荷瘤动脉；F. 消融荷瘤血管根部区域，超声显示强回声肿瘤（T）后方的荷瘤血管区域，消融中呈强回声微气泡（↑）；G. PAA 后即刻彩超显示荷瘤动脉血供消失；H. 继而超声引导布针消融肿瘤区域，（↑）显示为消融针尖；I. 治疗后 1 个月 MRI 显示消融区无活性，荷瘤血管中断（↑）

2. 穿刺进针点不能避开以往手术瘢痕区域时，由于消融针散热不佳可致针的隔热保护膜溶解，引起漏电而致针道组织及穿刺点皮肤灼伤。因此，进针点须尽可能避开大瘢痕区，不能避开则消融治疗中要留心观察，若发生针点周围局部皮肤颜色异常发白应及时出针，换针并变换穿刺进针点或改用经腹腔镜、开腹下 RFA 治疗。

3. 较大肿瘤及肠管旁肿瘤射频后即刻超声造影检查可及时评价疗效，如有残留进行补充射频治疗，也可 24 小时内进行增强 CT 或 MR 检查评价疗效及有无并发症。

4. 下列情况不宜勉强行经皮 RFA。

（1）肿瘤较广泛围与膈相邻，建议开腹 RFA 治疗。

（2）尾状叶较大肿瘤，周围解剖结构复杂，宜腹腔镜下消融治疗。

（3）有腹腔手术病史，肿瘤邻近肝下缘与肠腔相邻者建议采用开腹或腹腔镜下 RFA。

（陈敏华　严昆　杨薇　李荣杰）

第七节　并发症及处理

消融介入治疗的并发症主要有介入性操作引起的机械性损伤以及热消融治疗导致的热损伤两大类，与消融的部位有关，也与术者的操作技术有关。熟练的操作和严格质量控制的消融技术并发症发生率很低[30, 31]。笔者中心总结近年来 316 例肝癌 RFA 一线治疗病例，严重并发症 10 例（1.8%），分别为血胸或气胸 3 例，针道种植转移 3 例，腹腔出血 1 例，肠穿孔 1 例，肝脓肿 1 例，胆道狭窄 1 例。

一、不良反应

不良反应包括局部疼痛、发热、恶心等，轻度不良反应的发生率为 50%~80%。疼痛多发生在外周肿瘤，数天内渐减轻。发热多为肿瘤坏死所致，持续 3 天~1 周，37~38℃，一般可自愈，必要时对症处理。

二、主要并发症

包括出血、胆管狭窄、胆管血肿、胆汁瘤、胆囊炎、胆心综合征、肠穿孔、感染、肝脓肿、腹壁脓肿、血性胸水、脓胸、气胸、膈肌损伤、针道转移、皮肤烫伤等。

1. 出血　通常由于热消融电极对血管的直接机械损伤造成（图 2-3-7-1），发生率为 0.1%~1.6%，其中死亡率为 0.015%~0.09%[32, 33]。

2. 胆心综合征　对邻近胆囊肿瘤消融中易出现胆心反射，致心率过缓甚至造成室颤，血压下降。

3. 肠穿孔　文献报道胃肠穿孔发生率可达 0.3%，死亡率较高，是经皮 RFA 治疗中最严重的并发症之一。多发生于肿瘤邻近胃肠的患者，其中以结肠穿孔最常见[34, 35]。

4. 胆系并发症　主要由于机械性损伤或热损伤以及继发感染所致，包括胆管狭窄、胆道感染、胆道出血、胆囊炎、胆汁瘤、胆漏及胆汁性腹膜炎等[36-38]。发生率较低，约 0.1%~1.0%。

5. 感染引起肝脓肿　是热消融治疗后较常见的严重并发症，发生率约 0.14%~2.8%，可引起败血症、感染性休克、多器官衰竭甚至死亡。腹腔内感染和腹壁感染较少见。

6. 胸膈并发症　包括气胸、胸腔积液、血胸、脓胸、膈肌损伤及肺栓塞等，多发生于肿瘤位置邻近膈肌的患者。血胸多因肋间血管或膈肌血管被电极穿刺针损伤所致；胸腔积液多由膈肌损伤所致，膈肌受损严重者可导致膈疝或膈肌穿孔，膈肌穿孔可造成脓胸甚至胆汁漏[39]。

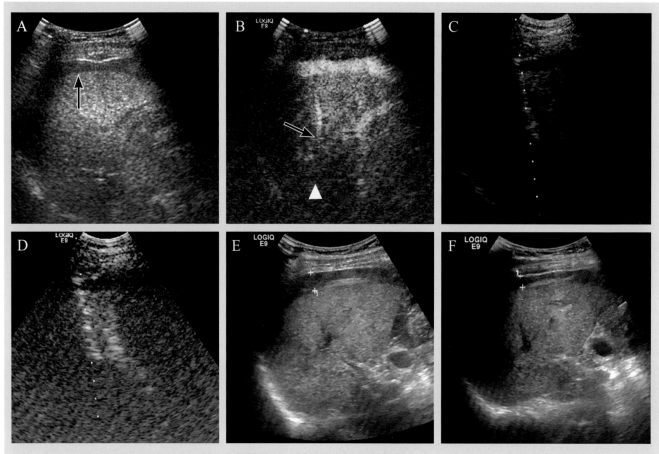

图 2-3-7-1 RFA 后出血

A. RFA 治疗出针后发现肝前液性区增多（↑）；

B. CEUS 证实在已消融的肿瘤（△）前方针道有活动性出血呈细条状强回声（↑），源自肿瘤近侧的门脉分支；

C. 即刻行射频止血：采用双屏图，此图为左侧二维声像图；D. 此图为右侧 CEUS 引导将消融针沿出血针道旁刺达门脉出血点，进行消融止血，并通过 C 图观察针尖位置；

E. 消融止血前肝前液体厚度 1.3cm；

F. 消融止血后 1 分钟，肝前液体减少，厚度达 0.8cm，CEUS 证实出血终止，消融止血成功

7. 针道种植转移 多数研究报道发生率为 0.14%~2.8%。随着治疗技术的娴熟，发生率正在下降。多见于在一个进针点反复穿刺，退针速度过快或设置温度不够，以及肿瘤位于肝浅表部位。

8. 皮肤烫伤 多发生于电极板周围及单针针道，糖尿病患者尤易发生。重视电极板的干燥及平整粘贴；浅表肿瘤消融重视注水保护胸腹壁；拔针后局部立即注射冷盐水 2ml 左右，并覆盖酒精纱布能起到较好的降温作用，减少局部烫伤的发生及程度。

三、预防及处理

1. 邻近大血管病灶应用直针消融时，需注意平行于血管壁进针。对怀疑出血者进行积极的超声或 CT 检查，小的出血保守治疗多可自愈，严重持续出血可考虑局部消融治疗[40]、局部注水压迫治疗，必要时行介入栓塞治疗，少数行开腹手术止血。

2. 完成覆盖肿瘤及安全范围的整体消融后，观察 20~40 分钟，离开治疗室前常规行超声扫查，观察肝周及腹腔内有无积液、积血或腹水增多，以便早期发现出血并发症。

3. 近胆囊、肝门肿瘤消融治疗过程中若出现胆心综合征，首先应关闭消融仪器，注射阿托品 0.5mg，待心率改善后再开机，并密切监控心率、血压；也可提前用药预防。

4. 消融前注入液体隔离肠管是重要的预防措施，不能分离者应终止经皮消融。邻近胃肠的肿瘤消融后须延长进食时间、严密观察局部肠管声像图表现，后者有助于早期发现胃肠并发症。

5. 对肠穿孔的处理措施包括密切观察症状及体征；对局部包裹性穿孔可行保守治疗，择期手术修复治疗；对游离性穿孔应采取积极的外科治疗，可避免发生中毒性休克等严重后果。尤应强调上腹部手术史造成的肝肠粘连者可行腹腔镜下或开腹 RFA；开展 RFA 初期阶段不宜行经皮治疗。

6. 损伤或感染引起的胆系并发症一般需及时处理，黄疸严重者可行胆汁引流，部分患者待消融区肿胀消退，胆管扩张也可相应恢复。热消融范围较大，特别是邻近较粗大胆管分支时胆管损伤可形成胆汁瘤，易继发感染，发生率约 7.0%。应及时置管引流及抗感染治疗（图 2-3-7-2）。有报道通过对胆管内滴注盐水降温或在胆管内预防性置入支架，可防止胆管受损伤后发生狭窄，但均为创伤性预防措施。

7. 感染的预防处理措施包括对伴有胆道系统异常、高龄、合并糖尿病的高危因素患者应进行预防性抗生素治疗；肝脓肿穿刺引流及抗生素治疗，大多数患者可以治愈。

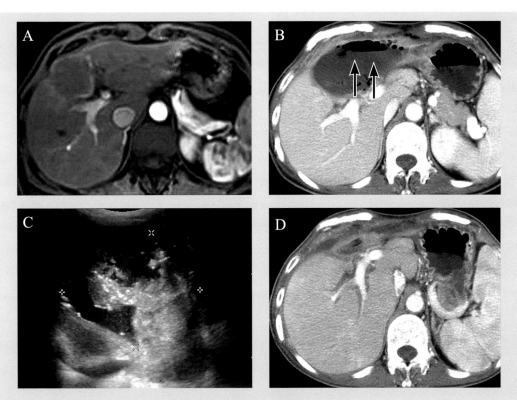

图 2-3-7-2　胆汁瘤继发感染

女，56 岁。左肝胆管细胞癌行 RFA 治疗，4 个月后出现寒战、高热、腹部胀痛入院，黄疸（−）

A.CT 示肝左内叶 CCC；B. 治疗后 4 个月，CT 显示肝左外叶萎缩，消融区呈局部包裹性积液，内可见气液平面（↑）；C. 超声可见局部呈囊实性混浊液性区；D. 经穿刺置管引流，抽出大量脓性混浊胆汁样液体，引流 1 个月余拔管，拔管后复查增强 CT 显示左肝萎缩，病灶无活性

8. 胸膈并发症的处理包括建立人工胸、腹水，特别是人工腹水可有效地减少膈肌的损伤。治疗后出现少量或中量胸腔积液可自行吸收。胸腔积液的处理以患者无呼吸困难等症状为处理的参考指标，胸腔积液量较大时可行胸腔穿刺抽液或置管引流（图 2-3-7-3）。

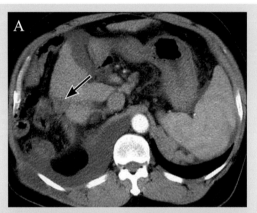

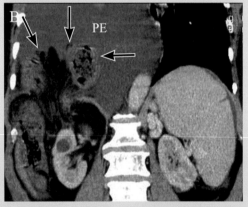

图 2-3-7-3　射频消融并发膈疝

男性，64 岁，右肝细胞癌行消融治疗后 4 年，因腹胀不适、胸闷憋气再次入院。4 年前未行膈肌保护措施消融右肝膈顶 HCC

A. 治疗后 4 年，增强 CT 示右肝膈顶病灶消融后已缩小（↑）；B. 冠状面 CT 重建可清晰显示膈肌疝入胸腔，疝内容物为结肠及系膜（↑），右胸腔大量积液（PE）

9. 针道种植转移的预防处理措施包括要重视按规范退针操作，设退针温度；采取减慢出针速度，尤其重视经腹膜、腹壁部位针道温度至少达 60℃ 以上，该温度可有效灭活可能黏附于电极针上的活性肿瘤细胞，

从而减少针道转移的发生并减少出肝表面所致出血（图 2-3-7-4）。

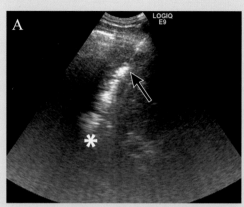

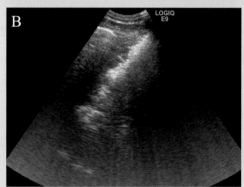

图 2-3-7-4　射频结束烧灼针道逐步退针

A. 保持烧灼针道条件下，从病灶区（*）退针至肝表面（↑）

B. 烧灼至腹壁层，防止针道种植及出血

10. 对近期接受多次化疗或手术切除以及肿瘤较大者，RFA 治疗后 3~5 天内行肝功能、肾功能、血常规检查，以早期发现并纠正机体损伤。对合并多发病灶者可行分期治疗，防止过度治疗以减轻肝肾功能负担。

11. 大多数射频产生的并发症经严密观察及保守治疗后可以好转及痊愈，但是个别严重并发症，如邻近空腔脏器的损伤（胃肠道及胆囊的坏死、穿孔）以及肝脓肿需要外科会诊及严密监测，必要时进行急诊手术，可能采取的术式包括引流、切除、造瘘等。

（陈敏华　经翔　王崑）

第八节　临床效果及评价

一、原发性肝癌

射频消融是治疗原发性肝癌应用最广泛的热消融手段之一。意大利 Livraghi 等[41]报道的一项多中心前瞻性临床研究证实：射频消融治疗直径 ≤ 2.0cm 的可切除小肝癌，5 年生存率达到 68.5%，与手术切除相近，而术后并发症只有 1.8%，明显低于手术切除组，因此可作为小肝癌的一线治疗方法。法国的 N'Kontchou 等[42]报道了射频消融一线治疗 ≤ 5.0cm 肝癌的疗效，5 年总生存率、无复发生存率、无瘤生存率分别为 40%、32%、17%，对可切除肝癌，治疗后 5 年生存率达到 76%，与手术相近。因此认为 ≤ 5.0cm 肝癌，RFA 是一种安全、有效的一线治疗方案。既往文献报道，RFA 后 5 年总生存率约为 21.4%~93.3%，平均 5 年总生存率约 43.8%。

北京大学肿瘤医院总结 2000—2013 年 732 例原发性肝癌行超声引导经皮消融治疗，其中首选 RFA 治疗的初发肝癌患者 316 例，共治疗 548 人次（平均 1.7 次 / 例）。该组病例由于采用了规范化治疗及相应的治疗策略，获得较好的治疗效果。治疗后 1、3、5、7 和 10 年总生存率分别为 90.0%、70.8%、49.7%、41.1% 和 28.4%，其中 250 例 Child-Pugh A 级患者的 1、3、5、7 和 10 年生存率分别为 94.1%、78.9%、60.1%、50.5% 和 33.6%。严重并发症 10 人次（1.8%）[43]。

二、肝转移癌

评估 RFA 对数目有限、不能手术切除的肝转移癌（主要针对结直肠癌肝转移）的应用价值，两项早期研究表明肝转移癌完全坏死率不超过 60%~70%。其后，由于 RFA 技术的发展，局部肿瘤控制成功率得到实质性提高。在两项临床试验中，RFA 能局部灭活 91%~97% 病灶。最近研究报道，RFA 对病灶不超过 5 个，直径小于 5cm 的肝转移癌进行治疗，5 年总生存率为 24%~30%[44-45]。Solbiati 等[46]报道了射频治疗结直癌肝脏小转移癌的结果，5、7、10 年总生存率为 47.8%，25.0% 和 18.0%。这些报道显示 RFA 疗效显著高于化疗效果，证实 RFA 可有助改善部分肝转移癌患者生存期。通过局部消融联合手术切除，以减少非荷瘤肝组织的损伤。对血供丰富肿瘤可通过 1~2 次 TACE 提高 RFA 灭活效果并减少 TACE 次数等。

北京大学肿瘤医院回顾性分析了 192 例经皮超声引导下 RFA 治疗的结直肠癌肝转移患者（肝转移灶共 437 个），1 个月肿瘤总体灭活率 93.6%；肿瘤局部复发率为 11.2%，治疗后肝内新生转移灶发生率 48.9%；患者 1、3、5 年总体生存率分别为 87.0%、40.8%、16.5%；严重并发症发生率为 3.3%（10/302 次治疗），未发生治疗相关性死亡[47]。

超声为主的影像引导 RFA 治疗肝癌及肝转移癌，易操作、无放射性、成本低、康复快，可有效延长患者的生存期，并使患者保持良好的生命体征和生活质量。RFA 可反复多次治疗，增加了患者的信心。近年来，对难治性肝癌行 RFA 规范化治疗，建立联合治疗模式，已越来越受到重视。治疗后行规范的肝内科、中医科保肝护肝治疗等，有望提高肝癌的整体治疗水平，并建立符合我国国情的肝癌治疗模式。随着 RFA 治疗技术的发展，接受该项治疗的患者必将增加，应用前景更为广阔。

（陈敏华　严昆　杨薇）

参考文献

1. 吴孟超. 肝癌外科综合治疗的现状和前景. 中华肝胆外科杂志, 2006, 12（1）: 1-4.

2. 陈敏华, 董家鸿. 肝癌消融治疗: 现状、问题及应用前景. 中华肝脏病杂志, 2012, 20（4）: 241-244.

3. 陈敏华, 严昆, 戴莹, 沈理, 等. 灰阶超声造影新技术对肝肿瘤诊断及射频治疗的应用价值. 中国医学影像技术, 2004, 20（3）: 326-330.

4. 陈敏华, 吴薇, 杨薇, 等. 超声造影对肝癌射频消融筛选适应证的应用价值. 中华医学杂志, 2005, 85（49）: 3491-3494.

5. Chen MH, Yang W, Yan K, et al.Treatment efficacy of radiofrequency ablation of 338 patients with hepatic tumor and the relevant complications.World J Gastroenteral, 2005, 11（40）: 6395-6401.

6. Chen MH, Yang W, Yan K, et al.Treatment Strategy to Optimize Radiofrequency Ablation for Liver Malignancies.J Vasc Interv Radiol, 2006, 17（3）: 671-683.

7. Yan K, Chen MH, Yang W, et al.Radiofrequency ablation of hepatocellular carcinoma: Long-term outcome and prognostic factors.Eur J Radiol, 2008, 67: 336-347.

8. 陈敏华. 关于肝癌消融治疗学科建设的若干思考. 中国介入影像与治疗学, 2015, 12（1）: 3-5.

9. Poon RT, Fan ST, Lo CM, et al.Improving survival results after resection of hepatocellular carcinoma: a prospective study of 377 patients over 10 years.Ann Surg, 2001, 234: 63-70.

10. Fong Y, Sun RL, Jarnagin W, et al.An analysis of 412 cases of hepatocellular carcinoma at a Western center.AnnSurg, 1999, 229: 790-799.

11. Sugima K,Maehara S,Tanaka S,et al.Repeat hepatectomy is the most useful treatment for recurrent hepatocellular carcinama. J Hepatobiliary Pancreat Surg, 2001,8:410-16.

12. Kim YS, Lim HK, Rhim H, et al.Ten-year outcomes of percutaneous radiofrequency ablation as first-line therapy of early hepatocellular carcinoma: analysis of prognostic factors. J Hepatol, 2013, 58（1）: 89-97.

13. Wu JY, Yang W, Cui M, et al.Efficacy and feasibility of radiofrequency ablation for decompensated cirrhotic patients with hepatocellular carcinoma.Chin Med J, 2010, 123（15）: 1967-1972.

14. Sirivatanauksorn Y, Tovikkai C.Comparison of staging systems of hepatocellular carcinoma.HPB Surg, 2011, 2011: 818217.

15. 杨薇, 陈敏华, 高文, 等. 射频消融治疗肝细胞癌的生存率及预后因素分析. 中华外科杂志, 2006, 44（3）: 169-173.

16. Clavien PA, Petrowsky H, DeOliveiraML, et al.Strategies for safer liver surgery and partial liver transplantation.N Engl J Med, 2007, 356（15）: 1545-1559.

17. 董家鸿, 郑树森, 陈孝平, 等. 肝切除术前肝脏储备功能评估的专家共识（2011版）. 中华消化外科杂志, 2011, 10（1）: 20.

18. Pugh RN, Murray-Lyon IM, Dawson JL, et al. Transection of the esophagus for bleeding esophageal varices. Br J Surg, 1973, 60（8）: 646-649.

19. Moore KP, Aithal GP.Guidelines on the management of ascites in cirrhosis.Gut, 2006, 55: 1-12.

20. 孙爱学, 钱国军, 盛月红, 等. 伴肾功能不全的肝脏恶性肿瘤行消融治疗的临床观察. 中国微创外科杂志, 2013, 13（7）: 653-655.

21. 刘树佳, 王在国, 袁湘瑜, 等. 肝癌射频消融联合无水酒精注射治疗后急性肾功能衰竭的防治. 四川肿瘤防治, 2005, 18（4）: 229-231.

22. Ahmad F, Gravante G, Bhardwaj N, et al.Renal eiects of microwave ablation compared with radiofrequency, cryotherapy and surgical resection at different volumes of the liver treated.Liver Int, 2010, 30（9）: 1478-3231.

23. 潘振宇, 范志毅, 陈敏华. 老年肝脏肿瘤病人射频消融治疗时的麻醉肿瘤学杂志, 2008, 14（4）: 289-292.

24. Chen MH, Wu W, Yang W, et al.The use of contrast-enhanced ultrasound in the selection of patients with hepatocellular carcinoma for radiofrequency ablation therapy.J Ultrasound Med, 2007, 26: 1055-1063.

25. 陈敏华, 杨薇, 严昆, 等. 肝癌射频治疗计算方案的制定及应用研究. 中华医学杂志, 2004, 84（3）: 203-208.

26. 陈敏华. 影像指导肝癌射频消融规范化治疗. 中华医学杂志, 2015, 95: 2129-2132.

27. Chen MH, Yang W, Yan K, et al.Large liver tumors: protocol for radiofrequency ablation and its clinical application in 110 patients--mathematic model, overlapping mode, and electrode placement process.Radiology, 2004, 232: 260-271.

28. Chen MH, Yang W, Yan K, et al.Radiofrequency ablation of problematically located hepatocellular carcinoma: tailored approach. Abdom Imaging, 2008, 33（4）: 428-436.

29. Hou YB, Chen MH, Yan K, et al.Adjuvant percutaneous radiofrequency ablation of feeding artery of hepatocellular carcinoma before treatment.World J Gastroenterol, 2009, 15（21）: 2638-2643.

30. Mulier S, Mulier P, Ni Y, et al.Complications of radiofrequencycoagulation of liver tumors.Br J Surg, 2002, 89: 1206-1222.

31. Livraghi T, Solbiati L, Meloni MF, et al.Treatment of focal liver tumors with percutaneous radio-frequency ablation: complications encountered in a multicenter study.Radiology, 2003, 226: 441-451.

32. Rhim H, Yoon KH, Lee JM, et al.Major radio-frequency thermal ablation of hepatic tumors: spectrum of imaging findings. Radiographics, 2003, 23: 123-134.

33. Bowles BJ，Machi J，Limm WM，et al.Safety and efficacyof radiofrequency thermal ablation in advanced liver tumors.Arch Surg，2001，136：864-869.

34. Meloni MF，Goldberg SN，Moser V，et al.Colonic perforation and abscess following radiofrequency ablation treatment of hepatoma.Eur J Ultrasound，2002，15：73-76.

35. 陈敏华，严昆，戴莹，等.经皮射频治疗肝肿瘤预防肠穿孔措施探讨.中国介入影像与治疗学，2005，2：256-260.

36. Bilchik AJ，Wood TF，Allegra DP.Radiofrequency ablationofunresectable hepatic malignancies：lessons learned. Oncologist，2001，6：24-33.

37. Fu Y，Yang W，Wu W，et al.Radiofrequency Ablation in the management of unresectableintrahepatic cholangiocarcinoma.J Vasc Interv Radiol，2012，23：642-649.

38. Ding J，Jing X，Liu J，et al.Complications of thermal ablation of hepatic tumours：Comparison of radiofrequency and microwave ablative techniques.Clin Radiol，2013，68：608-615.

39. 戴莹，陈敏华.射频消融在肝肿瘤中的并发症.中华外科杂志，2004，42（19）：1193-1195.

40. 陈敏华，严昆，戴莹，等.肝肿瘤经皮射频消融治疗中腹腔出血的处理——附3例临床报告.中华外科杂志，2004，42（17）：1083-1084.

41. Livraghi T，Meloni F，Di Stasi M，et al.Sustained complete response and complications rates after radiofrequency ablation of very early hepatocellular carcinoma：is resection still the treatment of choice? Hepatology，2008，47：82-89.

42. N'Kontchou G，Mahamoudi A，Aout M，et al.Radiofrequency ablation of hepatocellular carcinoma：long-term results and prognostic factors in 235 Western patients with cirrhosis. Hepatology，2009，50（5）：1475-1483.

43. Yang W，Yan K，Goldberg SN，et al. Ten-year survival of hepatocellular carcinoma patients undergoing radiofrequency ablation as a first-line treatment.World J Gastroenterol. 2016，14;22(10):2993-3005.

44. Shady W，Petre EN，Gonen M,et al. Percutaneous Radiofrequency Ablation of Colorectal Cancer Liver Metastases: Factors Affecting Outcomes--A 10-year Experience at a Single Center. Radiology. 2016；278(2):601-11.

45. Babawale SN，Jensen TM，Frøkjær JB. Long-term survival following radiofrequency ablation of colorectal liver metastases: A retrospective study. World J Gastrointest Surg. 2015，27;7(3):33-8.

46. Solbiati L，Ahmed M，Cova L，et al.Small liver colorectal metastases treated with percutaneous radiofrequency ablation：local response rate and long-term survival with up to 10-year follow-up. Radiology，2012，265（3）：958-968.

47. 张仲一，陈敏华，严昆，等.经皮超声引导下射频消融治疗结直肠癌肝转移疗效分析.中国医学影像技术，2015，31（8）：1246-1250.

第四章 肿瘤微波消融治疗

【概述】

全球原发性肝癌发病率逐年攀升，其中肝细胞肝癌占据 70%~85%。根据世界卫生组织最新统计，每年原发性肝癌新发病例 748 300 人，死亡病例 695900 人，而中国由于乙型肝炎流行和近年来丙型肝炎发病率增多，肝癌的新发和死亡病例数量高达全球一半[1, 2]。转移癌是肝脏的另一常见恶性肿瘤，胃肠、肺、乳腺、卵巢癌等均是容易发生肝转移的原发肿瘤，据报道 14.5%~23% 的结直肠癌患者在发现原发肿瘤的同时合并了肝转移，76.8% 的患者最终会发展成肝转移癌[3]。对于肝脏恶性肿瘤的治疗来说，部分切除仍是首选，但手术只适合约 9%~27% 的患者[4, 5]。严重的肝硬化，多发病变常使很多肝癌患者失去手术机会。另外在根治性切除术后肿瘤复发率高，再次手术困难。因此，微创但有效的治疗手段对于提高肝癌患者的预后非常有必要。微波消融是一项有效的治疗肝癌的微创热消融技术，较手术切除有许多优点。随着工程技术的发展，近几年微波消融技术在肝癌治疗方面有了突飞猛进的发展，已成为治疗肝癌的一项重要技术，尤其对于小肝癌，该技术已经成为早期肝癌除手术切除及肝移植外的肿瘤根治性方法之一。本章旨在介绍微波消融技术方法、流程和临床疗效，同时明确适合微波消融的适应证标准。

（梁萍 于杰）

第一节 原理及仪器器具

一、微波消融原理及仪器

1994 年 Seki 首次报道了超声引导经皮微波消融治疗肝癌，自此微波消融肝癌逐渐发展成为一项相对成熟的有效技术。微波消融治疗指的是利用频率 ≥ 900MHz 的设备用电磁方法引起肿瘤组织的破坏[6]。在微波消融中主要依靠偶极分子在微波辐射场作用下的旋转来产生热量[7, 8]。水分子是偶极分子并且有不平衡的电荷分布，在微波振荡电场中水分子以相同的频率不断翻转以适应电场的变化，每秒钟水分子前后翻转大约数十亿次，通过水分子的剧烈运动摩擦生热而导致细胞凝固坏死。其他热量产生的机制是在微波电场下极化离子的运动，极化离子间不断碰撞将动能转化为热能。但在活体组织内以前者生热为主。

当前微波消融治疗主要用 915MHz 和 2450MHz 两种频率，所有商用微波消融系统以 915MHz 或 2450MHz 进行工作。2450MHz 微波消融系统在临床上最常用，同时其是日常微波炉的常用理想频率[7]。915MHz 微波消融系统较 2450MHz 微波消融系统有更深的穿透力，理论上可达到更大的消融范围[9, 10]。然而微波的能量分布同时还受组织电解质特性及微波天线设计的影响，这导致 915MHz 的微波消融范围并不一定绝对比 2450MHz 的微波消融范围更大。

所有的微波消融系统均包括三个基本配件：微波生成器，低耗柔软的同轴电缆及微波天线。磁控管生成微波，微波频率的输出也由磁控管来控制。天线通过低耗同轴电缆连接微波仪，并且将微波由磁控管传输至组织中。多数微波天线是针状，以用来方便影像引导下直接穿刺肿瘤。微波天线的设计对于治疗效果有重要的作用。合适的天线应与组织的电解质特性相协调，最大限度地减少能量的反馈，使能量主要集中于天线的末端。目前获得批准可用于临床肿瘤消融的微波设备有12个品牌，包括中国的康友、维京、亿高、长城和福中（均为水冷设备），美国的 Medwaves（非冷却设备）、BSD Medical（水冷设备）、Neuwave（气冷设备），意大利的 HS Amica（水冷设备），英国的 Acculis（水冷设备），爱尔兰的 Valleylab/Covidien（水冷设备）和日本的 Microtaze（非冷却设备）。Microtaze 微波系统是首先用于经皮微波消融的系统[11]，它配有一直径1.6mm的微波天线，工作频率为2450MHz。在正常兔肝用60W、120秒可达到2.4cm×1.6cm的凝固范围。因为凝固范围不能足够大，因而其只适用于治疗 ≤ 2cm 的肿瘤。UMC-I 微波系统是10余年前在中国进行微波消融的主要仪器[12]，工作频率2450MHz，需要14G的引导针辅助天线的穿刺，虽然这种设备可形成更大的消融范围，但其受能量反馈的影响使针杆温度升高而有烫伤皮肤的困扰，限制了该设备在临床的广泛使用。近年来中国发明了水冷式天线，其内部有两个腔，注射用水通过蠕动泵的驱动在腔内进行不断的循环来降低杆温，这使得高能量的输出，长时间的治疗成为现实，组织内被输入更多的微波能量而不引起皮肤的烧伤。南京康友温控水冷微波消融设备为我国首家获 CFDA 批准在临床应用的微波仪，其系列消融针也是目前国内Ⅲ类医疗器械中唯一获得 CFDA 批准可临床使用的微波针（图2-4-1-1），仪器配备的温度监测系统可实现治疗区不同位置实时温度监测，保证了消融的安全有效。2450MHz 微波消融60W、10分钟可获得消融范围（4.0±0.1）cm×（2.8±0.1）cm，915MHz 微波辐射60W、10分钟可获得消融范围（6.4±0.3）cm×（3.2±0.4）cm，双天线辐射60W、10分钟可获得明显更大的消融横径，达到（6.5±0.3）cm×（5.3±0.3）cm。因为微波消融技术的潜在优势逐步显现，近年来，微波消融技术在西方国家逐步受到重视，欧美研究者也在发展自己的微波消融系统，其针状水冷天线以915MHz 为主，并逐步正式应用于临床，取得了初步良好的效果[13, 14]。

二、微波消融设备的研发前景

目前市场主流应用的微波消融仪在消融时间、功率等参数设置上更多依赖医生或工程师的热场经验，在依据经验设定的参数下进行消融容易造成热场在三维空间覆盖肿瘤不完全彻底，或者热场范围明显大于肿瘤空间体积，即容易导致消融规划不科学，或者过度消融，或者消融不足。由解放军总医院与南京康友公司共同研发的新一代智能化微波仪（图2-4-1-2）在原有微波仪的基础上新增了三维模型导入、三维热场模拟以及手术规划的功能。可以实现导入肝脏、门静脉、肝静脉、肝动脉、胆管以及肿瘤三维模型，支持多针组合实时三维热场模拟，每个消融针可以独立设置摆放位置、功率，辅助医生动态观察消融针、热场、肿瘤在三维空间的位置关系等功能。同时能够在术前做出手术方案，对消融范围和安全性做出评估。而且仪器采用彩色液晶触控屏进行人机交互，界面操作模块化，响应速度快，数据集成方便查询，显示直观，操作方便性也大大提高。

除了消融仪在向着智能化方向发展，医学工程学的发展也将促进消融针的工艺发生革命性变化。现在应用的消融针为合金钢针杆，通过缝隙辐射微波能量。南京康友正在设计和采用高强度、韧性好的氧化锆陶瓷消融针杆，低损耗、高介电常数的陶瓷材料将增强消融针辐射部位和肿瘤组织的阻抗匹配性，减少针头和组织间的焦化程度，提高消融针的辐射效率，从而达到扩大消融范围的目的。而且氧化锆陶瓷材

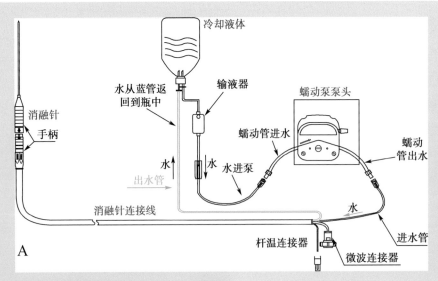

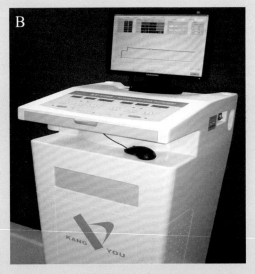

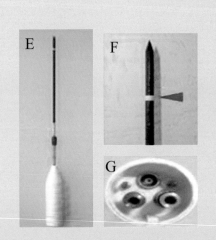

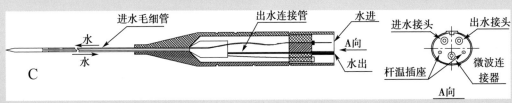

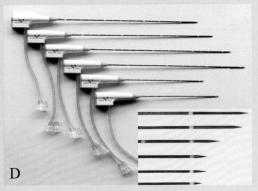

图2-4-1-1 水冷微波消融设备

A. 水冷双频多源微波消融治疗仪线路图；

B. 水冷双频多源微波消融治疗仪；

C. 水冷微波天线结构图

D. 系列化水冷微波天线（不同直径及辐射尖端长度）

E. 2450MHz微波天线（辐射尖端长度11mm）

F. 微波天线缝隙发射点（↑示）

G. 微波天线与线缆连接处剖面

料增加了消融针的强度，有效降低穿刺过程中针头弯曲而导致准确性下降的风险。此外，陶瓷材料针头不会对磁场产生干扰，为磁定位导航精确引导穿刺提供保障。设备性能的提升和革新将为提高临床肿瘤消融治疗疗效奠定良好的技术基础。

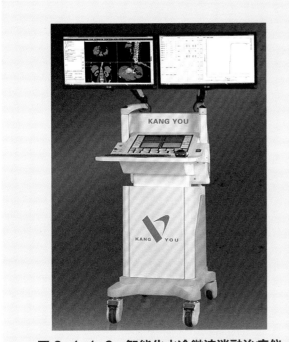

图 2-4-1-2　智能化水冷微波消融治疗仪

三、微波消融所需其他设备器具

1. 麻醉机及呼吸、心电监护系统。
2. 超声引导装置，包括彩色多普勒超声仪 1 台，配有 2~5MHz 腹部探头及相应的穿刺引导架。
3. 消毒物品，包括超声介入治疗包 1 个，内有弯盘 1 个、直钳 1 把、弯钳 1 把；无菌治疗巾、纱布、棉球若干；碘伏、75% 酒精、无菌探头套、消融针固定钳等。
4. 药品，包括局麻药品 2% 盐酸利多卡因，静脉麻醉药品丙泊酚、芬太尼等；止血药品蛇毒血凝酶等；心肺复苏、抗心律失常、降压等急救药品。

（于杰　梁萍）

第二节　适应证及禁忌证

一、适应证

（一）绝对适应证

对于早期肝癌和局限性肝转移癌患者，微波消融是有效的治疗方法。入选标准如下：

1. 单发肿瘤直径 ≤ 5cm 或多发肿瘤，肿瘤数目 ≤ 3 枚，最大直径 ≤ 4cm。
2. 肝功能 Child-Pugh 分级 A 或 B 级。
3. 无门静脉及胆管癌栓。
4. 无淋巴结、肺、腹部器官或骨等肝外转移。
5. 无严重肝、肾、心、脑等器官功能障碍，凝血功能正常或接近正常。

（二）相对适应证

1. 深在肝实质的肿瘤，手术创伤较大者。
2. 因各种原因不能耐受手术治疗患者（高龄、合并心肝肾肺等疾病、严重肝硬化、多发病灶等）。
3. 手术后复发的肝癌。
4. 肝转移性肿瘤无论单发或多发，需与全身化疗或内分泌治疗等联合应用者。
5. 肝移植前控制肿瘤生长以及移植后肿瘤复发者。
6. 不愿接受手术治疗的患者。
7. 肝脏良性肿瘤有恶变倾向、疼痛不适等症状较明显、增长迅速（1 年内最大径增加超过 1cm 等）或对患者造成较重心理压力，甚至影响到正常的工作和生活等，患者强烈要求治疗。
8. 对邻近心、膈、胆囊、胆管、胃肠管区域的肿瘤，可微波消融结合温度监测、无水乙醇注射及人工液胸、人工液腹技术。
9. 对于病灶多、体积大的晚期肝癌患者，既无法手术治疗，采用其他方法如肝动脉化疗栓塞、放化疗又无明显效果，也可微波消融治疗。治疗的目的主要是降低肿瘤负荷，以缓解病情，减轻痛苦并延长生命。

二、禁忌证

（一）绝对禁忌证

1. 明显的肝功能衰竭，如大量腹水、肝性脑病或神志恍惚者。

2. 有严重的凝血功能障碍，血小板 $< 30 \times 10^9/$ L，凝血酶原时间 > 30 秒，凝血酶原活动度 $< 40\%$，经输血、给予止血药等治疗仍无改善。

3. 肝内肿瘤负荷高（肿瘤体积 $>$ 肝脏体积的 70% 或者有多个肿瘤结节）或肝外肿瘤负荷高。

4. 有全身任何部位的急性或活动性感染病变者。

5. 急性或严重的慢性肾衰竭，肺功能不全或心脏功能不全。

（二）相对禁忌证

1. 肿瘤邻近膈肌、胃肠道、胆囊、胰腺、肝门、胆总管或主干血管等危险部位，这可能需要丰富的临床经验和附加的技术来防止消融过程中温度过高损伤毗邻器官。

2. 肿瘤合并门脉主干至二级分支或肝静脉癌栓，需联合放疗。

3. 肝功能 Child-Pugh C 级。

4. 位于肝脏脏面，其中 1/3 以上外裸的肿瘤。

5. 近期发生过食管胃底静脉曲张破裂出血。

（梁萍 于杰）

第三节 治疗前准备

1. 术前行必要的影像检查，如超声、超声造影及增强 CT 或增强 MRI，必要时可进行三维可视化软件评估，以详细了解病变的位置、形态、大小、肿瘤内部及周边血供情况及肿瘤与周边结构的关系，确定最佳进针部位和途径。

2. 术前常规行胸部 X 线检查及心电图检查。年龄 > 65 岁或合并心肺疾病者检查超声心动图，必要时检查 24 小时动态心电图及肺功能，请相关科室会诊，在治疗前作充分准备并在麻醉通知单上注明，同时备药。

3. 术前行血尿便常规及肝功能、血清 AFP 等肿瘤标志物、感染筛查、凝血功能、血糖等检查及检验。

4. 脾亢明显者，术前 1~2 天及治疗当天输注血小板，至血小板计数 $> 4 \times 10^9/L$。对有出血倾向者，手术前后用维生素 K 和注射用血凝酶（注射用血凝酶）各 1 支。术前 2~3 天予以升白细胞药物至白细胞 $> 2 \times 10^9/L$。

5. 术前空腹血糖调整至 $< 8mmol/L$

6. 合并有胆肠吻合手术史者，术前 2~3 天口服甲硝唑、庆大霉素等抗生素预防感染，术前予以泻药清洁肠道。

7. 紧邻肠道肿瘤患者，术前予以泻药清洁肠道。

8. 合并肾功明显异常者，术前做好透析准备，必要时消融后行透析治疗。

9. 术前患者需禁食水 12 小时，常规建立静脉通道。

10. 一般可在术前通过超声引导下 18G 针穿刺活检获取病灶标本以获得明确病理诊断，或在手术当中微波消融治疗前行穿刺活检。

11. 术前签署手术知情同意书。遵循知情同意原则，治疗前向患者或家属说明病情并介绍微波治疗的意义及治疗过程、治疗中和治疗后可能发生的并发症及其应对措施。

（于杰 梁萍）

第四节 操作方法及技术要点

一、操作方法

（一）术前制订治疗计划

微波消融前首先要制定治疗计划。根据肿瘤部位、大小、数目情况、避免血管、胆囊、胆管、胃肠道等重要结构受损及超声能清楚显示靶肿瘤等原则，制订治疗方案和消融模式、程序。

对于直径大于3cm肿瘤建议采用三维可视化肿瘤消融术前规划系统来制定治疗计划以保证治疗效果。

（二）术中操作常规

1. 可采用局麻加静脉麻醉、镇痛加局麻或硬膜外麻醉方式。如采用静脉麻醉，应连接麻醉监护仪。麻醉具体方法同射频消融章节。

2. 确认微波仪处于工作状态（高压灯已亮），并按治疗前确定的方案设定输出功率和作用时间。

3. 超声显示肝肿瘤的位置，确定皮肤穿刺点，并摆好患者体位。

4. 对手术区常规皮肤消毒，铺无菌巾。用无菌穿刺探头显示肿块，确定微波天线置入的位置及深度。

5. 局麻后，尖刀破皮，在超声引导下将微波天线经皮穿刺到达肿瘤预定的靶区，麻醉达到要求后，随即启动微波辐射。根据不同需要，输出功率选用范围40~80W，作用时间一般为300~1200秒。测温针根据需要放置：治疗性测温应将测温针置于设定的安全边界外缘，保护性测温可将测温针置于肝门、肠管、胆囊等需要保护的部位。

6. 治疗过程中超声观察消融区回声改变的范围和强度，是否完整覆盖靶肿瘤。治疗凝固范围须超过肿块外缘5~10mm。对 < 2cm的肿块，一般将微波天线置于其中心，一次辐射即可凝固灭活。对于 > 2cm肿块，根据肿块大小，须置入多根微波天线，或用多消融球组合覆盖整个肿块（根据术前治疗计划）。

7. 完成微波辐射后，退出电极。一般退针时需凝固针道，以防出血及减少针道种植的机会。治疗完毕后常规超声扫查，观察肝周及腹腔内有无积液、积血，以便及时发现并处理并发症。

二、技术要点

1. 准确地穿刺引导微波天线置入预定的肿瘤部位是保证疗效的关键。要求操作技术熟练加患者呼吸动作的配合。

2. 选择患者平静呼吸时能清晰显示肿瘤的体位并在腰背部垫固定垫。肝左叶肿瘤多采用仰卧位，右叶肿瘤多采用左侧卧位或右前斜位，近膈肌顶部病灶可适当抬高上身，头高脚低位。S4段肋弓后方肿瘤常显示不清，可采用右侧卧位从胸骨右旁肋间进针，或左侧卧位从右肋弓下、剑突右旁进针。S2段肿瘤位置较高时，麻醉后肝脏位置上移显示不清，可在患者清醒状态下先进针后再麻醉。S1段肿瘤，可采取左侧卧位从右侧肋间偏后进针，如此路径肿瘤位置太深，也可平卧位从剑突下进针。

3. 消融治疗全程应在实时超声的监控下进行。在针尖显示清楚的情况下，穿刺针进入靶肿瘤预定部位。常规超声显示不清的病灶可在超声造影引导下进针消融。如果常规超声显示不清而CT、MRI显示清楚的病灶可辅以多模态影像融合导航技术进行消融治疗。

4. 微波天线为15G粗针，在穿刺发生偏差后，禁止反复穿刺。正确的做法是，只要天线进入了肿块区，应启动微波辐射，形成组织凝固。然后，针对所缺部分，再穿刺置入微波天线并辐射微波，达到对整个肿块的灭活。

5. 为防止治疗中气泡强回声干扰，常先消融深部的病灶，后消融浅部的病灶，按治疗方案进行逐个病灶消融，完成肿瘤及安全边界的整体消融灭活治疗。在确保未损伤肝癌病灶周围重要结构的情况下，尽量使消融边缘超出病灶5~10mm，达到消融的安全边界。可于完成治疗方案后行术中超声造影，以确认消融效果并确定治疗结束。

6. 微波治疗时，注意保护肝门部一、二级肝管，邻近肝脏的胃肠道、胆囊以及与肿块相邻的皮肤。如果病灶靠近胆管、胆囊、胃肠道等特殊部位，一方面可在病灶与要保护的器官结构间放置测温针行保护性测温，在病灶内靠近重要结构处辅以少量无水乙醇热增敏以保证凝固效果；另一方面也可辅以人工腹水或人工胆管内注水方式来降低或避免热损伤的发生，如果病灶靠近胃肠道可在病灶邻近的肝脏边缘与胃肠道间腹腔内注入生理盐水来分离肝脏与胃肠道，如果病灶靠近一、二级肝管，可在肝内胆管内放置引流管持续滴注生理盐水保护胆管。另外对于靠近膈顶肿瘤如果体位调整后仍然不能显示，可以辅以右侧人

工胸水的方法，来避开肺气遮挡而清晰显示病灶。对于靠近肝表面肿瘤的消融，避免垂直方向进针，进针途径尽量经过正常肝实质，或者经过已经消融的区域进针消融。

7. 滋养血管较丰富的肿瘤，先用高功率微波（60~80W）凝固阻断肿瘤滋养血管，其后再用微波治疗肿瘤，将显著提高热消融疗效。邻近大血管的肿瘤部分，因血流散热，升温难以达到凝固时，可加大功率或多点补足能量或辅以少量无水乙醇热增敏以保证消融效果。

8. 消融结束拔出微波天线时应凝固针道至肝被膜处。微波天线穿刺肝脏后或拔针后若发现出血，或是发现肝被膜下出血时，应立即置入微波天线并启动微波辐射直至出血停止。

9. 微波治疗后应定期随访。判断疗效的方法与指标是：声像图上肿块治疗区的大小、回声及血流改变，CT或MRI增强扫描、超声造影及甲胎蛋白等肿瘤标志物检测，必要时再活检。

（刘方义　程志刚　梁萍）

第五节　并发症及预防处理

微波消融肝肿瘤后不良反应主要包括消融后综合征、无症状性胸腔积液等，这些常常为自限性或不需治疗。大样本研究显示该技术的主要并发症发生率约为2.2%~2.6%，包括胆管狭窄、不能控制的出血、肝脓肿、结肠穿孔、皮肤烫伤、肿瘤种植等[15-17]，并发症发生率及种类均与射频消融技术相似。选择合适的患者，最正确的显像方法，最佳的手术路径将有助于防止并发症的发生。围消融期死亡是指发生在微波消融

后 30 天内的患者死亡，发生率约 0.2%~0.4%，原因包括心肺疾病、器官衰竭、肠坏死、动脉出血等。

一、不良反应

1. 腹部疼痛　是患者最常见的症状，其发生率为 60%~80%。发生于治疗中并可持续至治疗后数天。疼痛多为轻到中度，一般不需治疗，1 周左右自行消失。15%~25% 的患者需给予止痛药治疗。特别是当肿瘤靠近膈、肝包膜、胆囊及门静脉主要分支时，治疗后患者的疼痛较重。疼痛多发生于穿刺进针的部位，近膈面的肿瘤治疗后常引起右肩部疼痛。近胆囊区的肝肿瘤治疗后，部分患者可能出现胆囊炎的症状，表现为右上腹疼痛，局部压痛，或伴 Murphy 征阳性，一般不需治疗，2~3 周可自愈。部分患者治疗后当天可伴随中上腹疼痛不适，与治疗前相对较长时间空腹及内脏神经反射有关，一般治疗后次日可消失。

2. 发热　50%~75% 的患者于治疗后的 1~3 天出现发热，可持续 3~10 天。约 15% 的患者体温超过 38.5℃。发热的原因多为肿瘤坏死导致机体的吸收热。因此，患者发热的程度常与肿瘤灭活的范围有关，大范围的灭活及肿瘤坏死可引起高热。一般发热不需处理，当患者体温超过 38.5℃时，可给予物理降温。如患者体温持续 3 天超过 38.5℃，尤其是合并胆肠吻合术病史，应及时进行血常规及血培养检验，同时超声及时观察治疗区及周边是否存在异常强回声，若化验指标异常、治疗区或周边存在片状强回声，说明合并存在细菌感染，需加强抗生素治疗。

3. 恶心　于麻醉后出现，多因治疗过程中给予镇痛药所致，对症处理后可很快缓解。

4. 肝功能异常　治疗后 1~2 天出现转氨酶升高，可达到治疗前的 2~10 倍，升高的程度与肝脏基础状态相关。原发性肝癌患者多合并有肝硬化，治疗后易出现转氨酶升高，部分患者还可出现轻度的胆红素、球蛋白及白细胞升高，肝功能轻度异常一般无须治疗，多于微波治疗后 7~10 天降至治疗前水平。少数肝功能异常明显及合并腹水者可给予保肝、补充蛋白及利尿治疗。

5. 胸腔积液　多数患者为反应性胸腔积液，由于肿瘤靠近膈面，消融治疗对膈肌和胸膜的刺激所致；部分患者由于肝硬化、门静脉高压及肝储备功能较差，病灶虽不紧邻膈肌，治疗后也会出现胸腔积液。无症状的胸腔积液无须治疗，于消融后 1~3 个月自行吸收。

6. 无症状动脉 – 门静脉瘘　发生率 0.3%，无须特殊处理。

二、主要并发症

1. 需要引流的胸腔积液发生率约 0.4%~1.7%。由于肿瘤靠近膈面，消融治疗对膈肌和胸膜的刺激所致；少数患者由于损伤膈肌或胸膜，可出现血性胸腔积液。大量胸腔积液患者出现呼吸困难，X 线胸片显示肺不张，则应进行胸腔抽液引流。

2. 皮肤烫伤主要发生于以前使用非水冷微波天线所致，目前水冷消融天线的出现显著降低了皮肤烫伤的发生，消融退针凝固针道及肿瘤位于肝表面是其发生的主要诱因。发生率约 0.1%~0.3%。可对穿刺进针处皮肤采用冰袋降温，浅表肿瘤采用低功率（40~45W）治疗，必要时皮下放置测温针监控，可有效地降低皮肤烫伤的发生率。退针凝固针道时需要超声实时观察，防止强回声消融区辐射至皮肤层。对皮肤烫伤的患者，沿烫伤针道切开皮肤和皮下组织，彻底清除烫伤坏死组织，必要时充分引流。若仅针道皮肤烫伤，一般 1 周即可愈合，若合并皮下组织损伤，3~8 周伤口可完全愈合。

3. 肠道穿孔发生率约 0.2%。多发生于有外科手术史的患者，肠道有粘连，蠕动差，当肿瘤靠近肠道时，容易发生肠道的热损伤。术前服用泻药进行肠道准备、近肠道处采用少量无水乙醇注射及局部测温以及辅助人工液腹技术可避免肠道热损伤。

4. 胆管损伤发生率约 0.2%。多发生于肿瘤邻近肝门部，消融治疗时温度的监测可避免胆管的损伤。若治疗前肿瘤挤压胆管致局部胆管扩张，可于消融前行经皮肝内胆管置管，消融中经引流管持续缓慢灌注冰冻生理盐水，从而达到保护胆管的目的。

5. 针道肿瘤细胞种植发生率约 0.4%。多发生于消融术后 8~37 个月，出现在皮下组织、肌层组织及胸腹膜上。消融后影像学复查不但应关注肝内肿瘤进展情况，同时需注意上述肿瘤种植部位是否存在病变，患者经常主诉胸腹壁局部发现疼痛结节也可及早提示医生发现此病。种植肿瘤可再次消融或手术切除治疗，部分消融难以完全者可合并放射治疗。

6. 肝被膜下血肿或腹腔出血发生率很低，多由于患者术中呼吸不配合，损伤肝动脉。必要时急诊栓塞治疗。

7. 肝脓肿或脓胸发生率约 0.4%。多发生于糖尿病患者及合并胆肠吻合术患者，一般于消融治疗后 2~4 周发生。除了加强抗感染治疗外，可行置管引流。多于 2~5 周后痊愈。

（梁萍　于杰）

第六节　临床效果及评价

经皮微波消融最早由日本学者 Seki 等报道[11]。日本医师所用的 Microtaze 微波消融系统为非水冷设备，主要局限于治疗 < 2cm 的小肝癌。随着医学工程学的进步，梁萍医生带领的团队通过医工结合进行了大量研究，研发了国际首台温控水冷微波消融设备，自此引领了国内多个品牌水冷微波消融设备的产业化生产。与日本相比，中国的消融系统能形成更大范围的消融，2450MHz 单针 60W、10 分钟消融范围（4.0 ± 0.1）cm ×（2.8 ± 0.1）cm，呈较理想的类球体凝固；915MHz 单针辐射 60W、10 分钟消融范围（6.5 ± 0.3）cm ×（3.2 ± 0.4）cm，明显优于 2450MHz 微波，为较大肿瘤治疗奠定了基础，因而使更多的患者适合微波消融。同时由于中国是肝癌大国，所以在中国的研究常有更大的样本量来对微波消融的效果进行可靠的评价，中国也首先在国际发表了微波消融肝癌指南[18]。由单一研究机构进行的非水冷微波消融 288 例患者 477 个肿瘤，5 年累积生存率为 51%，局部肿瘤复发率 8%[19]。随着水冷设备的应用，微波消融在较大肝癌和复杂肝癌的治疗中也取得了突破性进展。2011 年由中国 7 家微波消融团队进行的一项多中心研究显示，1007 例原发性肝癌患者消融后 1、3、5 年生存率分别为 91.2%、72.5% 和 59.8%[16]。微波消融肝癌技术的成熟和良好疗效也使得其他国家的科学家对该技术产生了浓厚兴趣，在研发了多款微波消融设备的基础上也进行了初步的临床应用，虽然美国、意大利也分别组织了微波消融肝癌的多中心研究，但均未报道长期生存疗效，总体认为微波消融技术是一种安全、有效、与射频可比的肝癌治疗微创方法[20-22]。而根据荟萃分析显示，微波消融肝转移癌，1、3、5 年生存率分别达到了 40%~91.4%、0~57% 和 14%~32%，并体现出了在合并肝外转移的患者身上微波消融进行姑息治疗的

优势[23]。

随着微波设备的发展与治疗技术的提高，大于5cm（图2-4-6-1）、邻近胆囊（图2-4-6-2）、肝门（图2-4-6-3）、胃肠（图2-4-6-4）等危险部位的复杂肝癌，在联合经动脉栓塞、无水乙醇注射、温度监测、人工液胸/液腹技术的情况下也能有效消融[24-28]。但是对于肝癌的根治仍需达到以下适应证标准：单发肿瘤直径≤5cm或多发肿瘤，肿瘤数目≤3枚，最大直径≤3cm；无门静脉癌栓；无淋巴、肺、腹部器官或骨等肝外转移[18]。

目前肝癌的微波消融治疗效果与其他治疗方案的比较研究还比较有限。Seki等[29]对微波消融与酒精消融的治疗效果进行比较，发现微波消融对中等或低分化的肝癌有较好的局部控制能力，患者生存期相对较长。多数对照研究比较微波消融和射频消融的治疗效果认为[30-34]，局部肿瘤的控制、并发症、长期生存率两者相仿。但日本学者Ohmoto等[35, 36]认为射频消融对于小肝癌治疗能够取得更好的肿瘤控制效果，这可能与其使用了水冷射频和非水冷微波设备有关。只有对现在工艺水平上微波消融和射频消融的治疗效果进

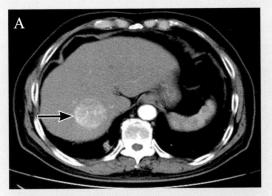

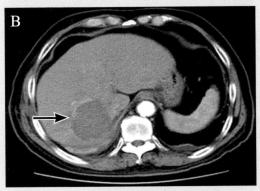

图2-4-6-1 微波消融较大肝癌

男性，83岁，肿瘤位于右后叶，大小约4.8cm×3.7cm×3.6cm，病理为高分化肝细胞癌。A. 术前增强ＣＴ动脉期显示肝脏右后叶上段高密度肿块（↑）；

B. 术后5个月增强ＣＴ动脉期显示肝脏右后叶上段低密度区（↑）无增强并完全覆盖肿瘤

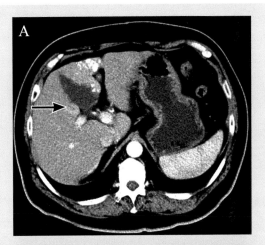

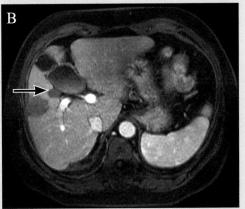

图2-4-6-2 微波消融邻近胆囊肝细胞癌

男性，59岁，肿瘤位于胆囊床旁，

大小约2.0cm×1.8cm×1.8cm。

A. 术前增强ＣＴ动脉期显示胆囊床旁高密度结节（↑）；

B. 术后14个月增强MRI动脉期显示胆囊床旁低信号区（↑）无增强并逐渐缩小，胆囊无损伤

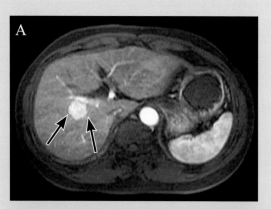

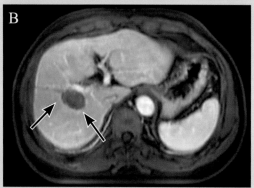

图 2-4-6-3　微波消融靠近血管肝癌

男性，57 岁，肿瘤邻近门静脉右支，大小约 2.6cm×2.2cm，病理为中分化肝细胞癌。

A. 术前增强 MRI 动脉期显示靠近门静脉右支的高信号结节（↑）；

B. 术后 1 年增强 MRI 显示消融区无增强（↑）

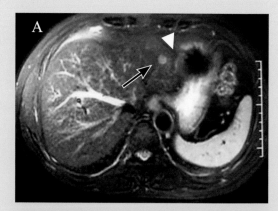

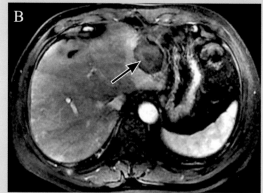

图 2-4-6-4　微波消融邻近胃壁肝细胞癌

男性，60 岁，肿瘤位于左外叶，大小约 1.7cm×1.6cm。

A. 术前 MRI T2 显示肝脏左外叶上段高信号结节（↑）紧邻胃壁（△）；

B. 术后 4 个月增强 MRI 动脉期显示原肿瘤区域为低信号（↑）

行前瞻性随机性的比较，才能保证研究结果的准确性。

微波消融肝癌取得了令人鼓舞的临床结果，但同其他消融技术一样，在肝癌治疗领域仍然具有广阔的探索空间，尚需进一步研究来揭示其局限性和提升其治疗效果。首当其冲的是增加消融的范围，对天线进行技术革新，研发新型纳米材料增加微波热场效能将有助于这一目标的实现。其次是为了增加微波消融的可预测性和可靠性，需对引导方法进行改善，显像系统可能需与计算机辅助导航系统相结合用于对肿瘤进行精确定位与布置天线。第三，因为即使在肿瘤完全消融后，肝癌的复发率依然很高，辅助免疫治疗、靶向化疗可用于微波消融后抑制肿瘤的复发，有必要进行深入的研究来对其效果进行观察。

（于杰　窦健萍　梁萍）

1. Jemal A, Bray F, Center MM, et al.Global cancer statistics.CA Cancer J Clin, 2011, 61（2）: 69-90.
2. Perz JF, Armstrong GL, Farrington LA, et al.The contributions of hepatitis B virus and hepatitis C virus infections to cirrhosis and primary liver cancer worldwide.J Hepatol, 2006, 45: 529-538.
3. Manfredi S, Lepage C, Hatem C, et al.Epidemiology and management of liver metastases from colorectal cancer.Ann Surg, 2006, 244（2）: 254-259.
4. Liver Cancer Study Group of Japan.Primary liver cancers in Japan. Cancer, 1980, 45: 2263-2269.
5. Lai EC, Fan ST, Lo CM, et al.Hepatic resection for hepatocellular carcinoma.An audit of 343 patients.Ann Surg, 1995, 221: 291-298.
6. Goldberg SN, Grassi CJ, Cardella JF, et al, Society of Interventional Radiology Technology Assessment Committee, International Working Group on Image-Guided Tumor Ablation. Image-guided tumor ablation: standardization of terminology and reporting criteria.Radiology, 2005, 235（3）: 728-739.
7. English NJ, MacElroy JM.Molecular dynamics simulations of microwave heating of water.J Chem Phys, 2003, 118: 1589-1592.
8. Diederich CJ.Thermal ablation and high-temperature thermal therapy: overview of technology and clinical implementation.Int J Hyperthemia, 2005, 21: 745-753.
9. Metaxas AC, Meredith RJ.Industrial microwave heating.London: Peter Peregrinus Ltd, 1983: 281-282.
10. Sun Y, Wang Y, Ni X, et al.Comparison of ablation zone between 915-and 2, 450-MHz cooled-shaft microwave antenna: results in vivo porcine livers.Am J Roentgenol, 2009, 192（2）: 511-514.
11. Seki T, Wakabayashi M, Nakagawa T, et al.Ultrasonically guided percutaneous microwave coagulation therapy for small hepatocellular carcinoma.Cancer, 1994, 74: 817-825.
12. Dong BW, Liang P, Yu XL, et al.Sonographically guided microwave coagulation treatment of liver cancer: an experimental and clinical study.AJR, 1998, 171: 449-454.
13. Poggi G, Montagna B, DI Cesare P, et al.Microwave ablation of hepatocellular carcinoma using a new percutaneous device: preliminary results.Anticancer Res, 2013, 33（3）: 1221-1227.
14. Yu Z, Liu W, Fan L, et al.The efficacy and safety of percutaneous microwave coagulation by a new microwave delivery system in large hepatocellular carcinomas: four case studies.Int J Hyperthermia, 2009, 25（5）: 392-398.
15. Liang P, Wang Y, Yu X, et al.Malignant liver tumors: treatment with percutaneous microwave ablation-complications among cohort of 1136 patients.Radiology, 2009, 251（3）: 933-940.
16. Liang P, Yu J, Yu XL, et al.Percutaneous cooled-tip microwave ablation under ultrasound guidance for primary liver cancer: a multicentre analysis of 1363 treatment-naive lesions in 1007 patients in China.Gut, 2012, 61（7）: 1100-1101.
17. Wang XH, Yu J, Liang P, et al.Percutaneous cooled-tip microwave ablation under ultrasound guidance for primary liver cancer: analysis of major complications in 693 patients.ZhonghuaZhongliu ZaZhi, 2012, 34（12）: 945-949.
18. Liang P, Yu J, Lu MD, et al.Practice guidelines for ultrasound-guided percutaneous microwave ablation for hepatic malignancy. World J Gastroenterol, 2013, 19（33）: 5430-5438.
19. Liang P, Dong B, Yu X, et al.Prognostic factors for survival in patients with hepatocellular carcinoma after percutaneous microwave ablation.Radiology, 2005, 235: 299-307.
20. Lloyd DM, Lau KN, Welsh F, et al, International Microwave Tumour Ablation Group（IMTAG）.International multicentre prospective study on microwave ablation of liver tumours: preliminary results.HPB（Oxford）, 2011, 13（8）: 579-585.
21. Livraghi T, Meloni F, Solbiati L, et al, Collaborative Italian Group using AMICA system.Complications of microwave ablation for liver tumors: results of a multicenter study. CardiovascInterventRadiol, 2012, 35（4）: 868-874.
22. Groeschl RT, Pilgrim CH, Hanna EM, et al.Microwave ablation for hepatic malignancies: A multiinstitutionalanalysis.Ann Surg, 2014, 259（6）: 1195-1200.
23. Pathak S, Jones R, Tang JM, et al.Ablative therapies for colorectal liver metastases: a systematic review.Colorectal Dis, 2011, 13（9）: e252-265.
24. Fangyi Liu, Xiaoling Yu, Ping Liang, et al.Comparison of Percutaneous 915MHz Microwave Ablation and?2450MHz Microwave Ablation in Large Hepatocellular Carcinoma.Int J Hyperthermia, 2010, 26（5）: 448-455.
25. Zhang D, Liang P, Yu X, et al.The value of artificial pleural effusion for percutaneous microwave ablation of liver tumour in the hepatic dome: a retrospective case-control study.Int J Hyperthermia, 2013, 29（7）: 663-670.
26. Huang S, Yu J, Liang P, et al.Percutaneous microwave ablation for hepatocellular carcinoma adjacent to large vessels: A long-term follow-up.Eur J Radiol, 2013, 83（3）: 552-558.
27. Zhang M, Liang P, Cheng ZG, et al.Efficacy and safety of artificial ascites in assisting percutaneous microwave ablation of hepatic tumours adjacent to the gastrointestinal tract.Int J Hyperther, 2014, 30（2）: 134-141.
28. Cun Liu, Ping Liang, Liu F, et al.MWA Combined with TACE as a combined therapy for unresectable large-sized hepotocellular carcinoma.Int J Hyperthermia, 2011, 27（7）: 654-662.
29. Seki T, Wakabayashi M, Nakagawa T, et al.Percutaneous microwave coagulation therapy for patients with small hepatocellular carinoma: comparison with percutaneous ethanol injection therapy. Cancer, 1999, 85: 1694-1702.
30. Shibata T, Iimuro Y, Yamamoto Y, et al.Small hepatocellular carcinoma: comparison of radio-frequency ablation and percutaneous microwave coagulation therapy.Radiology, 2002, 223: 331-337.
31. Lu MD, Xu HX, Xie XY, et al.Percutaneous microwave and radiofrequency ablation for hepatocellular carcinoma: a retrospective comparative study.J Gastroenterol, 2005, 40: 1054-1060.
32. Simo KA, Sereika SE, Newton KN, et al.Laparoscopic-assisted microwave ablation for hepatocellular carcinoma: safety and efficacy in comparison with radiofrequency ablation.J SurgOncol, 2011, 104（7）: 822-829.
33. Iida H, Aihara T, Ikuta S, et al.A comparative study of therapeutic effect between laparoscopic microwave coagulation and laparoscopic radiofrequency ablation.Hepatogastroenterology.2013 Jun, 60（124）: 662-665.
34. Qian GJ, Wang N, Shen Q, et al.Efficacy of microwave versus radiofrequency ablation for treatment of small hepatocellular carcinoma: experimental and clinical studies.EurRadiol, 2012, 22（9）: 1983-1990.
35. Ohmoto K, Yoshioka N, Tomiyama Y, et al.Comparison of therapeutic effects between radiofrequency ablation and percutaneous microwave coagulation therapy for small hepatocellular carcinomas.J Gastroenterol Hepatol, 2009, 24（2）: 223-227.
36. Ohmoto K, Yoshioka N, Tomiyama Y, et al.Thermal ablation therapy for hepatocellular carcinoma: comparison between radiofrequency ablation and percutaneous microwave coagulation therapy.Hepatogastroenterology.2006, 53（71）: 651-654.

第五章 肿瘤酒精注射化学消融

【概述】

超声引导经皮酒精注射治疗（percutaneous ethanol injection，PEI），是最早应用的经皮局部肿瘤消融技术。1983 年由日本学者杉浦等首先应用于临床，由于侵袭性小、简便易行、费用低廉、可重复应用等优点，在临床得到应用和推广。虽然实质脏器肿瘤均可应用酒精等化学制剂消融治疗，但主要应用于肝脏肿瘤。

PEI 在我国一般用于小肝癌及结肠直肠癌肝转移治疗。常用 21G PTC 细针穿刺，单孔针瘤内注射酒精弥散范围和均匀度不佳，消融可控性差，常需多次治疗。近年来，一种新型的多极酒精注射针（multiple pronged percutaneous ethanol injection，MP-PEI）进入临床应用。多极注射针有 3 个子针和 12 个酒精注射孔，优化了多极针在肿瘤内的空间分布，使酒精弥散范围更大，均匀度更好，可获得类球形凝固坏死灶，这项技术使酒精注射治疗得到改善和发展。

（陈敏华　匡铭）

第一节　原理及仪器器具

一、原理与引导治疗方法

（一）原理

注射无水酒精的治疗机制是酒精注入瘤体内后，使局部组织脱水、固定、蛋白质变性，继而产生凝固性坏死。此外，血管内皮细胞受酒精的破坏所引起的血栓形成和血管闭塞，也加重了肿瘤组织的坏死。

（二）引导治疗方法

1. 超声是引导治疗的主要手段，声像图可清晰显示病灶位置、大小以及特征。实时观察酒精灌注的弥散过程，显示酒精气泡产生的强回声。

2. 当超声不能完整显示病灶或显示不清时可使用 CT 引导。Furuse 等[1] 使用实时 CT 透视系统成功引导 PEI 治疗 2cm 以下的小肝癌，能实时显示酒精弥散和肿瘤血管染色即刻消失现象，注射后可明显显示酒精的低密度区（-240H）。

二、仪器

1. 通常使用 3.5~5.0MHz 的扇扫探头，对于表浅病灶使用 5MHz 的线阵探头。

2. 引导用超声仪器必须具备引导穿刺功能和穿刺引导设备。徒手操作则不需穿刺引导装置。

3. 超声仪器应具有彩色血流显像功能。

三、PEI 用具

1. 一般用针　酒精注射可使用 20~22G 的穿刺针，针的长度取决于病灶的位置和进针的途径，但通常为 10~20cm。也可使用专门设计用于 PEI 的特殊穿刺针。

2. 棱锥状针 Akamatsu 等[2] 设计的穿刺针为棱锥状，远端的针尖封闭，在距离针尖

3mm 内有三个相距 120° 侧孔。使用这种穿刺针可提高进针的直线性、容易显示针尖和使用。尽管理论上使用侧孔针有利于酒精的弥散，但是肿瘤坏死是与酒精注射的总量有关，而与使用穿刺针是末端孔还是侧孔无关[2]。因此，穿刺针的设计不影响肿瘤坏死程度，所以，穿刺针的选择可根据个人的习惯及病情需要而定。

3. MP-PEI 针 又称 Quadra-Fuse 多叉多孔酒精注射针。MP-PEI 针的主体为一根 20cm 长的 18G 针杆，针尖经特殊处理可在超声图像上清楚显示。在距针尖 2cm 处的针杆向外伸出 3 个可伸缩的子针，每个子针上有 4 个酒精注射侧孔。子针完全打开后范围为 5cm，打开范围可根据肿瘤最大径调节，一般打开范围等同于肿瘤消融最大径（图 2-5-1-1）。

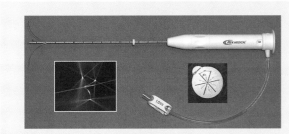

图 2-5-1-1　多极无水酒精（MP-PEI）注射针

四、其他用品

1. 消融治疗用 95％ 医用无水乙醇。
2. 无菌生理盐水稀释的肝素溶液（1：200），用于冲洗子针侧孔，以防微血栓堵塞。
3. 5ml 注射器 1 个，10ml 注射器 2 个。
4. 三通管与 Quadra-Fuse 注液管连接预备注入稀释肝素溶液和无水乙醇。
5. 局部麻醉用 1％ 利多卡因。

（谢晓燕　匡铭）

第二节　适应证及禁忌证

由于损伤小，肿瘤的位置多不受限，甚至肝表面的病灶和邻近大血管的病灶都可安全有效地接受 PEI 消融治疗。PEI 对于病灶大小和数目的选择也较其他消融治疗方法宽，但随着肿瘤的增大，在肿瘤边缘部位的酒精弥散均匀性下降，可能增加治疗后病灶边缘肿瘤的残留。另外，由于转移性肿瘤较 HCC 质地硬，对酒精的弥散产生较大的阻力，可能造成灭活不全，影响治疗的效果。

一、适应证

1. 原发性肝癌直径 ≤ 3cm、数目不超过 3 个的小肝癌是 PEI 治疗的最佳对象。采用 MP-PEI 可用于直径 ≤ 5cm 的肿瘤。
2. 不适宜其他消融治疗的肝表面及邻近肝门、大血管甚至肠管（图 2-5-2-1）的瘤灶。
3. 复发性肝癌行反复治疗。
4. 肝脏多发肿瘤可采用手术切除联合酒精注射：手术切除主瘤灶，酒精消融子灶或其他部位小灶。
5. 与 TACE 联合应用，可提高局部疗效。
6. 与射频消融联合应用，可提高射频治疗大血管旁肿瘤的局部疗效（图 2-5-2-2）。
7. 作为肝移植供体等待期的桥梁治疗手段。
8. 大部分肝癌适宜经皮穿刺消融。对位于肝尾状叶、邻近膈顶、外生型、易损伤邻近脏器、肝门部的肿瘤，宜采用腹腔镜下或开腹术中消融。

二、禁忌证

1. 晚期巨大肝癌、弥漫型肝癌或合并门静脉癌栓者。
2. 病灶紧贴肝门部大血管及肝脏主要胆管。
3. 病灶紧贴胆囊、心脏、膈肌或胃肠等重要组织器官。

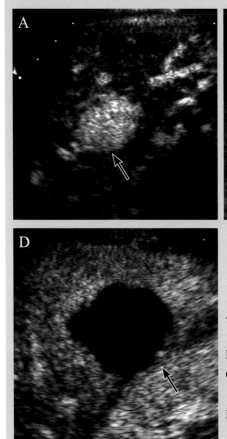
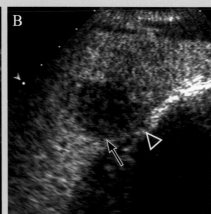
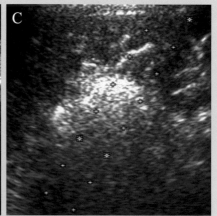

图 2-5-2-1　肝细胞癌多极针 PEI 治疗前后及治疗中超声图像

A. 消融前超声造影动脉期显示肿瘤呈高增强（↑）位于肝 S6，大小为 3.3cm×3.2cm，无包膜；

B. 门脉期呈低增强（↑），边界不规则，肿瘤与肠管（△）相邻；

C. 多极针 PEI 治疗中超声显示消融区域呈强回声（一次消融，酒精注射总量 30ml）；

D. 消融术后一个月复查，超声造影门脉期显示消融灶（△）为无增强区，范围为 4.0cm×3.5cm，其近侧肠管壁无异常（↑）

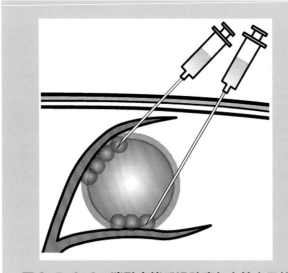

图 2-5-2-2　消融完毕后沿肿瘤与血管交界处连续注射无水酒精

4. 有上腹部手术史、病灶与胃肠有粘连。

5. 不可控制的凝血性疾病，患者凝血功能明显障碍。

6. 不可控制的顽固性腹水、肝功能严重损害、黄疸和较广泛的肝外转移，Child-Pugh C 级患者。

文献报道 PEI 消融治疗的禁忌证主要为不可控制的凝血性疾病、不可控制的腹水和肝外转移等病例[3, 4]。

（匡铭　陈敏华　刘吉斌）

第三节　治疗前准备

治疗前需进行充分的临床检查，通过影像学检查了解肿瘤状况以及排除肝外转移灶。术前实验室检查包括肝功能、凝血试验等了解患者全身状况，以确定患者是否适合 PEI 治疗。根据检查结果制订治疗方案，为治疗后随访疗效建立可对照的资料。

一、患者准备

1. 影像学检查　包括彩色多普勒超声、超声造影、增强 CT 或 MRI，了解全面情况。
2. 确定病灶的大小、数目、位置和形态，肿瘤的生物学行为（有无包膜、与大血管关系等）。
3. 常规检查　包括血常规、血生化、凝血功能、肿瘤标记物、心电图、胸部 X 线检查。
4. 肝脏储备功能不足，包括 T-Bil > 50μg/L，肝功能 Child-Pugh C 级，凝血酶原时间延长超过正常对照的 1/2，血小板低于 50×10^9/L，有严重出血倾向者，均应纠正后再治疗。
5. 术前详细了解病史，尤其注意询问有无高血压、糖尿病、冠心病、慢性肾病等病史，评估识别高危患者。

二、术前谈话及内容

1. 向患者说明 PEI 治疗的特点、需多次治疗的可能性、治疗过程。
2. 可能出现的不良反应以及需采取的处理措施。
3. 治疗后可能出现的并发症。
4. 取得患者或家属的理解并消除其紧张情绪。
5. 签署知情同意书。

三、制订治疗方案

病灶的大小、数目和患者的耐受程度都会影响酒精注射的步骤和剂量。治疗的次数取决于每个病灶治疗能耐受注射酒精的剂量。

（一）酒精注射剂量计算

每个病灶的酒精注射总量要根据球形体积公式计算。Shiina 等[5]建议在计算酒精注射总量时应加肿瘤周围 0.5cm 为安全范围（图 2-5-3-1）。

计算公式：$V = 4/3 \pi (r+0.5)^3$

V 是凝固肿瘤体积所需的酒精容量，或根据肿瘤大小进行计算。

V（ml）= 体积（长径 × 短径 × 短径）/2。

r 为病灶的半径，半径加上 0.5cm 是使酒精有足够剂量的，能够灭活肿瘤周围"无瘤细胞"的一圈肝组织（即安全带），以保证肿瘤灭活。

治疗点数及每点注入的酒精剂量一定要根据肿瘤的体积计算。例如，应用 Shiina 公式，3cm 的病灶需要 30~35ml 的酒精。当一点注射治疗时，使用这个剂量。两点治疗时每点为 15~20ml。当使用多点治疗时，要精确绘出酒精的弥散区，以保证整个肿瘤得到覆盖和治疗。

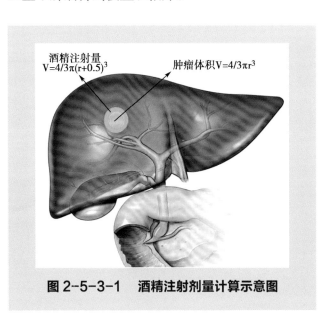

图 2-5-3-1　酒精注射剂量计算示意图

表 2-5-3-1 不同大小肿瘤 PEI 参考治疗方案

肿瘤大小（cm）	酒精量（ml）	注射次数（次）
1.0	5	3~4
1.5	10	3~4
2.0	15	3~4
2.5	20~25	1（MP-PEI）
3.0	30~35	1（MP-PEI）
3.5	45~50	1（MP-PEI）
…		

不同大小肿瘤的参考治疗方案见表 2-5-3-1。

（二）具体注射方法

1. 对 ≤ 2cm 肿瘤可实行 PEI 单点穿刺，> 2cm 肿瘤实行多点穿刺，或使用多极酒精注射针穿刺注射。

2. 每次注射相当于肿瘤体积的酒精量，每周 2 次，共注射 3~4 次。

3. 在治疗过程中，每次治疗间隔时间是 1 周或 2 周。

4. MP-PEI 时注入的酒精量为肿瘤体积的 1.5~2.0 倍，一次注射完成。血肌酐 ≥ 150μmol/L 的患者应适当减少酒精 1 次注射量。

5. 控制酒精注射总量，必要时分次治疗。酒精注射量不能少于肿瘤体积，不能大于肿瘤体积的 2 倍，1 次总量不能超过 50ml。总量超过 50ml 时，需分次注射，2 次间隔时间 3~5 天。全身麻醉下，一次性治疗大病灶或多发病灶的酒精平均剂量约为 49~75ml [6]。

研究表明，对大于 3cm 的病灶，每次酒精的剂量达到 30~40ml 时仍很安全 [4, 7]。对于大于 5cm 的病灶或多发性小病灶的实性结节一般需要 4~12 次治疗（MP-PEI 方法除外）。

Livraghi 等 [6] 进行的 36 例一次全麻下治疗患者的平均住院时间为 3 天，而 Giorgio 等 [8] 治疗的患者多数第二天即可出院。

（匡铭 谢晓燕 刘吉斌）

第四节　操作方法及技术要点

一、麻醉

1. 采用局麻和镇痛麻醉。

2. 通常多次穿刺采用 1% 利多卡因，局部 PEI 治疗区域腹壁需要做局部麻醉[9]，也可以局麻配合镇痛剂或镇静剂，如咪达唑仑（midazolam）和芬太尼（fentanyl）。

3. 施行 MP-PEI 方法或接受单次大剂量治疗者，应联合芬太尼 0.1mg+ 氟哌利多 5mg 静脉给药。单次大剂量者需要全身麻醉。

4. 接受小剂量注射者可在门诊完成治疗，术后要观察 15~30 分钟左右。大剂量注射者则需要住院治疗。

5. 70 岁以上患者或肿瘤较大较多、有较多基础合并症者、痛觉特别敏感者，治疗时需请麻醉师协助。

二、操作方法

1. 确定穿刺点，消毒铺巾，局部麻醉（略）。

2. 在超声引导下将 18G 的引导针刺入腹壁层，继而将 20~21G 带针芯的套管针插到病灶的深部边缘。

3. 确认针尖位置后缓慢注射无水酒精。观察酒精从针尖向肿瘤周围弥散或包绕肿瘤，未进入周围大、小血管，可在同点继续注射（图 2-5-4-1）。

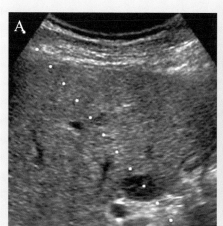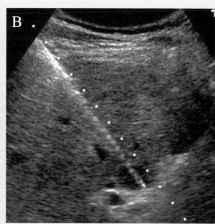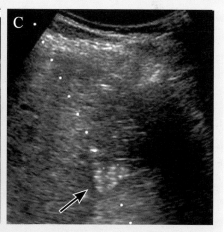

图 2-5-4-1　PEI 治疗过程中针类观察
A. 消融前病变位于肝 S6，近肠管，大小 1.2cm×1.1cm；
B. 酒精注射治疗，超声显示 PTC 针针尖位于病变底部；
C. 酒精注射后，原病变低回声区为高回声所覆盖（↑）

4. 由深部开始，逐渐向肿瘤中心及肿瘤浅部缓慢退针、推注，约 0.5~1.0ml/s，此时可观察到酒精扩散至肿瘤不同深度和范围。

5. 一次穿刺中可多方位布针注射，直到显示酒精强回声弥散覆盖整个病灶范围。

6. 必要时在注射前后应用彩色多普勒观察肿瘤内血流信号；注射完毕后观察仍有血流信号可局部追加治疗。

7. 注射结束时，穿刺针应在原位停留 1~2 分钟，位置较深时可采用分段拔针并停留以减少酒精沿着针道的逆流，压力较大或注射量较多可致酒精溢出腹腔，引起腹膜刺激症状而导致患者剧烈腹痛。

8. 使用 MP-PEI 治疗前应先确认多极酒精注射针各子针侧孔均未阻塞，确认方法为：注入 2~3ml 肝素盐水，观察 3 个子针是否均有 4 道水流喷出。

9. 采用 20~21G 带针芯套管针穿刺时，因更换位置需停止注射时，建议将针芯插回套管针，以防针管阻塞。行 MP-PEI 时因缩展子针、更换注射位置等需要停顿注射时，立即注入 1.5~2.0ml 肝素盐水，以防止子针侧孔阻塞。

三、技术要点

1. 穿刺前使用彩色多普勒观察穿刺途径，应避开路径上的大血管，并应严防针尖穿刺到重要结构内直接注射酒精（如胆管、胆囊等）。

2. 治疗中使用超声实时观察酒精注射过程，如果在注射酒精时沿着针道发生过多的逆流应减缓注射速度；患者发生不可缓解的腹痛时应停止注射。

3. 酒精进入到胆管、血管或周围正常肝组织内时应该立即停止注射，可小幅度调整针尖的位置或方向后再进行注射。

4. 大肝癌中心部多合并坏死，故尤需重视肿瘤周边范围充分注射。

5. 注射阻力较大时可上下稍移动针尖或旋转改变针尖斜面方向，常可缓解压力；以上两种方法均无法缓解压力时应确认注射针是否阻塞。

（匡铭　陈敏华　刘吉斌）

第五节　注意事项及用药

一、注意事项

1. 减少穿刺次数以减少出血和肿瘤种植转移的发生。

2. 可直接用注射器推药，更宜用延长的软胶管连接注射器及注射针。

3. 一般注射酒精总量 20ml 以下者，无须住院观察，可在门诊观察 15~30 分钟，注意观察生命体征和腹部情况。

4. MP-PEI 治疗酒精用量大于 30ml 者，若高龄、合并严重心肺疾病，住院观察 12~24 小时，前 6 小时需每 2 小时测量血压脉搏 1 次，注意腹部情况的变化，禁食 3~6 小时。

二、大量酒精注射后用药

1. 补液 1000~1500ml。

2. 使用护肝药物。

3. 预防性使用 5% $NaHCO_3$ 100~250ml 静脉滴注，可以碱化尿液。

4. 地塞米松 10mg 静脉滴注或静脉推注。

5. 对有需要的病例使用抗生素、胰岛素、降压药、止痛剂、退热药和制酸药等，治疗后无须常规应用抗生素。

三、治疗病历记录

超声引导经皮酒精注射治疗记录单见下：

```
姓名：          性别：          年龄：          科室：

病历号：        超声号：        临床诊断：
────────────────────────────────────────────
治疗状况：      □首次       第□次

本次治疗肿瘤数目：  个          部位及大小：          相邻重要组织或器官：

治疗日期：          开始时间：              结束时间：

注射针种类：          型号：

病灶穿刺针数：      注射点数：          注射总量：          弥散情况：

病灶穿刺针数：      注射点数：          注射总量：          弥散情况：

治疗辅助方法：  □超声造影    □虚拟导航    □人工胸腹水    □其他

治疗中病人异常情况：血压        呼吸        脉搏        心电图

特殊不适          其他

术中用药：        剂量：

离科时病人情况：血压        呼吸        脉搏        心电图

腹部异常情况                特殊不适

医嘱

家属签字：        治疗医师：        麻醉医师：
    年    月    日
```

注：麻醉方式及用药、剂量、麻醉效果另外记录

（匡铭　谢晓燕　陈敏华）

第六节 并发症及预防处理

疼痛、发热和酒精的毒性反应是最常见的并发症，持续较短暂，可经保守治疗缓解。多点小剂量酒精注射所致副作用需干预治疗者很罕见。

一、并发症

（一）常见并发症

1. 疼痛 常发生在穿刺点，偶尔也可发生在腹部或肩部，注射到表浅部位时一过性疼痛较深部病灶的发生率高[10]，可能与酒精漏出肝包膜或酒精刺激膈肌有关。疼痛和发热与剂量相关，每次治疗剂量小于 10ml 时，需要止痛剂的疼痛发生率为 11%~13%[7, 11, 12]。

2. 发热 每次治疗注射酒精剂量超过 10ml 时疼痛及发热超过 38℃ 的发生率为 29%[7]。超过 38℃ 的发热多发生在首次治疗引起肿瘤坏死的体积很大时。

3. PEI 治疗后血清转氨酶一过性轻度升高。

（二）少见并发症

1. 酒精中毒、一过性血尿、血红蛋白尿、急性肾衰竭、肝性脑病、腹腔出血、皮下出血、消化道出血、胆道狭窄、门静脉血栓、直立性低血压等，需对症处理。

2. 少见并发症的文献报道

   （1）少数患者可发生节段性化学性门静脉血栓形成，1~6 个月血栓可自动吸收[9, 13, 14]。

   （2）少见并发症中相对发生较多的是胸腔积液和腹膜腔出血，在多次酒精消融治疗的 1086 例患者中胸腔积液为 6 例，腹膜腔出血为 5 例[3, 6, 11, 13]。多次 PEI 治疗后的早期可发生胸腔积液[3, 6, 7]。

   （3）其他并发症，如气胸、腹水、血细胞比容下降、血红蛋白尿、血管迷走神经反射、一过性低血压、血性胆汁[10]、胆管炎[6, 15]、肝脓肿[6, 16]、脾脓肿[17]和所治疗的肿瘤内或邻近部位的节段性肝梗死[18]等更少见。

   （4）1 例 HCC 患者小剂量 PEI 治疗 5 天后因肝脏大面积坏死和心肌梗死致死[18]，1276 例病例接受常规多次 PEI 治疗中，无死亡病例报道[3, 6, 11, 13-15, 19, 20]。

（三）大剂量注射并发症

1993 年由 Livraghi 等[21]报道，一次性大剂量酒精注射治疗大病灶或多发性病灶，是 PEI 技术上的改进。但另两项研究分析了接受大剂量酒精注射治疗的 65 例大病灶或多发性病灶，结果显示并发症发生率增高[6, 8]，死亡率为 4.6%（3/65）。2 例肝功能 Child-Pugh C 级的肝硬化患者死于食管静脉曲张出血，另 1 例患者为胃癌肝脏转移性大病灶注射酒精 210ml，在 72 小时后，死于继发性上消化道出血。其他并发症包括 2 例中度腹膜腔内出血，但不需要输血；1 例肝段坏死；2 例全麻苏醒后延迟性疼痛；1 例由于接受了大剂量 210ml 酒精治疗后麻醉苏醒延迟和出现醉酒症状[6, 8]。

二、并发症预防

1. 控制心率、血压 对抗心率减慢，基础心率较慢的患者可用阿托品肌内注射。对心率过快者使用普萘洛尔、硝酸甘油降低心率至 100 次/秒以下，对高血压患者使用降压药。

2. 碱化尿液 酒精注射量大于 30ml 应用 5% $NaHCO_3$ 100~250ml 静脉滴注。

3. 减少治疗损害，保护肾功能 治疗前根据肿瘤大小予以 5~10mg 地塞米松。

4. **预防出血** 对肿瘤较大、治疗时间较长或凝血功能欠佳的病例，主张预防性应用止血药。必要时可治疗前输入新鲜血浆、血小板等。

5. **预防感染** 抗生素并非常规应用,肿瘤较大、治疗时间长、基础情况差、有胆肠吻合史、胆管积气、近期感染史的情况,应术前2小时内预防性使用抗生素。

6. 有冠心病、呼吸系统疾病和心电图异常者,应请麻醉科会诊或在静脉麻醉下进行。

7. 避免一次大剂量注射无水乙醇,根据患者耐受程度控制注射总量,必要时分次治疗。

三、处理措施

1. **出血** 应用止血药物,输血、输液补充血容量,消融止血,TAE栓塞止血,放射介入或超声介入止血或手术开腹止血。

2. **脓肿** 应用抗生素,超声引导下局部置管引流。

3. **肠穿孔** 禁食,留置胃管,经静脉营养,腹腔引流是主要的处理措施。

4. **胆道狭窄** 置管引流,或狭窄部位置入支架。

5. **肝衰竭** 护肝,补充白蛋白,利尿等。

6. **肌红蛋白尿、血红蛋白尿和急性肾衰竭** 5% $NaHCO_3$ 100~250ml 静脉滴注,减少肿瘤坏死产生的酸性物造成的损害,地塞米松10mg 静脉滴注。

（刘吉斌　匡铭　陈敏华）

第七节　临床效果及评价

多数作者报道直径小于3cm肿瘤治疗成功率较高[11, 14, 19, 22-25]。有些作者则应用PEI一些特殊治疗技术,如大病灶的多点穿刺注射和全麻下单点穿刺大剂量酒精注射治疗,使PEI治疗肿瘤直径达到4~5cm,数目达到4个[4, 7, 13, 26, 27]。匡铭等[28]报道应用MP-PEI多极酒精注射治疗首发或复发肝细胞癌,认为单次大剂量酒精注射可安全有效灭活5cm以内肿瘤,治疗成功的关键与肿瘤有无包膜相关（图2-5-7-1）。

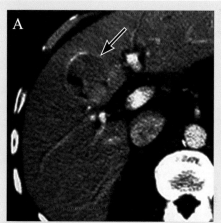

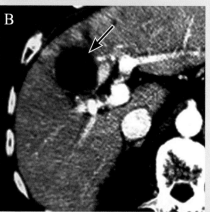

图2-5-7-1　肝门区肝细胞癌多极无水酒精治疗前后增强CT图像

A. 消融前增强CT（门脉期）显示肿瘤位于肝门区,大小为4.2cm×4.0cm,周边可见包膜（↑）;

B. 采用多极针无水酒精消融（酒精注射总量35ml）术后一个月复查,增强CT显示消融灶未见增强（↑）,肿瘤完全灭活

表 2-5-7-1　HCC 行 PEI 治疗前后影像学表现

方法	PEI 治疗前表现	PEI 治疗后表现	建议
超声及彩超	呈多种回声，弱回声、混合性或强回声，可见丰富的动脉血供	各种回声，多数为等或强回声，偶尔为不均质，肿瘤内一般无血供，周围见明显血供	由于表现有很大的重叠，不能区分残存的肿瘤与坏死。肿瘤未见明显缩小或局部外突呈弱回声，内有血供时不能排除残存的肿瘤，需结合增强影像学检查
超声造影	动脉早期强化，呈"快进快出"，实质期呈低增强	呈无增强区	新型造影剂与相匹配的低机械指数成像技术相结合有较高的准确性，并可灵敏发现数毫米小卫星灶
血管造影	肿瘤血管染色	肿瘤血管染色消失	可信，但由于是介入性的，所以不作为常规随访手段
增强 CT	与肝脏相比为等或低密度，造影呈增强区	低密度，无造影增强区	影像随访的金标准。需要静脉造影剂，有些患者不适合
MR-T1	各种各样表现	各种各样表现	与结果缺乏相关性
MR-T2	与肝相比信号增强	典型者与肝相比信号减低，偶尔混合有发亮区	偶尔液化坏死的肿瘤或慢性炎症与残存的存活肿瘤相似（两者 T2 均全反射）
增强 MRI	各种各样的肿瘤增强	典型者无增强区；偶尔在完全坏死区增强	大多数是可信的，但不是 100% 的可信

PEI 治疗近期随访目的是评价肿瘤的坏死程度。长期随访的重点是评价肿瘤有无局部复发并了解治疗病灶的变化。随访需要结合影像学和肿瘤标记物检查。但仅有部分患者在治疗前 AFP 增高，同样 CEA 只在术前增高的患者才有意义。细针活检属于创伤性方法并且检出效果有限，故不提倡。增强 CT 区别肿瘤坏死与残存肿瘤的可信性很高。近年来，CEUS 在临床逐渐被普及应用，其不仅可灵敏判断灭活区及残留活性区，并能检出微小的新生病灶，可用于消融治疗后随访。

一、影像检查表现

HCC 行 PEI 治疗前后，超声、血管造影、CT 和 MRI 检查对肿瘤坏死的表现见表 2-5-7-1。

二、疗效影像评价

Lencioni 等[29] 及 Ebara 等[12] 研究认为 CT 评价 PEI 引起的坏死具有高度可信性，完全性肿瘤坏死定义为：治疗后 3 个月内增强 CT 显示为无增强低密度区，在早期（注射造影剂后 30~60 秒）和延迟期（注射造影剂后 150~210 秒）消融病灶均等于或大于原始病灶。肿瘤发生完全性坏死也可不立即缩小，而仅在 CT 显示无造影增强。

对于禁忌使用碘类造影剂的患者，可用 T1WI 钆增强 MRI 作为替代增强 CT 评估 PEI 治疗效果的方法[30–32]。

Lencioni 等[33] 认为彩色多普勒超声可作为评估 PEI 治疗疗效的方法。但由于假阴性的问题，彩色多普勒超声不应替代已确立的随访影像方法。

综上所述，增强 CT 由于可信性高和非介入性，可作为影像随访的金标准。对于 CT 造影剂禁忌的患者，MRI 和 CEUS 是替代随访方法。

三、HCC 临床疗效评价

（一）组织病理评价

组织病理是评估 PEI 短期疗效的金标准。当存活肿瘤残存时，病理表现为小结节或围绕病灶的细胞巢，常常存在于病灶的边缘或有隔分离的一部分[11, 19, 34, 35]。

（二）局部疗效及生存率

多数 ≤ 3cm 小肿瘤经 PEI 治疗后可达到完全坏死，较大肿瘤也可被控制生长，甚至被灭活（图 2-5-7-2）。林礼务等[36] 报道了一组 122 例 HCC 的治疗结果，肿瘤 ≤ 3cm 的 64 例中，1 年、2 年、3 年、4 年生存率分别为 94%、85%、72%、63%；而肿瘤 > 3cm 的 58 例的生存率分别为 84%、64%、58%、52%。Ebara 等[37] 报道了一组 272 例小肝癌的治疗效果，其中肿瘤 ≤ 2cm 占 60%，2.1~3.0cm 占 40%。完全性坏死的病例复发率较少，治疗区域的累积局部复发率 3 年仅为 6.1%（表 2-5-7-2）。

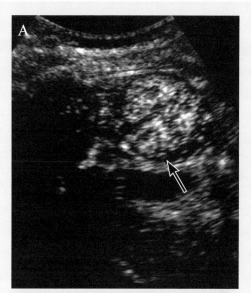
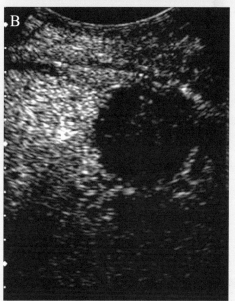

图 2-5-7-2　肝细胞癌多极无水酒精治疗前后超声造影图像

A. 消融前超声造影动脉期显示肿瘤增强（↑）位于肝缘，大小 4.5cm×3.8cm；

B. 采用多极针行 PEI 治疗（酒精注射总量 40ml）术后一个月复查，超声造影（门脉期）显示原肿瘤区域为无增强区覆盖，灭活范围达 5.7cm×4.8cm

影响 PEI 治疗 HCC 患者预后的因素较多。单发性病灶 ≤ 3cm 的患者长期生存率高于单发性病灶 > 3cm 和多发性病灶者[6, 13]。肝硬化患者肝功能为 Child–Pugh A 级患者生存率高于肝功能不

表 2-5-7-2　多项研究报告对 PEIT 治疗 HCC 患者的长期生存率的评价

作者	患者数	病灶的大小（cm）		Child-Pugh 分级	生存率（%）					
		单发	多发（数目）		1 年	2 年	3 年	4 年	5 年	6 年
Giorgio[8]	46	≤ 6.5	≤ 9（最多 5）	A，B，C	96	86	86			
Shiina[3]	98	1~6.5	1~6.5（最多 3）	A，B，C	85	70	62	52	52	
Livraghi[6]	162	≤ 5	—	A，B，C	90	80	63			
Castells[26]	30	≤ 4	—	A，B，C	83	66	55	34		
Isobe[40]	37	≤ 2		A，B，C	95	81	70			
Ebara[37]	67	≤ 3	≤ 3（最多 3）	A，B，C	98	84	67	56	56	41
Lencioni[33]	105	5	≤ 3（最多 4）	A，B	96	86	68	51	32	24
Tanikawa[38]	250	≤ 3	≤ 3	A，B，C					46.7	
Ishii[47]	84	≤ 4	≤ 4	未分级	97.5	86.2	71.6	48.5		

全 Child-Pugh B 级或 C 级患者[6, 11, 13]。肝硬化 Child-Pugh A 级且病灶直径 ≤ 3cm 者长期生存率最好。

（三）复发率

1. 肝癌酒精治疗后复发较常见。患者 5 年总的复发率为 64%~98%，包括局部复发和出现新病灶[6, 11, 22, 34, 38]，与手术切除者的复发率相似[6, 11, 22, 26]。

2. PEI 的局部复发率与治疗方式的选择有关，文献报道 2 年局部复发率在注射常规量酒精中约为 33%~43%，在大剂量酒精注射治疗中约为 24%；而采用多极酒精注射治疗，复发率仅为 14%[15, 17, 20, 24, 39-40]。

3. 病灶大小也影响 PEI 局部复发率，随着病灶的增大，局部复发率升高。文献报道，2cm 以内肿瘤局部复发率与射频消融无明显差异[28, 41-42]；3cm 以内的肿瘤约为 4%；4~5cm 肿瘤约为 7%~17%[44-46]。

4. 酒精注射治疗的高局部复发率限制了它在临床的应用，但复发者多可重复治疗，且不影响肝功能，与手术相比较有更多再治疗机会。

四、转移性肝肿瘤疗效

PEI 治疗转移性肝肿瘤有诸多限制因素。多数患者不适合 PEI 治疗，其原因是多数恶性肿瘤肝转移病灶发生在全身扩散后。只有少数肿瘤首先发生肝转移（如结肠直肠癌）。PEI 对转移性肝肿瘤治疗的经验有限，有待于进一步研究。

由于某些转移性病灶较周围正常肝实质硬，酒精在病灶内扩散阻力大，不易均匀扩散，相比之下，HCC 较软的瘤体组织，通常发生在较硬的肝硬化基础上，注入的酒精易局限分布在病灶内；因此，PEI 治疗 HCC 的成功率高于转移性肝癌，预后有差异。但病灶少于 3 个和无明显肝外转移者，PEI 仍为安全、有效的一种可选择治疗方法。

（刘吉斌　匡铭　陈敏华）

1. Furuse J，Satake M，Iwasaki M，et al.Percutaneous ethanol injection under interventional radiographic computed tomography-fluoroscopic guidance for the treatment of small hepatocellular carcinomas.Int J ClinOncol，1998，3：102-107.

2. Akamatsu K，Miyauchi S，Ito Y，et al.Development and evaluation of a needle for percutaneous ethanol injection therapy.Radiology，1993，186：284-286.

3. Shiina S，Tagawa K，Niwa Y，et al.Percutaneous ethanol injection therapy for hepatocellular carcinoma：Results in 146 patients.AJR，1993，160：1023-1028.

4. Lee MJ，Muellere PR，Dawson SL，et al.Percutaneous ethanol injection for the treatment of hepatic tumors：Indications，mechanism of action，technique，and efficacy.AJR，1995，164：215-220.

5. Shiina S，Tagawa K，Unuma T，et al.percutaneous ethanol injection therapy of hepatocellular carcinoma：analysis of 77 patients.AJR，1990，155：1221.

6. Livraghi T，Giorgio A，Marin G，et al.Hepatocellular carcinoma and cirrhosis in 746 patients：Long-term results of percutaneous ethanol injection.Radiology，1995，197：101-108.

7. Redvanly RD，Chezmar JL，Strauss RM，et al.Malignant hepatic tumors：Safety of high-dose percutaneous ethanol ablation therapy.Radiol，1993，188：283-285.

8. Giorgio A，Tarantino L，Francica G，et al.One-shot percutaneous ethanol injection of liver tumors under general anesthesia：Preliminary data on efficacy and complications.Cardiovasc Intervent Radiol，1996，19：27-31.

9. Livraghi T，Solbiati L.Percutaneous ethanol injection in liver cancer：Methods and results.Semin Interv Radiol，1993，10：69-77.

10. Shiina S，Tagawa K，Unuma T，et al.Percutaneous ethanol injection therapy for neoplasms located on the surface of the liver.AJR，1990，155：507-509.

11. Okuda K.Intratumor ethanol injection.J SurgOncolSuppl，1993，3：97-99.

12. Ebara M，Kita K，Sugiura N，et al.Therapeutic effect of percutaneous ethanol injection on small hepatocellular carcinoma：Evaluation with CT.Radiology，1995，195：371-377.

13. Lencioni R，Bartolozzi C，et al.Treatment of small hepatocellular carcinoma with percutaneous ethanol injection：Analysis of prognostic factors in 105 Western patients.Caner，1995，76：1737-1746.

14. Solmi L，Muratori R，Bertoni F，et al.Echo-guided percutaneous ethanol injection in small hepatocellular carcinoma：Personal experience.Hepatogastroenterology，1987，34：255-261.

15. 安达洋右.消化器外科のエピンス.日本，东京：株氏会社，2003.

16. Isobe H，Fukai T，Iwamoto H，et al.Liver abscess complicating intratumoral ethanol injection therapy for HCC.Am J Gastroenterol，1990，83：1646-1648.

17. Isobe H，Sakamoto S，NawataH.Splenic abscess as a complication of percutaneous ethanol injection therapy for hepatocellular carcinoma（letter）.J Clin Gastroenterol，1992，15：167-169.

18. Koda M，Okamoto K，Miyoshi Y，et al.Hepatic vascular and bile duct injury after ethanol injection therapy for hepatocellular carcinoma.Gastrointest Radiol，1992，17：167-169.

19. Sheu JC，Sung JL，Huang GT，et al.Intratumor injection of absolute ethanol under ultrasound guidance for the treatment of small hepatocellular carcinoma.Hepatogastroenterology，1987，34：255-261.

20. Ebara M，Ohto M，Sugiura N，et al.Percutaneous ethanol injection for the treatment of small hepatocellular carcinoma：Study of 95 patients.J Gastroenterol Hepatol，1990，5：616-626.

21. Livraghi T，Lazzaroni S，Pellicano S，et al.Percutaneous ethanol injection of hepatic tumors：Single-session therapy with general anesthesia.AJR，1993，161（5）：1065-1069.

22. Kotoh K，Sakai H，Sakamoto S，et al.The effect of percutaneous ethanol injection therapy on small solitary hepatocellular carcinoma is comparable to that of hepatectomy.Am J Gastroenterol，1994，89：194-198.

23. Kotoh K，Sakai H，morotomi I，et al.The use of percutaneous ethanol injection therapy for recurrence of hepatocellular carcinoma.Hepatogastroenterology，1995，42：197-200.

24. Isobe H，Sakai H，Imari Y，et al.Intratumor ethanol injection therapy for solitary minute hepatocellular carcinoma：A study of 37 patients.J Clin Gastroenterol，1994，18：122-126.

25. Horiguchi Y，Sekoguchi B，Imai H，et al.Treatment of choice for unresectable small liver cancer：Percutaneous ethanol injection therapy or transarterial chemoembolization therapy.Cancer Chemother Pharmacol，1994，33（Suppl）：S111-S114.

26. Castells A，Bruix J，Bru C，et al.Treatment of small hepatocellular carcinoma in cirrhotic patients：A cohort study comparing surgical resection and percutaneous ethanol injection.Hepatology，1993，18：1121-1126.

27. Giovannini M，Seitz JF.Ultrasound-guided percutaneous alcohol injection of small liver metastases：Results in 40 patients.Cancer，1994，73：294-297.

28. Kuang M，Lu MD，Xie XY，et al.Ethanol ablation of hepatocellular carcinoma Up to 5.0 cm by using a multipronged injection needle with high-dose strategy.Radiology，2009，253：552-561.

29. Lencioni R，Caramella D，Bartolozzi C.Hepatocellular carcinoma：Use of color Doppler US to evaluate response to treatment with percutaneous ethanol injection.Radiology 1995，194：113-118.

第二篇

肝脏介入超声

30. Bartolozzi C，Lencioni R，Caramella D，et al.Treatment of hepatocellular carcinoma with percutaneous ethanol injection：Evaluation with contrast-enhanced MR imaging.AJR 1994，162：827-831.

31. Sironi S，De Cobelli F，Livraghi T，et al.Small hepatocellular carcinoma treated with percutaneous ethanol injection：Unenhanced and gadolinium-enhanced MR imaging follow-up.Radiology，1994，192：407-412.

32. Nagel HS，Bernardino ME.Contrast-enhanced MR imaging of hepatic lesions treated with percutaneous ethanol ablation therapy.Radiology，1993，189：265-270.

33. Lencioni R，Caramella D，Bartolozzi C.Response of hepatocellular carcinoma to percutaneous ethanol injection：CT and MR evaluation.J Comput Assist Tomogr，1993，17：723-729.

34. Bismith HHD，Ornowski J，Meriggi F.Liver resections in cirrhotic patients：A western experience.World J Surg，1986，10：311-317.

35. Seki T，Nonaka T，Kubota Y，et al.Ultrasonically guided percutaneous ethanol injection therapy for hepatocellular carcinoma.Am J Gastroenterol，1989，84：1400-1407.

36. 林礼务，何以牧，高上达，等.超声介入无水酒精量化治疗肝癌的临床评价.中国超声医学杂志，2003，19（1）：49-52.

37. Ebara M，Kita K，Sugiura N，et al.Therapeutic effect of percutaneous ethanol injection（PEI）on small hepatocellular carcinoma：Evaluation with CT.Radiology，1995，195：371-377.

38. Tanikawa K，majima Y.Percutaneous ethanol injection therapy for recurrent hepatocellular carcinoma.Hepatogastroenterology，1993，40：324-327.

39. Koda M，Okamoto K，Miyoshi Y，et al.Hepatic vascular and bile duct injury after ethanol injection therapy for hepatocellular carcinoma.GastrointestRadiol，1992，17：167-169.

40. Isobe H，Fukai T，Iwamoto H，et al.Liver abscess complicating intratumoral ethanol injection therapy for HCC.Am J Gastroenterol，1990，83：1646-1648.

41. Seki T，Nonaka T，Kubota Y，et al.Ultrasonically guided percutaneous ethanol injection therapy for hepatocellular carcinoma.Am J Gastroenterol，1989，84：1400-1407.

42. Lin SM，Lin CJ，Lin CC，et al.Radiofrequency ablation improves prognosis compared with ethanol injection for hepatocellular carcinoma < or =4 cm.Gastroenterology，2004，127：1714-1723.

43. Lencioni R，Cioni D，Crocetti L，et al.Percutaneous ablation of hepatocellular carcinoma：state-of-the-art.Liver Transpl，2004，10：S91-S97.

44. Lencioni RA，Allgaier HP，Cioni D，et al.Small hepatocellular carcinoma in cirrhosis：randomized comparison of radiofrequency thermal ablation versus percutaneous ethanol injection.Radiology，2003，228：235-240.

45. Lin SM，Lin CJ，Lin CC，et al.Radiofrequency ablation improves prognosis compared with ethanol injection for hepatocellular carcinoma ≤ 4 cm? Gastroenterology，2004，127：1714-1726.

46. Lin SM，Lin CJ，Lin CC，et al.Randomised controlled trial comparing percutaneous radiofrequency thermal ablation，percutaneous ethanol injection，and percutaneous acetic acidinjection to treat hepatocellular carcinoma of 3 cm or less.Gut，2005，54：1151-1156.

47. Ishii H，Ikada S，Nose H，Okusaka T，Yoshimori M，Takayama T，Kosuge T，Yamasaki S，Sakamoto M，Hirohashi S.Local recurrence of hepatocellular carcinoma after percutaneous ethanol injection.Cancer，1996，77：1792-1796.

第六章 肿瘤高强度聚焦超声治疗

【概述】

高强度聚焦超声（high intensity focused ultrasound，HIFU）治疗，又称超声消融治疗（ultrasound ablation）或聚焦超声外科（focused ultrasound surgery，FUS）是一种完全非侵入性的体外适形治疗肿瘤技术。超声换能器产生超声束在生物组织中传播并聚焦起来，形成一个高声强的焦点，在靶组织内产生瞬时高温（60~100℃），在焦点处产生有明确边界的凝固性坏死，从而不需要穿刺针插入肿瘤靶区而消融肿瘤组织，对周围正常组织和声通道不损伤或影响极小。通过在医学影像引导下，控制焦点的三维组合运动，最终完成对整块靶组织的适形消融治疗。消融治疗的范围较少受靶组织的大小、形状的限制。

将超声波用于治疗始于20世纪初期，1958年Frank Fry等报道了HIFU治疗Parkinson病。由于聚焦超声在生物组织内形成损伤（lesion）影响因素复杂，控制损伤的形态和大小成为临床应用的关键问题。Wang等提出了"生物学焦域（biological focal region，BFR）"，也称之为"刀尖"，来描述组织内损伤形成的范围，以此与理想声场中的声学焦域（acoustic focal region，AFR）进行对应性定量研究。基于实验科学的"刀尖"理论解释了在物理理论模型中无法解释的可变性效应，完善了超声消融的物理学原理向临床应用转化的科学体系，奠定了聚焦超声外科的基础。目前，超声引导的HIFU消融技术已用于骨肿瘤、肝癌、胰腺癌、乳腺癌、肾癌、子宫肌瘤、多部位软组织肿瘤等的治疗。

第一节 原理及仪器

一、原理

超声消融肝癌是在机载超声引导下，将超声换能器发射的超声波聚焦于既定的靶区生物组织内，产生热效应、空化效应等致组织凝固性坏死，同时破坏肿瘤血管。根据肿瘤的分期及超声通道条件，对肿瘤实施完全的热消融或局部损伤。对于不能手术切除的肝癌，如邻近肝内大血管的肿瘤、门静脉癌栓等，可以更完全或更大范围消融肿瘤，同时保留大血管的完整性。

二、影像引导技术

超声消融影像引导技术需要具备下列能力：计划（显示靶病灶位置、大小、数目、毗邻关系和声通道情况）、定位（准确引导聚焦超声焦域到达靶区）、监测（消融的范围以及邻近重要组织的反应）、监控（根据靶组织的反应，控制治疗剂量和终止治疗）和评价（消融的效果）。目前用于超声消融治疗的影像引导技术主要是超声和磁共振。超声由于成像速度快，调整和移动灵活，能同时显示组织结构和血管的二维图像，而成为目前用于超声消融治疗肝癌的唯一影像引导技术。引导超声通常使用 3.5~5MHz 的扇扫探头。

声像图判断 HIFU 治疗后即刻靶组织是否发生凝固性坏死是依据治疗前后靶组织声像图的灰度变化实现的。通过大量的离体和活体实验（离体牛肝组织、大白鼠、兔、猪等）证实，凝固性坏死在声像图上显示为回声增强，回声增强的范围与肉眼所见坏死区域基本一致；声像图显示凝固性坏死组织灰度增强的主要原因为：① HIFU 作用于靶组织产生瞬态高温，致使组织液气化，形成大量的微气泡；②超声空化效应；③靶组织发生凝固性坏死后，其组织结构或声学特性发生改变，出现灰度增加。通过二维超声监控可实时反映治疗区生物学焦域的动态变化过程。

三、仪器设备

聚焦超声肿瘤治疗系统包括功率源、控制系统、影像监控系统、运动控制系统等要件。治疗系统需要满足下列条件：①聚焦性能好，通常焦点小（直径 1mm），焦点能量高；②焦点处能量为组织致死剂量；③能量集中于焦点，不损伤邻近组织；④焦点可以移动，能对靶区组织进行运动式一次性适形消融。超声换能器重要参数包括：频率、声强和聚焦性能。超声消融需要低 MHz 量级频率，良好的聚焦性能，使声焦域处的声强达每平方厘米几千至几万瓦。瞬时（0.5~5 秒）辐照使靶组织温升到 60℃ 以上。

治疗前检查治疗换能器的功率输出情况，将焦点放在有机玻璃板上，分别用不同的功率和照射时间测试换能器功率输出情况，再与标准玻板对比。将各项参数和床体根据不同治疗部位调到所需状态。介质水温度调至 10~15℃。根据治疗深度调整引导超声显示靶区为最佳状态的成像深度及成像参数。

第二节 适应证及禁忌证

一、适应证

1. 治疗系统机载超声可以显示、有足够的、安全的声通道的肝癌，肿块大小 ≤ 20cm。
2. 门静脉癌栓。

二、禁忌证

1. 弥漫性肝癌。
2. 肝性脑病。
3. 伴有下腔静脉内癌栓。
4. 病灶活动性细菌感染。
5. 活动性消化道出血。
6. 脊柱转移、椎体高危骨折者。
7. 肝功能严重失代偿或恶病质。

第三节 治疗前评估和方案制定

一、治疗前病情评估

1. 根据 US/CEUS/CT/MR 等影像学检查评估肿瘤情况。
2. 评估肿瘤 TNM 分期。
3. 评估患者 Child-Pugh 分级。

二、治疗方案的制定

根据肿瘤的类型（原发性或转移性）、肿瘤的生物学特性（肿瘤的血供情况和对化疗的敏感性）、肿瘤的侵犯程度 – 分期（肿瘤的大小、数目、分布和有无血管受累）和治疗目的，确定是否选择临床联合治疗。HIFU 消融前联合经动脉插管栓塞化疗（TACE）和 TAE 可以缩小肿瘤、减少肿瘤的血供，使得肿瘤边界更清楚，有利于提高 HIFU 消融的安全性和有效性。

（一）原发性肝癌

1. 肿瘤最大径小于 5cm 者，①动脉期血供不丰富：可单纯 HIFU 消融或 HIFU 消融联合 TAE 或 TACE；②动脉期血供丰富：对比增强 CT 或 MRI 检查证明动脉期血供丰富的原发性肝癌，采用 TACE 或 TAE+HIFU 消融方案。

2. 肿瘤最大径 5cm 以上者，无论动脉期血液灌注丰富与否，均采用 TACE 或 TAE+HIFU 消融方案。

3. 合并肝内门静脉或肝静脉侵犯者，采用 TAE 或 TACE+HIFU 消融方案。HIFU 消融范围应包括血管癌栓。

4. 肿瘤位于肝门区、尾状叶、邻近大血管等手术切除困难者，采用 TAE 或 TACE+HIFU 消融方案。

（二）转移性肝癌

1. 动脉期血供丰富者，选择 TACE+HIFU 消融 + 全身静脉化疗或 TAE+HIFU 消融，前者是针对化疗敏感的肿瘤，如部分来源于乳腺癌、大肠癌等的肝转移癌；后者是针对化疗不敏感的肝转移瘤。

2. 动脉期血供不丰富者对化疗敏感的肝转移瘤，选择全身静脉化疗 +HIFU 消融 + 全身静脉化疗；对化疗不敏感的肝转移瘤，选择影像技术引导下的经皮穿刺门静脉栓塞 +HIFU 消融或单独 HIFU 消融治疗。

三、治疗时机

1. TAE 或 TACE 治疗反应消失，病灶局部无感染征象。

2. 接受单纯化疗者，肿瘤缩小或肿瘤内血供减少，化疗后白细胞下降前或白细胞恢复正常后。

3. 接受 TACE 或 TAE 辅助治疗后，肿瘤内碘油致密沉积或计划治疗区的深面有碘油沉积；肿瘤内的血液供应减少，肿瘤边界清楚，肿瘤内无液化坏死区。

4. 瘤内注射酒精者，待酒精注射反应消退、

局部无感染时尽快进行超声消融治疗。

第四节　治疗前准备

一、患者准备

治疗前通过询问病史、辅助检查、实验室检查及影像学检查等详细了解患者全身情况和肿瘤情况。对实施全身麻醉或者硬膜外麻醉和超声消融及辅助治疗的风险进行评估，并对合并症进行治疗。

二、模拟定位

在治疗系统上模拟治疗状态下进行，明确是否能清楚显示肝脏肿瘤、肝组织、周围毗邻组织器官等。对声通道进行评估，内容包括声通道的大小，声通道上有无气体、瘢痕、骨骼、钙化灶等，确定患者体位和声波发射方向。机载超声显示的病灶应与超声消融治疗前 CT、MRI 等影像吻合（图像融合技术），若肝肿瘤在机载超声上显示不理想，通过改善声通道（见下文"声通道准备"）之后能显示，可以超声消融治疗；反之，不适合超声消融治疗。

三、声通道准备

1. 皮肤准备　声通道皮肤备皮、脱脂、脱气。

2. 人工胸水　右侧胸膜腔内注入生理盐水 500~1200ml，目的是推开肋膈角内的肺组织，适用于肝膈顶肿瘤的超声消融声通道准备。方法：采用超声引导下穿刺导管较为理想，如无条件，可在麻醉生效后超声消融治疗开始前，在腋后线第 7、8 肋间隙肋骨上缘穿刺进针（全麻状态时，呼气末屏气进针更为安全），注入生理盐水。超声消融治疗完毕后，注入胸膜腔内的生理盐水不必抽出，短期内可自行吸收。

3. 胃腔内注水　适用于部分左叶肝肿瘤的超

声消融声通道准备。定时向胃腔内注入和抽出冷生理盐水，改善超声消融治疗的声通道。

4. 肠道准备 肿瘤邻近胃肠道时，要进行严格的肠道准备。

四、设备准备

治疗开始前需要检查设备的运行状态是否正常，包括操作控制系统、运动系统、水处理系统以及功率源及功率输出，确保治疗能正常进行。准备内容主要有：

1. 功率源有无输出，输出的能量强度和形成的焦域形态。
2. 术前制备标准的耦合水。
3. 调整引导超声参数使图像显示呈最佳状态。

第五节 操作方法

一、治疗体位

体位选择的原则是选择最佳声通道，有利于暴露病灶。

1. 肿瘤位于肝右叶的患者选右侧位。
2. 肿瘤位于肝左叶的患者选俯卧位。
3. 肿瘤位于脊柱旁如尾状叶（Ⅰ段）的患者，可选用右侧位或俯卧位。

二、麻醉方式

根据患者年龄及病变位置选择全身麻醉或者硬膜外麻醉。

一般选用全身麻醉，便于控制呼吸动度，有利于暴露被肋骨和肺遮挡的肝脏组织。肺功能较差的患者和老年患者可选用持续硬膜外麻醉。年轻和肺功能好的患者也可选择持续硬膜外麻醉，有利于患者在清醒状态下，根据医生的指令，自主控制呼吸动度，暴露被肋骨或肺遮挡的肝组织。

三、治疗前操作

1. 定位 机载超声引导下，确定肿瘤的位置、大小、周边毗邻关系。根据焦点移动范围来确定靶肿瘤的可覆盖范围。
2. 引导 确定显像超声显示轴位或矢状位的扫描方向，目的是便于观察焦点的位置和变化，同时观察靶肿瘤与重要脏器和结构的位置关系（图 2-6-5-1）。

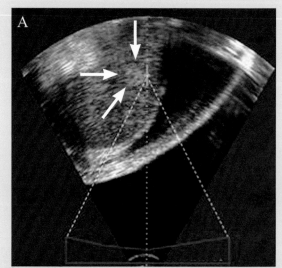

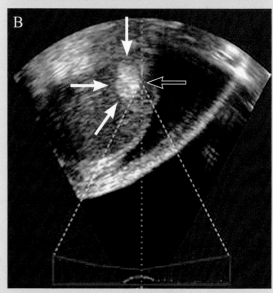

图 2-6-5-1 HIFU 治疗中实时引导与监控的超声图像

A. 矢状位图像显示肝右叶肝癌，近膈顶部；
B. HIFU 消融中焦点与肿瘤区域及周边肝边缘

3. 计划

（1）治疗计划：在声像图引导下制定治疗计划，在靶肿瘤的左右径（或前后径）范围内分别增加 10mm，治疗头从左到右移动，按照层间距 5 mm 制定分层治疗计划。

（2）拟定治疗范围：根据治疗目的及与重要脏器结构的毗邻关系确定治疗范围。肝癌的治疗原则是超范围治疗，治疗范围应超过影像学可见边缘。

肝占位完全覆盖的焦点范围如下：治疗区的边界应超出上下（头足）、左右边界的距离为 5~10mm，与重要脏器（如胃肠道、胆囊、心脏等）之间的距离 15mm 或以上。

若焦点正后方为椎间孔，重设焦点与椎间孔之间的距离必须大于 20mm。

四、消融治疗操作

1. 扫描治疗　根据治疗计划，通过控制系统分层扫描。治疗计划层距一般选择 5mm，扫描治疗方式由深到浅。在每一层面上进行点扫描和线段扫描，以生物学焦域的点 – 线 – 面移动组合方式覆盖计划治疗区。由治疗过程中通过影像监视焦点与靶组织的空间关系，控制焦点的位置在计划治疗范围内。

2. 剂量控制与调节　依据消融术中焦点靶区肿瘤组织以及声通道皮肤的超声灰阶变化，提高或降低超声发射功率，调节声辐照时间，直至肿瘤区域超声图像灰阶明显增加为止（图 2-6-5-2）。

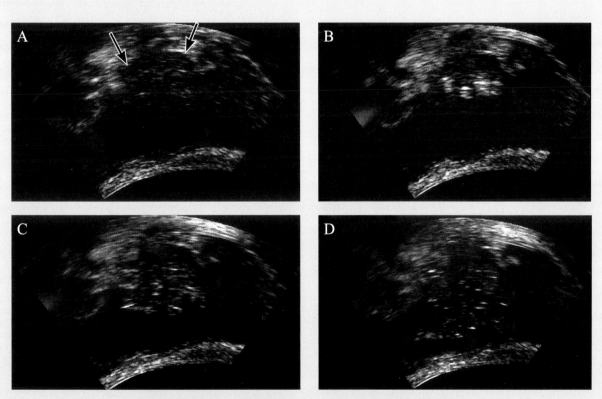

图 2-6-5-2　实时监控超声图像显示靶肿瘤内灰度变化
A. 左叶肝癌 HIFU 消融治疗前呈低回声（↑）；　B. HIFU 消融中肿瘤深部区域灰度明显增高；
C. HIFU 消融中肿瘤大部分区域灰度明显增高；　D. HIFU 消融中肿瘤单层全部区域灰度增高

五、治疗后观察和处理

（一）术后常规观察

1. 生命体征 监测呼吸、心电图和血压 6~8 小时，并监测体温。

2. 胸部体征 经胸腔治疗肝脏肿瘤后应常规观察胸部体征，必要时进行胸部摄片，了解有无胸腔积液或肺部感染。

3. 腹部体征 观察有无腹膜刺激征、腹水、胃液和大便的性状，了解有无胃肠道和胆道损伤等。

4. 肝、肾功能状况。

5. 声通道区域局部皮肤情况。

6. 观察血生化的变化 警惕水电解质紊乱，特别是老年患者。

（二）治疗后处理

1. 禁食 常规禁食 6~8 小时，从流质饮食开始逐渐恢复正常饮食。

2. 保肝治疗。

3. 预防性应用抗生素 应用针对革兰阴性杆菌的抗生素 3 天。

4. 声通道皮肤局部冷敷 常规冷敷 6~8 小时。

5. 极少数患者术后 3~5 天内低热，体温一般在 38.5℃ 以下，必要时对症处理。

第六节 技术要点及注意事项

1. 消融时注意患者身体移动和呼吸对肝脏位置变化的影响，谨防超声波的聚焦点超出计划消融区。

2. 消融术中部分患者可出现体温升高的现象。若体温过高，可通过输入低温的液体、降低耦合循环水的温度、增加冷却时间、降低超声发射功率或暂停治疗降低患者的体温。由于血容量会降低，当尿量较少、尿色加深，要注意补充血容量。

3. 严密观察皮肤的变化，对实时超声监控经验不丰富的操作者，应将超声监控、触诊和肉眼观察相结合，以判断皮肤的变化情况。

4. 注意声通道上有无胆道内结石或血管壁钙化，调整投照方向或患者的体位，避免声通道内有结石或钙化，否则可能引起组织结构损伤。

5. 肿瘤靠近肝脏的膈面和（或）脏面时，纵向扫描治疗的起点应从肿瘤的近膈面处和（或）近脏面处开始。开始扫描前，应注意声通道内有无肝外的重要或易损伤的结构，如含气的肠道、心脏等。并严密观察超声束对心电图的影响。

6. 若肿瘤位于声通道远侧的肝包膜下，肝包膜外有胃肠等重要结构存在，治疗的开始深度应距肿瘤深部边缘 10mm，选择低功率开始治疗。在深面被完全覆盖或超声灰阶显示灰度增强后，将焦点向浅面移动 5mm 再进行治疗。当焦点移到距病灶深面 20mm 后，按剂量调节的原则尽快提高治疗的声功率。

第七节 并发症及预防处理

一、不良反应及一般并发症

1. 发热 少数患者可出现 38℃ 以下的低热，通常持续 1~3 天，极个别病例体温大于 38℃ 或持续 3~5 天[1]。

2. 皮肤毒性 皮肤损伤有皮肤水疱、橘皮样改变等，发生率低于 2%[2]。常是由于肋骨、肋软骨、剑突、腹直肌腱鞘和皮内的气体等对超声的反射或是由于皮肤等软组织内的瘢痕对超声的吸收增加以及治疗时超声剂量调节不当所致。处理：注意保持皮肤干燥和清洁，定时换药预防继发感染，必要时外科手术切除。

3. 疼痛　在治疗邻近膈肌、肝韧带及肝包膜的病灶时，患者术后会出现疼痛，一般为中等度疼痛。处理：术后给予非甾体类消炎止痛药。

4. 反应性胸腔积液　胸膜受强超声的刺激后可出现反应性胸膜炎，表现为胸腔积液。一般为少到中量的胸腔积液，常不需要特殊治疗，积液可自行吸收。若积液严重影响患者的呼吸功能，可考虑行胸腔穿刺抽液。

二、严重并发症

1. 继发感染　可出现在超声消融治疗后几天到 3 个月，表现为先出现其他部位的感染，然后出现肝脓肿。影像学检查可帮助诊断。处理：按肝脓肿的治疗原则进行治疗。

2. 胃肠胆囊穿孔　在治疗靠近胃肠道病灶，如肝左叶病灶、邻近结肠肝曲病灶，特别是胃肠道与肝肿瘤粘连的病灶，可能会出现胃肠穿孔。在治疗靠近胆囊床或者病灶已侵犯胆囊壁的病灶时，有胆囊穿孔的风险。预防：治疗中仔细分辨胃肠道、胆囊和病灶的关系，治疗焦点应远离这些危险器官 15mm 或以上的距离。

3. 肋骨骨折　治疗位于肝脏右叶肿瘤时，肋骨常位于声通道内，肋骨反射能量会导致肋骨能量沉积而致其损伤，甚至出现肋骨骨折[3]。处理：肋骨损伤或骨折均为 HIFU 治疗后影像学检查发现（图 2-6-7-1），甚至治疗 1 年后复查时发现，在恢复过程中患者无特殊表现，也不需要特殊处理。预防：治疗中治疗焦点避免正对肋骨，选择肋间隙为声通道；术后避免治疗区受外力撞击。

4. 肿瘤破裂出血　尽管到目前为止国内外均未见报道，但是还是必须高度警惕。推测可能发生破裂的肿瘤是位于肝包膜下的肿瘤，特别是巨大肿瘤，在超声消融治疗过程中或在超声消融治疗后都有可能发生。对局部病灶进行部分治疗时破裂的风险更大。

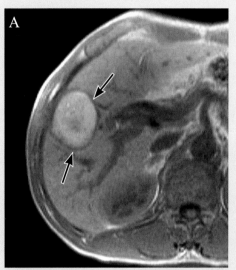
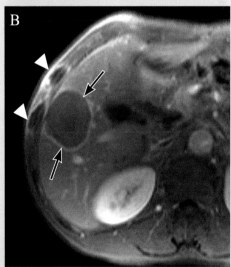

图 2-6-7-1　肝癌 HIFU 治疗后肋骨损伤

A. 原发性肝癌 HIFU 完全消融治疗后 2 周 T1WI 显示边界清楚的包块（↑）；

B. 增强 MRI 显示声通道肋骨呈低信号改变（△），为肋骨损伤的表现[3]

第八节 临床效果及评价

超声消融治疗肝癌是适形热切除大块肿瘤组织，能完全、彻底地破坏肿瘤血管。对于不能手术切除的肝癌，如邻近肝内大血管的肿瘤、门静脉癌栓、复发的肿瘤等，也可以完全或大范围消融。超声消融后评价包括局部肿瘤的进展情况和患者生存获益情况。

一、肿瘤消融情况

超声消融治疗后 2 周至 1 个月内完成评价。采用增强 CT 或 MRI 及超声造影，判断无灌注的范围，是否按超声消融治疗计划安全破坏了病灶。

（一）超声造影评价

HIFU 治疗后可及时评价，造影剂注射后显示消融的肿瘤内无灌注，而在残留的部分可见灌注。机载超声造影的优点是造影后可补充治疗，以达到既定的治疗目的。Kennedy 等[4]研究了超声造影评价 HIFU 消融肝癌的结果表明，超声造影显示

的无灌注区与病理组织学结果对应。Fukuda 等[5]报道了单纯 HIFU 治疗 12 例早期肝癌患者，肿瘤最大径（1.57±0.60）cm（范围：1.0~2.0cm），HIFU 治疗后通过超声造影和增强 CT 进行疗效评价，结果显示 12 个病灶完整消融，超声造影与增强 CT 均可准确评价 HIFU 治疗疗效。

（二）CT 评价

CT 平扫显示治疗区 CT 值明显下降；增强时动脉期、门静脉期治疗区内无强化，治疗区边缘可有一较薄均匀的增强带。如 HIFU 治疗前患者已接受 TAE 或 TACE 治疗，由于 CT 检查时碘油伪影可能影响评价结果，最好选择 MRI 检查。

（三）MRI 评价

MRI 平扫显示 T_1WI、T_2WI 和脂肪抑制 T_1WI 癌灶治疗后的信号有改变。与治疗前相比，肿瘤消融后的信号变化为：T_1WI 信号增强，T_2WI 降低。在增强 MRI 动脉相、静脉相、延迟相，成功消融后的肿瘤均为无强化表现，治疗区周边有一薄层强化带包绕（图 2-6-8-1）。

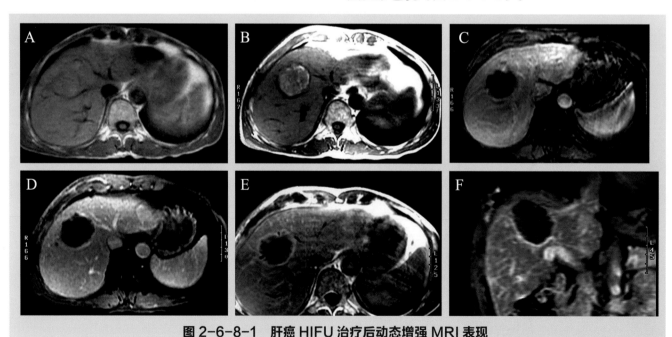

图 2-6-8-1 肝癌 HIFU 治疗后动态增强 MRI 表现

A. 治疗前 T1WI 显示肿瘤与肝组织呈等信号；　　　　　B. 治疗后 T1WI 显示病灶信号增强；
C. 治疗后 T1 动态增强（动脉相）显示病灶内无灌注；　D. 治疗后 T1 动态增强（静脉相）显示病灶内无灌注；
E. 治疗后 T1 动态增强（延迟相）显示病灶内无灌注；　F. 治疗后 T1 动态增强（冠状面）显示病灶内无灌注

二、肿瘤进展情况

HIFU 消融治疗后 2 年内每 3~6 个月复查一次，2 年以上每 6 个月复查一次，观察肿瘤进展情况。

（一）肿瘤标记物

血清 AFP 定量测定是监测原发性肝癌早期复发的极有价值的指标之一。AFP 阴性患者，治疗后仍需检查 AFP 和 γGT-Ⅱ、AFU 和异常凝血酶原。癌胚抗原和 CA 系列对转移性肝癌的复发诊断有帮助。

（二）超声检查

超声检查可严密动态观察治疗靶区内组织的声像图变化，随时间延长肿瘤体积逐渐缩小或体积无变化，边界清晰，内部回声增强，CDFI 显示肿瘤内血供消失。如有局部复发，则肿瘤有增大趋势，呈不均质回声，并有动脉血流。可作为两次 CT 或 MRI 复查之间的随访复查。

（三）MRI 或 CT 检查

与近期评价方法中 CT、MRI 的评价方法相同。随着时间的延长，肿瘤逐渐缩小，直至消失或长时间随访肿瘤体积无变化。肿瘤消失所需时间个体差异甚大，但与肿瘤体积密切相关。直径 5cm 的肝癌灶，HIFU 消融完全后需 2~4 年左右才可能消失（图 2-6-8-2~ 图 2-6-8-4）。

三、患者生存获益

（一）小肝癌患者 HIFU 治疗的生存获益

香港大学 Queen Mary 医院 Cheung 等[6] 研究了 HIFU 治疗原发性小肝癌后患者的生存情况，入选标准为手术后首次复发，且肿瘤最大径小于 3cm 者，共计纳入 HIFU 组患者 47 例，射频消融（RFA）组患者 57 例，其中 HIFU 组包括肝功能 Child-Pugh B 级以上，肿瘤位置不适宜 RFA 或不愿行 RFA 的患者。分别采用单纯 HIFU 或 RFA 治疗，结果显示：肿瘤完全消融的患者 1 年、3 年生存率，HIFU 组为 97.4%、81.2%，RFA 组为 94.6%、79.8%，两组比较差异无统计学意义（$P = 0.530$）；1 年、3 年无瘤生存率 HIFU 组为 63.6%、25.9%，RFA 组为 62.4%、34.1%，两组差异无统计学意义（$P = 0.683$）（图 2-6-8-5）。Chan 等[7] 报道了

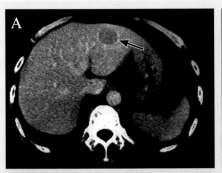
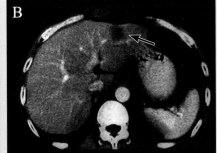
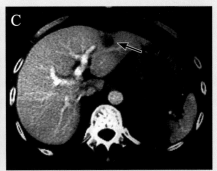
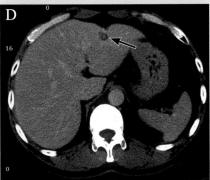

图 2-6-8-2　小肝癌 HIFU 治疗前后
A. HIFU 治疗前，肝左叶原发性肝癌（↑）；
B. 治疗后 3 个月，动态增强 CT 显示病灶内无灌注，病灶缩小（↑）；
C. 治疗后 9 个月，病灶内无灌注，病灶进一步缩小（↑）；
D: 治疗后 24 个月，病灶内无灌注，病灶缩小明显

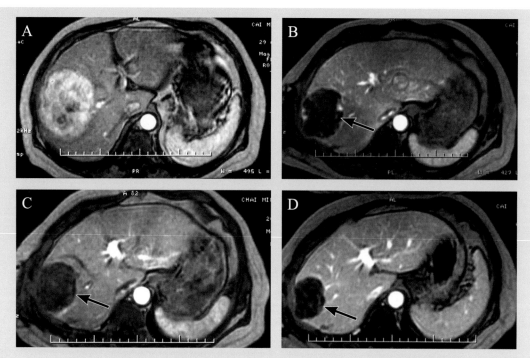

图 2-6-8-3　大肝癌（≥5cm）HIFU 治疗后动态增强 MRI 表现

A.治疗前肝右叶巨块型肝癌；B.治疗后 12 个月，病灶内无灌注（↑）；C.治疗后 24 个月，病灶内无灌注（↑）；D.治疗后 36 个月，病灶内无灌注，体积明显缩小（↑）

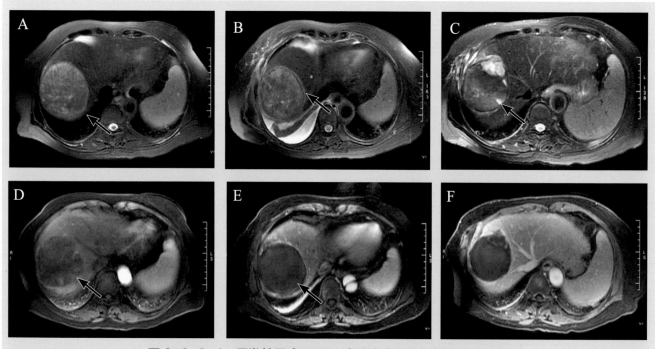

图 2-6-8-4　原发性肝癌 HIFU 消融治疗后局部复发 MRI 表现

A.治疗前，T2WI 显示肝右叶巨块型肝癌；B.治疗后 1 周，T2WI 显示病灶信号降低；

C.治疗后 3 个月，T2WI 显示消融后的病灶边缘出现结节状高信号区域；

D.治疗前，增强 MRI 显示 HIFU 治疗前肿瘤内不均匀灌注；E: 治疗后 1 周，增强 MRI 显示病灶内无灌注；

F.治疗后 3 个月，增强 MRI 显示消融后的病灶边缘出现结节状不均匀强化区域

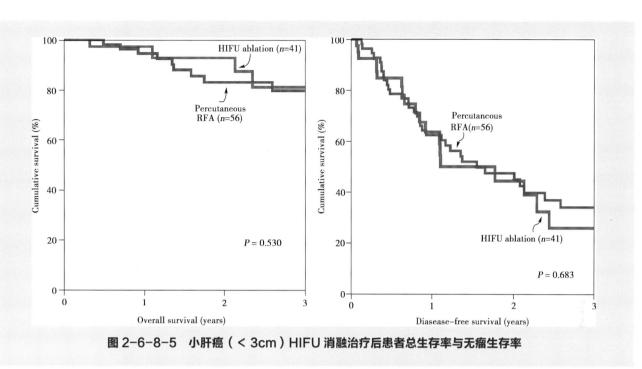

图 2-6-8-5　小肝癌（＜3cm）HIFU 消融治疗后患者总生存率与无瘤生存率

HIFU 治疗小于 5cm 肝癌后患者的生存情况，入选标准为手术后复发的原发性肝癌患者、Child-Pugh 分级 A 或 B、肿瘤最大径≤5cm，共计纳入 103 例患者，其中 HIFU 组 27 例，肿瘤平均径线 1.7cm，RFA 组 76 例，肿瘤平均径线 1.8cm。结果显示：1 年、2 年、3 年总生存率，HIFU 组 96.3%、81.5%、69.8%，RFA 组 92.1%、76.1%、64.2%（$P=0.19$）；1 年、2 年、3 年无瘤生存率 HIFU 组 37.0%、25.9%、18.5%，RFA 组 48.6%、32.1%、26.5%（$P=0.61$）。总之，HIFU 治疗 3cm 或 5cm 以内的小肝癌患者均可获得生存获益，其结果与 RFA 相当。

（二）中晚期肝癌患者 HIFU 治疗的生存获益

中晚期肝癌患者多采用 TACE 或 TAE+ 超声消融的治疗方案。

2005 年报道了一项 HIFU+TACE 与单纯 TACE 治疗不能手术切除晚期肝癌的临床研究，共纳入 50 例不能手术切除的 Ⅳ a 期肝癌（HIFU+TACE 组 24 例，TACE 组 26 例），结果显示，HIFU+TACE 组中位生存时间为 11.3 个月，6 个月和 12 个月生存率分别为 85.4% 和 42.9%；

单纯 TACE 组中位生存时间为 4 个月，6 个月和 12 个月生存率分别为 13.2% 和 0。两组比较差异具有统计学意义（$P<0.01$），表明 HIFU 联合 TACE 治疗中晚期肝癌可以延长生存期，是不能手术切除中晚期肝癌的一种可选择的治疗方法[1]。Li 等[8] 也进行了 HIFU 联合 TACE 与单纯 TACE 治疗 5cm 以上肝癌的临床对照研究，共纳入病例 89 例，其中 HIFU 联合 TACE 组 44 例，肿瘤平均直径 9.36cm（5~16cm），TACE 组 45 例，肿瘤平均径线 9.42cm（5~14.5cm）。结果显示，患者中位生存时间 HIFU+TACE 组 19 个月，TACE 组为 10 个月，其 1 年、2 年、3 年、5 年生存率分别为 72.7%、50.0%、31.8%、11.4%（HIFU+TACE）与 47.2%、16.7%、2.8%、0（TACE）（$P<0.01$）；1 年、2 年、3 年、5 年无瘤生存率分别为 34.1%、18.2%、9.1%、0（HIFU+TACE） 与 13.9%、5.6%、0、0（TACE）（$P<0.01$）。其结果表明：HIFU+TACE 较单纯 TACE 更有效改善 5cm 以上肝癌患者的生存。Jin 等[9] 对 HIFU 联合 TACE 治疗 5cm 以上中晚期肝癌进行了中长期的随访及多因素分析，共纳入 73 例患者，肿瘤平均径线 8.9cm，

患者中位生存时间为12个月，1年、2年、3年生存率分别为49.1%、18.8%、8.4%，表明HIFU联合TACE能有效消融5cm以上肝癌。多因素分析显示，肿瘤大小和消融结果是影响预后的主要因素。

（三）合并肝内门静脉或肝静脉侵犯的肝癌患者HIFU治疗的生存获益

对于合并肝内门静脉或肝静脉侵犯的晚期肝癌，由于其病期处于晚期，多数患者失去了有效的治疗机会，预后较差。文献报道的TACE治疗合并肝内门静脉侵犯肝癌的最好疗效为1年生存率30.8%[10]。Jin等[9]纳入25例合并门静脉侵犯的肝癌，采用HIFU联合TACE治疗，1年生存率为24.5%，表明对于合并肝内门静脉或肝静脉侵犯的晚期肝癌，采用HIFU联合TACE治疗，可以延长部分患者的生存期。

（四）手术切除困难的肝癌患者HIFU治疗的生存获益

肿瘤位于肝门区、尾状叶，或邻近大血管、胆囊等位置时，手术风险大且切除困难，甚至可能是手术的禁区，对这类肝癌的治疗是临床棘手的问题。Zhang等[11]纳入39例肝癌患者42个肿瘤病灶，肿瘤靠近大血管，距离下腔静脉或肝静脉或门静脉主干或主要分支距离少于1cm，表明HIFU也能安全有效消融靠近大血管等手术切除困难的肝癌。Orsi等[12]报道了邻近大血管、胆囊等手术困难肝癌行HIFU消融的结果，原发性肝癌患者6例，肿瘤HIFU治疗后2年生存率100%；转移性肝癌患者17例，1年、2年生存率分别为88.2%和88.2%。

（陈锦云　陈文直　王智彪）

参考文献

1. Wu F，Wang ZB，Chen WZ，et al.Advanced hepatocellular carcinoma：Treatment with high-intensity focused ultrasound ablation combined with transcatheter arterial embolization. Radiology，2005，235：659-667.

2. Ng KK1，Poon RT，Chan SC，et al.High-intensity focused ultrasound for hepatocellular carcinoma：a single-center experience. Ann Surg，2011，253（5）：981-987.

3. Jung SE，Cho SH，Jang JH，et al.High-intensity focused ultrasound ablation in hepatic and pancreatic cancer：complications.Abdom Imaging，2011，36（2）：185-195.

4. Kennedy JE，terHaar GR，Wu F，Gleeson FV，Roberts IS，Middleton MR，Cranston D.Contrast-enhanced ultrasound assessment of tissue response to high-intensity focused ultrasound. Ultrasound Med Biol，2004，30（6）：851-854.

5. Fukuda H，Ito R，Ohto M，et al.Treatment of small hepatocellularcarcinomas with US-guided high-intensity focused ultrasound.Ultrasound Med Biol，2011，37（8）：1222-1229.

6. Cheung TT，Fan ST，Chu FS，et al.Survival analysis of high-intensity focused ultrasound ablation in patients with small hepatocellular carcinoma.HPB（Oxford），2013，15（8）：567-573.

7. Chan AC，Cheung TT，Fan ST，et al.Survival analysis of high-intensity focused ultrasound therapy versus radiofrequency ablation in the treatment of recurrent hepatocellular carcinoma.Ann Surg，2013，257（4）：686-692.

8. Li C，Zhang W，Zhang R，et al.Therapeutic effects and prognostic factors in high-intensity focused ultrasound combined with chemoembolisation for larger hepatocellular carcinoma.Eur J Cancer，2010，46（13）：2513-2521.

9. Jin C，Zhu H，Wang Z，et al.High-intensity focused ultrasound combined with transarterial chemoembolization for unresectablehepatocellular carcinoma：long-term follow-up and clinical analysis.Eur J Radiol，2011，80（3）：662-669.

10. TakayamaT.Surgical treatment for hepatocellular carcinoma.Jpn J ClinOncol，2011，41（4）：447-454.

11. Zhang L，Zhu H，Jin C，et al.High-intensity focused ultrasound（HIFU）：effective and safe therapy for hepatocellular carcinoma adjacent tomajor hepatic veins.Eur Radiol，2009，19（2）：437-445.

12. Orsi F，Zhang L，ArnoneP，et al.High-intensity focused ultrasound ablation：effective and safe therapy for solid tumors in difficult locations.AJR Am J Roentgenol，2010，195（3）：W245-252.

第七章 其他介入治疗

【概述】

虽然超声引导下射频、微波、高强度聚焦超声消融等技术是目前肝癌的主要局部消融治疗方法，但激光消融、冷冻消融等也逐步在小肝癌治疗中体现出其独特疗效。而对于位于危险部位的复杂肝癌或因严重肝硬化、合并症等难以耐受消融治疗的局限性肝癌，放射性粒子植入为这些患者开辟了一条微创而有效的治疗途径。此外，超声引导下肝动脉、门静脉穿刺化疗栓塞技术因其无辐射且可以使用细针直接穿刺进入血管，也丰富和发展了肝癌介入治疗。无论何种局部治疗，肝癌的复发转移始终是阻碍长久疗效的主要问题。在放化疗效果不理想的现状下，以消融具有正向调节机体抗肿瘤免疫的优势为基础，通过联合全身免疫治疗也成为肝癌超声介入治疗的又一亮点。

第一节 激光消融治疗

1961 年，世界第一台医用激光机——红宝石视网膜凝固机在美国问世，随后"激光的生理作用"以及"激光在生物医学应用的生理学基础"等论文[1-3]，宣告了激光用于医学治疗时代的来临。1983 年激光消融（laser ablation）概念最早由 Bown 提出[4]，是指激光照射生物组织时，由生物组织吸收的光能量瞬间产生的热能在组织内部引起温度升高，到达一定程度后引起的生物组织热损伤效应。其作用效应取决于激光的波长、能量、组织在激光作用下的曝光时间以及生物组织的光学属性等因素所决定。

激光消融应用于肝脏，其优势为作用范围可控，消融边界明确。此外，利用 21G 细穿刺针引导光纤介入，对患者损伤小、操作灵活，适用于肝脏任何部位的病灶治疗，1 次可进行多个小病灶的消融，以及对危险部位病灶的消融。

一、工作原理

目前肿瘤消融最常用的激光为波长 1064nm

的掺钕钇铝石榴石晶体（neodymiumdoped yttrium aluminium garnet，Nd：YAG）激光，其特点为具有较低的组织光吸收系数和非常好的组织穿透性，组织穿透力可达 8mm 左右。临床上使用低能量光源（3~15W）作用 6~60 分钟，可使能量最大化分布和渗透到组织。单针激光引起组织坏死凝固的范围比微波和射频要小，但如果同时使用多针联合协同治疗，其范围大大增加，可精准、适形地治疗更大肿瘤[5-7]。

（一）激光消融仪

1. EcoLaser 激光超声集成系统 百胜公司将激光和超声诊断系统集成在一起，形成激光超声系统。应用 1064nm 波长的 Nd：YAG 激光，以 21G 引导针经皮穿刺组织，通过柔韧的平头光纤（直径为 300μm）将激光通过光纤发射传送能量，形成椭圆体有效治疗区（组织凝固坏死区），该有效区的分布为：1/3 位于平头光纤的后端，2/3 位于光纤头的前方（图 2-7-1-1）。

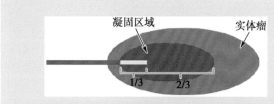

图 2-7-1-1 激光作用范围：1/3 位于平头光纤的后端，2/3 位于光纤头的前方

2. VELAS30B 半导体激光综合治疗仪 由武汉博激世纪科技有限公司生产，应用980nm 波长半导体激光，以 21G 引导针经皮穿刺组织。

（二）激光消融实验

浙江大学医学院附属第一医院超声医学科应用 Nd：YAG 激光进行离体及活体猪肝的动物实验，发现激光消融作用范围精准，大小可控，根据多针组合，可适行消融肿瘤。

1. 单光纤作用（图 2-7-1-2）

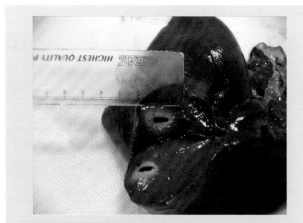

图 2-7-1-2 单光纤作用，5W，1800J，大体标本测量：1.7cm×1.0cm

2. 双支光纤作用（图 2-7-1-3）

3. 四支光纤联合作用（图 2-7-1-4）

4. 双支光纤联合作用可望应用于血管癌栓消融治疗（图 2-7-1-5）。

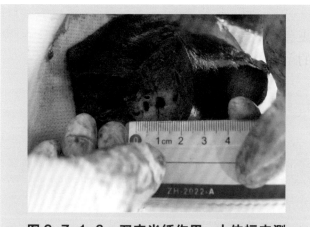

图 2-7-1-3 双支光纤作用，大体标本测量：2.2cm×1.6cm

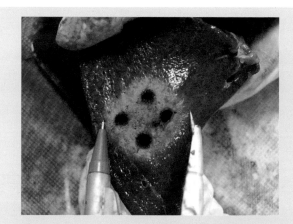

图 2-7-1-4 4 支光纤同时作用，大体标本范围可达 3.3cm×3.3cm

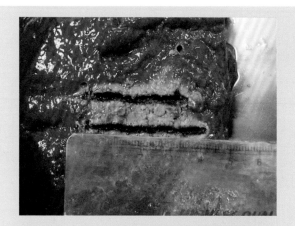

图 2-7-1-5 双光纤组合治疗边消融边退，从而产生条状凝固灭活区

5. 肝脏活体动物实验在活体猪的肝脏血管和重要组织结构旁的消融，显示血管之间组织精准的凝固坏死作用（图 2-7-1-6~ 图 2-7-1-9）。

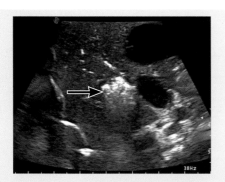

图 2-7-1-6 光纤置于胆囊壁旁开 0.5cm，作用功率 5W，1800J

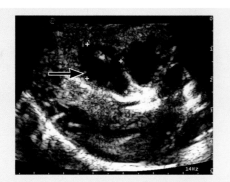

图 2-7-1-7 CEUS 见消融范围 2.0cm×1.3cm

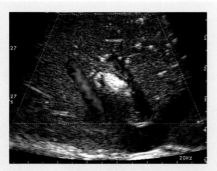

图 2-7-1-8 大血管对激光消融的影响

光纤置于间隔 0.9cm 两血管间，5W，作用 1800J

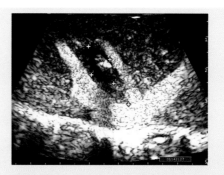

图 2-7-1-9 两血管间激光消融范围 1.5cm×0.8cm，未累及周边大血管结构

（三）实验效果

通过离体及活体动物实验显示激光凝固消融效果，可根据目标物的大小、形状，选择单针或多针联合治疗。激光能量通过光纤同时发射，由于热能的联合效应，对于体积较大的目标物，激光也可获得边界可控、范围较大的凝固坏死区和有效治疗区（图 2-7-1-10）。

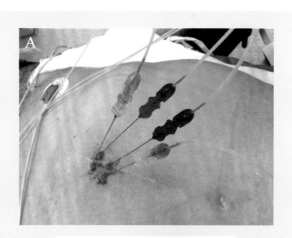

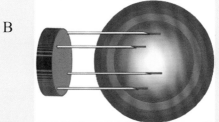

图 2-7-1-10 多支光纤联合作用其凝固坏死区范围较大

二、肝肿瘤临床应用

（一）适应证

1. 原发性肝癌直径 ≤ 3cm，数目 ≤ 10 个。

2. 困难及危险部位的病灶消融。

3. 二级以上局限性门静脉瘤栓的消融。

4. 与手术切除、TACE、射频或微波消融等联合应用及补充消融[8,9]。

（二）禁忌证

1. 弥漫性肝癌。

2. 凝血功能明显障碍，血小板计数小于 30×10^9/L，凝血酶原活动度小于 40%，凝血酶原时间大于 30 秒。

3. 肝功能较差已达 Child-Pugh C 级，经保肝治疗无明显改善者。

三、治疗前准备

（一）仪器准备

1. 超声仪器建议具备引导穿刺功能和穿刺附加设备。

2. 激光消融仪，激光光纤。

3. PTC 引导针（18G 或 21G）。

（二）患者准备

1. 治疗前病情评估 根据影像学检查及通过询问病史、辅助检查、实验室检查等详细了解患者全身情况和肝脏肿瘤数目、大小及位置；评估 TNM 分期；评估 Child-Pugh 分级。

2. 患者准备 治疗前患者需禁食 6 小时以上，留置静脉针，建立静脉通路。

（三）确定治疗方案

1. 确定单纯激光消融还是激光联合其他治疗。

2. 根据消融范围确定光纤的数量和每根光纤作用的点数（光纤回抽次数）。

（1）单根光纤释放的能量。

（2）治疗光纤数目。

（3）光纤之间的距离。

（4）同一病灶内，光纤回抽治疗次数（图 2-7-1-11~ 图 2-7-1-13）。

3. 确定单次治疗的病灶数目。一个病灶原则上应一次整体灭活，但病灶数目较多时，尤其患者全身情况尚可时，可一次消融数个病灶。

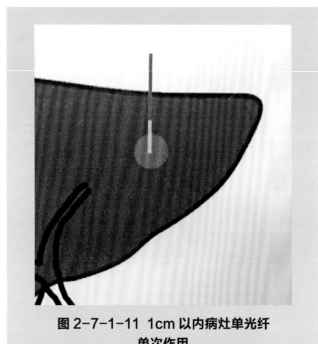

图 2-7-1-11 1cm 以内病灶单光纤单次作用

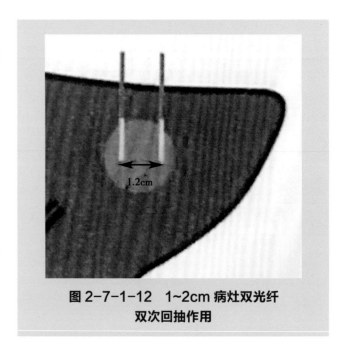

图 2-7-1-12 1~2cm 病灶双光纤双次回抽作用

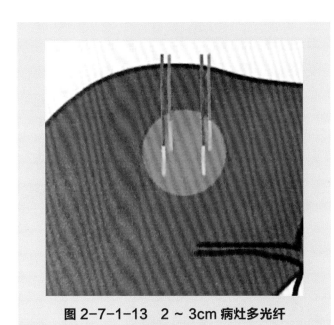

**图 2-7-1-13 2～3cm 病灶多光纤
多次回抽作用**

四、治疗原则

1. 实时超声引导和监控，对超声显示困难者可在 CT、MR 引导下进行，或应用影像融合虚拟导航技术[10, 11]。

2. 病灶位于重要结构或邻近周边时需精确计算光纤布入位置，以保护重要结构和周围脏器免受损伤。

3. 激光消融微气泡弥散范围较大，故先做深部病灶，再做浅部病灶。

4. 全身情况许可时，尽可能一次整体灭活肿瘤，并有足够的安全边缘。

五、操作常规

1. 镇痛或麻醉。采用 1% 的利多卡因局部浸润麻醉，联合芬太尼 0.1mg+ 氟哌利多 5mg 静脉给药，病灶较大或邻近肝包膜可应用丙泊酚静脉麻醉。

2. 开启激光仪处于工作状态，设定每根光纤的作用功率（W）和能量（J）。

3. 超声显示肝肿瘤后，选择患者的体位及最佳穿刺路径，确定穿刺点。对手术区常规皮肤消毒，铺无菌巾。

4. 局麻后，超声引导下将 21G 穿刺针穿刺至瘤灶内，退出针芯，导入光纤，按预定消融方案进行精准治疗。对小于 1cm 肿瘤可实行单光纤消融，1~2cm 可用双光纤双次退针消融，大于 2~3cm 可用多光纤多次退针消融。

5. 根据需要选用不同的功率和能量组合，肝肿瘤时一般采用组合参数单根光纤单点，作用功率 5W，1800J。

六、注意事项

1. 准确地穿刺引导光纤置入预定的肿瘤部位、合理的布排光纤是激光消融的难点。置入光纤的数量、光纤间的距离、光纤和肿瘤边界的距离、每次撤退光纤的距离是保证整体消融而又不损伤周边重要结构的几大要素。

2. 光纤前端气化常产生比射频和微波多的微气泡向周围组织弥散，影响邻近及深部病灶的治疗，故应先做深部的病灶，或提前定位引导针的位置并做标记，隔天进行消融。因气化腔及周围组织微气泡的弥散消退较慢，超声造影评估疗效宜在第二天进行。

七、常见并发症及预防和处理

常见并发症同射频和微波，但因激光作用范围较小，作用更精准，故并发症也较少，程度较轻，预防和处理原则也相似[5, 7, 12, 13]。

【典型病例】

病例 1：某患者，男性，66 岁，肝癌术后 8 年，术后共行 TACE 治疗 13 次，RFA 治疗 7 次。末次 TACE 术后 7 个月余，于 2016 年 2 月复查时右肝内发现一枚新病灶（图 2-7-1-14）。

病例 2：某患者，女性，37 岁，因"发现乙肝 19 年，肝癌 TACE 术后 6 个月"入院，2016 年

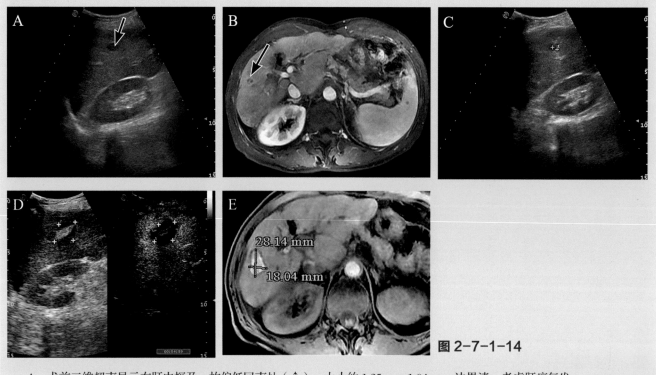

图 2-7-1-14

A. 术前二维超声显示右肝内探及一枚偏低回声灶（↑），大小约 1.25cm×1.04cm，边界清，考虑肝癌复发；

B. 术前 MRI 增强实质期显示动脉期增强的病灶有消退（↑）考虑肝癌复发；

C. 激光消融术中，两针的布局：两激光光纤头之间的距离为 0.49cm；

D. 激光消融术后第二天二维超声图（左图）和超声造影（右图）清晰显示消融范围，消融灶约 2.8cm×2.0cm；

E. 术后一个月 MRI 复查，T_1 加权可见消融灶大小为 2.8cm×1.8cm

1 月复查 AFP 为 428ng/ml，影像学显示右肝有新发病灶（图 2-7-1-15）。

病例 3：某患者，女性，52 岁，10 年前左肝癌部分切除术后，4 年前行右肝射频消融术，2016 年复查发现门腔静脉之间一枚新病灶（图 2-7-1-16）。

病例 4：某患者，男性，67 岁，确诊肝癌 7 个月，影像学检查显示肝外周区域内 3 枚病灶（↑）（图 2-7-1-17）。

八、临床意义及评价

激光适用于超声引导下经皮微创热消融生物学组织，应用于肝肿瘤国际上已有多篇随机对照研究文献报道。对肝细胞癌的疗效可与射频消融媲美，尤其对肝门大血管旁肿瘤及残留复发癌，可消融灭活肿瘤而不损伤血管、胆管。可适形治疗为其优势。激光消融不仅对小肝癌有效，对于大肝癌多针联合多次消融也能达到很好的疗效[5-13]。激光治疗并发症少、无针道种植，应用前景广泛。除原发性肝肿瘤外，对骨转移癌、肺转移癌均取得较好效果，从而拓展了中晚期肝癌治疗范畴。目前国内外已开展了全身多脏器、多领域的激光消融术，其中应用较为集中和完善的部位包括甲状腺、乳腺、前列腺等。激光消融已受到临床的高度重视，国内外相关报道亦呈逐渐增多趋势[14-17]。

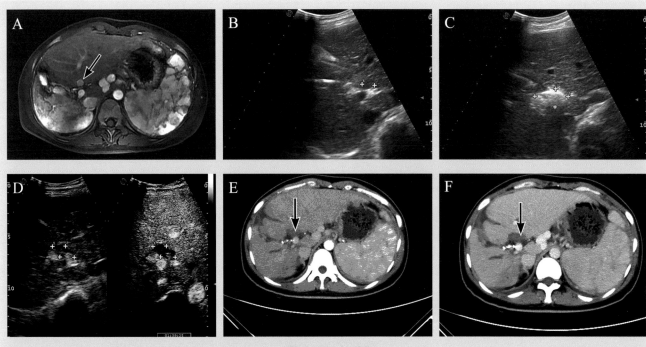

图 2-7-1-15

A. 术前病灶：MRI 扫查于门静脉前方，紧贴第一肝门处发现一枚新发病灶，大小为 1.8×1.2cm；

B. 术中超声引导激光光纤到达病灶，光纤头端距肿瘤边缘 1.1cm；

C. 激光消融术后，即刻超声扫查可见激光针作用范围覆盖整个肝癌病灶；

D. 术后第二天超声造影，可见消融灶大小为 2.4cm×1.6cm，消融完全，边缘无残留；

E、F. 术后一个月 CT 增强显示肝动脉期与门脉期激光灶均无增强，边缘无残留

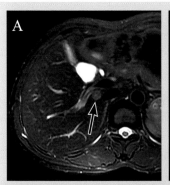

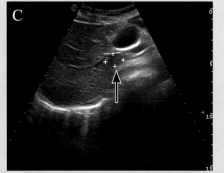

A、B. MRI 平扫以及动脉期增强查出肝癌病灶位于门腔静脉之间

C. 术前超声扫查，病灶位于门腔静脉之间（↑），大小约 1.8cm×1.2cm

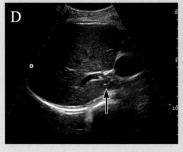

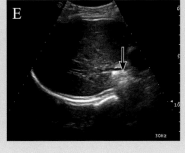

D. 超声引导下双激光光纤进入病灶（↑）

E. 消融后见病灶回声增强并覆盖整个病灶

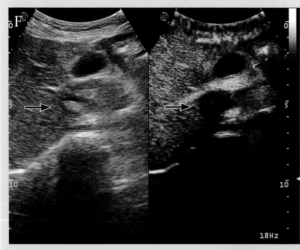

图 2-7-1-16

F. 治疗后第二天超声检查病灶呈强回声（左图）；超声造影检查：示消融范围约 2.3cm×1.6cm，周围血管无损伤；

G、H. 术后一个月 MRI 复查：消融灶边界清晰，动脉期以及门脉期均无增强（↑）

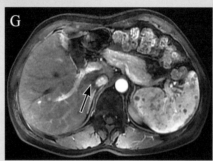
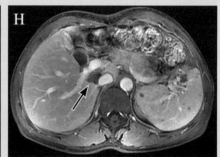

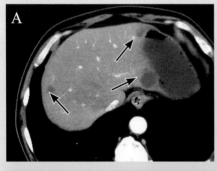
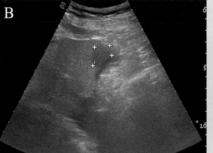
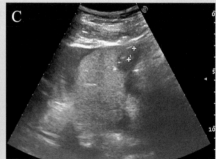

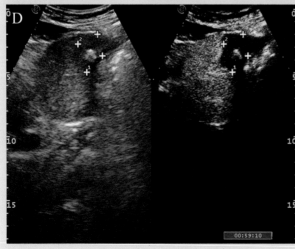

图 2-7-1-17

A. 术前 CT 下可见肝外周三个病灶（↑），其中左肝前外侧缘一病灶紧贴胃壁；

B. 超声显示左肝外叶病灶大小约 2.3cm×1.7cm，二维超声引导下注入 2000ml 生理盐水，建立人工腹水，将肝左叶与胃腔分离；

C. 在超声引导下将激光光纤刺达目标位置，距离肝左叶包膜 1.06cm；

D. 治疗后第二天超声检查（左图）和超声造影（右图）示消融范围约 3.1cm×2.2cm，无增强

第二节　冷冻消融治疗

1964年Cooper[18]报道低温可导致组织的凝固性坏死，奠定了当今冷冻消融的理论基础。早期临床尝试应用冷冻消融治疗恶性肿瘤，由于设备体积庞大，出血风险高等原因，并没有得到广泛的应用。1998年FDA批准的氩氦超导系统（Endocare，Irvine，CA）上市后，冷冻消融技术发生了革命性的变化，并在肝脏肿瘤治疗中的应用逐渐增多。近年来随着术中超声的发展和冷消融技术的进一步提高，冷冻消融治疗肝脏肿瘤逐渐得到认可，而且一定程度上弥补了热消融治疗的不足。目前，冷冻消融主要应用于热消融治疗有危险的肿瘤或姑息性治疗。除了肝脏恶性肿瘤外，冷冻消融还常用于胰腺、前列腺肿瘤的治疗，以及头部、骨、肺、肾、子宫等脏器的肿瘤治疗[19，20]。

一、冷冻消融的原理

冷冻消融是指在低温（通常为 – 40℃）下快速使细胞冷冻结晶，之后缓慢复温，从而对细胞膜或细胞器造成致命的损害，使得肿瘤组织发生凝固性坏死，达到消融治疗的目的。冷冻消融对肿瘤组织造成的伤害包括即刻伤害和迟发性伤害。即刻伤害是指在低温冷冻时，细胞外间质先于细胞内结晶，使得细胞外呈高渗状态，从而导致细胞收缩、细胞内电解质浓度增加、细胞器损伤。在缓慢复温过程中，细胞外的结晶先于细胞内结晶融化，使得细胞外呈低渗状态，从而导致细胞水肿、细胞膜破裂而死亡。迟发性伤害是指在复温过程中造成的内皮细胞水肿会导致微血管通透性增加以及血小板聚集，从而引起微血管栓塞，导致局部灌注减少，加重受伤肿瘤组织缺氧，继而导致肿瘤坏死[19-21]。实际操作中常常通过多次冻 – 融循环进一步加大对肿瘤细胞的杀伤作用，达到彻底灭活肿瘤的目的。除上述提到的直接损伤机制外，冷冻消融还可通过介导细胞内容物及肿瘤抗原物质的释放刺激机体产生抗肿瘤免疫效应[22]。

二、冷冻消融治疗肝恶性肿瘤

对于符合米兰标准的肝细胞肝癌，通常采用热消融治疗，但对于肝硬化严重的患者，在热消融治疗过程中受到"烤箱效应"的影响，使得肿瘤周边的卫星灶难以达到彻底的消融。而冷冻消融不存在"烤箱效应"，因此对于肝硬化背景下怀疑有子灶的患者来说，冷冻消融是较为合适的选择。此外，冷冻消融的消融范围较热消融大，且冷冻产生的冰球能在US、CT以及MRI上清晰地显示，从而有效地避免热消融过程中气体对影像监控的影响，因此对于边界不规则或体积较大的肿瘤可选择冷冻消融治疗。

肝脏的转移性肿瘤通常可分为结直肠来源的肿瘤和其他来源的肿瘤。对于后者而言，肝脏的局部消融治疗获益较小，因此冷冻消融多用于结直肠来源的转移瘤治疗。通常情况下，冷冻消融常用于以下两种情况：①合并严重基础疾病，不能耐受手术的患者；②在术中超声的帮助下，冷冻消融联合手术切除能实现根治性治疗的患者。

文献报道冷冻消融治疗肝脏恶性肿瘤的有效率为83%~98.3%，与来自同一医疗中心的热消融有效率相似[23，24]。使用冷冻消融治疗肝脏原发性肿瘤的患者1年生存率为70%~97%、3年生存率为47%~77%、5年生存率为23%~39%。冷冻治疗肝脏转移性肿瘤患者的1年生存率为78%~80%、5年生存率为23%[24-26]。Wang等[24]通过多中心、随机对照研究表明，对于经皮冷冻消融和RFA治疗的原发性肝细胞癌患者，其1年、3年、5年的无瘤生存率和总生存率无统计学差异。早期文献报道，经冷冻消融治疗肝脏恶性肿瘤的局部复发率为53%~57%[23，27]。而近年来，随着冷冻消融设备的改进和临床经验的积累，肿瘤的局部复发率有所降低，约7.7%~31%[24，28，29]。不过，冷冻消融和RFA在局部复发率比较方面仍存在争议。文献报道，冷冻消融后肿瘤的局部复发率低于RFA治疗（7.7% vs.18.2%）[24]，但Huang等[30]

通过 meta 分析得到了相反的结论。综上所述，在治疗有效率和生存率方面，冷冻消融和热消融对于肝脏恶性肿瘤的疗效基本相同，而在局部复发率方面，还需要更多大样本的随机对照研究。

三、影响冷冻消融疗效的相关因素

（一）冻 - 融循环次数

冻 - 融循环次数是指在冷冻消融治疗过程中，反复进行冷冻 - 复温 - 融化的次数，是影响疗效的重要因素之一。冻 - 融循环次数通过影响消融电极尖端冰球的体积以及冰球中凝固性坏死的区域大小来影响冷冻消融的治疗疗效。Mala 等[31] 研究表明，在相同位置进行两次冻 - 融循环消融得到的冰球体积较单次冻 - 融循环所得的冰球体积增大 42%。Dilley 等[32] 研究表明，两次冻 - 融循环消融能明显提高冰球内坏死组织的百分比，使得冰球内的坏死体积从单次冻 - 融循环的 64.2% 增加到 82.5%，从而更有效的达到治疗目的。不过，如果两次冻 - 融循环仍未达到肿瘤的安全消融范围，不建议进行第三次冻 - 融循环，而需要再次置入电极或调整电极的位置。

（二）冻 - 融的速率

除了冻 - 融循环次数外，冻 - 融速率也是影响消融疗效的重要因素。冷冻的速率与细胞内的结晶相关，只有达到一定速率时细胞内才出现结晶，且冷冻速率越快，对肿瘤细胞的损害越严重。为了达到肿瘤治疗的目的，通常要求冷冻的速率在 50℃/min 以上[21]。较快速降温而言，缓慢复温是更重要的导致细胞死亡的因素。复温持续时间越久，细胞外的低渗透状态时间越长，细胞从间质吸收的水分越多，从而在第二次冻 - 融循环中结晶越严重，导致细胞破裂死亡的可能性越大[33]。若在冷冻后进行快速的复温，则可能导致细胞的持续存活。因此在冷冻消融中应当尽量避免过快复温。总的来说，冷冻消融的基本原则是快速冷冻、缓慢解冻以及两次冻 - 融循环。

（三）冷冻电极（cryoprobe）的直径与数量

电极的直径是影响冰球体积最直接的因素，邓中山等[34] 研究结果显示，通过增加电极的直径可在一定范围内增加冰球的体积，并有效扩大消融范围。由于受到电极直径的限制，单枚电极消融的有效杀伤范围十分有限，在多数情况下难以达到肿瘤消融的安全边界，因此必要时可通过多电极联合的方式进行消融。通常情况下，若肿瘤的直径 ≤ 3cm，采用单电极治疗；对于 3~5cm 的肿瘤常需 2~3 枚电极联合消融；直径 ≥ 5cm 的肿瘤需 3~4 枚电极联合消融，从而确保靶区所有组织温度 < - 40℃ 且达到 1cm 的消融安全边界[20]。

（四）其他因素

影响冷冻消融疗效的因素还包括：组织的物性参数（如血液灌注率、代谢率等）、肿瘤位置以及冻 - 融循环间歇时间。组织血液灌注率、代谢率越高，相同条件下形成的冰球尺寸越小，有效杀伤半径越小。和热消融一样，冷冻消融也存在"热沉降效应"，即邻近大血管的肿瘤组织在进行冷冻消融时容易受到血流带来的热量以及带走冷温度的影响，使得肿瘤冷冻速率减慢，复温速率加快，从而导致消融不完全。此外，冻 - 融循环的间歇时间越长，引起的局部微循环障碍越严重，第二次冻 - 融治疗的疗效越好。因此在实施氩氦刀冷冻治疗时，应充分考虑不同组织之间冷冻及复温特性的差别、肿瘤的大小和位置，拟订不同的治疗方案，确保彻底杀灭肿瘤细胞[21,34]。

四、并发症

文献报道，冷冻消融治疗肝脏恶性肿瘤轻微并发症的发生率约为 30%~40%[23,28,35]，严重并发症的发生率为 3.9%~6.3%[24,29,36]，操作相关的死亡率为 0~3.2%[23,27,35,37]。

（一）出血

出血是冷冻消融治疗过程中最常见的并发症，

严重出血的发生率为1%~2%[29, 38]。出血量的大小与患者的基础疾病及肝硬化严重程度相关，肝硬化越严重，发生大出血的风险越高。此外，肿瘤组织血供丰富或位于肝脏包膜下、凝血功能障碍以及血小板减少是导致出血的危险因素[29, 39]。由于冷冻消融缺少热消融对针道的凝固止血作用，早期人们普遍认为冷冻消融的出血风险高于热消融，但后续有研究表明，二者的出血风险并无差异[40]。值得注意的是，在冷冻消融治疗肝脏肿瘤时，复温过程中出现肿瘤破裂导致的大出血是致命的并发症，虽然发生率极低，但必须及时做出诊断，必要时行肝动脉栓塞术或腹腔镜手术止血。

（二）冷休克

是机体对冷冻消融的严重反应，表现为血小板减少、肝肾等多器官功能衰竭，死亡率较高。冷休克是由于大量的坏死组织碎片被消融肿瘤旁大血管带入血液循环造成的多系统反应，也称为"肿瘤溶解综合征"。消融体积过大是造成冷休克发生最直接的原因。此外，消融时间的过度延长也会增加冷休克的发生风险[37, 41]。文献报道，冷休克的发生率约为1%~3.5%[37, 42]。Yang等[29]报道在559例次超声引导下行冷冻消融手术中，有6例患者发生了冷休克，均与大范围冷冻消融相关。

（三）肝脓肿

肝脓肿的发生较少见，发生率约为0.3%~0.5%[24, 29, 42]。胆道手术史（如十二指肠括约肌切开、胆道置管以及胆肠吻合术史）是冷冻消融患者发生肝脓肿的危险因素。因此，患者存在以上危险因素时，应在术前或术后预防性使用抗生素。脓肿形成时，穿刺置管引流通常能取得满意的疗效[41]。

（四）胆道损伤、胆囊瘘及胃肠穿孔

胆道、胆囊以及胃肠道的损伤与肿瘤的位置相关，当肿瘤位置毗邻胆管、胆囊及胃肠道时，由于胆管、胆囊等没有"热沉降效应"，致上述组织在冷冻过程中易被冻伤，导致胆道梗阻、胆管扩张以及胃肠瘘。虽然冷冻消融引起的胆道、胆囊以及胃肠道损伤的发生率较低，约为0.3%[29]，但是当肿瘤位于上述危险部位时，仍应在冷冻消融过程中注意上述组织器官的保护，避免造成严重并发症及加重肝功能的恶化。

（五）肿瘤种植

和热消融治疗相同，冷冻消融也可导致肿瘤沿针道种植。多次粗针穿刺或不经过肝实质直接穿刺肝包膜下的肿瘤会使得种植风险增高，应该尽量避免上述操作。目前只有少数的研究报道了由于冷冻消融所导致的肿瘤种植的发生率，Wang等[43]报道在经冷冻治疗的1436例肝癌患者中，11例患者发生了肿瘤种植，发生率为0.78%。

（六）其他轻微并发症

其他轻微并发症包括：发热、局部疼痛、轻度皮肤冻伤、肿瘤靠近膈肌引起的反应性胸腔积液以及肝细胞冷冻坏死后引起的血清转氨酶和胆红素的一过性升高，通常情况下无须特殊处理，术后1~2周即可恢复。若持续的高胆红素血症应警惕是否存在胆道损伤。

五、临床意义及评价

对于肝脏恶性肿瘤的局部治疗来说，虽然热消融是主要的治疗手段，但冷冻消融也有着消融范围大、消融边界清晰等不可替代的优势。对于热消融治疗有危险，或者严重肝硬化的患者，冷冻消融比热消融更具有临床应用价值。此外，冷冻消融对机体的免疫微环境的影响尚在研究中，有望通过深入研究实现肿瘤的精准治疗。

（经翔 周燕）

第三节 放射性粒子植入治疗

【前言】

原发性肝癌是严重危害人类生命健康的重大疾病之一，确诊时多为中晚期，目前肝癌的治疗多以手术为主[44, 45]，但大多数患者在就诊时已失去手术机会。肝癌的综合治疗包括局部治疗（如局部消融治疗、肝动脉介入治疗）、放射治疗、全身化疗及分子靶向治疗等，并显示出良好的治疗效果[45-49]。近年来，随着影像学及放射物理学的进步、新型低能放射性核素的研制成功和治疗计划软件系统的开发，放射性粒子植入治疗为肝癌治疗提供了新的有效途径，并引起了国内外肿瘤专家们的重视。超声引导下放射性粒子植入治疗的优势是微创、实时、快速、准确和安全，近年来有文献报道利用放射性粒子治疗原发性肝癌和继发性肝癌且疗效显著[50-53]。放射性粒子植入治疗作为一种局部适形治疗手段显示出良好的应用前景。

一、原理

放射性粒子是指钛合金外壳将低能量的放射性核素密封制成短杆状固体放射源，目前常用的粒子有碘-125粒子、铱-192粒子、钯-103粒子等，粒子的钛合金外壳隔绝了能参与人体新陈代谢的放射性核素与人体内环境的接触，避免了放射源的丢失以及对环境的污染，因而能精确控制放射源的治疗剂量。目前国内常用的放射性粒子为碘-125（^{125}I）粒子（图2-7-3-1），其半衰期60.1天，放出 γ 射线，γ 射线平均能量28keV，组织穿透能力1.7cm，初始剂量率为8~10cGy/h，生物相对效应（RBE）为1.4，对铅的半价层为0.025mmPb。放射性粒子植入治疗的原理是通过粒子植入枪（图2-7-3-2）植入微型放射源在肿瘤内持续、低能量辐射，使肿瘤组织遭受最大程度的毁灭性损伤而达到治疗目的，同时因植入粒子的有效杀伤半径小、射线能量迅速衰减而对周围正常组织损伤骤减，利于保护肿瘤周围的重要生理结构。与传统的体外放疗比较，放射性粒子植入治疗在放射生物学上最大的区别是剂量率不同[49]。剂量率的不同将直接影响放射损伤的修复，肿瘤细胞的再氧化、再分布等。放射性粒子治疗很好地做到了肿瘤局部"适形"治疗，即靶区局部累积剂量高（遏制原位复发）而周围正常组织受量较低（杀伤半径小，治疗安全性提高），因而对于肿瘤晚期不能或拒绝手术、消融的患者，超声引导下放射性粒子植入治疗可作为一种辅助或姑息治疗手段。

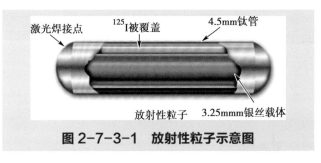

图 2-7-3-1 放射性粒子示意图

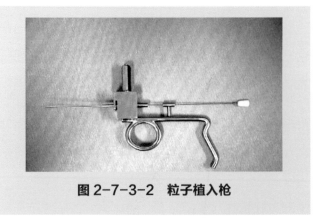

图 2-7-3-2 粒子植入枪

二、适应证[54]

（一）患者一般情况

1. 恶性实体肿瘤患者一般情况良好，无明显心、肺、肾等重要脏器器质性病变；或虽有重要脏器器质性病变，但功能状况尚可；或虽功能状况较差，无法或不能耐受手术但能耐受穿刺治疗者。

2. 肝功能有较明显损害，不适宜行肝切除术者。

3. 拒绝进行手术或用其他治疗方法无效的肿瘤患者。

4. 无明显脾大及脾功能亢进（ WBC $< 3 \times 10^9$/L，血小板$< 50 \times 10^9$/L ）的临床表现。

（二）局部情况

1. 局部晚期无法手术切除者。

2. 肿瘤直径≤ 7cm。

3. TACE、消融或放射治疗后控制不佳者或治疗后行粒子植入的序贯综合治疗者。

4. 病灶内无明显液化坏死区。

5. 术中残留和（或）瘤床切缘阳性，预防残留肿瘤病灶的局部扩散或区域性扩散。

6. 肝切除术后近期复发的小癌灶、不适宜或患者不愿接受再次肝切除者，或有远处转移但局部有姑息减瘤或缓解症状治疗意义的，也可行粒子植入治疗。

三、禁忌证

1. 一般情况差，有穿刺相关禁忌证，恶病质或不能耐受粒子治疗者。

2. 严重糖尿病血糖控制不理想患者。

3. 预计生存时间小于 3 个月的患者。

4. 超声下无法显示或无安全进针路径者。

5. 肿瘤并发感染。

6. 肿瘤局部有活动性出血、大范围坏死或溃疡。

四、操作前准备

1. 患者评估　详细了解病史（尤其与拟治疗区域有关的病史）及临床情况。

2. 影像学检查　全面的影像学检查（CT 或 MRI ）（图 2-7-3-3），并行常规灰阶超声或超声造影（图 2-7-3-4）评估病灶大小及是否有安全的穿刺路径。合并心肺疾病者检查超声心动图及肺功能。术前需停用抗凝治疗或抗血小板药物 5~7 天。

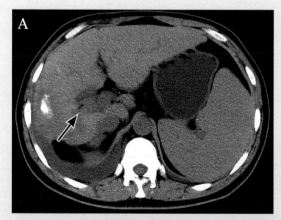
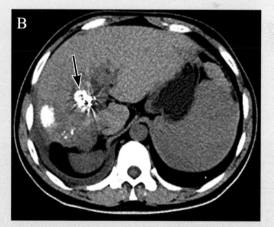
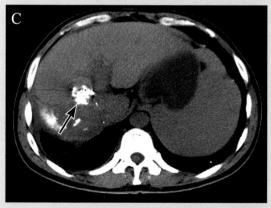

图 2-7-3-3

患者男性，38 岁，因肝癌综合治疗后 1 个月入院，病灶位于肝右前叶门脉主干前方，大小约 2.9cm×2.6cm ，考虑肝癌并侵及门脉右支主干，进行放射性粒子植入术（A. 术前所示病灶（↑）；B. 术后 3 个月 CT 复查，粒子排列均匀，病灶缩小（↑）；C. 放射性粒子植入术后 6 个月 CT 复查，粒子排列均匀（↑），未见复发征象）

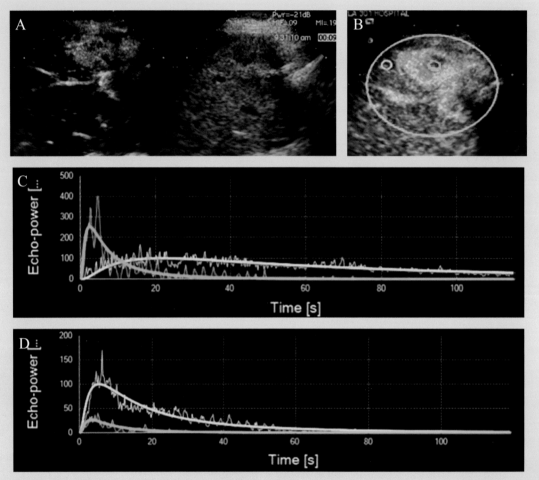

图 2-7-3-4

患者女性，55 岁，肝胆管细胞癌术后、胆肠吻合术后，CEUS 检查示肝 S8 段近肝边缘角处新发占位，大小约 3.1cm×2.8cm，行放射性粒子植入治疗

A. 肝 S8 段低回声结节动脉期呈高增强；B. 分别在病灶内（绿色）及周边正常肝实质内（黄色）选取感兴趣区域（ROI）；C. 放射性粒子植入后超声造影时间 – 强度曲线（TIC 曲线）示病灶（绿色）造影剂增强速度快于周围正常肝实质（黄色）、峰值强度明显高于周围正常肝实质、造影剂廓清较正常肝实质快；D. 粒子植入后 2 个月的 TIC 曲线，病灶的造影剂增强速度减慢、峰值强度也明显下降

3. 术前应行血常规、肝肾功能、凝血功能和甲胎蛋白等指标的检查。

4. 设备及药品准备。治疗室应常规配备有呼吸机、心电监护、除颤仪等；局麻药品 2% 盐酸利多卡因；急救车内备有常规止血、止痛、抗过敏、纠正心律失常、升压及降压等急救药品及相关器械。

5. 术前应训练患者配合术者平静呼吸下屏气动作。

6. 粒子、植入针及植入器械应按要求严格消毒。

7. 血供丰富者预防性使用止血剂。

8. 签署知情同意书。

9. 术前制定治疗计划。目前临床较常用的计划系统为美国近距离治疗协会规定的 TPS（treatment planning system）计划系统，标准做法是根据治疗目的，确定肿瘤最小匹配周缘剂量；根据肿瘤范围和周围器官毗邻状况，选择粒子种类及单个粒子活度；根据术前影像资料如 CT、MRI，勾画肿瘤靶区及危险器官，并确定导入针数、布针位置、粒子数及位置，计算靶区总活度，预期靶区剂量，包括肿瘤及正常组织剂量分布，订购粒子。植入的粒子应位于肿瘤内部，如果粒子植入到肿瘤周围的软组织中很容易发生迁移。肿瘤 + 边界的剂量应是 100% 的处方剂量（prescribed dose，PD），重要器官的剂量应在 V150（V，处方剂量的靶体积）以下，否则易引起并发症。也可以通过经验公式粗略计算所需要植入粒子数目，^{125}I 粒子经验公式：植入的粒子数 =（肿瘤的长 + 宽 + 高）÷3×5。

五、操作方法

（一）术中方法

1. 麻醉方式　局麻下进行治疗。
2. 体位　根据肿瘤生长部位选择不同体位。
3. 监测　必要时心电血压监测。
4. 无菌操作下治疗　操作区常规皮肤消毒，铺无菌巾。探头外套无菌薄膜或电（刀）套，安装穿刺引导架后或徒手操作前再次确认进针点。用 1% 利多卡因局部麻醉，探头压力适当，超声检查清楚显示肝癌病灶的位置和与周围结构的关系，确认进针路径，将 18G PTC 针穿刺入病灶。
5. 粒子植入　植入粒子前，先将粒子植入针插入肿瘤后缘处，然后每退针 8~10mm 植入一颗粒子（依粒子活度而异）；粒子植入应距大血管 10mm，防止粒子进入血管并沿血流迁移。
6. 路径选择　靠近肝被膜的病灶应尽量选择经过部分正常肝组织的路径，以免粒子植入时造成肝被膜撕裂出血。

（二）术后处理

粒子植入完成后退针，穿刺点酒精消毒，敷无菌纱布。超声检查治疗病灶周围有无异常积液及血肿等情况，并及时对症处理。术后恢复室留观 30 分钟，监测生命体征无异常后返回病房继续观察。

（三）术后评估

粒子植入后应及时行术后验证和质量评估。目前临床较常用术后 CT 扫描进行评估，推荐层厚 5mm 或者 10mm，层间距 5mm[54]。提倡用低 KV（工作电压）和低 MA（工作电流），以减少辐射。提倡使用轴扫描而不用螺旋扫描，进行连续扫描[54]。依据术前、术后 CT 检查的影像学资料，评估粒子是否分布均匀、是否有移位，剂量是否均匀，有无剂量"冷区"。如部分靶区剂量不足，再次补种粒子。

（四）随访

放射性粒子植入治疗后患者应在术后 1、3、6 个月进行 CT 复查，明确局部肿瘤缓解、进展、复发及转移等情况，2 年内每 3 个月复查 1 次。2~5 年每 6 个月复查 1 次，5 年后每一年复查 1 次[54]。

六、技术要点及注意事项

（一）技术要点

1. 粒子治疗剂量：推荐每颗粒子活度为 0.6~0.8mCi。推荐粒子处方剂量为单纯粒子治疗靶区剂量 D90：120~160Gy；联合常规抗肿瘤治疗时酌情减量[54]。
2. 需要借助影像引导技术，术中可以采用彩色超声引导。
3. 粒子与周围需保护的重要器官的距离要大于 1.0cm，距大血管应大于 1.0cm。
4. 粒子植入治疗术后推荐实施质量验证评估。
5. 推荐使用三维可视化粒子植入规划系统进行术前规划及术后评估。

（二）注意事项

1. 严格掌握临床适应证和禁忌证。

2. 粒子植入前应通过近期 CT、MRI 或超声了解病灶与周围重要器官的关系。

3. 治疗前应对 10% 放射性粒子活度进行测定，允许测量结果偏差在 5% 以内。

4. 术前应通过放射粒子植入治疗计划系统行术前粒子布源及植入设计。

5. 治疗后应拍 CT 片进行验证了解粒子重建和剂量分布情况，如发现有稀疏或遗漏应拟定计划择期补种，以期与植入前治疗计划相符。

6. 患者术后 2 个月内不宜与妊娠期妇女或儿童密切接触。

7. 放射性粒子源辐射安全与防护参照国家有关规定。

8. 从事放射性粒子植入治疗的医疗机构和医师必须达到国家卫生计生委相关文件的要求。

七、并发症及其预防与处理

（一）处理措施

放射性粒子植入治疗手段安全、微创，并发症发生率低。放射性粒子植入治疗肝癌可能会出现以下并发症：

1. 穿刺点出血、感染患者应卧床休息，给予止血、抗感染治疗，并密切观察患者生命体征以及局部、腹腔情况或有无便血。

2. 疼痛或发热给予止痛、降温等对症支持治疗。

3. 气胸、痰中带血[51]患者应卧床休息，给予吸氧、镇痛、止咳，有感染时给予抗生素治疗，少量气胸且呼吸平稳者可待其自行吸收，大量气胸时给予胸腔闭式引流。

4. 肝脓肿常规抗感染治疗，必要时可行置管引流。

5. 胆瘘、胰瘘、肠瘘等多因穿刺过程中损伤所致，放射性损伤亦可能导致。发现并证实有上述并发症，应及时相应处理同时使

用相关药物，多可治愈。

6. 肝放射性损伤。粒子植入前行剂量术前规划，在保证靶区剂量满足治疗需求的前提下尽量减少正常组织的放射剂量，做到适形放疗。

7. 白细胞、血小板减少及肝功能指标异常时进行相应的升白细胞、血小板治疗及保肝治疗。

8. 粒子移位或迁移到其他器官如未造成损伤，一般无须特殊处理。

（二）预防措施

1. 术前充分影像学评估，制定粒子植入治疗计划。

2. 术中超声实时监控引导并根据术中实际情况调整进针，尽可能避开大血管、胆管等危险部位。

3. 根据肿瘤的情况制定适形治疗方案，如毗邻胆管、大血管的部位适当降低粒子的放射剂量。

八、临床效果及评价

对于晚期、无法手术切除或难以接受其他治疗方式的肝癌患者，放射性粒子植入治疗具有精准、微创、安全的优势，可在不影响患者生活质量前提下延长患者的生存期。Nag 等[50]对 64 例无法手术切除的原发性和继发性（其中 58 例为结直肠癌肝转移）肝肿瘤患者行 ^{125}I 粒子植入治疗，1、3、5 年的局部控制率分别为 44%、22%、22%，1、3 和 5 年的总生存率分别为 73%、23% 和 5%，中位生存期 20 个月。张福君等[51]报道了 ^{125}I 粒子植入治疗肝癌肝移植术后复发及肝外转移瘤患者 11 例，共 45 个病灶，病灶平均直径为 2.5cm，术后 17 例（37.8%）肿瘤完全缓解，20 例（44.4%）部分缓解，7 例（15.6%）病变稳定，1 例（2.2%）进展，总有效率为 82.2%。术中 1 例出现气胸，肺压缩在 30% 以内，经保守治疗好转；手术中少量出血者 3 例，术后 1 周痰中带血，体温升高者 5

例。2 个月随访过程中发生粒子移位 2 例，白细胞轻度下降 2 例。未见大出血、胆汁瘘、胰瘘等严重并发症。申权等[52]对 42 例肝癌患者（34 例原发性肝癌，8 例转移性肝癌，病灶直径 3.0~10.5cm）行 CT 引导下 ^{125}I 粒子植入术，所有患者术前均经过 1 次或多次 TACE 治疗，术后 8 例（19.05%）肿瘤完全缓解，25 例（59.52%）部分缓解，5 例（11.90%）病变稳定，4 例（9.52%）病变进展。刘岩等[53]对 19 例原发性肝癌伴门静脉癌栓患者行超声引导下门静脉经导管 ^{125}I 粒子植入术，手术成功率 100%，门静脉癌栓均明显缩小且无严重并发症发生（1 例患者于穿刺后出现右侧胸腔出血，于治疗后好转）。目前 ^{125}I 粒子治疗肝癌的术后远期效果报道还不多，仍缺少严密设计的大规模、多中心、前瞻性研究，且国际上还没有制定精确的粒子植入治疗剂量标准，因而实施精准化、个体化、规范化的粒子植入治疗是我们未来的工作重点。随着多模态影像引导手段、导航技术及三维可视化技术的发展完善，各种循证医学证据的不断积累及对适应证把握能力的提高，放射性粒子植入治疗将会有更广阔的临床应用前景。

（于晓玲　胡琰琰　李华蓉）

第四节　经血管介入超声治疗

肝癌超声引导消融治疗适应证，已由早期治疗小肝癌扩展至 5cm 较大肝癌。随着规范化治疗及多种附加治疗技术的开发应用，大大延长了中晚期肝癌的生存期[55]。但是，在治疗中发现仍有部分不适宜消融治疗和手术切除的进展期肝癌，面临缺乏有效治疗的困境。对此，积极探讨有效的姑息治疗方法，延长患者的生存期是肝癌治疗的一个探索。近十年来，笔者在介入超声基础上发展了一项附加方法，即经皮肝肿瘤血管介入治疗技术，并尝试将其成为较大肝癌临床治疗一种

选择。

一、肝癌经皮荷瘤动脉穿刺栓塞化疗

临床对不适合手术切除的中、晚期肝癌常用肝动脉栓塞化疗（transcatheter arterialchemoembolization，TACE），文献报道该法可以显著延缓肿瘤的进展，对于浸润性肝癌患者可使中位生存期提高 5.7 个月[56]。但常需多次治疗，部分病例疗效有限或不能坚持。对此，笔者开展了超声引导肝癌经皮荷瘤动脉穿刺栓塞化疗（percutaneous arterial chemoembolization，PACE）。

（一）可行性依据

1. 肝癌的主要血供来自于肝动脉，TACE 可有效提高肿瘤局部药物浓度，并减轻化疗药物全身毒副作用。结合使用碘油栓塞，利用碘油和癌组织的特殊亲和性，达到阻断肿瘤血供、增加癌细胞化疗敏感性的目的。但多次 TACE 后可引起肝动脉变窄、闭塞和肿瘤侧支循环建立，有时难以完全满足临床经动脉治疗肝癌的需要。

2. 癌肿对血供的急剧需求、门静脉癌栓形成等均可加剧肝癌瘤周和瘤内动脉结构病理性扩张、动脉血流速度加快，这些改变十分有利于超声检测到瘤内、瘤周动脉结构的存在。

3. 肿瘤供血动脉往往多源性，超声已可分辨肝内 1~2mm 粗细的管道结构；彩超可确认肿瘤与相关血管的解剖学和血流动力学特征；结合超声造影技术可提高识别荷瘤动脉的位置。

4. 随着超声引导穿刺经验的积累，穿刺瘤周或瘤内扩张肝动脉成为可能。

5. 荷瘤血管管壁薄，张力大，比一般的肝内动脉更易被刺中，从而较易完成局部穿刺栓塞化疗。

（二）适应证

1. 全身一般情况较好，不能手术切除的中晚期肝癌；肿瘤血供丰富，超声确认肝动脉分支进入和（或）包绕肿瘤，最高流速 ≥ 50cm/s，直径 ≥ 1mm。

2. 不宜或拒绝 TACE 治疗者；肝动脉结扎术和反复肝动脉插管治疗疗效不佳，肝动脉细窄、闭塞，难以再次予以肝动脉栓塞化疗者。

3. TACE 术后碘油充填不满意，以及难以控制肿瘤生长者。

4. 术前检查无明显动－静脉瘘证据者。

5. 肿瘤主灶大小在 3.6~7cm 左右，肿瘤数目 ≤ 3 个。

6. 单纯 RFA 治疗难以灭活的肿瘤。

7. 能较好控制呼吸，配合穿刺治疗者。

（三）禁忌证

1. 全身一般情况差，严重肝功能损害，心、肺、肾功能不全和凝血功能明显障碍者。白细胞过低者术前需行相应治疗。

2. 肿瘤巨大超过整个肝脏体积 2/3（占全肝 70% 以上）者；或已有多发远处转移者。

3. 门静脉高压和（或）伴离肝血流，门静脉主干完全阻塞、侧支血管形成少者。

4. 超声在病变范围内未检测到扩张肝动脉分支结构。

5. 禁止经皮穿刺肝外肝动脉结构。

（四）器具和药物准备

1. 准备好带有穿刺探头或穿刺支架的彩色多普勒超声诊断仪。根据荷瘤血管粗细，选用 20~21G 带芯穿刺针，长度 150~200m。

2. 为防止栓塞化疗中针尖脱离靶血管，穿刺针与注射器之间需连接注射用尼龙软管。

3. 其他经皮穿刺皮肤消毒、铺巾和局麻等用品。

（五）治疗前准备

1. 做好必要的术前检查，包括肿瘤标志物如甲胎蛋白、癌胚抗原等；肝、肾功能；血、尿和粪便常规；凝血功能；尽量行经皮肝穿刺活检，取得病理学诊断依据。

2. 应仔细阅读病史和影像学检查资料，彩超多切面检查寻找并确认肝癌荷瘤血管，选择适宜肝内肝动脉分支进行穿刺。

3. 做好术前必要准备工作，向患者详细介绍治疗过程，包括填写手术知情同意书等。

4. 准备术中常用药品，做碘过敏试验等。

5. 训练患者呼吸运动配合穿刺治疗，保持穿刺体位稳定性等。

6. 识别肝癌荷瘤血管。

（1）瘤周及瘤内有菲薄、亮壁回声，管径纤细、走行平直管道结构。

（2）管道结构向瘤内延伸，入瘤后管径由粗变细。

（3）彩超显示为入瘤动脉血流信号。

7. 化疗药物和栓塞剂准备 PACE 用药及剂量可参考 TACE。目前，TACE 栓塞化疗用药及剂量尚无明确统一标准[57]。

（1）常用化疗药物参阅门静脉穿刺化疗相关内容。化疗药物还可选用氟尿苷 1.0g，羟喜树碱 20mg、吡柔比星 30mg、吉西他滨 0.44~1.6g、奥沙利铂 100~200mg 等。早期常选用卡铂、顺铂等，骨髓抑制等毒副作用较大。随着第三代铂类药物奥沙利铂问世，上述两种药物应用已经减少。最近的 meta 分析证实，以奥沙利铂为基础的化疗方案治疗进展期原发性肝癌非常有效[58]。

（2）碘油是公认的肝癌介入治疗最佳栓塞剂。它既能选择性沉积在癌肿病灶内，又能被正常肝组织迅速廓清，具有良好的导向性。临床上，主要选用 40% 碘化油或 38% 超液化碘油。后者能较好地与各种化疗药物混合，发挥更好地缓释化疗作用，因而得到广泛使用。并且，38% 超液化碘油液体稀薄有利于经细针注射进行穿刺栓塞治疗，故可列为首选栓塞剂。

（3）碘油一次用量根据肿瘤的大小、血供及肝功能等综合因素严格制定。肿瘤较大、血供丰富者，碘油用量略大。一般情况下，肿瘤直径 ≤ 5cm 者，碘油量为 5~10ml；肿瘤直径 > 5cm 者，用量按 CT 片所示肿瘤面积进行估算，约 4~5cm²/ml。当靶血管距肝癌病灶较远时，碘油用量可能也需略予增加；反之，则用量可适当减少。对于大肿瘤，应予分期多次栓塞治疗。与 TACE 相比，PACE 穿刺靶血管贴近肝肿瘤附近，是一项超选择性动脉栓塞技术，故可适当减少单次碘油治疗剂量，约为 TACE 用量的 1/2~1/3，一次用量常 ≤ 10ml。

（六）操作方法

本法治疗以 3 位医师共同协作完成为宜。3 位医师具体分工分别为：1 人持探头引导经皮穿刺，一旦击中"靶血管"后固定穿刺针进针深度，并密切观察图像变化，监控栓塞化疗过程；1 人负责换接注射器，调节针头斜面方向，协助固定穿刺针；另 1 人负责抽回血、注药，3 人协同操作，确保手术顺利完成[59]。

1. 血管穿刺

（1）术前先行常规彩超检查，明确肝癌部位和范围，并行多方向、多切面超声扫查，以显示瘤周和（或）瘤内动脉结构，确认荷瘤动脉并测量流速、确定靶血管穿刺进针点，选择并保持适宜穿刺体位。

（2）常规消毒、铺巾和局麻。

（3）一般选择肿瘤附近管径较粗、流速较高，远离肝静脉分支和位于肿瘤深部或侧面的肝动脉分支作为靶血管，并避开伴行门脉分支进行穿刺栓塞化疗。

（4）穿刺径路中应尽可能避免穿越肿瘤实质，进针角度控制在 10° ~60° 为宜，较粗的血管可 0° 进针，即平行直接刺入血管（图 2-7-4-1）。

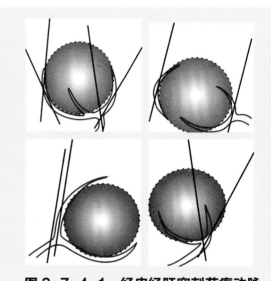

图 2-7-4-1　经皮经肝穿刺荷瘤动脉

（5）在彩超引导下，将 20~21G 带芯穿刺针（外径 0.8~0.9mm，长径 150~200mm，针尖斜面 ≤ 45°）经皮经肝刺向靶血管，当针尖抵达肝动脉前壁时，血管前壁可出现轻微下凹改变。此时，再稍稍用力针尖即可突破管壁进入肝动脉管腔。进入血管管腔的针尖，有时可显示为"小等号"回声。此时，彩超多可显示动脉血流一过性中断。

（6）拔出针芯连接 2ml 注射器（内装 1ml

含微气泡生理盐水），在保持负压状态下适当缓慢、小幅退针，当针管内涌出较畅鲜红色动脉血时，随即固定针尖位置并注入少量含有微气泡的生理盐水，确认针尖位于动脉管腔内后，快速换接注射用尼龙软管，调节针头斜面使之朝向肿瘤方向。

（7）穿刺助手紧紧固定穿刺针，保持针尖位于动脉管腔内，保证穿刺灌注栓塞化疗术顺利进行。

2. 栓塞治疗　由于癌灶内常存有动-静脉瘘，可导致栓塞剂误入非靶器官，故应高度重视控制栓塞剂的注射速度和注入量，以防止发生肺栓塞等严重并发症。栓塞剂推注速度一般为30~60s/ml。使用剂量应结合病灶大小、患者全身情况和术中反应灵活掌握。

PACE 治疗间隔和疗程可参考 TACE，每 2 个月治疗 1 次，2~3 次为 1 个疗程。患者全身情况良好，若 CT 检查显示肿瘤碘油栓塞不充分或彩超仍有丰富动脉血供时，可考虑缩短再次治疗的间隔时间；如患者全身情况较差，则应适当延长治疗间隔时间。过多过频 TACE 治疗可增加重要并发症发生率[60]。

3. 灌注化疗　每次化疗溶液总量控制在 60~80ml 左右，于 15~30 分钟内灌注完毕。由于动脉血易从穿刺针管内涌出并凝固，造成穿刺针管腔阻塞影响后续灌注治疗。遇此，可多次插入针芯，疏通穿刺针后再行注药。在治疗过程中，术者若不能确认击中血管的性质或不能确认其为荷瘤血管时，均应及时终止注药或再次重新穿刺。

根据作者现有经验，本法穿刺治疗时间有限。在肝动脉穿刺成功后，术者应注意首先推注适量碘油栓塞荷瘤动脉，阻断肝肿瘤供血。在条件具备时，再辅以推注适量化疗药物。术毕退针后，局部压迫止血 4~5 分钟。

4. 治疗后处理
（1）术后平卧数小时，密切观察患者心率、血压和腹部情况。
（2）术后 1~3 天，行 CT 扫描评价肿瘤栓塞治疗范围。
（3）术后 1 周行肝、肾功能和血常规检查。

（七）技术要点

1. 穿刺路径中避开肝内其他管道结构（如门静脉、肝静脉和胆管），精心选择靶血管进行穿刺，固定好穿刺治疗体位。不断积累确认针尖位置、穿刺手感、针管回血速度及回血颜色辨别等穿刺经验和体会。

2. 穿刺前耐心训练患者呼吸运动，配合穿刺治疗。进针前确认荷瘤血管前后壁显示清晰、血流信号饱满，尽量避免穿刺针与靶血管之间呈垂直角度（90°）进针。

3. 穿刺操作要快速果断，击中靶血管后可适当缓慢、小幅退针，同时观察针管是否出现回血。当见有鲜红色血液涌出时，说明针尖进入靶血管管腔内。此时，应立即固定穿刺针进针深度。

4. 笔者曾通过体外标本及临床应用观察，确认 20~21G 带针芯穿刺针（日本八光生产）针尖锋利、斜面适度，针体硬度适中，较之针尖斜面大于 45°~60° 的穿刺针更易准确无阻穿越血管管壁。

5. 栓塞化疗前先行声学造影术，经穿刺针注入含微气泡生理盐水，确认微气泡在靶血管内流动，声像图显示瘤区点状、斑片状强回声，证实被击中的血管为"荷瘤动脉"后，再缓慢推注栓塞化疗药物。

6. 术中严密监控针尖位置，防止误入肝内其他管道结构内，尤其警惕不能刺入肝静脉分支。治疗中若没有充分把握确认针尖位于动脉管腔内时，一定要终止注药、禁止推注栓塞剂，必要时重新穿刺。

（八）注意事项

1. 栓塞时，须密切监视肿瘤周围静脉结构动态回声变化，若肝静脉管腔内出现点状回声，则提示栓塞剂已进入静脉管腔内。此时，应即刻停止注药，观察患者有无咳嗽、气促等症状，避免发生肺栓塞。

2. 为避免发生异位栓塞，穿刺进针点应尽量贴近肝肿瘤旁肝动脉分支，条件允许时可在 DSA 电视监视下完成栓塞治疗。

3. 在注射栓塞剂过程中，偶可出现少量碘油外溢至肝实质内。但是，只要针管内回血不断、栓塞剂推注顺畅，术者可继续缓慢推注碘油并获得较好栓塞效果。

4. 术中保持适宜速率注射药物，注药速度过快易引起栓塞化疗药物逆流，注药速度过慢（如注射 1ml 碘油慢于 70~80 秒）则易发生针道堵塞，故须恰当把握注药速率。

5. 术者应高度重视推药手感。当推注药物有较大阻力时，应将针芯重新插入针管内并反复提拉，或加压注入微量生理盐水以疏通针管。推药过程中，可抽回血 2~3 次帮助确认针尖是否位于肝动脉分支内。

6. 在推药初期，针尖周围组织结构可见局部回声增强，偶可出现少量药液外溢现象，减缓推注速度可有效防止继续外溢。缓慢匀速推注栓塞化疗药物，对保证治疗安全、取得理想疗效至关重要。

7. PACE 与 TACE 经皮股动脉穿刺插管技术不同，本法经皮经肝穿刺的靶血管是贴近肝肿瘤旁的肝内肝动脉，动脉管径较细（常在 2~3mm 之间），患者呼吸幅度突然变化等，均可因针尖脱离靶血管而中断治疗，为在有限时间内完成栓塞化疗，术者之间需要高度默契配合。

8. 重视术后复查，严密观察治疗后肿瘤有无缩小，碘油聚积是否良好，肝内有否复发或新生癌灶等，视情况予以安排适宜诊治措施。

（九）并发症及其预防与处理

本法由超声精准引导穿刺瘤区肝内肝动脉分支，术中栓塞化疗药物使用量较 TACE 为少，术后并发症较少、症状多较为轻微。

1. 腹痛 与栓塞后肝实质缺血、肿瘤坏死刺激肝被膜或栓塞后血流改变，肝包膜张力增加等因素有关；也可能为少量栓塞剂误入非靶器官造成相应器官梗死所致，处理常以对症治疗为主。文献报道，TACE 术后胆囊动脉栓塞发生率可高达 53%，可引起胆囊梗阻和急性胆囊炎，甚至发生胆囊坏死和穿孔。栓塞剂逆流入胃十二指肠供血动脉，还可引起胃十二指肠黏膜糜烂与溃疡，严重者出现呕血和黑便。

2. 发热 多因肿瘤缺血坏死所致。多数患者表现为低热，一般持续 1~2 周。处理主要以退热、补液等对症支持治疗为主。若栓塞后出现原因不明的持续高热，应警惕合并感染可能。偶见由轻微肺栓塞所致发热。

3. 急性肝功能衰竭 多见于重度肝硬化、肿瘤巨大以及栓塞剂用量较大的患者。因此，治疗前需正确评估患者肝储备功能，严格控制单次栓塞剂用量，术后加强保肝治疗尤为重要。

4. 异位栓塞 偶可发生肺栓塞等严重并发症，与靶血管穿刺失误、术中注射速率不当等因素有关。文献报道，碘油用量与脑、肺等脏器栓塞的发生呈正相关性[61]。若术后出现肺栓塞等严重并发症，应及早采取抗凝及溶栓等积极综合治疗措施。

5. 其他 可发生消化道症状、骨髓抑制和腹腔内出血等并发症，应注意观察并及时处理。

（十）临床效果及评价

根据肝癌的供血理论，栓塞肝动脉是控制肿瘤生长、治疗肝癌的关键措施之一。目前，TACE为国内外治疗肝癌常用方法之一。但是，反复插管治疗可损害肝动脉内膜造成动脉管径变细、狭窄，直至闭塞。另外，一部分病例肿瘤血供可以来自于肝动脉以外的滋养动脉。因此，TACE有时仍难以满足临床肝癌治疗需要。

1999年，笔者报道在彩超引导下经皮穿刺肝内动脉分支栓塞化疗治疗肝癌取得成功[62]。通过12例中、晚期肝癌21次栓塞治疗，其中，2例有肝动脉结扎手术史，7例曾行TACE术治疗因疗效不理想而改用本法治疗，初步结果显示对直径≥2mm肝内动脉支，穿刺治疗成功率达95.2%（20/21）。全组病例术后均取得不同程度的栓塞治疗效果。其中，1例术后3个月随访，证实肿瘤缩小1/2以上，存活21个月。2004年进一步研究报道[63]，经病理确诊43例进展期大肝癌，21例行PACE治疗，其中，9例为TACE疗效不满意者。对照组为同期行TACE治疗的22例，比较两种方法的治疗结果。两组病例年龄、病灶大小以及肝功能分级无显著性差异。结果显示，PACE组肿瘤动脉穿刺治疗34次，穿刺成功率91.2%（31/34），无一例发生严重并发症。治疗后PACE组5例缩小，占23.8%（5/21），TACE组10例缩小，占45.5%（10/22），两组肿瘤缩小率比较无明显差异（$P > 0.05$）。术后肝功能受损PACE组7例，占33.3%（7/21）；TACE组16例，占72.7%（16/22），两者有显著性差异（$P < 0.05$）。PACE组平均生存期为11.2个月，最长1例存活23个月；TACE组为14.6个月，最长1例存活36个月。研究表明，PACE治疗对患者非瘤肝组织损伤小，术后肝功能受损率较低，用于进展期大肝癌治疗可取得较为肯定的姑息性疗效，对不宜手术或TACE治疗，包括TACE治疗无效者，不失为一项补充治疗新

技术。2007年北京大学肿瘤医院总结30例直径较大、富血供肿瘤选择行经皮肝动脉穿刺联合射频消融治疗，取得提高肿瘤灭活率，有效降低复发率的疗效[59, 64]。

经皮肝动脉穿刺栓塞化疗与传统TACE相比较，优点主要有以下几点：①经皮经肝直接穿刺肝内荷瘤动脉创伤较小，减少了经股动脉穿刺插管的并发症及痛苦。②TACE采用Seldinger插管技术，受导管管径较粗限制，导管头端难以抵达肿瘤附近肝内肝动脉分支。PACE采用细针穿刺技术可选择贴近瘤旁或瘤内扩张肝动脉（直径约1~2mm）进行穿刺治疗，具有更高的超选择性，能适当减少栓塞剂和化疗药品用量，有效减轻对正常肝组织和非靶器官的损害。术后严重并发症少，治疗安全性高。③在栓塞肿瘤供血动脉，阻断肝癌供血后，联合消融治疗可取得进一步提高肿瘤灭活效果。

与传统TACE相比较，本法缺点是临床应用受限因素较多。主要不足包括：①超声较易检出瘤周和（或）瘤内扩张动脉分支者多数为中晚期肝癌，患者全身条件不佳者居多，临床治疗价值有限。②经皮穿刺肝内肝动脉分支操作有一定难度，术者必须具有丰富的超声引导穿刺经验。③PACE技术不能完全栓塞破坏肿瘤内及肿瘤周围的血供，术后肿瘤坏死率不够理想。

总之，超声引导经皮肝动脉栓塞化疗术丰富和发展了临床现有肝癌动脉治疗技术，是一种简单、安全和适用于部分中、晚期肝癌治疗探索性新技术。但是，本法确切临床应用价值仍有待积累更多病例进一步研究探讨。

二、肝癌经皮穿刺荷瘤动脉栓塞联合RFA

肝癌TACE及PACE治疗提高了肿瘤局部控制率和患者生存期[65]。治疗过程中发现经皮穿刺肝癌荷瘤动脉栓塞（percutaneous arterial embolization，PAE）联合肿瘤消融治疗应用，为中晚期肝癌治疗提供了一种可行的方法[59]。

（一）适应证

1. 全身一般情况较好，不能手术切除的中晚期肝癌。

2. 单纯 TACE 和（或）单纯肿瘤消融治疗疗效不佳者。

3. 肿瘤血供丰富，超声确认肝内存在扩张肝动脉分支进入瘤内和（或）包绕瘤周，其最高流速 ≥ 50cm/s，直径 ≥ 1mm。

4. 肝动脉结扎术和反复肝动脉插管治疗后，难以再次行 TACE 者。

5. TACE 术后，碘油充填不满意以及难以控制肿瘤生长者。

6. 其他良性富血供大肿瘤（FNH、腺瘤）。

（二）禁忌证

1. 全身情况差，有肝衰竭倾向，大量腹水或严重门静脉高压。

2. 弥漫浸润型肝癌或肿瘤巨大，占全肝 70% 以上。

3. 肿瘤位置特殊和（或）荷瘤动脉难以被穿刺。

4. 严重凝血功能障碍。

5. 患者不能配合。

6. 已有多发远处转移。

（三）治疗方法

主要方法请参阅本章第一节，PAE 操作更简单。

1. PAE 治疗

（1）利用彩超在肝癌瘤周和（或）瘤内检出扩张肝动脉分支[66, 67]。

（2）超声及彩超检查确认荷瘤血管及穿刺点。

（3）常规消毒，1% 利多卡因行局部麻醉。

（4）在超声引导下经皮将 18G 短引导针刺达腹壁，再次行超声检查确认荷瘤血管穿刺角度，继而将 20~21G 带芯 PTC 针刺入扩张肝动脉分支内。

（5）接细导管及 2ml 注射器，回抽见鲜红动脉血即固定探头。

（6）注入微量生理盐水，观察少量微气泡经荷瘤血管流向肿瘤内。

（7）确认针尖位于肿瘤内，缓慢注入碘化油 4~8ml，注射速度约 30~60s/ml。

（8）观察栓塞后肿瘤回声增强，术毕插入针芯分 2~3 阶段退针，完成 PAE 操作。

2. 肿瘤消融治疗

（1）经皮穿刺肝动脉栓塞治疗结束后即刻或数天后行肿瘤消融治疗。

（2）消融治疗包括化学溶液注射（无水酒精等）、热疗（射频、微波或激光消融）和冷冻疗法等[68-70]。

（3）具体方法可根据患者病情特点结合医院条件等，因地制宜择用。采用不同肿瘤消融疗法的有关术前准备、治疗适应证、禁忌证和操作方法等详细内容，参见本篇相关章节。

（四）技术要点和注意事项

1. 注射栓塞剂过程中，个别病例显示少量碘油局部外溢，但只要回抽确认回血通畅，减慢推药速度，也可获得良好栓塞效果。

2. 治疗中密切观察肿瘤周围静脉，若管腔内出现点状回声有可能有动-静脉瘘或栓塞剂注入静脉内，应即刻停止注药并密切观察患者有无咳嗽、气促等症状，避免发生肺栓塞。

3. 术中先行 PAE 治疗，结束后再行肿瘤消融治疗。如先行肿瘤消融治疗可造成肿瘤主要营养血管闭塞，不利于栓塞剂经荷瘤血管进入肿瘤区域，影响治疗效果。

4. 硬化型肝癌和富含纤维组织的肝癌慎用酒精局部注射治疗。

5. 治疗中监测患者血压、心率、血氧饱和度等生命体征。

（五）临床效果及评价

多数中晚期肝癌已失去手术切除时机，TACE是首选治疗方法。但是，单纯TACE治疗大肝癌，肿瘤完全坏死率低，文献报道仅为20%~50%，即使多次重复治疗仍有癌细胞残存，5年患者生存率仅9%~16.2%，根治疗效不理想[70-73]。经皮肿瘤消融治疗，对直径 < 3.0cm 肝癌的疗效已得到充分肯定[74,75]。但是，单纯消融治疗大肝癌也存在易残留和复发率较高等问题。对 > 5cm 肝癌，肿瘤完全坏死率在24%~41%，局部复发率达36.6%~47.8%，疗效欠佳[76]。国内外对中晚期大肝癌治疗，主要采用TACE联合肿瘤消融治疗模式[77,78]。一项前瞻性随机研究显示TACE后，肝肿瘤呈缺血状态，联合RFA治疗，肿瘤凝固坏死体积显著增加，患者生存期延长[79]。2004年，本中心报道62例原发性肝癌经皮RFA联合TACE治疗大肝癌的临床应用效果[65]（表2-7-4-1）。患者因高龄，心肺功能障碍，肿瘤大小位置等原因不适宜手术切除入组，肿瘤最长径5.0~8.1cm，平均（5.9±0.7）cm。采用本方法治疗，全组分为单纯RFA组、单纯TACE组和TACE+RFA（综合组）组进行治疗。治疗后，肿瘤完全坏死分别为47.4%（9/19例）、27.3%（6/22例）、80.9%（17/21例）；肿瘤缩小率分别为57.9%（11/19例）、31.8%（7/22例）、76.2%（16/21例）；局部复发率为36.8%（7/19例）、45.5%（10/22例）、23.8%（5/21例）；术后平均生存期为20.1个月、

14.9个月、25.6个月，综合组明显延长（P < 0.05）。综合组平均TACE治疗数为2.6次/例，少于单纯TACE组的平均3.7次/例（P < 0.01）。研究结果显示，RFA联合TACE治疗大肝癌，可减少TACE治疗次数，有助于保护患者肝储备功能，延长患者生存期。

以往肝动脉化疗栓塞主要是在X线影像引导下实施。由于中晚期肝癌肝内肝动脉显著扩张，超声较易检测到肝癌瘤内或瘤周扩张肝动脉分支，故部分中晚期肝癌可在超声引导下进行同期肝动脉栓塞和肿瘤消融联合治疗。2007年，本中心总结30例直径较大、富血供肝癌行超声引导PAE联合射频消融治疗结果[64]，入组病例主要为TACE治疗疗效不佳或不能坚持继续治疗（图2-7-4-2）、有肝动脉手术结扎史和肝移植后肿瘤复发生长迅速、血供丰富无法控制、肿瘤主供血动脉增粗（直径≥2mm）且流速高者。

全组30例病灶35支入瘤血管有27例31支血管（88.6%）穿刺成功。其中，3支行2次穿刺成功。PAE效果如下：①即刻彩超显示21支（67.7%）原肿瘤血管完全消失，8支（25.8%）原血管变细窄，流量减少，仅2支（2例）无效；②二维超声显示88.9%（24/27例）肿瘤回声不均匀增强，且边界范围较前显示更为清晰；③10例24小时内行CT检查显示肿瘤内不同程度碘油沉积，其中4例肿瘤碘油沉积完全填充，3例显示肝脏其他区域有散在碘油沉积；④13例行即刻超声造影（CEUS）显示瘤内不同程度灌注缺失，11例病灶（84.6%）灌注缺失范围超过50%，并有4

表2-7-4-1 62例原发性肝癌不同治疗方法疗效比较

	肿瘤完全性坏死	肿瘤缩小率	局部复发率	术后生存期（月）
单纯RFA（n=19）	9（47.4%）	11（57.9%）	7（36.8%）	20.1
单纯TACE（n=22）	6（27.3%）	7（31.8%）	10（45.5%）	14.9
TACE+RFA（n=21）	17（80.9%）	16（76.2%）	5（23.8%）	25.6

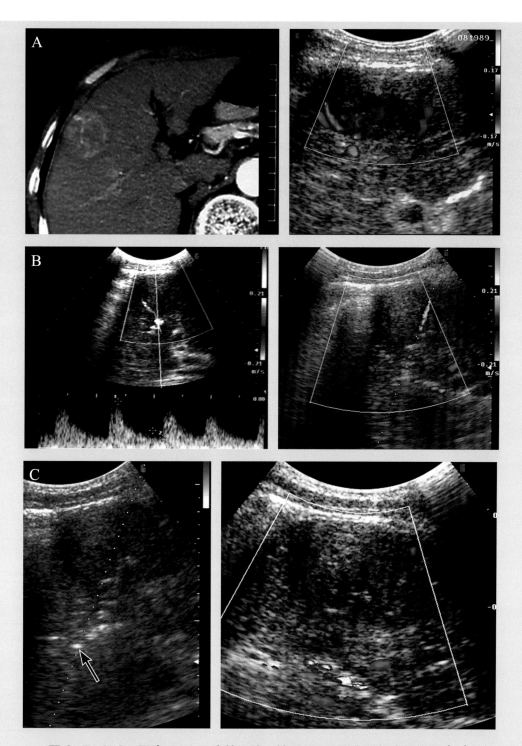

图 2-7-4-2　肝癌 TACE 疗效不佳，接受 PAE 联合射频消融治疗（1）

A. 增强 CT 显示右叶被膜下实性占位，动脉期不均强化，内部碘油沉积稀疏（左图）；超声及彩超显示肿瘤大小 5.2cm×4.8cm，瘤内和瘤周血供丰富（右图）；

B. 多普勒检测肿瘤深部荷瘤动脉分叉部最高流速 70cm/s（左图）；彩超引导确定主荷瘤动脉穿刺点，21G 细针穿越荷瘤动脉根部，微距、缓慢抽取回血，确认针尖位于靶血管内（右图）；

C. 注入含微气泡生理盐水，确认其沿荷瘤动脉流向肿瘤内（↑），随即注射 5-FU+ 丝裂霉素以及超液化碘油充分乳化的混悬液 10ml（左图）；术后即刻彩超显示靶血管及肿瘤内血流信号基本消失，肿瘤回声稍增强，范围更明确（右图）；

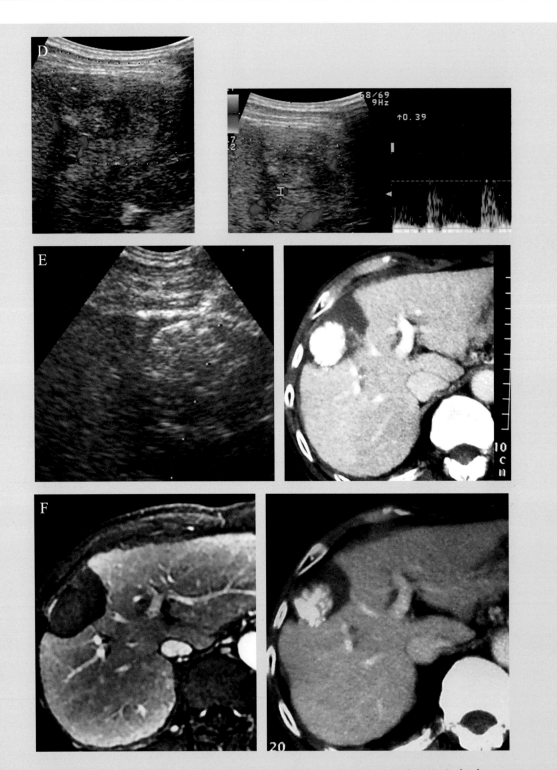

图 2-7-4-2 肝癌 TACE 疗效不佳，接受 PAE 联合射频消融治疗（2）

D. PAE 术后 6 天，肿瘤缩小为 3cm×3.1cm，内部回声不均匀，彩超显示原栓塞动脉开通（↑）（左图）；多普勒超声检测原栓塞动脉最高流速明显下降至 21.2cm/s（右图）；

E. PAE 后联合射频消融治疗（左图）；1 个月后增强 CT 显示肿瘤灭活，瘤内碘油密实沉积（右图）；

F. 6 个月后增强 MRI，肿瘤未见活性（左图）；25 个月后增强 CT，肿瘤未见活性（右图）。患者至今生存已超过 10 年例病灶（30.8%）显示肿瘤内部无灌注，呈"日全食"表现。

PAE 后即刻，6 例患者（20%）出现一过性不良反应，包括上腹部疼痛、不适、心率加快和血压轻度升高等，均在 3~20 分钟内自行缓解。

结果显示超声引导 PAE 联合 RFA 治疗中晚期肝癌取得了一定成效。经成功治疗的 27 例大肝癌 1 个月及 1 年的灭活率达 92.6%、85.2%，而单纯 RFA 的对照组 23 例为 65.2%、56.5%。但与传统 TACE 比较，PAE 经皮穿刺肝内肝动脉分支技术要求较高，难度大，操作者须具备丰富超声引导穿刺经验，并需良好团队合作配合。故 PAE 仅作为 TACE 无效或不宜行 TACE 大肝癌者的补充治疗手段[59, 63]。

三、肝癌经皮穿刺门静脉化疗 (percutaneous portal vein chemotherapy, PVC)

肝癌影像诊断技术和肿瘤病理学研究业已证实门静脉参与肝癌的血供。门静脉栓塞化疗可杀灭肝内残存癌细胞，巩固局部治疗效果，具有预防肿瘤肝内复发转移的作用。由于门静脉血流缓慢，局部药物浓度高，可以提高化疗药物对肿瘤细胞的杀伤作用，且全身反应小[80]。超声可清晰显示肝内门静脉系统与病灶之间的大致解剖关系，引导穿刺相应门静脉完成化疗。

（一）门静脉化疗的必要性

1. 肝癌血供特点

（1）肝癌以动脉供血为主，约占 90%~95%。其周边肿瘤生长最活跃的部分以门静脉供血为主，此与门静脉压力远低于肝动脉，不能深入到肿瘤内有关。

（2）研究发现，小肝癌约 38.5% 为双重供血，门静脉癌栓也有双重供血或门静脉供血特点。

（3）肝癌血管不是与肝动脉直接沟通，而是与瘤体末梢门静脉和肝血窦等吻合支相通，先经门静脉再进入肿瘤组织[81]。

（4）动物实验肝癌大鼠经门静脉注入碘油，显微镜下观察到癌巢、肝血窦及中央静脉均有碘油沉积，并致肝癌细胞坏死，证实门静脉参与肝癌的血供[82]。

2. 肝癌血供动态变化

（1）研究发现，小于 1cm 肿瘤结节的血供主要来自门静脉。随着肿瘤细胞因子和肽的产生，门静脉血供减少，肝动脉血供增加。

（2）大于 3.0cm 的肝癌结节 75.3% 为双重供血。

（3）研究报道，门静脉与肝动脉之间存在"生物阀"，当肝动脉被栓塞阻断如肝动脉结扎术和 TACE 后，门静脉可通过吻合支成为肿瘤的主要血供。

3. 肝癌复发、转移机制

（1）肝癌具有早期侵袭门静脉分支和沿门静脉播散的特点[83]。即使行肝癌根治性切除，肝组织内仍有可能残留目视及影像学检查不能发现的小癌灶。

（2）术中挤压肿瘤也可导致肿瘤细胞进入门静脉或癌栓脱落，从而造成术后转移。

4. 治疗意义

门静脉癌栓是影响肝癌预后的主要因素之一，门静脉化疗对预防肝癌复发及门静脉转移有重要临床价值[84]。

（二）适应证

通常，患者全身一般情况较好，肝功能 Child-Pugh A 或 B 级，无其他重要脏器功能不全者，均可视情择用本法治疗。但是，肝癌血供特点决定临床上较少单独施行 PVC 治疗，常与其他肝癌治疗举措联合运用。

1. 肝癌术后病理证实瘤周癌栓形成或消融治疗后肿瘤残存活性等, 行 TACE 联合 PVC 治疗, 可积极预防肝内转移、复发。

2. 中晚期肝癌 TACE 联合 PVC 治疗, 以期取得单一疗法更好疗效。

（1）肿瘤 > 5.0cm, 无包膜或包膜不完整。

（2）多发性肝癌和（或）门静脉癌栓。

（3）肝癌治疗后 AFP 不能降至正常或下降后又开始上升。

3. TACE 与 PVC 联合运用, 预防和治疗恶性肿瘤（如结肠癌等）肝转移。

（三）禁忌证

1. 患者全身情况差, 严重肝功能损害包括黄疸、中等量腹水、出血倾向等应慎用。

2. 严重心、肺、肾功能不全者。白细胞过低者术前需作相应治疗。

3. 肝脏明显缩小、门静脉管径过细、广泛性门静脉癌栓或门静脉高压伴离肝（逆向）血流者。

4. 肿瘤巨大或多发性肝癌, 病灶超过肝脏体积 2/3（占全肝 70%）以上者[85]。

（四）仪器器具

1. 使用带有穿刺探头或穿刺支架的彩色多普勒超声诊断仪。

2. 穿刺针选用 19~21GPTC 针, 长度 150~200mm。

3. 其他一般经皮穿刺用品, 如注射器等。

（五）操作前准备

1. 术前掌握治疗适应证和禁忌证, 选择适宜门静脉分支进行穿刺。

2. 向患者详细介绍治疗方法, 填写手术知情同意书、签名。

3. 准备术中用药, 包括局麻药、生理盐水、超声造影剂（或经振荡含微气泡生理盐水）等。

4. 选择患者穿刺体位, 穿刺左肝门静脉分支多取仰卧位; 穿刺右肝门静脉分支常取右前斜位。

5. 常规消毒、铺巾、行局麻等。

6. 化疗药物准备

（1）门静脉用药与肝动脉相同[86]。通常, 以氟尿嘧啶为基础采用二联或三联用药。用药量根据肝功能情况及肿瘤大小酌情增减, 一般为 TACE 治疗剂量 1/3~1/2。

（2）常用化疗药物用量, 氟尿嘧啶 500~100mg、丝裂霉素 10~20mg、多柔比星类（表柔比星、吡柔比星）20~40mg 和铂类（卡铂、铂尔定）100~200mg 等。

（3）综合评估患者术后全身情况后再决定治疗间歇期, 间隔治疗时间以 6~8 周为宜。

（六）操作方法

1. 门静脉经皮穿刺

（1）术前先行常规彩超检查, 明确肝癌部位和范围, 确定门静脉穿刺进针点, 选择并保持适宜穿刺体位。

（2）常规消毒、铺巾和局麻。

（3）一般选择肿瘤附近管径较粗、走行平直的门静脉分支作为靶血管, 并避开伴行肝胆管分支进行穿刺。

（4）穿刺径路中应尽可能避免经过肿瘤实质。

（5）在彩超引导下, 将穿刺针经皮经肝刺入肿瘤所在肝段门静脉分支内（图 2-7-4-3）, 进入门静脉管腔的针尖常显示为 "小等号" 回声。调节针头斜面使之朝向肿瘤方向。

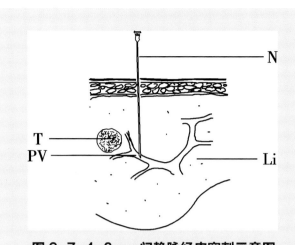

图 2-7-4-3　门静脉经皮穿刺示意图
在彩超引导下将穿刺针（N）经皮经肝（L）刺入肿瘤
（T）所在肝段门静脉分支内（PV）

（6）拔出针芯连接 2ml 注射器（内装 1ml 经振动含微气泡生理盐水），进行声学造影，检查确认针尖位于荷瘤血管之内。

（7）穿刺助手固定穿刺针，保持针尖位于动脉管腔内。

2. 门静脉穿刺置管　经皮门静脉穿刺置管方式有以下两种，即导管针法（一步法）和 Seldinger 法（二步法）。

（1）导管针法：导管针由钢质穿刺针（内针）和贴附其外的软质导管（外针）组成。具体操作步骤为：

1）将导管针内针与外针装配好后，在超声引导下经皮经肝刺入肿瘤所在肝段门静脉分支内。

2）确认针尖位于门静脉管腔内后，将贴附于硬质穿刺针外的导管（外针）顺势推送入门静脉管腔内。

3）再将硬质穿刺针（内针）退出体外，导管缝扎固定于皮肤。此外，在硬质穿刺针退出体外后，也可经导管插入导引钢丝，在超声或 X 线影像下继续调整导管头端位置和导管留置深度。

（2）Seldinger 法

1）先使用普通带芯穿刺针经皮经肝刺入肿瘤所在肝段门静脉分支内。

2）穿刺成功后退出针芯，经穿刺针置入导引钢丝至门静脉管腔深处，然后将穿刺针退出体外。

3）再沿导引钢丝将导管经皮插入血管腔内。最后，将导丝退出，完成插管操作。导管头端位置和置管深度调整同导管针法。

3. 灌注化疗在门静脉穿刺和（或）置管成功后，确认声学造影剂积聚在肿瘤内部和（或）周边时，可推注化疗药物。每次化疗溶液总量控制在 60~80ml 左右，推注速度不宜过快。

目前，PVC 主要采用门静脉经皮穿刺法，即门静脉分支穿刺成功后，直接连接注射器进行灌注化疗，本法优点是操作简便、微创，术后并发症少。一般较少采用门静脉穿刺置管法进行灌注化疗。

4. 治疗后处理

（1）术后平卧 2 小时以上，密切观察心率、血压变化和腹部情况。行置管化疗者应严密观察，必要时可在穿刺部位采取加压包扎措施。

（2）对症治疗，视情予以抗菌、补液、止吐和止痛等处理。

（3）术后一周复查肝、肾功能和血常规检查。

（七）技术要点及注意事项

1. 术前仔细阅读病史和影像学检查等资料，严格掌握治疗适应证，制定合理治疗方案。

2. 选择适宜穿刺体位和穿刺血管，穿刺血管适当贴近肝肿瘤侧以便进行超选择性门静脉化疗，减少对正常肝组织损害。

3. 灌注化疗剂前，需常规超声造影检查。当监测到造影剂在病变肝段积聚，证实穿刺门静脉为荷瘤血管后，再推注化疗药物。

4. 术中应根据患者具体情况，及时调整化疗药物剂量。

5. 采用门静脉穿刺置管法进行灌注化疗时，拔管前，可先将导管头退至肝实质内，待1~3天后再将导管整体退出。此举有助于避免因拔管而引发患者腹腔出血。

6. 化疗前全面评估患者肝脏储备功能，制定适宜用药种类、剂量和治疗间期。

（八）并发症及其预防与处理

1. 上消化道出血 肝癌患者常伴有肝硬化凝血机制差，易发生出血，化疗药物损伤胃肠道黏膜也可诱发出血。治疗期间可使用制酸剂及胃黏膜保护剂作预防性治疗。术后如发生上消化道出血，应及时给予凝血酶原复合物、纤维蛋白原等止血措施。

2. 腹腔出血 与术者穿刺插管或拔管技术不熟练等因素有关。严格把握适应证和禁忌证，准确穿刺定位、谨慎置管，尽量减少穿刺次数为预防腹腔出血重要举措。

3. 肝功能衰竭 肿瘤巨大合并严重肝硬化，再予以大范围门静脉化疗和（或）栓塞时极易发生肝功能衰竭。遇此，尤需谨慎，避免采用大剂量栓塞化疗。在门静脉化疗术前、后应积极采取措施保护患者肝功能。

4. 其他 还可发生门静脉血栓、骨髓抑制等常见并发症，可视情对症处理。

（九）临床效果及评价

目前，PVC 或 PVC 联合 TACE 治疗，对肝功能良好、不能手术切除中晚期肝癌已取得了较好疗效，对降低肿瘤复发和转移，提高患者生存率等均具有重要临床意义，已成为肝癌综合治疗措施之一。

1991 年，笔者等[87] 报道采用单纯门静脉灌注化疗治疗原发性肝癌，50% 的病例 AFP 有明显下降。司芩等[88] 报道采用门静脉栓塞化疗治疗 38 例伴门静脉癌栓肝癌患者，癌栓消失率达 23.7%，癌栓缩小率达 44.7%；肿瘤缩小率为 76.3%；AFP 转阴率达 66.6%。梁萍等[89] 报道，门静脉化疗对影像学检查难以发现的门静脉小分支内的癌栓有治疗作用。在门静脉、肝动脉双重化疗方面，樊嘉等[90] 比较不同化疗模式及不同给药途径对肝癌合并门静脉癌栓术后化疗的作用及疗效，发现门静脉灌注（PVI）组和 PVI+ 肝动脉灌注（HAI）组平均生存时间分别为 14 个月和 17 个月，均明显高于术后未化疗组（7 个月），而推注化疗组和持续灌注化疗组的平均生存时间分别为 13 个月和 19 个月，差异有显著性，提示 PVI 或 PVI+HAI 可明显延长肝癌术后生存时间，且持续灌注化疗疗效明显优于推注化疗。茅国新等[86] 报道，经 TACE 和超声引导 PVC 双重化疗治疗原发性肝癌，209 例患者中 TACE+PVC 组和 TACE 组总有效率分别为 57.2% 和 37.5%，门静脉癌栓消失及缩小率分别为 68.8% 和 22.2%，前者 1、2、3 年生存率分别为 95.6%、59.6% 和 39.1%，而后者分别为 65.1%、36.3% 和 20.5%，有显著差异（$P < 0.005$），双重化疗疗效优于单纯 TACE。黎洪浩等[83] 报道，原发性肝癌根治性切除术后联合 TACE 和 TACE+PVC 可明显降低术后复发率，提高术后生存率，TACE+PVC 结果优于术后单纯 TACE。TACE+PVC 组术后 2 年复发率为 8.7%，显著低于术后单纯 TACE 组的 20%。TACE+PVC 组的 2 年生存率为 91.3%，明显高于术后单纯 TACE 组的 80%，而术后未行化疗组仅为 75%。双重栓塞化疗是肝癌非手术疗法以及术后预防肿瘤复发、转移的主要手段之一[91, 92]，部分病例治疗后使大肝癌缩小，获得二期手术机会[93]。此外，还有一些作者研究肿瘤消融（包括酒精局部注射、射频、微波和 HIFU 等）联合门静脉化疗和（或）门静脉、肝动脉双重化疗

治疗肝癌，并报告取得了较好疗效[94, 95]。与 X 线透视下门静脉栓塞化疗相比较，超声引导 PVC 具有操作简便、快捷、有效、安全、损伤小、重复性好等优点，故更易在临床普及推广应用。

由于肝癌门静脉供血特点复杂且个体差异较大，加之门静脉管径较大，或与肝静脉之间有交通支，故经门静脉推注碘油栓塞可能存在不确定因素和异位栓塞风险。笔者经验，超声引导肝癌 PVC 治疗的主要目的是灌注化疗药物。在条件具备时，再辅以推注适量碘油进行栓塞治疗。PVC 治疗作用机制和确切疗效评价等仍需进一步积累病例进行分析研究。

（沈理　陈敏华）

第五节　消融联合生物治疗

因肝癌特有的生物学行为，无论是肝移植、手术切除及多种微创治疗，高复发、高转移特征仍制约其远期疗效。肝癌对放化疗均不敏感，分子靶向治疗疗效也有限迫切需要开发新的治疗方法[96, 97]。

随着肿瘤免疫学、分子生物学和生物工程技术发展，肿瘤生物治疗得以迅速发展，已成为继手术、放疗、化疗后肿瘤治疗的又一种主要治疗模式。肿瘤生物治疗是指通过调动机体的天然防御机制或者应用生物学物质或生物制剂等刺激机体自身的抗肿瘤生物学反应，从而达到杀伤肿瘤细胞、抑制或消除肿瘤生长的治疗方法。包括肿瘤疫苗、免疫治疗、基因治疗、分子靶向治疗及干细胞治疗等。

肿瘤生物治疗的基础是肿瘤免疫。目前临床已经广泛开展的是细胞免疫治疗[98]。肝癌患者，细胞免疫功能存在严重障碍[99]。提高机体内细胞免疫功能是目前肝癌免疫治疗研究最深入、临床应用最广泛的生物治疗[100]。肝癌在热消融治疗后能促进肿瘤抗原释放，免疫治疗能激发特异性

抗肿瘤免疫，消融联合免疫治疗很快被认为是治疗肝细胞肝癌具有前景的方法之一[101, 102]。

一、适应证

1. 性别、年龄不限。
2. 初发或复发肝癌。
3. 预计生存期 ≥ 6 个月。
4. 淋巴细胞绝对数 ≥ 0.8×10^9/L。
5. 肝功能 ≤ 正常值的 2 倍。
6. Child-Pugh A 或 B 级。

二、禁忌证

1. 患自身免疫性疾病。
2. 肝移植术后。
3. 预计生存期 < 6 个月。
4. 淋巴细胞绝对值 < 0.8×10^9/L。
5. Child-Pugh C 级。
6. 全身急性感染性疾病。

三、方案制定及方法

目前应用于临床的免疫细胞治疗主要包括 DC 免疫细胞、自然杀伤细胞（NK）、淋巴因子激活的杀伤细胞（LAK）、肿瘤浸润的淋巴细胞（TIL）、毒性 T 细胞细胞因子诱导的杀伤细胞（CIK）。

以上免疫细胞回输治疗均取自患者外周血，分离淋巴细胞，增加细胞刺激因子进行培养增殖，然后回输于患者机体淋巴结、腹腔和静脉。已有研究证实术后（手术切除、肝动脉化疗栓塞治疗）进行 4~6 周期的 DC 细胞回输淋巴结治疗，可达到改善肝功能、增强抗肿瘤能力及延长无复发生存的临床疗效[103]。

NK 细胞是先天免疫细胞，主要功能是清除病毒感染细胞，在治疗乙肝病毒阳性肝癌中发挥着重要作用。NK 细胞分别携带一些刺激和抑制受体，受体与配体的结合导致激活和抑制 NK 细胞[104]。在肝癌患者体内，NK 细胞的活性处于降低状态，尤其在晚期肝癌患者体内[105]。肝癌射频消融治疗联合 NK 细胞及 CIK 细胞静脉回输治疗 3~6 个

周期，可达到提高机体免疫力，改善肝功能，延迟复发与转移的临床疗效[106]。

LAK 细胞和 TIL 细胞可杀伤肿瘤细胞，可有效预防肝癌切除术后复发。CIK 细胞是临床上应用较为广泛的、具有广谱抗肿瘤活性的免疫治疗。文献报道在肝癌中，60 周内行 16 次 CIK 细胞回输治疗，可达到延长无复发生存期及总生存期的效果。

在消融联合免疫细胞治疗中，对于初发性肝癌患者，在消融治疗当天抽血及穿刺肝癌组织进行细胞培养，待细胞培养完成后按期回输。之后按照每月一个疗程的计划实施 3~6 个疗程，之后每 3 个月评估一次免疫状态、肝功能、肿瘤标志物等，决定是否继续免疫治疗。

继续免疫治疗的原则为：淋巴细胞绝对计数 $< 1.6 \times 10^9/L$ 或 T 淋巴细胞亚群（CD3、CD8+、CD28 +、NKT）比例低于正常范围。对于复发性肝癌患者，首先行肝内病灶消融治疗，术后 1 个月后，可行连续 3 个疗程免疫细胞治疗，之后按 3 月维持免疫治疗 1 次，并按前述原则进行评估。

四、治疗

（一）操作前准备

1. 仪器及材料 使用高质量的彩色多普勒超声诊断仪，通常使用 10MHz 或者更高频率的探头；选择自由式或导向式引导技术均可；穿刺针具选择 21G PTC 针；穿刺包。

2. 操作人员必备超声医师执业资格，有数年的超声检查经验，须具备基本的穿刺操作技能。并配备护理人员 1 人。

3. 患者一般无须特殊准备。不必禁食，可进少量流食或者点心，不宜饱食。了解患者有无药物及食物过敏史。

（二）操作方法及临床疗效评价

1. 静脉回输治疗、建立静脉通道，回输 DC、NK、LAK、TIL、CIK 细胞，并用生理盐水冲洗管道。该方法较安全、简便。

2. 腹股沟区淋巴结注射细胞治疗

（1）患者平卧位，首先行超声检查扫查腹股沟区淋巴结，确定穿刺点并在体表定位。

（2）消毒、铺巾。

（3）选用 21G PTC 针穿刺至双侧腹股沟区多个淋巴结皮髓质交界处，注射细胞共计 1ml。

（4）穿刺后常规超声观察腹股沟区及淋巴结变化，并留观 2~4 小时观察患者有无过敏反应。

3. 腹腔内注射细胞治疗（图 2-7-5-1）

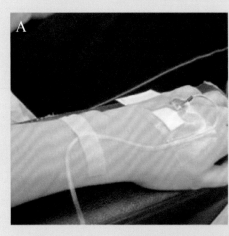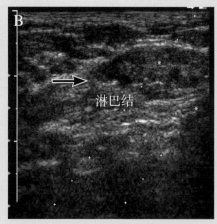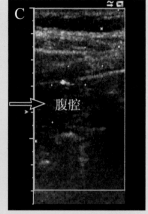

图 2-7-5-1 静脉回输治疗、超声引导下双侧腹股沟区淋巴结内和腹腔内回输免疫细胞过程图
A. 静脉回输；B. 淋巴结（↑）回输；C. 腹腔（↑）回输

（1）患者平卧位，首先行超声检查扫查腹腔，确定穿刺点并在体表定位。

（2）消毒、铺巾。

（3）选用 21G PTC 针穿刺至腹腔内，注射细胞 40~60ml。

（4）穿刺后常规超声观察腹腔情况，并留观 2~4 小时观察患者有无过敏反应。

4. 临床疗效评价免疫细胞回输治疗后 1、3、6 个月及之后每间隔 3 个月进行增强 US/MRI/CT 检查。实验室检查随访指标包括血常规、肿瘤标记物、肝肾功能、乙肝病毒 DNA 定量、T 淋巴细胞亚群检测。

（三）技术要点

1. 免疫细胞培养完成后，可冷藏保存于 4℃，时间不能超过 4 小时，以免影响免疫细胞数量及活性。

2. 淋巴结内细胞回输时，将细胞回输至淋巴结的皮髓质交界处。

3. 腹腔细胞回输时，将细胞注射至腹腔内。

4. 在整个免疫细胞回输过程中，注意无菌操作，以免引起感染及过敏反应。

（四）注意事项

1. 回输细胞后观察室留观 2~4 小时，注意患者有无过敏反应，必要时监测生命体征及对症治疗。

2. 注射部位出血、感染等。

3. 免疫细胞的质控：细胞活性 ≥ 95%，单次细胞治疗数量 ≥ 5×10^9 个为优。

五、并发症及其预防与处理

（一）常见并发症

发热（28.1%）、乏力（6.8%）、皮疹（6.2%）、瘙痒（5.3%）及喉头水肿（0.85%）等过敏反应；注射部位皮下淤血（6.8%）。

（二）预防及处理

1. 对于过敏体质或曾发生过过敏反应的患者，术前给予苯海拉明预防。

2. 术前慎重选择穿刺路径，可避免皮下淤血的发生。

3. 如患者穿刺部位有感染病灶，穿刺点应避开。

4. 发热，如体温 ≤ 38.5℃，嘱患者适量多饮水，观察体温变化，一般在 12 小时内可缓解；如体温 > 38.5℃，可给予药物降温，一般 24 小时内可缓解。一般异体细胞回输易发生。

5. 皮疹、瘙痒、头晕等皮肤反应，必要时可给予马来酸氯苯那敏药物抗过敏治疗。

6. 喉头水肿等严重过敏反应，可给予地塞米松注射液治疗。

7. 穿刺完毕，即刻给予穿刺部位进行压迫止血 15 分钟。

六、其他生物治疗及比较

1. 基因治疗 肝癌的基因治疗是通过将抑癌基因、自杀基因或其他治疗基因依靠各种载体系统导入肝癌细胞，从而诱导细胞凋亡、死亡，改变肿瘤微环境或激活肿瘤免疫应答，发挥抗肿瘤作用[107]。目前应用于肝癌基因治疗的候选基因有 P53 基因、P16 基因、单纯疱疹胸腺嘧啶激酶（HSV-TK）基因、抗血管生成基因等。虽然在基础研究中提出肝癌基因治疗具有重要的临床应用前景，但目前尚需进一步明确肝癌组织靶向性、提高基因导入系统的转染效率、导入基因的持续表达及治疗的安全性等问题。因此，肝癌基因治疗尚需进一步研究。

2. 分子靶向治疗 分子靶向治疗是通过特异性地阻断肿瘤发生、发展过程中的关键信号通路的重要分子靶点，或通过抑制新生血管的生成，达到抑制肿瘤细胞生长、增殖及复发转移，进而发挥抗肿瘤作用[108]。目前研究的热点是与肝癌复发转移相关的分子靶点，包括血管内皮生长因子（VEGF）、血小板衍生生长因子（PDGF）、成纤维细胞生长因子-2（FGF-2）及表皮生长因子受体（EGFR）等。近年来，应用于临床较多的包括多靶点靶向药物（索拉菲尼、舒尼替尼）、抗血管生成靶向药物（贝伐单抗）、抗表皮生长因子受体靶向药物（厄洛替尼、吉非替尼、西妥昔单抗等）及抑制mTOR信号通路靶向药物（西罗莫司、依维莫司等）等。在临床应用较为广泛的是多靶点、多激酶抑制剂索拉菲尼，该药是目前唯一明确可延长晚期肝癌患者生存期的靶向药物。其他靶向药物的临床疗效尚需进一步大规模临床试验加以证实。同时由于患者个体差异及遗传多态性，对于靶向药物的最佳治疗时机、不良反应、联合应用方案、用量及疗程等尚需进一步探讨，以便进行更精准的个体化治疗。

3. 其他免疫制剂 高聚生（金葡素）、注射用胸腺肽（胸腺肽）及中医药香菇多糖等多肽及多糖类生物制剂在肝炎、肝癌中应用广泛。其主要作用是激活T细胞并使之增殖，从而产生细胞毒性，杀伤肿瘤细胞；与此同时又诱导T细胞及其他免疫细胞产生多种细胞因子，直接或间接地参与对肿瘤细胞的杀伤。近几年PD-1，PDL-1单抗在肝癌治疗中也发挥了积极作用，但更多处于临床试验阶段。在肝癌临床治疗中，抗肿瘤免疫制剂可达到提高患者机体抗肿瘤免疫力、改善肝功能、延迟复发、提高生活质量等疗效[101]。

4. 生物治疗优势
（1）无放、化疗毒副作用，患者耐受性好，杀瘤特异性强。
（2）激发全身性的抗肿瘤免疫效应，对多发病灶或转移癌同样有效。
（3）帮助机体快速恢复抗肿瘤免疫系统，提高远期抗肿瘤能力，预防术后复发转移。

（4）改善患者机体代谢能力，提高生活质量。
（5）可单独使用，也可与其他治疗方法联合使用。多次使用，效果更佳。

七、临床效果及评价

肝癌免疫治疗是通过激发、增加机体免疫功能，诱导机体免疫细胞的抗肿瘤作用，以达到控制、杀灭肿瘤细胞的目的。已有实验及临床研究证实，肝癌患者机体呈免疫抑制状态[109]。微波消融不仅可以降低肿瘤负荷，同时刺激肿瘤组织释放肿瘤相关抗原，消融治疗后短期内可消除肿瘤组织周围及机体的免疫抑制状态。微波消融联合生物治疗在激发机体抗肿瘤免疫力方面具有协同作用。优势表现为：分离患者淋巴细胞与肿瘤组织内提取的肿瘤抗原进行共培养，提高抗肿瘤特异性。在超声引导下将培养后的MDC回输到患者双侧腹股沟区淋巴结内，利用抗原递呈细胞向淋巴结内T细胞递呈肿瘤抗原，刺激机体产生针对肿瘤细胞的特异杀伤性T淋巴细胞。在超声引导下向腹腔内注射DC-CIK细胞，将肿瘤特异杀伤性免疫细胞注射到腹腔内，免疫细胞随门脉血流分布到肝脏，在肝内达到针对可能存在肿瘤细胞的免疫监视和杀伤功能。静脉回输CIK细胞，使回输的免疫细胞随血液循环，对身体不同部位和器官可能存在的肿瘤细胞进行免疫监视和杀伤。

在笔者团队近5年的临床研究中发现，对于初发性肝癌患者，微波消融后行免疫治疗，治疗后组与治疗前组比较IL-17A与TNF-α降低（$P < 0.05$），长期疗效组与治疗后组比较IL-12p70、IFN-γ、IL-10、IL-17A、TNF-α升高（$P < 0.05$），与治疗前组比较IL-10升高，IL-6降低（$P < 0.05$），调节了患者免疫状态，提升了T细胞杀伤功能；在长期随访中，微波消融联合免疫治疗组明显延长了消融治疗后复发及总生存期（图2-7-5-2，图2-7-5-3）。在国内的一项回顾性对照分析中，对于肝癌根治性切除治疗

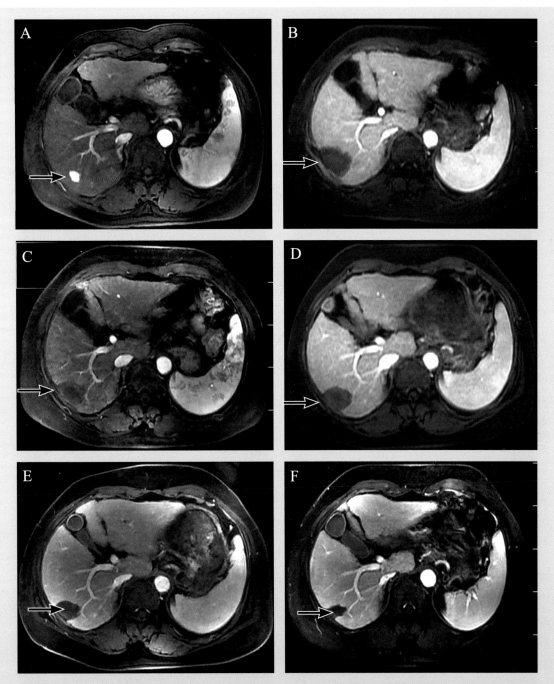

图 2-7-5-2　热消融联合免疫细胞回输治疗初发肝癌

患者, 女, 60 岁, 2011 年 9 月查体发现肝占位, 发现慢性乙型病毒性肝炎 30 余年。消融治疗后病理提示:
中低分化肝细胞肝癌。消融治疗后 1 个月后开始行免疫治疗, 连续进行 3 个疗程, 后每个 3 月进行 1
次免疫治疗, 共 9 次免疫治疗。患者随访至术后 39 个月未见复发及转移, 并病灶随时间延长, 逐渐缩小。
A. 治疗前; B. 治疗后 1 月; C. 治疗后 6 月; D. 治疗后 9 月; E. 治疗后 15 月; F. 治疗后 39 月

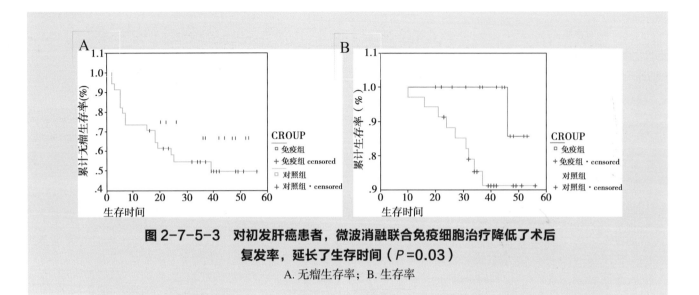

图 2-7-5-3 对初发肝癌患者，微波消融联合免疫细胞治疗降低了术后
复发率，延长了生存时间（P=0.03）

A. 无瘤生存率；B. 生存率

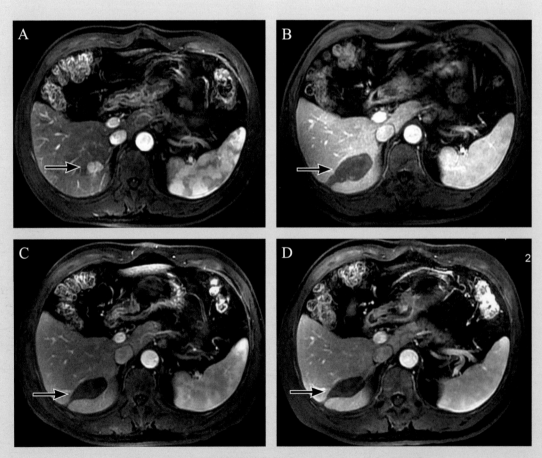

图 2-7-5-4 热消融联合免疫细胞回输治疗复发肝癌

患者，男，57 岁，乙肝病史 20 余年，2011 年 7 月检查发现肝占位，消融治疗后病理提示：中 - 高分
化肝细胞肝癌。8 月 11 日行经皮超声引导下微波消融治疗。2012 年 7 月 23 日肝内复发，7 月 30 日再
次行微波消融治疗，之后按照计划共行 10 次免疫细胞治疗，随访至术后 51 个月，未见复发及转移。
A. 治疗前；B. 治疗后 2 个月；C. 治疗后 14 个月；D. 治疗后 23 个月；

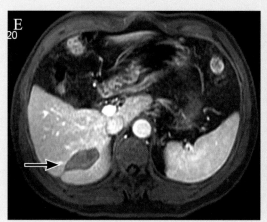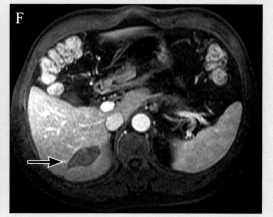

E. 治疗后 36 个月；F. 治疗后 51 个月

联合 CIK 免疫细胞治疗，可显著延长患者术后中位总生存期和无进展生存期[107]。在韩国的一项随机对照多中心研究对根治性肝癌患者进行单纯 CIK 免疫细胞治疗，与对照组相比，免疫治疗组明显延长了无复发生存期，降低了肿瘤相关性死亡的风险，延长了总生存期（$P < 0.05$）[106]。有研究提示射频消融联合免疫治疗可显著延长肝癌患者的无进展生存期及总生存[110]。因此，对于初发性肝癌患者，肝癌切除治疗和局部热消融治疗联合免疫治疗均可达到提高患者生存期的目的。

对于复发性肝癌患者，其不平衡的机体免疫状态、较差的肝脏储备能力，显著地影响治疗后复发及生存期。目前对于微波消融联合免疫治疗复发性肝癌的研究较少，初步结果提示可降低术后转氨酶及甲胎蛋白，提高淋巴细胞绝对值、血清白蛋白及胆碱酯酶，改善了机体免疫状态和肝功能，提高生存质量，在一定程度上延迟了治疗后复发（图 2-7-5-4）。

因此，消融联合免疫治疗可明显改善机体免疫状态及肝功能，延长术后复发时间及总生存期。虽然肝癌生物治疗在临床中已体现出一定的临床疗效，但结果尚逊色于体外及动物实验研究，仍需深入探索多细胞因子、多基因、多靶点、多免疫细胞、多分子靶点等综合的、系统的治疗方法。肝癌消融联合生物治疗会逐渐成为一种微创的、有效的综合治疗方法，为肝癌患者带来福音。

（于杰 李鑫 梁萍）

参考文献

1. Zaret MM, BreininGM, Schmidt H, et al.Ocular lesions produced by an optical maser (laser).Science, 1961, 134 (3489): 1525-1526.

2. Solon LR, Aronson R, Gould G.Physiological implications of laser beams.Science, 1961, 134 (3489): 1506-1508.

3. Canpbell CJ, Noyori KS, Rittler MC, et al.Intraocular temperature changes produced by laser coagulation.Acta Ophthalmol Suppl, 1963, Suppl 76: 22-31.

4. Bown SG.Phototherapy in tumors.World J Surg, 1983, 7 (6): 700-709.

5. Di Costanzo GG, Tortora R, D'Adamo G, et al.Radiofrequency ablation versus laser ablation for the treatment of small hepatocellular carcinoma in cirrhosis: a randomized trial.J GastroenterolHepatol, 2015, 30 (3): 559-565.

6. Francica G1, Iodice G, Delle Cave M, et al.Factors predicting complete necrosis rate after ultrasound-guided percutaneous laser thermoablation of small hepatocellular carcinoma tumors in cirrhotic patients: a multivariate analysis.ActaRadiol, 2007, 48 (5): 514-519.

7. Ferrari FS1, Megliola A, Scorzelli A, et al.Treatment of small HCC through radiofrequency ablation and laser ablation.Comparison of techniques and long-term results.Radiol Med, 2007, 112 (3): 377-393.

8. Vogl TJ1, Mack MG, Balzer JO, et al.Liver metastases: neoadjuvant downsizing with transarterial chemoembolization before laser-induced thermotherapy.Radiology, 2003, 229 (2): 457-464.

9. Zangos S, Eichler K, Balzer JO, et al.Large-sized hepatocellular carcinoma (HCC): a neoadjuvant treatment protocol with repetitive transarterialchemoembolization (TACE) before percutaneous MR-guided laser-induced thermotherapy (LITT).Eur Radiol, 2007, 17 (2): 553-563.

10. Vogl TJ, Straub R, Eichler K, et al.Modernalternatives to resection of metastases--MR-guided laser-induced thermotherapy (LITT) and other local ablative techniques.TherUmsch, 2001, 58 (12): 718-725.

11. Vogl TJ, Straub R, ZangosS, et al.MR-guided laser-induced thermotherapy (LITT) of liver tumours: experimental and clinical data.Int J Hyperthermia, 2004, 20 (7): 713-724.

12. Vogl TJ, Straub R, Eichler K, et al.Malignant liver tumors treated with MR imaging-guided laser-induced thermotherapy: experience with complications in 899 patients (2, 520 lesions).Radiology.2002, 225 (2): 367-377.

13. Di Costanzo GG1, Tortora R, D'Adamo G, et al.Radiofrequency ablation versus laser ablation for the treatment of small hepatocellular carcinoma in cirrhosis: a randomized trial.JGastroenterolHepatol, 2015, 30 (3): 559-565

14. Papini E1, Bizzarri G, BianchiniA, etal.Percutaneous Laser Ablation Is Effective Therapy for Cervical Nodal Recurrence of Papillary Thyroid Cancer.ClinThyroidol 2013, 25: 154-155.

15. Valcavi R, Piana S, BortolanGS, et al.Ultrasound-guided percutaneous laser ablation of papillary thyroid microcarcinoma: a feasibility study on three cases with pathological and immunohistochemical evaluation.Thyroid, 2013, 23 (12): 1578-1582.

16. Papini E, Guglielmi R, GharibH, etal.Ultrasound-guided laser ablation of incidental papillary thyroid microcarcinoma: a potential therapeutic approach in patients at surgical risk..Thyroid, 2011, 21 (8): 917-920.

17. Papini E1, Bizzarri G, Pacella CM.Percutaneous laser ablation of benign and malignant thyroid nodules.CurrOpinEndocrinol Diabetes Obes, 2008, 15 (5): 434-439.

18. Cooper IS.Cryobiology as viewed by the surgeon.Cryobiology, 1964, 1 (1): 44-51.

19. Hu KQ.Advances in Clinical Application of Cryoablation Therapy for Hepatocellular Carcinoma and Metastatic Liver Tumor.Journal of Clinical Gastroenterology, 2014, 48 (Issue): 830-836.

20. Baust J, Gage AA, Ma H, et al.Minimally invasive cryosurgery—technological advances.Cryobiology, 1997, 34 (4): 373-384.

21. Gage AA, Baust J, .Mechanisms of tissue injury in cryosurgery.Cryobiology, 1998, 37 (3): 171-186.

22. Chunnan L, Qifu W, Guohui L, et al.In-situ administration of dendritic cells following argon-helium cryosurgery enhances specific antiglioma immunity in mice.Neuroreport, 2014, 25 (12): 900-908.

23. René A, Hagopian EJ, Marcelo L, et al.A comparison of percutaneous cryosurgery and percutaneous radiofrequency for unresectable hepatic malignancies.Archives of Surgery, 2003, 137 (12): 1332-1339.

24. Wang CP, Wang HM, Yang WW et al.Multicenter randomized controlled trial of percutaneous cryoablation versus radiofrequency ablation in hepatocellular carcinoma.Hepatology, 2014, 61 (5): 1579-1590.

25. Xu KC, Niu LZ, He WB, et al.Percutaneous cryoablation in combination with ethanol injection for unresectable hepatocellular carcinoma.World Journal of Gastroenterology, 2003, 9 (12): 2686-2689.

26. Chen HW, Cui WZ, Zhang HX.Ultrasound-guided minimally invasive targeting Argon-Helium cryoablation in the treatment of hepatic carcinoma.Chinese Journal of Practical Surgery.2008,28(8): 637-646.

27. Seifert JK, Achenbach T, Heintz A, et al.Cryotherapy for liver metastases.International Journal of Colorectal Disease,2000,15(3): 161-166.

28. Xu KC, Niu LZ, Zhou Q, et al.Sequential use of transarterial chemoembolization and percutaneous cryosurgery for hepatocellular carcinoma.World Journal of Gastroenterology, 2009, 15 (29): 3664-3669.

29. Yang Y, Wang C, Lu Y, et al.Outcomes of ultrasound-guided percutaneous argon-helium cryoablation of hepatocellular carcinoma.Journal of Hepato-Biliary-Pancreatic Sciences, 2012, 19 (6): 674-684.

30. Huang YZ, Zhou SC, Zhou H, et al.Radiofrequency ablation versus cryosurgery ablation for hepatocellular carcinoma: a meta-analysis.Hepato-gastroenterology, 2013, 60 (125): 1131-1135.

31. Mala T, Edwin B, Tillung T, et al.Percutaneous cryoablation of colorectal liver metastases: Potentiated by two consecutive freeze-thaw cycles.Cryobiology, 2003, 46 (1): 99-102.

32. Dilley AV, Dy DY, Warlters A, et al.Laboratory and animal model evaluation of the Cryotech LCS 2000 in hepatic cryotherapy.

Cryobiology，1993，30（1）：74-85.

33. Whittaker DK.Repeat freeze cycles in cryosurgery of oral tissues. British Dental Journal.1975，139（12）：459-465.

34. 邓中山，王洪武，刘静.氩氦刀冷冻手术中冻结与复温问题的数值模拟.航天医学与医学工程，2004，17（6）：448-451.

35. Izzo F，Fleming RY，Ellis LM，et al.Intraoperative radiofrequency ablation or cryoablation for hepatic malignancies.American Journal of Surgery，1999，178（6）：592-598.

36. Dunne RM，Shyn PB，Sung JC，et al.Percutaneous treatment of hepatocellular carcinoma in patients with cirrhosis：a comparison of the safety of cryoablation and radiofrequency ablation.European Journal of Radiology，2014，83（4）：632-638.

37. Sheen AJ，Poston GJ，Sherlock DJ.Cryotherapeutic ablation of liver tumours.British Journal of Surgery，2002，89（11）：1396-1401.

38. Chen HW，Lai ECH，Zhen ZJ，et al.Ultrasound-guided percutaneous cryotherapy of hepatocellular carcinoma.International Journal of Surgery，2010，9（2）：188-191.

39. J Louis H，Lee FT.Cryoablation for Liver Cancer.Techniques in Vascular & Interventional Radiology，2007，10（1）：47-57.

40. Shock SA，LaesekePFSampson LA，Lewis WD，et al.Hepatic hemorrhage caused by percutaneous tumor ablation：Radiofrequency ablation versus cryoablation in a porcine model.Radiology，2005，236（1）：125-131.

41. Aghayev A，Tatli S.The use of cryoablation in treating liver tumors. Expert Review of Medical Devices，2013，11（1）：41-52.

42. Seifert JK，Morris DL.World Survey on the Complications of Hepatic and Prostate Cryotherapy.World Journal of Surgery，1999，23（2）：109-114.

43. Wang CP，Hong W，Qu JH，et al.Tumour seeding after percutaneous cryoablation for hepatocellular carcinoma. 世界胃肠病学杂志：英文版，2012，18（45）：6587-6596.

44. 洪健，元云飞，李宾奎，等. 67例肝细胞肝癌合并重度肝硬化的手术疗效分析.癌症，2007，26（6）：620-623.

45. 赵伟，李昭宇.原发性肝癌的治疗现状.宁夏医科大学学报，2012，34（02）：195-198

46. Wang J，Liang P，Yu J，et al.Clinical outcome of ultrasound-guided percutaneous microwave ablation on colorectal liver metastases. Oncol Lett，2014，8（1）：323-326.

47. Huang S，Yu J，Liang P，et al.Percutaneous microwave ablation for hepatocellular carcinoma adjacent to large vessels：a long-term follow-up.Eur J Radiol，2014，83（3）：552-528.

48. 王军，刘德慧，郑江涛，等.原发性肝癌临床治疗研究进展.中国老年学杂志，2010，30（03）：429-431

49. 申文江.放射性粒子植入治疗肿瘤临床应用.医学研究通讯，2003，32（10）：46-48.

50. Nag S1，DeHaan M，Scruggs G，et al.Long-term follow-up of patients of intrahepatic malignancies treated with iodine-125 brachytherapy.Int J Radiat Oncol Biol Phys，2006，64（3）：736-744

51. 张福君，李传行，吴沛宏，等.肝癌肝移植术后复发及肝外转移瘤的 125I 粒子植入治疗.中华医学杂志，2007，87（14）：956-959

52. 申权，杨维竹，江娜，等.放射性粒子植入术治疗肝癌.中国介入影像与治疗学，2012，9（7）：487-489

53. 刘岩，刘瑞宝，王平，等.经导管植入 125I 放射性粒子治疗肝癌伴门静脉癌栓 19 例.介入放射学杂志，2014，23（01）：35-37

54. 王俊杰，张建国，张福君，等.放射性粒子治疗肿瘤临床应用规范.北京大学医学出版社，2011

55. Chen MH，Yang W，Yan K，et al.Large liver tumors：protocol for radiofrequency ablation and its clinical application in 110 patients—mathematic model，overlapping mode，and electrode placement process.Radiology，2004，232：260-271.

56. Han K，Kim JH，Yoon HM，et al. Transcatheter arterial chemoembolization for infiltrative hepatoceUular carcinoma：clinical safetyand efficacy and factors influencing patient survival. KoreanJRadiol，2014，15（4）：464-471.

57. YouwangWANG，Yangping SHEN.Unresectable hepatocellular carcinoman treated with transarterial chemoembolization：clinical date from a single tezchinghospital.Int J ClinExp Med，2013，6（5）：367-371.

58. Fetrelli F，Coinu A，Borgonovo H，et al. Oxaliplatin-based chemotherapy，a new option in advanced hepatoeellular：a systematicreview and pooled analysis. ClinOncol（R Coll Radi01），2014，26（8）：488-496.

59. 陈敏华.肝癌射频消融——基础与临床.北京：人民卫生出版社，2009：321-331.

60. 周国雄，成建萍，黄介飞，等. TACE、PVE、PEI 序贯治疗晚期原发性肝癌的临床研究. 中华肿瘤杂志，1998，20（4）：312.

61. LI Z，NIRF，Busireddy KK，et al.Cerebral lipiodol embolism following transcatheter arterial chemoembolization for hepatocellular carcinoma：a report of two case and litrrature review.Chin Med J（Engl），2011，124（24）：4355-4358.

62. 沈理，方超，赵其德，等.彩色超声引导下经皮肝动脉栓塞化疗治疗原发性肝癌.上海医学，2000，23（9）：572-573.

63. 沈理，陈敏华，霍玲，等.超声引导经皮穿刺荷瘤动脉栓塞化疗治疗进展期大肝癌临床应用.中国医学影像技术，2004，20（3）：430-433.

64. 侯毅斌，陈敏华，严昆，等.经皮阻断肝癌血供以提高射频消融疗效的可行性.中国医学科学院学报，2008，30：448-454.

65. 沈理，陈敏华，严昆，等.探讨经皮射频消融联合肝动脉化疗栓塞治疗大肝癌的临床应用效果.中华超声影像学杂志，2004，13（8）：577-580.

66. 沈理，方超，赵其德，等.彩色多普勒超声引导经皮经肝动脉分支穿刺栓塞化疗治疗原发性肝癌.1999，8（4）：222-224.

67. Ohnishi K，Ohyama N，Ito S，Fujiwara K.Small hepatocellular carcinoma：Treatment with US-guided intratumoral injection of acetic acid.Radiology，1994，193：747-752.

68. Honda N，Guo Q，Uchida H，Ohishi H，Hiasa Y.Percutaneous hot saline injection therapy for hepatic tumors：An alternative to percutaneous ethanol injection therapy.Radiology，1994，190：53-57.

69. 沈理.肝癌介入超声微创疗法临床应用与展望.中华医学超声杂志，2008，5（1）：610.

70. 孙燕，赵平. 临床肿瘤学进展. 北京：中国协和医科大学出版社，2005：656-658.

71. 杨薇，陈敏华，严昆，等.射频消融对较大肝肿瘤治疗范围与布针方案计算的研究.中华超声影像学杂志，2002，11：244-247.

72. Buscarini L，Buscarini E，Di Stasi M，et al.Percutaneous radiofrequency thermal ablation combined with transcatheter arterial embolizationn in the treatment of large hepatocellular carcinoma. Ultraschall Med，1999，20：47-53.

73. Ryu M，Shmamura Y，Kinoshita T，et al.Therapeutic results of resection，tanscatheter arterial embolization and percutaneous transhepatic ethanol injection in 3225 patients with hepatocellular carcinoma：a retrospective multicnter study.Jpn J Clin Oncol，1997，27：251-257.

74. 陈敏华，刘吉斌，严昆，等.超声引导射频消融治疗肝脏恶性肿瘤.中华超声影像学杂志，2001，10（7）：404-407.

75. Livraghi T，Goldberg SN，Lazzaroni S，et al.Small hepatocellular carcinoma：treatment with radiofrequency ablation versus ethanol injection.Radiol，1999，201：655-661.

76. 范林军，马宽生，何振平，等.射频消融治疗大肝癌的安全性和近期疗效.中国普外基础与临床杂志，2002，9（4）：265-268.

77. 陈敏华，严昆，武金玉，等.超声引导射频消融术对131例肝癌的治疗及并发症探讨.中华普通外科杂志，2002，17（9）：520-522.

78. Livraghi T，Goldberg SN，Lazzaroni S，et al.hepatocellular cacinoma：radio-frequency ablation of medium and large lesions. Radiology，2000，214：761-768.

79. Kitamoto M，Imagawa M，Yamada H，et al.Radiofrequencyablation in the treatment of small hepatocellular carcinomas：comparison of the radiofrequency effect with and withoutchemoembolization. American Journal of Roentgenology2003，181：997-1003.

80. 樊嘉，吴志全，周俭，等.肝癌合并门静脉癌栓的治疗对策及疗效比较.中华外科杂志，2003，41（11）：801-804.

81. Kan Z，Ivancev K，Lunderquist A，et al.In vivo microscopy of hepatic tumors in animal model：a dynamic investigation of blood supply to hepatic metastases.Radiology，1993，187（3）：621-626.

82. 刘鹏程，郭俊渊，王承缘，等.经门静脉注入碘油化疗药治疗肝癌的实验研究.同济医科大学学报，1994，23（4）：312-314.

83. 黎洪浩，区庆嘉，陈积圣，等.肝癌根治性切除术后联合肝动脉化疗栓塞和门静脉化疗对预防复发的价值.中华肿瘤杂志，2000，22（1）：61-63.

84. 童颖，杨甲梅.原发性肝癌的门静脉化疗进展.中国实用外科杂志，2005，25（2）：116-118.

85. 孙彦.门静脉癌栓的超声介入诊断与治疗.中国微创外科杂志，2007，7（1）：70-71.

86. 茅国新，于志坚，张一心，等.经导管肝动脉和B超引导下经细针门静脉双重化疗栓塞治疗原发性肝癌.中华肿瘤杂志，2002，24（4）：391-393.

87. 沈理，赵友仁，宋希仁，等.超声导向选择性门脉穿刺灌注化疗治疗原发性肝癌.中国医学影像技术，1991，7（3）：49-50.

88. 司芩，殷广福，马巧珍，等.对肝癌合并门静脉癌栓患者施行超声引导下门静脉穿刺栓塞化疗.南京部队医药，1998，（4）：15-18.

89. 梁萍，董宝玮，苏莉，等.超声引导经皮门静脉穿刺化疗在肝癌治疗中的应用.中华超声影像学杂志，1997，6（6）：295-298）.

90. 樊嘉，周俭，吴志全，等.不同化疗模式及不同给药途径对肝癌合并门静脉癌栓术后化疗作用的比较研究.中华肝胆外科杂志，2003，9（6）：334-337.

91. 袁卫平，杨南武，等.经肝动脉门静脉化疗药物栓塞和手术切除治疗大肝癌48例体会.中华普通外科杂志，2000，15（1）：10-11.

92. 伍宏章，赵强，程立新，等.皮下植入式药泵肝动脉门静脉化疗栓塞对防治肝癌术后复发的临床研究.中国医师杂志，2001，3（10）：73-745.

93. 邹利光，陈垦，戚跃勇，等.TACE联合经门静脉PCS双重化疗栓塞治疗肝癌.第三军医大学学报，2003，25（16）：1464-1466.

94. 谭旭艳，吴丹，贾泽清，等.局部治疗结合门静脉化疗在中晚期肝癌的应用.中国医学影像技术，2001，17（11）：1072-1073.

95. 纪岩磊，韩真，邵丽梅，等.经肝动脉化疗栓塞术、经门静脉化疗栓塞术联合高强度聚焦超声治疗门静脉癌栓的临床研究.介入放射学杂志，2015，24（3）：256-259.

96. Siegel R，Naishadham D，Jemal A.Cancer statistics，2013.CA：A Cancer Journal for Clinicians，2013，63（1）：11-30.

97. Llovet JM，Burroughs A，Bruix J.Hepatocellular carcinoma. Lancet，2003，362（9399）：1907-1917.

98. Knolle PA，Thimme R.Hepatic immune regulation and its involvement in viral hepatitis infection.Gastroenterology，2014，146（5）：1193-1207.

99. Ormandy LA，Hillemann T，Wedemeyer H，et al.Increased populations of regulatory T cells in peripheral blood of patients with hepatocellular carcinoma.Cancer research，2005，65（6）：2457-2464.

100. Greten TF，Wang XW，Korangy F.Current concepts of immune based treatments for patients with HCC：from basic science to novel treatment approaches.Gut，2015.

101. Zhou P，Liang P，Dong B，et al.Phase clinical study of combination therapy with microwave ablation and cellular immunotherapy in hepatocellular carcinoma.Cancer biology & Therapy，2011，11（5）：450-456.

102. Li X，Liang P.Immunotherapy for hepatocellular carcinoma following thermal ablation.Journal of BUON：official journal of the Balkan Union of Oncology，2014，19（4）：867-871.

103. Bray SM，Vujanovic L，Butterfield LH.Dendritic cell-based vaccines positively impact natural killer and regulatory T cells in hepatocellular carcinoma patients.Clinical & Developmental Immunology，2011，2011：249281.

104. Shabani Z，Bagheri M，Zare-Bidaki M，et al.NK cells in hepatitis B virus infection：a potent target for immunotherapy.Archives of Virology，2014，159（7）：1555-1565.

105. Sun C，Sun H，Zhang C，et al.NK cell receptor imbalance and NK cell dysfunction in HBV infection and hepatocellular carcinoma. Cellular & Molecular immunology，2015，12（3）：292-302.

106. Lee JH，Lee JH，Lim YS，et al.Adjuvant Immunotherapy With Autologous Cytokine-Induced Killer Cells for Hepatocellular Carcinoma.Gastroenterology，2015，148（7）：1383-1391.

107. Wang X，Tai Z，Zhang W，et al.Current status of gene therapy for hepatocellular carcinoma，with a focus on gene delivery approaches.Current gene therapy，2015，15（2）：120-141.

108. Deng GL，Zeng S，Shen H.Chemotherapy and target therapy for hepatocellular carcinoma：New advances and challenges.World J Hepatol，2015，7（5）：787-798.

109. Pan QZ，Wang QJ，Dan JQ，et al.A nomogram for predicting the benefit of adjuvant cytokine-induced killer cell immunotherapy in patients with hepatocellular carcinoma.SciRep，2015，5：9202.

110. Rong X，Wei F，Li A，et al.Effective activity of cytokine induced killer cells against hepatocellular carcinoma including tumor-initiating cells.MedHypoth，2015，84（3）：159-161.

胆系、胰腺、脾脏介入超声

Interventional Ultrasound in Biliary System, Pancreas and Spleen

前 言

　　介入性超声在胆道系统应用广泛，除胆囊、胆管占位穿刺活检外，还包括超声引导下经皮胆系穿刺置管引流及造影技术。经皮胆囊置管引流技术，可使不宜手术切除的高龄、危重急性胆囊炎患者获得有效治疗；经皮经肝胆管穿刺置管引流技术，可减轻黄疸、改善肝功能，为手术创造条件或成为无法手术的梗阻性黄疸患者姑息治疗手段。

　　胰腺位置深在，是腹部超声检查较困难的部位，特别是胰尾病变易漏诊。当超声能够发现病变、避开重要血管和胆胰管时，可进行介入诊断与治疗，包括超声引导下穿刺活检明确病变性质，含囊性的假性囊肿、脓肿等置管引流，恶性肿瘤聚焦超声、粒子植入、热消融、注射药物等。超声造影在判断病灶囊实性、有无血供方面，能提供重要信息，成为介入诊断治疗前、治疗后疗效评价的有效工具。

　　脾脏组织脆性大，介入性操作易出血或破裂，介入超声应用并不普及。但学者证实超声引导下脾病变穿刺活检、脾囊肿硬化治疗安全有效，逐步开拓了临床应用。近年来，还开展了超声引导热消融治疗脾亢、脾肿瘤技术，其安全性及有效性得到了初步证实。严格把握适应证和禁忌证、规范操作，可使脾脏超声介入更为安全。

（严昆　陈敏华）

第一章 胆 系

【概述】

超声在胆系疾病诊断中应用广泛，在临床工作中发挥着重要作用。急性胆囊炎、胆管炎患者不能耐受手术者，可进行超声引导下胆囊穿刺造瘘引流术。胆管梗阻时，超声引导下经皮经肝胆管穿刺置管及造影是临床常用技术，置管后可达到减轻黄疸、保护肝功能的目的。胆系肿块穿刺活检虽然应用较少，但在鉴别诊断困难时，可行超声引导下活检确诊。开展胆系介入超声需具备一定操作经验，同时强调严格掌握适应证、禁忌证，及时观察并发症的发生。

第一节 胆系肿块穿刺活检

胆系肿块经皮穿刺活检主要是明确胆系肿瘤的性质，尤其对疑诊为胆囊癌和胆管癌者做出良、恶性鉴别并获得明确的病理诊断[1]。

一、适应证

超声能够显示的胆系肿块，例如胆囊癌、肝门胆管癌、肝外胆管癌，有合适穿刺路径者为穿刺适应证。

二、相对及绝对禁忌证

1. 肝门部或肝外胆管癌肿块不明显，仅表现为壁增厚型。
2. 胆囊胆管肿块较小，穿刺进针路径上有重要脏器结构或大血管而又无法避开时。
3. 患者无法配合，如频繁咳嗽、躁动等。
4. 患者有严重出血倾向。
5. 患者合并其他严重疾病，全身状况衰竭或大量腹水者。

三、操作前准备

（一）穿刺器材

1. 穿刺针及引导针　组织学检查通常选择21~18G组织活检针，针长17~20cm，多数配以自动活检枪使用。穿刺引导针又称皮针，是一头端为尖锐斜面或呈三棱锥状的空心金属针，作用是建立穿刺皮下隧道、防止针道偏移、减少肿瘤针道种植。18G穿刺活检针应使用16G穿刺引导针。

2. 穿刺引导架　胆系肿瘤常与大血管等重要结构关系密切，建议选用穿刺引导架。穿刺引导架的针槽应选择适合穿刺引导针粗细的规格。需要注意的是如穿刺引导架有不同角度时，进针前务必确定超声仪上穿刺引导线角度与欲使用的穿刺引导架角度一致，以免误穿。

3. 注射器　常备5ml或10ml注射器1~2支，用于皮肤局部麻醉等。

（二）术前准备

1. 血液化验检查，全血常规、凝血功能。
2. 术前禁食8~12小时，禁水4小时。
3. 术前必须经过腹部超声检查，且腹部超声检查认为胆系病变适合行超声引导下穿刺活检。
4. 对感染性病灶依临床情况决定使用抗生素。
5. 肠管胀气明显者可行胃肠减压，腹水者先行腹水穿刺引流。

（三）术前谈话及患者心理准备

穿刺前向患者说明穿刺意义与配合方法，嘱患者认真阅读穿刺知情同意书，重点告知穿刺过程、穿刺风险及可能的并发症，取得患者理解，并要求患者在穿刺过程中尽量配合医生。穿刺前需签署知情同意书。精神紧张患者应消除其紧张情绪后再行穿刺，必要时可服用适量镇静剂或更改穿刺日期。

（四）医生准备

胆系病变穿刺活检为技术要求较高的超声引导下穿刺活检术，对医师的技术及经验要求较高，一般情况下应由有 5 年或百例以上腹部穿刺经验的医师完成。操作前，参与穿刺的医师应认真阅读患者病情资料，重点复习超声及其他影像学资料，严格把握适应证及禁忌证。操作前仔细寻找合适的穿刺入路，保证穿刺的安全性。

四、操作方法

胆系肿块活检具体操作方法同肝脏。这里主要就胆系肿块活检的特点阐述如下：

1. 胆囊肿块活检时穿刺针入路应经肝脏胆囊床。

2. 胆囊肿块穿刺取材点宜选择胆囊壁增厚最显著处且着重在黏膜层附近取样（图 3-1-1-1）。

3. 注意有否系膜胆囊（即游离胆囊）。系膜胆囊穿刺时移动度很大，胆汁易流入腹腔引起腹膜炎。

4. 肝门胆管癌可经肝实质进行肿块穿刺（图 3-1-1-2）。

5. 远离肝门的肝外胆管癌一般可选择自腹壁直接进入肿块的穿刺途径，但应注意避免损伤胆管、胆囊及大血管。

6. 穿刺取材使用负压吸引活检针时，抽液量较多往往与混入胆汁有关。可将所取液体离心后取沉渣涂片镜检。

五、技术要点及注意事项

1. 胆管、胆囊肿物穿刺时，注意穿刺路径。胆囊穿刺应选择经肝脏胆囊床进针。

2. 胆管肿物穿刺要避免损伤胆管、大血管，防止发生胆汁漏、出血。

3. 胆囊癌常见胆囊腔内合并胆泥、凝血块、泥沙样结石等，易误认为"肿块"的伪像，而引起穿刺的假阴性。

4. 胆系的高分化腺癌细胞恶性特征不明显，鉴别诊断须特别慎重，应结合组织学、细胞学进行诊断。

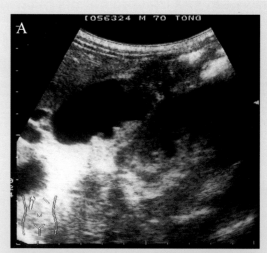
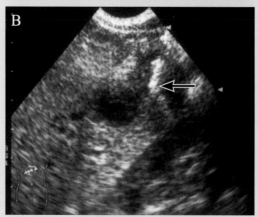

图 3-1-1-1 胆囊底部占位穿刺活检，病理诊断为胆囊高分化腺癌
A. 胆囊底部见不规则低回声实性占位；
B. 穿刺活检见穿刺针接近黏膜（↑），但未穿透黏膜层。

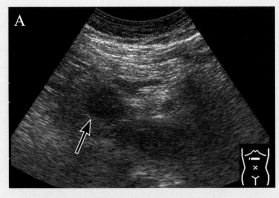
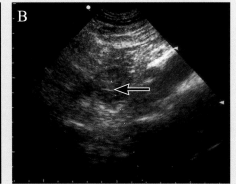
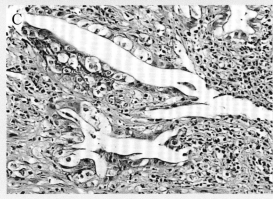

图 3-1-1-2　胆管占位穿刺活检

A. 胰头段胆管内可见低回声实性占位（↑）；

B. 超声引导下经胰头直接穿刺胆管，可见穿刺针（↑）；

C. 病理诊断为胆管高分化腺癌

5. 为提高穿刺活检诊断的阳性率，可在超声造影引导下对可疑病变或有活性部位进行更为精确的穿刺。

6. 如果胆囊、胆管肿瘤引起肝脏转移，可进行肝脏占位穿刺活检，同样可获得明确的病理诊断。

六、并发症及其预防与处理

（一）常见并发症

并发症有胆汁性腹膜炎、胆汁漏、出血、感染等，严重并发症少见。

（二）预防方法

严格掌握胆系穿刺的适应证、禁忌证，选择合适的针型及针具，减少穿刺次数。穿刺过程中严密监测，重视穿刺入路的选择，避开胆管、大血管。

（三）处理措施

并发症发生时，应监测患者生命体征，在一般条件许可时尽量选择保守治疗，当保守治疗无法控制时，选择手术治疗。

七、临床意义及评价

胆系穿刺活检主要用于病变的诊断，特别是疑诊恶性病变又失去手术机会的患者，穿刺活检可获得明确病理诊断，有助于制订临床治疗方案。

（严昆　王金锐　范智慧）

第二节　胆囊穿刺引流

超声引导经皮经肝胆囊穿刺置管引流术（percutaneous transhepatic gallbladder drainage, PTGD）是一种简便的胆囊穿刺造瘘技术。1980 年 Radder 等[2] 首次报道超声引导下经皮胆囊造瘘并成功引流胆囊积脓。PTGD 主要用于治疗不宜手术切除的危重急性胆囊炎患者。对于合并胆囊结石的患者，PTGD 可使这些患者度过危险期等待择期胆囊切除；对于无结石的急性胆囊炎患者，PTGD 可能使其获得治愈；对于胆总管远端梗阻、急性化脓性胆管炎以及胆源性胰腺炎的患者也可作为一种辅助的治疗手段[3]。

一、适应证

1. 病情危重的急性胆囊炎或年老体衰或合并严重心、肝、肾等脏器疾病不能耐受外科手术。
2. 胆囊颈管通畅时可作为胆总管远端梗阻、胆管炎、胰腺炎胆道引流减压的手段。
3. 为后续治疗如取石或碎石建立通道。
4. 妊娠期急性胆囊炎需行引流减压者。

二、禁忌证

无绝对禁忌证，相对禁忌证需与外科医生共同评估风险与获益。

1. 严重凝血功能障碍。
2. 大量腹水。
3. 胆囊充满结石或胆囊穿孔致囊腔消失。
4. 声像图胆囊显示不清或无安全穿刺路径。

三、操作前准备

（一）患者准备

1. 常规检查血常规、凝血功能、肝肾功能以及心电图等。
2. 积极纠正严重的内科合并症。
3. 急性化脓性胆囊炎通常伴有高热、脱水症状，术前应快速静脉滴注加有抗生素和肾上腺皮质激素的液体，如有低血压应予以纠正。

（二）医生准备

1. 超声检查明确胆囊增大程度，囊壁特点，胆囊周围有无渗液及毗邻结构等，确定穿刺点和路径。
2. 术前签署知情同意书。

（三）仪器设备和器械

1. 彩色多普勒超声仪和穿刺架。
2. 18G PTC 针。
3. 5ml 局麻用注射器。
4. 0.035′ 导丝。
5. 6~8F、长 10~15cm 的扩张器。
6. 8~10F 猪尾引流导管。
7. 引流袋。
8. 无菌探头套和穿刺消毒包。

四、操作方法

（一）穿刺点及路径选择

1. 经肝脏途径 经皮经肝脏胆囊床入路穿刺进入胆囊，一般可选择胆囊体部的中心或靠近颈部的体部作为穿刺部位（图3-1-2-1）。
2. 经腹腔途径 经腹壁平行胆囊长轴直接穿刺胆囊底部。

（二）体位选择

患者体位的选择应以清晰显示胆囊长轴为原则，临床多选用右前斜位或仰卧位。

（三）具体方法

1. 局部消毒和局部麻醉 常规消毒铺无菌巾，超声扫查再次定位，1% 利多卡因对穿刺点进行局部浸润麻醉至肝被膜，尖刀片做2~3mm 皮肤切口（图 3-1-2-2）。
2. 置管方法

（1）Seldinger 方法（二步法）：超声引导18G PTC穿刺针经皮经肝穿刺进入胆囊,拔出针芯，见胆汁流出后沿针鞘置入导丝，拔出针鞘，用扩张器扩张针道，沿导丝插入引流管后拔出导丝，确定引流管位置满意且通畅后缝合固定引流管，接引流袋（图 3-1-2-3，图 3-1-2-4）。

（2）套管针法（一步法）：超声引导将内置穿刺针的引流导管直接刺入胆囊，见胆汁流出后，向前推送套管，放入适当位置后将穿刺针拔出，

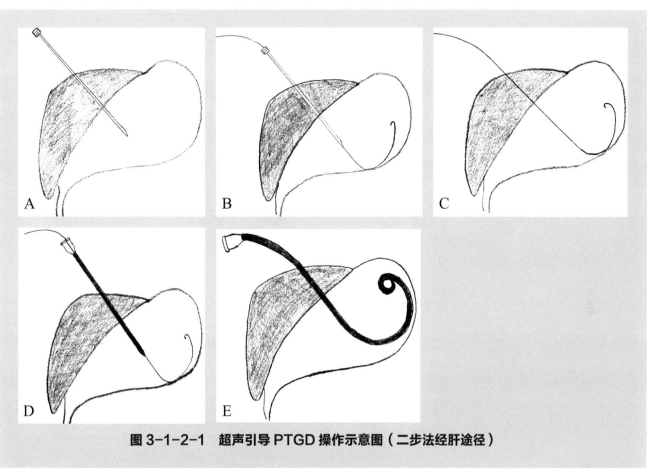

图 3-1-2-1　超声引导 PTGD 操作示意图（二步法经肝途径）

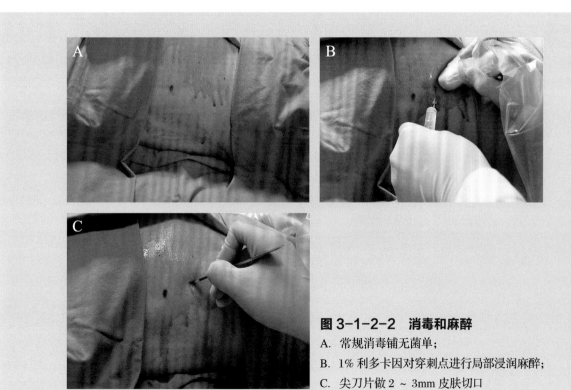

图 3-1-2-2　消毒和麻醉

A. 常规消毒铺无菌单；

B. 1% 利多卡因对穿刺点进行局部浸润麻醉；

C. 尖刀片做 2 ~ 3mm 皮肤切口

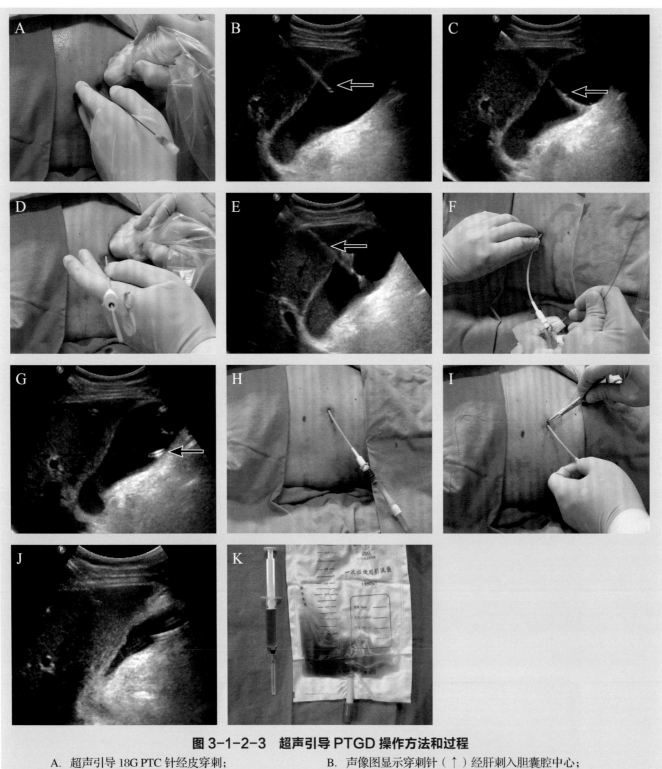

图 3-1-2-3　超声引导 PTGD 操作方法和过程

A. 超声引导 18G PTC 针经皮穿刺；
B. 声像图显示穿刺针（↑）经肝刺入胆囊腔中心；
C. 拔出针芯后见脓性胆汁流出，沿针鞘置入导丝，声像图显示导丝（↑）进入胆囊；
D. 扩张器扩张针道后，沿导丝插入引流管；
E. 声像图显示引流管（↑）；
F. 置入引流管后拔出导丝可见胆汁流出；
G. 声像图显示引流管盘曲在胆囊内（↑）；
H. 引流管接无菌引流袋；
I. 缝合固定引流管；
J. 引流后声像图显示肿大的胆囊缩小；
K. 引流出的脓性胆汁

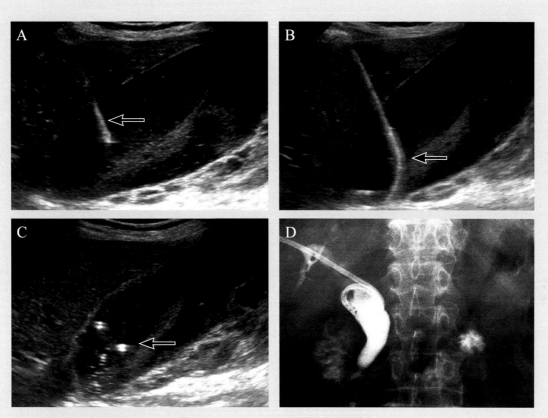

图 3-1-2-4　急性化脓性胆囊炎

患者临床表现为腹痛、高热，合并多脏器功能不全不宜外科手术，拟行超声引导 PTGD

A. 超声引导穿刺针（↑）经肝胆囊床穿刺胆囊；

B. 沿针鞘置入导丝（↑）；

C. 沿导丝置入引流管（↑）；

D. 胆囊引流后临床症状缓解，经引流管胆囊造影显示胆囊明显缩小，胆囊管通畅

确定引流管位置满意且通畅后牵拉并锁定引线使前端卷曲或环状，而后缝合固定引流管，接引流袋。套管针法便捷安全，较为常用。

五、技术要点及注意事项

（一）技术要点

1. 正确识别胆囊床，胆囊床通常靠近胆囊颈侧，大约占正常胆囊的 1/3，此处胆囊位置比较固定，不受体位影响。

2. 进针方向与胆囊床尽可能保持垂直，二者夹角不宜过小，以免由于胆囊床韧性较大而使穿刺针改变方向。

3. 局部麻醉需达肝包膜，避免针尖刺入肝包膜时患者因疼痛而深呼吸，肝脏发生运动，针尖划伤肝包膜。

4. 力求一次穿刺置管成功，尽可能减小粗针对肝脏和胆囊损伤。

5. 二步法放置引流管时尤其要求患者平静呼吸，保持导丝平直，避免深吸气或呼气动作使腹壁与肝之间产生较大错动移位使导丝打折，导致置管失败。呼吸急促者适当给予镇静药物。

6. 穿刺、扩张和置管过程均应有满意的超声监视，避免用力过猛而贯穿损伤胆囊后壁。

7. 置入的引流管在胆囊腔内应有一定的长度以免脱出。

8. 引流的胆汁常规做细菌培养和药敏试验。

9. 术后卧床休息 24 小时，密切观察患者症状及生命体征。

10. PTGD 治疗后 1 周行胆囊造影，判断胆囊管通畅程度、有无胆囊管结石，观察引流管位置；治疗后 2~3 周试行闭管，当胆囊管通畅且胆囊造瘘窦道形成后方可拔除引流管。

11. 长期置管引流者，应定期冲洗和更换引流管，一般 3 个月更换一次。

（二）注意事项

1. 尽量选择经肝脏途径，经肝右前叶胆囊床进入胆囊腔内可减少胆漏的发生，且引流管稳定不易脱出。

2. 对于患有严重肝病或经肝入路困难的患者，可选用经腹腔途径，以防止损伤肝实质和减少出血的可能。

3. 经腹腔途径容易引起导管移位及胆汁漏，使用球囊引流管有利于封堵穿刺口，避免胆汁漏，同时把胆囊底部固定于腹壁，增加引流管稳定性。

4. 经右肋间途径置管因肝脏和胸壁之间很难形成保护性窦道，拔管时可在肝脏穿刺道内进行适当封堵，如在 DSA 下使用明胶海绵条推入，避免拔管后出现胆汁性腹膜炎。

5. 置管 2~3 周后即可形成成熟的窦道。经引流管注入造影剂后若胆道通畅，夹闭引流管，如果患者无不适，3 天后即可拔管。

6. 拔管时必须松解或剪断锁定引线，以免拔管造成严重损伤和胆漏。

六、并发症及其预防与处理

文献报道超声引导 PTGD 并发症发生率约 3%~13% [4-6]，通常发生于治疗后即刻或数天内。

（一）疼痛

使用二步法操作过程中因胆囊张力过高可引起胆汁沿针道外溢，导致一过性腹痛和肌紧张，甚至影响下一步导管置入。在穿刺针进入胆囊腔时适当抽出部分胆汁减压，可有效减少此情况的发生。引流后出现持续腹痛应严格评估患者的症状和生命体征（低血压和心率加快）以及化验结果（尤其是血细胞比容），如果怀疑有出血，应行腹部彩超或 CT 平扫检查。在引流后个别患者主诉局部疼痛，尤以呼吸运动时明显，为引流管刺激肋间神经所致，肋间神经阻滞有效，通常拔管后即可恢复。

（二）胆漏和胆汁性腹膜炎

胆漏是最常见的并发症之一，可导致胆汁性腹膜炎。随着穿刺技巧的提高和经验的积累，治疗过程中出现胆汁漏的几率已很小，主要是由于治疗后短期内引流管脱落造成。由于接受 PTGD 者多为合并严重内科疾病的高危、高龄患者，处理不当可能危及生命。经肝胆囊床穿刺以及治疗后加强护理可有效地预防胆漏发生。

（三）腹腔内出血

经肝穿刺置管失败，血液经肝脏的穿刺路径不断流入腹腔是出血的一个重要原因。出血通常是短暂的，然而在极少数情况下，可能需要输血、肝动脉栓塞或手术。恶性肿瘤、胆管炎和凝血功能障碍会增加出血的风险。预防出血最好的方法就是避免血管的损伤，对凝血功能欠佳的患者治疗前应改善凝血功能。

（四）其他

包括迷走神经反射、脓血症、胆道出血、气胸、肠管穿孔以及继发感染等。

（五）远期并发症

引流管堵塞、脱出以及复发性胆囊炎。

七、临床意义及评价

急性胆囊炎在临床十分常见，首选的治疗方法是外科手术切除，但对于高龄危重症患者急症胆囊切除术的风险极大，死亡率最高可达 40% 左右[7, 8]。PTGD 是一种应急措施，常用于高龄、危重而不宜进行外科手术的患者，通过胆囊引流减压达到控制感染，改善肝功能和全身状况的目的，为二期胆囊切除手术创造条件。超声引导的 PTGD 整个操作均在超声监视下完成，成功率高、并发症少，安全有效[9-13]。该治疗成为不能耐受手术的高危、高龄急性胆囊炎患者有效的抢救性治疗手段，而且通过留置在胆囊内的导管还可进行胆系造影，抽吸胆汁做细胞学或细菌学检查，以进一步明确病变的性质和病因，还可通过导管进行碎石和扩张取石[14, 15]。

（经翔　丁建民　陈敏华）

第三节　经皮经肝胆管穿刺造影

经皮经肝穿刺胆管造影（percutaneous transhepatic cholangiography，PTC）是胆道系统的一种重要造影方法。通过穿刺针将造影剂直接注入胆管腔内，直观显示胆管形态、结构及分布，并可抽吸胆汁进行生化检查，有利于准确诊断胆管病变的病因及其病变部位和程度，弥补超声、CT 和（或）MRI 等无创性影像检查的不足，是一种操作简便而有效的诊断技术。

超声引导 PTC 始于 1976 年。采用实时二维超声引导对肝内扩张胆管进行超选择性穿刺，将 PTC 技术从以往的半盲目穿刺阶段，推进到实时影像引导的可视化穿刺时代，提高了穿刺的准确性，减少了并发症的发生。在穿刺针具方面，日本学者改进了穿刺针，采用细长的 Chiba 针取代粗针穿刺，进一步提高了 PTC 的成功率，显著降低

了并发症的发生率。随着造影剂的不断更新，造影剂的选择更趋多样化，新型造影剂包括超声造影剂的应用，降低了造影剂的不良反应，同时使操作更简便，可在超声仪器上实现引导穿刺、造影"一站式"流程。有了实时超声的引导和监测，加上针具及造影剂的改进，PTC 技术已日趋安全和完善。

一、适应证

1. 阻塞性黄疸，明确病因，了解阻塞部位和病变范围。
2. 胆管结石，了解结石的数量、分布以及胆管有无狭窄或扩张。
3. 先天性胆道畸形、如先天性胆管扩张症或胆管狭窄，确定畸形的有无及其部位。
4. 胆道手术后，仍有胆管梗阻症状，了解胆肠吻合口情况。
5. 疑胆系疾病，无创性磁共振胰胆管造影，或逆行胰胆管造影不能明确诊断。
6. 了解有无胆漏。
7. 为进一步行经皮经肝胆管穿刺引流（percutaneous transhepatic cholangial drainage，PTCD）做准备。

二、禁忌证

1. 凝血机制严重障碍，有出血倾向。
2. 大量腹水或肝肾衰竭。
3. 持续高热，体温在 38℃ 以上。
4. 穿刺部位感染。
5. 对碘造影剂过敏者不能行胆道 X 线造影；对超声造影剂成分过敏者禁行超声造影。
6. 肝内胆管扩张小于 4mm 或不扩张，超声引导穿刺的成功率较低，可作为相对禁忌证；但采用细针并经胆道超声造影引导，则可进行。

三、操作前准备

（一）患者准备

如使用泛影葡胺，需做碘过敏试验；查出凝血时间及血小板计数；穿刺当日晨禁食禁水。

（二）医生准备

向患者及家属说明 PTC 的必要性、手术方法、可能出现的并发症或不良反应及处理措施，征得患者及家属同意并签署知情同意书。还需全面了解患者术前的检查资料，明确有无 PTC 适应证及禁忌证。

（三）仪器及器具准备

1. 仪器　具有彩色多普勒功能的超声仪器，如需进行超声造影，则需具备超声造影功能。采用普通腹部探头或穿刺探头加穿刺引导设备。探头及电缆可套一次性消毒塑料套或薄膜。

2. 穿刺针及穿刺包　多采用细针，即 20~23G，以 22G 千叶针最为常用。引导针采用 18G 粗针。准备消毒穿刺包。

3. 造影剂

（1）X 线造影剂

1）离子型碘造影剂：常用的有国产的泛影葡胺，进口的安其格纳芬、康瑞等。离子型造影剂在溶剂中离解，并带有电荷，属于高渗性造影剂，不良反应发生率高，现已基本不使用。

2）非离子型碘造影剂：常用的有碘普罗胺（优维显）、碘海醇（欧乃派克）、碘帕醇（碘必乐）等。非离子型碘造影剂在溶液中不离解、不带电荷，为低渗性造影剂，其毒性小，不良反应发生率低，但价格较高。造影剂需进行稀释，可用生理盐水按 1:1 的比例配成 60~80ml 溶液。

（2）超声造影剂：声诺维（SonoVue）是含六氟化硫惰性气体并以磷脂包裹的微泡，直径 2~8μm。其毒性小，可经静脉应用，不良反应发生率低于 X 线或 CT 造影剂[16-18]。一般不需要事先做过敏试验。对碘造影剂过敏者可使用声诺维进行超声造影。

胆道超声造影使用稀释的声诺维，即声诺维原液用生理盐水按 1/100~1/500 的浓度稀释，以避免造影剂信号衰减或外溢。稀释的浓度根据超声仪的敏感性、探头频率、图像显示模式以及检查目的而调整。造影剂用量可灵活掌握。当为了显示 PTC 针尖是否位于胆管内时，造影剂用量只需 1~2ml 即可。

四、操作方法

（一）超声引导穿刺方法

原则上宜选择扩张显著、靠近腹壁的肝胆管分支穿刺做 PTC。为使胆道系统全部显影，以左外下支为宜。优点是仰卧位时该支胆管位置最高，造影剂比重较胆汁大，依重力自然充盈右肝胆管支及整个胆道系统；并且，左外下支位于剑突下区，不受肋骨遮掩的影响，超声引导穿刺非常方便。若左外下支扩张不明显，可选择右前、右后下支，亦能获得较好的效果。

患者常规取仰卧位。用普通探头扫查，选择拟穿刺的胆管支，确定皮肤进针点。常规消毒铺巾，换上消毒的穿刺探头或用一次性消毒薄膜套在探头外，安装引导器。皮肤涂消毒耦合剂，再次确定胆管穿刺点。左手持探头，调整位置和角度，使荧光屏上的穿刺引导线正好通过选定的胆管穿刺点。局麻后，用 18G 引导针自引导器插入腹壁至腹膜前停针；再将 22G 穿刺针经引导针穿刺，荧光屏上可见针尖强回声点沿着引导线推进，触及胆管前壁时可见向下的压迹，稍加压即有突破感，见针尖位于胆管内后停针（图 3-1-3-1）；拔出针芯有胆汁溢出或注射器抽吸见胆汁流出即告穿刺成功。抽出的胆汁，一部分送细菌培养，一部分做细胞学检查，随后进行胆管造影。对于需进一步置管引流者，参照 PTCD 方法进行操作置管。

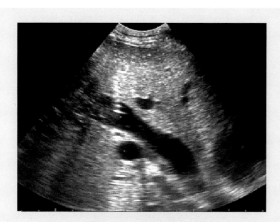

图 3-1-3-1　超声引导下 PTC
显示针尖位于扩张的胆管内

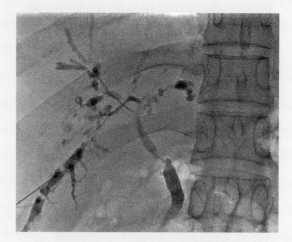

图 3-1-3-2　肝移植术后缺血性胆管炎
经皮经肝穿刺 X 线胆管造影，显示肝内胆管不均匀扩张，呈串珠状改变，肝门部胆管及胆总管中上部不均匀狭窄

（二）造影方法

先需抽出一定量胆汁后再行造影。应缓缓推注稀释的造影剂，避免混入气泡。造影剂的剂量视胆管梗阻程度及部位而定。一般来说，完全性梗阻或梗阻部位较高时剂量可少些；反之则加大剂量。为了避免感染，造影剂内可加入抗生素。

1. X 线胆道造影　先推注少量造影剂，在 X 线透视下观察穿刺针附近胆管是否显影，明确穿刺针尖在胆管内后，继续缓慢推注造影剂，直至整个胆管树显影（图 3-1-3-2）。如梗阻位置较高，左右肝管不相通或肝内多发结石者，造影剂注入后仅一侧或局部胆管支显影，则应根据需要另外选择目标胆管支进行穿刺，力求左右各级肝胆管支造影满意，有利于了解病变情况。

2. 超声胆道造影　超声引导穿刺针达目标胆管后，切换至实时低机械指数超声造影功能，采用双幅显示或基波与谐波混合显示模式（图 3-1-3-3），调整图像增益使肝脏轮廓及肝门部管道结构隐约可见，聚焦位于肝脏中后场。缓慢注入稀释的声诺维，实时观察左右肝内胆管分支及肝外胆管充盈灌注显像情况（图 3-1-3-4）。当肝内胆管扩张不明显，普通超声显示穿刺针似位于胆管内，但拔出针芯后无胆汁流出或抽不出胆汁，不

能肯定针尖是否在胆管内，可先注入 1~2ml 稀释的声诺维，如胆管显影而周围肝实质未见显示，则可明确穿刺针尖位于胆管内（图 3-1-3-5），可继续缓慢推注造影剂；若穿刺针位于门静脉分支内，则有门静脉分支管道显影类似胆管分支，但周围肝实质亦快速增强（图 3-1-3-6），此时应调整针尖位置，并再次注入 1~2ml 稀释的声诺维，直至针尖穿入胆管内。造影时采用基波与谐波混合显示模式可在造影显像的同时观察背景组织断面解剖结构，有利于观察针尖与胆管的关系[19, 20]。超声胆道造影成像有二维及三维模式。二维造影模式可实时动态观察造影剂在胆管内充盈情况，有利于观察胆管梗阻部位及程度、梗阻端形态、梗阻病因、胆漏等情况（图 3-1-3-7）；而三维造影模式是采用三维容积探头，对充盈显像的胆管进行三维图像重建，有利于直观显示胆管分支的立体空间结构，类似胆管树状结构（图 3-1-3-8），并可进行不同角度旋转观察，有利于评价胆管解剖结构及变异[21]，判断梗阻部位。

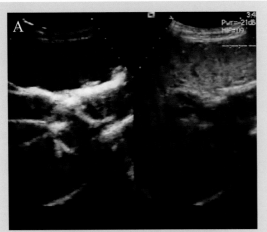

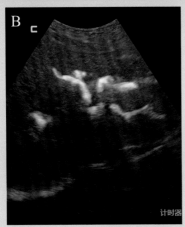

图 3-1-3-3 超声胆道造影

A. 双幅显示模式：右图为基波显像，显示肝脏背景结构；左图为谐波显示模式，只显示胆管内充盈的造影剂，反映胆管的形态、结构及其分布；

B. 基波与谐波混合显示模式；在显示肝脏背景结构的基础上，同时显示胆管内造影剂充盈情况

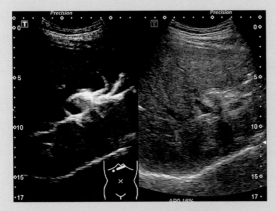

图 3-1-3-4 超声胆道造影

双幅图显示模式左图显示肝内胆管分支显影

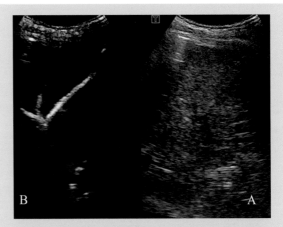

图 3-1-3-5 超声胆道造影双幅显示模式

A. 在二维图像上不能明确针尖位置；

B. 显示注入 1ml 稀释的声诺维后，胆管分支显影而周围肝实质未见显示，提示穿刺针尖位于胆管内

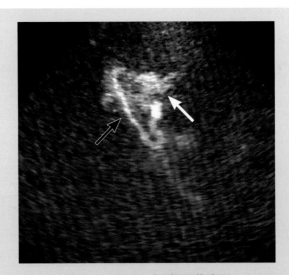

图 3-1-3-6 超声胆道造影

门静脉分支（↑）及周边肝实质（↑）显影，提示穿刺针尖位于血管而非胆管内

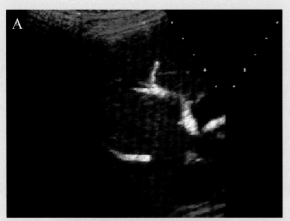

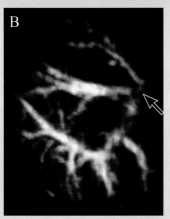

图 3-1-3-7　肝门部胆管癌
A. 二维超声胆道造影显示右肝内胆管分支显像，左肝内胆管及肝外胆管未见显示；
B. 三维成像模式显示右肝内胆管树分支结构，但左肝内胆管及肝外胆管未见显示，梗阻端胆管呈不规则截断（↑），结合普通超声所见考虑为肝门部胆管癌

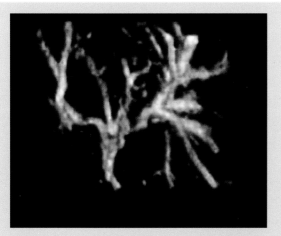

图 3-1-3-8　超声胆道造影三维成像模式
清晰显示离体肝标本胆管树三维解剖结构

（三）术后观察及处理

术后卧床 12 小时并禁食，观察血压、脉搏、体温及腹部情况。可疑胆道感染者应静脉滴注足量抗生素以及维生素 K 等药物，注意水电解质平衡。有留置引流管者，应固定好，并保证引流通畅。

五、技术要点及注意事项

完善术前检查，充分了解病史及相关临床资料，严格掌握适应证与禁忌证。为了减少并发症，强调用细针而不用粗针是重要原则。穿刺时应尽量选择扩张较明显的肝内胆管二级以上分支，切忌选择肝外胆管作为穿刺目标。

六、并发症及其预防与处理

在采用细针以前，用粗针做 PTC 的并发症发生率高达 5% ~12%；而使用细针后严重并发症发生率降为 3.28%[22]。

主要并发症

1. 败血症　发生率约 1.8%[21]，胆结石或有较长时间胆道梗阻病史者发生率较高。当推注造影剂压力较高时，感染性胆汁可进入血流导致败血症。为预防感染，PTC 治疗前、治疗中和治疗后，可合理应用抗生素。近年来，由于超声和 CT 等影像监视的应用及经皮经肝胆管穿刺技术的进步，可以直接用套管针穿刺胆管置管引流。因此对阻塞性黄疸患者，尤其是梗阻较严重或合并胆道感染者，原则上应当首先进行胆管穿刺置管引流，再从容地进行造影检查，这样既能减少败血症和胆汁漏等并发症，又能获得较清晰的图像，提高诊断准确性。

2. 胆漏　发生率约 1.03%[21]，以往用粗针的发生率可高达 3.45%。主要发生在穿刺目标胆管靠近肝包膜，且穿刺后置管引流的患者（图 3-1-3-9）。当引流管发生堵

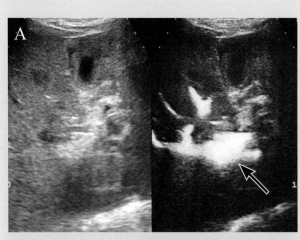
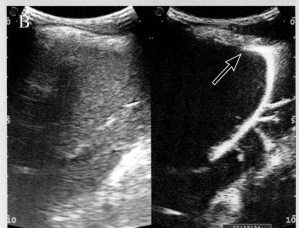

图 3-1-3-9　胆漏

患者男性,77岁,肝门部胆管癌行PTCD术后2天出现高热。

A. 超声胆道造影显示右肝内胆管分支显像,于肝门部截断(↑);

B. 引流管附近胆管显影同时,见造影剂外溢至肝脏表面,提示胆漏。X线造影证实引流管一侧孔位于肝外

塞时,胆汁沿引流管流出至腹腔内,可导致胆漏。故建议选择穿刺目标胆管应距肝包膜一定距离。定期冲洗及更换引流管,有利于减轻引流管内压力,减少胆漏的发生。

3. 出血　腹腔内出血的发生率约0.28%,胆道内出血则相对少见,发生率约0.08%[21]。出血量较大时可行肝动脉栓塞治疗。

4. 死亡　Harbin 等[21]对 3596 例行 PTC 患者进行了随访调查,死亡发生率为0.14%。

5. 其他　过敏反应、肝动静脉瘘等,发生率相对较低。过敏反应可表现为恶心、呕吐,术中给予阿托品可预防。肝动静脉瘘一旦发生,需行肝动脉栓塞。

七、临床意义及评价

PTC 已成为一种公认的诊断胆道系统疾病的有效方法。超声引导 PTC 由于有实时二维影像引导及监视,并采用细针进行选择性的穿刺,因而误伤大血管和肝外其他脏器的可能性很小,降低了并发症,提高了安全性。对扩张的胆管穿刺准确、快速,成功率高,可达 100%;对于肝内胆管扩张不明显,甚至不扩张时,可在超声造影引导及监测下穿刺并调整针尖位置,有利于提高穿刺成功率,使原来的相对穿刺禁忌证变为适应证。

胆道造影能客观地显示胆道系统的病理改变,尤其对胆石症、恶性肿瘤、先天性胆道疾病以及胆管的良性狭窄等诊断准确率较高。近年来,利用经胆道超声造影观察胆道系统病变情况,可达到类似 X 线造影效果,避免 X 线辐射损伤。超声不仅能引导准确穿刺;而且能进行超声造影诊断胆道病变,也就是说,利用超声可"一站式"完成 PTC 穿刺、造影诊断、胆道引流全过程,这将可能是 PTC 技术的一次革命性改变,将使 PTC 技术操作更简便、更容易推广普及。

（郑荣琴　陈敏华）

第四节　经皮经肝胆管穿刺置管引流

经皮经肝胆管穿刺置管引流术（percutaneous transhepatic cholangiographic drainage，PTCD）是在影像引导下穿刺进行胆管引流用于治疗胆道梗阻性疾病的方法。早期 PTC 和 PTCD 均在 X 线引导下完成，具有较明显的盲目性，成功率低，并发症多。1978 年 Makuuchi 等[23] 首先报道超声引导下 PTC，1979 年超声引导下 PTCD 也开始应用于临床并从此显著提高了该技术的成功率和安全性[24]。

一、适应证

1. 临床各种良恶性病变引起的梗阻性黄疸，需行外科术前胆道减压或姑息性胆道引流。
2. 胆道梗阻合并急性胆管炎需减压引流，尤其对不能手术的高龄、高危患者。
3. 胆管诊断性穿刺抽出混浊或脓性胆汁。
4. 为后续介入治疗如胆道支架置入和胆道腔内治疗建立通道。

二、禁忌证

无绝对禁忌证，相对禁忌证需与外科医生共同评估风险与获益。

1. 严重出血倾向，经治疗凝血功能得不到纠正。
2. 大量腹水。
3. 穿刺路径上有明确的肝肿瘤或血管畸形。
4. 肝内胆管内径小于 4mm，肝外胆管内径小于 10mm。

三、操作前准备

（一）患者准备

1. 术前常规检查血常规、凝血功能、肝功能以及心电图。
2. 纠正凝血功能异常。
3. 术前禁食 4~8 小时。
4. 急性化脓性胆管炎通常伴有高热、脱水症状，术前应快速静脉滴注加有抗生素和肾上腺皮质激素的液体，如有低血压应予以纠正。

（二）医生准备

1. 了解影像学检查结果，包括彩超、CT、MRI，全面了解肝胆系统情况。
2. 超声全面扫查肝脏，选择相应穿刺部位及进针路径。
3. 向患者说明治疗的必要性、方法、适应证和禁忌证，可能出现的并发症和不良反应以及处理措施，取得患者与家属的知情和同意，消除患者紧张情绪。

（三）仪器设备和器具

1. 彩色多普勒超声仪和穿刺架。
2. 18G PTC 针。
3. 5 ml 局麻用注射器。
4. 0.035′ 导丝。
5. 6~8F、长 10~15cm 的扩张器。
6. 8~10F 猪尾引流导管。
7. 引流袋。
8. 无菌探头套和穿刺消毒包。

（四）穿刺点及路径选择

1. 超声扫查了解肝内、外胆管扩张程度及其走向，选择有一定长度且内径大于 4mm 的胆管作为靶胆管。
2. 穿刺路径应视具体情况而定，通常首选左外下支胆管，其次是左外上支或右后（前）下支肝内胆管。
3. 双侧肝内胆管扩张且相通时行一侧引流，双侧肝内胆管扩张但互不相通时，左右肝内胆管分别穿刺引流。

（五）体位选择

穿刺左肝内胆管或右前叶肝内胆管时采取仰卧位，穿刺右后叶肝内胆管时采取右前斜位。

四、操作方法

（一）局部消毒和麻醉

常规消毒铺无菌巾，消毒范围超过整个肝脏

229

体表投影区,超声扫查再次定位,1% 利多卡因对穿刺点进行局部浸润麻醉至肝被膜,尖刀片做 2~3mm 皮肤切口(图 3-1-4-1)。

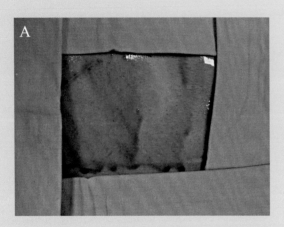
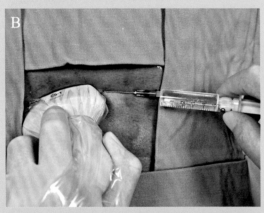
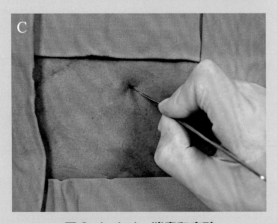

图 3-1-4-1 消毒和麻醉
A. 常规消毒铺无菌单;
B. 1% 利多卡因对穿刺点进行局部浸润麻醉;
C. 尖刀片做 2~3mm 皮肤切口。

(二)置管方法

1. Seldinger 法(二步法) 超声引导 18G PTC 穿刺针经皮经肝穿刺进入靶胆管,拔出针芯,见胆汁流出后沿针鞘置入导丝,若未见胆汁流出可用 5ml 注射器抽吸,抽出胆汁证明穿刺针位于胆管内,置入导丝后拔出针鞘,用扩张器扩张针道,沿导丝插入引流管后拔出导丝,确定引流管位置满意且通畅后缝合固定引流管,接引流袋(图 3-1-4-2~ 图 3-1-4-4)。

2. 套管针法(一步法) 超声引导将套管针直接刺入靶胆管,见胆汁后,向前推送套管,放入适当位置后将穿刺针拔出,确定引流管位置满意且通畅后缝合固定引流管,接引流袋。

五、技术要点及注意事项

(一)技术要点

1. 靶胆管的选择

(1)二级以上分支胆管,容易显示且距离皮肤较近。

(2)穿刺路径无大血管和肿瘤。

(3)二步法选择靶胆管内径大于 4mm,一步针法选择靶胆管内径大于 8mm。

(4)穿刺针与胆管长轴的夹角要适当,一般在 60°~70° 为宜,针尖斜面朝向肝门。进针角度过大容易穿透胆管对侧壁,也不利导丝的置入。

2. 局部麻醉应达肝被膜,局麻的方向应与穿刺进针方向一致,麻醉要充分,避免穿刺时患者因疼痛无法配合。

3. 穿刺过程中偶有超声显示穿刺针尖已进入胆管而回抽未见胆汁情况,出现此现象的原因是容积效应,针尖并未真正进入胆管,横断扫查可辨别。解决方法是显示靶胆管后轻轻侧动探头,在靶胆管显示最清晰时调整进针方向再行操作,同时应仔细体会

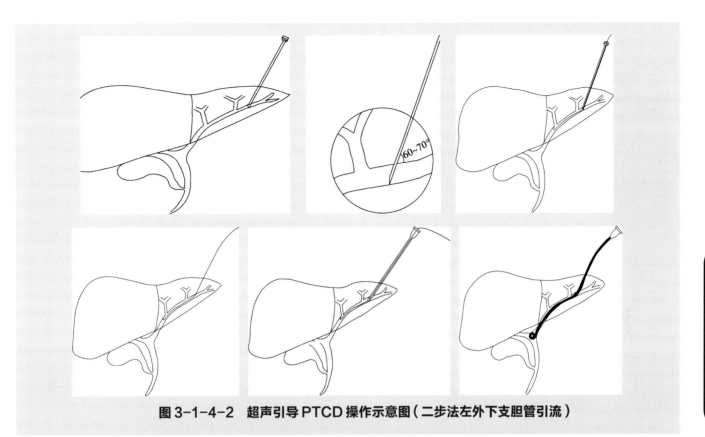

图3-1-4-2　超声引导PTCD操作示意图（二步法左外下支胆管引流）

图3-1-4-3　超声引导PTCD操作方法和过程（靶胆管为左外下支）

A. 超声引导18G PTC针经皮穿刺；
B. 声像图显示穿刺针（↑）刺入左外下支胆管；
C. 拔出针芯后见胆汁流出，沿针鞘置入导丝；
D. 声像图显示导丝（↑）进入胆管；
E. 扩张器扩张针道；
F. 沿导丝插入引流管；

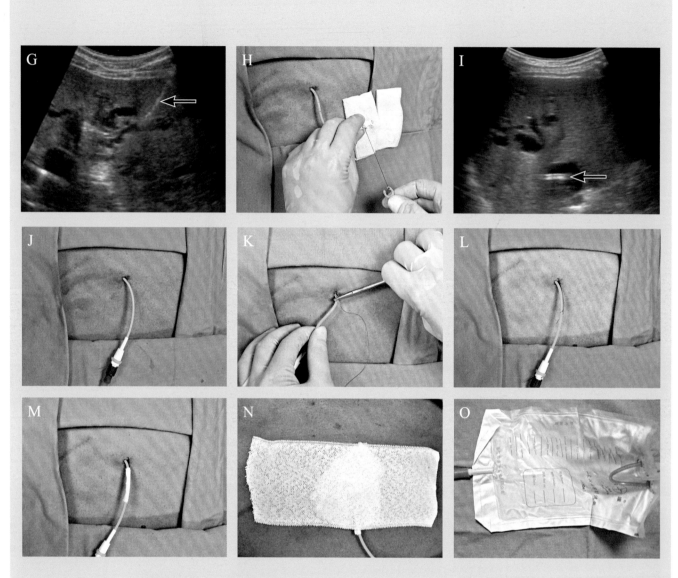

图 3-1-4-3　超声引导 PTCD 操作方法和过程（靶胆管为左外下支）

G. 声像图显示引流管（↑）进入胆管；　　　　　　H. 置入引流管后拔出导丝可见胆汁流出；

I. 声像图显示引流管盘曲在肝门部胆管内（↑）；　　J. 引流管接无菌引流袋；

K、L. 缝合固定引流管；　　　　　　　　　　　　　M. 胶布固定缝线；

N. 皮肤包扎；　　　　　　　　　　　　　　　　　O. 引流出的淡黄色胆汁

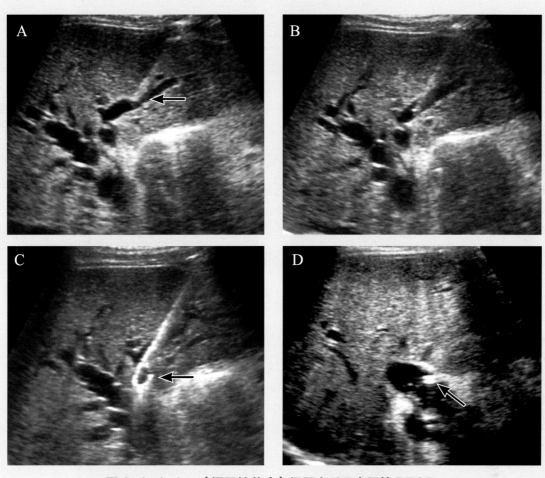

图 3-1-4-4　（梗阻性黄疸）经肝右后下支胆管 PTCD

A. 穿刺针刺入胆管前瞬间将胆管前壁压迫形成明显凹陷（↑）；

B. 穿刺针进入胆管内；　C. 沿针鞘置入导丝（↑）；　D. 置入引流管后，肝门部胆管内可见引流管（↑）

穿刺针进入胆管时的突破感。

4. 尽可能减少进针次数，避免误伤大血管，重新穿刺时针尖不必退出肝包膜。

5. 导丝法放置引流管时要求患者平静呼吸，保持导丝平直，以免深呼吸时皮肤与肝之间产生错动移位并使导丝打折，导致置管失败（图 3-1-4-5）。

（二）注意事项

1. 完备术前检查，包括影像学检查和实验室检查，凝血酶原时间延长超过正常对照的 1/2，血小板低于 50×10^9/L，有严重出血倾向者应暂停穿刺。急性化脓性胆管炎时

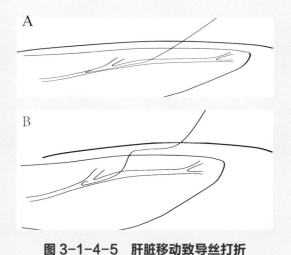

图 3-1-4-5　肝脏移动致导丝打折

A. 导丝平直；B. 肝脏和腹壁呼吸移位，致导丝打折

除外，是否紧急穿刺引流需要与外科医生共同评估决定。

2. 严禁穿刺肝外胆管，尽量不穿刺左、右肝管，因为从声像图上看似左右肝管在肝内，但实际上很可能位于肝实质外，穿刺后极易发生胆漏。

3. 右肝引流通常不选择右前（后）上支胆管，除非有把握穿刺路径能避开胸膜腔。

4. 引流管尽可能在胆管内保留一定的长度（至少应大于 4~5cm）。

5. 穿刺左外下支胆管时，通常左外下支门静脉位于胆管前方，尤其在胆管扩张不明显时，穿刺针要避开门静脉，以免出现胆道出血及胆管门静脉瘘（图 3-1-4-6）。

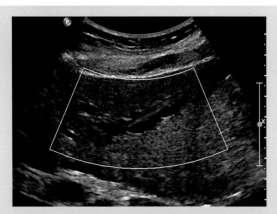

图 3-1-4-6　彩色多普勒显示左外下支门静脉位于扩张胆管前方，穿刺时需注意避开血管

6. 靶胆管扩张不足 8mm 或距离皮肤较远时，使用二步法置管把握性更大。

7. 治疗后卧床休息 24 小时，密切观察患者症状和生命体征。

8. 引流管猪尾部分的适度固定与引流管的皮肤固定同样重要。增加腹带的保护可避免引流管被外力牵出。

9. 带管期间避免剧烈咳嗽，因膈肌和肝脏的大幅度运动，可能会将引流管自肝内胆管逐步牵出（图 3-1-4-7），最终导致引流管脱出至肝外腹腔内。

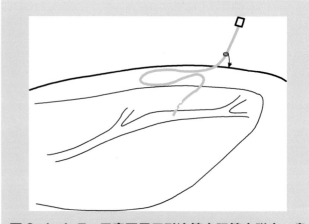

图 3-1-4-7　示意图显示引流管由胆管内脱出，盘曲在肝与腹壁之间

10. 每日详细观察和记录引流胆汁的量、胆汁性状及是否混有血液，引流量突然减少应警惕引流管堵塞或脱出，需进行胆管造影了解引流管通畅情况，必要时插入导丝通管或更换导管。

六、并发症及其预防与处理

超声引导 PTCD 能够实时地监测穿刺和置管的整个过程，彩超可以清晰地分辨出胆管和血管，其穿刺安全性较 X 线引导的 PTCD 显著提高。一项对照研究中 603 例患者在 X 线透视引导下完成 PTCD，409 例在超声引导下完成，结果显示两组并发症发生率分别为 6.0% 和 0.7%[25]。Riemann 等[26] 分析了 2471 例经 X 线引导 PTCD 术后各种并发症发生率，其中严重并发症发生率为 7.4%；经翔等[27] 对超声引导下 PTCD 治疗的 753 例患者进行了总结，严重并发症发生率仅为 1.14%。

（一）常见并发症

1. 出血　主要包括腹腔内出血和胆道内出血。腹腔内出血较少见，一个重要的原因为穿刺损伤肝内血管后而置管又不成功，血液经肝脏的穿刺路径不断流入腹腔。如果仅仅是 18G PTC 针造成的出血通常不需处理；如果是 8~10F 引流管置管失败造成的出血，需要给予止血药物并密切观察，必要时采取肝动脉栓塞等处理方法。胆道内出血主要是穿刺过程中损伤血管，血管内的压力较大，血液沿穿刺路径流入胆道，在声像图上表现为原透声好的胆管内突然出现雾状高回声[28]。处理方法为重新选择另一只靶胆管引流，出血通常能够自行停止。

2. 胆漏、胆汁性腹膜炎　胆漏多由置管失败引起，胆汁经穿刺路径漏入腹腔引起胆汁性腹膜炎，除有明显的腹痛外还可引起腹腔感染甚至腹腔脓肿。随着穿刺技巧的提高和经验的积累，治疗过程中出现胆汁漏的几率已很小，主要是由于治疗后短期内引流管脱落造成。由于胆道梗阻，胆道内压升高，如果不重新成功引流，胆漏往往不会停止，有可能引起致命的腹腔感染。

3. 感染　PTCD 治疗后胆道感染主要为急性胆管炎的表现，感染严重时可导致败血症，甚至感染性休克。感染的主要原因为菌血症，这是由于胆管阻塞后胆汁淤积，极易引起感染，在 PTCD 过程中采取的胆汁标本大约有 60% 的患者发现有细菌生长[29]。当治疗过程中损伤与胆管并行的血管时，细菌就可能入血液引起菌血症，甚至脓毒血症；同时，若伴有胆道内出血更易引起感染，一方面是因为血液是细菌生长很好的培养基，另一方面凝血块很容易堵塞胆管和引流管，引发胆管炎。

4. 胆管-门静脉瘘　胆管和门静脉并行紧贴，穿刺胆管时很容易损伤门静脉，以致胆管-门静脉相通，胆汁可经瘘口进入门静脉，出现菌血症和黄疸加重，此时重新置入导丝，更换较粗引流管可起到压迫瘘口的作用。

5. 其他　包括血性胆汁，上腹部不适、疼痛、恶心、大汗等，经积极对症治疗均可缓解。

（二）预防及处理措施

1. 为了预防菌血症和败血症的发生，应做到以下几点：①治疗时尽量避免血管的损伤；②治疗后保持引流通畅；③加强营养支持治疗，提高机体抵抗力；④治疗前后给予抗生素。

2. 避免治疗后短期内引流管的脱落是有效预防胆漏的措施，对于合并剧烈咳嗽、恶心呕吐等可引起肝脏大幅度活动的疾病应给予及时的治疗，对于年老、缺乏配合的患者治疗后应加强护理。若为引流管脱落后引起胆汁漏，如果窦道形成条件允许即沿原窦道重新置入引流管，否则应再次行 PTCD 引流，使胆道减压，减少胆汁的外漏，同时给予抗感染、对症治疗。若存在腹腔积液或已形成脓肿则在超声引导下置管引流。

3. 预防出血最好的方法就是避免血管的损伤，彩色多普勒可清晰地鉴别血管和胆管，显著降低了血管损伤的几率[30]；对凝血功能欠佳的患者治疗前应改善凝血功能。大部分腹腔内出血患者经全身补液、止血等积极的保守治疗可达到止血目的，当保守治疗无效时还可选择血管栓塞，必要时行开腹手术止血。胆道出血除给予全身补液、止血治疗外，可在 DSA 引导下调整引流管位置或更换较粗引流管以达到压迫止血的目的。

七、临床意义及评价

恶性梗阻性黄疸患者常因重度黄疸、不能耐受手术或肿瘤广泛转移而失去手术机会；急性梗阻性化脓性胆管炎患者常因年老体弱或休克实施外科手术的风险极高。对于恶性梗阻性黄疸患者临床常采取 PTCD 进行胆道引流以减轻黄疸、改善肝功能，为手术创造条件或改善无法手术患者的生存质量，为进一步支架置入和胆道腔内介入治疗创造条件；对于急性梗阻性化脓性胆管炎患者 PTCD 可及时对胆道进行引流减压，控制感染，降低手术死亡率[22, 24, 31, 32]。

传统的 PTCD 是在 X 线引导下穿刺,不能显示肝内胆管的确切位置,属半盲目性穿刺,其穿刺难度大、副损伤机会多、成功率低,而且 X 线引导操作过程复杂,操作时间较长,医患双方均受放射性损伤。超声引导的 PTCD 操作简便、手术时间短、创伤小、并发症少、避免 X 线的辐射,可在床旁对危重症患者进行治疗。超声和 X 线引导具有各自的优缺点,两者有机的结合才能获得更理想的效果,这一点在靶胆管扩张不明显(直径小于 4mm)但必须穿刺引流时体现得淋漓尽致,在超声引导下穿刺,在 X 线引导下置管,提高成功率,降低并发症发生,已有文献证实了两者联合的优越性,即使不扩张的胆管也能完成操作[33]。

（经翔　丁建民　陈敏华）

参考文献

1. 董宝玮. 临床介入性超声学. 北京:中国科学技术出版社,1990.
2. Radder RW.Ultrasonically guided percutaneous catheter drainage for gallbladder empyema.Diag Imag,1980,49(6):330-333.
3. 赵连蒙,赵晗,杨秀华,等. 超声引导下经皮经肝胆囊穿刺置管引流术的临床应用. 中华消化外科杂志,2011,10(6):459-460.
4. Sugiyama M,Tokuhara M,Atomi Y.Is Percutaneous Cholecystostomy the Optimal Treatment for Acute Cholecystitis in the Very Elderly? World J Surg,1998,22(5):459-463.
5. Melloul E,Denys A,Demartines N,et al.Percutaneous Drainage versus Emergency Cholecystectomy for the Treatment of Acute Cholecystitis in Critically Ⅲ Patients:Does it Matter? World J Surg,2011,35(4):826-833(828).
6. Ginat D,Saad W.Cholecystostomy and transcholecystic biliary access.Tech VascInterv Radiol,2008,11(1):2-13.
7. Laurila J,Syrjälä H,Laurila PA,et al.Acute acalculous cholecystitis in critically ill patients.Acta Anaesthesiologica Scandinavica,2004,48(2):986-991.
8. Kalliafas S,Ziegler DW,Flancbaum L,et al.Acute acalculous cholecystitis:Incidence,risk factors,diagnosis,and outcome. American Surgeon,1998,64(5):471-475.
9. Viste A,Jensen D,Angelsen J,et al.Percutaneous cholecystostomy in acute cholecystitis;a retrospective analysis of a large series of 104 patients.Bmc Surgery,2015,15(1):1-6.
10. Woong JJ,Soo LS,Tae Jun S,et al.Endoscopic ultrasound-guided transmural and percutaneous transhepatic gallbladder drainage are comparable for acute cholecystitis.Gastroenterology,2012,142(4):805-811.
11. 田伏洲,石力,蔡忠红,等. PTGD 在高龄高危急性胆囊炎中的应用. 中国实用外科杂志,2003,23(6):333-334.
12. 吕海龙,姜玉峰,彭心宇,等. 经皮经肝胆囊穿刺置管引流术后并发症的防治. 中国普通外科杂志,2012,21(2):235-237.
13. 经翔,杜智,丁建民,等. 普通超声探头引导 PTGD 治疗高危急性化脓性胆囊炎. 天津医药,2007,35(9):711-712.
14. 曲锰,吕保印,靳华. 超声引导经皮经肝胆囊穿刺防止胆漏及注药溶石的方法. 中华超声影像学杂志,1992,1(1):29-31.
15. 王涛,陈琪,邹树,等. 超声引导下胆囊穿刺置管联合胆道镜取石治疗胆囊结石. 中华普通外科杂志,2014,29(4):310-311.
16. Geleijnse ML,Nemes A,Vletter WB,et al.Adverse reactions after the use of sulphur hexafluoride(SonoVue)echo contrast agent.J Cardiovasc Med,2009,10(1):75-77.
17. Torzilli G.Adverse effects associated with SonoVue use.Expert Opin Drug Saf,2005,4(3):399-401.
18. Katayama H,Yamaguchi K,Kozuka T,et al.Adverse reactions to ionic and nonionic contrast media.A report from the Japanese Committee on the Safety of Contrast Media.Radiology.1990;175(3):621-628.
19. Xu EJ,Zheng RQ,Su ZZ,et al.Intra-biliary contrast-enhanced ultrasound for evaluating biliary obstruction during percutaneous transhepatic biliary drainage:A preliminary study.Eur J Radiol,2012,81(12):3846-3850.
20. Mao R,Xu EJ,Li K,Zheng RQ.Usefulness of contrast-enhanced ultrasound in the diagnosis of biliary leakage following T-tube removal.J Clin Ultrasound,2010,38(1):38-40.
21. Xu EJ,Mao R,Zheng RQ,et al.Three-dimensional contrast-enhanced ultrasonic cholangiography:a new technique for delineation of the biliary tract in a liver donor.Liver Transpl,2009,15(9):1154-1156.
22. Harbin WP,Mueller PR,Ferrucci JT Jr.Transhepatic cholangiography:complicatons and use patterns of the fine-needle technique:a multi-institutional survey.Radiology,1980,135(1):15-22.
23. Makuuchi M,Beppu T,Kamiya K.et al.Echo Guided Percutaneous Transhepatic Cholangiography with Puncture Transducer.Japanese Journal of Surgery,1978,8(3):165-175
24. Rupp N.Indications and results of percutaneous transhepatic bile-duct drainage.Der Chirurg;Zeitschrift für alle Gebiete der operativen Medizen,1979,50(4):233-238.
25. Takada T,Yasuda H,Hanyu F.Technique and management of percutaneous transhepatic cholangial drainage for treating an obstructive jaundice.Hepatogastroenterology,1995,42(4):317-322.
26. Riemann J.Complications of percutaneous bile drainage.Berlin:Springer,1984:29-35.
27. 经翔,杜智,王毅军,等. 超声引导经皮经肝胆管引流术并发症分析. 中华肝胆外科杂志,2010,16(8):600-603.
28. 高上达,何以牧,林晓东,等. 超声引导经皮经肝胆管引流的技术探讨. 中华肝胆外科杂志,2004,10(7):488-489.
29. Rösch Triptrap A,Born P,et al.Bacteriobilia in percutaneous transhepatic biliary drainage:occurrence over time and clinical sequelae.A prospective observational study.Scandinavian J Gastroenterol,2003,38(11):1162-1168.
30. Sukigara M,Taguchi Y,Watanabe T,et al.Percutaneous transhepatic biliary drainage guided by color Doppler echography. Abdom Imaging,1994,19(2):147-149.
31. Ferrucci JT,Mueller PR,Harbin WP.Percutaneous transhepatic biliary drainage:technique,results,and applications.Radiology,1980,135(4):S12.
32. 林礼务,叶真,薛恩生,等. US-PTCD 在胆道急症中的应用. 中国超声医学杂志,1988,4(S1):38-39.
33. Wonho L,Gab Chul K,Jong Yeol K,et al.Ultrasound and fluoroscopy guided percutaneous transhepatic biliary drainage in patients with nondilated bile ducts.Abdom Imaging,2008,33(5):555-559.

第二章　胰　腺

【概述】

超声扫查可较完整地显示胰腺的形态、大小、内部结构及形态学异常变化。超声的多切面多方位扫查可排除胰腺周围组织结构形成的伪像，是临床诊断胰腺疾病的重要影像学方法。肥胖者或受胃肠气体干扰、较小肿瘤及位于深部肿瘤，特别是胰尾部肿瘤，易发生漏诊，需结合内镜超声及增强 CT 来弥补不足。超声引导下穿刺活检是诊断胰腺良恶性占位性病变常用的方法，一般多用于实性疑诊恶性病变者。囊实性病变活检需慎重，需注意防止恶性囊实性病变穿刺后播散转移的发生，当出现壁结节拟手术者可穿刺活检。超声造影可提高判断胰腺病变性质的能力，并指导穿刺取材部位从而提高活检准确性。

置管引流是含囊性病变治疗的一种简便、安全、有效的手段，多用于急性胰腺炎所致假性囊肿或胰周液体和坏死物积聚，但并非所有病变都适宜超声引导下抽液或置管引流。胰腺炎引起假性囊肿约 20% 于 6 周内可自行消失。对急性胰腺炎合并胰周液体和坏死物积聚者，应结合临床，密切随访，充分了解疾病动态变化过程，本着"捷径、低位、通畅、安全、有效"的原则，选择最佳干预时机，以达到缓解腹腔内高压、控制胰周液体继发感染及引流坏死物的目的。

胰腺癌预后很差，肿瘤压迫腹腔神经丛导致疼痛使患者生活质量严重下降。许多局部微创治疗技术应用于进展期胰腺癌，有望减轻并控制疼痛，同时杀灭肿瘤，使部分患者在生存质量及生存期方面获益，如高能聚焦超声、超声引导下放射性粒子植入、热消融、冷冻、不可逆电穿孔等技术。

第一节　占位病变超声诊断

超声可较好地显示胰腺肿瘤的囊实性回声特征及形态结构，作为无创、有效的检查手段，可观察肿瘤的发展和变化，是临床较常用的影像诊断和随访方法。超声造影可提供病变微血供信息，可更好鉴别病变囊实性及性质，可提高常规超声的诊断能力[1, 2]。现将胰腺囊性及实性病变的超声及超声造影（contrast enhanced ultrsound，CEUS）诊断简要介绍如下。

一、胰腺囊性病变

（一）胰腺假性囊肿

是胰腺良性囊性病变中最多见的。本病继发于胰腺炎症或外伤后，由于胰液、渗出液和血液等聚积，刺激周围的组织，继而纤维组织增生包裹形成囊肿，囊壁本身无上皮细胞故称假性囊肿。在急性胰腺炎的早期即可出现假性囊肿，由于包膜不成熟，超声显示囊壁不清晰、不规则、不完整；约经过 6 周纤维包膜逐渐成熟，囊壁呈清晰、完整而致密的强回声。如继发于胰腺体尾部，体积可较大，位于胰腺前面表浅部，仅囊后壁部分与胰腺相连，可引起胃十二指肠等移位。继发感染后则可形成脓肿[3]，声像图可见胰腺部位或表面出现圆形无回声区，后方回声增强，呈典型的囊性表现（图3-2-1-1）。囊壁强回声清晰规整，厚约1至数毫米不等，可见强回声小钙化灶，但不形成广泛的囊壁钙化。当囊内出现回声，多表示有坏死组织或发生出血、感染化脓等。假性囊肿无血供，CEUS动脉期至实质期始终呈无增强（图3-2-1-2），有助于与胰腺囊腺瘤鉴别[1]。巨大

或位于胰尾部的假性囊肿，超声判断其来源有时较为困难。饮水充盈胃观察囊肿与周围脏器关系及呼吸性移动不一致等特征有助于诊断。

胰腺假性囊肿声像图表现与真性囊肿不易鉴别时需结合临床。胰腺有慢性或急性胰腺炎的特征表现，对定性诊断有参考价值。胰腺假性囊肿需与相邻的非胰腺部位囊肿鉴别，如肠系膜囊肿、左肾囊肿、肾上腺囊肿以及较大的肝囊肿等。鉴别困难时应当结合临床资料以及CT和MR所见综合考虑。

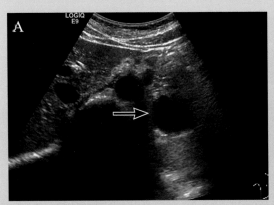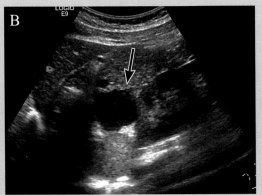

图 3-2-1-1 胰腺尾部假性囊肿

女，31岁，胰尾可见近无回声病变（↑），最大径4.2cm，边界清，内可见少量回声。手术病理：胰腺假性囊肿。A. 横切面；B. 纵斜切面

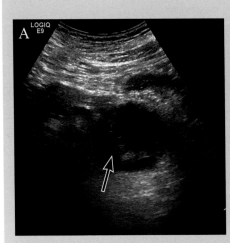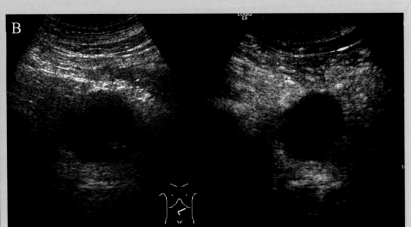

图 3-2-1-2 胰尾部假性囊肿

A. 胰尾部囊性病灶，内可见不规则实性成分（↑）；　B. CEUS病灶始终无强化

（二）胰腺真性囊肿

为胰腺组织发生或生长在胰腺内的囊肿。常见的主要有先天性、潴留性和寄生虫性三种囊肿。

1. 胰腺先天性囊肿　多于儿童或成人普查时发现，常与多囊肾、多囊肝并发，系多囊性疾病的一部分。囊肿由胰腺导管或发育异常的腺泡形成，一般不大。声像图表现为在胰腺实质中有单个或多发的液性透声区，圆形或椭圆形，边界清楚，后壁回声增强（图3-2-1-3）；囊肿较小或多发时超声不能显示囊肿大小，仅表现为胰实质回声增强而不均匀。

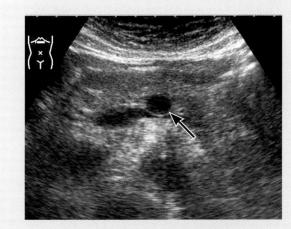

图 3-2-1-3　胰腺先天性囊肿
胰腺体部见无回声结节，边界清晰（↑）

2. 胰腺潴留性囊肿　常因胰管结石、胆总管结石或慢性胰腺炎等阻塞胰管，引起胰泡或小导管的胰液潴留而形成，多数体积不大，位于胰腺实质中，尤在主胰管附近。声像图显示为胰管附近有透声性囊肿或与扩张的胰管相连接。胰腺实质呈慢性胰腺炎的回声增强表现（图3-2-1-4）。

3. 胰腺寄生虫性囊肿　细粒棘球绦虫偶可在胰腺内形成包虫囊肿，其声像图为典型的透声性囊肿，呈圆形，囊壁厚而清晰规整。囊内若有子囊或头节则可见囊中之囊或囊壁有强回声团。超声发现胰腺区域的

囊肿灵敏，但是对囊肿性质的鉴别有时较为困难，需结合临床资料和其他检查加以考虑。

胰腺真性囊肿CEUS各期均表现为无增强[4]。

（三）胰腺脓肿

胰腺脓肿是胰腺炎的严重并发症。典型的发生于急性坏死性胰腺炎后2~4周，由坏死组织、渗出液或囊肿继发感染形成；常混有来自附近的胆道、胃肠、门静脉或经淋巴引流的多种细菌感染。脓肿好发于胰体和胰尾部；可为单腔或多腔，小者直径仅数厘米，大者可达30cm，可并发膈下脓肿、小网膜积脓和结肠坏死。超声随诊观察发现胰腺假性囊肿腔内出现回声斑点，患者伴有发热、白

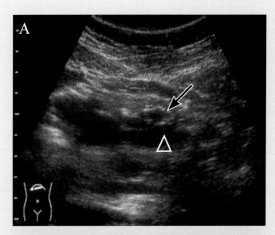

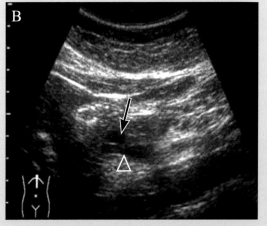

图 3-2-1-4　胰腺潴留性囊肿
胰腺实质薄，胰管迂曲扩张，可见无回声结构（↑）
与胰管（△）相通。A. 横切面；B. 纵切面。

细胞升高等临床表现，超声可提示囊肿继发感染；对胰腺囊肿、脓肿和血肿的鉴别诊断，需依赖超声引导细针穿刺抽吸确诊。

胰腺脓肿病程不同，声像图有较大差异：脓肿前期，显示所累及的胰腺区域回声增强增粗不均，轮廓不明；继而转为急性期，脓肿包膜尚不成熟，故脓肿壁显示较模糊，边界回声不规则，中心有液性暗区；进入慢性期，脓肿成熟，囊壁显示为清晰增厚的强回声带，脓液呈无回声或弱回声暗区，脓液稠厚或其中混杂坏死组织等可呈现为等回声区或弱回声区内混有强回声斑点（图3-2-1-5）。

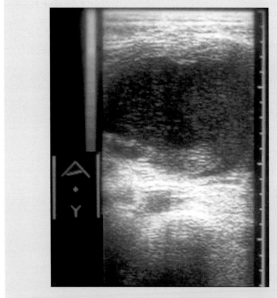

图 3-2-1-5　胰腺脓肿
胰腺体部见壁厚囊性病变，腔内见强弱不等散在回声，穿刺证实为脓液

合并产气杆菌感染时病变区域内可见气体强回声即多次反射。偶见多发的微小脓肿声像图不典型，胰腺肿大，实质回声呈强弱不均，超声定性诊断困难。急性胰腺炎并发脓肿时，由于肠道淤胀积气较严重，往往显示不清，俯卧位作冠状切面扫查能改善显示，尤对胰尾部脓肿的显示效果较好。脓肿四周有肠袢等粘连时，较大的脓肿也难以显示，应结合CT检查。

CEUS能够很好地评价胰腺组织的坏死、胰腺周围液体渗出等，脓肿内脓液CEUS表现为无增强区。

还应提及偶见胰腺周围的动脉瘤（图3-2-1-6）、静脉瘤，腹膜后淋巴瘤、肉瘤在声像图上可与囊肿相似，与囊腺瘤的鉴别尤为重要。

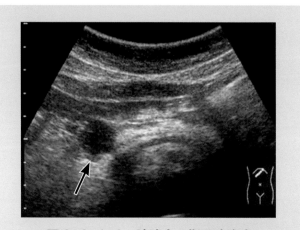

图 3-2-1-6　胰腺十二指肠动脉瘤
胰头区见无回声结节（↑），边界清，彩超可见血流充盈

（四）胰腺囊腺瘤

胰腺囊腺类肿瘤约占胰腺囊性病变的10%~15%，包括浆液性囊腺瘤和黏液性囊腺瘤，多见于中老年女性。浆液性囊腺瘤是胰腺最常见的囊性肿瘤，几乎不发生恶变，病理分为小囊型、大囊型和混合型三类，以小囊型最常见，占70%~80%。小囊型为多房性小囊，囊径一般小于2cm，呈蜂窝状，偶见肿瘤中心有星状纤维瘢痕及钙化（图3-2-1-7）；大囊型为单一大囊或多个囊聚合，囊径超过2cm，肿瘤中央无瘢痕，肿瘤直径可达10~15cm；混合型介于两者之间[5,6]。各型囊内均含有无色清亮的浆液，镜下囊壁为单层立方上皮细胞，肿瘤细胞间有丰富微小血管的纤维间隔。超声造影可见呈明显高增强的分隔及其间无增强的囊腔（图3-2-1-8）。部分小囊型浆液性囊腺瘤因分隔极密，造影后病变内密集分隔明显强化，使病灶呈明显的高增强，表现类似于富血供的胰腺实性肿瘤[7]。

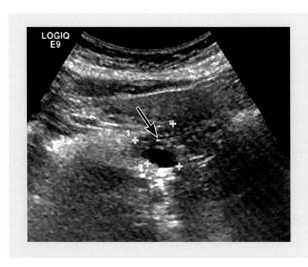

图 3-2-1-7　胰腺浆液性囊腺瘤
胰头区囊性结节，内多发纤细
分隔（↑）及多个小囊

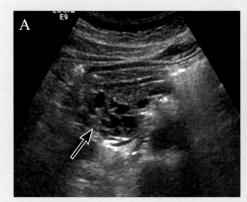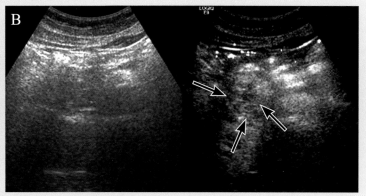

图 3-2-1-8　胰腺浆液性囊腺瘤
A. 胰头区囊性结节，内见多发分隔（↑）；B. CEUS：分隔可见明显强化（↑）

　　黏液性囊腺瘤多位于胰体尾，具有潜在恶性倾向，但病程缓慢。多为单一大囊或多个大囊组合，多数囊径大于 2cm，囊内含黏稠的黏液样物。一般认为 1~3cm 小肿瘤多为良性，5cm 左右为交界性，大于 8cm 者多为恶性（图 3-2-1-9）。如发现远处转移，提示为囊腺癌（图 3-2-1-10），囊壁为透明变性的纤维结缔组织，部分囊壁见乳头状突起及不规则软组织影，超声造影观察病灶囊壁、内部分隔及壁结节有无强化而协助诊断。

（五）胰腺导管内乳头状黏液肿瘤（intraductal papillary mucinous tumor，IPMT）

　　IPMT 是一种原发在导管内的导管上皮增生，并呈乳头状生长。IPMT 好发于中老年患者，有恶性倾向或为低度恶性肿瘤，应尽早手术治疗。IPMT 分为主导管型和分支管型。由于肿瘤产生大量黏液，可阻塞主胰管，主胰管型超声检查可见胰管扩张，其内见低回声团，一般边界较清；分支管型 IPMT 表现为多房囊性肿块，常位于胰头钩突，内可见间隔，表现与囊腺瘤相似，邻近胰管分支扩张，囊性病灶与扩张胰管相通，沿着囊壁或扩张胰管近端寻找易于发现病变[8, 9]。超声造影动脉期可见病变较快速强化，增强程度高或等于胰腺，其后造影剂消退快于周围胰腺，晚期表现为低增强[10]（图 3-2-1-11）。超声造影有助于区分灌注结节和凝血块区域[11]。

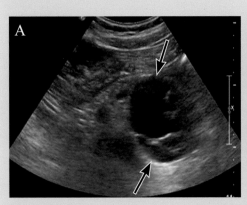 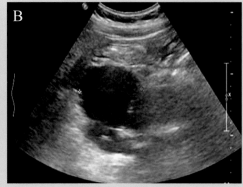

胰体尾囊性结节,边界清,内可见大小不等囊腔(↑)。

A. 横切面;

B. 纵切面

图 3-2-1-9　胰腺黏液性囊腺瘤

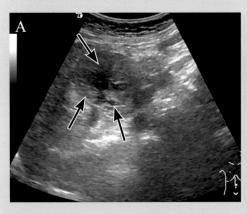 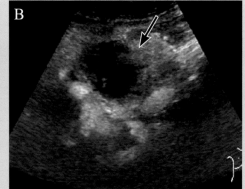

A. 胰头囊性占位,内可见较多实性成分(↑);

B. CEUS 动脉期边缘实性部分可见强化(↑),中心无增强

图 3-2-1-10　胰腺黏液性囊腺癌

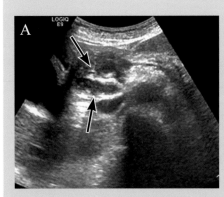 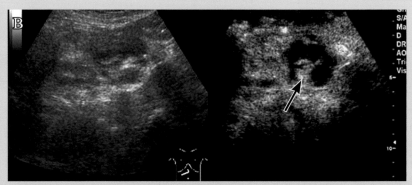

图 3-2-1-11　胰腺导管内乳头状肿瘤

A. 超声见胰头囊实性占位(↑),与扩张的胰管关系密切;

B. CEUS:病灶内部实性成分呈快速稍高增强(↑),并见不规则无增强区

二、胰腺实性病变

（一）胰腺癌

原发性胰腺癌是胰腺最常见的肿瘤，多见于胰头部，表现为胰腺局部肿大、膨出，肿块呈不规整的团块状、分叶状或不规则状，内部多为低回声，较大肿块因伴坏死、出血等，低回声内可见粗大不均强回声斑点或无回声囊腔，肿块后方多有回声衰减。胰腺癌为乏血供肿瘤，CEUS 动脉期呈低增强，多见周边强化，实质期造影剂廓清早于胰腺实质[12,13]（图 3-2-1-12）。胰头体部癌胰管明显扩张呈串珠状或管壁较平整，沿胰管追踪扫查可见胰管被肿块截断或阻塞，胰头癌还可引起胆道系统扩张（图 3-2-1-13）。当胰腺癌侵及周围血管时，静脉多见变形、狭窄和闭塞，部分受累静脉内可见栓子，而动脉多见移位。

（二）胰腺神经内分泌肿瘤（pancreatic neuroendocrine tumor，P-NET）

P-NET 起源于胰腺神经内分泌细胞，包括胰岛素瘤、胃泌素瘤、胰高血糖素瘤等。P-NET 根据是否分泌过多激素引起临床综合征分为功能性和无功能性两类，功能性 NET 多数为良性，多见于胰体尾，常为单发（约占 80%），一般较小，

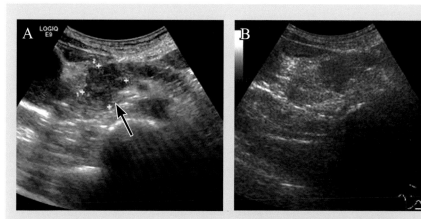

图 3-2-1-12　胰腺癌

A. 胰头颈低回声占位（↑），边界不清；B. CEUS 动脉期占位呈低增强（↑）

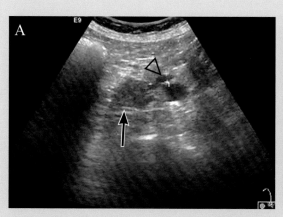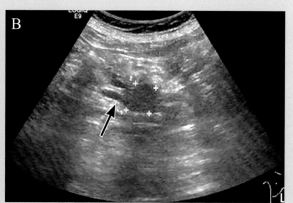

图 3-2-1-13　胰腺癌

A. 胰头低回声实性占位（↑），胰管扩张（△）；B. 肝外胆管扩张并在占位处中断（↑）

表现为胰腺内边界清楚的圆形或卵圆形低回声结节（图 3-2-1-14）。无功能性肿瘤约占 P-NET 的 10%~48%，且多数无功能性者为恶性，肿瘤通常体积较大，呈球形或分叶状，间质血管丰富，可发生不同程度出血和坏死、囊性变等[14, 15]（图 3-2-1-15）。肿块外的胰腺组织及胰管、胆管一般无异常改变，受压后可致轻度扩张。CEUS 病灶早于胰腺实质强化，呈显著高增强，病灶内造影剂退出晚，较大的肿瘤可伴有坏死，坏死区造影过程中始终无强化（图 3-2-1-16）。部分无功能神经内分泌肿瘤 CEUS 动脉期可表现为低增强[2]。

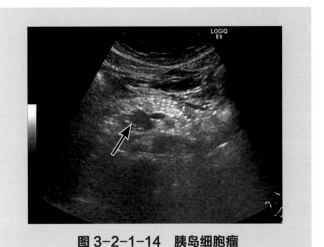

图 3-2-1-14 胰岛细胞瘤
胰头近钩突低回声结节（↑），2.0cm×1.4cm，边界清

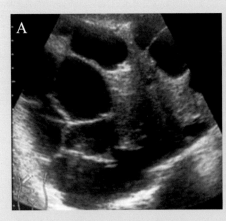
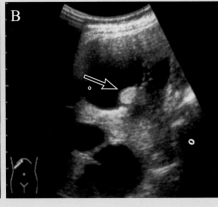

图 3-2-1-15
恶性胰岛细胞瘤肝多囊性转移
A. 肝内转移灶呈无回声；
B. 无回声囊壁可见实性强回声小节节（↑），穿刺获胰岛细胞癌

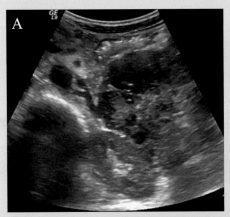
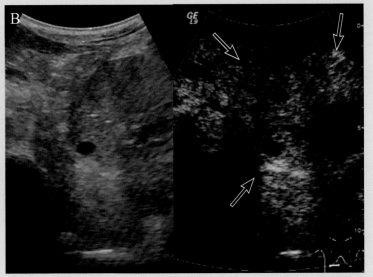

图 3-2-1-16 神经内分泌肿瘤 -G3
A. 胰尾巨大占位，内可见不规则液性区；
B. CEUS 动脉期占位呈不均匀强化（↑）

（三）慢性局限性胰腺炎

慢性局限性胰腺炎是胰腺炎反复发作引起或继发于胰头部急性坏死性胰腺炎、胆管结石、感染等，好发于胰头部，肿块呈结节状，边界多不清晰，内部呈不均匀低回声，可见结石强回声伴声影，位于扩张胰管近端或肿块内，胰头、颈部病变可引起胰管不同程度扩张，呈不规则或节段性，若在病灶内见狭窄的胰管穿入，具有诊断意义。部分患者可见胆总管轻度扩张，典型时下段为狭窄状穿入肿块内（图3-2-1-17）。非肿块区胰腺组织回声增粗、呈慢性胰腺炎表现。局灶性胰腺炎在CEUS动脉期表现为缓慢、弥漫强化，与周围胰腺的增强速度、程度相似，增强晚期造影剂与周围胰腺同步廓清[2]（图3-2-1-18）。

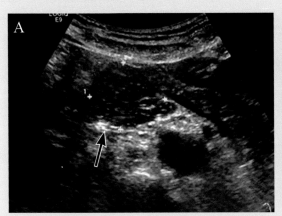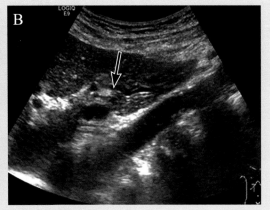

图 3-2-1-17 胰头局限性胰腺炎
A. 胰头见偏低回声占位（↑）；B. 可见胰管穿入胰头病变内（↑）

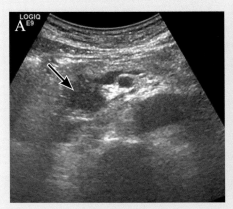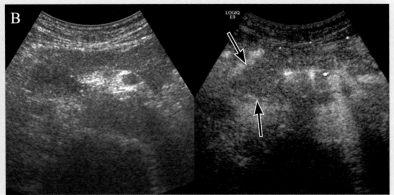

图 3-2-1-18 胰头局限性胰腺炎
A. 胰头区低回声病灶（↑），边界不清；
B. CEUS 动脉期至实质期病灶与周围胰腺呈等增强（↑）

（四）胰腺实性假乳头状瘤（solid pseudopapillary tumor of the pancreas，SPT）

SPT 是一种较少见的胰腺肿瘤，约占胰腺肿瘤的 1%，为良性或低度恶性，好发于年轻女性。其病理特征为肿瘤细胞围绕纤维血管轴心形成假乳头结构[16]。该病可发生于胰腺的任何部位，常位于胰腺边缘并突出于胰腺轮廓之外，向腹腔及腹膜后相对空虚的区域生长，由于肿瘤外生性生长的特点及肿瘤本身质地较软，患者很少出现胰

胆管梗阻的表现。肿瘤有完整的纤维包膜，其内常发生出血坏死而呈囊实混合，根据囊实性比例不同，超声表现为边界清晰、形态规则的实性或囊实性包块，少数可呈完全囊性。约 30% 的病例可见钙化，位于周边或实性部分，呈细条状或斑点状（图 3-2-1-19）。SPT 在 CEUS 增强早期多可见包膜明显环状强化，内部实性成分稍晚于胰腺或与胰腺同步强化，呈等或低增强，造影剂廓清一般早于胰腺[17, 18]（图 3-2-1-20）。

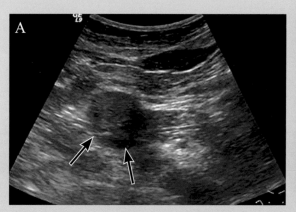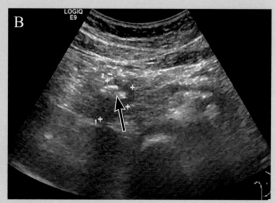

图 3-2-1-19 实性假乳头状瘤

A. 胰头低回声实性占位（↑），边界清；B. 占位内可见粗大钙化（↑）

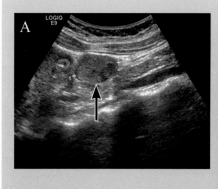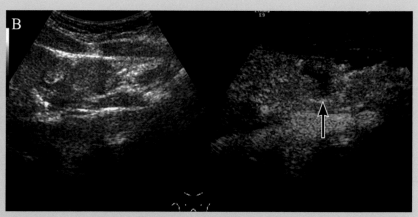

图 3-2-1-20 实性假乳头状瘤

A. 常规超声可见胰头区囊实性病灶（↑），以实性为主，边界清；

B. CEUS 动脉期可见包膜环状强化（↑），内实性部分呈等增强

（陈敏华 严昆 王延杰）

第二节　占位病变穿刺活检

超声检查是胰腺疾病患者的首选影像检查方法，常规超声检查虽能发现胰腺占位性病变，但对 <2cm 的占位检出率仅 30% 左右[19]，95% 以上胰腺实性占位病变常规超声表现为低回声，缺乏特异性表现，造成鉴别困难，尤其对局限性炎性包块与恶性肿瘤常常误诊，造成治疗延误或过度。为了获得明确诊断，常规超声引导下胰腺病变穿刺活检在临床应用广泛，对鉴别良恶性肿瘤能提供可靠的组织和细胞学证据[20-22]。胰腺穿刺活检主要用于胰腺的实性、囊实性肿物以及可疑的弥漫性病变，即对胰腺癌、胰腺转移性癌、淋巴瘤、慢性胰腺炎等胰腺疾病做出病理学诊断。胰腺占位性病变穿刺活检取材满意度约 93.3%~95.8%[22]，诊断准确性大于 96.8%[23]。

一、适应证

1. 占位性病变，影像学检查良恶性鉴别诊断困难者。
2. 疑诊慢性局限型胰腺炎或与肿瘤鉴别困难。
3. 胰腺实性肿物，需获得组织病理学和（或）细胞学定性诊断。
4. 胰腺囊实性肿物 > 3cm，囊壁有结节，胰管轻度扩张，需定性诊断行手术治疗者。
5. 胰腺周围肿大淋巴结 > 2cm 需定性诊断者。

二、禁忌证

1. 急性胰腺炎、慢性胰腺炎急性发作、其他急腹症者。
2. 有严重出血倾向者。
3. 穿刺入路难以避开大血管、胆管、扩张的主胰管者。
4. 患者无法配合，如频繁咳嗽、躁动等。
5. 患者合并其他严重疾病全身状况衰竭或大量腹水者。

三、操作前准备

（一）穿刺器材

1. 穿刺针　组织学检查通常选择 18G 组织活检针，针长 20cm，配以自动活检枪使用。因胰腺病变常质硬，较少选择手动组织切割活检针。

   胰腺肿瘤穿刺活检较少单独采用细胞学检查方法。细胞学检查可选用 20G、21G 或 22G 活检针，针长不小于 15cm 为宜。也可采取组织活检后"一针两用"方法，即组织活检针取材送组织学检查外，用注射器将针筒内残留物推出、涂片，同时送细胞学检查。

2. 穿刺引导针　又称皮针，是头端为尖锐斜面或呈三棱锥状的空心金属针，作用是建立穿刺皮下隧道、防止针道偏移、减少肿瘤针道种植。其应用原则为配合组织活检针的针型，选取相应规格的穿刺引导针，如 18G 穿刺活检针应使用 16G 穿刺引导针（16G 穿刺引导针外径为 16G，内径为 18G）。

3. 穿刺引导架　胰腺肿瘤位置深在，常与大血管关系密切，建议选用穿刺引导架。穿刺引导架的针槽应选择合适穿刺引导针粗细的规格，例如应用 16G 穿刺引导针，应选择 16G 穿刺引导针槽。需要注意的是如穿刺引导架有不同角度时，进针前务必确定超声仪上穿刺引导线角度与欲使用的穿刺引导架角度一致，以免误穿。

4. 注射器　常备 5ml 或 10ml 注射器 1~2 支，用于皮肤局部麻醉，必要时可用 20ml 或 50ml 注射器行穿刺抽吸及囊性病变抽液等。

（二）术前准备

1. 血液化验检查，包括全血常规、凝血功能。
2. 疑诊胰腺炎时查血淀粉酶。
3. 术前必须经过腹部超声检查，且腹部超声检查认为胰腺病变适合行超声引导下穿刺活检。

4. 术前禁食 8~12 小时，禁水 4 小时。

5. 肠管胀气明显者可行胃肠减压，腹水者先行腹水穿刺引流。

6. 停用抗凝药物时间达标。

（三）术前谈话及患者心理准备

穿刺前嘱患者认真阅读穿刺知情同意书，重点告知穿刺过程、穿刺风险及可能并发症，取得患者理解，并要求患者在穿刺过程中尽量配合医生。精神紧张患者应消除其紧张情绪后再行穿刺，必要时可服用适量镇静剂或更改穿刺日期。

（四）医生准备

胰腺病变穿刺活检为技术要求较高的超声引导下穿刺活检术，一般情况下应由有 5 年或百例以上腹部穿刺术经验的医师完成。术前，参与穿刺的医师应认真阅读患者病情资料，重点复习超声及其他影像学资料，严格把握适应证及禁忌证。操作前仔细寻找合适的穿刺入路，以保证穿刺的安全性。

四、操作方法

（一）仪器及用具

通常采用弹枪式穿刺器具，常用针型为 18G，较少用 20G。应用彩色超声诊断仪进行引导，穿刺时能够显示并避开血管。探头频率常为 3.0~5.0MHz，使用引导器和引导针，这样既能较好地固定穿刺针又可以防止皮下、腹膜外脂肪及腹膜的针道种植转移。

（二）操作方法

1. 术中一般采取仰卧位或斜卧位。

2. 常规消毒铺巾，予 1%~2% 利多卡因局麻至腹膜壁层，选择能避开血管和胆胰管、避开腹白线、最短穿刺行程的进针点。

3. 用探头适当加压以尽可能推开胃肠。

4. 通过引导器将引导针穿刺至腹膜壁层。

5. 让患者适当呼吸后屏气，迅速将穿刺针送达靶部位。当针尖显示清楚时进行穿刺活检（图 3-2-2-1）。

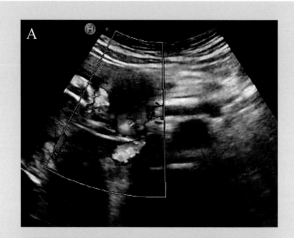
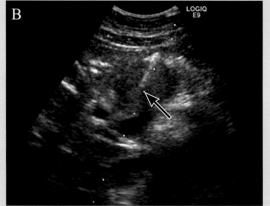

图 3-2-2-1　胰腺占位穿刺活检

A. 胰头至胰颈可见低回声占位，边界不清，大小 3.9cm×3.0cm，与门静脉紧贴；

B. 超声引导下穿刺活检，活检针呈强回声，位于占位内部（↑）。病理报告：胰腺高中分化腺癌

6. 组织集中置于滤纸片上并放入 10% 福尔马林溶液中，送病理组织学检查。

7. 随后用 10ml 注射器推注穿刺针针套，将其内容物推注于玻片上，放入 95% 酒精溶液中固定，送细胞学检查。

8. 最后消毒皮肤穿刺点，包扎。

五、技术要点及注意事项

1. 胰腺恶性肿瘤周围常存在炎性区域，应对肿块较深的不同部位取材 2~4 针。

2. 取材时避开液化坏死区域，在实性部位取材。

3. 取材满意后，尽量减少进针次数。

4. 自动活检枪适合较硬的肿瘤或炎症，在胰腺病变穿刺中最常用；手动穿刺针适用于软硬适中的组织。无论使用哪种穿刺针均建议一针两用，即同时作组织学与细胞学检查，结果互补。

5. 对囊壁增厚有乳头结节不能排除恶性的囊实性病变，穿刺活检可为手术治疗提供依据。

6. 胰腺占位病变穿刺前，需根据临床病史及体征，对胰腺占位病变做出初步的判断，慎重选择适应证，盲目穿刺可能造成严重后果。

六、并发症及其预防与处理

（一）常见并发症

超声引导下胰腺病变穿刺活检并发症发生率低，文献报道低于 2%[21]。国外对 545 例患者行超声引导下胰腺病变穿刺活检，轻度并发症发生率为 1.5%，无重度并发症[25]。少数患者可有穿刺时轻度疼痛不适，多在穿刺后较快缓解，无须特殊处理，观察即可。极少数患者可出现严重并发症，如急性胰腺炎、胰瘘、大出血、感染等，此时应予以住院对症处理。针道种植转移发生率极低，约 3‰~9‰[26, 273]，并与肿瘤本身生物学行为有关。

（二）预防与处理

严格掌握适应证、禁忌证，做好相应穿刺前准备，清晰显示病灶选择安全路径穿刺取材，尽量少经过正常胰腺组织直接在病灶取材，是预防并发症的重要环节（图 3-2-2-2）。对于黄疸患者应避开胆道扩张的肝脏，选择安全进针入路或胆道置管引流降低胆道压力后再经肝穿刺。长期使用抗凝药物者，即使术前停药时间足够长，仍应格外慎重，因抗凝药物抑制前列腺素环氧酶，不可逆性抑制血小板聚集[28]，患者仍存在较高出血风险。对于明确的胰腺占位性病变、不能除外恶性时，应尽量避开正常胰腺实质，减少穿刺次数，超声清晰显示最可疑病灶处进行穿刺取材。此外，

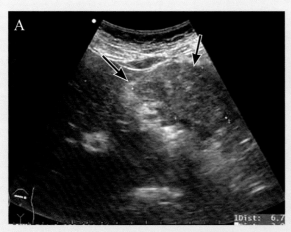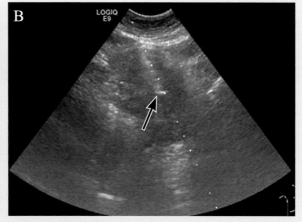

图 3-2-2-2 胰腺占位穿刺活检

A. 胰颈体可见低回声实性占位（↑），边界不清，大小 5.8cm×3.5cm；

B. 超声引导下穿刺活检，避开正常胰腺组织，活检针直接穿刺占位（↑）

穿刺时应用探头持续加压腹壁、尽量避开胃肠道、选择合适角度及针尖方向、尽量沿病变长轴进针，声像图应能够清楚显示针道及针尖位置，避免损伤邻近组织或其他脏器。术前胰酶水平高者穿刺前可应用生长抑素等胰酶抑制剂。穿刺操作过程应熟练、迅速，避免呼吸运动导致针尖在病变表面划动引起出血。

当发生胰瘘、感染时，多数需要置管引流（图3-2-2-3）。

七、临床意义及评价

胰腺穿刺活检主要用于胰腺的实性、囊实性肿物以及可疑的弥漫性病变，即对胰腺癌、胰腺转移性癌、淋巴瘤、慢性胰腺炎等胰腺疾病做出病理学诊断。胰腺病变穿刺活检有重要临床意义，对可能切除的胰腺病变做出明确的术前诊断，对不可切除的晚期胰腺癌避免不必要的开腹探查。胰腺病变取材成功率达90%左右。胰腺癌穿刺可出现假阴性，当超声和其他影像学表现、肿瘤标志物强烈疑诊为癌时，可再次活检或选择密切追踪观察变化及手术治疗。

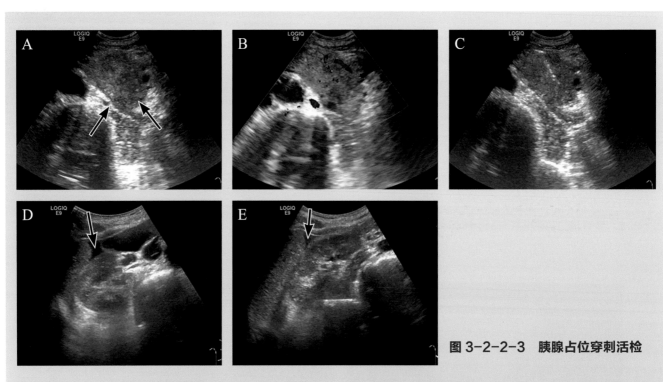

图 3-2-2-3 胰腺占位穿刺活检

A. 胰体尾可见低回声实性占位（↑），边界不清； B. 内可见条状血流信号；
C. 超声引导下穿刺活检占位； D. 穿刺后半小时检查肝肾间出现少量积液（↑）；
E. 予以密切监测生命体征，留观1小时后肝肾间积液无变化（↑）

（严昆 董宝玮 范智慧）

第三节 超声造影引导穿刺活检

胰腺病变位置较深，且胰腺肿瘤易合并纤维化，良恶性鉴别困难。对部分合并炎症、纤维化、坏死的不均质病灶、等回声、无明确周围血管脂肪浸润或肿大淋巴结的胰腺占位性病变，于常规超声引导下穿刺活检亦不易准确定位[29]。超声造影能够实时、敏感显示病灶及周边实质微血管血流灌注，区分坏死无活性区及有血供活性区，有助于穿刺时清楚显示靶目标并避开正常胰腺实质进行穿刺；特别对于部分常规超声显示不清需要取材靶目标的病灶，超声造影可清晰显示肿瘤异常灌注区引导穿刺取材，增加标本代表性，提高病理诊断的有效性及准确性，减少胰腺炎、胰瘘、出血等并发症，并可对病变进一步明确诊断，避免不必要穿刺[24, 30, 31]。超声造影可常规用于胰腺穿刺活检的术前方案制定及术中实时引导，以提高穿刺靶向性及准确性，从而进一步提高确诊率及安全性。

一、适应证

1. 不均质或较大胰腺病灶，易合并炎症、纤维化、坏死者。
2. 直径 < 2cm 的胰腺占位病变，常规超声显示不清或无法显示、等回声病灶（其他影像提示胰腺占位）者。
3. 常规超声引导穿刺结果与影像诊断或临床诊断不相符，可疑假阴性者。
4. 胰腺多发占位、易合并液化坏死的转移性病灶。
5. 慢性胰腺炎背景下胰腺占位。
6. 病灶位置过深或邻近重要结构（大血管、肠道、脾脏等）需要进一步辨认病灶与邻近结构者。
7. 非手术治疗后回声复杂的胰腺肿瘤。
8. 胰腺周边腹膜后肿物及淋巴结。

二、禁忌证

1. 急性胰腺炎、慢性胰腺炎急性发作、其他急腹症（肠梗阻、急性胃肠炎等）者。
2. 有严重出血倾向、凝血功能障碍、血小板减少者。
3. 需经肝脏路径穿刺的阻塞性黄疸胆道压力高者。
4. 无安全穿刺路径，如无法避开扩张胃肠道、大血管等。
5. 患者无法配合（躁动、频繁咳嗽等）。
6. 合并其他严重疾病（全身衰竭、大量腹水等）。
7. 对造影剂或其成分过敏者。
8. 妊娠及哺乳期妇女及 18 岁以下未成年人，尚未有临床相关试验结果，需依据临床情况慎用。

三、穿刺前准备

1. 术前常规检查血常规、凝血功能、传染病血清学，必要时肝肾功、血型检查。
2. 停用抗凝药物时间达标。
3. 疑诊胰腺炎时查血、尿淀粉酶等，必要时术前使用胰酶抑制剂如生长抑素。
4. 术前禁食 8~12 小时。
5. 术前向患者及家属说明穿刺意义、可能的并发症、操作过程及患者配合方法等，征得同意并签署知情同意书。
6. 对感染性病灶依临床情况决定是否使用抗生素。
7. 穿刺使用设备、针具、环境等需符合消毒或灭菌要求。

四、操作方法

（一）仪器及造影剂

采用低机械指数 MI（0.06~0.2）造影，应用腹部探头，频率 2.0~5.0MHz，配套穿刺引导器；

采用自动弹射式或手动式活检枪，常用 18~20G 穿刺针，造影剂采用声诺维（SonoVue 六氟化硫微泡）。

（二）操作过程

术前行常规超声扫查显示胰腺实质及拟穿刺病灶部位后行超声造影检查。建议 4.8ml 声诺维造影剂分两次使用（2.4ml/次）：第一次造影用于穿刺前了解靶目标血供状态、分布特点及与周围关系，并规划穿刺部位及路径；第二次造影用于实时引导穿刺活检。每次注射造影剂后即刻尾随团注 5ml 生理盐水冲洗。尽量采用二维超声及超声造影同现的双幅成像模式以便于辨认追踪靶目标，聚焦置于屏幕底部以减少对微气泡的破坏，增益及取样范围均调至病变显示最佳[30, 32]。

超声及超声造影定位后，常规消毒、铺巾，1% 利多卡因于皮肤进针点处局部麻醉，在第二次超声造影前，穿刺针放置入引导装置，做好穿刺准备。嘱患者平静呼吸，当超声造影下清晰显示靶目标时，嘱患者屏气，于 CEUS（必要时与常规超声切换核实）引导下穿刺针进至病灶内前缘按动穿刺枪扳机，重复上述操作 2~3 次，多点取材。不均质病变选择动脉期增强（胰腺癌晚增强、低增强；胰腺内分泌肿瘤早增强、高增强；局限性胰腺炎同步增强）、造影剂灌注部位穿刺（图 3-2-3-1），二维超声显示不清病灶如慢性胰腺炎背景下胰腺占位、等回声病灶等，选择血流灌注与周边实质对比最大部位穿刺（图 3-2-3-2）。

由于穿刺针带动周边组织运动产生谐波信号，

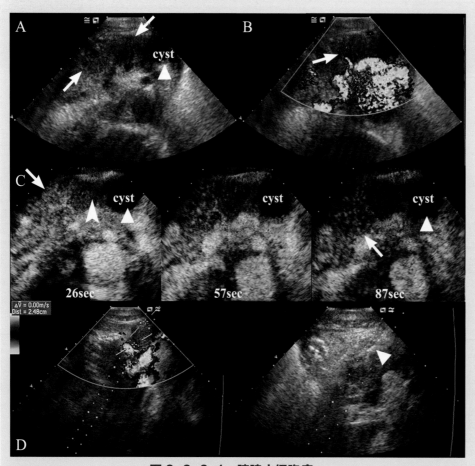

A. 胰头部可见一不均质偏低回声结节，大小约 4.7cm×2.8cm，边界欠清（↑），其左侧可见一 2.3cm 囊性结构（△）；

B. CDFI 不均质病灶内可见分支状血流（↑）；

C. 动脉早期胰头不均质低回声病灶部分呈类实质样增强（↑），部分呈不均质偏低增强（▲），囊性部分无增强（△），40 秒后造影剂廓清，病灶整体呈低增强；

D. CEUS 低增强区穿刺活检（▲），病理提示：小细胞恶性肿瘤

图 3-2-3-1 胰腺小细胞癌

患者，男性，70 岁。间断上腹疼痛 3 个月余，发现胰头占位 2 个月余。PET-CT 提示：胰颈部高代谢灶，考虑恶性。外院超声引导穿刺活检提示炎症

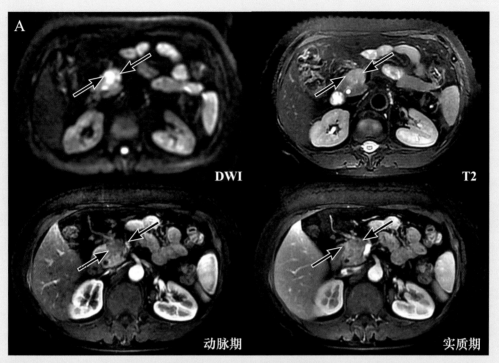

图 3-2-3-2 胰腺颈部癌

患者，女性，61 岁，上腹不适 40 余天

A. MRI 示胰头颈 1.9cm×2.8cm×3.2cm 不均稍长 T2 异常信号影，DWI 呈异常稍高信号，动脉期未见异常强化，实质期逐渐强化（↑）；

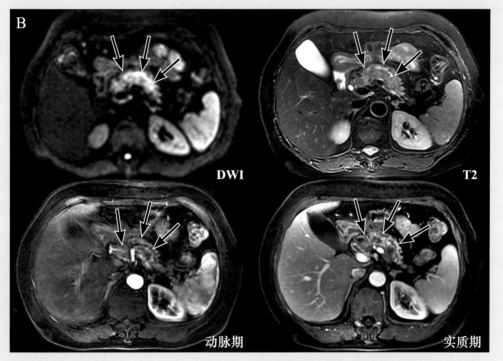

B. 胰体尾部结构紊乱，信号减低，胰管扩张，强化程度低于正常胰腺实质；胰头颈部少血供病变考虑癌（↑）；

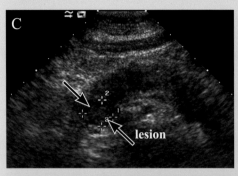
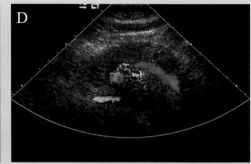

C. 常规超声胰头见一中等回声结节（↑），大小约1.8cm×1.7cm，形态规则，边界欠清；

D. CDFI未见血流信号；

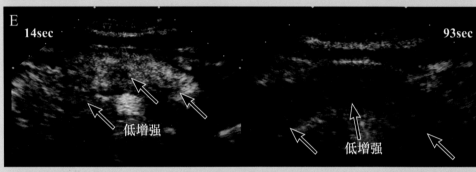

E. CEUS示动脉早期胰腺内见三处不均质偏低增强区（↑），范围分别约1.7cm×1.6cm、1.1cm×1.0cm、0.9cm×0.9cm，增强程度始终低于周围正常胰腺实质，余胰腺实质造影剂灌注欠均；

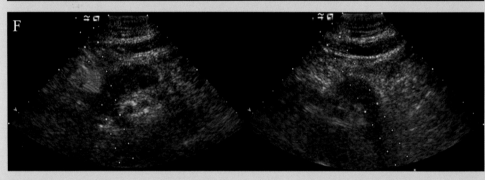

F. 三处低增强区分别穿刺，病理均提示：中－低分化导管腺癌

图3-2-3-2 患者，女性，61岁，上腹不适40余天

因此在造影条件下可清晰显示，甚至穿刺针抽回时针道仍可被清晰显示[33]，有时周边实质高增强也可使穿刺针突出显示。穿刺结束时，采用超声观察有无出血等并发症。操作完成后局部按压15~20分钟，术后禁食6~12小时，随后清淡饮食，如无明显不适可恢复正常饮食。若胰酶水平升高需延长禁食时间。依据患者情况必要时复查胰腺酶学指标、抗感染、抑制胰酶分泌。

五、技术要点及注意事项

注意事项同常规超声引导下穿刺活检，需注意：

1. 针对不同造影增强模式，多部位多点取材，取材应避开无增强液化坏死区[34]。

2. 胰腺导管腺癌增强较胰腺实质晚，大部分增强水平较胰腺实质低，增强晚期肿瘤轮廓更加清晰，不均质病灶可选择低增强、晚灌注部位行穿刺活检。

3. 多数内分泌肿瘤较胰腺实质为早增强和高增强，晚期增强水平一般与胰腺实质一致或稍低，此类胰腺占位选择高增强部位行穿刺活检更有意义。

4. 二维超声显示不清病灶如慢性胰腺炎背景下胰腺占位、等回声病灶等，可选择与周边实质增强模式对比最大部位穿刺。

5. 胰腺造影时限短，为清楚显示针尖位置，可使用引导线并于第一次造影时规划进针路径。

六、并发症及其预防与处理

同超声引导穿刺活检，详见本章第二节。造影剂过敏者，立即停用，给予抗过敏、吸氧、监测生命体征等相应处理。

七、临床意义及评价

常规超声引导穿刺活检是获得胰腺占位性病变组织学标本的有效手段，操作安全、确诊率高，临床应用广泛[35]，但因受肿瘤形态、大小、位置以及内部结构等影响，特别是胰腺癌易合并纤维化，可在慢性胰腺炎背景下发生，较大肿瘤内部出现坏死的概率较大，直径 < 2cm 的肿瘤不易显示，囊性病变内可疑实性回声难以辨别是肿瘤结节或坏死沉积物等，均会直接影响穿刺的准确率。作为新型血池造影技术，超声造影能够清晰显示肿瘤病变内部微血管灌注情况，引导经皮穿刺活检，安全且简便易行，可有效提高肿瘤诊断的准确率，避免不必要穿刺。

目前国内外报道的对超声引导下的穿刺活检主要集中于对肝脏、前列腺、浅表淋巴结、肺等相关的研究[35-39]。对于胰腺，目前常规超声、内镜超声引导下的胰腺穿刺活检报道较多[30, 40]，超声造影引导下的穿刺活检尚少见报道。笔者对因胰腺占位性病变需行穿刺活检，但常规超声定位困难的 53 例患者的 55 个病灶行超声造影引导下经皮穿刺粗针活检，2 例因造影诊断明确未行活检，取材满意率 96.23%（51/53），组织学诊断准确率 96.08%（49/51）[41]。本组超声造影引导下穿刺患者均为常规超声定位困难者，显示出超声造影作为穿刺术前规划或实时引导穿刺的临床应用价值。

常规经腹超声无法准确定位的胰腺占位活检还可选择其他影像引导手段，常用方法有 CT、EUS。CT 可清楚显示活检病灶的空间位置、大小、形态，区分病灶坏死区与非坏死区，但穿刺时不可实时动态观察进针过程且有一定辐射性；EUS 克服经腹超声受胃肠气体及患者腹壁脂肪衰减等影响，EUS-FNA 对胰腺实性占位性病变诊断的敏感性及准确性达 91% 和 94%[42]，但 EUS 对于疾病的判断、部分病灶取材部位的确定同样依赖于超声图像的声像学特征，亦存在一定局限性，增强超声内镜可以显示病灶的活性区但其引导的 FNA 尚未见报道；其次，细胞病理学诊断较组织学诊断对病理医生要求较高，在除胰腺癌外的胰腺恶性病变的诊断中其准确性较低[43]，部分合并重度纤维化的胰腺癌，细针抽吸活检应用受限，有报道 EUS-FNA 因炎症影响、活检取材缺乏代表性可造成约 30% 的假阴性结果[44]。目前研究认为 18G 粗针组织学活检可在安全的前提下获取更多的组织量用于病理学评估，标本取材有效率高，可同时提高诊断胰腺肿瘤的准确性及安全性[40, 45, 46]。

超声造影剂微泡通过组织微循环反映病灶内血流灌注情况，可实时动态显示大血管及微小血管，不仅有利于避开大血管、选择安全的进针入路，而且可以显示病变与胰周较小血管的毗邻关系，提示血管有无侵犯、包绕、栓子形成等，为临床治疗及分期提供依据。胰腺炎症、肿瘤及正常实质具有不同的造影增强模式，对于因体积过大回声不均、体积过小显示欠佳、合并炎症坏死而常规超声引导穿刺活检定位困难的病灶，于 CEUS 引导下经皮穿刺活检可以提高取材的准确性、降低并发症的发生率、安全性好，具有较高临床实用价值。

（于晓玲　魏莹　周福波）

255

第四节　囊性病变穿刺引流

　　囊性或囊实性的胰腺病变，分为非肿瘤性和肿瘤性两类。囊性病变主要为假性囊肿，多继发于急性、慢性胰腺炎和胰腺损伤。因病情需要，常需要置管引流，外科虽能做到置管引流，但创伤较大；超声引导下穿刺抽液或置管引流，可微创、有效地解决临床问题[47-50]。肿瘤性囊性肿瘤往往需要超声引导下经皮穿刺获取囊液及囊壁组织进行生物化学、细胞学及分子生物学诊断。

一、适应证

1. 急、慢性胰腺炎所致的假性囊肿（图 3-2-4-1）、脓肿。
2. 胰周液体和坏死物积聚（图 3-2-4-2）。
3. 可排除恶性囊性或囊实性的病变。

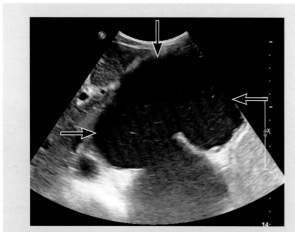

图 3-2-4-1　男患，胰尾区假性囊肿形成（↑）

二、禁忌证

1. 不能排除恶性的囊性或囊实性肿瘤。
2. 超声无法显示病变区域，或无合适穿刺路径。
3. 有严重出血倾向者。
4. 全身状况衰竭者。

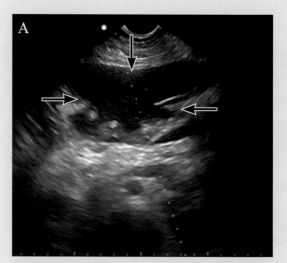

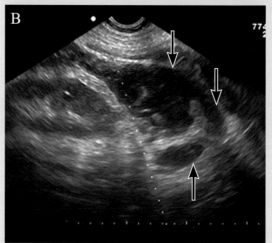

图 3-2-4-2　胰周积液

A. 女患，急性胰腺炎伴胰周积液（↑）；B. 女患，急性胰腺炎同时伴左肾后间隙积液（↑）

三、操作前准备

（一）穿刺器材

1. 穿刺针和引流套管　穿刺抽液可选用 20~21G PTC 针，感染性积液需选择 18G 及以上直径的穿刺针，长 15~20cm。

　　如需置管引流，可根据引流液浓稠度，选用内衬穿刺针的猪尾样引流管（8~12F，25cm），或 18G 及以上穿刺针、导丝（0.038″）、扩张管和匹配的引流管等。

2. 注射器　常备5ml或10ml注射器1~2支，用于皮肤局部麻醉，另备20ml或50ml注射器行穿刺抽液。

（二）术前准备

1. 血液化验检查，包括全血常规、凝血功能。

2. 疑诊胰腺炎时查血淀粉酶。

3. 术前必须经过腹部超声检查，且确认是否有安全的穿刺路径后方可行超声引导下穿刺抽液或置管引流。

4. 术前禁食8小时。

5. 肠管胀气明显者可行胃肠减压，腹水者先行腹水穿刺引流。

（三）术前谈话及患者心理准备

穿刺前嘱患者认真阅读穿刺知情同意书，重点告知穿刺及置管过程、风险及可能并发症，取得患者理解，并要求患者在操作过程中尽量配合医生。精神紧张患者应消除其紧张情绪后再行穿刺，必要时可服用适量镇静剂或更改操作日期。

（四）医生准备

胰腺囊性肿瘤穿刺抽液或置管引流为技术要求较高的操作，一般情况下应由有5年或百例以上腹部穿刺经验的医师完成。术前参与穿刺的医师应认真阅读患者病情资料，重点复习超声及其他影像学资料，严格把握适应证及禁忌证。操作前仔细寻找合适的穿刺及置管入路，保证穿刺安全性。

四、操作方法

（一）经皮穿刺抽液、置管引流术

1. 选择穿刺点及穿刺路径。确定囊性病变部位、大小范围、与周围脏器和血管的关系，选择较接近皮肤处的安全路径。保持合适体位，嘱患者不要移动。

2. 常规皮肤消毒、铺巾、局麻。

3. 实时超声引导下，对囊腔穿刺。

4. 穿刺针到达囊腔时，拔出针芯，进行抽吸。

5. 抽出液体后送检，可进行常规检查、和细菌培养和药敏试验等。

6. 需要置管引流时，可选用：①两步法：超声引导下将穿刺针刺入囊腔内、拔出针芯、抽吸见液性物后、置入导丝、拔出穿刺针、扩张通道、置入引流管，最后拔出导丝。②一步法：将内衬穿刺针的引流套管刺入囊腔内，拔出导管针内针芯，抽吸见液性物后，拔出穿刺针的同时将套管推入囊腔内（图3-2-4-3~图3-2-4-5）。

7. 缝扎、固定。

（二）经胃引流术

1. 邻近胃后壁的假性囊肿、胰周液体和坏死物积聚，不适宜或不接受外科手术者，必要时术前行胃肠减压术。

2. 穿刺置管过程同前，经过胃前后壁穿刺及置管引流（图3-2-4-6）。

3. 引流成功后，24小时禁食，其后逐渐增加摄食，至72小时恢复正常饮食。

4. 拔管时间取决于临床症状的改善和（或）囊腔的消失，一般需3~6周拔管。

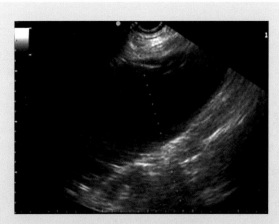

图3-2-4-3　穿刺途径
男患，急性胰腺炎伴胰周及左结肠旁沟积液，沿穿刺线所示入路

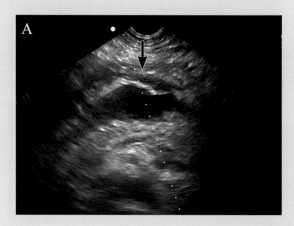

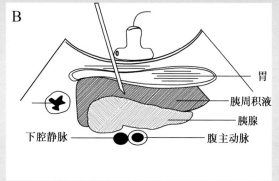

图 3-2-4-6　穿刺途径

女患，急性胰腺炎伴胰周积液

A. 沿穿刺线经胃（↑）入路；

B. 超声引导经胃置管示意图

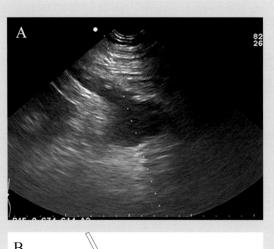

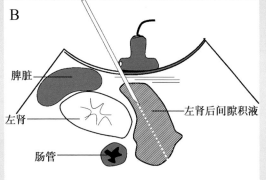

图 3-2-4-4　穿刺途径

男患，急性胰腺炎伴左肾后间隙积液

A. 沿穿刺线所示入路；B. 超声引导置管示意图

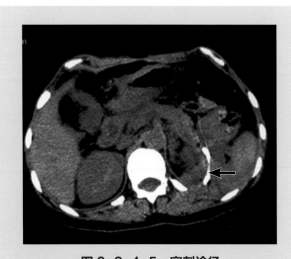

图 3-2-4-5　穿刺途径

男患，急性胰腺炎伴左肾周积液置管（↑）术后 2 周

五、技术要点及注意事项

1. 首先利用超声确定积液部位、多少、与周围脏器关系，选择离体表最近的低位穿刺入路，需避开实质脏器、胆管、胰管、大血管和肠管。

2. 尽量沿腹膜后间隙进行穿刺抽液或置管引流，若腹膜后间隙难以利用，方可经腹腔（如胃壁等）途径。

3. 对于散在或分隔的积液或坏死组织，可采取多点位穿刺。

4. 穿刺针刺入囊壁时需迅速，尽量一次性刺入。

5. 仅做抽吸诊断或细菌培养、药物注入时，可选用细针，如 20~21G。

6. 如拟进行抽吸或置管引流，根据液性区稠厚程度、大小、位置等，选择不同外径（14~18G）的粗针、套管针，或不同规格的引流套管（8~12F）。

7. 胰腺囊性病变介入诊疗时应注意，当明确病灶为良性（假性、真性囊肿）后可作抽吸或引流。多房分隔囊肿，引流效果不佳。胰腺囊腺瘤等囊实性占位不宜作任何外引流或内引流，其原因是有恶变倾向。当囊壁厚、有乳头状隆起、疑诊恶性或性质不明时，为穿刺引流禁忌，否则可至广泛转移。囊腺瘤因多房引流效果不好，即或是单房囊腺瘤在引流后也易形成瘘管。

8. 经肝左叶与胃间或胃与脾间途径入路，可减少导管脱落的风险。

六、并发症及其预防与处理

（一）常见并发症

1. 超声引导下胰腺假性囊肿穿刺置管引流，常见并发症有疼痛、感染、胃肠道损伤、出血、胰漏、肠瘘、导管移位、阻塞或脱落等。

2. 胰腺皮肤瘘是较为严重的并发症，多见于囊肿胰管交通者。

（二）预防与处理

1. 穿刺应在空腹下进行，尽量避免穿过充盈的胃腔及肠管；无法避开胃肠道时，采用探头加压方式或待囊肿增大后再进行。

2. 选取的穿刺点应避开胰腺周围的大血管、胰管。

3. 穿刺过程中进针要快，减少穿刺的次数，避免针尖划破囊壁。

4. 巨大囊肿首次抽液控制在1000ml以内，防止腹压骤降导致心、脑、肾等血流动力学异常变化。

5. 囊中多腔分隔应使导管尽可能贯通各腔；保持引流管通畅，避免周围组织挤压导管造成扭曲。

6. 胰周脓肿手术开腹引流很难彻底清除炎性坏死组织，尤其是术后继发感染者，患者常难耐受再次手术，效果也不显著。故近年来采用超声引导下经腰背部径路对脓肿穿刺冲洗和引流治疗，该法具有径路短、创伤轻、不污染腹腔的优点。

7. 怀疑出血时，应密切监测生命体征，病情平稳时可选择保守治疗，当保守治疗无法控制时，选择介入或手术治疗；胃肠道损伤应选择合理治疗方法；胰腺皮肤瘘部分需手术切除窦道。

七、临床意义及评价

超声引导下经皮穿刺抽液或置管引流术，具有实时、安全、有效、引导准确、无放射线损伤、可床旁操作等优点（图3-2-4-7），除局部不适外，极少见并发症，此方法可作为治疗的首选方法。穿刺置管引流术可作为有症状或进行性增大的胰腺假性囊肿的治疗方法。胰腺脓肿死亡率很高，手术死亡率约30%，不治疗死亡率达80%以上。置管引流能迅速缓解毒血症状，改善一般状况，部分患者可获得痊愈[51, 52]。若置管引流后体温不降、白细胞不降、脓肿无减小，则需外科手术治疗。

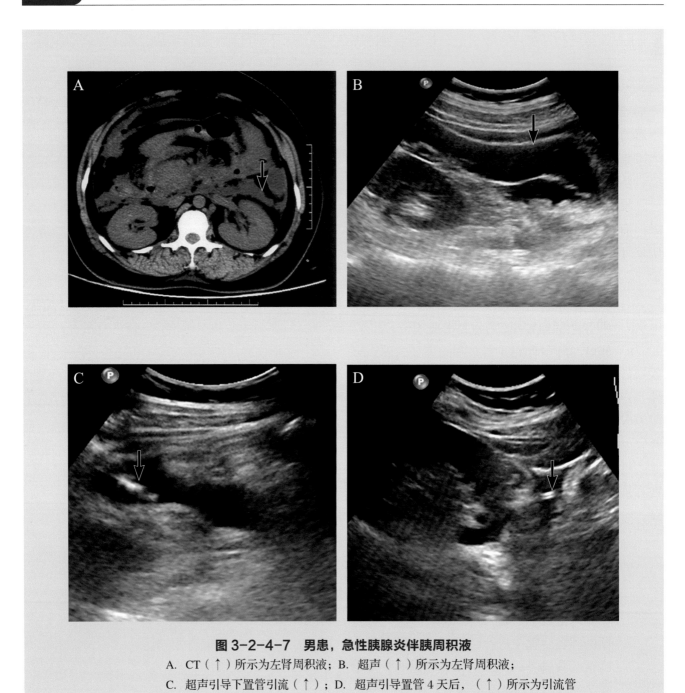

图 3-2-4-7　男患，急性胰腺炎伴胰周积液

A. CT（↑）所示为左肾周积液；B. 超声（↑）所示为左肾周积液；

C. 超声引导下置管引流（↑）；D. 超声引导置管 4 天后，（↑）所示为引流管

（严昆　杨秀华　范智慧）

第五节　肿瘤放射性粒子植入治疗

胰腺癌恶性程度高，进展快，一旦确诊多为肿瘤晚期。目前根治性手术治疗是胰腺癌治疗的首选方式，但胰腺癌手术切除率低，手术创伤和风险极大。目前对于不能手术切除的患者多采取综合治疗方式。由于胰腺癌有向后腹膜生长和嗜神经浸润的特性，因此75%的患者在确诊胰腺癌时伴有明显的腹痛，而晚期胰腺癌患者腹痛的比例超过90%[53]，这种疼痛严重影响患者的生活质量，临床上多采用腹腔丛疼痛治疗技术，包括药物、腹腔神经节阻滞/消融，腹腔神经节 ^{125}I 粒子植入。吗啡类镇痛药物以及腹腔神经阻滞术（celiac plexus neurolysis，CPN），长期疗效欠佳，副作用大。放射性粒子植入治疗属于组织间短距离放疗的一种，由超声引导，其实时、动态、无辐射等优势成为术中引导粒子植入治疗的主要引导手段之一，并取得令人鼓舞的临床疗效[54-56]。

一、临床概论

（一）胰腺癌晚期疼痛发生机制

胰腺癌疼痛的发生机制主要有以下三种：

1. 神经源性炎症　是由感觉神经末梢释放的神经递质诱发。这类炎症不仅刺激痛觉感受器产生痛感，而且通过刺激小动脉扩张、肥大细胞脱颗粒、组胺释放以及血浆外渗引起组织损伤。

2. 嗜神经侵犯　胰腺本身是富神经组织，其疼痛主要由腹腔神经丛传递。腹腔神经丛周围均为疏松结缔组织，阻力低，因此腹腔神经丛是胰腺癌容易侵犯的部位。

3. 胰管高压　胰管内部压力的高低与慢性胰腺炎的疼痛强度直接相关。有研究指出，通过胰管高压的减压可以缓解胰腺癌患者的疼痛。胰管扩张在胰腺癌中很常见，特别是胰头癌多伴胰管扩张引起梗阻性疼痛。因此胰腺癌疼痛表现为内脏痛和梗阻性痛，神经性疼痛（内脏痛）：表现为慢性、持续性、钝性，上腹部或上背部，与饮食无关的疼痛。梗阻性痛：表现为餐后断续的上腹疼痛或左季肋部疼痛，典型的是向背部放射，类似慢性胰腺炎的疼痛。

（二）临床治疗

1. 临床上对中晚期胰腺肿瘤所致的顽固性疼痛常规使用止痛药物，WHO 制定了三阶段药物止痛方法。

2. 随着病程的延续，尽管止痛药物及针剂剂量增加，止痛效果却在下降，并且长时间使用麻醉药易成瘾或耐受。

3. 对于晚期胰腺肿瘤患者，止痛往往为主要治疗手段，临床实践中，手术切除腹腔神经节能显著抑制顽固性的癌源性疼痛，但晚期胰腺肿瘤患者很少因疼痛而行手术治疗。

（三）局部微创治疗

腹腔神经丛阻滞是治疗中晚期肿瘤顽固性上腹痛或牵涉性背痛的有效方法。在腹腔神经丛周围注射无水酒精，利用高浓度无水酒精使脂蛋白和黏蛋白变性，以及"萃取"神经膜的胆固醇、磷脂和脑苷脂。神经细胞脱水、变性，细胞凝固和神经纤维脱髓鞘作用达到破坏神经节及纤维以中断痛觉通路，阻断疼痛的传导，达到止痛目的，且一次治疗可持续多时的止痛效果。

二、放射性粒子植入

（一）治疗机制及优势

1. 放射性粒子植入相当于胰腺癌局部"适形"治疗，因而减少了并发症的发生并提高了疗效，为失去手术机会和术后复发的患者带来新的希望。

2. 放射性粒子可以通过对肿瘤细胞的杀伤缓解患者疼痛，提高生活质量，延长生存期[53]。

3. 目前临床上胰腺癌放射性粒子植入治疗，较常使用的是 ^{125}I 粒子。

（二）治疗途径

1. 内镜超声引导　定位更为准确，可精确显示神经节，明显减轻患者痛苦和减少术后并发症的发生，对于腹腔内转移癌及腹膜后淋巴结肿大引发的顽固性腹痛同样有效，但其整体观差，探头位置及医师操作经验对疗效有一定影响，且对于 Whipple 术后局部复发患者，由于术后解剖结构的变化，内镜下难以准确定位腹腔神经丛。

2. CT 引导　是国内目前临床腹腔神经丛阻滞常用的基本影像引导方法。在其引导下计划穿刺，布针植入，穿刺路径的选择更多倾向于从后背入路，更有利于避免严重的并发症。Wang Zhong min[57] 报道 CT 引导性 ^{125}I 腹腔神经节植入术安全有效，胰腺癌疼痛缓解率达 92%，但该方法价格高、放射剂量大、不能实时监控。

3. 经腹超声引导

（1）优点：实时监控，患者不必忍受内镜检查的痛苦，操作方便，整体观好。

（2）缺点：显示神经节不如内镜超声清楚，对医师技术要求高，目前这方面鲜有报道。Eisenberg 等[58] 报道腹泻（44%）和直立性低血压（38%）是 CPN 术后最常见的副作用，但粒子植入腹泻发生率低于 CPN。这可能是因为人类腹腔神经节是交感神经占优势的，无水乙醇瞬间阻断腹腔神经节后会导致副交感神经相对兴奋，而 ^{125}I 粒子可持续低剂量释放伽马射线，对神经节

的破坏缓慢而持久，机体有足够时间进行代偿，从而能减低上述副作用的出现，证实这种镇痛方法是安全可行的并且镇痛效果确切，具有很好的临床应用前景。

三、经腹超声引导治疗

（一）适应证

放射性粒子治疗胰腺癌在国内应用较国外广泛，可用于各期实性胰腺癌的治疗，但对于能够手术切除的患者应以手术切除为主。更可靠的数据需要进行大型综合性多中心临床研究。

1. 不能手术切除，预计生存期大于 3 个月的胰腺癌患者。

2. 局部晚期或不愿意接受胰腺癌手术切除的患者。

3. 术后复发或肿瘤残留的患者。

4. 预计生存期小于 3 个月，为缓解持续性上腹部疼痛可慎重选择粒子植入治疗。

5. 对于原发肿瘤最大径 > 7cm 的病例应慎重选择粒子治疗[59]。

（二）禁忌证

1. 有证据证明肿瘤已经广泛转移。

2. 无安全穿刺路径。

3. 有恶病质者，不能接受放射性粒子植入治疗。

4. 血小板 < 70×10^9/L、凝血酶原活动度 < 40% 者慎用。严重出血倾向经输血、给予止血药等治疗仍无改善者禁用。

（三）操作前准备

1. 一般状态准备：对于黄疸时间长、肝功能较差的患者术前经皮肝穿刺胆道引流是必要的，协同药物保肝治疗，短时间内可恢复至承受麻醉、手术的水平，梗阻性黄疸常出现维生素 K_3 缺乏，手术过程中有出血风险，因此术前应给予补

充^[59]。

2. 影像学检查：全面的影像学检查（CT 或 MRI），并行常规灰阶超声或超声造影（图 3-2-5-1A，图 3-2-5-2A）评估病灶大小及是否有安全的穿刺路径。

3. 术前应行血常规、肝肾功能、凝血功能、胰酶和 CA19-9 等指标的检查。合并心肺疾病者检查超声心动图及肺功能。术前需停用抗凝治疗或抗血小板药物 5~7 天。

4. 设备及药品　治疗室应常规配备有呼吸机、心电监护、除颤仪等；局麻药品 2% 盐酸利多卡因；急救车内备有常规止血、止痛、抗过敏、纠正心律不齐、升压及降压等急救药品及相关器械。

5. 制订术前计划　根据术前 CT、MRI 图像和治疗目的制订粒子植入治疗计划（图 3-2-5-1B、C），确定穿刺路径、导入针数、布针位置、粒子数及位置,订购粒子(图 3-2-5-2B、C)。

6. 治疗前患者禁食水 12~24 小时，并根据患者淀粉酶及脂肪酶情况，必要时静脉泵入生长抑素。

7. 粒子、植入针及植入器械应按要求严格消毒。

8. 签署知情同意书。

（四）操作方法

1. 体位　根据肿瘤生长部位选择不同体位。

2. 超声引导下粒子植入术前应训练患者配合术者平静呼吸下屏气。

3. 必要时心电血压监测。

4. 无菌操作下治疗　操作区常规皮肤消毒，铺无菌巾；探头外套无菌薄膜、安装穿刺引导架后或徒手操作前再次确认进针点；1% 盐酸利多卡因进行局部麻醉。

5. 超声实时定位引导，确定肿瘤位置，确定进针位置、角度和深度，避开重要结构及大血管，尽量避开胰腺实质。

图 3-2-5-1

患者男性，63 岁，PET-CT 示胰腺头颈部肿块，考虑胰腺癌，患者拒绝手术、化疗，故行放射性粒子植入治疗

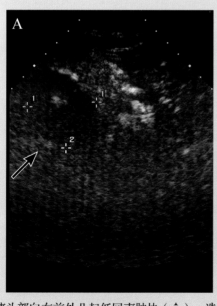 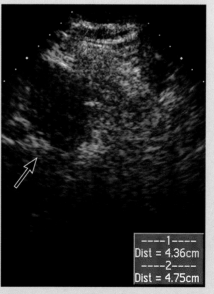

A. 超声造影示胰头部向右前外凸起低回声肿块（↑），造影动脉期大部呈低增强，局部可见结节样高增强，肿块大小约 4.8cm×4.4cm×4.7cm，延迟期呈低增强；

图 3-2-5-1

患者男性，63 岁，PET-CT 示胰腺头颈部肿块，考虑胰腺癌，患者拒绝手术、化疗，故行放射性粒子植入治疗

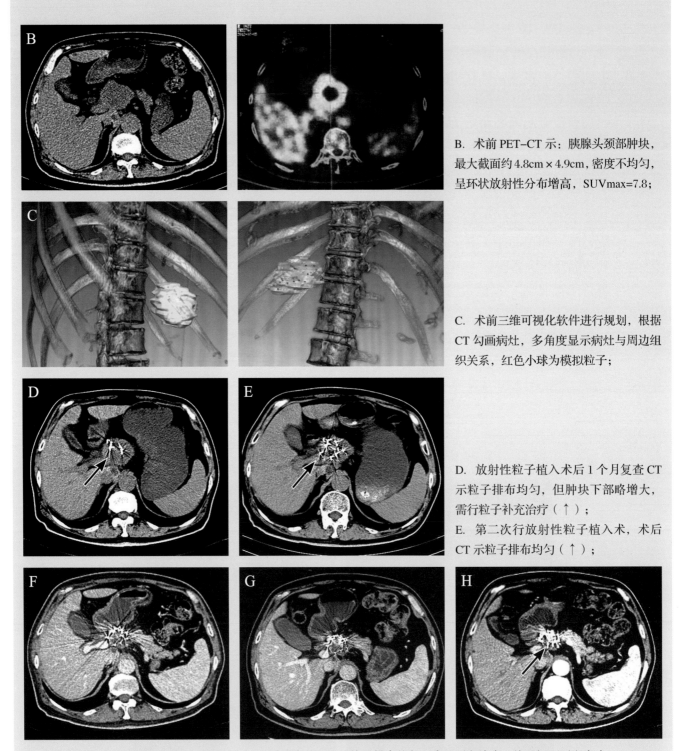

B. 术前 PET-CT 示：胰腺头颈部肿块，最大截面约 4.8cm×4.9cm，密度不均匀，呈环状放射性分布增高，SUVmax=7.8；

C. 术前三维可视化软件进行规划，根据 CT 勾画病灶，多角度显示病灶与周边组织关系，红色小球为模拟粒子；

D. 放射性粒子植入术后 1 个月复查 CT 示粒子排布均匀，但肿块下部略增大，需行粒子补充治疗（↑）；

E. 第二次行放射性粒子植入术，术后 CT 示粒子排布均匀（↑）；

F、G、H. 第二次放射性粒子植入术后 6、9、12 个月复查 CT 示粒子排布均匀，病灶逐渐缩小，粒子间距逐渐变小

6. 植入粒子前，先将粒子植入针插入肿瘤深部边缘处，然后每退针 8~10mm 植入一颗粒子；粒子植入应距较大血管 10mm，以防粒子进入血管并沿血管迁移。

　　而对于行开放式手术的患者，可根据术中各种实际情况行传统式手术 + 术中超声引导下放射性粒子植入术。

（五）治疗后处理

1. 粒子植入完成后退针，穿刺点酒精消毒，敷无菌纱布；超声检查治疗病灶周围有无异常积液及血肿等情况，并及时对症处理；术后恢复室留观 30 分钟，监测生命体征无异常后返回病房继续观察。

2. 患者转运回病房后监测生命体征、腹痛腹胀、排便等。

3. 术中出血多者，视术后情况必要时加用止血药物。

4. 术后禁食水 12~24 小时。

5. 必要时应用抗生素 1~3 天。

（六）复查与随访

1. 术后评估　同肝脏粒子植入（图 3-2-5-1 D、E，图 3-2-5-2D）。

2. 粒子植入治疗后应于术后 1、2、6 个月复查，进行胰腺 CT 检查，观察粒子分布状况及肿瘤大小变化，并动态观察 CA19-9 等指标，评价患者局部肿瘤是否有进展、复发、转移等情况（图 3-2-5-1F~H），如随访结果稳定可在之后的 2 年内每 3 个月复查 1 次，2 年后每 6 个月复查 1 次[59]。

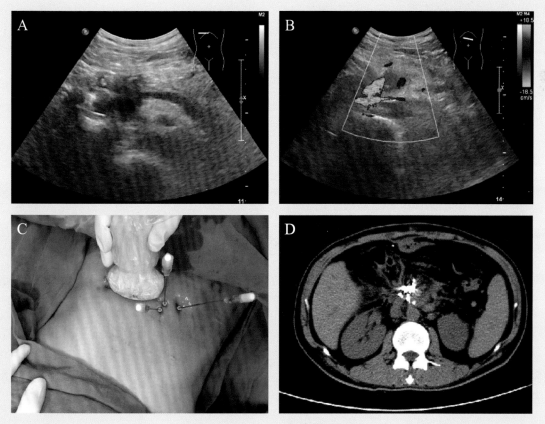

图 3-2-5-2　老年男性，65 岁

A. 局部进展期胰头癌，超声提示胰头癌侵犯周围血管；　B. 直观显示周围血管，确定肿瘤包绕血管范围及进针路径；
C. 经腹部穿刺粒子植入过程，并多针定位置放粒子；　D. 粒子成功植入后复查 CT 图像

（七）技术要点及注意事项

1. 粒子治疗剂量　放射治疗已越来越多地应用于局部进展期胰腺癌（包括辅助治疗），其合适剂量尚未达成明确共识。手术切除肿瘤后辅助放射治疗剂量推荐 45~50Gy，未能切除肿瘤的放射治疗剂量推荐为 50~60Gy[59]。目前放射性粒子植入治疗胰腺癌尚未有明确的最佳推荐治疗剂量。国内放射性粒子植入治疗胰腺癌制定的匹配周缘剂量为 110~160Gy 不等，国外 Peretz[60] 报道其最小周边剂量为 136.6Gy。

2. 术前全面检查，明确患者分期，把握好治疗适应证，制定治疗计划。

3. 借助影像引导技术，术中应用彩超引导。

4. 粒子与可能造成功能损害的周围重要器官的距离不少于 1cm。

5. 推荐行术后质量验证，若出现治疗"冷区"，可视实际情况补放粒子。推荐使用三维可视化粒子植入规划系统进行术前规划及术后评估。

6. 粒子植入术后根据、患者一般状况及临床分期联合其他局部治疗及全身治疗。

7. 及时处理术中、术后并发症。

8. 术后 2 个月内不宜与妊娠妇女或儿童密切接触。

9. 放射性粒子源辐射安全与防护参照国家有关规定。

10. 从事放射性粒子植入治疗的医疗机构和医师必须达到国家卫生计生委相关文件的要求。

（八）并发症预防及处理

1. 胰瘘[59]　穿刺过程中损伤胰管或路经有胰管扩张的胰腺组织所致。若引流液或腹水中淀粉酶浓度大于血清淀粉酶浓度 3 倍以上，引流量每日超过 50ml，并表现出腹膜刺激征和（或）进行性腹痛和（或）经影像学证实则可诊断胰瘘存在。发现并证实有胰瘘存在后应及时引流胰液，同时使用抑制胰酶分泌药物，多可治愈。穿刺过程中避免损伤主胰管，尽量选择避开胰腺实质直接穿刺肿瘤的路径，以减少胰瘘并发症。

2. 胃肠道症状　腹胀、恶心、呕吐、食欲减退等胃肠道症状。盖宝东等[61] 报道了 125I 粒子永久植入加胆肠 Roux-en-Y 吻合手术治疗无法手术切除的胰腺癌 10 例，其中 5 例出现胃肠道症状，1 例出现胃瘫，考虑原因为放射性粒子植入区域距胃、十二指肠及胆肠吻合口较近，可引起胃、十二指肠、小肠放射性炎症。使用胃肠动力药物及胃肠道黏膜保护剂治疗，症状可在短期内缓解。

3. 术后腹水　盖宝东等[61] 报道了无法手术切除的 10 例胰腺癌患者在 125I 粒子永久植入加胆肠 Roux-en-Y 吻合手术治疗后 7 例出现大量腹水，考虑原因可能为：①营养状况差，低蛋白性腹水；②粒子对肿瘤组织的放射性损伤产生腹水；③开放性手术为了充分暴露肿瘤，损伤较小的淋巴管；④粒子植入区域距离门静脉较近，肿瘤组织出现放射性水肿后压迫门静脉，使门静脉系统回流不畅，引起短暂的门静脉高压，产生腹水。行腹水检查排除胰瘘，经充分营养支持及生长抑素治疗后腹水可逐渐吸收。

4. 出血[62, 63]、感染、乳糜瘘等　此类并发症临床少见，经止血、抗感染等相应的对症治疗后一般可治愈。

5. 粒子移位或迁移至肠道、肝、脾[53, 62] 等处，无明显症状一般无须特殊处理。

四、临床意义及评价

胰腺癌恶性程度高，晚期胰腺癌自然生存期 3 个月左右。此外，中晚期胰腺癌约 75% 以上伴有疼痛[64]，因而患者生活质量差。

临床上，80%~85%的患者无法手术切除，可以手术切除的患者手术后中位生存时间为11~12个月；以吉西他滨为主的化疗可取得10%~20%的近期有效率[65]，但不延长生存时间；常规放疗局部晚期胰腺癌可将生存期延长3个月，1年、2年生存率分别为30%和10%左右[66]，目前已有三维适形放疗或立体定向放射治疗等技术治疗胰腺癌的报道，其总体结果均优于常规放疗[66]。肖振中[67]等报道了体部γ-刀立体定向放疗治疗127例晚期胰腺癌患者，总有效率为65.35%，疼痛缓解率84.25%，临床获益率[68]为82.68%，中位生存期7个月，1、2、3年生存率分别为22.22%、8.57%、2.50%。

一项荟萃分析显示虽然CPN术后24小时患者腹痛即有明显改善，镇痛药物使用量减少，但总体上VAS评分较基值仅仅下降6%，疗效持续时间仅有2~3个月[69]。CPN术通常使用无水乙醇，无水乙醇能快速破坏神经丛，但尸检病理结果显示其主要破坏神经外膜，对神经束膜及神经元几乎没有影响。^{125}I粒子近距离照射可有效诱导神经元的凋亡，且这种效应与照射时间及剂量呈正相关。低剂量的伽马射线可以从外到内持续损坏腹腔神经节[70]，所以就姑息治疗而言^{125}I植入是一项有效安全的神经丛内放射辐照胰腺癌癌痛控制方法。对于一般状况尚未达到临终关怀状态但无法接受传统手术、放化疗等治疗或治疗风险较大的胰腺癌患者，粒子植入治疗可作为一种延长生存时间、减轻临床症状、提高生活质量的微创治疗方法。盖宝东等[71]回顾性分析了52例^{125}I放射性粒子组织间永久植入治疗不同临床分期胰腺癌的临床效果，结果显示ⅡB期、Ⅲ期、Ⅳ期患者术后平均生存时间分别为18.2个月、13.8个月、5.2个月，总平均生存期11.3个月。伴有疼痛的患者多在术后2~7天内疼痛开始缓解，有效率达79.4%。此外，盖宝东等[61]总结了中国知网CNKI数据库1994—2009年关于胰腺癌放射性粒子植入治疗的论文31篇，统计得出患者行粒子植入治疗中位生存时间Ⅲ期以上为11.8个月，疼痛缓解总有效率83.7%。临床实践证明，放射性粒子植入治疗中晚期胰腺癌的临床疗效可与传统手术相媲美[71-73]，并且具有精确、有效、安全、微创等优点。随着各种影像技术的快速发展和计算机三维治疗计划系统的应用[74]，结合多模态影像制订个体化、精准化的治疗方案是提高晚期胰腺癌患者生活质量，延长其生存期的重要手段。

Levy等对18例晚期胰腺癌腹痛的患者行EUS-CGN术，他们发现镇痛的短期有效率达94%，但未报道患者麻醉镇痛药物的使用情况。Ascunce等[75]回顾性分析了64例胰腺癌患者EUS-CGN的疗效，发现术后1周42例（65%）患者的VAS评分及镇痛药物的使用量明显减少，但这一疗效仅持续1个月。王凯旋等[76]回顾分析了23例超声内镜下^{125}I植入腹腔神经节的疗效及安全性，研究中，术后2周82.6%（19/23）的患者诉腹痛明显缓解并伴随硫酸吗啡控释片使用剂量的减少，术后5个月仍有50%患者达到疼痛部分缓解。

（于晓玲　周翔　胡琰琰　孙亚）

第六节　肿瘤高强度聚焦超声治疗

胰腺癌是目前预后最差的恶性肿瘤之一，进展期胰腺癌 5 年生存率不到 5%，缺乏有效的治疗手段。而胰腺癌细胞对温度比较敏感，超声消融具有无创性消灭靶组织能力，不但对原发病灶有效[77]，且能较容易破坏胰腺后方的腹腔神经丛分支，控制疼痛，使胰腺癌患者在生存质量及生存期方面获益。

一、适应证

1. 手术不能切除者或不能耐受手术者。
2. 预期生存期 > 3 个月。
3. 治疗系统机载超声能清楚显示病灶。
4. 无明显的梗阻性黄疸或经放置胆道内支架等治疗后无明显的梗阻性黄疸。
5. 有安全的声通道，或经辅助处理后可获得足够安全的声通道。

二、禁忌证

1. 梗阻性黄疸不能解除。
2. 胰腺手术后，超声消融治疗的声通道上有金属异物或其他医用置入物。
3. 声通道上大血管有钙化。
4. 肠系膜血管受侵（包括癌栓），肠系膜上动静脉被肿瘤明显压迫（肠系膜上动静脉远端明显扩张者）。
5. 声通道范围内曾经接受过 > 45Gy 的放射治疗。

三、治疗前评估及治疗方案制定

（一）治疗前病情评估

1. 评估患者一般状况。
2. 根据 US/CEUS/CT/MR 等影像学检查评估肿瘤情况；采用 US、CEUS、对比增强 MRI 或 CT，检查病灶的范围、血供和毗邻关系；特别应注意肿瘤与血管的关系、血管壁有无钙化和受压，肿瘤区有无医用置入物等。
3. 评估肿瘤 TNM 分期。

（二）治疗方案制定

根据肿瘤的位置、大小、侵犯程度、分期和治疗目的确定临床治疗方案，选择方案如下：

1. 单纯 HIFU 治疗[78]。
2. 新辅助化疗 +HIFU+ 辅助化疗；例如化疗药物选择吉西他滨（健择），经全身静脉或局部灌注给药。

四、治疗前准备

（一）患者准备

超声消融治疗前通过询问病史、辅助检查、实验室检查及影像学检查等详细了解全身情况和胰腺病灶的解剖位置，检测肿瘤标记物水平。对实施全身麻醉、硬膜外麻醉、或镇静镇痛和超声消融的风险进行评估，并对合并症进行治疗。胆总管放置支架时应选择金属支架。

（二）模拟定位

在治疗系统上模拟治疗状态下进行，患者俯卧于治疗床上，首先确定肿瘤的位置，确认与胃肠道、胆囊及十二指肠上动静脉等重要脏器毗邻关系及距离，判断声通道安全性。根据治疗界面虚拟焦域与肿瘤的位置关系，确定声通道覆盖范围，声通道上有无气体、瘢痕、骨骼、钙化灶等（图 3-2-6-1）。

（三）声通道准备

1. 皮肤准备　声通道皮肤备皮、脱脂、脱气。
2. 治疗前的特殊肠道准备　治疗前 3 天进食无渣、不产气、易消化饮食，治疗前 1 天晚开始禁食禁饮。导泻于消融治疗前一天下午 4~6 时进行，可用复方聚乙二醇电解质散冲水 1000~1500ml 口服，或者 50% 硫酸镁 50~80ml 口服。手术当天早晨常规

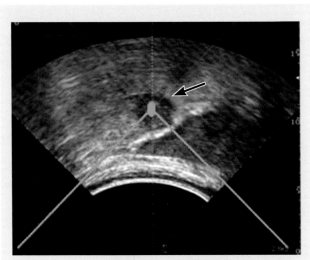

图 3-2-6-1 胰腺癌 HIFU 消融引导定位图像
（JC 型聚焦超声肿瘤治疗系统）

引导超声图像轴位切面显示胰腺肿瘤病灶（↑）、HIFU 焦点（绿色椭圆形）、声通道（绿色三角形区），声通道内无重要脏器结构

清洁灌肠。清洁灌肠的标准是灌肠后的排泄液无粪渣。口服肠道不易吸收的抗生素 3 天。治疗当天早晨留置鼻肠管或胃管。需要注意的是严禁使用甘露醇导泻。

3. 胃腔内注水　适用于部分邻近胃肠道病灶超声消融的声通道准备。向胃腔内注入适量生理盐水，改善超声消融治疗的声通道。

（四）设备准备

治疗开始前需要检查设备的运行状态是否正常，包括操作控制系统、运动系统、水处理系统以及功率源及功率输出，确保治疗能正常进行。准备内容主要有：

1. 功率源有无输出、输出的能量强度和形成的焦域形态。

2. 术前制备标准的耦合水。

3. 调整监控超声参数使图像显示呈最佳状态。

4. 制备声窗适配球用于术中辅助推挤肠道，改善超声消融治疗的声通道。

五、操作方法

（一）治疗体位

常规选择俯卧位，胰体尾部病灶可采用左侧卧位。体位选择原则是选择最佳声通道，有利于暴露病灶的体位。

（二）麻醉方式

持续硬膜外麻醉或全身麻醉，也可选择镇静镇痛方案。

（三）定位、引导、计划

1. 定位　在机载超声引导下，明确肿瘤的位置、大小、边界、周边毗邻关系。测量病灶上下、前后及左右径线，记录在治疗系统三维坐标范围（X、Y、Z），确认与胃肠道、胆囊及十二指肠上动静脉等重要脏器毗邻关系及距离，根据适当的声波发射方向确定患者体位。

2. 引导　确定显像超声显示轴位或矢状位的扫描方向，便于观察焦点的位置和变化，同时监控治疗区的重要结构。根据肿瘤的位置来确定超声的切面方向。位于胰头的肿瘤可选择矢状位（θ=90°）或轴位（θ=0°）切面，胰体或胰尾的肿瘤选择矢状位切面（θ=90°）。

3. 计划

（1）治疗计划：确定治疗区的起点和止点的 X 轴坐标，调整 Y 和 Z 轴坐标，使焦点可运动范围全覆盖病灶，以 5mm 为层间距，启动预扫描，记录关键解剖结构的坐标，以便治疗中提供参照。

（2）拟定治疗范围：由于胰腺肿瘤毗邻关系的特殊性和治疗目的常为姑息治疗，超声消融常采用瘤内或边缘"切除"。治疗区的边界与重要脏器之间的距离应大于 15mm，如胃肠道、胆囊等。

（四）消融治疗

1. 扫描治疗　根据治疗计划，通过控制系统分层扫描。取最大中间层面为起始治疗层面，治疗布点方式由深到浅。以点扫描治疗，逐步覆盖病灶。

2. 剂量控制与调节　依据患者对治疗的耐受性和靶区灰度变化对治疗剂量进行调节。

（1）剂量参数：调节参数包括功率、照射时间和冷却时间。以功率 20~40W 为单位，扫描 5 个循环后可再进行调节。

（2）治疗效果的实时评价标准：胰腺癌对热能敏感，多数病灶治疗中引导超声声像图呈整体回声增强改变。部分病灶可呈团块状回声增强变化（图 3-2-6-2），是确切的凝固性坏死的声像图表现。超声造影可于治疗后即刻评价治疗区的灌注情况。

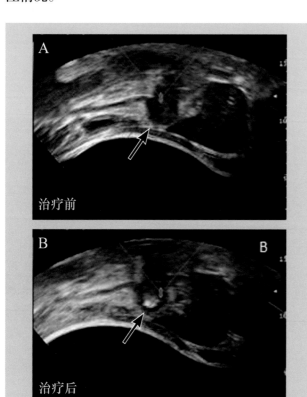

图 3-2-6-2　胰腺癌治疗前后声像图
A. 治疗前，病灶呈低回声（↑）；B. 治疗后，病灶呈团状灰度增强（↑），提示凝固性坏死

（五）治疗后观察和处理

1. 术后常规观察

（1）生命体征：监测呼吸、心电图和血压 6~8 个小时，并监测体温。

（2）腹部体征：观察腹膜刺激征、腹水、胃液和大便的性状，了解有无胃肠道和胆道损伤等。

（3）声通道区域局部皮肤情况。

（4）观察血、尿淀粉酶变化。

（5）观察血生化的变化，警惕水电解质紊乱。

2. 术后处理

（1）禁食：常规禁食、留置胃管 48~72 小时。

（2）声通道皮肤局部冷敷：常规冷敷 6~8 小时。

（3）预防性应用抗生素：应用针对革兰阴性杆菌的抗生素 3 天。

（4）发热：极少数患者术后 3~5 天内低热，体温一般在 38.5℃ 以下，必要时对症处理。

六、技术要点及注意事项

1. 全身麻醉下患者的呼吸运动，或镇静镇痛条件下患者身体的改变会使胰腺位置变化，导致聚焦点超出治疗靶区或胰腺外。应术前与患者充分沟通，嘱咐治疗中保持体位恒定，而呼吸导致的病灶位置改变，应计算其运动范围，布点时始终使焦点投放于靶区内。

2. 声通道内肠道需要使用声窗适配球推挤，使其始终在治疗通道之外。治疗焦点在向浅面推进时使声窗适配球保持一定张力，仍对肠道起推挤作用，同时治疗过程中定时松解或更换水，防止皮肤灼伤。

3. 胰腺癌超声消融治疗后靶区的回声常以整体灰度增强为主，少数伴团块状回声增强；回声增强多数是延迟性的，偶有治疗后立即增高。

4. 注意声通道上的胆道内有无结石和血管壁有无钙化，若有结石或钙化存在，应调整投照方向或患者的体位，使声通道不经过有结石或钙化的区域，否则可能引起这些组织结构或邻近的组织结构损伤。

5. 若肿瘤邻近胃肠道、胆囊等重要结构，治疗的开始深度应距肿瘤深部边缘 10mm，选择低功率开始治疗。在深面被完全覆盖或超声灰阶显示灰度增强后，将焦点向浅面移动 5mm 再进行治疗。当焦点移到距病灶深面 15mm 后，按剂量调节的原则尽快提高治疗的声功率。

七、并发症及其预防与处理

1. 疼痛　超声消融后大多数患者癌性疼痛能有效缓解，部分患者治疗后会出现短期疼痛，主要为治疗区疼痛（腹痛），大多数症状轻微，与靶区组织吸收超声能量有关，急性水肿消失后疼痛减轻。处理：术后给予非甾体抗炎药或曲马多止痛。预防：治疗中可调整治疗剂量强度如增加冷却时间预防或减轻疼痛。

2. 皮肤损伤　表现为皮肤水疱、橘皮样改变等，发生率低于 1%，多见于使用声通道声窗适配球和腹壁严重瘢痕者。预防：治疗前对皮肤脱脂、脱气及检测瘢痕对超声的衰减程度是有效预防手段，治疗中可调整冷却时间、治疗区域和治疗剂量。处理：注意保持皮肤干燥和清洁，定时换药，预防继发感染。

3. 胃肠道损伤　在治疗靠近胃肠道病灶，或由于胃肠道内的气体和内容物对超声的反射，使胃肠壁组织损伤或穿孔。预防：严格进行胃肠道准备，清除肠道内的内容物和尽量减少肠道内的气体，改善声通道。治疗中仔细分辨胃肠道和病灶的关系，治

疗焦点应远离这些危险器官 15mm 或以上距离。

4. 胆道损伤　在治疗靠近胆囊床或者病灶已侵犯胆囊壁的病灶时，有胆囊损伤或穿孔的风险。另外胰头部病灶治疗后局部水肿可能产生暂时胆道梗阻。术前进行胆道金属支架置入是可能的预防手段。预防：保持焦点与胆总管之间的最小距离大于 20mm，或改变超声入射角度，尽量让超声后场避开胆道。

5. 血管损伤　肠系膜上动静脉被肿瘤明显压迫或侵犯，或肠系膜上动静脉有癌栓者，或血管壁存在钙化，当接收到辐照能量可能会造成血管损伤。预防：术前仔细阅读动态增强 CT 或 MRI，注意掌握适应证，治疗焦点应远离危险区域。

6. 继发感染　超声消融治疗后，细菌通过血液（菌血症）或直接侵入治疗区，使坏死的肿瘤组织感染。预防的方法是术后给予广谱抗生素预防感染。

7. 声通道后场脊椎损伤　位于声通道后场的椎体与前方的肿瘤形成强烈的反射界面，即使极低的超声能量也易沉积于椎体，导致脊椎损伤（图 3-2-6-3）。一般患者无特殊表现，仅 MRI 检查见有水肿信号出现，部分患者可有局部疼痛，可给予非甾体类止痛药对症处理。预防：控制好治疗焦点的深度、声功率、照射时间、适当的冷却时间可有效避免。

八、临床意义及评价

胰腺癌发病隐匿、进展快、恶性度高，早期诊断困难，80％以上在诊断时已经属于无法接受根治性手术的Ⅲ期或Ⅳ期患者[79, 80]，中位生存时间 6~12 个月，5 年生存率不足 5%，因此对于此类进展期胰腺癌患者的治疗目的是减轻症状、控制疼痛，进一步使患者在生存质量及生存期方面获

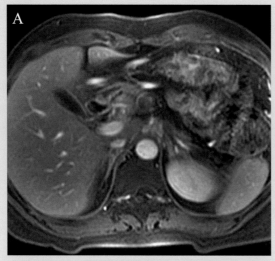

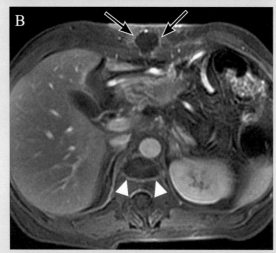

图 3-2-6-3　胰腺癌 HIFU 治疗后前腹壁和椎体损伤增强 MRI 表现

A. HIFU 治疗前显示腹壁和椎体；B. HIFU 治疗后 2 周声通道前腹壁显示片状无灌注区域，周边环状增强（↑）；椎体显示片状无灌注区域，周边环状增强（△）（Jung SE, et al.Abdom Imaging., 2011, 36（2）: 185–195.）

益。超声消融后评价包括临床症状、肿瘤进展情况和患者生存获益情况[81]。

（一）临床症状评价

超声消融治疗后采用疼痛评价指标评价患者临床症状改善情况。Wu 等[82] 在 2000 年开始采用 HIFU 技术治疗胰腺癌患者，报道的一组 8 例胰腺癌患者均为失去手术治疗时机的晚期患者，均表现中到重度疼痛，行超声消融治疗后全部患者背部疼痛消失。王琨等[83] 治疗 6 例不能手术的胰腺癌患者，6 例患者行超声消融治疗后疼痛均有不同程度的缓解。金成兵等[84] 治疗 8 例合并肝外胆道梗阻的胰腺癌患者，8 例患者均表现腹部或腰背部疼痛，经金属胆道支架置入后 HIFU 治疗胰腺癌，87.5%（7/8）的患者疼痛症状缓解。汪伟等[85] 治疗不能手术的胰腺癌患者，15 例有明显腹痛或腰背痛，HIFU 后 4 例疼痛完全缓解，8 例疼痛显著减轻（> 50%），3 例止痛效果不满意，总的有效止痛率达 80%（12/15）。Wang 等[86] 治疗不能手术的晚期胰腺癌患者 40 例，包括 13 例Ⅲ期和 27 例Ⅳ期患者。疼痛缓解率 87.5%，疼痛缓解中位时间为 10 周。李静等[87] 报道了 44 例胰腺癌患者接受 HIFU 消融治疗，其中Ⅱ期 7 例、Ⅲ期 13 例、Ⅳ期 24 例，38 例伴有疼痛的患者中，36 例（94.74%）HIFU 治疗后疼痛有不同程度的减轻。按照 NRS 评定标准 9 例（23.68%）疼痛完全缓解。疼痛缓解中位时间: 2.5 个月（1~6 个月）。Sung 等[88] 研究了 46 例不可切除或者对放、化疗不敏感的胰腺癌患者，采用 VAS 疼痛评分评价疼痛缓解情况，术前患者 VAS 评分 4.9 ± 1.1，术后 1 个月 VAS 评分 2.1 ± 1.1，患者癌性疼痛治疗后显著降低。综上所述，高强度聚焦超声消融治疗晚期胰腺癌可有效控制疼痛，有效率达 80% 或以上，具有无创性、可重复性，是胰腺癌患者理想的止痛治疗方式之一。

（二）肿瘤消融和进展情况

采用动态增强 CT 或 MRI 或 PET，评价超声消融后肿瘤的血流灌注情况或代谢情况，判断是否有效破坏了肿瘤。测量靶肿瘤的体积和无灌注区（代谢性浓聚降低区）的范围。进一步采用超声、MRI、CT 等影像技术随访肿瘤进展情况。

1. 肿瘤消融情况　Wu 等[82] 报道的 8 例患者，3 例完成了增强 CT 评估，肿瘤内部灌注明显减少；1 例肿瘤完全消融；5 例患者完成了动态增强 MRI 评估，显示 HIFU 治疗区无血流灌注，治疗区边缘有一薄层强化带环绕，但治疗区范围未完全覆盖病灶（图 3-2-6-4）。Wang 等[86] 报告了 136 例患者 HIFU 治疗后影像学评价显示部分患者肿瘤出现无灌注区。李静等[87] 治疗的 44 例患者接受 HIFU 消融治疗后，26 例完成了增强 CT 或 MRI 复查，结果显示：肿瘤部分消融 24 例（92.3%），肿瘤进展 2 例（7.7%）。Sung 等[88] 报告的

46 例患者一共接受了 49 次 HIFU 消融治疗，术后增强 MRI 显示 77.5%（38/46）的患者胰腺癌病灶无灌注区范围与病灶比例达 90%~100%，8 例（16.3%）患者达 50%~90%，3 例（6.1%）患者在 50% 内。

2. 肿瘤进展情况 HIFU 治疗后，超声可以用于评价肿瘤体积的变化，具有经济、便捷的优点，可作为增强 CT 和增强 MRI 随访的补充。

　　Wu 等[77] 报道的 8 例患者，均经超声 /CT/MRI 随访，中位随访时间 11 个月，肿瘤体积与治疗前比较，平均缩小 49.4%（20%~70%）（图3-2-6-5）。Wang 等[86]治疗的胰腺癌患者 40 例，包括 13 例Ⅲ期和 27 例Ⅳ期患者，接受 HIFU 治疗后局部无进展生存时间为 5 个月。李静等[87] 治疗的 44 例患者中，肿瘤进展 2 例（7.7%）。

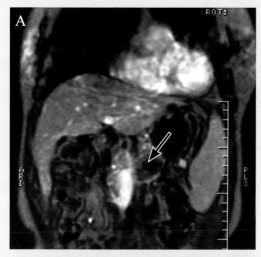
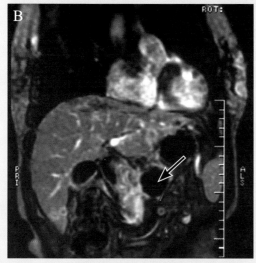

图 3-2-6-4　胰腺癌 HIFU 治疗前后增强 MRI 评价
A. 消融前，增强 MRI 显示胰腺癌病灶内血流灌注（↑）；
B. 消融后 2 周，增强 MRI 显示病灶内无灌注（↑），表明其已凝固性坏死

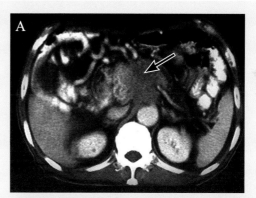
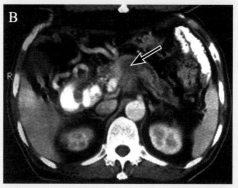

图 3-2-6-5　胰腺癌 HIFU 治疗前后增强 CT 评价
A. 消融前 1 个月，增强 CT 显示胰体尾部胰腺癌病灶（↑）7.5cm×6.5cm×6.0cm；
B. 消融后 9 个月，增强 CT 显示病灶明显缩小（↑）

（三）患者生存获益

Wu 等[77]报道的 8 例胰腺癌患者中 3 例为Ⅲ期、5 例为Ⅳ期，接受 HIFU 治疗后中位生存时间为 11.25 个月，最长随访时间 17 个月，仍有 4 例生存。Wang 等[86]治疗的 40 例胰腺癌患者接受 HIFU 治疗后 1 年生存率为 30.1%，中位生存时间为 8 个月，其中 13 例Ⅲ期患者为 10 个月，27 例Ⅳ期患者为 6 个月。李静等[87]治疗的 44 例患者中，联合全身化疗 14 例、放疗 6 例、门脉化疗 9 例、动脉栓塞化疗 2 例及分子靶向药物治疗 3 例。31 例获得长期随访，中位生存时间 8 个月，治疗后 1、3、5 年生存率分别为 15.91%、6.82%、2.27%，最长随访时间 71 个月，仍有 3 例生存。Sung 等[88]报告的 46 例患者，从首次诊断胰腺癌开始计算，6、12 及 18 个月的生存率分别为 89.1%、52.2% 及 30.4%，中位生存时间为 12.4 个月；HIFU 治疗后 6、12 个月的生存率分别为 58.8% 及 30.1%，中位生存时间为 8 个月。Orsi 等[89]报道的 7 例患者 HIFU 治疗后中位生存时间为 7 个月，1 年生存率为 42.9%，2 年生存率为 21.4%。Gao 等[90]报道接受 HIFU 联合化疗治疗的患者，HIFU 治疗后中位生存时间为 12 个月，1 年生存率为 49.9%。综上所述，高强度聚焦超声消融治疗晚期胰腺癌可改善患者生存质量、延长生存期。

（胡亮 陈文直 王智彪）

第七节 肿瘤不可逆电穿孔消融治疗

不可逆电穿孔（irreversible electroporation，IRE）是一种全新的消融技术，其原理是利用超短的高压直流电，使消融区的细胞膜上的磷脂双分子层产生多个纳米级的、不可逆的微孔，导致细胞膜的完整性破坏，进而破坏细胞内环境的稳定性、诱导细胞凋亡，临床上也称之为纳米刀消融。相对于传统的热消融或冷消融方法，由于消融区内的血管、胆管、胰管等重要结构组织的胶原纤维等细胞成分缺乏磷脂双分子层结构，故在纳米刀消融过程中结构完整性得以保留，同时对靠近大血管的区域进行消融不存在热沉降效应，这是纳米刀消融的优势[91]。但纳米刀消融操作较复杂，对操作者及影像引导平台的要求更高。纳米刀消融于 2015 年 7 月正式批准应用于中国临床，目前批准的适应证为肝脏及胰腺恶性肿瘤。对肝脏恶性肿瘤主要应用于传统消融方式难以进行的特殊区域，如毗邻大血管、胆管或肠管的肿瘤或者肝门部胆管癌等。而胰腺由于其解剖位置及复杂的毗邻关系，传统的热消融或冷消融易发生较高的术后并发症及死亡率，而纳米刀消融独特的非热消融原理，避免了对胰腺周围重要组织结构的损伤，故特别适用于胰腺癌的局部消融治疗，虽然 IRE 治疗胰腺癌的临床应用时间尚短，相关文献报道数量不多，但已经为胰腺癌局部治疗带来了新的曙光。

一、适应证

1. 多个临床研究表明目前纳米刀治疗胰腺癌的主要适应证是不可手术切除的局部晚期胰腺癌，即肿瘤侵犯局部大血管（腹腔干、肠系膜上动脉等）而又无远处转移灶者[92-95]。

2. 肿瘤最大径不超过 5.0cm，一般以 3.0cm 以下的范围为佳。

3. 对伴有远处转移的患者行纳米刀消融治疗目前尚无充分循证医学证据证实其能延长患者生存时间，对于是否可通过纳米刀消融减轻肿瘤负荷从而改善患者疼痛等生活质量，尚需临床进一步研究证实。

二、禁忌证

1. 纳米刀消融需要在全麻及应用肌松剂的条件下进行，故常规的手术全麻禁忌证也是纳米刀消融的禁忌证。
2. 患者安装有心脏起搏器、严重心律失常、有癫痫病史、多发远处转移灶。
3. 消融区或附近区域放置了金属部件，尤其是治疗前不可取出者（如不带覆膜的金属胆道支架）。

三、操作前准备

1. 术前应全面评估患者一般状况，仔细审阅增强 CT 或 MRI 片明确肿瘤位置以及与周边重要血管、胰管、胆管、肠管的毗邻关系，设计治疗方案。
2. 尽可能取得病理诊断或者术中行肿瘤穿刺活检送术中冰冻。
3. 心前区放置心电同步导联，测试消融机器、心电同步设备及术中超声设备。
4. 患者必须进行气管插管及全身麻醉，纳米刀消融过程中发射的电脉冲会刺激肌肉收缩，消融时需要充分的神经肌肉阻滞，在电脉冲发射前应告知麻醉师及护士。
5. 治疗方法选择
   （1）纳米刀消融进针途径包括经皮、开腹以及腹腔镜三种。其中腹腔镜下进针操作难度较大，仅少数中心尝试进行。目前有两项研究表明经皮胰腺癌的纳米刀消融是可行的[96-97]，但由于胰腺复杂的解剖毗邻关系，经皮进针可能会损伤胃、肠管、血管等重要结构，

仍存在一定的风险。目前主流的进针方式是开腹下进针。
   （2）开腹下纳米刀消融的腹部手术切口以方便暴露及布针为原则，一般选用上腹部正中绕脐切口。
6. 针具选择
   （1）纳米刀消融电极针型号为 19G×15cm 和 19G×25cm 两种，前者用于开腹下消融，后者用于经皮消融治疗。
   （2）消融电极针的外层包有塑料绝缘膜，通过消融电极尾部的手柄按钮可以调节暴露电极的长度。
   （3）根据胰腺癌的组织结构特点，消融电极针尖的金属裸露区长度建议为 1.0cm。
   （4）为了达到最大的消融范围，建议采用多针消融的方法，一般为 4~6 支（图 3-2-7-1）。

四、操作方法

1. 开腹后超声检查
   （1）术中超声检查进一步评估肿瘤与周边重要结构，如肠系膜上动脉、腹腔干、肠系膜上静脉、胰管、胆管等的关系。
   （2）同步扫查肝脏，排除术前影像学检查未发现的肝转移灶。
   （3）超声测量胰腺肿瘤的大小（长度、宽度及深度三个径线），根据肿瘤的大小，利用纳米刀消融机器自带的软件估算消融区体积及需使用的消融电极针的数量、布针位置。
   （4）为顺利完成多针消融布针，治疗前设计详细的布针方案，一般的原则是先布复杂侧再布简单侧、先布深层再布浅层。
2. 超声实时引导下进行布针消融

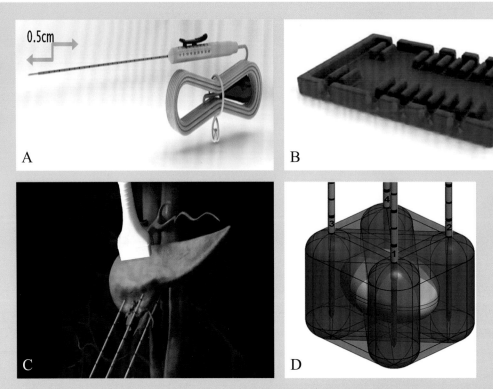

图 3-2-7-1

A. 纳米刀消融电极针尖金属裸露区可按照组织结构特点在 0.5 ~ 4.0cm 之间调节，非金属裸露区被塑料绝缘体覆盖；

B. 配合卡槽的应用可保证消融电极针间距 1.5 ~ 2.0cm，针之间相互平行；

C. 消融电极针自脚侧向头侧进针，术中超声实时监测进针全过程，避免损伤重要结构；

D. 多针消融可相互融合达到最佳的消融效果

（1）一般选择横结肠系膜下自足侧向头侧方向进针。

（2）布针间距以 1.5~2.0cm 为宜。

（3）针与针之间保持相互平行，布针过程中可配合使用卡槽。

（4）布针后，术中超声进一步确定消融电极针尖位置及针与针之间的间距，即可启动电极充电、放电步骤，开始纳米刀消融治疗。

（5）依据消融电极针之间的间距决定电极间所需要施加的电压（一般要求1500V/1cm），完成每个循环后，根据肿瘤的大小逐步后退消融电极针（多为1cm），重复电极充电、放电步骤，以达到最大的消融范围（图3-2-7-2）。

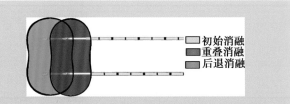

图 3-2-7-2　通过逐步后退消融针（根据消融电极针裸露区的长短，胰腺癌一般每次需后退1.0cm）达到最大的消融范围

3. 治疗后即刻超声检查

（1）纳米刀消融完成后常规对消融区进行超声扫查。

（2）消融区域多呈高回声改变，广泛详细扫查评估肿瘤毗邻重要器官有无损伤、血管通畅性以及有无血栓形成等。

五、技术要点及注意事项

1. 纳米刀消融对布针的技术要求较高，操作者应具有超声引导下肿瘤消融治疗的相关经验及一定的空间立体想象能力。

2. 由于纳米刀消融针型号均为 19G，同时包被有塑料绝缘膜，对超声波反射能力有限，超声下针道显示常不理想，为了精准布针，建议选用穿刺架或超声 –CT/MRI 融合成像系统引导布针。

3. 消融布针针尖应避免损伤胰管、胆管及大血管，故应重视术中超声引导、监控。

4. 辅助治疗。多推荐消融前先行 3~4 个月的诱导化（放）疗、消融术后进行辅助化（放）疗的综合治疗模式，以此提高治疗效果。

六、并发症预防及处理

1. 胰腺癌纳米刀消融相关并发症主要包括胰漏、胆漏、腹腔出血、消化道出血等。

2. 并发症的预防关键在于术前合适病例的选择、术中精准布针以及术后的严密监测。

3. 一般纳米刀消融术后消融区域应常规放置引流管，术后应用生长抑素。

4. 胰漏、胆漏通过引流管通畅引流多能痊愈。

5. 严重的腹腔出血或消化道出血患者需要考虑急症外科或介入栓塞止血。

七、临床意义及评价

1. 纳米刀消融作为一种全新的消融治疗方式，其在胰腺癌的治疗中展示了良好的应用前景，美国的 Martin RC 等开展了一项前瞻性多中心研究，27 例患者 8 例接受 IRE 联合手术切除，19 例仅接受 IRE 治疗，90 天的短期随访显示所有患者均消融成功，未出现胰腺炎、胰漏等严重并发症[94]。该研究团队另一项前瞻性多中心研究显示，54 例接受 IRE 治疗胰腺癌患者相比 85 例仅接受放化疗治疗的患者，能明显延长肿瘤的局部进展时间（14 个月 vs.6 个月）、远处转移时间（15 个月 vs.9 个月）和总生存期（20 个月 vs.13 个月）[92]。目前最大宗的病例报道来自于美国的一项多中心、前瞻性研究，结果显示纳米刀消融联合化（放）疗的综合治疗模式治疗 200 例局部晚期胰腺癌患者，中位总生存时间达到近 2 年，较传统的化（放）疗明显延长总生存时间达 1 倍以上[95]。

2. 由于纳米刀消融主要是通过细胞凋亡来达到消灭肿瘤细胞的目的，并且这种凋亡一般需持续 6~8 周左右，而非传统的热消融或冷消融通过即时性的凝固性坏死达到消灭肿瘤的目的，因此对于胰腺癌纳米刀消融术后的疗效评价需要动态观察，目前一般建议纳米刀消融 3 个月后再行影像学检查评价消融效果[98]。

3. 纳米刀消融术中即时疗效评价，目前主要是通过纳米刀消融区域电流升高的改变来间接判断消融的效果[99]，影像学上的即时疗效评价尚需要进一步探索研究。

（王俊　李升平　李安华　经翔）

第八节　肿瘤其他消融治疗

　　射频消融（radiofrequency ablation，RFA）、微波消融（microwave ablation，MWA）以及冷冻消融（cryoablation）等局部消融技术目前已在临床广泛用于实体肿瘤的治疗，特别是肝肿瘤的治疗。与肝脏不同的是胰腺被十二指肠、胆总管等重要组织器官所包绕，由于热损伤的高风险限制了热消融在胰腺肿瘤的应用。同时，呈浸润性生长的癌肿通常侵犯、包绕血管以及腹膜后的邻近组织，使得肿瘤很难获得完全消融[100-101]。但近年来，文献报道对于无法手术切除的胰腺癌以及部分胰腺神经内分泌肿瘤和转移瘤患者，局部治疗均可取得良好的疗效，因此，胰腺肿瘤的消融治疗开始受到越来越多的关注[102-104]。

（一）射频消融

　　RFA 治疗胰腺癌大多在开腹直视下完成（图 3-2-8-1），手术探查明确肿瘤无法切除后取肿瘤组织活检，冷冻病理证实为恶性肿瘤后游离保护周围组织器官，术中超声引导下置入射频电极，RFA 治疗后充分烧灼针道，针孔喷洒生物蛋白胶封闭。

　　RFA 治疗胰腺癌的主要并发症包括：

1. 胰漏　肿瘤本身可破坏梗阻腺体内胰管并导致胰管扩张、扭曲。RFA 穿刺可能导致胰管破裂，也可使组织坏死后脆性增加，加之炎性水肿压迫加剧，胰管更易破裂，释出大量消化酶而导致胰瘘的发生（图 3-2-8-2）。预防措施可采用小范围毁损以避开胰管；进针、退针方向一致；穿刺针道涂布生物胶，并常规置管引流；术后使用胰酶抑制剂等。

2. 出血　包括消化道出血和手术部位出血。早期消化道出血发生在术后 4 天内，晚期可出现在术后 40 天，其原因可能是消融过程中损伤胰管，或者是瘤体本身包绕较大的胰管，肿瘤消融后胰管破裂，激活的胰液腐蚀周围血管致出血，此外毁损区感染破溃也可侵蚀血管而造成出血[105]。

3. 胰腺炎　大多数是一过性，经治疗多在术后 1 周左右恢复正常，极少发生坏死性胰腺炎[106]。

4. 感染　多发生在肿瘤体积较大、需反复多点穿刺消融的患者中，常和胰漏同时存在，因此在对胰腺癌施行姑息治疗时，不应贪大求全，应该综合考虑。

5. 周围脏器损伤　常见部位是十二指肠和胆管，多发生在胰头癌患者，主要为热损伤。因此术中不仅要严格掌握消融区范围，而且应该避开周围血管、胆管和十二指肠等重要组织结构，必要时应当游离胰头及十二指肠，或者降低治疗温度[107]。

6. 急性肾衰竭　有报道胰腺癌患者在 RFA 术后第 2 天死于急性肾衰竭，原因可能是在主动脉周围多次消融后出现溶血，导致大量血红蛋白尿阻塞肾小管所致[104]。

7. 其他并发症　包括发热、腹水、局部疼痛、转氨酶升高、黄疸等。

　　进展期胰腺癌得不到有效治疗的中位生存期为 9~15 个月，已有远处转移的患者中位生存期为 6 个月[108, 109]。RFA 治疗可有效延长胰腺癌患者生存期，在不可切除的胰腺癌可获得 9~36 个月的中位生存期，并发症发生率 4%~37%，死亡率 0~19%[110-111]。对于进展期不可切除的胰腺癌，RFA 是一种有效、可行的治疗方法。然而由于术后较高的并发症发生率，其安全性仍存在争议，而且治疗中仪器参数的设置以及操作要点尚需进一步的研究和探讨。

（二）微波消融

　　MWA 操作方法与 RFA 相似，已有学者将其应用于胰腺肿瘤的治疗。两项回顾性研究对 MWA 治疗的 25 例进展期胰腺癌患者进行了分析，

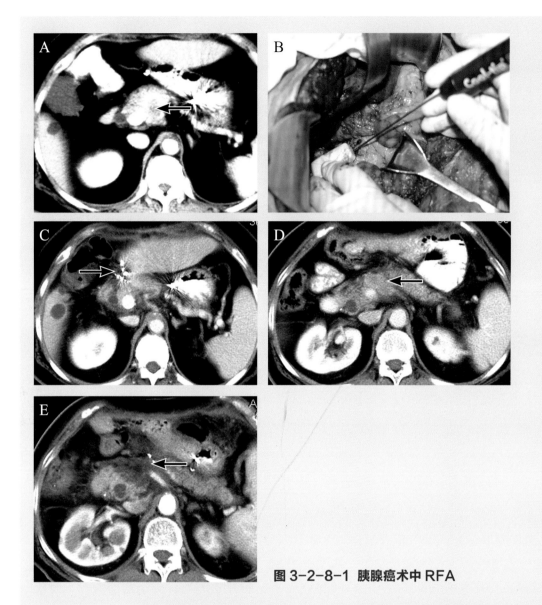

图 3-2-8-1 胰腺癌术中 RFA

患者女性，60岁，4年前因胃癌行胃大部切除毕罗Ⅱ式吻合术，此次因胰颈癌累及重要血管无法行根治性切除，开腹术中超声引导下 RFA 治疗，治疗后 6 个月局部复发，再次开腹术中超声引导下 RFA 治疗

A. 增强 CT 显示胰颈部肿物（↑）；

B. 开腹术中超声引导下行 RFA 治疗；

C. RFA 治疗后 1 月余，增强 CT 显示消融完全，（↑）示十二指肠残端闭合器金属影；

D. RFA 治疗后 6 个月增强 CT 显示肿瘤复发（↑）；

E. 再次 RFA 治疗后 1 年，增强 CT 未见肿瘤复发，（↑）示消融灶。目前治疗后 6 年，患者无瘤生存，生活质量良好

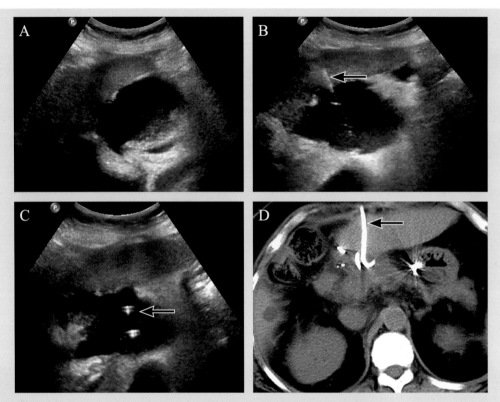

图 3-2-8-2　胰颈癌患者 RFA 治疗 1 周后胰漏

A. 超声显示左肝下小网膜腔积液；　B. 超声引导下经皮经左肝穿刺置管引流，（↑）示穿刺针；
C. 声像图显示引流管（↑）；　　　　　D. 引流后 1 周复查 CT 显示引流通畅、完全，可见引流管经左肝引出体外（↑）
经置管引流治愈

Lygidakis 等[112]开腹直视下治疗 15 例患者，观察到所有患者的病灶均出现局部坏死，无严重并发症发生，轻微并发症发生率 40%；Carrafiello 等[113]采用开腹和经皮两种途径各治疗 5 例患者，1 年生存率达到 80%，严重并发症发生率 10%，轻微并发症发生率 20%；两项研究均无治疗相关死亡病例，MWA 治疗进展期胰腺癌是安全、有效且可行的。

（三）冷冻消融

早在 1973 年，Zhou 等[114]首先将冷冻消融应用于进展期胰腺癌的临床治疗，结果证实该方法安全、有效，具有一定的临床意义。2002 年，Kovach 等[115]报道了冷冻消融能有效缓解中晚期胰腺癌患者的疼痛，提高患者的生活质量，随后国内多家医疗机构陆续开展。关于冷冻消融治疗

胰腺癌的疗效文献报道中位生存期 13.4~16 个月[116-118]，1 年生存率为 57.5%~63.6%[115, 116]，疼痛缓解率 66.7%~100%[114, 116, 119]。冷冻消融治疗胰腺癌最常见的并发症为胃排空功能障碍，发生率为 0~40.9%[115, 116, 118]；其次是胰漏和胆漏，两者的发生率同为 0~6.8%[114-116]。

综上所述，对于不可手术切除的进展期胰腺癌，各种局部消融技术具有创伤小、恢复快、安全、有效等特点，可延长患者生存期，改善生活质量，但目前多作为姑息性治疗方法。局部消融方法尤其是 IRE 治疗在未来可能成为不可切除胰腺癌综合治疗中的重要组成部分，但需前瞻性大样本的随机研究证据。

（经翔　丁建民）

1. D'Onofrio M，Zamboni G，Faccioli N，et al.Ultrasonography of the pancreas.4.Contrast-enhanced imaging.Abdom Imaging，2007，32（2）：171-181.

2. 严昆、戴莹、王艳滨、等．超声造影对胰腺占位病变的诊断应用价值．中华超声影像学杂志，2006，15（5）：361-364.

3. 陈敏华．消化系疾病超声学．北京：北京出版社，2003.

4. Xu M，Xie XY，Liu GJ，et al.The application value of contrast-enhanced ultrasound in the differential diagnosis of pancreatic solid-cystic lesions.Eur J Radiol，2012，81（7）：1432-1437.

5. Martínez-Noguera A，D'Onofrio M.Ultrasonography of the pancreas. Conventional imaging.Abdom Imag，2007，32（2）：136-149.

6. Ng DZ，Goh BK，Tham EH，et al.Cystic neoplasms of the pancreas：current diagnostic modalities and management.Ann Acad Med Singapore，2009，38（3）：251-259.

7. Fan Z，Yan K，Wang Y，et al.Application of Contrast-Enhanced Ultrasound in Cystic Pancreatic Lesions Using a Simplified Classification Diagnostic Criterion.Biomed Res Int，2015，2015：1-8.

8. De Jong K，Bruno MJ，Fockens P.Epidemiology，diagnosis，and management of cystic lesions of the pancreas.Gastroenterol Res Pract，2012，147465.

9. 吕珂、戴晴、徐钟慧、等．胰腺导管内乳头状黏液性肿瘤的声像图分析．中华超声影像学杂志，2010，19（11）：952-955.

10. 谢晓燕．超声内镜和超声造影在胰腺局灶性病变诊断中的应用．中华医学超声杂志（电子版），2011，8（7）：1402-1407.

11. Itoh T，Hirooka Y，Itoh A，et al.Usefulness of contrast-enhanced transabdominal ultrasonography in the diagnosis of intraductal papillary mucinous tumors of the pancreas.Am J Gastroenterol，2005，100（1）：144-152.

12. 谢晓燕、许尔蛟、徐辉雄、等．超声造影表现在胰腺实性局灶性病变鉴别诊断中的意义．中国医学科学院学报，2008，30（1）：35-39.

13. 于晓玲、梁萍、董宝玮、等．超声造影诊断胰腺局灶性病变的诊断价值．中国医学影像学杂志，2008，16（3）：170-173.

14. Tomassetti P，Campana D，Piscitelli L，et al.Endocrine pancreatic tumors: factors correlated with survival.Ann Oncol，2005，16（11）：1806-1810.

15. Milan SA，Yeo CJ.Neuroendocrine tumors of the pancreas.Curr Opin Oncol，2012，24：46-55.

16. Matos JM，Grützmann R，Agaram NP，et al.Solid pseudopapillary neoplasms of the pancreas：a multi-institutional study of 21 patients. J Surg Res，2009，157：e137-142.

17. 唐少珊、王丹、高金梅、等．胰腺实性义乳头状瘤的超声及超声造影表现．中国医学影像技术，2009，25（9）：1635-1637.

18. 范智慧、严昆、尹珊珊、等．胰腺实性义乳头状瘤的超声造影表现．中华超声影像学杂志，2010，19（11）：956-959.

19. 董宝玮．临床介入性超声学．北京：中国科学技术出版社，1990.

20. 董宝玮、梁萍、于晓玲．彩色多普勒超声引导经皮穿刺活检胰腺占位性病变的临床价值．中华超声影像学杂志，2001，10（4）：219-221.

21. 董宝玮、梁萍、于晓玲．彩色多普勒超声引导经皮穿刺活检胰腺占位性病变的临床价值．中华超声影像学杂志，2001，10（4）：219-221.

22. 朱鹰、李秀英、朱晓琳．超声引导穿刺活检诊断胰腺部肿瘤．中国临床医学影像杂志，2003，14（1）：24-27.

23. 金震东、邹晓平、李兆申、等．超声引导下胰腺肿块穿刺组织学检查的价值．第二军医大学学报，2003，23（5）：489-490.

24. Yoon SH，Lee KH，Kim SY，et al.Real-time contrast-enhanced ultrasound-guided biopsy of focal hepatic lesions not localised on B-mode ultrasound.Eur Radiol，2010，20（8）：2047-2056.

25. Zamboni GA，D'Onofrio M，Idili A，et al.Ultrasound-guided percutaneous fine-Needle aspiration of 545 focal pancreatic lesions. AJR，2009，193（6）：1691-1695.

26. N.Mizuno，K.Hara，S.Hijioka，et al.Current concept of endoscopic ultrasound-guided fine needle aspiration for pancreatic cancer. Pancreatology，2011，11（Suppl 2）：40-46.

27. Goldin SB，Bradner MW，Zervos EE，et al.Assessment of Pancreatic Neoplasms：Review of Biopsy Techniques.J Gastrointest Surg，2007，11（6）：783-790.

28. Tanguay JF.Antiplatelet therapy in acute coronary syndrome and atrial fibrillation：Aspirin.Adv Cardiol，2012，47：20-30.

29. 于晓玲、梁萍、董宝玮、等．超声造影诊断胰腺局灶性病变的诊断价值．中国医学影像学杂志，2008，16（3）：170-173.

30. Sprchez Z，Radu P，Zaharia T，et al.Contrast enhanced ultrasound guidance：a new tool to improve accuracy in percutaneous biopsies. MedUltrason，2010，12（2）：133-138.

31. 董宝玮、梁萍、于晓玲、等．彩色多普勒超声引导经皮穿刺活检胰腺占位性病变的临床价值．中华超声影像学杂志，2001，10（4）：219-221.

32. Sparchez Z，Radu P，Zaharia T，et al.Usefulness of contrast enhanced ultrasound guidance in percutaneous biopsies of liver tumors.J Gastrointestinal Liver Dis，2011，20（2）：191-196.

33. Schlottmann K，Klebl F，Zorger N，et al.Contrast-enhanced ultrasound allows for interventions of hepatic lesions which are invisible on conventional B-mode.Z Gastroenterol，2004，42（4）：303-310.

34. 严昆、董宝玮．胆胰脾穿刺活检．中国医刊，2014，49：12-14.

35. Xu K，Zhou L，Liang B，et al.Safety and accuracy of percutaneous core needle biopsy in examining pancreatic neoplasms.Pancreas，2012，41（4）：649-651.

36. Wu W，Chen MH，Yin SS，et al.The role of contrast-enhanced sonography of focal liver lesions before percutaneous biopsy.AJR Am J Roentgenol，2006，187（3）：752-761.

37. 张艳华、李海霞、刘莹、等．经直肠超声造影指导前列腺穿刺活检的临床价值．临床超声医学杂志，2014，16（11）：733-735.

38. Rabinowitz MR，Merton DA，Liu JB，et al.Contrast-enhanced ultrasound-guided sentinel lymph node biopsy of the ocular conjunctiva.Laryngoscope，2014，124（11）：2531-2536.

39. 王凇、杨薇、张晖、等．超声造影在肺周占位穿刺活检的应用价值．介入放射学杂志2014，23（6）：482-486.

40. Maimone A，Luigiano C，Baccarini P，et al.Preoperative diagnosis of a solid pseudopapillary tumour of the pancreas by Endoscopic Ultrasound Fine Needle Biopsy：A retrospective case series.Dig Liver Dis，2013，45（11）：957-960.

41. Wei Y，Yu XL，Liang P et al.Guiding and controlling percutaneous pancreas biopsies with contrast-enhanced ultrasound：target lesions are not localized on B-mode ultrasound.Ultrasound Med Biol，2015，41（6）：1561-1569.

第三篇 胆系、胰腺、脾脏介入超声

42. Hewitt MJ, McPhail MJ, Possamai L, et al.EUS-guided FNA for diagnosis of solid pancreatic neoplasms: a meta-analysis.Gastrointest Endosc, 2012, 75（2）: 319-331.

43. Goldin SB, Bradner MW, Zervos EE, et al.Assessment of Pancreatic Neoplasms: Review of Biopsy Techniques.J Gastrointest Surg, 2007, 11（6）: 783-790.

44. Spier BJ, Johnson EA, Gopal DV, et al.Predictors of malignancy and recommended follow-upinpatients with negative endoscopic ultrasound-guided fine-needle aspiration of suspected pancreatic lesions.Can J Gastroenterol, 2009, 23（4）: 279-286.

45. Paulsen SD, Nghiem HV, Negussie E, et al.Evaluation of imaging-guided core biopsy of pancreatic masses.AJR Am J Roentgenol, 2006, 187（3）: 769-72.

46. Iglesias-García J, Domínguez-Mu?oz JE.Latest advances in pancreatic tumors.Gastroenterol Hepatol, 2012, 35（Suppl 1）: 91-97.

47. 刘峰, 吕晓丽, 张炳英, 等. 胰腺假性囊肿超声引导经皮引流治疗的临床价值. 宁夏医学杂志, 2007, 29（2）: 123-124.

48. 张建, 杨振安, 李谦, 等. 超声引导下经皮穿刺引流治疗胰腺假性囊肿的效果分析. 中国医药指南, 2011, 9（34）: 11-13.

49. 林峰. 超声引导下经皮穿刺引流治疗胰腺假性囊肿的临床报道. 中国医药指南, 2012, 10（18）: 445-447.

50. 陈焕伟, 崔伟珍, 王军华, 等. 超声引导经皮引流治疗胰腺假性囊肿. 中国微创外科杂志, 2004, 4（3）: 235-236.

51. 孙备, 程卓鑫, 贾光. 重症急性胰腺炎治疗新亮点: 多学科与微创化. 中国实用外科杂志, 2012, 32（7）: 525-527.

52. 杨秀华, 张羽, 王秀云. 介入影像医学在重症急性胰腺炎诊治中的作用. 中国实用外科杂志, 2012, 32（7）: 538-540.

53. 张长宝, 田建明, 吕桃珍, 等. 放射性125I粒子组织间植入治疗胰腺癌的疗效分析. 介入放射学杂志, 2009, 18（4）: 281-284

54. 沈亚男. 经皮超声引导下放射性125I粒子植入治疗胰腺癌的疗效研究. 长春: 吉林大学, 2011.

55. 郭道宁, 王鸿智, 王东, 等. 超声引导下经皮穿刺125I粒子植入治疗胰腺癌的临床运用. 中国超声医学杂志, 2008, 24（1）: 53-55.

56. 盖宝东, 舒振波, 丁大勇, 等. 125I放射性粒子治疗胰腺癌. 中国普外基础与临床杂志, 2007, 14（5）: 582-583.

57. Zhongmin W, Yu L, Fenju L, et al.Clinical efficacy of CT-guided iodine-125 seed implantation therapy in patients with advanced pancreatic cancer.Eur Radiol, 2010, 20（7）: 1786-1791.

58. Eisenberg E, Carr DB, Chalmers TC.Neurolytic celiac plexus block for treatment of cancer pain: a meta-analysis.Anesth Analg, 1995, 80（2）: 290-295.

59. 王俊杰, 张建国, 张福君, 等. 放射性粒子治疗肿瘤临床应用规范. 北京大学医学出版社. 2011.07 第一版.

60. Peretz T, Nori D, Hilaris B, et al.Treatment of primary unresectable carcinoma of the pancreas with I-125 implantation.Int J Radiat Oncol Biol Phys.1989, 17（5）: 931-935.

61. 盖宝东, 金仲田, 舒振波, 等. 125I放射性粒子治疗胰腺癌术后并发症分析. 中华普通外科杂志, 2007, 22（11）: 873-874

62. 黄洪军, 江勇, 吴宝强, 等. 术中125I放射性粒子植入治疗不能切除晚期胰腺癌的并发症和预后分析. 肝胆胰外科杂志, 2014, 26（4）: 281-284.

63. 汪博. 超声引导下125I放射性粒子组织间永久性植入治疗晚期胰腺癌的优势. 长春: 吉林大学, 2014.

64. Di Costanzo F, Carlini P, Doni L, et al.Gemcitabine with or without continuous infusion 5-FU in advanced pancreatic cancer: a randomised phase II trial of the Italian Oncology Group for Clinical Research（GOIRC）.Br J Cancer.2005, 93（2）: 185-189.

65. Ander T, Balosso J, Louvet C, et al.Combined radiation therapy and chemotherapy as palliative treatment for resected pancreatic adenocarcinoma: result of feasibility study.Int J Radiot Oncol Biol Phys.2000, 46（4）: 903-911.

66. 夏廷毅, 孙庆选, 于涌, 等. 体部γ-刀治疗52例胰腺癌的疗效分析. 中华肝胆外科杂志, 2006, 12（2）: 86-88.

67. 肖振中, 赵瑞芬, 吴铁鹰, 等. 体部γ-刀立体定向放疗治疗晚期胰腺癌127例效果观察. 解放军医药杂志, 2012, 24（4）: 29-30.

68. 孙燕. 内科肿瘤学. 北京: 人民卫生出版社, 2001: 994.

69. Rombouts SJ, Vogel JA, van Santvoort HC, et al.Systematic review of innovative ablative therapies for the treatment of locally advanced pancreatic cancer.Br J Surg, 2015, 102（3）: 182-193.

70. Jiao L, Zhang T, Wang H, et al.Implanting iodine-125 seeds into rat dorsal root ganglion for neuropathic pain: neuronal microdamage without impacting hind limb motion.Neural Regen Res, 2014, 9（12）: 1204-1209.

71. 盖宝东, 肖中迪, 刘晶, 等. 125 I放射性粒子治疗不同分期胰腺癌. 内分泌外科杂志, 2008, 2（4）: 246-248.

72. 张群华, 倪泉兴. 胰腺癌2340例临床病例分析. 中华医学杂志, 2004, 84（3）: 214-218.

73. Wang J, Jiang Y, Li J, et al.Intraoperative ultrasound-guided iodine-125 seed implantation for unresectable pancreatic carcinoma.J Exp Clin Cancer Res.2009, 28（6）: 88-93.

74. Wu W, Xue J, Liang P, et al.The Assistant Function of Three-dimensional Information for 125I Particle.IEEE J Biomed Health Inform, 2014, 18（1）: 77-82.

75. Ascunce G, Ribeiro A, Reis I, et al.EUS visualization and direct celiac ganglia neurolysis predicts better pain relief in patients with pancreatic malignancy（with video）.Gastrointest Endosc, 2011, 73（2）: 267-274.

76. Wang KX, Jin ZD, Du YQ, et al.EUS-guided celiac ganglion irradiation with iodine-125 seeds for pain control in pancreatic carcinoma: a prospective pilot study.Gastrointest Endosc, 2012, 76（5）: 945-952.

77. Wu F, Wang ZB, Chen WZ, et al.Adanced hepatocellular carcinoma: Treatment with high-intensity focused ultrasound ablation combined with transcatheter arterial embolization. Radiology, 2005, 235（2）: 659-667.

78. Ahmed M, Brace CL, Lee FT Jr, et al.Principles of and advances in percutaneous ablation.Radiology, 2011, 258（2）: 351-369.

79. Li D, Xie K, wolff RF, et al.Pancreatic cancer.Lancet.2004, 363: 1049-1057.

80. Squadroni M, Fazio N.Chemotherapy in pancreatic adenocarcinoma. Eur Rev Med Pharmacol, 2010, 14（4）: 386-394.

81. Chen W, Zhu H, Zhang L, et al.Primary bone malignancy: effective treatment with high-intensity focused ultrasound ablation. Radiology, 2010, 255（3）: 967-978.

82. Wu F, Wang ZB, Zhu H, et al.Feasibility of US-guided high intensity focused ultrasound treatment in patients with advanced pancreatic cancer: initial experience.Radiology, 2005, 236（3）: 1034-1040.

83. 王琨, 刘鲁明, 孟志强, 等. 超声消融治疗胰腺癌的初步临床研究. 中国超声医学杂志, 2006, 22（10）: 796-798.

84. 金成兵, 朱辉, 张炼, 等. HIFU 联合金属胆道支架置入治疗胰腺癌的初步临床观察. 中国超声医学杂志, 2007, 23（9）: 714-717.

85. 汪伟, 唐杰, 叶慧义, 等. 高强度聚焦超声消融胰腺癌安全性及疗效研究. 中国超声医学杂志, 2007, 23（1）: 76-79.

86. Wang K, Chen Z, Meng Z, et al.Analgesic effect of high intensity focused ultrasound therapy for unresectable pancreatic cancer.Int J Hyperthermia, 2011, 27（2）: 101-107.

87. 李静, 杨武威, 祝宝让. 聚焦超声消融胰腺癌的临床观察. 中华肝胆外科杂志, 2011, 17（8）: 695-696.

88. Sung HY, Jung SE, Cho SH, et al.Long-term outcome of high-intensity focused ultrasound in advanced pancreatic cancer. Pancreas, 2011, 40（7）: 1080-1086.

89. OrsiF, Zhang L, Arnone P, et al.High-intensity focused ultrasound ablation: effective and safetherapyforsolid tumors in difficult locations.Am J Roentgenol, 2010, 195（3）: W245-252.

90. Gao HF, Wang K, Meng ZQ, et al.High intensity focused ultrasound treatment for patients with local advanced pancreatic cancer.Hepatogastrocntcrology, 2013, 60（128）: 1906-1910.

91.Phillips M, Maor E, Rubinsky B.Nonthermal irreversible electroporation for tissue decellularization.J Biomech Eng, 2010, 132（9）: 091003.

92. Martin RC, McFarland K, Ellis S, et al.Irreversible electroporation in locally advanced pancreatic cancer: potential improved overall survival.Ann Surg Oncol, 2013, 20 Suppl 3: S443-S449.

93. Kluger MD, Epelboym I, Schrope BA, et al.Single-Institution Experience with Irreversible Electroporation for T4 Pancreatic Cancer: First 50 Patients.Ann Surg Oncol, 2016, 23（5）: 1736-1743.

94. Martin RC, McFarland K, Ellis S, et al.Irreversible electroporation therapy in the management of locally advanced pancreatic adenocarcinoma.J Am Coll Surg, 2012, 215（3）: 361-369.

95. Martin RC, Kwon D, Chalikonda S, et al.Treatment of 200 locally advanced（stage Ⅲ）pancreatic adenocarcinoma patients with irreversible electroporation: safety and efficacy.Ann Surg, 2015, 262（3）: 486-494.

96. Narayanan G, Hosein PJ, Arora G, et al.Percutaneous irreversible electroporation for downstaging and control of unresectable pancreatic adenocarcinoma.J Vasc Interv Radiol, 2012, 23（12）: 1613-1621.

97. Mnsson C, Bergenfeldt M, Brahmstaedt R, et al.Safety and preliminary efficacy of ultrasound-guided percutaneous irreversible electroporation for treatment of localized pancreatic cancer. Anticancer Res, 2014, 34（1）: 289-293.

98. Akinwande O, Ahmad SS, Van Meter T, et al.CT Findings of Patients Treated with Irreversible Electroporation for Locally Advanced Pancreatic Cancer.J Oncol, 2015: 680319.

99. Dunki-Jacobs EM, Philips P, Martin RC.Evaluation of resistance as a measure of successful tumor ablation during irreversible electroporation of the pancreas.J Am Coll Surg, 2014, 218（2）: 179-187.

100. Spiliotis J.Commentary on pancreatic carcinoma: the role of radiofrequency ablation in advanced disease.Cancers, 2010, 2（4）: 2055-2057.

101. Michele R, Gianluigi O, Adam H, et al.Minimally Invasive Ablation Treatment for Locally Advanced Pancreatic Adenocarcinoma.Cardiovasc Interv Radiol, 2013, 37（3）: 586-591.

102. Hadjicostas P, Malakounides N, Varianos C, et al.Radiofrequency ablation in pancreatic cancer.HPB, 2006, 8（1）: 61-64.

103. Sandro R, Francesca Torello V, Giorgia G, et al.Radiofrequency ablation of pancreatic neuroendocrine tumors: a pilot study of feasibility, efficacy, and safety.Pancreas, 2014, 43（Issue）: 938-945.

104. Carrafiello G, Laganà D, Recaldini C, et al.Radiofrequency ablation of a pancreatic metastasis from renal cell carcinoma: case report.Surg Laparosc Endosc Percutan Tech, 2008, 18（1）: 64-66.

105. 唐喆, 吴育连, 方河清, 等. 冷循环射频消融治疗不可切除胰腺癌. 中华医学杂志, 2008, 88（6）: 391-394.

106. Varshney S, Sewkani A, Sharma S, et al.Radiofrequency ablation of unresectable pancreatic carcinoma: feasibility, efficacy and safety.JOP, 2006, 7（1）: 74-78.

107. Date RS, Siriwardena AK.Radiofrequency ablation of the pancreas. II: Intra-operative ablation of non-resectable pancreatic cancer.A description of technique and initial outcome.JOP, 2005, 6（6）: 588-592.

108. Cartwright T, Richards DA, Boehm KA.Cancer of the pancreas: are we making progress? A review of studies in the US Oncology Research Network.Cancer Control, 2008, 15（4）: 308-313.

109. Vincent A, Herman J, Schulick R, et al.Pancreatic cancer.The Lancet, 2011, 378（9791）: 607-620.

110. Singh V, Varshney S, Sewkani A, et al.Radiofrequency ablation of unresectable pancreatic carcinoma: 10-year experience from single centre.Pancreatology, 2011, 11（Suppl.1）: 52.

111. Fegrachi S, Besselink MG, Santvoort HC, et al.Radiofrequency ablation for unresectable locally advanced pancreatic cancer: a systematic review.HPB, 2014, 16（2）: 119-123.

112. Lygidakis N, Sharma SK, Papastratis P, et al.Microwave ablation in locally advanced pancreatic carcinoma--a new look.Hepato-gastroenterology, 2006, 54（77）: 1305-1310.

113. Carrafiello G, Ierardi AM, Fontana F, et al.Microwave ablation of pancreatic head cancer: safety and efficacy.JVascInterv Radiol, 2013, 24（10）: 1513-1520.

114. Zhou X.［Cryosurgery for primary hepatic cancer of 87 patients］. Zhonghua Waike Zazhi, 1992, 30（6）: 334-336, 381.

115. Kovach SJ, Hendrickson RJ, Cappadona CR, et al.Cryoablation of unresectable pancreatic cancer.Surgery, 2002, 131（4）: 463-464.

116. 武清, 张家兴, 钱建新, 等. 手术联合氩氦靶向冷冻消融在中晚期胰头癌中的应用（附15例报告）. 中国肿瘤临床, 2006, 32（24）: 1403-1405.

117. 李波, 李敬东, 陈晓理, 等. 无法切除的胰腺癌的冷冻手术治疗（附44例报告）. 中华肝胆外科杂志, 2004, 10（8）: 523-525.

118. Xu KC, Niu LZ, Hu YZ, et al.Cryosurgery with combination of 125iodine seed implantation for the treatment of locally advanced pancreatic cancer.J Digest Dis, 2008, 9（1）: 32-40.

119. 易峰涛, 宋华志, 李静. 术中氩氦刀治疗晚期胰腺癌. 中华肝胆外科杂志, 2006, 12（3）: 186-187.

第三章　脾　脏

【概述】

　　脾脏是人体最大的免疫和储血器官，在细胞免疫和体液免疫中发挥着重要的作用。由于组织脆性大易出血，脾的介入性操作风险相对较大，应用并不普及。然而，各种脾局灶性病变和弥漫性病变并不少见，由于传统的脾切除术使人体永久性丧失脾的免疫功能，各种保脾的微创诊治技术成为了临床追求的目标。自 20 世纪 70 年代以来，超声引导细针抽吸细胞学检查开始应用于临床，也同时应用于脾病变的活检。1985 年，Lindgrenet 等[1]尝试用 14G 针做了 32 例脾穿刺活检，开拓了脾组织学活检的应用。1987 年，Jequier 等[2]首先应用超声引导下硬化剂治疗脾囊肿亦开起了脾囊肿微创治疗。本世纪初，超声引导热消融微创性治疗脾亢、脾肿瘤将介入超声拓展到了治疗脾实性病变的范畴。2005 年 Liu 等[3]尝试应用经皮射频消融治疗肝硬化脾大、脾功能亢进。激光消融进行脾部分切除也不断在探索[4]。2007 年，解放军总医院介入超声团队首先应用超声引导经皮微波消融治疗脾亢、脾肿瘤[5-7]。近些年，随着仪器引导精准性的提高、介入针具和材料的改进以及操作技术的成熟，超声引导多种脾介入诊断、治疗技术在不断发展和完善。严格执行适应证和禁忌证、规范操作，可有效预防和避免出血，使脾介入更为安全实用。

第一节　囊实性病变超声诊断

　　脾局灶性病变，尤其是良性病变，往往没有症状，被超声等影像学检查偶然发现。超声对病变的数目、大小、形态结构和位置可提供重要的诊断信息，但一些病变的常规超声图像并不具备特异性，鉴别诊断存在一定的难度。超声造影能够动态显示病变的微循环血流灌注情况，尤其是对病变良恶性的鉴别可提供重要的帮助。

一、良性病变

（一）脾囊肿

　　脾囊肿是脾最常见的良性病变，较大囊肿可伴有脾体积的增大并引起左季肋区胀痛不适，此时通过介入性超声可进一步诊断和治疗。

1. 脾实质内圆形或椭圆形的无回声区，边界清晰，壁薄光滑，多数囊内无分隔，后方

回声显著增强。

2. 彩色多普勒超声显示囊内无血流信号。

3. 超声造影各期囊肿均无强化（图 3-3-1-1）[8, 9]。

4. 来自牧区的患者，需与包虫囊肿相鉴别，后者壁厚，可呈双层或较厚的单层。

5. 单纯性囊肿还需与假性囊肿相鉴别，后者往往有外伤病史，彩色多普勒可显示囊内的血流信号。此外，偶见复杂性囊肿或囊实性病灶，含囊腺瘤、囊腺癌、淋巴瘤或转移癌伴坏死液化出血等，则须进一步作深入检查。

（二）脾脓肿

　　脾脓肿较少见，常继发于全身性感染性疾病。临床症状表现为发热、左季肋区疼痛，血液中白细胞计数增多。

1. 早期声像图可表现为脾大，脾内单发或多

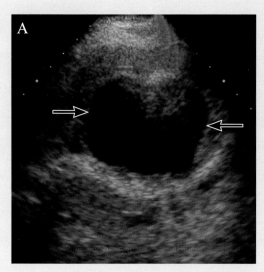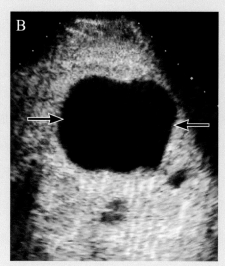

图 3-3-1-1　脾囊肿

A. 常规超声为边界清晰的无回声区，后方回声增强（↑）；B. 超声造影中囊肿呈无增强（↑）

发的偏高或偏低回声区。

2. 病情发展，病灶内可出现液化的无回声区，壁较厚，囊内可有点片状回声[8]。

3. 多普勒超声检查，无回声区内没有血流信号，囊壁周围可有少许血流信号。

4. 超声造影中可观察到环形强化的脓肿厚壁，坏死区无强化[8, 9]。在超声引导下可进行脓液的抽吸和细菌培养及置管引流治疗（图 3-3-1-2）。

（三）脾结核

脾结核常为全身性血行播散性结核的一部分，常伴有其他部位的结核病变。患者通常具有低热、盗汗等临床症状。其基本病理变化是结核性肉芽肿，疾病的不同时期可表现为结核结节、干酪样坏死、液化坏死、纤维组织增生和钙化，病变中上述病理改变多混杂出现。超声图像可分为三种类型[10]：

1. 弥漫的粟粒样结核　可表现为脾实质内散在分布的小结节，呈偏高回声。

2. 团块型结核　可表现为脾内单发或多发的片状低回声区，内部有液化坏死的无回声区或斑片状的强回声钙化灶。

3. 脓肿型结核　边界清晰的低 – 无回声区，内可有细密点状回声及偏强回声的纤维分隔。结合患者的病史和临床表现有助于做出正确的诊断，必要时可进行组织穿刺活检进行诊断。

（四）脾梗死

脾梗死由脾动脉分支发生栓塞引起。面积较大的梗死表现为左上腹部剧烈疼痛，向左肩部放射，并伴有持续性发热。

1. 急性脾梗死可表现为楔形低回声区，基底较宽，位于被膜处，尖端指向脾门，低回声内呈网格样，陈旧性脾梗死因纤维化和钙化等，可表现为偏强回声区。

2. 彩色多普勒超声梗死区内无彩色血流信号显示。

3. 超声造影中，梗死灶因微循环血流灌注障碍而呈无增强，边界会更加清晰，较易诊断（图 3-3-1-3）[11]。

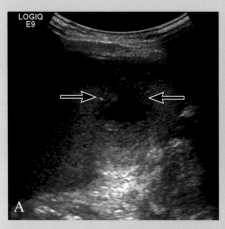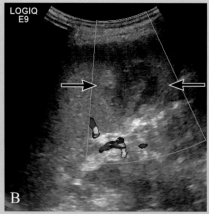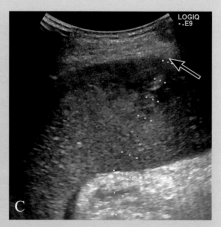

图 3-3-1-2　脾脓肿

A. 脾下极单发不均质偏低回声区，壁较厚，囊内见片状回声（↑）；

B. 彩色多普勒超声其内未显示血流信号；

C. 超声引导穿刺抽液引流（↑）

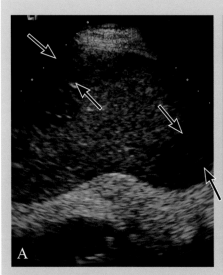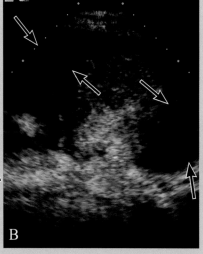

图 3-3-1-3　脾梗死

A. 常规超声示脾脏实质内大片网格状低回声区（↑）；

B. 病变区无造影剂灌注，边界更清晰，且比常规超声所示范围大（↑）

（五）脾血管瘤

血管瘤是脾常见的原发性良性实性肿瘤，可单发或多发，无明显临床症状。由于其组成成分不同，在常规超声图像中的图像亦不同。海绵状血管瘤通常显示为偏强回声；毛细血管性血管瘤通常显示为低回声[12]。二者皆为圆形或椭圆形病变，边界清晰，形态规整，多普勒超声检查病变内一般无血流信号。但低回声的脾血管瘤与脾恶性病变难以鉴别，需结合超声造影或其他影像学检查。在超声造影中，动脉期一般表现为造影剂微泡稍快于周围脾组织进入呈高增强，多数病例为病灶整体迅速增强，也有病例表现为从周边开始向心性强化，小血管瘤动脉期无明显特殊灌注，表现为与周围脾实质同步的等增强；实质期造影剂均廓清缓慢呈等增强或持续高增强[9, 13, 14]。总体上呈"快进慢出"，符合良性病变的增强模式（图 3-3-1-4）。

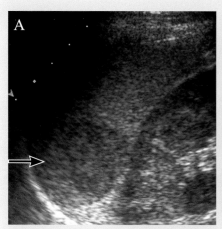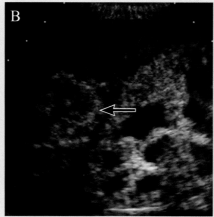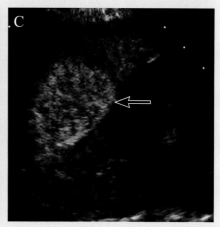

图 3-3-1-4　脾血管瘤

A. 常规超声中显示为脾上极的低回声结节（↑）；

B. 超声造影动脉早期呈环状高增强（↑）；

C. 穿刺活检病理为脾血管瘤，超声造影实质期仍呈均匀高增强（↑）

（六）脾错构瘤

脾错构瘤是一种良性肿瘤，由脾的正常组成成分的组合比例异常发育引起，无临床症状。在常规超声声像图中呈类圆形的高回声结节，边界清晰，与血管瘤常常难以鉴别。

（七）脾淋巴管瘤

脾淋巴管瘤为淋巴管增生所致的良性病变，常在儿童和青少年的腹部检查中偶然发现，患者无明显临床症状。

1. 脾内不规则的无回声区，内可见分隔，呈多房样。
2. 边界清晰，后方回声增强。
3. 多普勒超声常无血流信号。
4. 少见呈中等偏高回声结节，与脾血管瘤难以鉴别。必要时可进行穿刺活检（图 3-3-1-5）[9]。

（八）脾炎性假瘤

病因不明，可能与自身免疫有关。病理特点是慢性炎细胞浸润伴成纤维细胞增生形成肿块。

1. 多为单发，呈低回声结节，圆形，边界清晰，内回声均匀。
2. 彩色多普勒超声显示结节周边血流信号丰富。
3. 超声造影动脉期显示结节周边与周围脾实质同步迅速呈高增强，并持续至实质期，而结节内部缓慢增强并迅速廓清，明显低于脾实质。典型的周边持续高增强，内部迅速廓清的表现有助于诊断（图 3-3-1-6）[9, 11]。

（九）脾上皮样血管内皮瘤

非常罕见，为交界性肿瘤。其生物学行为和组织结构介于血管瘤和血管肉瘤之间[15]。

1. 多为单发低回声结节，圆形，边界清晰，内回声均匀。
2. 彩色多普勒超声显示结节周边及内部可见少许血流信号。
3. 超声造影显示动脉期结节略偏低增强，随后迅速廓清，延迟期接近无增强（图 3-3-1-7）。

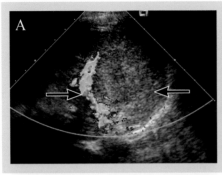
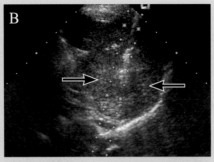

图 3-3-1-5 脾淋巴管瘤

A. 常规超声显示单发脾实性占位，呈中等略偏强回声，边界清晰，内回声欠均匀，周边血流信号丰富（↑）；

B. 超声引导 18G 针穿刺活检，组织学病理结果为淋巴管瘤（↑）

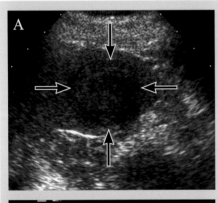
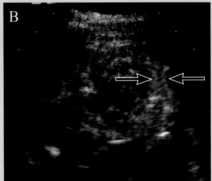
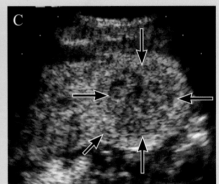

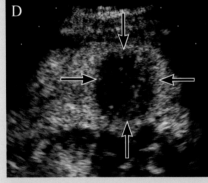

图 3-3-1-6 脾炎性假瘤

A. 常规超声见脾脏内低回声结节，边界欠清晰（↑）；

B. 注入造影剂 14 秒结节周边呈宽带状强化（↑），并向内部充填；

C. 注入造影剂 18 秒结节内的强化等同于周围正常脾实质（长箭头），结节周边回声仍略强（短箭头）；

D. 注入造影剂 53 秒结节内造影剂已大部分廓清（↑）。术后病理诊断为炎性假瘤

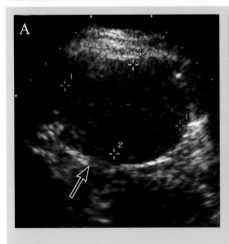
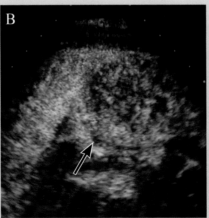
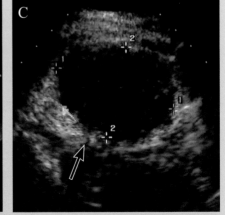

图 3-3-1-7 脾上皮样血管内皮瘤

A. 常规超声显示脾内中等略偏低回声结节（↑）；B. 超声造影动脉期呈不均质略偏低增强（↑）；C. 造影剂迅速廓清，呈低至无增强。术后病理为脾上皮样血管内皮瘤（↑）

二、恶性病变

（一）脾淋巴瘤

淋巴瘤是脾最常见的恶性肿瘤。脾原发性淋巴瘤很罕见，大部分淋巴瘤继发于系统性淋巴瘤，一般由非霍奇金淋巴瘤引起，通常伴有非特异性的全身症状，如淋巴结肿大、贫血、免疫低下引起的感染等。

1. 多伴有脾大。
2. 脾内多发圆形或椭圆形的低回声病变，可呈分叶状，边界清楚，很少合并坏死。
3. 彩色多普勒超声显示病灶内及周边可见到血流信号。
4. 超声造影动脉期为等增强或低增强；实质期呈明显低增强并快速廓清，符合恶性病变超声造影表现（图 3-3-1-8）[9, 14, 15]。

（二）脾转移癌

脾转移癌可来自于多种肿瘤疾病，如结直肠癌、卵巢癌、乳腺癌、肺癌、黑色素瘤等。声像图表现根据原发肿瘤具有多样性，由于缺乏特异性，有时定性诊断困难，要结合患者的临床病史做诊断。

1. 可表现为类圆形的高回声、等回声和低回声，也可呈囊实性。
2. 部分病变周围可见低回声晕。
3. 彩色多普勒超声一般可见血流信号。
4. 超声造影动脉期可呈高增强也可呈偏低增强或不均匀增强，部分病变可见环状增强，坏死区无增强；实质期造影剂迅速廓清，呈明显低增强，在实质晚期，病变完全廓清呈无增强。大多数转移癌具有造影剂快速廓清的特点（图 3-3-1-9）[9, 14, 16]。

（三）脾肉瘤

肉瘤是一种系统性肉芽肿性疾病，影响多种器官和组织，尤其肺和胸腔内的淋巴结是最常见的发病部位，脾肉瘤很少见。

1. 为圆形低回声或等回声病变，内部有不均匀回声，通常伴有脾大。
2. 血管内皮肉瘤常侵及全脾，在肿大的脾内显示粗大的团状强回声。
3. 超声造影符合恶性病变的增强模式：在动脉期与周围脾实质相比呈稍低增强，而在

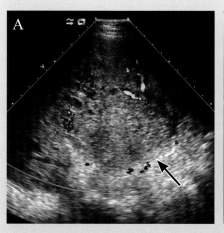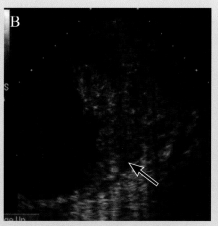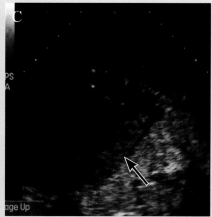

图 3-3-1-8　脾淋巴瘤

A. 常规超声显示为边界清晰的低回声结节（↑）；B. 超声造影动脉期呈低增强（↑）；C. 超声造影实质期廓清呈明显的低增强（↑）。术后病理为脾淋巴瘤

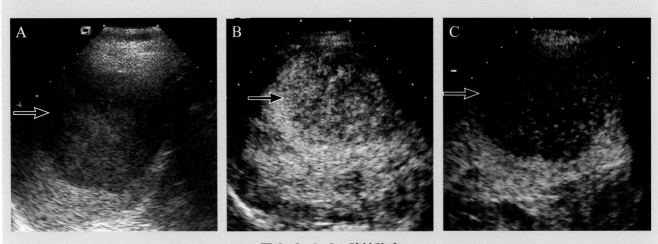

图3-3-1-9 脾转移癌

A. 常规超声显示为脾中部的不规则低回声结节，内回声欠均匀（↑）；

B. 超声造影动脉期显示为等增强，内可见无增强区（↑）；

C. 超声造影实质期廓清呈无增强（↑）

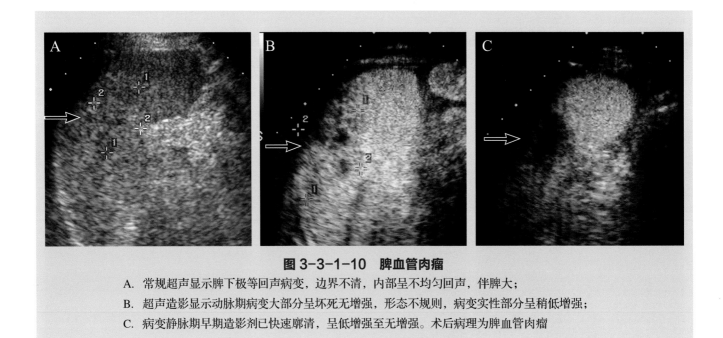

图3-3-1-10 脾血管肉瘤

A. 常规超声显示脾下极等回声病变，边界不清，内部呈不均匀回声，伴脾大；

B. 超声造影显示动脉期病变大部分呈坏死无增强，形态不规则，病变实性部分呈稍低增强；

C. 病变静脉期早期造影剂已快速廓清，呈低增强至无增强。术后病理为脾血管肉瘤

实质期可见造影剂快速廓清，肿瘤内清晰显示形态不规则的无增强坏死区[14, 16]（图3-3-1-10）。脾肉瘤很难与转移癌进行鉴别。所以必要时需进行超声引导下穿刺活检，但脾巨大肿瘤应谨慎[17]。

（高永艳 梁萍）

第二节　穿刺活检

超声引导下经皮穿刺活检是对良恶性肿块鉴别诊断的重要方法。脾病变的穿刺活检目前开展并不普遍。实际上，只要严格把握好适应证和禁忌证，规范操作，超声引导下脾病变的穿刺活检是安全有效的。

一、适应证

1. 各种影像检查发现的脾实性占位性病变。
2. 淋巴瘤或血液病患者需了解脾浸润情况。
3. 疑有疟疾或黑热病而血液、骨髓病原学检查未能证实者。
4. 脾含液性病变如脾脓肿需定性诊断。

二、禁忌证

1. 因淤血或肿瘤等引起脾明显肿大者。
2. 凝血异常、有严重出血倾向者。
3. 无法配合，如频繁咳嗽、躁动者。
4. 传染病急性期患者。
5. 合并其他严重疾病全身状况衰竭，脾周有大量积液者。

三、操作前准备

1. 术前检查
（1）实验室检查：术前查血常规，凝血功能，肝炎、艾滋病和梅毒的血清学检查。糖尿病患者术前空腹血糖需控制在正常范围。
（2）心电图：老年患者和有心脏病病史的患者术前需做心电图检查。
（3）X线胸片
2. 停用阿司匹林、氯吡格雷等抗凝血药至少一周。
3. 禁食水 8 小时。
4. 向患者和家属说明穿刺步骤和可能发生的意外情况，解除紧张情绪，并签署知情同意书。

5. 穿刺环境、设备、针具的准备
（1）穿刺环境：穿刺操作间需配有紫外线灯每天消毒 30 分钟，消毒和环境管理应符合相应标准。
（2）穿刺设备：应用彩色多普勒超声诊断仪引导，穿刺时显示并避开血管。探头频率通常为 3.0~5.0MHz，配有穿刺架和导槽，便于引导。
（3）穿刺针具：细针抽吸细胞学取材应用可连接注射器的抽吸针，常用针型 19~23G，组织学取材可选择采用弹射式自动或半自动穿刺针，常用针型为 18~21G。

四、操作方法

1. 患者一般取右侧卧位或仰卧位，抬高左臂。常规彩超扫查，了解病变位置，确定穿刺部位。若病变靠近外侧，则需适当垫高患侧，以便垂直或接近垂直进针。
2. 穿刺区域常规消毒，周围铺盖无菌巾，套上一次性无菌探头套，再次确定目标并选择恰当的进针点及穿刺途径。
3. 1% 利多卡因局部麻醉至脾被膜，尖刀破皮，稍移动和侧动探头，当病变最清晰并且穿刺引导线正好通过活检取材部位时立即固定探头，穿刺时嘱患者屏气不动。
4. 细针抽吸取材。穿刺抽吸针进入病灶或肿块内的预定穿刺点，在保持负压状态下，针尖在病灶内小幅度前后移动 3~4 次，解除负压后拔针。迅速将抽吸物推置于玻片上，立即用 1:1 的酒精乙醚或 95% 的酒精固定，涂片染色后，显微镜观察。为了降低取样的假阴性率，应对病灶的不同部位穿刺取样 3~4 次。
5. 组织学活检。迅速将活检针刺入脾脏，在肿块的边缘停针，使用弹射式活检针时活检针到达目标扣动扳机击发后即可出针，自动式一般在针尖刺入肿瘤表面击发，而半自动式针尖刺入肿块 10mm 或 20mm 后击发。取材后把标本粘到滤纸片上，使其在滤纸片上呈直线状，避免卷曲碎裂。肉眼仔细观察大致可以判断所取组织是否满意，标本以高出纸平面细肉条样为佳，每例尽量减少取材次数，如组织条满意，取一条即可。将粘有标本的纸片置于 10% 甲醛中固定送病理（图 3-3-2-1，图 3-3-2-2）。

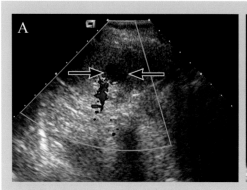
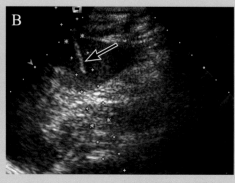

A. 彩色多普勒超声显示脾内多发低回声结节（↑）；
B. 超声引导下 21G 针穿刺活检（↑），结果为非霍奇金氏淋巴瘤

图 3-3-2-1 患者女，21 岁，低热就诊

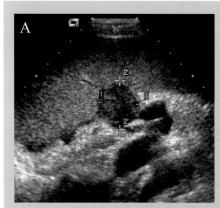
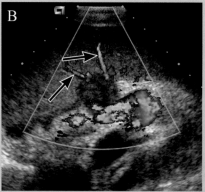
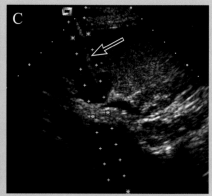

图 3-3-2-2 患者，女，52 岁，腹部隐痛就诊
A. 常规二维超声示脾门处单发低回声结节，大小约 2.9cm×2.7cm；
B. 彩色多普勒超声示结节周围及边缘血流信号丰富；
C. 超声引导下穿刺活检，↑所指为针道回声，活检结果为炎性假瘤并经手术证实

五、技术要点及注意事项

（一）技术要点

1. 与肝的介入操作不同，脾穿刺应选择最短穿刺路径，尽量少经过正常脾组织。

2. 多经肋间隙，探头应与肋骨走向平行，沿肋骨上缘进针。

3. 脾上极病变活检时，进针处应在肋膈角以下 2~3cm，避免损伤肺组织。

4. 穿刺应避免在脾边缘较薄处进行，防止引起脾撕裂伤。

5. 当针尖显示不清时，可稍调整探头角度显示。

6. 进针前测量所需进针的深度，防止在针尖显示不清时进针过深。

7. 可疑肿块内坏死严重时，可行超声造影判断坏死区的位置和范围，以避开坏死区

取样。

（二）注意事项

1. 穿刺时嘱患者屏气不动，尤须注意避免咳嗽和急剧的呼吸动作。

2. 超声引导组织穿刺活检的应用主要针对实性病变或肿瘤。液性成分为主的病灶仍以细针抽吸的效果为佳，不必用组织切割针。

3. 脾张力过大时穿刺，易引起脾破裂，要备好血凝酶（立止血）等药物。

4. 超声引导穿刺活检应在专用的介入手术间常规进行，视穿刺活检的部位和术中情况，术后观察 1~3 小时，注意患者的脉搏、血压和腹部情况，无异常即可离去。

六、并发症及其预防与处理

（一）常见并发症

1. 脾破裂出血　因脾实质较脆且血运丰富，脾破裂出血是穿刺活检最严重的并发症，特别是有腹水的病例，穿刺点不易止血，在适应证的选择上要慎重（图 3-3-2-3）。

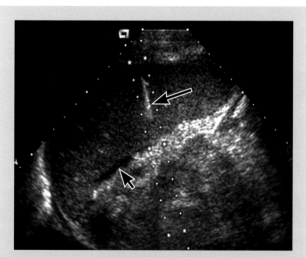

图 3-3-2-3

男，63 岁，发热 2 个月余，伴全身头肿，肝脾肿大，少量腹水。脾穿刺活检并发出血，经输血补液后好转
声像图中可见穿刺针道（↑）和脾肾间隙的腹水无回声区（↑）

2. 肿瘤破裂出血　当脾肿瘤较大并伴液化坏死时，穿刺易引起肿瘤破裂出血。

（二）预防方法

严格把握脾穿刺的适应证、禁忌证，选择合适的针型，减少穿刺次数。

（三）处理措施

当发生脾出血时，应严密监测患者生命体征，在一般条件许可时选择保守治疗，通过止血补液、股动脉栓塞、局部注射止血凝胶等方法止血。当保守治疗无法控制时选择手术。

七、临床意义及评价

超声引导下穿刺活检技术目前比较成熟，已成为肝、胰、肾等脏器病变重要的诊断手段。相对而言，脾活检的应用要少得多。Duke 大学医疗中心在两年多的时间中，做了 20 例脾脏的穿刺活检，而此期间非脾脏器的活检共 1894 例[18]。据多个文献报道表明超声精确引导脾穿刺活检比较安全。细针抽吸细胞学检查，尚未见严重出血的报道。而组织学检查更有利于病理学的诊断和分型，但出血的风险稍高。2009 年 Gómez-Rubio 等[19]的多中心研究比较了脾脏 25 例组织学活检和 37 例细针抽吸细胞学检查，诊断准确率分别为 92% 和 86.5%，而对淋巴瘤的诊断组织学活检的准确率更高（100%）；其中组织学活检发生了 2 例出血，细胞学检查无出血发生。Gochhait 等[20]总结了 130 例超声引导下脾病变细针抽吸细胞学检查，取材成功率为 67.7%（88/130），无 1 例并发症发生。Muraca 等[21]总结了 30 例应用 18G 粗针的儿童脾穿刺活检，准确率为 83%，无 1 例并发症发生。组织学穿刺活检也可以选择应用粗针或者细针。梁萍等[22]曾总结了解放军总医院 43 例超声引导下脾组织学穿刺活检的病例，并将 18G 粗针和 21G 细针做了对比分析，总体诊断的准确率为 85.7%，出血的发生率仅为 2.4%（1/43），粗、细针的诊断准确率分别为 96% 和 70.6%，粗针出血的发生率 4%，细针无出血发生，两组比较准确率差异具有统计学意义，而安全性差异无统计学意义，18G 针比较 21G 针穿刺针数明显减少，并且所取标本较完整，有利于组织学检查和免疫组织化学染色，进行病理分型。当然，适应证的严格把握是脾穿刺活检的前提，凝血功能正常至关重要。如果患者明显脾大，被膜张力高，或大量腹水，穿刺针孔浸泡在腹水中，不易闭合，则并发出血的风险较大。

（高永艳 于杰 梁萍）

第三节 囊肿硬化治疗

单纯性脾囊肿一般经超声检查发现，多数对人体无特别影响，但当囊肿较大时可因挤压周围组织而引起不适，甚至影响器官功能。超声引导脾囊肿硬化治疗操作简单、安全、疗效好，是可选择的有效微创治疗方法。2013 年，Rifai 等[23]回顾了 88151 例超声检查中，脾囊肿 138 例，其中 11 例采用超声引导下了经皮硬化治疗，1 例仅抽液治疗。硬化剂采用的是聚桂醇（9 例）和 10% 高渗盐水（2 例），均无严重并发症发生。

一、适应证

直径 > 5cm 的脾囊肿，有临床症状或患者有较强的治疗愿望。

二、禁忌证

1. 包虫性脾囊肿。
2. 外伤引起的假性囊肿多为血管破裂引起需谨慎。
3. 因淤血而引起的脾明显肿大者。
4. 凝血异常、有严重出血倾向者。
5. 无法配合，如频繁咳嗽、躁动者。
6. 传染病急性期患者。

7. 血液病患者。
8. 合并其他严重疾病全身状况衰竭，脾周有大量积液者。
9. 无水酒精硬化治疗而对乙醇过敏者。

三、操作前准备

1. 术前明确检查、停用抗凝药、治疗前 6 小时禁食水、签署知情同意书等详见本章第二节。由于少数病例血清 CA19-9、CA-125 或 CA72-4 增高，术前应增加 CA 系列的血清学检查。
2. 询问是否有酒精过敏史，对使用酒精注射用量有参考作用。
3. 穿刺环境、设备详见本章第二节。
4. 穿刺针具为 18~21G PTC 针，长度一般为 20cm。置管治疗可选择 5~10F 猪尾巴管或中心静脉导管。针或管的型号视囊肿内容物的浓稠程度而定，单纯性囊肿清亮囊液选择较细的型号，血性或其他浓稠囊液选择较粗的型号。
5. 硬化剂，文献报道的硬化剂有：①常用高浓度乙醇（无水乙醇），浓度 > 95%；②聚桂醇注射液；③ 50% 葡萄糖；④碘制剂；⑥四环素等。

四、操作方法

1. 患者一般取右侧卧位或仰卧位，抬高左臂。常规彩超扫查，了解囊肿的位置和大小，确定进针部位。若病变靠近外侧，则需适当垫高患侧，以便垂直或接近垂直进针。
2. 穿刺区域常规消毒，周围铺盖无菌巾，套上一次性无菌探头套，再次确定目标并选择恰当的进针点及穿刺途径。
3. 1% 利多卡因局麻至脾被膜，超声再次扫查，当病变显示最清晰并且穿刺引导线正好通过囊肿中心时立即固定探头，穿刺时嘱患者屏气不动。

4. 在实时超声监视下，沿着确定的穿刺引导线进针，当针尖到达囊腔中心时，拔出针芯接上注射器抽液，此时患者可恢复平静呼吸。

5. 根据临床需要，将最先抽出的部分囊液留作常规、生化、细胞学以及细菌学等检查。

6. 囊肿硬化治疗要充分吸尽囊液，声像图显示液性无回声区基本消失。缓慢注入无水乙醇，注入量以抽出囊液量的 1/3~1/2，一般不超过 100ml，停留 3~5 分钟，翻身改变体位，继而全部抽出，如此重复冲洗 2~4 遍至抽出的液体清亮透明为止。如囊内注射聚桂醇注射液，需保留 15 分钟。

7. 退针前可再次注入少量利多卡因，预防乙醇渗入腹腔造成剧痛，最后插入针芯拔针（图 3-3-3-1）。

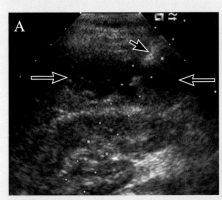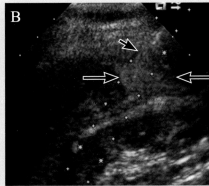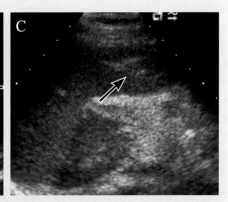

图 3-3-3-1 患者男，26 岁，左上腹不适就诊
A. 超声引导下 PTC 针直刺入脾囊肿（长箭头）内，针道（短箭头）显示清晰；
B. 注入无水酒精时囊内可见液体流动的回声（↑）；
C. 酒精全部抽出后，局部囊肿消失，呈不均质改变（↑）

8. 术后观察 1~3 小时，注意患者的脉搏、血压和腹部情况，经超声检查局部无异常方可离去。

9. 较大的囊肿因注入乙醇量的限制，可以选择置管引流，间隔性无水乙醇冲洗。置管抽净囊液后，注入少量无水乙醇，一般不超过 50ml，保留 20~30 分钟，在此期间可以缓慢变换体位，再全部抽出，外接引流袋。隔日重复以上过程。经过 3~4 次治疗显示有效后，将置管拔出。

五、技术要点及注意事项

（一）技术要点

1. 选择最短穿刺路径，尽量少经过正常脾组织。

2. 多经肋间隙，探头应与肋骨走向平行，沿肋骨上缘进针。

3. 脾上极囊肿穿刺，进针处应在肋膈角以下 2~3cm，避免损伤肺组织。

4. 穿刺应避免在脾边缘较薄处进行，防止呼吸引起脾撕裂伤。

5. 穿刺时嘱患者屏气不动，尤须注意避免咳嗽和急剧的呼吸动作。

6. 如果抽出囊液为陈旧性血性，在注射无水酒精或聚桂醇注射液前可囊内注射冰生理盐水冲洗，将陈旧性出血冲洗干净同时使血管收缩。

7. 抽完囊液注入硬化剂前要控制呼吸幅度并确认针尖位置，当图像中针尖位置显示不清时不能盲目进行下一步操作，先注射少量生理盐水认准针尖的位置在囊内，再注入硬化剂。

（二）注意事项

1. 严格把握适应证和禁忌证，尤其是对于没有临床症状的患者，在其有强烈治疗愿望的前提下治疗。

2. 避免脾张力过大时穿刺。

3. 术后 1 个月内，由于局部渗出的影响，囊肿缩小不明显，难以判断疗效。术后 6 个月复查超声，直径缩小 1/3 以上为有效，2/3 以上为显效，囊肿完全消失或几乎消失为治愈。

4. 脾囊肿一般不是太大，但治疗过程中出血的风险相对较高，抽液速度要慢，并做好防治出血的准备。囊内的液体多数是无色透明的，少数是咖啡色陈旧性血性液体。为了减少硬化剂使用量的同时提高硬化治疗效果，抽出囊液后先用等量的冰盐水冲洗 1~2 次，再注入硬化剂。之所以选择使用冰盐水，也是为了使囊壁小血管收缩，减少术中发生出血的几率。

5. 来自牧区患者的脾囊肿多为包虫性囊肿，不宜采用硬化治疗。对难以鉴别的囊肿，在治疗前可以通过卡松尼（Casoni）试验（包虫囊液皮内过敏试验）或金标法包虫快速诊断试剂盒诊断法来除外包虫性病因。

6. 向外突出的脾囊肿在治疗前还要与胰尾囊肿、左肾囊肿，甚至左肾盂积水相鉴别。

六、并发症及其预防与处理

1. 疼痛　乙醇渗入腹腔可造成剧痛，预防方法除如前述，除适量应用利多卡因外，还要注意操作谨慎，如针尖显示不清，可注入生理盐水查看后抽吸。术后轻微疼痛，几天后可自然缓解。

2. 出血　囊内出血应立即注入无水乙醇并保留 5 分钟后抽出，反复冲洗直至清亮。可肌注或壶入酚磺乙胺（止血敏）1~2 支，同时严密监测患者生命体征。

3. 感染　注意无菌操作，乙醇用新开启包装的。

4. 发热　少见，一般不超过 38.5℃，无须特殊处理。

5. 醉酒　轻微醉态如脸红，无须特殊处理，明显醉态需停止治疗。

6. 复发　术后半年复查，一般囊肿消失或明显缩小，如体积缩小率小于 1/2，视为囊肿复发，说明囊壁的细胞未完全破坏，可以再次穿刺治疗。

七、临床意义

脾囊肿相对肝肾囊肿发病较少，对于有压迫症状的脾囊肿，既往常常采用脾切除术。随着对脾功能的深入认识以及外科技术的发展，保脾手术越来越被重视，如部分脾切除术和囊肿被膜剥除术。而更为微创的超声引导下经皮硬化治疗是近些年随着介入超声技术的成熟而发展起来的。由于脾组织脆性大易出血，该技术尚未普遍开展。既往报道的硬化治疗多为个案[24-27]。近年来 Rifai 等[23]治疗的 11 例中，4 例一次性治愈，8 例又经历了 1~11 次不等的抽液和（或）聚桂醇或高渗盐水治疗，随访（57±43）个月，58%（7 例）的病例第一次治疗囊肿即明显缩小（聚桂醇治疗 5 例，高渗盐水治疗 2 例），25%（3 例）经过第二次治疗囊肿明显缩小（均采用聚桂醇治疗）。张喜锦等[28]比较超声引导下脾囊肿无水酒精硬化治疗（18 例）与腹腔镜下治疗（17 例），两组均无并发症发生，两年后复查，各有 1 例复发，差异无统计学意义，证实了前者的安全性和疗效。

少数脾囊肿与某些生物标记物有关，包括 CA19-9、CA-125 和 CA72-4[29]。文献称 CA19-9 的增高是因为脾囊肿的上皮细胞分泌 CA19-9，治疗前血清 CA19-9 明显增高，治疗后可恢复正常。有报道称只有个别患者术前测血清 CA19-9 正常，估计系囊内炎症、压力造成血液循环障碍，囊内上皮破坏消失所致。笔者中心 10 年病例中约90%的患者术前血清CA19-9正常，增高的仅为少数。因此并非所有脾囊肿的上皮细胞均分泌CA19-9。当胰腺黏液腺癌扩散至脾而引起继发脾囊肿时，伴随着CA72-4增高的同时，血清CA19-9也增高。上述血清生物标记物的增高，除合并肿瘤原因外，在脾囊肿治疗后均可望恢复正常。因此治疗前后进行监测有意义。

（高永艳　于杰　梁萍）

第四节　继发性脾功能亢进微波消融治疗

肝硬化患者以肝功能受损和门静脉高压为主要表现。由于门静脉高压，导致脾脏淤血肿大，脾功能亢进，表现为血中一种或数种血细胞成分减少而骨髓造血细胞相应增生等症候群。脾亢的治疗一直是医学界关注的热点之一，脾切除或部分脾切除、脾栓塞临床上已广泛应用，但因脾切除的创伤，脾栓塞后脾破裂、出血、脾脓肿、肺炎、脾外栓塞、持续剧烈疼痛等并发症以及设备要求条件高，操作复杂等原因，其应用受到限制。董宝玮、梁萍等[30-32]在深入研究微波消融成功治疗肝癌基础上，通过改进微波电极长度，降低辐射频率，提高作用功率，优化功率时间组合，在经皮超声引导微波消融治疗脾亢方面取得满意效果。

一、适应证

适应证的选择要考虑脾脏的厚度、大小、位置、原发病及患者全身情况。

1. 脾脏厚度大于4.0cm，长度大于8.0cm，容积小于1000ml。
2. 脾脏肿大伴发脾功能亢进引起的外周血红细胞、白细胞、血小板减少。
3. 脾脏体表投影有经皮穿刺路径。

4. 脾脏栓塞后再度肿大伴脾功能亢进，外周血细胞减少。
5. 拒绝手术或者身体不能耐受手术切除脾脏。
6. 肝功能Child-Pugh A或B级。

二、禁忌证

1. 严重出血倾向，凝血酶原时间延长3秒以上，凝血酶原活动度低于50%，血小板计数小于30×10^9/L，经输注血小板后仍无改善者。
2. 严重心、肝、肾及呼吸功能不全患者。
3. 肝功能Child-Pugh C级，黄疸，大量腹水无法控制和消除者。
4. 活动性消化道出血者。
5. 血液系统疾病导致的脾脏增大，血细胞减少。
6. 肝、脾门静脉栓塞，全身衰竭，恶病质等。

三、操作前准备

（一）器具准备

高分辨率彩超，微波消融仪，前极为1.1cm、2450MHz和前极2.2cm、915MHz消融针2~3支，并备用1~2支消融针，腔镜套2个，以及留置针、六氟化硫微泡造影剂2支等。

（二）患者术前检查和准备

凝血功能，血常规，血型，肝肾心肺功能，了解骨髓造血功能，排除血液系统疾病，肝脾MR检查并计算脾容积，了解肝硬化及门静脉高压程度。向患者及家属反复说明治疗的意义及风险，患者及家属签知情同意书。全麻患者需禁食8小时。术前一日再次超声检查确定穿刺点及进针路径。

四、操作方法

患者取右侧卧位或以肢体垫稍微垫起左后背部，皮肤消毒左侧腹及左季肋区，铺无菌孔巾，超声探头用无菌腔镜套包裹，套内涂足无菌耦合剂，保证探头与腔镜套紧贴无间隙；接KY2000微波仪及前极为1.1cm的微波消融针，开启冷循环，试针确认无异常。再次超声观察并测量脾厚度，脾门、叶、段、亚段、和小梁动静脉的流速，测量脾脏叶、段动脉的内径，了解脾各级血管的分布，确定进针路径。

静脉麻醉成功后，单针消融时，先确认微波消融针正常做功，设微波功率70~80W，尖刀片破皮肤0.2cm（图3-3-4-1），超声引导徒手经皮穿刺进脾中下部实质，微波消融针尖进脾实质约2.0cm处开始启动微波消融2分钟，消融区呈气化强回声，观察脾周无出血后进针6.0cm，每持续作用5分钟后退3.0cm再作用5分钟（图3-3-4-2），直到消融区达脾边缘后调整微波消融针角度，于前一消融带强回声的边缘呈扇形进针到脾深部，微波针每持续作用5分钟后退3.0cm再

作用5分钟，如此2~3次，形成一叠瓦形消融区（图3-3-4-3），最后消融至脾边缘，带功出针，防止出血。观察脾周及腹腔胸腔有无积液。超声造影测量消融区，评估消融范围，观察脾周有无造影剂溢出。

双针消融时，与单针一样，破皮进针1至脾边缘开始做功，先凝脾边2分钟再进针至深部预设区，同法再与针1平行进针2，双针同时作用，每作用5分钟后退3.0cm，直至脾边缘带功出针。也可有针对性地将两支微波消融针布于脾段及脾亚段动脉两侧，达到完全阻断该支血管，超声造影时可获得整齐楔形较大的无灌注的消融区（图3-3-4-4）。当脾脏体积超过800ml时，宜选择双针或单针915MHz消融，更易达到40%以上的消融容积，获得临床疗效。

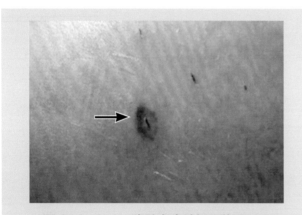

图3-3-4-1　消融点皮肤切口约2mm

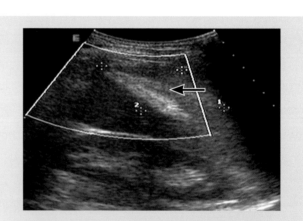

图3-3-4-3　单针消融呈叠瓦形消融区

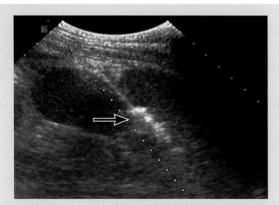

图3-3-4-2　单针消融先消融进针点脾边缘，箭头示为边缘消融区，以防出血

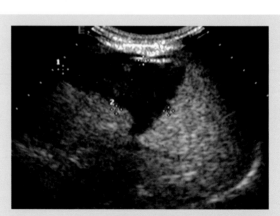

图3-3-4-4　脾消融后超声造影呈无灌注的消融区

五、技术要点及注意事项

了解消融范围、消融时间与血红蛋白尿的相关性,密切关注血红蛋白尿的发生。术后监护心率、血压等生命体征 72 小时。高度重视术后护理,包括卧床休息,减少活动,禁暴饮暴食,防止脾脏自发破裂出血。

1. 脾脏是脆而极易出血脏器,一旦穿刺必须即刻启动消融,以防出血,所以术前要保证微波消融设备处于有效工作状态,禁止消融针无功率反复穿刺,术前要做好出血等应急处理预案。

2. 脾脏过大,脾脏血供过于丰富,脾周有粗大血管,血流速度过高者,不宜选择消融。一次消融效果不明显者,可以第一次消融 2~4 周后再次消融,以期达到明显的减容减功效果。

3. 与肝消融不同,当消融针进入脾内时,先行消融脾边缘形成一个消融区,再以该区域作为进出针通道,减少出血并发症。以徒手穿刺消融形成叠瓦形消融区,扩大消融范围。如能对段血管成功消融凝固,可以形成楔形消融区,消融效率更高。

4. 脾脏形状不规则,穿刺消融时要注意观察消融针前后上下的邻近关系,以防损及脾门大血管,以及脾内侧的胰腺、胃、结肠脾曲、肾脏、膈肌受到严重的热损伤。必要时可先行人工注射左侧胸水,防止膈肌热损伤,减少术后出血和渗出。

5. 脾消融采用高功率长时间消融方法,有可能导致消融针尖折脱,此时,不要立即拔出消融针,可另取一根消融针于前一针尖周围消融,在折脱的针尖周围形成消融区后再拔出针杆,即使折脱的针尖长期留存脾内,亦不会移动造成新的损害,但术后要避免 MR 等强磁场检查。

6. 脾消融后 1 周内每日检查 1 次血常规,早晚各一次胸腹腔超声,观察有无大量胸腔积液和腹腔积液。

六、并发症及其预防与处理

1. 轻微疼痛,一般能忍受,必要时给予镇痛剂。

2. 发热 38~39℃,持续 2~5 天,采用冷敷,必要时给予退热剂,对症处理。

3. 左侧中到大量血性胸腔积液,甚至肺不张,分析原因可能与穿刺损伤胸膜肋膈角,脾消融时表面的温度升高,对膈肌及胸膜肋膈角的热损伤有关;肝硬化时脾肿大,脾周血管迂曲,结构复杂,脾消融后部分血液回流受阻,导致胸腔内渗出,此可能是术后 3~4 天突然大量渗液原因。少量积液可穿刺抽液,必要时,放置胸腔引流管引流,7~10 天可愈。对于脾脏容积较大,消融时间较长的患者,先行左侧胸腔人工注射胸水,可以减少膈肌热损伤。

4. 血红蛋白尿,术后可持续 1~3 天,由于消融热破坏大量红细胞,导致大量的血红蛋白通过肾排出时出现血红蛋白尿。采用大量补液,碱化尿液,一般 3~7 天自愈。

5. 皮肤烫伤,高功率消融带功出针,移针稍缓慢时易致皮肤烫伤,一般碘伏换药 1 周自愈。

6. 皮肤瘀斑,部分病例脾消融术后 2~3 天出现左腰部大片紫色瘀斑,无痛无痒,不做特殊处理,一般 7~10 天会自然吸收消失。

七、临床意义及评价

继发性脾功能亢进是肝硬化门静脉高压最重要的并发症之一,脾切除和选择性脾动脉栓塞术是主要治疗方式。热消融技术形成凝固性坏死,不易形成液化和脓肿,技术相对简单,更有利于各级医院的推广应用。笔者通过对活体狗的脾脏用 2450MHz 前极 5mm 微波消融针 60W 功率消融,观察到消融区表面快速升温达 60~80℃,凝固区的大小与输出功率、作用时间不同而异，相互叠加进针消融可使消融区扩大，在消融区最大直径3.5cm内，消融能量与消融区范围正相关（图3-3-4-5）。采用南京康友微波消融仪2450MHz前极为1.1cm的消融针对拟行脾切除术的脾脏进行微波消融，功率70W，每点持续作用3分钟，脾脏离体切开每点消融区凝固范围2.0cm×3.0cm，多点叠加后可达到6.0cm×8.0cm凝固范围（图3-3-4-6）。

在前期研究基础上，增加样本量的临床应用被中国学者逐步开展起来。结果显示，脾脏体积被消融越多（大于40%~50%），白细胞、血小板和外周淋巴亚群比例可以获得更好提升[32-34]。笔者及学者Jiang等均采用超声引导经皮穿刺微波脾消融38例，一次消融范围20%~50%，术后1周内的部分患者血小板计数较术前降低，分析原因可能是消融术后因为凝血功能启动，消耗了血小板所致，1周后血小板及白细胞计数升高，45%的患者消融后3月达到高峰，32%的患者消融后6个月达到高峰，13%在12个月达到高峰，而10%在24个月达到高峰。但本组病例有4例患者脾消融术后其外周血小板升高到$120 \times 10^9/L$，持续5年未再下降，可能与脾消融范围13.0cm×5.0cm，容积达到40%以上，以及肝功能改善有关。本组并发症主要是左侧胸腔积液、皮下淤血、血红蛋白尿，

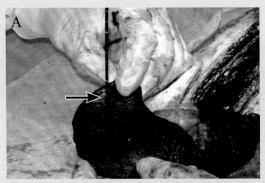
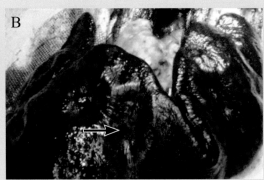

图3-3-4-5 活体狗脾微波消融

A. 成年活体狗开腹脾消融中，↑所示为消融针；

B. 成年活体狗开腹脾消融，脾消融区塌陷、皱缩、变硬，↑示针眼碳化变黑，少许渗出，无明显活动性出血

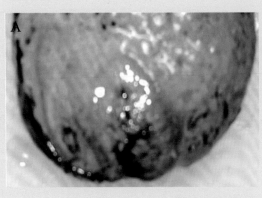
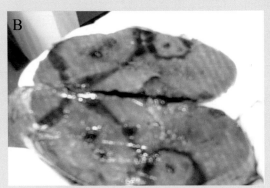

图3-3-4-6 人体脾微波消融

A. 人体开腹术中脾脏消融2个针道，消融区皱缩、塌陷、变硬，针眼无明显活动性出血；

B. 切开脾的消融区与周围组织分界清楚，消融区范围3.0cm×5.0cm

没有出现剧痛、长期发热、感染、脓肿、休克以及死亡病例，无肝脏门静脉血栓病例。少量分次消融可减少并发症。

超声引导经皮微波消融治疗脾脏继发性功能亢进既保留了脾脏正常解剖结构和免疫功能，又降低了脾脏破坏血细胞的作用，是微创简便安全有效可行的治疗继发性脾功能亢进的方法。但继发性脾亢是因肝硬化门静脉高压所致，仅仅消融脾脏，而肝硬化肝功能不改善，每次治疗后的疗效难以持久，会随着脾脏再次肿大而脾功能亢进症再次出现，同时，脾脏消融的容积难以即时准确测算，消融范围靠医生经验决定，疗效难以控制等问题有待更深入的研究。

（余松远　于杰　梁萍）

第五节　肿瘤微波消融治疗

脾脏的局灶性病变相对于肝脏、肾脏等其他实质脏器的病变少见[35]，继发恶性肿瘤发生率在尸检病例中证实仅为2%~8%，位于所有可发生转移病变器官中的第10位[31]。最常转移至脾脏的实性肿瘤包括肺癌、乳腺癌和卵巢癌[36,37]。血管瘤是脾脏最为常见的良性肿瘤，其他少见实性病灶还有结核和淋巴管瘤等[37,38]。由于意识到了脾脏在免疫功能方面的重要性，脾肿瘤的处理方法已经从过去几十年的脾切除术转变为保脾治疗。然而，到目前为止，热消融治疗脾肿瘤尚处于起步阶段，仅5个转移癌和1个血管瘤被报道行射频消融[39-42]，近年来水冷微波天线的研发提高了微波消融热效率，增加了消融体积，这使得大肿瘤和富血供脏器肿瘤治疗成为可能，这也拓展了该技术在脾肿瘤领域的治疗应用。

一、适应证

1. 单发肿瘤最大直径不超过3cm，多发肿瘤数量不超过3个且最大径不超过2cm。

2. 无脾外其他器官转移，且一般状态良好，能够耐受治疗。

3. 脾功能亢进患者，血小板减少但不低于$30 \times 10^9/L$。

二、禁忌证

同脾亢消融。

三、操作前准备

同脾亢消融。

四、操作方法及技术要点

患者的体位以超声检查时能在穿刺引导线上清楚地显示肿瘤为原则，可选用平卧位或左前斜位，治疗侧适当垫高。超声检查显示脾肿瘤的位置和脾脏血管的分布，确认进针途径，测量沿穿刺引导线上表皮至肿瘤底部的距离，并在引导针相应的部位做标定。尽量通过脾脏下极穿刺或消融前建立人工液胸以避免肺部损伤及减低疼痛程度。穿刺点远离脾门血管。治疗时功率较肝脏肿瘤消融适当提高10~20W。电极插入后保持固定，避免移动导致脾脏出血。余方法及要点同肝癌及脾亢消融。治疗效果见图3-3-5-1。

五、并发症

同脾亢消融。

六、临床意义及评价

脾脏肿瘤非常少见，尤其转移癌，经常发生于具有高转移潜质的肿瘤，尤其是可通过血行转移至多器官的肿瘤。脾脏是一个重要的免疫器官，过去几十年观察表明脾切除术后带来的副作用明显增加。包括脾栓塞、脾动脉闭塞、导管内脾消融等多种技术被采用代替脾切除。局部热消融不仅减少了肿瘤负荷和创伤，而且能够减少进一步全身化疗的必要性。目前国内外报道消融治疗脾肿瘤患者不超过10例，以转移癌为主，射频应用较微波消融略为广泛，均取得了较好的疗效。

由于微波消融可形成更大消融范围和更高的

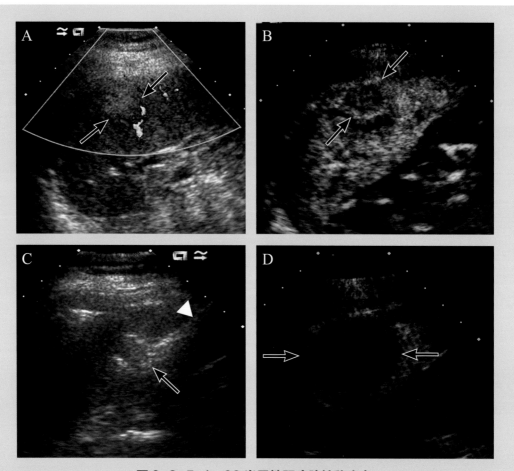

图 3-3-5-1 32 岁男性肝癌脾转移患者

A. 消融前彩色多普勒超声检查显示脾脏上极高回声结节（↑），大小约 2.9cm×2.7cm，周边可见血流信号；

B. 消融前超声造影检查显示脾脏上极动脉期不均质低增强结节（↑）；

C. 消融中超声检查显示肿瘤内微波天线（△）辐射形成高回声团（↑）；

D. 消融后 3 天超声造影检查显示治疗区无增强（↑），肿瘤被完全灭活

热效率，因而对于血供丰富的脾组织，可形成更好的消融和止血效果。在前期动物实验证实微波消融治疗脾亢的可行性和安全性、有效性基础上，解放军总医院梁萍教授带领团队进行了目前最大样本量的超声引导下经皮微波消融脾肿瘤的临床研究以评价该技术的可行性和安全性[43]。7 例患者消融后，全部肿瘤获得完全坏死，5 位转移癌患者消融后生存最长达 92 个月（中位 13 个月），均未发生与脾肿瘤相关的死亡，与文献报道脾切除术后生存期相当[44, 45]。当然，微波消融脾脏在组织属性及血供等特点与肝实质不同，因而仍需进一步探索合适的治疗时间和能量。

总之，初步研究认为微波消融为脾肿瘤治疗提供了一条新的安全、可行、有效的微创途径，但仍需进一步深入研究总结该技术的治疗原则、合适的纳入和排除标准以及客观长期疗效。

（于杰 余松远 梁萍）

1. Lindgren PG，Hagberg H，Eriksson B，et al.Excision biopsy of the spleen by ultrasound guidance.Br J Radiol，1985，58（693）：853-857.

2. Jequier S，Guttman F，Lafortune M.Non-surgical treatment of a congenital splenic cyst.Pediatr Radiol，1987，17（3），248-249.

3. Liu Q，Ma K，He Z，et al.Radiofrequency ablation for hypersplenism in patients with liver cirrhosis：a pilot study.J Gastrointestinal Surg，2005，9：648-657.

4. Orda R，Wiznitzer T，Bubis JJ，et al.Hemisplenectomy using a hand-held CO2 laser.An experimental study.J Pediatr Surg，1982，17（2）：163-165.

5. Duan YQ，Gao YY，Ni XX，et al.Changes in peripheral lymphocyte subsets in patients after partial microwave ablation of the spleen for secondary splenomegaly and hypersplenism：a preliminary study.Int J Hyperthermia，2007，23（5）：467-472.

6. Gao Y，Wang Y，Duan Y，et al.915MHz microwave ablation with high output power in in vivo porcine spleens.Eur J Radiol，2010，75（1）：87-90.

7. Yu J，Liang P，Yu X，et al.Ultrasound-guided percutaneous microwave ablation of splenic metastasis：report of four cases and literature review.Int J Hyperthermia，2011，27（5）：517-522.

8. Caremani M，Occhini U，Caremani A，et al.Focal Splenic Lesions：US findings.J Ultrasound，2013，16：65-74.

9. Yu XL，Yu J，Liang P，et al.Real-time contrast-enhanced ultrasound in diagnosing of focal spleen lesions.Eur J Radiology，2012，81（3）：430-436.

10. 邱俪，文晓蓉，林玲.脾结核的二维及彩色多普勒超声诊断价值.世界华人消化杂志，2004，12（6）1509-1511.

11. 高永艳，王旸，邵秋杰，等.实时灰阶超声造影在脾病变中的应用2例.中华超声影像学杂志，2006，15（12）：953.

12. Laura CM，Eva MS，Marta JH，et al.Contribution of contrast enhanced sonography in the etiological diagnosis of focal splenic lesions.Rev Esp Enferm Dig，2012，104（4）：225-226.

13. Taibbi A，Bartolotta TV，Matranga D，et al.Splenic HemangiomasContrast-Enhanced Sonographic Findings.J Ultrasound Med，2012，31：543-553.

14. Stang A，Keles H，Hentschke S，et al.Differentiation of benign from malignant focal splenic lesions using sulfur hexafluoride-filled microbubble contrast-enhanced pulse-inversion sonography.AJR，2009，193：709-721.

15. 张秀茹，卢一艳，郝彦勇，等.脾上皮样血管内皮细胞瘤3例临床病理分析.诊断病理学杂志，2012，19（2）：115-117.

16. Dietrich CF，Cui XW，Schreiber-Dietrich DG，et al.EFSUMB Guidelines 2011：Comments and Illustrations.Ultraschall Med，2012，33（Suppl 1）：S11-21.

17. 陈敏华.消化系疾病超声学.北京：北京出版社，2003.

18. Keogan MT，Freed KS，Paulson EK，et al.Imaging-guided percutaneous biopsy of focal splenic lesions：update on safety and effectiveness.AJR Am J Roentgenol，1999，172（4）：933-937.

19. Gómez-Rubio M，López-Cano A，Rendón P，et al.Safety and diagnostic accuracy of percutaneous ultrasound-guided biopsy of the spleen：a multicenter study.J Clin Ultrasound，2009，37（8）：445-450.

20. Gochhait D，Dey P，Rajwanshi A，et al.Role of fine needle aspiration cytology of spleen.APMIS，2015，123（3）：190-193.

21. Muraca S，Chait PG，Connolly BL，et al.US-guided core biopsy of the spleen in children.Radiology，2001，218（1）：200-206.

22. Liang P，Gao Y，Wang Y，et al.US-guided percutaneous needle biopsy of the spleen using 18-gauge versus 21-gauge needles.J Clin Ultrasound，2007，35（9）：477-482.

23. Rifai K，Berger D，Potthoff A，et al.Fine needle sclerotherapy as a new effective therapeutic approach for nonparasitic splenic cysts：A case series.Dig Liver Dis，2013，45（7）：595-599.

24. De Caluwé D，Phelan E，Puri P.Pure alcohol injection of a congenital splenic cyst：a valid alternative?J Pediatr Surg，2003，38（4）：629-632.

25. Akhan O，Baykan Z，Oguzkurt L，et al.Percutaneous treatment of a congenital splenic cyst with alcohol：a new therapeutic approach.Eur Radiol，1997，7：1067-1070.

26. Jequier S，Guttman F，Lafortune M.Non-surgical treatment of a congenital splenic cyst.Pediatric Radiology，1987，17（3）：248-249.

27. Aon R1，Guijarro J，Amoros C，et al.Congenital splenic cyst treated with percutaneous sclerosis using alcohol.Cardiovasc Intervent Radiol，2006，29（4）：691-693.

28. 张喜锦，高晓丽，藤威，等.彩色多普勒超声引导穿刺治疗脾脏囊性占位病变的疗效观察.新疆医科大学学报，2008，31（12）：1742-1744.

29. 庞文博，陈亚军.脾囊肿诊治现状.国际外科学志，2008，35（6）：407-409.

30. 梁萍，董宝玮.超声引导微波凝固治疗肝癌.北京：人民军医出版社，2003：3-6.

31. 高永艳，梁萍，李春伶，等.超声引导2450 MHz水冷式微波电极高功率脾脏消融的实验研究.中国超声医学杂志，2007，23（6）：411-413.

32. Liang P，Gao YY，Zhang H，et al.Microwave ablation in the spleen for treatment of secondary hypersplenism：a preliminary study.Am J Roentgenol，2011，196（3）：692-696.

33. Duan YQ，Gao YY，Ni XX，et al.Changes in peripheral lymphocyte subsets in patients after partial microwave ablation of the spleen for secondary splenomegaly and hypersplenism：a preliminary study.Int J Hyperthermia，2007，23（5）：467-472.

胆系、胰腺、脾脏介入超声

34. Jiang X, Gao F, Ma Y, et al.Percutaneous Microwave Ablation in the Spleen for Treatment of Hypersplenism in Cirrhosis Patients.Dig Dis Sci, 2016, 61（1）: 287-292.

35. Berge T.Splenic metastases: frequencies and patterns. ActaPatholMicrobiolScand, 1974, 82: 499-506.

36. Morgenster L, Rosemberg J, Geller SA.Tumors of the spleen.World J Surg, 1985, 9: 468-476.

37. Klein B, Stein M, Kuten A, et al.Splenomegaly and solitary spleen metastasis in solid tumors.Cancer, 1987, 60: 100-102.

38. Xiaoling Yu, Jie Yu, Ping Liang, et al.Real-time Contrast-Enhanced Ultrasound in Diagnosing of Focal Spleen Lesions.Eur J of Radiol, 2012, 81（3）: 430-436.

39. Marangio A, Prati U, Luinetti O, et al.Radiofrequency ablation of colorectal splenic metastasis.Am J Roentgenol, 2002, 178: 1481-1482.

40. Wood BJ, Bates S.Radiofrequency thermal ablation of a splenic metastasis.J VascIntervRadiol, 2001, 12（2）: 261-263.

41. Lardière-Deguelte S, de Mestier L, Amroun KL, et al.Laparoscopic thermal ablation of splenic metastasis initial experience and present aspects.J ViscSurg 2013, Sep 4.

42. Liu Q, Song Y, Zhou N, et al.Radiofrequency ablation of splenic tumors: a case series.J Gastrointestin Liver Dis, 2013, 22（1）: 105-108.

43. Yu J, Liang P, Yu X, et al.Clinical evaluation ofultrasound-guided percutaneous microwave ablation of splenic tumors.Nan Fang YiKe Da XueXueBao, 2015, 35（3）: 333-337.

44. Sauer J, Sobolewski K, Dommisch K.Splenic metastases-not a frequent problem, but an underestimate location of metastases: epidemiology and course.J Cancer Res ClinOncol, 2009, 135（5）: 667-671.

45. Otrock ZK, Seoud MA, Khalifeh MJ, et al.Laparoscopic splenectomy for isolated parenchymal splenic metastasis of ovarian cancer.Int J Gynecol Cancer, 2006, 16（5）: 1933-1935.

第四篇 *Article 4*

腹腔、腹膜后介入超声

Interventional Ultrasound in Intraperitoneal and Retroperitoneal Diseases

前 言

　　腹膜腔是人体最大腔隙，分为腹腔及盆腔；腹膜后是深在且非常广泛的间隙。当腹膜腔及腹膜后间隙发生肿瘤或积液时，早期常无明显临床症状。除 CT 之外，超声是发现并诊断腹膜腔、腹膜后炎性、出血、肿瘤等病变的重要影像学方法。超声因灵活方便、实时性好等优点，可引导、实施安全有效的穿刺活检。在获得明确病理诊断的同时，患者痛苦小，无放射线损伤，并发症少。特别是超声引导下腹膜后肿瘤穿刺活检，可替代外科手术及腔镜手术而获取组织病理标本，在临床应用广泛。

　　当腹膜腔及腹膜后出现积液、积血、积脓时，采用实时超声引导下穿刺抽液或置管，多切面扫查有利于选择适宜的入路，使置管引流操作简便、安全有效。该技术成熟，深受临床欢迎，其效果甚至可与手术引流媲美。

　　腹膜后及腹腔恶性肿瘤压迫腹腔神经丛，可引起患者无法缓解的、持续难忍的疼痛，超声引导下神经丛阻滞以及放射性粒子植入、消融、止痛药物注射等均可起到一定缓解疼痛作用，改善晚期肿瘤患者生活质量，减少止痛麻醉药物剂量。腹膜后肿瘤的多种消融治疗和放射性粒子植入治疗可有效灭活并控制肿瘤生长，为不宜手术的患者提供有效、安全的治疗方法。

（严昆　陈敏华）

第一章　腹腔、腹膜后穿刺活检

【概述】

脏腹膜与壁腹膜相互延续、移行，共同围合而成一不规则的潜在腔隙，称为腹膜腔，分为腹腔及盆腔。腹腔内除肝、胆、脾等实质脏器外，尚有胃、空肠及回肠、盲肠和阑尾以及结肠等空腔脏器。胃、空肠及回肠、盲肠和阑尾以及结肠等空腔脏器的原发或继发性肿瘤组成了腹腔内除实质脏器外的绝大多数肿瘤；另外腹腔中有大量且丰富的血管、淋巴及神经等，原发于这些组织的肿瘤虽较为罕见，但仍是腹腔肿瘤的重要组成部分。腹膜后间隙位于腹后壁壁腹膜与腹内筋膜之间，上起自膈，下达骨盆上口处，是一由疏松结缔组织构成的大间隙。腹膜后间隙内主要有胰腺、十二指肠大部分、肾脏、肾上腺、输尿管腹部、大血管、淋巴结及神经等器官结构。腹膜后肿瘤定义为主要来自腹膜后间隙的脂肪、疏松结缔组织、肌肉、筋膜、血管、神经及淋巴组织等的肿瘤。超声引导下腹腔、腹膜后穿刺活检是安全有效获得病理诊断的方法，可为临床制订治疗方案提供依据，有重要的临床应用价值。

第一节　腹腔肿瘤穿刺活检

超声引导下腹腔肿物穿刺活检可应用于胃肠道中晚期癌、浆膜外生型肿瘤，以及肠系膜淋巴结或一些罕见的原发于腹腔来源不明的肿瘤，经内镜活检有困难的病例也可经皮穿刺获取病理组织，因此，该法是一种较为简便、经济且安全实用的方法[1, 2]。

一、适应证

1. 胃肠道壁增厚性改变，病变性质难以明确。
2. 中晚期胃肠道肿瘤需明确病理诊断以指导治疗者，尤其适合有胃肠镜检查禁忌者、肿瘤表面坏死严重经内镜取检困难者。
3. 弥漫浸润性胃肠道肿瘤（Borrmann Ⅳ型）呈黏膜下浸润生长。
4. 胃肠道黏膜下肿瘤或外生型肿瘤，如平滑肌瘤、平滑肌肉瘤、间质瘤、恶性淋巴瘤或其他间叶性或神经源性肿瘤。

5. 胃肠道含液性包块如感染或囊肿等需要明确性质或穿刺引流者。
6. 肠系膜淋巴结不明原因肿大需明确性质者。
7. 位于腹腔的不明来源肿瘤需明确性质者。

二、禁忌证

1. 患者一般状况差无法耐受穿刺术。
2. 出血倾向严重、凝血功能明显异常。
3. 胃肠道明显梗阻，尤其是严重梗阻或急性绞窄性肠梗阻，肠腔明显扩张、张力较高者。
4. 大量腹水影响穿刺路径。
5. 位置较深或受胃肠气体干扰，超声难以显示病变并引导穿刺者。
6. 肿瘤直径小于 1.0cm 者。

三、操作前准备

（一）穿刺针选择

1. 组织学检查　组织学检查通常使用 18G 穿刺活检针，针长 17~20cm，配合自动活检枪使用。如肿物邻近重要脏器、大血管等易损伤部位，则可以考虑使用 20G 手动穿刺活检针。

2. 细胞学检查　腹腔肿瘤穿刺活检较少单独采用细胞学检查方法。细胞学检查可选用 20G、21G 或 22G 活检针，针长不小于 15cm 为宜。也可采取组织活检后"一针两用"方法，即组织活检针取材送组织学检查外，用注射器将针筒内残留物推出、涂片，同时送细胞学检查。

（二）穿刺引导针

穿刺引导针又称皮针，是一头端为尖锐斜面或呈三棱锥状的空心金属针，作用是建立穿刺皮下隧道、防止针道偏移、减少肿瘤针道种植。其应用原则为配合组织活检针的针型，选取相应规格的穿刺引导针，如 18G 穿刺活检针应使用 16G 穿刺引导针。

（三）注射器等物品

1. 准备 5ml 注射器 1~2 支用于皮肤及穿刺路径局部麻醉，必要时使用 10ml 或 20ml 注射器以细胞涂片或抽液引流。

2. 1% 利多卡因 5ml。

3. 100~200ml 生理盐水备用。

（四）穿刺前准备

1. 血液化验检查，患者需检查血常规、凝血功能及感染筛查。

2. 穿刺术前必须预先行常规腹部超声扫查，确定肿物位置、毗邻及评估穿刺风险，必要时可行超声造影检查明确肿物内液化或坏死等情况。

3. 穿刺术前禁食 8~12 小时、禁水 4 小时，穿刺前应排空大小便。

4. 结直肠病变应当于穿刺前酌情行清洁灌肠准备。

5. 肠管胀气明显者，应提前服用缓解胀气类

的药物或行肠道减压，等待其缓解后行穿刺检查。

6. 精神过于紧张者可适当服用镇静剂。

四、穿刺操作

（一）穿刺前操作

1. 超声检查确定腹腔肿物位置，识别毗邻关系。

2. 确定穿刺路径，尽量避开大血管及重要脏器，评估穿刺风险。

3. 选择适当的体位，多数采用平卧位，部分升结肠及降结肠病变拟于侧腹部进针穿刺者，可适当垫高患侧或采用侧卧位，以便于操作。

4. 充分暴露穿刺区域后，穿刺区域皮肤常规消毒、铺无菌巾，建立无菌术区。换无菌探头穿刺再次确认肿块、决定皮肤进针点。

（二）穿刺取材

1. 穿刺点皮肤及皮下组织注射局麻药至腹膜层。穿刺引导线通过肿物活检区域，固定探头，将穿刺引导针沿穿刺架针槽刺入皮肤抵达腹膜。

2. 再次确定穿刺引导针及穿刺线的位置，将组织学活检针套入穿刺引导针针槽内，沿穿刺引导针及穿刺引导线路径刺入腹膜腔直至拟穿刺取材的腹腔肿物表面。

3. 确认穿刺针射程及针尖深方有足够安全的距离，打开保险，激发枪栓，同时实时超声观察穿刺针前进路线及针尖到达的位置，确保安全、准确、有效地取材。

4. 出针后将针槽内组织条置于消毒滤纸片上，放入 10% 福尔马林溶液中固定标本。

5. 根据组织取材量，决定穿刺取材次数。

6. 穿刺后应即刻对穿刺路线及穿刺肿物区域进行实时超声扫查，明确有无出血、气胸等并发症。皮肤进针点贴无菌敷料后，嘱

患者按压进针点 10~15 分钟，并于术后观察室休息 30~60 分钟观察，无明显不适后方可离开。

五、技术要点和注意事项

1. 腹腔内胃肠道占位超声图像表现较为复杂，术前应当准确辨别胃肠道增厚的各个征象，尤其注意与正常肠袢的鉴别。

2. 穿刺取材点应选取肿块增厚的最厚处，并尽可能选择肠道前壁或侧壁处穿刺，应使穿刺针尽量避免穿透胃肠腔（图 4-1-1-1）。

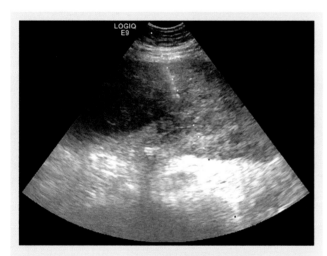

图 4-1-1-1　胃间质瘤穿刺活检
腹腔巨大占位穿刺活检，图中强回声穿刺针位于肿物增厚处，避开胃肠腔含气部分；病理：恶性肿瘤，免疫组化符合胃间质瘤

3. 肠系膜或腹腔淋巴结应仔细观察周围血管结构，避免损伤大血管，同时应注意切勿过分加压，避免因加压造成小血管暂时压闭而不能被发现。

4. 对较大的回声不均肿物或囊实性肿物，应选择近肿物周边的低回声区域或实性部分穿刺取材，尽量避免坏死部分，必要时可于穿刺前行超声造影检查寻找增强区域穿刺（图 4-1-1-2）。

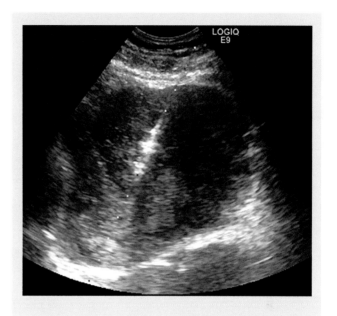

图 4-1-1-2　左上腹囊实性占位穿刺活检
图中强回声穿刺针位于肿物实性部分内取材；病理：梭性细胞肿瘤，不除外胃肠道间质瘤

5. 原则上应避免经过脾脏行肿物穿刺活检。

6. 每例穿刺次数应以 1~2 次为宜，必要时在确定未出血、无穿孔的情况下再增加 1~2 次。

7. 穿刺后无须特殊处理，应嘱患者注意血压、心率及腹部异常情况，有不适及时来院就诊。

六、并发症及其预防与处理

经皮超声引导腹腔占位穿刺是一项开展多年、较为成熟的技术，其并发症如肠瘘、出血、腹膜炎等十分罕见，胃肠道壁穿刺后小点状出血瘀斑，仅在穿刺后手术中偶见，不会引起患者不适症状。然而，即使作为一项较为成熟、应用较为广泛的技术，仍应当做到严格把握适应证，术前仔细扫查设计穿刺路径，术前准备到位，术中操作仔细果断，术后密切监测，及时发现可能存在的并发症[3]。

对穿刺人员资质及必要素质的训练也是必不可少的，应当严格施行介入超声穿刺准入制度，并按照分级操作，由不同年资医师执行操作。腹腔肿物穿刺应属于中等难度及以上，建议高年资医师进行穿刺活检。

七、临床意义及评价

对于腹腔内胃肠道肿瘤的病理取检，一般是经由内镜途径进行，但对于一些主要位于肌层内、浆膜层或明显外生型的肿物，经内镜取检较为困难，需超声引导下组织学穿刺活检[4, 5]。

20世纪80年代起，国内外学者对胃肠道肿物超声引导下穿刺活检的安全性、有效性研究结果显示，取材成功率均高于80%，诊断敏感性为82.9%~94.4%，诊断准确率为83%~88.9%[4, 6, 7]，均达到临床应用较为满意的水平。总体并发症发生率小于1%[1]，局部针道种植转移的报道极为罕见。

综上所述，超声引导下腹腔肿物穿刺活检为腹腔肿物病理诊断开拓了一种简便、安全而有效的途径，其临床应用成熟而广泛，为相关疾病患者的确诊提供了重要依据。

（严昆　丛悦　陈敏华）

第二节　腹膜后肿瘤穿刺活检

腹膜后肿瘤不包括位于腹膜后间隙（图4-1-2-1）各个器官（肾、胰腺、肾上腺及输尿管等）来源的肿瘤。腹膜后肿瘤初期症状不明显，临床发现和诊断较为困难。由于超声、CT及MRI等医学影像成像技术的应用，腹膜后肿瘤检出率有明显提高，但在鉴别肿瘤良恶性及明确组织学来源、指导治疗方面仍存在较大不足。传统开腹手术探查获取病理组织创伤较大，应用影像引导特别是超声引导技术进行穿刺活检可减少患者创伤，使大多数患者得到确诊并指导进一步治疗。

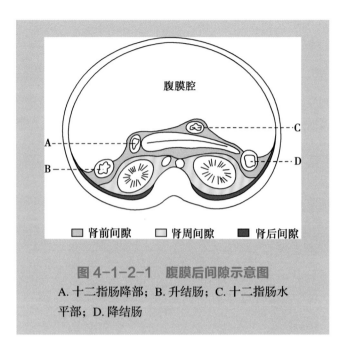

图4-1-2-1　腹膜后间隙示意图
A.十二指肠降部；B.升结肠；C.十二指肠水平部；D.降结肠

一、适应证

1. 腹膜后间隙实性或囊实性肿瘤，需明确良恶性、原发或继发性肿瘤。
2. 腹膜后间隙囊性肿瘤，需要明确性质或针吸引流的。
3. 腹膜后间隙淋巴结肿大，需要明确原发、继发并区分病理类型指导治疗或需除外炎性病变的。
4. 无法手术切除的腹膜后间隙肿瘤，为确诊或指导治疗提供病理依据的。
5. 临床治疗效果不显著或肿瘤增大，需再次行病理检查以指导进一步治疗。

二、禁忌证

1. 患者一般状况不佳、无法耐受穿刺术。
2. 凝血功能障碍、血友病患者，或长期服用阿司匹林、华法林等抗血小板聚集、抗凝药物未停药。
3. 严重感染，如感染中毒性休克或全身性菌血症或脓毒血症；放化疗白细胞明显降低极易引发感染。
4. 腹膜后肿瘤超声显示不清。

5. 无合适穿刺入路，例如穿刺路径需经过腹腔大血管、腹腔重要脏器无法避开。

6. 伴有大量腹水、胃肠明显胀气或肠梗阻。

7. 女性患者经期及孕期。

8. 不稳定型心绞痛、近期急性心肌梗死。

三、操作前准备

（一）穿刺器材

1. 穿刺针选择

（1）组织学检查：组织学检查通常选择 18G 组织活检针，针长 17cm 左右，配以自动活检枪使用。应当注意腹膜后穿刺路径较长，不宜选择较短的穿刺针，以免出现因穿刺针过短造成无法触及穿刺目标组织。特殊情况下（如穿刺部位位于重要组织器官旁、有可能损伤大血管、胰腺、胰管等重要器官时），可选用 20~21G 以上手动组织穿刺活检针，该针型对穿刺路径上的组织和器官损伤较小，取材范围及取材过程可控性较好，缺点是组织条过细，组织取材满意率不及 18G 组织活检针。

（2）细胞学检查：腹膜后肿瘤穿刺活检较少单独采用细胞学检查方法。细胞学检查可选用 20G、21G 或 22G 活检针，针长不小于 15cm 为宜。也可组织活检后采取"一针两用"方法，即组织活检针取材送组织学检查外，用注射器将针筒内残留物推出、涂片，同时送细胞学检查。

2. 穿刺引导针　即皮针，应当配合所使用规格的穿刺活检针，并选择相应尺寸的探头引导架，使引导架、穿刺引导针、穿刺针三者有机结合在一起，以获得最佳的穿刺路径。

3. 穿刺引导架　腹膜后肿瘤位置深，常与大血管关系密切，建议选用穿刺引导架。穿刺引导架的针槽应选择适合穿刺引导针粗细的规格，例如应用 16G 穿刺引导针，应选择 16G 穿刺引导针槽。需要注意的是穿刺进针前务必确定超声仪上穿刺引导线角度与所使用的穿刺引导架角度一致，以免误穿。

4. 注射器等物品　常备 5ml 或 10ml 注射器 1~2 支，用于皮肤局部麻醉，必要时可用 20ml 或 50ml 注射器行穿刺抽吸及囊性病变抽液送检。

（二）穿刺前准备

1. 血液化验检查，包括全血常规、凝血功能。

2. 术前必须经过腹部超声检查，且腹部超声检查认为腹膜后肿瘤适合行超声引导下穿刺活检。

3. 术前禁食 8~12 小时，禁水 4 小时。

4. 穿刺前排净大小便，必要时可清洁灌肠。

5. 肠管胀气明显者可行胃肠减压，腹水者先行腹水穿刺引流。

（三）穿刺前谈话及患者心理准备

穿刺前嘱患者认真阅读穿刺知情同意书，重点告知穿刺过程、穿刺风险及可能的并发症，取得患者理解，并要求患者在穿刺过程中尽量配合医生。精神紧张患者应消除其紧张情绪后再行穿刺，必要时可服用适量镇静剂或更改穿刺日期。

（四）医生准备

腹膜后肿瘤穿刺活检为技术要求较高的超声引导下穿刺活检术，对医师的技术及经验要求较高，一般情况下应由有 5 年或百例以上腹部穿刺术经验的医师完成。术前，参与穿刺的医师应认真阅读患者病情资料，重点复习超声及其他影像学资料，严格把握适应证及禁忌证。操作前仔细寻找合适的穿刺入路，以保证穿刺的安全性。

四、操作方法

（一）穿刺前超声检查

1. 对患者腹膜后肿瘤及周围进行再次扫查，确定穿刺皮肤点及穿刺部位。

2. 设计穿刺路径，合理避开重要脏器及主要大血管，并根据肿瘤具体位置选择适合的穿刺路径。

3. 选择适宜的体位，仰卧位、俯卧位或侧卧位。

4. 不同卧位在患者腹部、腰部下方或侧方加软垫以固定体位，充分暴露穿刺手术区域。

5. 穿刺区域常规碘伏消毒两遍，铺无菌巾以建立手术无菌区域。

6. 将穿刺引导架牢固安装于无菌探头上，使用无菌处理的探头进行再次扫查，以精确确定皮肤穿刺进针点，确定进针方向，合理选择穿刺引导线角度。

7. 分别测量穿刺引导线路径上皮肤至腹膜的距离、皮肤至肿瘤取材区的距离以及肿瘤可用于活检区域的前后径，合理选择适当的穿刺引导针、适当长度的活检针及适当的活检枪激发距离。

8. 1% 或 2% 利多卡因 1~2ml 局麻穿刺点皮肤、腹壁各层、腹膜。

（二）穿刺取材

穿刺取材分为常用的组织学活检及较少应用的针吸细胞学检查两种方法。

1. 组织学活检

（1）将穿刺引导针通过引导槽沿穿刺引导线所示角度刺入皮肤抵达腹膜，但不要穿透腹膜，以建立穿刺入路的皮下隧道途径。

（2）再次确定腹膜后肿瘤活检区域位于穿刺引导线上。

（3）嘱患者配合呼吸，在肿瘤图像显示最为清晰时，迅速将活检针沿穿刺引导针刺入直至肿瘤活检区域浅方停止。

（4）确认活检针针尖所在位置及深度后，打开活检枪保险，激发扳机，同时注意超声仪显示屏上活检针针尖向肿瘤活检区域深方移动情况。

（5）拔出活检针（出针同时注意不要将穿刺引导针一并带出皮肤）。

（6）若不是一次性活检针，需将活检针从活检枪中取出，用消毒滤纸刮取活检针针槽内的组织，判断组织取材满意度，将组织标本置于 10% 福尔马林溶液中固定。

（7）必要时在安全前提下行重复穿刺活检取材，一般取材 2~4 次（图 4-1-2-2）。

2. 细胞学检查大致步骤与组织学活检相似，不同点如下：

（1）细胞学穿刺活检针沿穿刺引导针进入肿瘤取材区域后，拔出针芯，直接提插取材或外接注射器抽吸取材。

（2）在肿瘤内多角度提拉细胞针 5 次以上，以便能够吸取更多的细胞。

（3）抽吸完毕后即刻将针内抽吸物推置于载玻片上进行涂片，并即刻置入 95% 乙醇溶液中固定标本，送染色、镜检。

3. 穿刺后处置　穿刺活检后伤口覆盖无菌敷料，嘱患者按压敷料 15~20 分钟，并在穿刺室外留观 1~2 小时，注意血压、脉搏和腹部一般情况。

五、技术要点

1. 经腹部正前方穿刺腹膜后肿物需注意尽量避开重要大血管及胆管、胰腺、肾脏、脾脏、肾上腺等重要器官及结构。

2. 穿刺时可用探头加压以缩短腹膜后肿物与腹壁间的距离、缩短穿刺路径，并使穿刺区域胃肠道处于压闭的空虚状态。

3. 需注意探查穿刺路径上有无重要大血管时切勿用探头加压，防止探头加压暂时性压

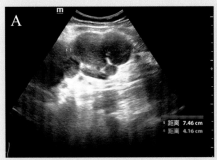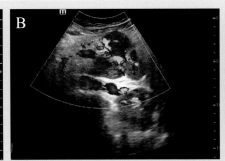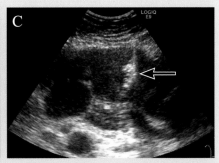

图 4-1-2-2 腹膜后占位穿刺活检

女性，39 岁，主因"自觉腹部不适，体检发现腹部肿物 2 周"就诊。

A. 腹部超声显示：腹膜后可见多发低回声肿大淋巴结，相互融合，总范围约 12cm×12cm×5.6cm，单个最大 7.5cm×4.2cm；

B. 淋巴结包绕腹主动脉、下腔静脉及肠系膜血管，淋巴结内可见较丰富血流信号；

C. 超声引导下腹膜后肿物穿刺活检术，18G 自动穿刺活检针取材（↑）。术后病理为非霍奇金淋巴瘤——B 细胞惰性淋巴瘤（边缘区淋巴瘤可能性大）

闭重要大血管导致观察遗漏，进而导致穿刺针错误进入大血管发生大出血。

4. 穿刺进针尽可能要求患者屏气，进针、取材及出针一气呵成。

5. 穿刺取材点应尽量选择肿块周边质地较均匀处，避开液化坏死及出血区域，并尽可能对肿块内行多点取材活检。

六、注意事项

1. 必须经肝脏或胰腺等脏器行腹膜后肿物穿刺的，可选用较细的活检针并避开脏器内重要结构如门静脉、肝静脉及主胰管等。

2. 位于膀胱后方或穿刺路径经过膀胱的占位，尽量选择经直肠或阴道、会阴部等行穿刺活检，避免对膀胱的损伤。

3. 每一例穿刺活检应常规穿刺取材 2~4 次，2 针取材成功者不需过多穿刺；对穿刺取材不满意者、存在假阴性可能时，也可在超声造影引导或指导下，避开坏死组织，尽量取得满意标本。

4. 细胞学检查获取的样本尽可能保留在穿刺

针内，防止出针时负压过大使细胞吸入注射器内。

5. 穿刺操作应熟练、准确、快速，同时注意进针深度及进针的手感，避免进针过深、过浅或粗暴提拉对周围脏器组织的不必要损伤。

七、并发症及其预防与处理

1. 超声引导下腹膜后肿物穿刺的并发症发生率较小，即使需要通过胃肠道行穿刺也很少发生出血、胃肠道穿孔等严重并发症。

2. 主要并发症为出血、局部血肿形成、穿刺窦道形成、腹膜炎、穿刺针道肿瘤种植转移等。

3. 为避免穿刺并发症的发生，严格掌握腹膜后肿物穿刺活检的适应证与禁忌证尤为重要。

4. 发生并发症的主要处理如下：

（1）小血肿形成可保守观察，如患者无明显不适可无须应急处理。

（2）出血量多可使用止血药物。

（3）出血量剧增并不可控制时可行急诊止血

手术（开腹或介入等）。

（4）腹膜炎患者需抗感染治疗。

八、临床意义及评价

超声引导下肿物穿刺活检能够利用超声实时动态显示观察病灶血流、周边结构、进针路径情况及针尖确切位置等，有效避开大血管、神经及重要脏器及组织等，文献报道取材成功率可达90%~95%，诊断准确率85%~95%左右，罕有并发症发生（0.003%~0.009%）[8, 9]，目前已广泛应用于临床[10]。

以往腹膜后肿瘤的病理诊断通常依赖外科手术。近年来，随着腔镜技术的发展，胸、腹腔镜检查逐渐替代了传统外科手术。然而外科手术或腔镜手术创伤较大、费用较高、需要全麻且需要住院治疗，难以作为常规方法及手段在临床特别是门诊中开展[11]。而超声引导下细针穿刺细胞学活检尽管穿刺损伤小、较为安全，但每次穿刺获取标本量有限，难以达到部分腹膜后肿瘤如淋巴瘤等的病理诊断要求[12]。与细针细胞学活检相比，

粗针活检取材次数明显减少，取材量大、较完整，有利于病理检查对病变的进一步组织学分型及免疫组织化学检查等。据文献报道，18G粗针活检的敏感度、特异度及准确率分别可达97.1%~97.4%、98.1%~100%及92.5%~95.9%，并发症发生率与21G细针无明显差异[13, 14]。综上所述，在腹膜后肿瘤穿刺活检中，粗针活检的应用更为广泛。

与CT引导下腹膜后肿瘤穿刺活检相比，超声引导下穿刺术具有更加方便的操作性、更短的穿刺时间、无辐射，同时患者痛苦小，安全性高、主要并发症发生率小，可同时进行对病灶多点多角度穿刺活检取材，可重复性好[15]。与CT引导相比，临床更多采用超声引导。总之，超声引导下腹膜后肿瘤穿刺活检是一种可替代外科手术及腔镜手术的安全有效的获取病灶组织的方法，有广泛的临床应用价值。

（严昆 陈敏华 丛悦）

参考文献

1. 白玲，杨涛，唐英，等.超声引导下粗针经皮组织活检术并发症分析与预防.南方医科大学学报，2009，29（5）：1055-1059.

2. 刘吉斌.现代介入性超声诊断与治疗.北京：科学技术文献出版社，2004.

3. 程颖，鲍慧铮，丛琦，等.超声引导下深部淋巴结活检对恶性淋巴瘤诊断的临床分析.2006.26（5）：484-485.

4. Smith EH.Complications of percutaneous abdominal fine-needle biopsy.Radiology，1991，178（1）：253-258.

5. 邹继彬，王开灿.腹部肿物细针穿刺细胞学诊断.广东医学，2000，21（6）：469.

6. Lorentzen T.Ultrasound-guided biopsy.UgeskrLaeger，2008，170（6）：442-444.

7. Zamboni GA，D'Onofrio M，Idili A，et al.Ultrasound-guidedpercutaneous fine-needle aspiration of 545 focal pancreatic lesions.Am J Roentgenol，2009，193（6）：1691-1695.

8. Lorentzen T.Ultrasound-guided biopsy.UgeskrLaeger，2008，170（6）：442-444.

9. Zamboni GA，D'Onofrio M，Idili A，et al.Ultrasound-guidedpercutaneous fine-needle aspiration of 545 focal pancreatic lesions.Am J Roentgenol，2009，193（6）：1691-1695.

10. 杨海英，李英琪，樊安华，等.彩超引导下不同部位组织活检的体会.中国介入影像与治疗学，2010，7（4）：422-424.

11. Vandervelde C，Kamani T，Varghese A，et al.A study to evaluate theefficacy of image-guided core biopsy in the diagnosis and management oflymphoma--results in 103 biopsies.Eur J Radiol，2008，66（1）：107-111.

12. 王金林，王艳，望荣华，等.内镜超声引导下细针抽吸术联合流式细胞术在深部淋巴瘤诊断中的应用初探.中华消化内镜杂志，2013，30（10）：574-578.

13. 董宝玮，梁萍.超声引导粗针与细针穿刺活检比较.中华超声影像学杂志，2000，9（2）：71-73.

14. Plecha DM，Goodwin DW，Rowland DY，et al.Liver biopsy：effects of biopsy needle caliber on bleeding and tissue recovery.Radiology，1997，204（1）：101-104.

15. Mehdi G，Maheshwari V，Afzal S，et al.Image-guided fine-needle aspiration of retroperitoneal masses：The role of the cytopathologist.J Cytol，2013，30（1）：36-41.

第二章　腹盆腔、腹膜后引流及肿瘤介入治疗

【概述】

近年来，随着超声引导技术的迅速发展，使盆腹部脓肿的诊断和治疗取得了重大进展[1-3]。超声检查除了对肠间、腹膜后小脓肿诊断困难外，对其他部位绝大多数脓肿均能敏感显示，并可确定其大小和解剖部位及毗邻关系。超声引导穿刺不仅对盆腹部脓肿能够迅速做出准确诊断，而且可以对部分有安全径路的脓肿进行置管引流，微创面有效，已成为临床常用技术。

晚期巨大肝癌、胰腺癌等引起的上腹及腰背部顽固性疼痛严重影响患者的生命质量。姑息治疗已纳入世界卫生组织提出的癌症防治四大任务之一。1995 年我国首先开展了超声引导"经皮经腹穿刺注射无水酒精阻滞腹腔神经丛止痛"（neurolytic celiac plexus block，NCPB）治疗[4]，效果获得临床及患者认可。

超声引导细针经皮经腹穿刺活检、引流、注射药物等已广泛应用于临床，在穿刺基础上发展起来的各种消融治疗及放射性粒子植入，为临床不能手术切除及术后复发的中晚期肿瘤患者提供了一种可选择的姑息治疗手段[5, 6]。

第一节　腹盆腔及腹膜后引流

腹腔脓肿是困扰外科医生的严重问题，传统治疗方法是开腹手术引流或经腰背部切开引流。超声引导穿刺不仅对盆腹部脓肿能够迅速做出准确诊断，而且可以寻找安全的穿刺径路对脓肿进行置管引流，显著提高了这类疾病的治疗水平。

一、适应证

超声引导抽吸或引流治疗径路安全者均为适应证。

1. 超声检查能够显示的腹盆腔脓肿。
2. 抗生素治疗效果较差，病因不明者。
3. 较小的或多发性脓肿，可采用多次分别抽吸治疗。
4. 对较大的脓肿采用置管引流。
5. 临床高度疑诊腹腔脓肿，微量脓肿声像图不典型者可行试穿。

二、禁忌证

1. 有严重出血倾向。
2. 不能除外动脉瘤。
3. 肿瘤合并感染。
4. 并发弥散性血管内凝血的多房性脓肿。
5. 脓肿早期毒血症严重且尚未液化者暂缓穿刺治疗。

三、术前准备

（一）器械和药物

所需器械与肝脓肿穿刺引流类似。选择需根据介入目的而定，仅作脓肿抽吸诊断或细菌培养、药敏试验及注入造影剂做脓腔造影或注入药物治疗，可选用 20~21G 较细的穿刺针。拟进行抽吸或引流者，要根据脓肿大小、部位及脓液的黏稠程度，选择不同外径的粗针、套管针、导丝、扩张器、引流管等。术前准备穿刺引流、冲洗或注药者，准备生理盐水和抗生素（甲硝唑、庆大霉素等）。

（二）患者准备

经腹部穿刺者患者需空腹 8 小时。经直肠穿刺引流者，术前一天口服抗生素，穿刺前要清洁灌肠。经阴道后穹隆穿刺引流者需要进行阴道准备（见第十篇妇产科介入超声）。

四、技术要点

先用普通探头确定脓肿所在的位置、大小、数量及与周围脏器和血管的关系，根据脓肿部位，通常选择离皮肤最近，而又安全的穿刺点和穿刺径路（个别病例也可经瘘管或窦道穿刺）。腹腔脓肿几乎都有不同程度的腹膜粘连，部分病例与腹壁粘连。若能够找到与腹壁粘连处，并且经粘连处进针有安全径路（图 4-2-1-1），选择粘连处进针可以避免脓液污染腹腔。肾周脓肿选择背部径路（图 4-2-1-2），是避免污染腹腔和胸腔的首选径路。大而深的盆腔脓肿可经阴道或直肠穿刺引流（图 4-2-1-3）。

若脓腔较小，可一次性抽吸干净，再用 0.5% 甲硝唑溶液或庆大霉素溶液（生理盐水 100ml 含庆大霉素 4 万 U）反复冲洗抽净。保留适量抗生素，然后拔针。也有报道先用生理盐水冲洗干净脓腔后，注入 95% 酒精再冲洗 2~3 次，抽净酒精后注入抗生素，这样有利于脓腔壁的坏死组织脱落，新鲜肉芽组织生成，促进脓腔闭合。

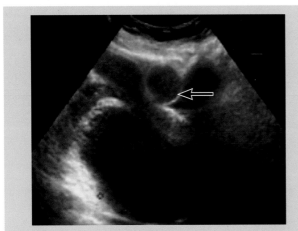

图 4-2-1-1　腹腔脓肿抽吸和置管引流（箭头示置入的猪尾巴引流管）

当脓肿腔较大或经反复抽吸后未能治愈者，可进行超声引导穿刺置管引流。根据脓肿大小，脓液黏稠度，引流时间长短，选择套管针穿刺法或 Seldinger 法置管。置管后冲洗引流。最后可靠固定引流管。

五、注意事项

1. 多发性脓肿或脓肿由多腔构成，需分别对每个脓肿穿刺，使得每个脓腔都能充分引流。留置导管期间，开始每天用生理盐水或抗生素冲洗脓腔 2~3 次，保持导管通畅，减低脓液黏度，使坏死物、碎屑随冲洗液流出。随脓腔缩小和脓液减少，可适当减少冲洗次数。

2. 冲洗时经常会遇到由于脓液黏稠堵塞产生活瓣作用，使注入的冲洗液不易抽出，忌盲目注入过多液体，计出入量，避免入量大于出量，使脓腔内压力过大而出现脓液外溢破溃扩散。

3. 黏稠脓液不易抽吸时，可注入糜蛋白酶或透明质酸酶，12~24 小时后再抽吸可得以改善；引流仍不通畅可考虑更换引流管。

4. 留置导管时间一般不超过半个月，视全身情况及脓肿缩小闭合而定，少数病例可酌情留置更长时间。

5. 超声复查脓肿无回声区消失，无引流液流出，体温和白细胞计数恢复正常，临床症状明显改善或消失即可拔管。

6. 发生于腹膜间隙的脓肿，常规影像学检查有时很难确定其范围。超声引导穿刺抽吸的同时向脓腔内注入造影剂或气体，进行 X 线摄片能够进一步了解脓肿的分布范围和是否有分隔存在。

7. 对穿刺抽吸物作细菌学、生化学和细胞学检查，进行药物敏感试验，不仅有助于脓肿的病因诊断，而且对指导治疗具有重要价值。

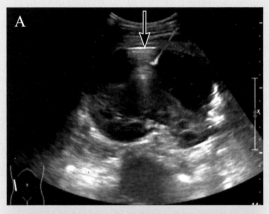

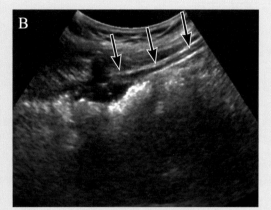

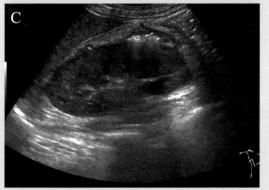

图 4-2-1-2 肾周脓肿穿刺置管引流
A. 患者因外伤致肾破裂合并感染，形成肾脓肿，脓肿内有气体回声（↑），超声引导穿刺脓肿；
B. 抽吸冲洗脓腔后留置引流管（↑）；
C. 2 周后拔管，脓肿完全吸收

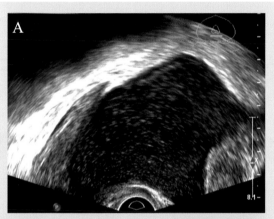

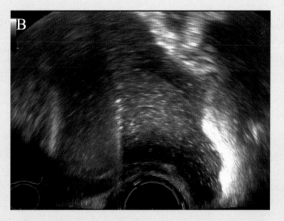

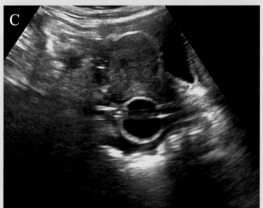

图 4-2-1-3 盆腔脓肿超声引导穿刺引流
A. 阑尾炎穿孔合并盆腔脓肿；
B. 经阴道穿刺抽吸盆腔脓肿；
C. 经阴道盆腔脓肿引流

六、并发症及其预防与处理

超声引导腹盆腔脓肿穿刺的并发症约为8.6%。

1. **感染扩散** 对于膈下脓肿或左外叶近心缘处的肝脓肿穿刺时，选择径路须避开膈窦和胸膈角（图4-2-1-4），防止刺入胸腔或心包引起脓胸、化脓性心包炎。

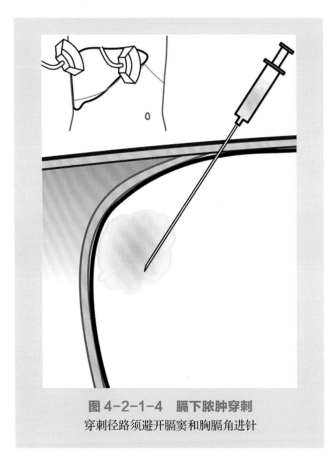

图4-2-1-4 膈下脓肿穿刺
穿刺径路须避开膈窦和胸膈角进针

2. **继发感染** 未充分液化和局限脓肿过早穿刺或行不适当冲洗，有可能使病原菌大量进入血液循环，引起菌血症，甚至脓毒血症，致患者出现寒战、高热等症状。有研究报告一组108例腹部脓肿超声引导穿刺与置管引流，5例于穿刺后数小时出现寒战，1例因菌血症而行大量抗生素治疗。

3. **气胸、脓胸、肋膈角损伤** 对膈下脓肿进行穿刺置管引流时，进针点过高可能误伤胸膜或肺引起气胸或脓胸。因此，超声引导穿刺必须避开含气肺组织和肋膈窦，一般应选择在第7肋间以下较适宜。

4. **出血** 穿刺脓肿误伤血管可引起腹腔内出血。在彩色多普勒成像的辅助下，伤及大血管致出血的情况很少见，偶见于粗针穿刺或置管引流时。对肝、脾、肾周围脓肿穿刺时，尤其需要小心。在扩张针道时，应由细到粗，逐一扩张，不可跳过细管直接用粗管扩张，造成组织撕裂出血。

5. **损伤肠管如肠穿孔、肠瘘等** 由于腹腔炎症，几乎都存在不同程度肠管粘连，当选择穿刺径路不当或监视引导不准确时容易损伤，须密切重视气腹和患者体征。

七、临床意义及评价

腹腔脓肿主要治疗方法是经皮穿刺引流或开腹引流。但开腹引流的并发症及死亡率较高，而盲法经皮穿刺腹腔引流往往因穿刺路径选择不当而引流失败甚至导致肠管损伤等严重并发症[7-11]。

超声成像技术可以显示腹腔脓肿的大小、部位、内部液体状态、有无分隔及与周围组织的关系，因此，能够帮助选择适于穿刺引流的病例以及安全的穿刺路径。与外科手术引流相比，具有操作简便、创伤轻微、成功率高、并发症少、疗程短、疗效可靠等优点。可以在微创条件下，达到比外科开腹手术更佳的治疗效果[8-14]。据统计，超声引导穿刺抽吸和置管引流可使82%~98%的盆腹部脓肿免于剖腹之苦，死亡率下降11%。特别是对于腹部手术后并发的盆腹部脓肿，或年老体弱、病情复杂及危重患者合并的盆腹部脓肿，更具有重要意义[15]。不仅显著提高了脓肿的治愈率，而且减低了治疗成本，是目前盆腹部脓肿最有效的首选方法。

严重胰腺炎的常见并发症是胰周脓肿，多数进入腹膜后间隙，若不及时引流，病死率几乎达100%。手术开腹引流很难彻底清除炎性坏死组织，有学者认为清除无感染的坏死组织不但对预防器官衰竭或改善临床症状无帮助，且脓肿形成与手术开腹引流不充分有关。所以，近年来逐渐摒弃开腹引流的方法。采用超声引导下经腰背部路径对脓肿穿刺冲洗和引流治疗具有径路短、创伤轻、不污染腹腔的优点[11, 14, 16]。

在少数情况下，超声引导穿刺的应用受到限制。对于弥散性多发小脓肿或脓肿有多个分隔性小房或合并有窦道、瘘管等复杂情况，采取单纯经皮置管引流方法效果不佳时，应及早手术切开引流。

（王金锐　陈敏华　严昆）

第二节　经皮穿刺腹腔神经丛阻滞

一、相关解剖及切面图像

随着超声引导胰腺癌穿刺活检技术的成熟，发现胰腺背侧的腹腔神经丛及肠系膜上丛可为超声显示，超声引导经皮经腹细针穿刺可实时观察针尖到达预设穿刺点及注射过程，为本项技术的开展打下基础。

（一）腹腔神经丛解剖

1. 解剖图　腹腔神经丛是围绕腹腔干（CA）及肠系膜上动脉（SMA）根部的致密神经丛，位于胃和网膜囊后方，膈脚和腹主动脉起始部前方，腹主动脉（AO）、下腔静脉（IVC）两侧，相当于第12胸椎和第1腰椎水平（图4-2-2-1）。

2. 相邻解剖断面　腹腔神经丛在声像图上主要位于肝动脉、脾动脉起始部背侧，包绕于CA及SMA两侧。超声识别腹腔神经丛主要依赖于其周围的大血管诸如AO、CA、肝动脉、脾动脉、SMA、左肾动静脉、IVC等解剖标志（图4-2-2-2）。

（二）超声扫查方法

1. 检查前禁食、排气。

2. 上腹部以肝左叶及胰腺断面为超声窗。

3. 重视上述血管主要为AO、SMA、SMV及脾静脉的走行及断面解剖，可采用彩超识别上述血管。

4. 肥胖者须加压扫查，气体较多者可改日检查。

腹腔神经丛解剖位置及扫查切面见表4-2-2-1。

表 4-2-2-1　腹腔神经丛解剖位置及扫查切面

沿剑下肝左叶横切面及胰腺长轴切面
以肝左叶为窗显示膈丛及腹腔上丛
位于 AO、CA 周围
紧贴 CA 根部，肝总动脉、脾动脉背侧右侧位于 IVC 周围、胰头背侧
肠系膜上丛位于 SMA 根部两侧

（三）声像图及穿刺角度设置

神经丛由神经纤维交织而成，声像图显示为强回声区，位于腹膜后血管周围。

1. 在 AO、SMA 两旁及肝动脉、脾动脉起始部背侧可见类三角形强回声，典型声像图呈"拿破仑帽"状（见图 4-2-2-2）。

2. 腹腔上丛呈团块形或增厚的片状，形态不规则，边界不清晰、无包膜，位于上述血管周围背侧，在 AO 两旁和 IVC 的背侧亦可显示呈不规则片状强回声区。

3. 上腹横切面，腹腔神经丛位于 AO 或 AO 与 CA 两旁，穿刺角度与 AO 与 CA 开口部呈20°~30° 左右的夹角（图4-2-2-3）。

4. 另有右侧腹腔神经节在声像图上位于胰头体背侧及下方，左侧腹腔神经节位于胰体上方或下方。

5. AO 及 IVC 周围亦可显示腹腔神经丛，多呈较广范围的弥散片状强回声区（见图4-2-2-3）。

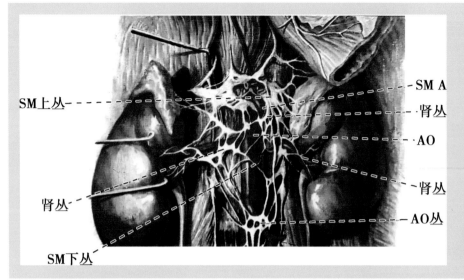

图 4-2-2-1
腹腔神经丛解剖图

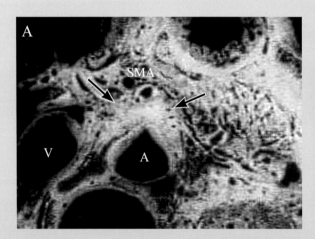
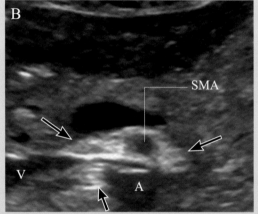

图 4-2-2-2　腹腔神经丛相邻断面

A.T12 ~ L1 断面见 AO 与 SMA 之间的腹腔神经丛（↑）；B. 超声图像显示 SMA 两旁神经丛呈"拿破仑帽"状强回声（↑），AO（A）右侧及后方均可见腹腔神经丛呈较广范围的弥散片状强回声区（↑）

二、适应证及禁忌证

该微创止痛技术对肿瘤所致的顽固性疼痛较有效，可阻断前肠来源的神经传导，获得快速而较满意的止痛效果，并显著改善了晚期癌症患者的生活质量[4]，减少了日常镇痛麻醉药物用量并减轻其不良反应。

（一）适应证

1. 晚期腹腔恶性肿瘤所致顽固性、难以忍受上腹和腰背部疼痛患者，包括巨大肝癌、胰腺癌、胃癌、腹膜后肉瘤、黄色肉芽肿、肠癌、腹膜后转移癌及腹腔、腹膜后淋巴瘤复发者。

2. 需定时使用镇痛药、镇痛药效果不够满意，或因不良反应难以耐受者。

3. 由肿瘤所引起的压迫性疼痛且患者迫切要求止痛治疗者多数可施行。

（二）禁忌证

1. 大动脉瘤、腹腔、腹膜后静脉瘤（门脉高压引起的侧支循环）等。

血管异常患者以及严重的出凝血障碍患者。

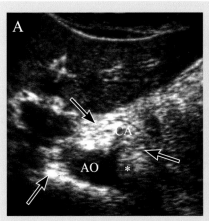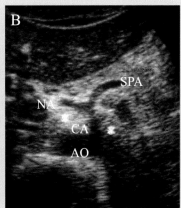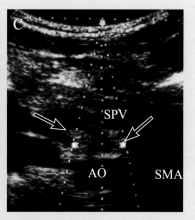

图4-2-2-3 腹腔神经丛、肠系膜上丛在剑突下横切面的超声解剖图

A. 在CA两旁、AO右侧及后方均可见呈强回声的腹腔神经丛（↑）；

B. 在肝动脉、脾动脉起始部背侧可见腹腔神经丛呈类三角形、团块形强回声区（*）、无包膜；

C. 超声引导腹腔神经丛穿刺角度设置；以AO及CA连线为中线，腹腔神经丛（*）的穿刺角度与之呈20°~30°夹角

2. 阻滞部位伴感染、炎症或伴全身性感染者。

3. 血压过低患者。

三、操作前准备

（一）仪器设备和器具

1. 彩色超声仪，探头频率3.5~5.0MHz，附引导穿刺架。

2. 穿刺引导探头及引导器，选择可调控穿刺引导角度的仪器装置。

3. 18G、长度7cm的引导穿刺针。

4. 穿刺用21~22G带针芯的细长针，外径0.7~0.8mm，内径0.5~0.6mm，长度15~20cm。

5. 10~20ml注射器及连接注射针的塑料软管。

（二）药物

1. 99.5%以上无水酒精10~50ml。

2. 1%利多卡因20ml。

3. 升血压药及止血药、抢救药品等。

四、操作步骤及治疗方法

（一）确认腹腔神经丛

1. 探头在剑突下沿胰体长轴横切，显示位于

胰腺背侧大血管近旁的腹腔神经丛和肠系膜上丛。

2. 设置腹腔神经丛穿刺角度和路线，若探头中点垂直于胰体后方AO或CA、SMA根部，则神经丛的穿刺角度一般与上述血管呈20°~30°夹角（见图4-2-2-3）。

3. 纵断层以肝左叶为超声窗，行纵切显示肝左叶背侧的膈脚及IVC、AO前方，包绕CA及SMA周围的神经丛呈强回声团（图4-2-2-4）。

4. 穿刺途径尽可能避开较厚的胃窦部胃壁及胰腺组织，避开增粗的肿瘤血管和受侵血管。

5. 若肿瘤较大不易避开，可考虑经肿瘤组织穿刺达腹腔神经丛，退针时亦可在肿瘤内注入适量酒精，持针1~2分钟后拔出。

（二）治疗方法

1. 患者一般取仰卧位，胰腺癌因疼痛不能平卧者可取左侧或右侧卧位。

2. 显示腹腔神经丛肠系膜上丛，确认穿刺点。

3. 加压推挤胃肠，避开重要结构设超声穿刺角度（避开大血管、消化管、扩张胰管、椎管神经）。

4. 消毒、铺巾，局部麻醉。先将引导针刺入腹壁，继而刺入细长针达穿刺目标，拔出针芯，接注射器。注入 0.5~1.0ml 利多卡因观察注射药物强回声形状并再次确认针尖位置。

5. 回抽无血液或液体后注少量盐水确认针尖。

6. 先注 0.5~1ml 麻药，再缓慢注入无水酒精 5~10ml。

7. 在 CA、SMA、AO 两侧及 IVC 背侧行多点注射，以 CA、SMA 两旁为主要注射区，分 4~8 个点注入无水酒精。

8. 按病灶大小及患者耐受情况每点注射 4~10ml；注射量与肿瘤大小及患者耐受力相关，肿瘤不大，初次治疗总量一般 20~30ml；肿瘤浸润范围广，患者能忍受用量可达 50~60ml。

【典型病例】

病例1：胰腺癌肝转移、腹膜后淋巴转移，第一次腹腔神经丛阻滞（NCPB）后两周，胸背部疼痛加剧，超声见膈下多发淋巴结转移、增大（见图 4-2-2-4），患者要求再治疗，行第二次 NCPB 阻断腹腔上丛及膈丛。

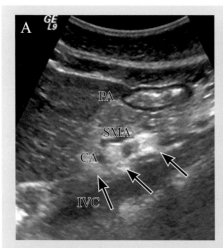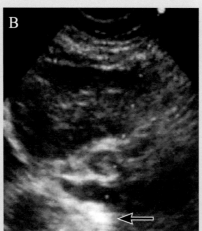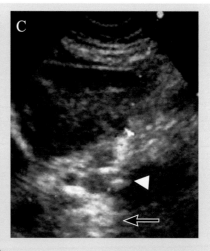

图 4-2-2-4　腹腔神经丛纵切面治疗

A. 剑突下纵切面神经丛显示：在 IVC 前方，CA 及 SMA 周围的神经丛呈强回声团包绕血管（↑）；B. 以肝左叶为超声窗，显示膈脚及腔静脉后方神经丛，引导途经肿大淋巴结刺达 IVC 旁阻滞神经丛（↑）；C. 在 IVC– 膈下神经丛注射的酒精局部弥散呈团状强回声（↑），退针时在肿大压迫的淋巴结内注射少量酒精（△）。治疗后疼痛缓解，睡眠改善

五、技术要点及注意事项

（一）技术要点

1. 穿刺及注射酒精须避开血管，故注射前先回抽观察，排除针尖位于血管内或消化管内为一重要环节。

2. 注射中高度重视手感，当针尖遇坚硬的脊椎骨时应回退数毫米并注射少量盐水或普鲁卡因（＜ 1ml），确认针尖位置。

3. 当针尖位于深部显示不清晰时，不可盲目注药，可采用小范围上下移动穿刺针或注入生理盐水的方法寻找针尖，必要时可拔针再次穿刺，确认针尖位置后注药。

4. 因采用细针穿刺不会发生出血等严重并发症，若不慎刺中血管，可进针或退针 1~2mm 或拔针后再次引导穿刺。

5. 需确认判断是否注射在神经丛内；一般刺中神经丛手感较韧，注射中稍有阻力，注入酒精的区域呈局限性团块状或片状的更强回声区。若手感落空无阻力则可能在后腹膜腔内，患者多数无痛感，可稍向深部进针1~2mm，并再次确认。
6. NCPB或瘤内注射均要选择合适引导角度，避免穿越或注入扩张的胰管，防止发生胰漏。
7. 胰腺肿瘤内注药避免注在胰腺表面组织，注射部位选择直接达肿瘤中间区域或实性区域为宜（图4-2-2-5）。
8. 注射药物选择无水酒精，其阻断神经痛作用快，无毒性，但患者易产生烧灼感，刺激大，故一般先注少量（0.5~1ml）利多卡因减少疼痛感。

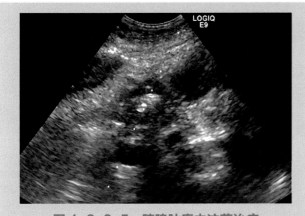

图4-2-2-5 胰腺肿瘤内注药治疗
注射部位选择直接达肿瘤中间区域或实性区域

（二）注意事项
1. NCPB当日患者禁食禁水并给静脉滴注，向患者充分讲解治疗过程以获配合。
2. 介绍可能引起的并发症，签署知情同意书（图4-2-2-6）。
3. 超声检查见患者腹腔气体较多不能显示腹腔神经丛及周围血管，应采取相应措施并择日进行。

4. 治疗后平卧静养30分钟，再行超声检查，观察酒精分布区及周围区域，并观察腹腔内有无积液，测量脉搏、血压及腹部状况，生命体征稳定方可离开治疗室。

六、临床应用效果

本组腹腔神经丛超声显示率为96.4%，1例因胃肠气体较多而改日进行，最终也获成功。

（一）止痛效果评价标准

根据患者主诉，参考国内疼痛疗效缓解程度（pain relief，PAR）报道[17-20]，评价标准分为以下四级。

1. 无效（NR）疼痛无缓解，止痛药物剂量种类同前，睡眠严重干扰。
2. 轻度缓解（MR）疼痛强度减轻约25%~50%，止痛药物剂量减少，睡眠仍受扰。
3. 明显缓解（PR） 疼痛减轻约50%~75%，相关症状明显缓解，止痛药减少，睡眠改善。
4. 完全缓解（CR） 疼痛消失，睡眠好达3天以上，可维持正常生活。

（二）NCPB止痛效果

笔者曾对31例晚期肿瘤患者施行该项治疗51人次，其中，晚期肝癌、胃癌以及肠癌致腹膜后转移癌14例，胰腺癌13例，腹膜后肉瘤3例、黄色肉芽肿1例；均有顽固性上腹及背部疼痛，需定时使用镇痛剂或硬膜外置管定时注射利多卡因。根据患者的存活状况及不完全随访统计，注入酒精量及术后止痛效果见表4-2-2-2。

31例注射后30例（96.8%）均不同程度达到止痛效果，注射完毕立即止痛或减轻疼痛、或缓解症状，如不能仰卧或侧卧者注射后得以改善；无止痛效果、仍需依赖药物止痛者1例，发生在开展工作早期，注入量仅为7ml。追踪记录，有18例（58.1%）治疗后疼痛完全缓解或明显缓解；另有12例（38.7%）达到疼痛轻度缓解，1~2周内不同程度地减少使用止痛药。应患者要求，本组中有

| 姓名 | | 性别 | | 年龄 | | 科别 | | 病历号 | | 超声号 | |

病史：

术前诊断：

拟施手术名称：

术中可能发生的情况：

    1.麻醉及心脑血管意外。

    2.疼痛，发热，痛性休克。

    3.乙醇过敏反应。

    4.胃肠道反应，如恶心、呃逆、呕吐和食欲减退。

    5.胰腺损伤，胰漏。

    6.肝肾功能损害，可有SGPT升高等改变。

    7.经皮穿刺并发症，如出血、局部血肿、误伤其他腹腔脏器等。

    8.肿瘤复发，转移；肿瘤破裂出血。

    9.针道种植转移。

    10.胃肠道损伤，肠漏、穿孔等。

    11.直立性低血压。

    12.大小便失禁。

    13.血管损伤，出血。

    14.其他不可预见的并发症及不良反应。

    15.治疗效果不满意，需再次治疗等。

患者或被委托人同意接受该治疗并签名：

医生签字：

治疗日期　年　月　日

图 4-2-2-6　经皮经腹穿刺注射乙醇治疗谈话记录

表 4-2-2-2　31 例晚期肿瘤患者腹腔神经丛酒精注入量及止痛效果

注入酒精量（ml）	例数	初次止痛效果				再次注射病例	
		完全缓解	明显缓解	轻度缓解	无效	第二次注射 [*]	第三次注射 [**]
≤12	4	0	0	3	1	2	2
15~28	6	0	2	4	0	3	2
30~60	21	2	14	5	0	5	1
合计	31	2	16	12	1	10	5
		6.5%	51.6%	38.7%	3.2%	（32.3%）	（16.1%）

注：[*]1~2 周内，[**] 第 3~8 周内

32.3%（10 例）因肿瘤增大或疼痛又逐渐加剧而于 1~4 周内行第二次注射，其中 5 例于 3~8 周内行第三次注射，第二次注射量按患者疼痛及能耐受的程度约为 10~35ml 左右，第三次注射量递减；注射区域以肿瘤增大明显或患者主诉疼痛显著的相应部位为重点；注射后患者均主诉疼痛不同程度缓解。其后因患者死亡或出院而未能长期随访。

【典型病例】

病例 2：胰腺癌病例 NCPB 后 2 周（共注射 20ml）要求再次注射（图 4-2-2-7）。

图 4-2-2-7

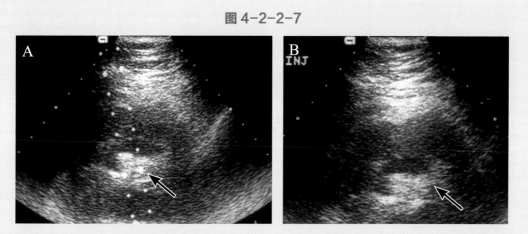

A. 第二次 NCPB：在胰腺背侧 SMA 左侧注射酒精后呈团状强回声区（↑）；B. 局部强回声团逐渐弥散（↑）

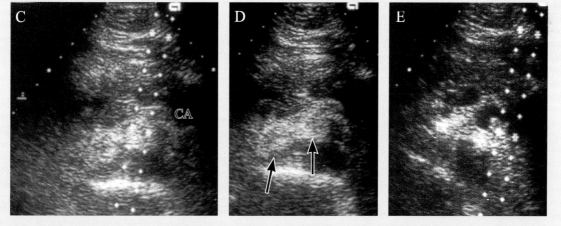

C. 一个月后要求再次注射第三次腹腔神经丛注药，向 CA 右侧注射；D. 阻滞后腹腔神经丛呈片状强回声（↑）
E. 阻滞 CA 左侧神经丛

（三）联合瘤内注射效果

近两年来，重视对肿瘤较大、压迫症状明显者 11 例行 NCPB 同时在肿瘤内注入酒精。据随访统计，5 例 3~4cm 胰腺癌、4 例腹膜后大于 5cm 转移癌计 9 例患者在瘤内注射酒精后肿瘤有缩小趋势或出现回声改变。

1. 与原病灶相比回声增强或出现不均液化，肿瘤前后径缩小约 5~10mm。

2. 患者感觉压迫疼痛症状缓解；另有 1 例胰腺癌较硬，只能注入 3ml 酒精而无明显肿瘤缩小及回声改变；余 2 例失访。

3. 腹腔神经丛阻滞联合肿瘤内注入酒精可减轻肿瘤压迫症状，有助于疼痛的改善。

【典型病例】

病例 3：胰腺癌不能平卧 2 个月（图 4-2-2-8）。

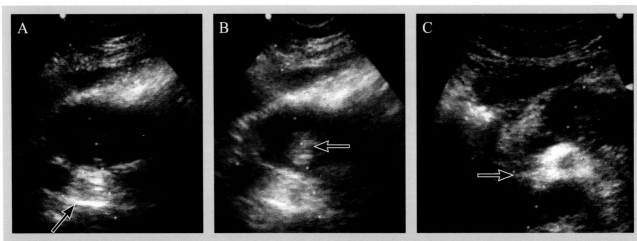

图 4-2-2-8　NCPB 联合瘤内注射酒精

A. 通过肿瘤阻滞 CA 左侧神经丛（↑）；B. 拔针时在瘤内注入酒精 5ml（↑）；
C. 通过胰腺癌阻滞肠系膜上丛，药物弥散呈强回声包绕 SMA(↑)

病例 4：45 岁，男性，晚期胰腺癌肝多发转移、腹膜后转移，已数个月不能平卧，近 2 周后腰背部疼痛剧烈，口服控释型吗啡 3 片（10mg/ 片）+ 注射吗啡交替，效果不佳，仅可平卧 20 分钟，要求 NCPB 治疗（图 4-2-2-9）。

七、并发症及其预防与处理

（一）常见并发症

1. 注射酒精时，患者均出现一过性疼痛、烧灼感等不良反应，多数患者能耐受，并且因为在短时间即刻产生止痛作用而缓解。

2. 酒精渗透到周围组织可引起损伤，如腰大肌炎性坏死等。

3. 定位不准确可致截瘫。

4. 阻滞下腹神经丛可引起括约肌功能障碍致尿潴留等[21, 22]。

5. 笔者治疗病例并发症 10 例（32.3%），具体如下：

（1）呃逆、呕吐、腹泻：有 2 例发生术后呃逆，其中 1 例持续达 2 周；2 例发生呕吐，2 例腹泻；以上可能为阻滞胃神经丛、刺激膈肌所致，经对症处理均缓解恢复。

（2）直立性低血压：有 4 例，其中 1 例 75 岁男性，有低血压病史，注射量达 45ml，注射后立即坐起行走而发生晕厥休克；另 3 例仅表现为头晕不能立即行走。阻滞脏器的血管收缩神经可致直立性低血压，采用平卧、静脉输入葡萄糖盐水可缓解。

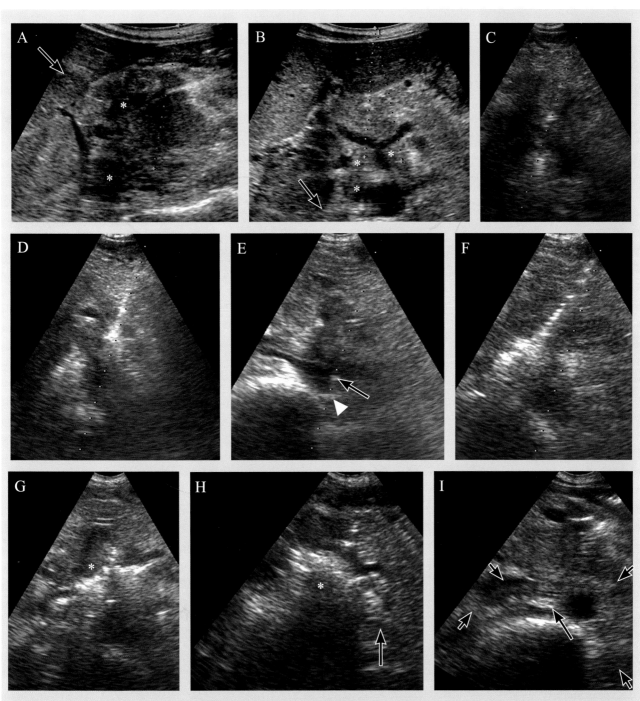

图 4-2-2-9 晚期胰腺癌 NCPB 治疗

A. 胰腺癌腹膜后转移（＊）肝肿大多发转移（↑）；B. 腹膜后广泛转移定位点设 CA 两旁、背侧及 AO 旁（＊），最深注射点为脊柱前方转移灶（↑），深度达 12cm，设多个注射点；C. 首先阻滞 CA 左旁上下 2 个点，共注射酒精 12ml；D. 第 4 点阻滞 CA 右侧神经丛；E. 再阻滞肠系膜上丛，显示针尖穿过 SMA 达其背侧椎骨旁（△），注 0.5ml 普鲁卡因确认针尖位置（△），后退 6mm 并确认针尖（↑）；F. 第 6 点前后共注射 14ml 酒精；G. 第 7 点退针时在肿瘤内注射 6ml（＊）；H. 共注射 54ml 后 CA 两旁（↑）及转移瘤内（＊）均变为强回声；I. 治疗后 1 小时超声检查：腹腔肿瘤及 AO /IVC 的背侧、前方、腰椎前（↑）均呈强回声，与治疗前比较有显著改变。该患者治疗后即可平卧，随访至三周可平卧一夜，睡眠好转，麻醉药量明显减少，仅贴多瑞吉，治疗后便稀，食欲差，3 个月后肝衰竭死亡

（二）预防及处理措施

1. 进针太深遇脊柱时应退针 0.5~1cm，以免损伤周围血管神经肌肉组织。

2. 注射酒精前注入少量利多卡因，不仅有助于确认针尖位置，还可减少疼痛。

3. 大量注射酒精后局部出现不成形强回声或流动，则不能排除酒精渗透到腹膜后间隙周围组织或网膜囊，故应分点少量注射，有轻度阻力感。

八、临床意义及评价

腹部肿瘤超声引导细针穿刺定位准确[23]，便于避开大血管及重要脏器，由于穿刺针外径仅 0.7mm，弹性好、对组织损伤小，也不易引起肿瘤的扩散和转移。本组结果表明，重视观察图像、重视正确的操作和手感，超声引导穿刺较盲穿或利用腰椎、胸椎定位的穿刺法更为安全，且并发症少。本组无一例严重并发症出现，证实该方法安全可行。

利用超声引导定位经腹细针穿刺进行腹腔神经丛阻滞，可实时观察针尖到达穿刺点以及注射酒精的过程，穿刺方向性好，定位准确易操作；通过彩超检查可识别并引导避开主要大血管使治疗更为安全。晚期肿瘤患者一般较瘦，气体较少时，通过肝、胰腺或肿瘤超声窗，多数能较好显示腹腔神经丛。

超声引导下腹腔神经丛酒精注射对治疗晚期肿瘤所致顽固性疼痛有效，由于无放射性，在任何场所可进行，可反复治疗，故不失为一种简便易行的止痛手段。今后，对于用药剂量的确定及如何延长止痛时间，尚需进一步积累经验。

（陈敏华　黄信孚）

第三节　腹膜后肿瘤微波及射频消融治疗

腹膜后肿瘤包括原发性和转移性。原发性腹膜后肿瘤是指起源于腹膜后间隙的肿瘤，临床上比较少见，约占全身肿瘤的 0.07%~0.20%，主要包括软组织肿瘤、生殖细胞肿瘤、淋巴造血系统肿瘤、肾脏及肾上腺肿瘤和其他少见肿瘤。原发性腹膜后肿瘤可为良性或恶性，恶性肿瘤的发生率要远远高于良性肿瘤。转移性肿瘤主要包括腹膜后周围脏器原发肿瘤的局部浸润、扩散以及其他部位肿瘤发生腹膜后淋巴结转移[24, 25]。

热消融治疗能够通过导入高温杀伤肿瘤组织，无其他毒副作用，本节内容主要对超声引导微波及射频热消融治疗腹膜后肿瘤进行介绍。

一、适应证

1. 病理诊断证实的腹膜后肿瘤，最大径 < 10cm。

2. 超声或超声造影能够清晰显示肿瘤及毗邻结构，有安全进针路径。

3. 手术后复发肿瘤。

4. 全身状况不能耐受手术或其他治疗的患者。

二、禁忌证

1. 凝血机制障碍、有严重出血倾向。

2. 放射治疗已经导致皮肤破溃无安全进针处。

3. 肿瘤侵及肠道并疑有内瘘。

4. 严重心肺等重要脏器疾病不能耐受治疗，严重感染者。

三、操作前准备

（一）仪器设备及药品

1. 微波或射频治疗仪。

2. 治疗室应常规配备有呼吸机、心电监护、除颤仪等。

3. 麻醉药品及器具用品。

4. 急救车内备有常规止血、止痛、抗过敏、纠正心律失常、升压及降压等急救药品及相关急救器械。

（二）患者准备

1. 完善治疗前检查　主要包括影像学、肿瘤标志物，了解病灶性质、位置和毗邻关系等，以及病灶和邻近区域有无医源性置入物等。

2. 详细询问病史了解病程及诊治经过，特别是局部有无手术瘢痕及其范围和质地；局部有无窦道、积液、积气、积血。

3. 胃肠道准备　腹膜后肿瘤患者一般要在治疗前禁食 12 小时、禁水 4 至 6 小时，术前一日进易消化半流质食物晚餐后导泻或清洁灌肠。

4. 实验室检查　血常规、血生化、血清四项（传染病指标）、凝血功能、血糖以及原发病相关的特殊检查等，病灶邻近胰腺的患者，术前检查血淀粉酶及脂肪酶。

5. 心肺功能检查　术前常规行胸部 X 线检查及心电图检查。合并心肺疾病者检查超声心动图、24 小时动态心电图及肺功能，在治疗前作充分准备并在麻醉通知单上注明，同时备药。

6. 术前规划　术前常规超声及超声造影检查，明确病灶大小、边界、血流状况，从而规划进针路径，明确是否需要人工液腹技术及微创测温技术辅助。

7. 知情同意　术前签署手术知情同意书。遵循知情同意原则，治疗前向患者或家属详细说明患者病情，并介绍治疗的目的和治疗过程、治疗中和治疗后可能发生的不良反应和并发症及应对措施。

8. 手术当日建立静脉通道。

四、操作方法

（一）麻醉方式

一般需在静脉麻醉下进行治疗，全程监测患者的心电图、血压、血氧等重要生命体征。

（二）患者体位及穿刺途径

1. 患者体位　以超声检查时能清楚显示腹膜后病灶且较短穿刺路径并便于医生操作为原则。

2. 穿刺途径　多选择侧方后方腹壁的后腹膜穿刺入路，避免穿刺损伤肠道。如病灶较大也可在探头加压挤压开肠管后选择经前腹壁的腹腔穿刺入路。

（三）治疗步骤

1. 操作区常规皮肤消毒，铺无菌巾。

2. 无菌探头和穿刺引导器连接好后再次确认进针点。

3. 1% 利多卡因局部麻醉，尖刀在皮肤上切开 2mm 的小口（如需放皮肤保护套管应将切口沿至 8~10mm，并用血管钳分离皮下组织）。

4. 尽量采取最短的安全进针路径，严格避开胃肠道、血管等重要结构，超声引导下将微波（射频）电极穿刺至预定的肿瘤部位。

5. 为了避免肠道损伤可行人工液腹技术，将较长静脉留置针缓慢置于后腹膜病变与肠道之间（可为腹膜后间隙或腹腔内），注入生理盐水，超声影像观察或超声造影证明到达指定位置后，持续或间断注入生理盐水或 5% 的葡萄糖溶液，使病变与肠道分离。

6. 根据需要放置测温针，保护性测温可将测温针置于肠管等需要保护的部位。

（四）消融监测及术后处理

声像图上监测辐射后回声的改变，同时观察肿瘤周围及腹腔内有无异常积液，测温针动态监测温度的变化，可根据温度的变化适当调控辐射

图 4-2-3-1 患者为腹膜后平滑肌肉瘤复发

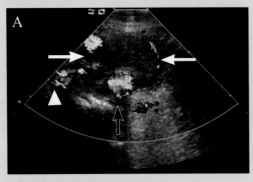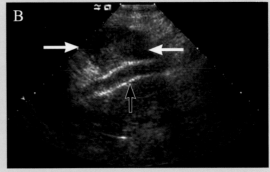

A. 病灶位于腹膜后,包绕人工腹主动脉(白↑所指为病灶,黑↑所指为腹主动脉,△所指为下腔静脉);
B. 二维纵切图(白↑所指为病灶,黑↑所指为人工腹主动脉);

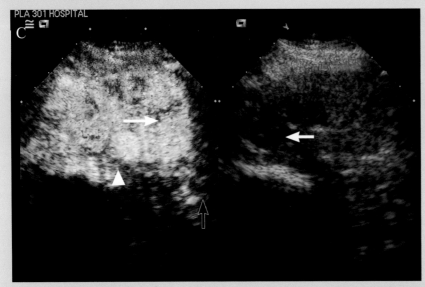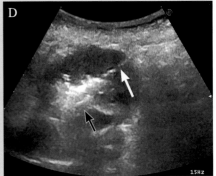

C. 消融治疗前造影图(白↑所指为病灶,黑↑所指为腹主动脉,△所指为下腔静脉); D. 术中消融
(白↑所指为消融针,黑↑所指为汽化区);

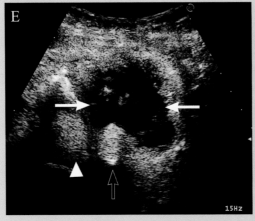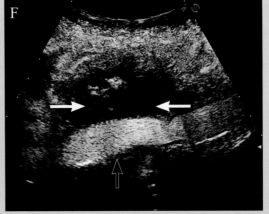

E. 术后即刻造影图(白↑所指为病灶,黑↑所指为腹主动脉,△所指为下腔静脉); F. 术后即刻造
影纵切图(白↑所指为病灶,黑↑所指为腹主动脉)

能量。多针同时消融时，应注意根据所选不同探针的治疗范围合理布针。消融开始可观察到结节区逐渐被消融过程产生的强回声覆盖，完成微波（射频）辐射后，将电极退出。一般退针时需凝固针道，以防出血也可减少针道种植的机会。退针后切口酒精消毒，敷无菌纱布（图4-2-3-1）。

五、技术要点及注意事项

1. 术前全面检查，选择正确的治疗适应证，制定治疗计划及方案。

2. 由于腹膜后肿瘤位置较深且前方有肠道覆盖，因此尽可能选择侧方或后方穿刺入路。

3. 人工液腹技术能够降低肠道损伤风险并提高肿瘤完全消融率，置管至肿瘤与肠道之间，使之分离并持续滴注生理盐水或5%葡萄糖注射液。

4. 为了及时了解治疗的效果，在治疗过程中密切观察强回声范围，对于未能完全治疗的部分可以及时补充治疗。

六、并发症及其预防与处理

1. 出血 由于腹膜后间隙位置较深、肿瘤体积大、周围血管丰富，穿刺进针及消融后过程容易引起出血，术前宜应用维生素K、注射用血凝酶、氨甲苯酸等，一般可控制，若大出血难以控制时可以急诊介入或外科手术干预。

2. 发热 腹膜后肿瘤消融治疗由于坏死体积大术后容易出现低热、疼痛等症状，一般无须特殊处理，必要时可予以退热及抗感染治疗。

3. 肠道损伤 由于腹膜后肿瘤位置深，其前方多有肠道覆盖，特别是手术后复发患者肿瘤与肠道容易发生粘连，这些原因均易造成消融术后的肠道损伤，人工液腹技术、微创测温技术以及侧方和后方穿刺入路是防止肠道损伤的重要手段。

4. 心率血压骤变 对肾上腺转移癌的患者，由于肾上腺含有功能性组织，特别是嗜铬细胞，在高温的刺激下会释放儿茶酚类物质，引起血压急剧升高、心率加速等心血管急症。而当嗜铬细胞被破坏后，儿茶酚类物质释放又可急剧减少引起血压迅速下降。因此，需要在治疗过程中严密监测生命体征的前提下采用低功率、间断长时间的消融输出能量组合方式，为麻醉医师平稳控制心率、血压留有时间窗。

七、临床意义及评价

外科手术是原发性腹膜后肿瘤首选治疗方法，肿瘤能否完全切除直接影响疾病的预后。然而，由于临床症状隐匿，肿瘤确诊时体积往往巨大且与大血管关系密切，有时侵犯周围多个脏器，手术难度较高。原发性腹膜后恶性肿瘤手术后复发率高，即使完全切除肿瘤，其5年和10年局部复发率仍高达72%和91%，临床医生常常面临腹膜后肿瘤复发的再治疗难题[26]。腹膜后肿瘤多为软组织来源和神经源性肿瘤，由于这两类肿瘤对放射线不甚敏感，加之腹膜后肿瘤位于身体深部，因此腹膜后肿瘤很少单纯使用放射治疗作为肿瘤的根治手段。此外，腹膜后肿瘤邻近组织、器官众多，如肾、脊髓、肠道等，这些正常组织器官恰恰又对放射线比较敏感，这就进一步限制了放射治疗在腹膜后肿瘤的应用[27]。

超声引导消融治疗腹膜后肿瘤具有操作简便、安全微创等优点，是一种有效的局部控制方法，为无法手术或放化疗无效的患者提供一种补充治疗选择。郑家平等[28]射频治疗9例腹膜后恶性肿瘤，除术中穿刺部位烧灼感和术后一过性发热外均无明显异常发生，7天后根据病情往往能够重复治疗。2例患者原伴有明显上腹部胀痛等症状均明显缓解，因此认为，对于小于6cm的单发腹膜后恶性肿瘤射频治疗可作为首选治疗方法，对于大于6cm肿瘤应重视综合治疗方案。高飞等[29]对

32 例原发性肝癌并腹膜后淋巴结转移的患者进行腹膜后转移淋巴结射频消融，1 年生存率为 26.3%，明显高于未行转移淋巴结消融治疗组的 7.7%（P=0.029），且均未发生胃肠道或胆道热损伤等并发症。Keil 等[5] 报道多例手术后复发和放疗无效的腹膜后脂肪肉瘤患者行射频消融术可达到 27 个月未见肿瘤复发的效果，认为对于不能接受再次手术的患者，射频治疗是适宜的选择。Zhao 等[30] 成功对 2 例腹膜后神经鞘瘤患者进行 CT 引导下射频消融治疗，达到较长时间无肿瘤进展的临床疗效。Junji 等[31] 对 7 例失去再次手术机会的腹膜后转移癌患者进行射频消融也取得了很好的临床疗效。

本中心对 18 例腹膜后肿瘤患者进行微波消融治疗，消融治疗过程安全，达到有效减小肿瘤负荷、缓解临床症状的治疗目的，恶性程度较低的腹膜后肿瘤患者能够较长期生存。但由于腹膜后肿瘤热消融的病例数很少，缺乏严密设计的大规模、多中心、前瞻性研究，该方法的应用及远期疗效评估仍需大宗病例和更长时间随访。

（韩治宇 于晓玲）

第四节 腹膜后肿瘤高强度聚焦超声消融治疗

高强度聚焦超声（high intensity focus ultrasound，HIFU）治疗肿瘤是一种物理治疗，只要在焦点部位能够形成一定的高温，就可对肿瘤细胞造成杀伤作用，因此可用来治疗不同种类的实体肿瘤[32-34]。

由于 HIFU 治疗的非侵入性特点，使其适合于治疗腹膜后等位置较深的肿瘤。由于受到 HIFU 技术本身诸多不确定因素的限制，以及局部解剖结构的复杂性，临床应用时间尚短，临床缺乏随机对照资料，目前 HIFU 主要用于腹膜后肿瘤的局部姑息治疗[33, 34]。

一、适应证

目前认为凡是 HIFU 治疗仪的机载超声能够完全清晰显示的腹膜后实体肿瘤，并能够耐受相应麻醉的患者，均适合进行 HIFU 消融治疗。

二、禁忌证

如果 HIFU 治疗仪的机载超声不能够完全清晰显示的腹膜后实体肿瘤，则不适合进行 HIFU 消融治疗。

此外还包括：
1. 脊柱和椎管内的肿瘤。
2. 伴有空腔脏器梗阻症状的肿瘤。
3. 伴有梗阻性黄疸的腹膜后肿瘤。
4. 肿瘤已经侵及皮肤或局部皮肤破溃。
5. 声通道上的组织曾经接受过大剂量放射治疗的患者。
6. 伴有严重的恶病质、心脑血管疾病、肺部疾病。
7. 不能耐受麻醉的患者。

三、操作前准备

（一）仪器设备及药品
1. 高强度超声治疗仪系统，包括聚焦超声治疗头、高频发生器、治疗床、扫描运动装置、影响监控系统、电源控制系统、介质水处理装置等组成。
2. 皮肤脱脂、脱气处理材料及装置（脱脂相关材料包括酒精和棉签等物品；脱气装置为专用负压吸引头，能够将治疗区毛囊内的气体等污物吸出），体位固定及悬吊装置，各种体位的保护垫等。

3. 治疗室应常规配备有呼吸机、心电监护、除颤仪等。

4. 根据麻醉方式准备药品及用品。

5. 急救车内备有常规止血、止痛、抗过敏、纠正心律失常、升压及降压等急救药品及相关器械。

（二）患者准备

1. 完善治疗前检查　主要包括影像学、肿瘤标志物，了解病灶的性质、位置和毗邻关系等，以及病灶和邻近区域有无医源性置入物或钙化组织等。

2. 详细询问病史　了解病程长短及诊治经过，特别是局部有无手术瘢痕及其范围和质地；局部有无窦道、积液、积气、积血；局部是否曾行放射治疗及其剂量等。

3. 对麻醉的评估和麻醉方式的选择　主要有全身麻醉、硬膜外麻醉、静脉麻醉以及静脉的镇静镇痛麻醉等方式，要根据治疗病灶的位置、性质、大小以及患者的一般情况和心肺等基本情况而定。

4. 特殊准备　如果病灶位于胃肠后方，则可以选择胃肠减压或胃肠道充水；如果病灶位于膀胱后方，则可以选择膀胱充盈或排空等。

5. 胃肠道及皮肤准备　邻近胃肠道的肿瘤患者一般要治疗前3天开始依次进无渣饮食、半流或流食治疗；前1天禁食、禁水；治疗前1天晚上导泻和清洁灌肠；治疗前留置尿管、胃管等。治疗区备皮，去除污垢，治疗前皮肤尚需脱脂、脱气处理。

6. 知情同意　术前签署手术知情同意书。遵循知情同意原则，治疗前向患者或家属详细说明患者病情，并介绍治疗的目的和治疗过程、治疗中和治疗后可能发生的不良反应和并发症及应对措施。

7. 手术当日建立静脉通道。

四、操作方法

（一）确定治疗体位及病变定位

首先根据病变的位置及超声波的特点确定患者治疗时的体位，然后以 HIFU 治疗机所载超声仪进行病灶定位。由于 HIFU 治疗时超声的入射方向是从下向上的，与治疗前的超声检查比较体位变化很大，病灶与体表的位置关系发生了相对移动，脏器的形态和相互位置也会发生变化，因此，患者处于治疗体位后均需要重新确定病灶的位置、毗邻关系等。

（二）选择声通道

声通道是指治疗超声所经过的组织范围，因此，HIFU 治疗所选声通道必须是治疗超声能够安全入射到治疗区的最短路径。声通道内避开易损伤的组织结构（如含气的器官、神经等）和强反射组织结构（如骨骼、钙化、瘢痕等）。有些声通道需要改变（如加压推挤胃肠道、膀胱内注水等方法）。

（三）确定病变的坐标并制订治疗方案

体位和声通道确定后，使病灶处于运动系统的中央，通过移动运动系统的各轴向确定能够完全覆盖病灶的最大范围的起止坐标值，并输入治疗计划系统，选择适合的扫描层厚，系统开始自动逐层扫描，制订治疗方案。

（四）选择麻醉方式并实施麻醉

HIFU 治疗医生和麻醉医生共同协商沟通，根据病变的类型、部位、是否需要患者的配合等具体情况共同确定麻醉方法，麻醉的主要方法有：镇静镇痛、持续硬膜外、局部神经阻滞、静脉复合麻醉等方式。确定麻醉方式后按照相关要求和步骤实施麻醉。

（五）按照治疗方案对不同治疗层面依次消融

患者麻醉后，依据治疗方案，按照自病灶的中心层面向两边层面、由深面至浅面的顺序引导焦域有序治疗病灶。每次治疗前首先以低功率和短时间的组合进行试探性治疗，了解患者对该点的治疗反应，以决定是否可以继续在该点治疗，或另选治疗点。

（六）治疗中监控

机载超声仪连续监测整个治疗过程，实时地监控治疗的即刻效果。正常组织和病变组织经过 HIFU 辐射后，焦域区即刻表现为回声明显增强，可间接地反映组织的变性和凝固性坏死。根据被辐射组织回声变化判断即刻的治疗效果，进而决定是否需要调整治疗剂量以及该点的治疗是否完成。

（七）疗效判断

治疗后即刻疗效的判断除了辐射组织即刻的回声强度变化外，往往还需要彩色 Doppler 超声和超声造影进一步明确是否已经真正达到了预期的治疗效果（图 4-2-4-1）。达到预期的完全凝固性坏死的效果后，彩色 Doppler 超声会显示消融区血流信号完全消失，超声造影则显示消融区为持续的无造影剂灌注，否则，还需要对未达到完全坏死的区域进行补充治疗。增强 CT 或增强 MRI 评价中远期疗效（图 4-2-4-2、图 4-2-4-3）。

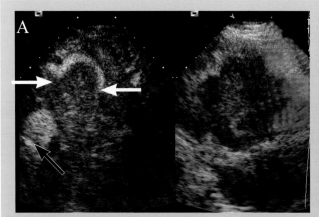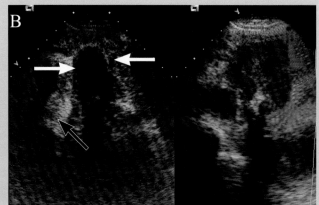

图 4-2-4-1　HIFU 消融肺癌腹膜后转移病灶

A. HIFU 治疗前造影图（白色↑所指为病灶，黑色↑所指为腹主动脉）；

B. HIFU 治疗后造影图（白色↑所指为病灶，黑色↑所指为腹主动脉）

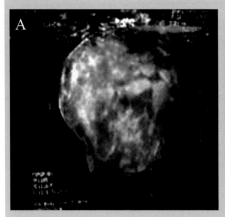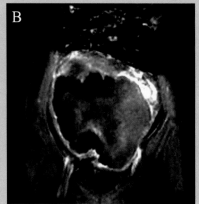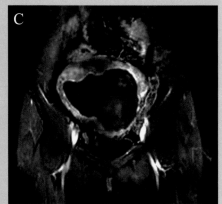

图 4-2-4-2　腹腔侵袭性纤维瘤 HIFU 治疗前后的增强磁共振冠状面对比图

A. 治疗前腹腔侵袭性纤维瘤增强明显；

B、C. 分别为治疗后 6 和 12 个月的增强磁共振对比图，病灶明显缩小，坏死区显著

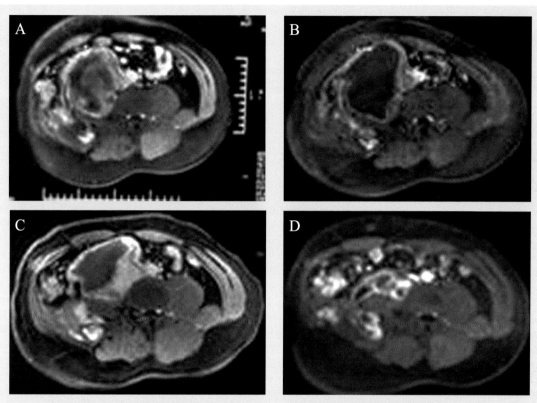

图 4-2-4-3　腹腔侵袭性纤维瘤 HIFU 治疗前后的增强磁共振横断面对比图
A. 治疗前腹腔侵袭性纤维瘤略有增强；B. 治疗后即刻磁共振增强图显示坏死区明显；
C、D. 分别为治疗后 6 及 12 个月的增强磁共振对比图，病灶明显缩小，坏死区缩小

（八）治疗后处理

HIFU 治疗结束后，根据所采用的麻醉方式进行相应的恢复期监护，检测血压、脉搏、心率/律、呼吸和血氧饱和度，直至生命体征平稳。仔细观察治疗区皮肤的颜色、温度、平整度、硬度等变化，必要时应给予降温、抗感染等治疗措施的干预。如果声通道经过胃肠道、膀胱等空腔脏器，需要注意腹部的体征，观察引流液的颜色变化，必要时给予冰盐水、肾上腺素、抗生素等灌注治疗及全身治疗。根据所治疗的脏器给予相应的实验室检查。

五、技术要点及注意事项

1. 治疗过程中绝对避免患者发生突然咳嗽、体位变动等影响聚焦点变化的情况发生。体位发生变动后及时重新定位，以保证治疗的准确性。

2. 治疗中严密观察皮肤的变化，应将超声监控、局部触诊、问诊和实时观察相结合来判断皮肤变化情况。

3. 早期（术后 6 小时内）应常规检测血压、脉搏、尿色、皮肤、面色、出汗情况、腰腹部症状及体征。

4. 避免或及时处理便秘、腹泻及剧烈咳嗽。

5. 术后 3 周内禁止剧烈运动或重体力劳动。

六、并发症及其预防与处理

1. 疼痛　部分患者在治疗中和治疗后均会出现疼痛，在确定无穿孔等并发症的情况下，可以对症给予止痛处理。

2. 发热　治疗后多数患者体温不受影响，仅有少数 3~5 天后会发热。如果体温在 38.5℃ 以下则无须特殊处理，如果在 38.5℃ 以上则需要给予降温和抗感染处理。

3. 皮肤损伤 皮肤损伤分为部分皮肤损伤和皮肤全层损伤。部分皮肤损伤表现有两种情况，其一表现为水疱，皮肤的弹性和血供正常，不需要特殊处理，仅需保持皮肤干燥无菌，必要时可使用磺胺嘧啶银冷霜；其二表现为皮肤呈橘皮样改变，血供基本正常，表现为皮肤毛细血管充血反应，无须冷敷或热敷，在局部保暖情况下给予非甾体类等抗炎药物抑制炎症反应。皮肤全层损伤表现为皮肤失去弹性、变硬，为黄白色或黑色，毛细血管无充血反应。需要立即切除坏死皮肤，一期缝合或皮瓣修复。皮肤损伤常是由于肋骨、肋软骨、剑突、腹直肌腱鞘或皮肤内有气体等对超声的反射所致，或治疗剂量的调节不当所致。

4. 神经损伤 脊柱旁的腹膜后肿瘤容易造成神经损伤，预防措施主要是仔细阅读 MR 成像资料，了解神经与病灶的关系，找出明确的解剖标记，选择适当的声通道，治疗中密切观察，随时调节治疗位置、剂量和投照的方向。

5. 继发感染 继发感染可发生在治疗后的几天到 3 个月内，因此，治疗后原因不明的持续高热应当考虑到继发感染的可能。

6. 反应性腹水 是腹膜受到强超声的热刺激出现的反应性炎症，一般不需要特殊处理，如果积液量较大则需要抽液引流对症处理。

七、临床意义及评价

随着恶性肿瘤发病率不断提高，腹膜后转移瘤在临床上越来越常见，主要为腹膜后转移性淋巴结，此外还有肾上腺转移癌、输尿管腹段转移癌等。HIFU 是一种非介入性治疗，创伤小，无放疗和化疗的毒副作用，且可重复进行。大量文献报道的治疗结果表明，HIFU 治疗后可刺激机体免疫系统，对人体免疫反应产生一定的促进作用。石敏等[35]对 35 例晚期腹膜后恶性肿瘤患者进行 HIFU 治疗，并观察其疗效及并发症。虽然没有完全缓解患者，且部分缓解患者只有 4 例，但疾病稳定患者有 19 例，达到 54.3%，82.9% 的患者疼痛症状明显缓解，全部病例未出现皮肤灼伤、胰漏、出血、胃肠道穿孔等并发症。万智恒等[36]对照研究了单纯手术组原发性腹膜后肉瘤患者 45 例和 HIFU 加手术组原发性腹膜后肉瘤患者 47 例，其结果显示，HIFU 加手术组较单纯手术组手术完全切除率高，术后并发症发生率低，5 年生存率高，且有统计学意义。HIFU 局部疗效确切且副作用小，术前配合手术治疗原发性腹膜后肉瘤可以使瘤体减小、粘连压迫减轻，手术难度减轻，完全切除率提高，并发症减少，复发减少，生存时间延长。朱婷等[37]报道高强度聚焦超声治疗 67 例胃肠道肿瘤腹膜后淋巴结转移癌患者，结果显示完全缓解率及部分缓解率达到 37.31%。所有病例均未出现胰漏、腹腔内出血、皮肤烧伤等并发症。认为高强度聚焦超声是治疗腹膜后淋巴结转移癌的一种安全有效的局部治疗方法。有报道用 HIFU 与三维适形放疗联合治疗腹膜后转移性淋巴结 22 例，3 个月的总有效率为 86.3%，癌痛缓解率为 90%，三维适形放疗单独治疗组 20 例，总有效率 60%，癌痛缓解率达 76.47%，患者出现不同程度胃肠道反应[38]。

但 HIFU 在临床应用还处于初级阶段，还有许多技术难题亟待解决，特别是超声剂量学、无创温度监控、热剂量学等方面技术有待突破，HIFU 在不同疾病治疗中的作用和地位还缺乏多中心随机对照研究资料，HIFU 如何与其他治疗手段进行有效配合等都是值得深入研究的课题。

（韩治宇 张晶）

第五节　腹膜后肿瘤放射性粒子植入治疗

放射性粒子治疗是在影像设备引导下将放射性核素直接植入肿瘤内，通过持续低能量辐射使肿瘤组织遭受最大程度的毁灭性损伤。近年来，放射性粒子以其独特的优势越来越多地应用于多部位的实性肿瘤治疗[6, 39-41]，通过植入低能粒子源达到在肿瘤局部实现高剂量、又能大大减少射线对正常组织的损伤，因此，放射性粒子植入成为治疗腹膜后肿瘤的一种有效手段。目前国内较为常用的是碘125（^{125}I）粒子，能够持续释放低能射线，对不同分裂周期的肿瘤细胞进行持续照射，且杀伤半径小（仅1.7cm），微创治疗，安全性高。

一、适应证

1. 病理诊断证实的恶性肿瘤，数目＜5个、直径＜7cm。
2. 曾行或正在行系统治疗，肿瘤未能有效控制。
3. 曾行放射治疗，肿瘤未能有效控制。
4. 影像学能够清晰显示，有安全的进针路径。
5. 全身状况差不能耐受手术或其他治疗。
6. 患者预期生存大于3个月。

二、禁忌证

1. 严重凝血机制障碍、有明显出血倾向。
2. 放射治疗已经导致皮肤破溃无安全穿刺进针处。
3. 空腔脏器慎用。
4. 严重心肺等重要脏器疾病不能耐受治疗。
5. 穿刺路径经过有张力的胃肠道。

三、操作前准备

（一）患者评估

详细了解病史，尤其与拟治疗区域有关的病史。

（二）影像学检查及术前规划

1. 全面的影像学检查。如胸片或胸部CT、腹部及浅表淋巴结超声、骨扫描等，或全身PET-CT或PET-MR，除外多部位、多脏器转移。
2. 术前常规超声及超声造影检查，明确病灶大小、边界、血流状况、毗邻及可能穿刺路径结构情况等。
3. 腹部MRI或CT检查，以明确病灶及周围情况。
4. 根据术前影像学检查病灶的体积，依据海拉尔公式［植入粒子数目 =（病灶3个径线之和）÷3×5÷单个粒子活度］计算出所需植入粒子数，并参考术前规划，将影像资料导入术前规划系统，行术前规划，包括制定进针路径、部位、进针次数及粒子数目。

（三）实验室检查

血常规、血生化、血清四项或传染病指标、凝血功能、血糖以及原发病相关的特殊检查如肿瘤标志物等；病灶邻近胰腺的患者，术前检查淀粉酶及脂肪酶。

（四）仪器设备及药品

治疗室应常规配备有必备的急救物品如常规止血、止痛、抗过敏、纠正心律失常、血压调整及维持血氧等急救药品及相关器械等，及局麻药品2% 盐酸利多卡因。

（五）胃肠准备

所有患者在术前1日均需行胃肠准备，对于穿刺路径需经过胰腺的患者需提前一天泵入生长抑素。

（六）知情同意

术前签署手术知情同意书。遵循知情同意原则，治疗前向患者或家属详细说明患者病情，并介绍放射性粒子植入治疗的目的和治疗过程、治疗中和治疗后可能发生的不良反应和并发症、应对措施以及注意事项等。

四、操作方法

1. 选择恰当体位，患者的体位以超声检查时能清楚显示结节和便于医生操作为原则。

2. 操作区常规皮肤消毒，铺无菌巾。

3. 探头外套无菌薄膜，安装穿刺引导架或徒手操作前再次确认进针点。

4. 盐酸利多卡因于皮肤穿刺点处局部麻醉。

5. 灰阶及彩色多普勒超声检查清楚显示病灶位置和周围结构的关系，确认进针路径，将 18G PTC 针穿刺进入病灶预定部位。

6. 植入粒子

（1）通过粒子枪由深至浅依次将放射性粒子植入到肿瘤预定部位，按照外周密集、中心稀疏原则，使剂量分布更均匀。

（2）靶区内粒子分布均匀一致时，放射剂量分布并非均匀一致，一般中心部分剂量较高。

（3）中心稀疏植入，使中心剂量保持在规定范围之内，减少中心高剂量区，减少并发症。

（4）植入粒子后的剂量分布，按放射源的距离平方成反比方式下降，源表面的剂量最高，随距离的增加剂量迅速下降，但落差梯度逐渐减缓。

（5）超声即刻观察粒子植入情况，并对照计划，判断有无冷区。

7. 术后处理。粒子植入完成后退针，皮肤穿刺点区域酒精消毒，敷无菌纱布。超声检查病灶周围有无异常积液及血肿等情况，并及时对症处理。术后恢复室留观 30 分钟，监测生命体征无异常后返回病房继续观察。根据病灶的具体位置及穿刺时是否经过胃肠道等决定术后禁食时间。必要时应用抗生素 1~3 天。

五、技术要点

1. 粒子植入治疗需要借助彩色超声引导完成。

2. 粒子植入治疗的进针点应远离肿瘤边界至少 1~1.5cm 以上。

3. 术前全面检查，明确患者疾病分期，把握适应证，制定治疗计划。

4. 推荐实施术后质量验证，复查薄层平扫 CT，观察有无冷区（图 4-2-5-1）。可再次对冷区进行粒子补充植入。

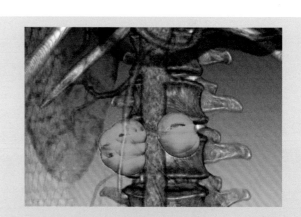

图 4-2-5-1　绿色为计算机模拟粒子辐射半径，将病灶全部覆盖

六、注意事项

1. 患者送回病房后需密切观察和对症处理，尽量避免剧烈咳嗽、剧烈运动等。

2. 术后 2 个月内不宜与妊娠妇女或儿童密切接触。

3. 粒子植入治疗后常规于术后 1、2、6 个月复查，行腹部 CT 检查，观察粒子分布状况及肿瘤大小变化，评价肿瘤局部是否有进展、复发、转移等情况（图 4-2-5-2），如随访结果稳定可在之后的 2 年内每 3 个月复查 1 次，2 年后每 6 个月复查 1 次。

4. 放射性粒子源辐射安全与防护参照放射性核素与射线装置安全和防护管理办法。

5. 从事放射性粒子植入治疗的医疗机构和医师必须达到卫计委相关文件的要求。

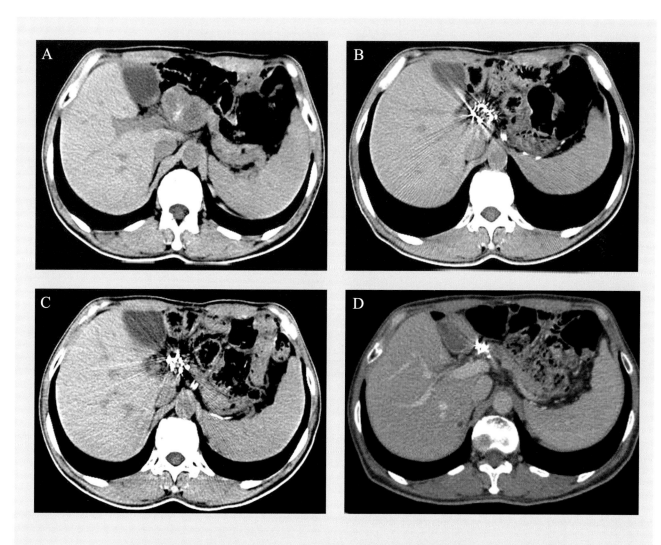

图 4-2-5-2 男，57 岁，胃癌术后 1 年余，腹膜后淋巴结转移，化疗无效

A. 术前 CT 示腹膜后转移性淋巴结，大小约 5.4cm×4.4cm×3.9cm；

B. 粒子植入后 2 个月余，可见淋巴结缩小，粒子聚集；

C. 粒子植入后 6 个月，病灶只剩聚集的粒子影；

D. 粒子植入后 3 年半，病灶完全消失，只余粒子影

七、并发症及其预防与处理

1. 由于腹膜后间隙位置较深，穿刺进针路径较长或肿瘤坏死，可能会出现出血，可于输液滴壶加入血凝酶，一般均可控制。若出血量大或速度较快难以控制时可以急诊介入或外科手术干预。治疗后的低热、疼痛一般无须处理，自行好转。

2. 对肾上腺肿瘤的患者，由于含有功能性组织细胞，特别是嗜铬细胞，在穿刺激惹下可能释放儿茶酚类物质，引起血压急剧升高、心率加速等心血管并发症。虽未见粒子植入后此并发症报道，但术前需做好准备，防止穿刺所致恶性高血压及休克发生。

3. 少数患者治疗后发生个别粒子异位或移位时，注意观察粒子走向，一般无须特殊处理。

八、临床意义及评价

随着恶性肿瘤发病率不断提高，腹膜后恶性肿瘤在临床上越来越常见。以往常采用全身化疗或局部姑息性放疗、立体定向三维适形放疗、生物免疫治疗等进行治疗。其中立体定向三维适形放疗最多见，但其不良反应较高，如消化道溃疡、胃肠道反应、骨髓抑制等。三维适形放疗联合其他治疗的方式也较多，有报道用三维适形放疗与高强度聚焦超声联合治疗腹膜后转移性淋巴结22例，3个月的总有效率为86.3%，癌痛缓解率为90%，三维适形放疗单独治疗组20例，总效率60%，癌痛缓解率76.47%，患者出现不同程度胃肠道反应[38]。

贾莹等[42]对腹膜后转移性淋巴结行超声引导下[125]I粒子植入，治疗总有效率达73.68%，且安全，并发症少且轻微。王娟等[43]对10例腹膜后转移癌患者行CT引导下经胃植入[125]I粒子，有效率为60%，术后患者疼痛、梗阻症状得到改善，且无出血、腹膜炎、放射性皮肤损伤、粒子移位等并发症。朱勇等[44]对20例腹膜后淋巴结转移患者行[125]I粒子植入术后，总局部控制率达到75%，1年生存率达84%，2年75%，疼痛缓解率达85%。汪建华等[45]报道27例腹腔、腹膜后淋巴结转移行[125]I粒子植入后，总有效率达到74%。[125]I粒子植入控制腹膜后转移瘤引起的疼痛，效果显著，随着时间延长，疼痛能够得到更有效的控制[6, 46, 47]。

专门针对肾上腺肿瘤的粒子植入研究仅见一篇报道[48]，其对11例肾上腺转移癌行CT引导下[125]I粒子植入，近期控制率达81.8%。葛永斌等[49]对9例恶性肾上腺肿瘤[125]I粒子植入治疗的研究进行报道，8例有效，且术后未发现与肾上腺皮质、髓质功能异常改变有关的症状。

综上所述，[125]I粒子植入在腹膜后恶性肿瘤的局部控制和疼痛缓解方面效果较好，且微创、安全，对难以耐受外放疗或外放疗后复发的肿瘤患者具有较高的临床应用价值。

（于晓玲　韩治宇　李华蓉）

1. Solomkin JS，Mazuski J.Intra-abdominal sepsis：newer interventional and antimicrobial therapies.Infect Dis Clin North Am，2009（3）：593-608.

2. Rao S，Hogan MJ.Trocar transrectal abscess drainage in children：a modified technique.PediatrRadiol，2009，39（9）：982-984.

3. 刘吉斌.现代介入性诊断与治疗.北京：科学技术文献出版社，2004：45-52.

4. 陈敏华，郝纯毅，黄信孚，等.超声引导腹腔神经丛阻滞对上腹部恶性肿瘤的止痛效果.中华医学杂志，2001，81（70）：418-421.

5. Keil S，Bruners P，Brehmer B，et al.Percutaneous radiofrequency ablation for treatment of recurrent retroperitoneal liposarcoma. Cardiovasc Intervent Radiol，2008，Suppl 2：S213-216.

6. 吴涛，王志学，朱莺翔，等.放射性 125I 粒子治疗腹膜后淋巴结转移癌性疼痛临床应用.中国实用医药，2012，7（29）：60-61.

7. Giovillim M，Stringhi E，Ranica R，et al.Gastrointestinal stromal tumors（GIST）.our experience.Minerva Chir，2000，55（12）：855-859.

8. 崔伟珍，陈焕伟，甄作均，等.超声引导经皮穿刺置管引流治疗腹腔脓肿.临床超声医学杂志，2007，9（10）：626-628.

9. 顾国胜，任建安，陈军，等.经腹腔穿刺器置双套管引流治疗腹腔脓肿.中华胃肠外科杂志，2011（7）：409-410.

10. Pereira JK，Chait PG，Miller SF.Deep pelvic abscesses in children：transrectal drainage underradiologic guidance，Radiology，1996，198（2）：393-396.

11. 周祖邦.哈继伟.李淑兰，等.超声引导下联合置管治疗急性胆源性胰腺炎的探讨.中国超声医学杂志，2015（4）：340-342.

12. McGahan JP，Brown B，Jones CD，et al.Pelvic abscesses：transvaginal US-guided drainage with the trocarmethod.Radiology，1996，200（2）：579-581.

13. Varghese JC，O'Neill MJ，Gervais DA，et al.Transvaginal catheter drainage of tuboovarian abscess using thetrocar method：technique and literature review.Am J Roentgenol，2001，177（1）：139-144.

14. 陈敏，马宽生，黄小兰，等.B超引导下经皮置胸腔闭式引流导管治疗腹腔脓肿 52 例疗效分析.重庆医学，2002，31（6）：467-468.

15. 李彬，刘沫.超声介入方法在老年肝脓肿治疗中的应用价值.中国老年医学杂，2014（24）：6947-6949.

16. 刘金湘，施成章，纪明章，等.超声引导下经皮穿刺置管引流治疗重症急性胰腺炎后继发腹膜后脓肿.中国医学影像技术，1995，15（12）：924-925.

17. US Department of Health and Human Servies.Management of cancer pain：adults.Rockville：AHCPQ Publication，1994：23.

18. 徐国柱，蔡志基.镇痛药临床评价方法研究.中国新药杂志，1995，4（4）：20.

19. 徐国柱，段砺瑕，蔡志基，等.芬太尼透皮贴剂用于癌症止痛临床效果评价.中国新药杂志，1999，8（7）：487-490.

20. 孙燕.癌症疼痛的药物治疗.齐鲁肿瘤杂志，1997，4（3）：164-165.

21. JabbalSS，Hunton J.Reversible paraplegia following coeliac plexusblock.Anaesthesia，1992，47：857-858.

22. Davies DD.Incidence of major complications of neurolytic coeliac plexusblock.J R Soc Med，1993，86：264-266.

23. 徐光炜，董宝玮，陈敏华等.超声引导下针吸细胞学检查对腹部肿瘤的诊断.中华外科杂志，1983，11（21）：682-683.

24. 石彦，余佩武.原发性腹膜后恶性肿瘤的综合治疗.中国实用外科杂志，2008;28（4）：288-291.

25. 唐峰.原发性腹膜后肿瘤的病理学诊断.中华疝和腹壁外科杂志（电子版），2011，15（1）：20-24.

26. 童汉兴，邵叶波，张勇.原发性腹膜后肿瘤外科诊疗中的难点聚焦.实用肿瘤杂志，2013，28（5）：460-464.

27. 姚伟强.腹膜后肿瘤的放射治疗.中国实用外科杂志，2008，28（4）：271-272.

28. 郑家平，俞炎平，邵国良，等.射频消融治疗腹膜后和盆腔恶性肿瘤.肿瘤学杂志，2005，11（4）：277-279.

29. 高飞，顾仰葵，黄金华，等.CT 引导下射频消融治疗肝癌腹膜后转移性淋巴结的临床价值.中华医学杂志，2012，92（41）：2897-2900.

30. Zhao M，Li X，Wang J，et al.Retroperitoneal schwannoma treated with percutaneouscomputed tomography-guided radiofrequency ablation.J NeurosurgSpine，2012，17（2）：173-176

31. Junji M，Oishi AJ，Furumoto NL，et al.Sonographically guided radio frequency thermal ablation for unresectable recurrent tumors in the retroperitoneumand the pelvis.J Ultrasound Med，2003，?22（5）：507-513.

32. 潘春华，罗荣城.高强度聚焦超声治疗肿瘤原理及应用原则.中国瘤，2003，12（9）：530-533.

33. 李传行，徐国良，黎建军，罗广裕.高强度聚焦超声在肿瘤治疗中的应用.中华肿瘤学杂志，2002，21（3）：333-335.

34. 王琳，秦叔逵.高强度聚焦超声治疗肿瘤的临床研究进展.临床肿瘤学杂志，2002，7（2）：155-157.

35. 石敏，陈锦章，李爱民等.高强度聚焦超声治疗腹膜后恶性肿瘤的临床观察.医学临床研究，2008，25（8）：1375-1377.

36. 万智恒，白庆阳，俞丽鸿.聚焦超声在原发性腹膜后肉瘤治疗中的应用.中华疝和腹壁外科杂志：电子版，2011，5（1）：49-52.

37. 朱婷，鲍杨漪，李娟.高强度聚焦超声治疗消化道肿瘤腹膜后淋巴结转移癌 67 例疗效观察.实用癌症杂志，2010，25（1）：57-58.

38. 鲁艳春，陈多才，韩爱华，等.三维适形放疗联合高强度聚焦超声治疗腹膜后转移癌的疗效观察.实用癌症杂志.2010，25（3）：313-315.

39. Wang ZM，Lu J，Liu L，et al.Clinical application of CT-guided 125I seed interstitial implantation for lacal recurrent rectal carcinoma. Radiation Oncology，2011，6（1）：1-7.

40. Li JN，Wang JJ，Meng N，et al.Image-guided percutaneous 125I seed implantation as a salvage treatment for recurrent soft tissue sarcomas after surgery and radiotherapy.Cancer Biotherapy and Radiophamaceuticals，2011，26：113-120.

41. Wang JJ，Yuan HS，Ma QJ，et al.Interstitial 125I seeds implantation to treat spinal metastatic and primary paraspinal malignancies.Med Oncol，2010，27：319-326.

42. 贾莹，于晓玲，梁萍，等.超声引导下碘125粒子植入治疗腹膜后转移性淋巴结.中国医疗设备，2013，28（12）24-27.

43. 王娟，隋爱霞，赵静，等.CT引导下经胃入路碘125粒子治疗腹膜后转移癌10例.介入放射学杂志，2015，24（8）：698-701.

44. 朱勇，袁惠，李明明.CT引导下碘125粒子植入治疗腹膜后转移淋巴结的临床应用价值.Labeled Immunoassays & Clin Med，Apr.2015，22（4）：304-309.

45. 汪建华，左长京，邵成伟，等.CT引导下125I粒子植入治疗腹部淋巴结转移癌的临床应用.介入放射学杂志，2011，20（1）：877-881.

46. 沈新颖，张彦舫，窦永充，等.125I粒子CT引导植入治疗恶性肿瘤多发腹膜后淋巴结转移.放射学实践，2012，27（10）：1128-1131.

47. Wang Z，Lu J，Gong J，et al.CT - Guided radioactive（125）ISeed implantation therapy of symptomatic retroperitoneal lymph node metastases.Cardiovasc Intervent Radiol，2014，37：125-131.

48. 张炜浩，郭志，邢文阁，等.CT引导下125I粒子植入挽救治疗肾上腺转移瘤11例近期疗效评价.介入放射学杂志，2013，22（10）：815-818.

49. 葛永斌，范卫君，张亮，等.CT引导下125I粒子植入治疗肾上腺恶性肿瘤.介入放射学杂志，2011，20（4）：307-310.

泌尿系及男性生殖系介入超声

Interventional Ultrasound in Urinary and Male Genital Systems

前 言

　　介入超声在泌尿生殖系统有广泛的应用，1961年，英国Berlyne[1]用工业用超声波探伤仪经尸体以A型超声作定位行肾脏穿刺活检，开启了超声应用于肾穿刺活检的序幕。1972年美国的Goldberg等[2]和丹麦的Holm等同时开始了应用超声穿刺探头引导肾组织穿刺活检的尝试。1981年国内陈敏华等[3]开展超声引导肾脏良恶性病变细针穿刺活检及经皮穿刺肾盂造影等应用。经过三十余年的临床实践及研究，许多介入超声技术已成为泌尿外科不可或缺的项目和手段，并且随着泌尿外科的发展而不断进步。

　　肾囊肿超声引导下硬化治疗已有悠久历史，疗效之佳早已得到公认，而且损伤最小，术后恢复最快，相对于腹腔镜手术而言更值得大力推广；肾盂穿刺造瘘术是梗阻性肾衰最主要的急救手段；肾穿刺活检是慢性弥漫性肾脏病变诊断及分型的常规诊断项目。经皮肾镜取石术是近年来发展较快的治疗项目，超声影像引导成为该项目的基本技术手段，并对超声引导提出了较高的要求。一些临床难治性疾病的治疗，超声介入技术可以起到关键性作用，比如难治性血精的治疗，由于血－睾屏障的存在，一般途径使用抗生素疗效不佳，通过精囊置管后持续点滴，可达到临床治愈。肾上腺、肾脏肿瘤的超声引导下消融微创治疗成为新的临床关注热点。除了超声引导下前列腺系统活检外，超声引导下前列腺癌的局部治疗也愈来愈受到重视。在原有前列腺冷冻治疗和粒子植入治疗的基础上，热消融微创治疗技术也相继开展，如前列腺癌射频消融、激光消融等，这些治疗近期疗效明显，远期疗效值得期待。

　　综上所述，介入超声在泌尿系统的应用极为广泛，有着重要的临床价值。超声医师和临床相关医师应掌握和熟悉这些技术的要点、注意点，并需要不断学习、操作，才能应用自如。

（胡兵）

第一章　肾　脏

【概述】

本章主要介绍了超声引导下弥漫性肾脏病变以及肾肿块穿刺活检、超声引导下肾囊肿硬化治疗、超声引导下肾盂穿刺造瘘、超声引导下经皮肾镜取石术以及超声引导下肾肿瘤热消融治疗（射频、微波）。

超声引导下弥漫性肾病活检中最需要注意的是病理取材的要点与安全性。超声引导下肾囊肿硬化治疗中应注意硬化剂的选择。无水酒精使用历史悠久，疗效确切，价廉物美。聚桂醇作为血管外硬化剂使用安全，痛苦更小，但目前价格相对昂贵，术者需酌情选用。超声引导下肾盂穿刺造瘘术一般属于救急技术，对于保护肾功能十分重要，必须熟练掌握。置管方法可根据患者肾盂分离程度与术者掌握的熟练度，采用一步法或二步法。超声引导下经皮肾镜取石术对术者要求较高，平面外穿刺法与 Seldinger 置管法的熟练掌握是确保手术成功的基础。超声引导下射频消融和微波消融微创治疗是重要进展技术，尤其在肾癌治疗方面近期疗效确切。微波消融是我国具有知识产权的技术，在多个脏器肿瘤治疗上有较大的发展空间。

第一节　肾实质穿刺活检

肾穿刺活检对于明确诊断肾脏疾病的具体病理分型、指导临床治疗方案的制订以及预后的判断有着极为重要的意义，在肾脏病学的发展中发挥了重要作用。由于超声引导安全性高，无放射辐射，目前该技术已被广泛应用于临床。

一、适应证

凡有弥漫性肾实质损害，包括原发或继发性的肾小球疾病、小管间质性疾病等均为肾活检的适应证，并根据病情需要，可以行重复肾活检。

1. 肾病综合征；肾炎综合征；急进性肾炎综合征。
2. 持续性无症状尿检异常［蛋白尿和（或）肾小球源性镜下血尿］。
3. 原因不明的急性肾功能减退。
4. 原因不明的慢性肾功能减退，且肾脏体积未完全缩小。
5. 鉴别诊断累及肾脏的系统性疾病。
6. 移植肾肾活检：各类非外科因素导致的移植肾肾功能减退、肾功能延迟恢复、肾小管坏死、药物性肾中毒、慢性排斥反应以及怀疑复发或新发的肾小球疾病。

二、禁忌证

（一）绝对禁忌证

1. 凝血机制障碍，有严重出血倾向者。
2. 患者一般情况差，无法配合穿刺活检术。
3. 固缩肾或肾发育不良，肾内结构不清，肾皮质菲薄。
4. 孤独肾。
5. 海绵肾、多囊肾。

（二）相对禁忌证

1. 活动性肾盂肾炎。
2. 异位肾、游走肾。

3. 未控制的严重高血压。

4. 过度肥胖。

5. 大量腹水。

6. 其他：剧烈性咳嗽，腹痛及腹泻，严重贫血，心功能不全，妊娠和高龄。

三、术前准备

（一）患者准备

1. 实验室检查（凝血功能、肾功能、血常规、尿常规）。

2. 双肾放射性核素检查，了解肾排泄功能。

3. 有效控制高血压。

4. 出血风险大的肝病患者可术前 2~3 日口服或肌注维生素 K_1。

5. 练习俯卧位屏气和卧床进食、排便。

6. 非急诊肾活检的女性患者应尽量避开月经期。

7. 过度紧张者术前可酌情应用镇静剂。

（二）医生准备

1. 确定肾活检适应证后，应向患者及家属解释肾活检的必要性及安全性，并简要说明操作过程，消除其顾虑，争取最佳配合，签署知情同意书。

2. 双肾常规超声检查，测定双肾大小，确定穿刺肾侧别。

3. 详问病史，了解患者全身情况，心肺功能等，特别注意出血病史。

4. 术前已用抗凝治疗者应停用抗凝药物，并根据抗凝药物的半衰期考虑停药时间。

（三）穿刺设备和器械

1. 彩色多普勒超声成像仪，配专用穿刺探头或普通探头加穿刺附加器（图 5-1-1-1），中心频率 3.5MHz 左右，若技术十分成熟者，也可采用超声引导徒手穿刺法。

2. 穿刺针具推荐使用自动活检装置配 16~18G Tru-cut 活检针。

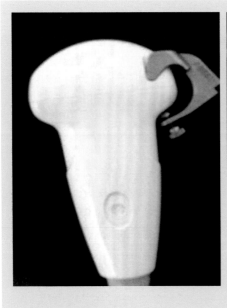
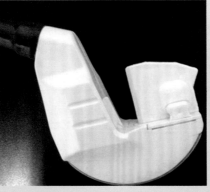
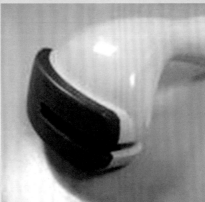
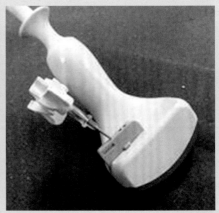

图 5-1-1-1
专用超声穿刺探头和穿刺附加器

3. 穿刺消毒包，尖头手术刀。

4. 5ml 注射器 2 支，生理盐水，2% 利多卡因。

5. 穿刺介入室需配置室内紫外线消毒设备。

四、操作方法

（一）操作程序

1. 患者取俯卧位，全身放松，腹部肋缘下（相当于肾下极位置）垫硬枕以减少肾脏移动退让并可使肾下极上抬便于穿刺。双上肢置于两侧，头向一侧偏斜。嘱患者平静呼吸。

2. 选择穿刺点再次行超声检查确认穿刺部位，选取左肾或右肾下极实质宽厚处作为穿刺的进针点，适当调节垫于腹侧的硬枕位置，使待穿侧肾脏下极处于理想位置。一般推荐选择右肾作为穿刺目标，但如右肾穿刺区域条件不能满足（如右肾下极有囊肿、血管平滑肌脂肪瘤等占位病变），也可考虑对侧肾脏进行穿刺。

3. 消毒铺巾消毒范围包括上至肩胛下线，下至髂后上棘连线，两侧至腋后线，然后铺洞巾。

4. 局部麻醉 1% 利多卡因按常规沿进针途径作皮下局麻，直至肾筋膜。

（二）穿刺取材

1. 局麻处用尖头手术刀切一小口，在穿刺引导槽内插入活检针并自皮肤切口刺入皮下。

2. 超声实时监视下将穿刺针沿穿刺引导线方向导入，直至肾包膜表面（图 5-1-1-2）。

3. 打开自动弹射装置的发射保险，嘱患者屏气后随即触发弹射装置，完成肾组织切割过程（图 5-1-1-3）。

4. 快速退针，打开切割槽检查并取出肾组织标本，将其置于浸有低温生理盐水的敷料上送检（图 5-1-1-4）。合格的取材应包括肾皮质和肾髓质。

5. 所取肾组织不够或空穿时可重复 2~3 次穿刺取材。

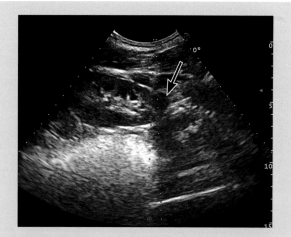

图 5-1-1-2　超声引导下肾下极穿刺活检
穿刺针沿穿刺引导线方向插入，直至欲穿的肾包膜表面，↑所指处肾包膜略凹陷

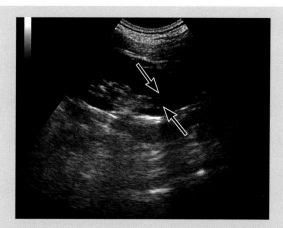

图 5-1-1-3　超声引导下肾下极穿刺活检
穿刺针快速切割肾组织，↑所指处为活检针

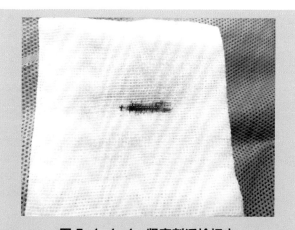

图 5-1-1-4　肾穿刺活检标本
穿刺标本需置于浸有低温生理盐水的敷料上送检

泌尿系及男性生殖系介入超声

第五篇

五、技术要点和注意事项

（一）技术要点

1. 肾组织穿刺活检的关键是正确选择穿刺点，原则上应选取肾下极实质较厚处作为穿刺部位，穿刺径路应避开肾窦。

2. 选肾下极偏上位置，虽然取材成功率更高，但较易损伤肾盂、肾盏及肾脏较大血管，使并发症发生率升高。

3. 若太接近肾脏下极边缘，虽可减少出血的风险，但穿刺针容易自肾脏边缘滑过而降低穿刺成功率。

4. 肾组织切割成功后应快速退针，并压迫穿刺活检点；在两针穿刺间歇也应通过超声探头予以体表加压。

（二）注意事项

1. 穿刺过程中，应持续清晰显示肾包膜强回声轮廓，且尽可能显示最大肾脏的位置。确保操作过程中超声声束与肾包膜长轴垂直，以避免部分容积效应导致的进针偏差，造成穿刺取材失败。穿刺引导线可用0°角或由后下略向前上倾斜，同时穿刺径路上应避开肾窦（图5-1-1-5）。第一次取材落空时可改用横切了解肾下极形态再转为纵切稍稍调整角度后行穿刺；如横切面图像显示清晰，在确保穿刺线径路避开肾窦的前提下，也可考虑横切引导。

2. 在确认活检针到达肾包膜表面时，切忌针尖紧贴或进入肾包膜，因患者此时仍在呼吸，针尖极易纵向划破肾包膜，造成肾周围血肿。

3. 再次穿刺时，应尽量避开前次的穿刺径路，一方面可以确保取材质量，另一方面也可避免在同一位置造成较大的创伤，加大穿刺后出血的风险。

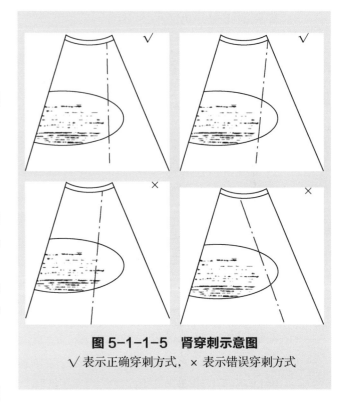

图 5-1-1-5　肾穿刺示意图
√表示正确穿刺方式，×表示错误穿刺方式

六、并发症及其预防与处理

（一）出血

1. 血尿是最常见的术后并发症，多数患者穿刺后有镜下血尿，而肉眼血尿的发生率较低[4, 5]。多数肉眼血尿发生在术后第一次小便，3~5次排尿后尿色逐渐转清，一般不超过2日。少部分在术后3~12天还会发生迟发性肉眼血尿。

2. 肾周血肿在肾活检术后也较常见，文献报道的发生率约50%，多为小血肿[6]。临床上常表现为肾活检3~5天后出现的低热、腰痛，经CT或超声（图5-1-1-6）检查证实。肾周小血肿卧床休息可自行吸收消散而无后遗症，较大的血肿可在3个月内吸收。

3. 大出血包括严重的肉眼血尿，大范围的肾周血肿（图5-1-1-7）、后腹膜血肿。应采取积极的止血措施，包括持续静脉泵入垂体后叶素、肌注或皮下注射血凝酶及静脉输注维生素 K_1 等，但不主张使用容易形成凝血块的凝血药物。当患者血细胞比容下降超过6%以上或血红蛋白下降20g/L以上或血流动力学不稳定，必须静脉补充液体，维持正常的血液循环和较多的尿液排出，以保持泌尿道的通畅，防止凝血块堵塞泌尿道。如血细胞比容及血红蛋白继续下降，则应及时输血、选择性肾动脉造影介入栓塞，必要时外科手术以控制活动性大出血[7]。

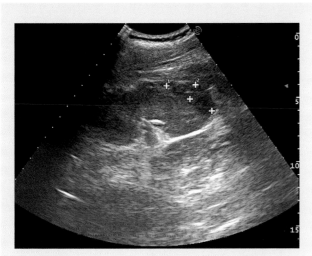

图 5-1-1-6　肾穿刺术后肾周小血肿

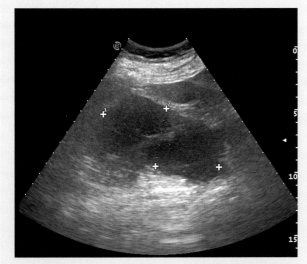

图 5-1-1-7　肾穿刺术后肾周较大血肿

4. 预防处理措施

（1）最主要的预防方法是术后即刻局部压迫止血 10~15 分钟。

（2）患者由俯卧位改平卧位后用小沙包在穿刺区域按压，并用腹带固定扎紧，靠自身体重继续压迫止血 4~6 小时。

（3）术后绝对卧床 24 小时，并监测血压、心率等生命体征，观察尿色，并进行血常规、尿常规检验。

（4）肾衰竭患者穿刺后易出现血尿、肾周血肿等并发症，术前应尽可能降低其血肌酐水平、改善肾功能、矫正出血倾向。

（5）尽量减少穿刺次数，力争 2 次内取材成功，最多不超过 4~5 次。

（二）动静脉瘘

动静脉瘘常见于移植肾、严重动脉病变、肾间质纤维化、肾硬化的患者，移植肾动静脉瘘的发生率（16.9%）高于自体肾（4.4%）[8]。对于肾活检后出现无法解释的高血压、腰部血管杂音的患者，需警惕出现动静脉瘘的可能，可通过多普勒超声检查或肾动脉造影确诊。多数患者能在 1~2 年内自行吸收，严重者可在选择性肾动脉造影时采用栓塞治疗。

（三）感染

肾组织穿刺活检后感染偶有发生，系无菌操作不严或原有肾脏感染穿刺后急剧扩散所致。严重感染可能导致肾脓肿、败血症等严重后果，应严格无菌操作规范，严禁对伴有活动性肾盂肾炎、全身感染的病例穿刺。

（四）尿潴留

术后部分患者因为情绪紧张而出现尿潴留，以致需要协助排尿以及采用导尿措施排尿。若发生明显肉眼血尿，且尿中出现较多凝血块者，容易尿路梗阻导致严重的尿潴留，应采取经皮膀胱穿刺导尿或三腔导尿管导尿及反复冲洗膀胱，至患者出血终止为止。

（五）误穿其他脏器

肾组织穿刺活检偶有伤及邻近脏器。多系穿刺时未发现肿大的肝脏或脾脏、穿刺点选择不当和穿刺针进针过深所致。术前仔细行超声检查，选择合理安全的穿刺径路，严格控制穿刺深度可预防。

（六）死亡

极为罕见，主要为出现大出血、肾脏感染、肾脏或邻近脏器严重损伤等严重并发症后未获得恰当处理所致。

七、临床意义及评价

许多肾脏疾病的诊断和鉴别诊断有赖于组织学活检，特别是肾炎和肾病的临床分型，几乎都必须通过穿刺活检来取材进行病理分析。传统的肾脏活检方式是超声体表定位后手动盲穿[9, 10]，这种方法耗时、费事、取材成功率低、并发症发生率高，从严格意义上来说并不能称为真正的超声引导活检。按肾组织的取材方式不同可将该技术分为三类：自动切割、手动切割以及负压吸引法。三种方法大同小异，后两者由于操作较为烦琐且并发症较多，目前已较少在临床开展。随着穿刺探头和穿刺导向器的应用，穿刺针具的改进，特别是自动活检技术的运用，超声发挥的作用从单纯定位发展到了实时引导。超声引导的肾穿刺活检已成为肾脏疾病诊断的重要手段之一，由于其引导准确，操作简便，成功率高，安全性好[11]，因此已基本取代了长期以来一直使用的定位后手动盲穿。

（胡兵　王韧）

第二节　肾肿瘤穿刺活检

临床上一般不把穿刺活检作为诊断肾肿瘤的首选方式。理由如下：①各种影像学诊断已能对肾肿瘤的良恶性做出较明确的判断；②穿刺结果不一定可靠（假阴性和假阳性结果较高）；③穿刺道种植、血肿等不良并发症的存在；④保留肾单位的肿瘤切除术现在已是 T1 期肾脏肿瘤的首选治疗方式，故《肾细胞癌诊断治疗指南（2008 年第 1 版）》不推荐将肾穿刺活检作为肾癌患者的常规检查项目[12]。但是随着影像技术的进步，肾穿刺活检诊断的准确性得到了明显提高，严重并发症也较前减少[13]，如肾脏小肿瘤穿刺活检病理为良性，有可能改变临床治疗策略而避免不必要的外科手术[14]。另外，随着肾肿瘤的消融微创治疗开展，术前穿刺活检获得肿瘤的病理诊断也是需要的。还有一部分晚期肿瘤患者在接受放化疗之前，必须取得病理诊断[15]。上述种种因素使得肾肿瘤穿刺活检的病例数有所增加。

一、适应证

1. 小肿瘤（直径小于 3cm），通过各种影像学手段仍无法明确诊断，必须由病理结果来决定是否需要手术者。
2. 肾肿瘤微创治疗前，明确病理类型者。
3. 晚期肿瘤患者，已无手术指征，拟行放、化疗或靶向治疗需要术前取得病理诊断者。

二、禁忌证

1. 凝血机制障碍，有严重出血倾向者。
2. 患者一般情况差，无法配合穿刺术。
3. 患者存在严重感染等情况，不能耐受穿刺活检。

三、操作前准备

（一）患者准备

1. 术前检查（凝血功能、肾功能、血常规、尿常规、心电图、胸片）结果能耐受穿刺活检。

2. 病史询问（糖尿病、高血压等慢性疾病必须控制在安全范围内，服用抗凝药物者术前3天起停用抗凝药物）。

3. 患者练习屏气及卧床排尿。

（二）医生准备

1. 了解影像学检查结果，包括超声（必要时超声造影）、CT、MRI，全面了解泌尿系统情况。

2. 超声全面扫查肾脏，选择相应穿刺部位及进针路径。

3. 向患者说明治疗的必要性、方法、适应证和禁忌证，可能出现的并发症和不良反应以及处理措施，取得患者与家属的知情和同意，消除患者紧张情绪。

（三）仪器设备和器械

1. 超声成像仪，配专用穿刺探头或普通探头加穿刺导向器，中心频率3.5MHz。建议使用穿刺导向器，对于技术十分成熟者，也可采用超声引导徒手穿刺。

2. 穿刺针具（Tru-cut针，规格为14~18G）。

3. 5ml局麻用注射器。

4. 自动活检装置。

5. 肾穿刺活检消毒包（普通探头引导加配无菌探头套）。

6. 标本瓶、甲醛固定液及灭菌滤纸片。

四、操作方法

（一）操作程序

1. 体位选择视肿瘤部位可取俯卧位（图5-1-2-1）或侧卧位。

2. 穿刺点及路径选择超声检查确认穿刺径路，一般可选侧腰部或背部进针（图5-1-2-2），应尽量避免前径路进针（避免肠

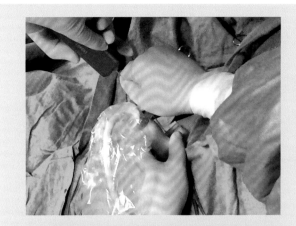

图 5-1-2-1　俯卧位超声引导下右肾肿块穿刺活检

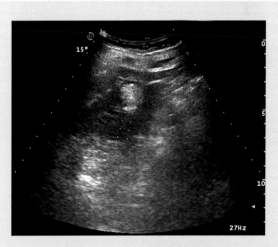

图 5-1-2-2　肾穿刺路径
背部进针穿刺左肾中部高回声肿块

道等重要脏器损伤），右肾肿块在无法找到合适径路时可考虑经肝穿刺。

3. 消毒铺巾常规消毒铺无菌巾，消毒范围超过整个肾脏体表投影区。

4. 局部麻醉1%利多卡因对穿刺点进行局部浸润麻醉至肾包膜。

（二）穿刺取材（图5-1-2-3）

1. 局麻处用尖头刀切开皮肤及肌肉组织，在穿刺引导槽内导入活检针并自皮肤切口进入皮下。

2. 实时超声监视下将穿刺针沿穿刺引导线方向导入，直至肿块表面。

3. 打开自动弹射装置的发射保险，嘱患者屏气后随即启动弹射，完成切割过程。

4. 快速退针，打开切割槽检查组织条并取出标本，将其放在无菌滤纸片上，置入有甲醛固定液的标本瓶中。

5. 取材不满意时可再次穿刺活检。

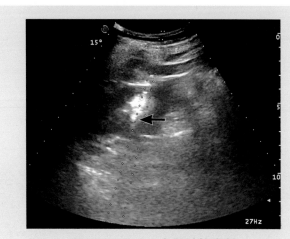

图 5-1-2-3 左肾肿块穿刺
背部进针穿刺左肾中部高回声肿块，↑所指处为针尖

五、技术要点及注意事项

（一）技术要点

必须重视穿刺径路的选择。一般可选择背部进针或侧腰部进针，避免损伤腹腔内脏器。肿块位于肾上极时，应注意尽量避开胸膜。前径路并不是绝对不能应用于肾肿瘤穿刺活检，只是在选择前径路时必须十分慎重，确定能避开肠道等重要脏器，以免造成严重并发症。

（二）注意事项

1. 操作基本与超声引导下肾组织穿刺活检术相同。

2. 穿刺活检取材时，应尽可能靠近肿块周边，取得的组织中能包含一部分正常肾组织和肿瘤边缘组织，有利于病理诊断（肿块中央往往为坏死组织居多）。

六、并发症及其预防与处理

（一）并发症

1. 血尿。

2. 肾周血肿。

3. 肠道等邻近脏器损伤。

4. 穿刺道种植，极为罕见，国外文献报道其发生率为 0.44%~1.03%，国内尚未见相关的报道[14]。

（二）预防处理措施

1. 术前慎重选择穿刺径路，可避免严重并发症的发生。

2. 术后即刻局部压迫止血，对于减少出血尤为关键。

3. 处理措施基本同本章第一节。

有文献报道，采用穿刺后在原针道内注射少量无水乙醇有可能减少穿刺道种植的发生率[16]。

七、临床意义及评价

正如前文所述，一般情况下，我们不推荐采用穿刺活检的方法诊断肾肿瘤，尤其对于已经决定采取手术治疗的患者。但随着肿瘤微创消融治疗的飞速发展，目前小肾癌的患者采用射频或微波等技术治疗的比率日益增高。术前有一个明确的病理诊断对于医患双方都很重要。正是基于这一点，肾肿瘤穿刺活检的重要性才逐步凸显，也建议有条件时在穿刺活检后即刻配合热消融治疗，有助于减少术后出血、种植转移等风险。

（陈磊 胡兵）

第三节　肾囊肿穿刺硬化治疗

肾囊肿经皮穿刺硬化治疗已有较长的历史，1928 年 Calston 首先在 X 线定位下完成了肾囊肿的穿刺硬化治疗，随着技术进步，A 型超声引导下的囊肿硬化治疗逐渐兴起。20 世纪 70 年代，我国周永昌等[17-19]开展二维实时超声引导下的肾囊肿硬化治疗见诸报道，这是现代囊肿硬化治疗的雏形。

一、适应证

1. 不与肾盂、肾盏相通的肾囊肿且直径在 4cm 以上。如囊肿位于肾窦部，较小者也可考虑治疗，因肾窦部囊肿易压迫肾集合系统致肾积水。
2. 肾囊肿体积较大压迫周围脏器出现腰腹部不适或疼痛等临床症状。
3. 肾囊肿压迫输尿管出现肾盂或肾盏积水。

二、禁忌证

1. 严重出血倾向，经治疗凝血功能得不到纠正。
2. 酒精、聚桂醇过敏者。
3. 糖尿病患者血糖未控制稳定。
4. 穿刺径路不能避开肠道者。
5. 囊肿位于穿刺盲区，穿刺径路难免损伤大血管。
6. 囊肿可能与肾盂、输尿管相通者。
7. 患有严重肝肾原发病、恶性高血压、尿毒症、抗凝治疗期间、出血性疾病、急性感染性疾病发热期间、大量腹水等。
8. 国外报道，在妊娠前 3 个月和妊娠第 36 周后禁用硬化剂治疗。

三、操作前准备

（一）患者准备

1. 术前常规检查血常规、凝血功能、肝肾功能以及心电图。

2. 术前禁食 4~8 小时。
3. 停用影响凝血功能药物 3~5 日。

（二）医生准备

1. 术前超声检查，明确肾囊肿位置和囊肿大小，预估硬化剂使用量。
2. 结合相关影像学资料（CT、MR、超声以及超声造影等）在术前详细制定手术方案，选择合适体位，选定穿刺部位及穿刺径路。
3. 与患者及家属做详尽的术前谈话，说明治疗的必要性及可能出现的不良反应、风险以及处理措施，医生与患者或家属签署知情同意书。

（三）仪器设备和器械

1. 带有穿刺引导装置的超声成像仪，配专用超声穿刺探头。
2. 18G PTC 针，在容易引起并发症的病例，宜用细针（20~22G）。
3. 5ml 局麻用注射器，7 号心内注射针头一支。
4. 10ml/20ml 注射器各 1 支。
5. 试管 2 支分别用于囊液常规检查及即时蛋白定性试验。
6. 穿刺消毒包（图 5-1-3-1）。

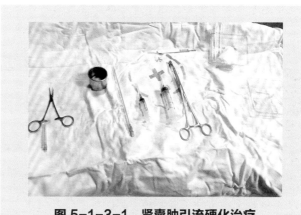

图 5-1-3-1　肾囊肿引流硬化治疗穿刺消毒包

（四）硬化剂种类

曾经应用于囊肿硬化治疗的硬化剂种类较多，有 95% 乙醇（无水乙醇）、磷酸铋、四环素、甲醛以及明矾类收敛剂等。

1. 常用无水乙醇硬化囊肿，机制是使囊壁上皮细胞凝固，组织细胞变性，失去分泌能力，从而使囊肿缩小黏合以至消失[18]。

2. 聚桂醇（lauromacrogol），又名乙氧硬化醇，是目前欧美国家临床应用广泛的硬化药物。近年来聚桂醇也应用于囊肿硬化治疗，作用机制为聚桂醇注射液注入囊腔后，药物的化学作用刺激囊壁，使得囊壁上皮细胞变性、脱水、坏死，并产生无菌性炎症，纤维组织增生，从而使囊腔粘连、缩小、闭合，逐步吸收并消失[20-22]。

四、操作方法

1. 根据囊肿位置选择合适体位，一般取俯卧位或侧卧位，选定最直接穿刺径路，以尽量不穿过其他脏器为原则，以免发生气胸、腹膜炎或实质脏器撕裂等并发症。

2. 皮肤消毒、铺巾后，穿刺用超声探头显示清晰的肾囊肿图像，采用 5ml 注射器连接心内注射针头按照灰阶超声图设计的进针点进行皮肤及皮下组织局麻，而后采用 PTC 针按预定的穿刺角度和穿刺深度进行穿刺（图 5-1-3-2）。

3. 导入 PTC 穿刺针后，拔出针芯，二维图像上可看到针尖位置，抽液（图 5-1-3-3）、注硬化剂均在超声监视下进行。囊肿穿刺过程中，尽量使针尖的位置保持在囊肿的中心，根据囊肿回缩方向调整针尖位置以便抽尽囊液。取部分囊液（约 5ml）注入玻璃试管中进行蛋白定性试验（图 5-1-3-4）。待囊液全部抽尽后，按囊液体积

1/10~1/4 的比例注入无水乙醇或聚桂醇硬化剂，确保药液在囊腔内均匀分布，充分作用。保留 5 分钟后抽出。一般情况下，囊腔内不留置硬化剂。（图 5-1-3-5）

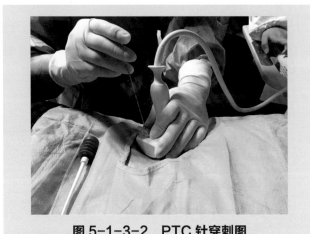

图 5-1-3-2 PTC 针穿刺图

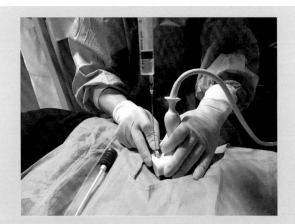

图 5-1-3-3 PTC 针抽液图

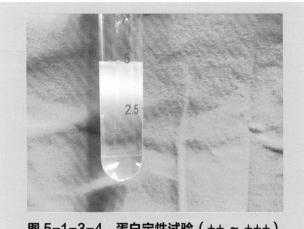

图 5-1-3-4 蛋白定性试验（++ ~ +++）

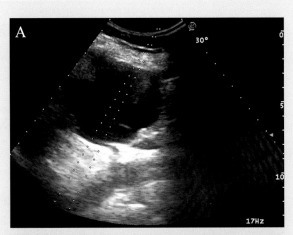

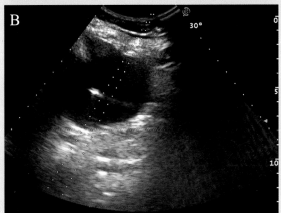

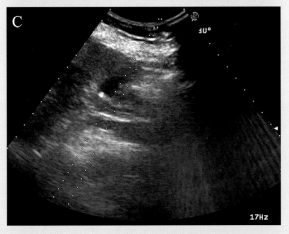

图 5-1-3-5　肾囊肿穿刺抽液超声引导图
A. 确定穿刺路径；B. 导入 PTC 针；C. 抽出囊液后

4. 术后即刻超声观察囊液是否抽净，肾脏周围有无渗液，周围脏器有无损伤。术后观察 30 分钟，患者无明显不适即可出院，随诊观察。

五、技术要点及注意事项

（一）技术要点

1. 穿刺部位选择图像清晰显示且距离体表较近点。
2. 穿刺路径不经过肾组织，尽量不经过胸膜、肝、脾、胃肠道等周围脏器及大血管。
3. 局麻径路应与穿刺径路一致，麻醉要充分，避免穿刺时患者因疼痛无法配合。
4. 穿刺前超声图像定位于囊肿最大切面，确保穿刺针位于囊肿中央。
5. PTC 针进入皮下组织后嘱患者屏气，迅速进针。
6. 抽吸时囊液不必完全抽尽后再注入硬化剂，因抽尽囊液后穿刺针尖可能脱出囊腔导致注入硬化剂失败。每次保留少许囊液以清晰显示针尖在囊腔内，反复无水乙醇硬化剂冲洗囊腔至冲洗液清亮最后抽出。
7. 操作过程中防止空气进入囊肿内，囊肿内有空气会使气泡部位的囊壁接触不到硬化剂起不到固定作用，囊肿易复发。超声引导下穿刺硬化治疗，一旦发现有空气进入，应把空气抽出再注入硬化剂。
8. 肾盂旁囊肿、多发囊肿、多房性囊肿、多囊肾、囊壁钙化性囊肿以及含胆固醇性囊肿等均可行硬化治疗，方法基本相同[20-22]。

（二）注意事项

1. 完善术前检查，包括影像学检查和实验室检查。凝血酶原时间延长超过正常对照的 1/2，血小板低于 50×10^9/L，有严重出血倾向者应纠正凝血功能后择日再行穿刺。
2. 严禁穿刺怀疑与肾盂或输尿管相通的囊肿，如肾脏钙乳症囊肿，必要时可行超声造影或 X 线下静脉肾盂造影明确囊肿与肾盂的关系。

3. 术后随访：观察患者穿刺后一周内反应，1、3、6个月复查超声，测量肿块大小并与治疗前比较，如有必要，再次治疗。

六、并发症及其预防与处理

超声引导下肾囊肿引流硬化治疗能够实时地监测穿刺和注射硬化剂的整个过程，具有并发症少、安全性高的特点。早年未使用实时超声引导囊肿穿刺时，各种并发症的发生率总计在1.15%左右。而近年来随着技术的进步，各项严重并发症几乎未见报道。

（一）常见并发症

1. 腰腹部不适及疼痛

采用无水乙醇或聚桂醇注射液患者均有不同程度腰腹部不适的感觉，而无水乙醇对组织的刺激性更强，患者产生腰腹部不适的比率明显较采用聚桂醇高[18]。

2. 醉酒样反应

当采用无水乙醇作为硬化剂时会出现醉酒样反应。主要表现为心悸、头晕、皮肤潮红等。主要原因为无水乙醇对组织有一定的渗透作用，可进入周围组织或吸收入血[23]。采用聚桂醇作为硬化剂时则无此并发症。

3. 发热

采用聚桂醇作为硬化剂时偶发。

4. 肾盂输尿管损伤

若误穿肾盂或囊肿与肾盂相通，在注射硬化剂时会出现较明显的腰部疼痛或向下放射痛，随后出现发热、血尿等症状。

5. 胸膜刺激、气胸

高位囊肿穿刺时，可能会经过胸膜返折处，若有少量硬化剂渗入，可能会刺激胸膜引起发热、呼吸疼痛等。若误穿肺脏，则有发生气胸的可能。

（二）预防及处理措施

1. 注入硬化剂时需边注射边观察患者反应，缓慢推注，并实时超声观察硬化剂是否注入囊肿内。针对无水乙醇导致的腰腹部疼痛，有文献报道在注射无水乙醇之前注入少量（1~2ml）利多卡因可减轻患者不适的程度。

2. 如发生心悸、头晕、皮肤潮红等醉酒样反应，需终止注入无水乙醇，将已注入的无水乙醇全部抽出，一般待患者平卧休息及对症处理后可缓解，严重时可采用阿片类受体拮抗剂催醒。

3. 穿刺前务必仔细确认囊肿是否与肾盂相通，如术前各项检查均不能明确者，可在穿刺针布放完毕后，注入稀释后的超声造影剂，观察是否有造影剂流入肾盂内。一旦发生硬化剂流入肾盂内，应立即停止硬化剂注射改用大量灭菌生理盐水冲洗，术后应用利尿剂以及大量静脉输液，通过尿液的冲洗使肾盂输尿管损伤减至最小。

4. 高位肾囊肿穿刺时应注意穿刺径路尽量不通过胸膜返折处，若不能避免应采用21GPTC穿刺针，减少损伤。硬化剂注入后应全部抽出。如果患者出现胸膜刺激症状，应予留院观察，静脉输液等对症处理后短期内可恢复。如发生气胸等状况，应立即停止手术，给予吸氧等处理，请胸外科会诊，必要时留置胸管排气。

七、临床意义及评价

肾囊肿为临床常见良性病变，一般不需特殊医疗处理，但当囊肿体积较大造成压迫或不适等临床症状时，则需对其进行治疗。传统的治疗方法是开放手术或腔镜下手术切除，手术对患者机体损伤大，术后容易发生粘连，且医疗费用高。而超声引导下肾囊肿硬化治疗，对患者创伤小、治疗费用低、并发症少，是一种技术成熟、安全有效的肾囊肿治疗方式。

医用无水酒精作为硬化剂，长期以来广泛应用于囊肿硬化、肿瘤化学消融及相关学科项目，经数十万的临床应用疗效确切。在国内超声引导下肾囊肿无水乙醇穿刺硬化治疗，有着30余年的临床实践检验，笔者单位也有近1万例的病例积累，证明该方法切实有效，相对安全。前几年无水乙醇治疗囊肿项目因故几乎停用，主要原因在于原来所使用的名称"无水乙醇注射液"。对于注射类药物在药学管理上是有严格规定的，要求较高，一般需达到静脉注射级要求，而我们在治疗时实际上是作为硬化剂使用，尤其是囊肿治疗时，是注入囊腔作用后再抽出，因此只要术者符合资质要求（目前一般要求有较多介入治疗经验的主治医师及以上职称者），掌握适应证，严格按照操作要求，做好必要的随访，无水乙醇的使用是安全可靠的。建议将无水乙醇注射液更名为无水乙醇硬化剂，弃用注射液的说法。另外，目前也有单位获得生产无水乙醇资质批文的，所以我们认为无水乙醇仍能很好地应用于囊肿等硬化治疗中。

近年来聚桂醇作为一种新的硬化剂在肾囊肿的硬化治疗中逐步得到应用。临床研究发现，1%聚桂醇硬化治疗穿刺注射时无刺激性，不产生剧烈疼痛，无醉酒样反应，并且可以留置体内，不需要多次冲洗，操作简单，不良反应小[20]。有学者进行了无水乙醇硬化剂与聚桂醇注射液在单纯性肾囊肿硬化治疗中的对比研究，结果显示两组病例疗效无差异性[20]，认为1%聚桂醇注射液可作为肾囊肿治疗的硬化剂。

（胡兵　陈磊　王韧）

第四节　经皮肾盂穿刺造瘘术

超声引导经皮肾盂穿刺造瘘术（percutaneous nephrostomy，PCN）是指在超声引导下应用穿刺针经皮穿刺肾集合系统，并置入导管引流，使梗阻或损伤以上尿路得以减压或改道的一种治疗方法。PCN最早于1955年由Goodwin等[24]报道，在X线引导下对肾积水患者成功完成经皮肾造瘘引流。1976年Pederson等[25]首次应用超声引导完成PCN。以往PCN是在X线透视下或CT引导下进行操作，X线透视只能提供平面图像，不能准确反映前后位置关系，还需注射造影剂显示肾集合系统，对肾功能损害的病例有一定的风险；CT引导操作时间较长，非实时影像引导，而且两种方法对医护人员和患者均有放射性损害。近年来，临床上多采用超声引导下肾盂穿刺造瘘引流，简便易行且安全有效[26-28]。

一、适应证

1. 急性上尿路梗阻。
2. 肾盂积脓进行减压、引流、冲洗和药物治疗。
3. 外伤、手术所致输尿管损伤，尿外渗或尿瘘形成。
4. 恶性肿瘤、腹膜后纤维化等压迫上尿路导致梗阻。
5. 移植肾出现的血肿、输尿管狭窄、肾盂积水或积脓。
6. 为经皮肾镜等进一步的检查和治疗开辟通道。
7. 向集合系统内注药溶石或肿瘤化疗。
8. 出血性膀胱炎尿流改道。

二、禁忌证

（一）绝对禁忌证

1. 难以纠正的严重凝血功能障碍。
2. 严重心脏疾病和肺功能不全，无法耐受治疗。
3. 无安全穿刺路径。

（二）相对禁忌证

1. 多发肾盏结石。

2. 难以控制的高血压和糖尿病。

3. 极度肥胖，腰部皮肾距离过大，建立皮肾通道困难。

4. 服用阿司匹林、华法林等药物者，需停药1周。

5. 如患者合并严重的代谢失调、高钾血症、代谢性酸中毒应予纠正，以免治疗中出现心律失常或心脏停搏等。

三、操作前准备

（一）患者准备

1. 常规检查血常规、凝血功能、肝肾功能、电解质及血型。

2. 尿路影像学检查（包括超声、X线尿路造影、CT、MRI等）明确病肾和上尿路的一般状态（位置、外形、大小、肾盂和输尿管有无积水、梗阻部位及程度等），估计可能发生的严重并发症，准备相应的急救药物，必要时备血。

3. 年龄大于50岁或有明确心脏病病史者需检查心电图。

4. 高血压、糖尿病患者术前控制血压、血糖水平。

5. 术前常规应用止血药及抗生素。

（二）医生准备

1. 术前对积水肾行全面超声检查，了解肾积水程度、肾实质厚度及血供情况、毗邻组织结构等，选择皮肾距离最短、能避开大血管及周围脏器且利于器械到达肾盂目标区域的途径为进针路线。

2. 告知患者及家属手术风险及术后可能产生的并发症并签署手术知情同意书，尤其是年龄大于50岁的患者应考虑到可能诱发心脑血管意外，危及生命。

（三）仪器设备和器械

1. 彩色多普勒超声仪和穿刺架。

2. 18G PTC 针。

3. 5ml 局麻用注射器。

4. 0.035′ 导丝。

5. 6~8F、长 10~15cm 的扩张器。

6. 8~10F 猪尾引流导管。

7. 引流袋。

8. 无菌探头套和穿刺消毒包。

四、操作方法

（一）穿刺点及路径选择

超声引导下根据显示的集合系统扩张程度、肾实质厚度，选择在肾外侧后方中、下肾盏区域，穿刺针通过肾盏或肾盏与漏斗部交界处穿刺。穿刺路径必须注意避开肝、脾、结肠以及胸膜腔。

（二）体位选择

患者取侧卧位或俯卧位，用软枕垫高对侧腹部（侧卧位）或腹部（俯卧位）。

（三）具体方法（图 5-1-4-1）

1. 局部消毒和麻醉：常规消毒铺无菌巾，超声扫查再次定位，1% 利多卡因对穿刺点进行局部浸润麻醉，尖刀片做 2~3mm 皮肤切口。对于特殊患者可选用连续硬膜外麻醉或全身麻醉，例如婴幼儿患者。

2. 置管方法

（1）导丝法（二步法）：超声引导 18G PTC 穿刺针经皮刺入扩张的中下盏，拔出针芯，见尿液流出后沿针鞘置入导丝，置入导丝后拔出针鞘，用扩张器扩张针道，沿导丝插入引流管后拔出导丝，确定引流管位置满意且通畅后缝合固定引流管，接引流袋（图 5-1-4-2，图 5-1-4-3）。

（2）套管针法（一步法）：超声引导将套管针直接插入扩张的肾盂，拔出针

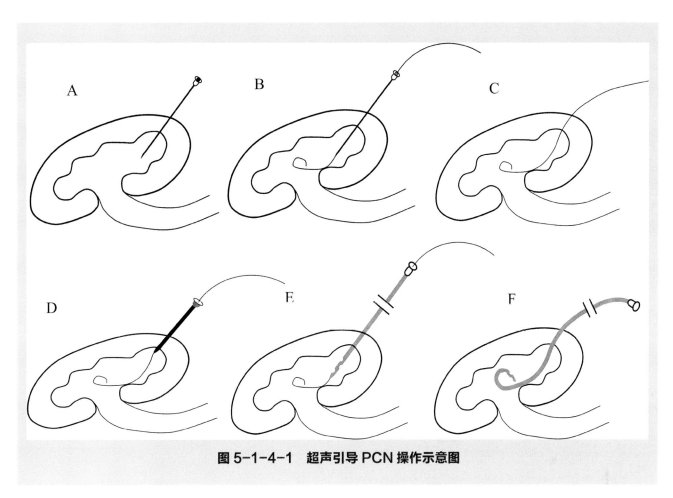

图 5-1-4-1　超声引导 PCN 操作示意图

芯，见尿液溢出，向前推送套管，放入适当位置后将穿刺针拔出，确定引流管位置满意且通畅后缝合固定引流管，接引流袋。

五、技术要点及注意事项

（一）技术要点

1. 应用彩色多普勒引导可有效地避免肾实质血管损伤。

2. 进针点选择位于肾外侧偏后的 Brodel 无血管区[29]（肾脏节段动脉之间无侧支循环，在肾脏的凸缘侧后 1cm 处即前后层肾叶的分界线属于相对无血管区，称为 Brodel 线，俯卧位时 Brodel 线的位置与冠状切面夹角约为 50°~70°）。

3. 避免直接穿刺肾盂，通过肾盏进入肾盂可以显著减少血管损伤、尿外渗、引流管

脱落。

4. 进针点宜选择位于第 12 肋下方，对少数需经 12 肋以上肋间进针者需注意避开胸膜腔，防止气胸、血胸的发生。

5. 对于肾盂积脓患者，应注意穿刺动作轻柔，穿刺通道建立后要及时减压，避免引起肾盂内压急剧增加使脓液逆流入血，导致脓毒血症。

6. 进针时应一次到位，尤其套管针法操作要尽量一次置管成功。

（二）注意事项

1. 导丝的选择。软质导丝具有柔软，不易损伤肾实质及血管的特点，但其导向性差；硬质导丝相对质硬，易损伤肾脏及血管，但导向性好。在临床操作中可根据实际情况选择不同材质的导丝。

359

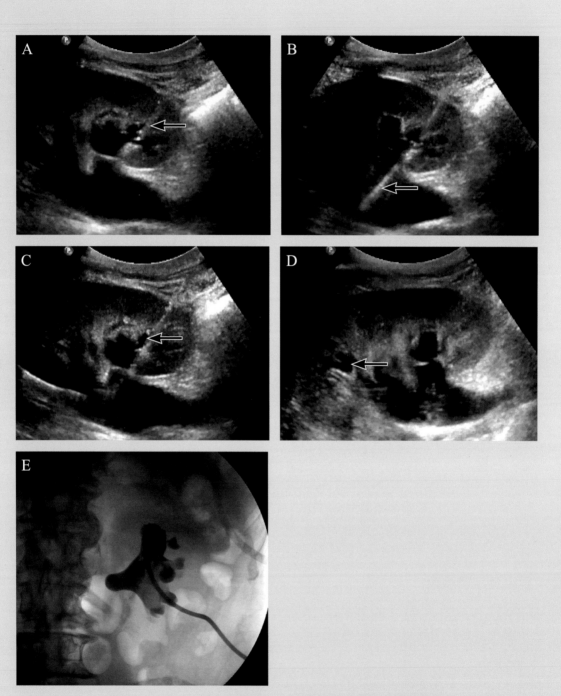

图 5-1-4-2 超声引导 PCN 操作方法和过程（左肾盂）

A. 超声声像图显示穿刺针（↑）刺入扩张的肾下盏；B. 声像图显示导丝（↑）进入扩张的肾盂；C. 声像图显示引流管（↑）插入肾盂；D. 声像图显示引流管盘曲在扩张的肾上盏内（↑）；E. X线造影显示引流管盘曲在梗阻的肾盂内

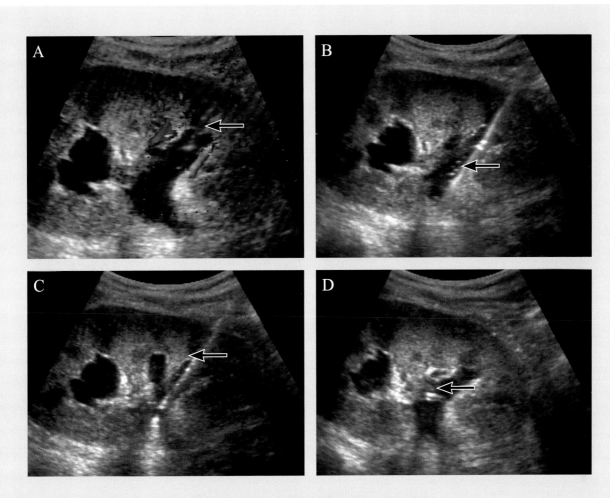

图 5-1-4-3　彩色多普勒引导 PCN 操作

A. 彩色多普勒引导穿刺，（↑）示穿刺针；B. 沿针鞘置入导丝（↑）；C. 沿导丝置入引流管（↑）；
D. 引流管盘曲在肾盂内（↑）

2. 双侧肾积水时的选择。一般不作双侧肾同时穿刺造瘘；双侧肾积水程度较重时，宜先穿刺积水程度相对较轻或梗阻发生较晚的肾，以挽救可能尚未完全丧失功能的肾；双侧肾积水程度较轻时，宜先穿刺积水相对较重的肾，以减轻积水对肾功能的损害。

3. 置管过程中如果出现较多出血，要积极查找出血原因并给予相应处理，而不能贸然拔出引流管。

4. 重度积水尿量大于 1000ml 时应分次引流，以免腹压骤然降低引起不适，梗阻肾的突然减压还可能出现尿量增多，注意术后及时纠正水、电解质紊乱。

5. 对需长期置管引流者，必须注意保持引流管通畅无菌，引流不畅时可用适量生理盐水冲洗。每2~3 个月需更换引流管。

六、并发症及其预防与处理

（一）常见并发症

超声引导 PCN 相对安全，文献报道操作相关的死亡发生率约为 0.3%[30]，严重并发症发生率约为 3.3%~9.6%，轻微并发症发生率约为 6.8%~28%[30-33]。

1. 出血、肾周血肿、血尿

PCN 治疗后一般都有轻微出血，以肉眼血尿多见，发生率约为 8.5%[34]，多数在 1 周内消失。若肉眼血尿较明显，可将造瘘管夹闭 30~60 分钟，出血一般可自行停止。部分患者可出现肾周血肿，一般无症状和进展，不需要特殊处理。极少数患者由于血管损伤发生严重出血，发生率约为 0%~3%[34, 35]，需要输血、选择性血管栓塞，甚至手术止血。迟发性出血多发生于治疗后 8~12 天，可能是由于引流管压迫肾实质或肾窦，引起组织坏死或因血块溶解、感染及引流管损伤肾盂黏膜等引起。

2. 感染

PCN 治疗后严重感染发生率约为 0.6%~2.5%[30,32]，处理不当可导致脓毒血症甚至感染性休克，肾盂积脓时穿刺后脓毒血症发生率更高。感染可能与尿路已存在感染、引流管堵塞、输尿管逆行插管、手术时间过长或肾盏内压过高等有关，其中引流管堵塞引起的感染较多。

3. 尿外渗、肾盂穿孔

尿外渗多为尿液经穿刺扩张的皮肾通道渗至肾周；肾盂穿孔多数由操作不当引起。

4. 结石形成

结石形成是一种常见的并发症，常与尿路感染有关。经常冲洗、防治感染、酸化尿液是防止结石形成的必要措施。

5. 血管并发症

PCN 少有血管并发症发生，包括动静脉瘘、假性动脉瘤等，发生的主要原因是应用较粗的针穿刺引起血管损伤，或者糖尿病、高血压和其他肾硬化类型病变损害了血管壁的收缩性，血管并发症是造成后期出血的主要原因。

6. 周围脏器损伤

胸膜腔损伤可造成气、液胸，在第 12 肋下穿刺极少发生；腹腔脏器损伤主要有肠和肝脾的损伤，虽然出现机会不大，但不警惕可致严重后果。

7. 引流管堵塞、脱落

治疗后早期引流管脱落可能引起严重并发症，窦道没有形成时重新置管十分困难，因此治疗后要加强护理，避免脱出。

（二）预防及处理措施

1. 严重出血常见原因为肾实质血管损伤，应用彩超引导穿刺，选择肾实质内无或少血管区作为穿刺点，肾前、后动脉之间的 Brodel 无血管区穿刺可以很大程度上降低出血发生率；对必须进行血液透析的患者应尽量采用局部肝素化或无肝素透析方法。对于合并活动性肝脏疾病、凝血功能障碍、近期使用华法林和肝素、血小板低于 100×10^9/L 的患者需先改善肝功能、凝血功能，停用华法林和肝素，提升血小板后方可施行 PCN。一旦发生出血，可调整引流管位置、静脉输注止血药、用冰盐水及止血药混合后反复冲洗引流管；还可采取关闭引流管封闭止血以及放置球囊导管膨胀或更换较粗引流管压迫止血。如上述方法不能达到止血目的应考虑有无动静脉瘘形成，可通过肾动脉造影确诊，酌情做选择性肾动脉栓塞治疗，少数严重病例需行手术治疗。

2. 为预防感染，术前、术后应使用抗生素；对于肾盂积脓者术前应用足量抗生素，穿刺成功后反复低压冲洗肾盂内积液和彻底引流，再扩张置管，防止脓液毒素经穿刺道破口或逆流入血；术后引流管堵塞导致引流不畅时应及时冲洗或更换引流管；若形成肾周脓肿，需及时置管引流，避免感染侵袭整个后腹膜。

3. 血管并发症非常罕见，若发生肾动静脉瘘或假性动脉瘤可采取选择性动脉栓塞。

4. 少量尿外渗可自行吸收，大量需作肾周引流。肾盂穿孔以及周围脏器损伤等并发症一旦发生后果严重，严格的规范操作可避免此类情况发生。

5. 术后早期引流管脱出常需要再次穿刺置管。引流管在术后3~4周脱出，立即沿窦道重新置入多无困难。若引流管脱出后未能及时发现，窦道收缩，放置原来大小的引流管多难以成功，需更换较细的引流管。

6. 长期留置引流管容易出现堵塞，应定期用无菌生理盐水冲洗保持通畅，怀疑堵塞者可用导丝试通，失败则需更换引流管。

七、临床意义及评价

肾积水是由泌尿系统及其邻近脏器病变引起输尿管梗阻造成的，继而引起疼痛、感染、败血症以及肾功能异常，严重的可导致患者肾衰竭。临床上常见治疗肾积水的方法是经膀胱镜逆行输尿管插管引流，该方法对尿道损伤较大且经常引流失败[36]，此时超声引导PCN是有效方法；另外，出血性膀胱炎时需要PCN使尿流改道，移植肾有时亦需要PCN进行诊断性治疗。随着泌尿外科内镜技术的发展，PCN由解决肾盂引流发展到经肾造瘘碎石、取石，通过肾造瘘引流，可在体外冲击波碎石的治疗中进行造影检查，确定结石的位置，而留置的引流管可使治疗后的碎石容易排出体外，不仅避免碎石堵塞输尿管，又能进行再次经皮肾造瘘口碎石治疗，成为结石治疗中的辅助手段[37, 38]。超声引导PCN为泌尿系统疾病的微创治疗开辟了新的途径。

（经翔　丁建民　陈敏华）

经皮肾镜取石术（percutaneous nephrolithotomy, PCNL）是处理近端输尿管结石及肾结石的主要微创手术方法之一（图5-1-5-1），尤其对于肾鹿角形结石，经皮肾镜取石术目前是首选的外科治疗方法[39]。

1976年，Fernstrom和Johansson[40]首先报道在X线引导下，建立皮-肾通道并取出肾结石的术式。随着超声影像设备的改进和技术的普及，超声引导下经皮肾镜取石术越来越被大家所接受。X线定位与超声定位成为目前最常用的穿刺引导方式，对于一些特殊病例，也可在CT或MRI下一期行肾穿刺造瘘，二期行取石术。X线定位下穿刺与扩张深度把握较精确，因此发生肾盂对穿伤的机会较小，但其较难显示腹腔脏器及胸膜而增加损伤的机会；超声定位则可避免电离辐射对医护人员及患者的伤害。

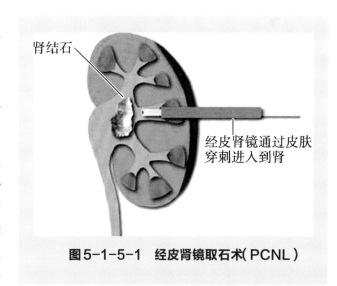

肾结石

经皮肾镜通过皮肤穿刺进入到肾

图5-1-5-1　经皮肾镜取石术（PCNL）

一、适应证[41]

1. 较大的结石，尤其是鹿角形结石。

2. 体外冲击波碎石无法粉碎的结石。

3. 远端有梗阻的结石，如肾盂输尿管连接部（UPJ）狭窄、肾盏憩室内结石等。

二、禁忌证

1. 严重出血倾向，经治疗凝血功能未予纠正。
2. 未经有效控制的感染。
3. 穿刺路径上有明确的脏器遮挡。
4. 过度肥胖的患者。

三、操作前准备

（一）患者准备

1. 影像学

完善的影像学检查是安全有效地施行手术的前提，对于拟行 PCNL 手术的患者，除了常规的术前肾 – 输尿管 – 膀胱（KUB）X 线定位片外，泌尿系 CT 平扫也是必需的，它不仅可以明确结石的大小、数量、位置及形状，还能了解肾实质厚度、肾积水程度以及肾脏与周围脏器的毗邻关系，为手术提供足够的信息。如果怀疑存在解剖变异，建议进一步行尿路 CT 造影（CTU）或 KUB+ 静脉肾盂造影（IVP）检查。对于患肾功能明显受损的病例，可行放射性核素肾小球滤过率（GFR）检查，以明确手术的必要性及手术后的随访对照。

2. 术前常规检查

血常规、尿常规、出凝血系列、肝肾功能等，如有基础疾病或高龄患者，需对患者一般情况作出准确评估，控制相关疾病后再行手术。

3. 尿液细菌学检查

PCNL 术中需行高压冲洗，这会增加肾内细菌毒素的吸收。因此，如果术前尿白细胞升高，需行中段尿（如为肾盂尿更理想）培养及药敏试验，指导抗生素使用，有效控制尿路感染。如控制不理想，可先行输尿管插管或 PCN 引流，待感染控制后再行二期碎石。

（二）仪器设备和器械

1. 超声诊断仪

作为目前最常用的穿刺引导方式，C 形臂 X 线机和超声仪是手术必备的，其中超声仪所配探头以腹部探头最为常见，一般配以附加穿刺引导架，如能使用中央开槽的专用穿刺探头（图 5-1-5-2），则更有利于准确穿刺。

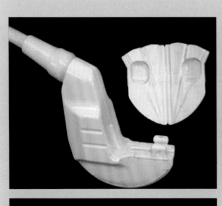
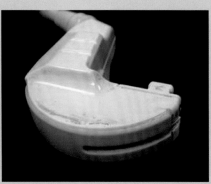
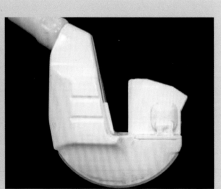
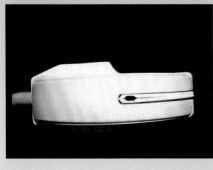

图 5-1-5-2 中央开槽的专用穿刺探头

2. 穿刺针及导丝

穿刺针常用 18G 深静脉留置针，这类穿刺针由金属针芯和软质的针鞘组成，金属针芯可以在 X 线或超声下清晰地显示，而拔出针芯后，又可通过针鞘置入导丝；导丝常用 0.038 英寸超滑导丝、斑马导丝或头端可弯曲的金属导丝，要求导丝头端柔软便于在集合系统内盘曲，导丝体部坚韧，减少同轴扩张时扩张鞘与导丝成角打折。

3. 扩张器及工作通道

扩张器分为筋膜扩张器、天线式扩张器和球囊扩张器，型号从 6F 到 30F 逐级增大，可根据工作通道的尺寸进行选择；工作通道有聚合材料制成的可撕开鞘、金属鞘等，按型号不同又分为标准通道（24F 以上）、微通道（16~22F）及超微通道（14F 以下）（图 5-1-5-3）。

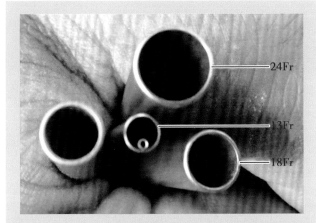

图 5-1-5-3　聚合材料制成的不同口径的工作通道

4. 肾镜或输尿管镜

标准肾镜的镜鞘为 24~27F，因肾镜镜体粗，需配以标准通道。肾镜视野大、通道粗，因此碎石取石的效率高，适合结石负荷较大的病例。如果应用输尿管镜，可采用微通道，虽取石效率较标准通道有所下降，但对肾实质的损伤更小。现在还有工作通道 < 14F 的超微通道经皮肾镜可供选择[42, 43]。

5. 碎石设备

包括钬激光、双气压弹道、EMS、音频激光、液电碎石等。可根据不同的结石性质进行选择。

6. 灌洗泵

能为肾镜或输尿管镜提供持续的高压灌洗，为手术提供清晰的视野，并利于冲出碎石。

7. 光源及摄像监视系统

8. 腔内视频工作站

可以对手术影像进行记录，以便资料的收集及回顾。

四、操作方法

常规治疗步骤依次如下[44]：

1. 逆行留置输尿管导管

取截石位膀胱镜下逆行留置患侧输尿管导管，导管内径尽可能粗，利于制造人工肾积水及碎石的冲出。置管至结石下方后留置导尿。并改取俯卧位。

2. 定位及穿刺

在超声的引导下行经皮肾穿刺造瘘，必须先排空人工肾积水管道内的空气，以防空气进入集合系统，干扰超声影像。穿刺点多在肩胛下线与腋后线之间的区域，此为肾脏无血管平面的体表投影区；穿刺高度多为第 12 肋下或第 11 肋间，偶尔可取到第 10 肋间，但需在超声引导下避开胸膜。引流出肾盂液为穿刺成功的标志；穿刺成功后，退出针芯，沿针鞘置入导丝。

3. 建立工作通道

沿导丝由小到大依次置入同轴扩张器进行扩张，最后沿导丝置入可撕开鞘或金属鞘。经内镜观察确认后，完成通道的建立。

4. 碎石及取石

根据结石的不同性质，选择合适的碎石工具进行碎石；碎石后通过加压冲洗或异物钳取出碎石。

5. 留置引流管

取石完毕，留置 DJ 管及合适尺寸的肾造瘘管进行引流及穿刺通道的压迫止血。如术前无感染、术中无明显出血、术后无残石，可考虑不留置肾造瘘管（tubeless PCNL）。

五、技术要点及注意事项

（一）技术要点

1. 术前影像学检查

CT 能为手术提供尽可能多的信息，为 PCNL 手术所必需的检查。

2. 通道建立

手术最关键的一步是建立通道将经皮肾镜引入肾盂或者有结石的肾盏，方法参见本章第四节。临床医生往往习惯采用超声平面外穿刺法进针，其优点在于灵活度高，径路直接且角度小，有利于随后的扩张和肾镜进入，缺点是对操作者要求高，不熟练者耗时长损伤大。建议采用中央开槽的专用穿刺探头引导穿刺针进入，效果类似，但可靠安全且快捷。如果采用平面内穿刺法引导进针（可用穿刺附加器），则存在进针径路过长、角度过大等问题，会对下一步的穿刺扩张带来困难。

3. 抗感染治疗

术前的尿细菌学检查及有效的预防用药和术中术后合理的抗感染治疗，能较少术后严重感染的发生。

4. 穿刺扩张宁浅勿深

可避免肾盂黏膜的对穿伤，减少手术出血，为手术提供清晰的视野。

5. 及时处理迟发性出血

术后迟发性出血多为假性动脉瘤或动静脉瘘引起，难以自限，一旦发生，需尽快行 DSA 超选择性肾动脉栓塞。

（二）注意事项

临床医师对超声影像的掌握程度不同，往往基于术前 CT 来理解术中超声影像，而术中俯卧位可能造成结石位置变化，导致两者并不完全吻合，要学会解读两者间的差异；而超声对于无积水的铸型结石，并不能很好地显示结石的全貌，还需结合 CT 影像和操作者的空间想象能力，将两者融合起来，这样才能真正发挥超声灵活、无辐射、实时监测的优势。

六、并发症及其预防与处理

（一）出血

预防 PCNL 术中、术后的出血，要从术前的评估及准备开始。包括了解出凝血功能，术前 1 周停用抗凝药物；控制可能合并的糖尿病病情；控制尿路感染，如术前发现尿白细胞升高，应做中段尿培养及药敏试验，并用敏感抗生素保护，如因结石梗阻，抗感染治疗效果不满意，可一期行 PCN 外引流或留置 DJ 管 / 输尿管导管内引流，经抗感染 10~14 天后，二期行 PCNL 术；术前行 CTU 或 KUB+IVP 检查了解肾盏详细情况，对穿刺成功率有帮助。同时术前 CT 可预判肾窦内有无粗大的静脉，以利于术中尽量规避。

手术中的规范操作与细节是预防出血的重点，需要格外注意下列环节：

1. 穿刺前准备

常规先逆行输尿管插管，并注入生理盐水，制造人工肾积水，提高穿刺的准确性和成功率。

2. 扩张器械选择

常规使用筋膜扩张器，如有可能，可选用球囊扩张器，减少因扩张造成的肾实质损伤。

3. 穿刺部位的选择

根据结石分布位置，选择合适的目标肾盏，避免过度摆动，减少肾实质或盏颈撕裂的可能性，如单通道无法彻底清除结石，可考虑多个微通道手术。对于穿刺部位肾实质菲薄的病例，由于术后肾实质对造瘘管缺乏有效的压迫，可能会出现持续性的出血，因此建议重新选择实质较厚的部位进行穿刺。尽量做到经肾乳头穿刺，这要求术者对穿刺引导的影像系统有足够的认识，尤其对于超声引导，需要对超声声像图有充分的理解，并能结合术前其他影像资料，在术者头脑中重建出肾脏集合系统的形态，选择合适的目标肾盏和准确的穿刺点，术中运用超声穿刺架，可以提高穿刺的准确性和成功率，尤其对于初学者，尤为适用。

4. 穿刺进针过程

术前同时行人工肾积水，见针孔有尿液溢出，即停止进针，留置导丝，避免对穿伤；如穿刺后拔出针芯，引流出大量血性液，可能是因为针尖直接进入了血管系统，建议拔出穿刺针，利用肾脏组织自身的压迫作用来止血，同时可以运用超声实时监测出血状况，如出血自行停止，血肿局限，可重新穿刺。

5. 扩张置鞘过程

是最容易造成术中出血的步骤。

（1）应见尿即止，遵循宁浅勿深的原则，尤其对于穿刺难度大或并无十足把握的病例，可先退出可撕开鞘内芯，置入输尿管镜沿导丝直视下探查进入集合系统，明确可撕开鞘与集合系统间的距离后，再扩张置鞘。

（2）如果穿刺前肾盂积水明显、肾盂内压高，则要在成功置入可撕开鞘后，缓慢排空肾盂液，避免因肾盂内压骤降引起黏膜渗血，如出现渗血，可重新置入可撕开鞘内芯，压迫止血，渗血多能停止，再进行碎石。

（3）有时会出现穿刺引流液澄清，而置入可撕开鞘后拔出内芯，即刻引流出大量血性液，这种情况除了扩张过深造成肾盂对穿伤外，还有可能是因为可撕开鞘仍未完全进入集合系统，导致鞘对扩张通道压迫不完全而出血，同

样可以在输尿管镜直视下探查鞘的深度，如可撕开鞘置入过浅，则再进一步将可撕开鞘置入集合系统，出血即可得到控制。如经探查，发现已经造成肾盂对穿伤，可根据出血的程度决定处理方案：如通过提高冲洗压力，可以得到较满意的手术视野。同时根据结石负荷，如可以快速取净结石的，应继续碎石取石；如手术视野差或结石无法快速取净的，建议留置肾造瘘管并夹闭，终止手术，密切观察。

6. 碎石、取石过程

（1）在视野清晰地情况下，应尽可能降低冲洗液压力，这样可以减少肾镜进出可撕开鞘引起肾盂内压骤升或骤降，从而减少因此引起的黏膜静脉渗血。

（2）尽量避免长时间大角度摆动可撕开鞘，造成鞘体塌陷，无法充分引流减低肾盂内压，造成肾盂黏膜过度扩张后出血，而当大量结石碎片进入可撕开鞘后，也会引起引流不畅，因此需要间歇排出鞘内的碎石，上述情况在微通道手术中尤其需要注意。

7. 留置引流管

取石结束后，要妥善留置 DJ 管及肾造瘘管，起到充分的内外引流，肾造瘘管的直径应与可撕开鞘匹配，从而对穿刺通道起到充分的压迫止血作用，并根据集合系统的扩张程度，决定侧孔的多少：侧孔多有利于尿液引流，但过长的侧孔分布段，可能会使部分侧孔置于肾实质内，这样不利于造瘘管对实质的压迫止血。

8. 术后用药

对于糖尿病患者、感染性结石、手术时间超过 90 分钟等有感染倾向的病例，建议术后即用呋塞米、加大补液量，并早期用足量、强力的敏感抗生素控制感染，并确保内外引流管的通畅。

出血一旦发生，也可根据不同原因，决定处理方案。术中出血大多数为静脉性，如出血不严重，可利用可撕开鞘的压迫作用进行止血而不必终止手术操作；对于充填型结石术中出血，往往是因为结石与肾盂肾盏内膜间的间隙太小，使可撕开鞘无法完全进入集合系统而停留在肾实质内，造成穿刺通道得不到有效压迫而出血，因此更应快速清除结石后推入可撕开鞘压迫止血。若出血严重影响视野，则应停止手术操作，封闭肾造瘘通道5~10分钟以达到集合系统内压迫止血的目的。如出血仍然不止，应停止手术，使用球囊导管压迫经皮肾通道。术后如因血块堵塞肾造瘘管引起引流不畅，切忌高压冲洗肾造瘘管，这样不仅减少了肾盂内血块的加压止血作用，还可能将创面血痂冲开，导致新的出血。如采取上述措施仍有活动性出血，则应及时行肾血管造影，必要时进行高选择性肾动脉栓塞止血。如因术中误将肾造瘘管置入肾静脉内引起活动性出血，可通过夹闭肾造瘘管，待窦道成熟后，分步退出肾造瘘管。

PCNL术后迟发性出血：肾血管假性动脉瘤或动静脉瘘形成是引起迟发性出血的常见原因，而且通常难以通过保守治疗控制。大都需要行高选择性肾动脉栓塞止血，如栓塞出血失败，则需行手术探查，甚至肾切除术。

（二）发热

1. 所有手术患者均应在术前30分钟静滴抗生素，以使手术时组织中的药物浓度达到最高，预防术后高热的发生。对于术前存在尿路感染的患者，术前应常规行中段尿培养和药敏试验，并于术前1周开始使用抗生素治疗。

2. 结石造成完全梗阻的病例，尿常规及中段尿培养可能都为阴性，因此术前需要检查C反应蛋白（CRP）、降钙素原（PCT），来判断有无炎症反应。如感染未能控制，则应首先置入双J管或行经皮肾造瘘，对

脓肾引流10~14天周后再行手术。

3. 糖尿病、免疫力低下、老年女性或结石直径大于2cm的患者，经验是术前一周预防性口服抗生素；术中需要术者尽可能降低集合系统灌注压力（如采用管径更大的可撕开鞘或降低冲洗压力）并缩短手术时间（＜90分钟）；并在手术结束时使用呋塞米，减少细菌及毒素经肾小管吸收的机会；术后即开始运用强力、足量的抗生素。在穿刺扩张和碎石过程中，尽量避免肾盂黏膜损伤，减少尿外渗。

4. 术中发现穿刺通道出现脓尿应停止手术操作，充分引流抗感染后行二期手术治疗。

5. 尽管术前使用抗生素，尿培养阴性，仍有约30%的患者术后出现菌尿。因此术后有效的尿液内外引流及足量的预防性抗生素使用是必要的。

6. 留置导尿可减少尿液反流，对体温＞38.5℃的病例应该首先予以考虑。

7. 发热明确为肾周积液或血肿继发感染引起，应在加强抗感染、保证尿液内外引流的基础上，及时行肾周积液或血肿经皮穿刺引流或开放手术引流。

8. 一旦发生尿源性脓毒血症，治疗措施包括在保证良好的引流前提下加强严密监护，积极抗感染，补充血容量，纠正水电解质及酸碱失衡，并结合应用血管活性药物，强化利尿等。

（三）可分离鞘置入失败

1. 针对上述情况，于穿刺前行逆行插管，在穿刺扩张时制造人工肾积水显得至关重要。人工肾积水可使肾盂肾盏黏膜与结石之间的间隙充分扩张开，为足够多的导丝进入集合系统提供必要的空间，可降低因导丝置入过少引起的扩张失败。

2. 集合系统内间隙有限，无法置入太多导丝，

可在扩张过程中，严格按导丝方向进行同轴扩张，同时要求助手在保持导丝张力的前提下，尽量不要往外拉动导丝。必要时可以使用头端弯曲而体部坚韧的导丝，让导丝体部进入集合系统再行扩张。

3. 可撕开鞘进入到黏膜下间隙，则要求术者有丰富的手术经验。当术者经可撕开鞘置入肾镜或输尿管镜时，往往可以看到此间隙同样具有类似正常肾盂肾盏黏膜的表现，但此"黏膜"会随冲洗液鼓动，同时局部可以见到脂肪组织，但却无法看到结石。此时肾盂内压要远低于冲洗压力，因此即使可以沿导丝找到进入集合系统的穿刺孔，镜体也很难直接进入。要求助手经输尿管导管快速注入生理盐水，在瞬间提高肾盂内压的同时，运用镜体沿导丝快速突破穿刺孔，进入集合系统，继而置入可撕开鞘。这一操作可能造成对穿伤，风险较大，如术者缺乏相关经验，建议留置无侧孔的肾造瘘管压迫扩张通道，并终止手术。

4. 如果镜体第一次进入黏膜下间隙时，就发现导丝也已经退入，无法找到黏膜穿刺孔，则要快速制造人工肾积水，并在超声引导下细针快速穿破黏膜，进入集合系统，经针鞘妥善置入导丝后，再按照上述操作方法，依次置入镜体及可撕开鞘。

5. 联合 X 线下行逆行造影，或逆行置入输尿管软镜，在直视引导下穿刺，可提高穿刺成功率，减少对穿伤的发生。

（四）术中黏膜损伤、撕裂

穿刺扩张时遵循"宁浅勿深"的原则，可以尽量避免肾盂黏膜对穿伤，同时要对使用的碎石工具的特性有所了解，比如钬激光，不仅能击碎结石，还能切割、汽化软组织，使用时要注意光纤与黏膜之间的距离。黏膜损伤大多都能自愈，

只要不影响手术视野，则无须处理。如出现黏膜撕裂，则需要妥善留置 DJ 管及肾造瘘管引流，肾盂黏膜会重新覆盖创面。

（五）术中通道丢失

建议在可撕开鞘成功置入后，先在肾镜直视下将导丝置入输尿管内作为安全导丝，再进行碎石取石。如未留置安全导丝，一旦通道丢失，则需依照原来的通道方向沿肾脏表面寻找，发现通道口后再进入集合系统，留置导丝后，重新置入可撕开鞘。但要重新找回通道，需要术者有丰富的手术经验，往往较难成功。如需一期碎石，可在超声下监测肾周血肿的变化，如血肿局限，无活动性出血，可再次穿刺建立通道。需要注意的是，由于经过肾周反复寻找通道的操作，肾周可能形成大量积液，因此肾脏可能被推至腹侧。如果仍通过原皮肤切口进针，容易造成经肾盂穿刺导致出血增加影响视野，同时也增加了可撕开鞘固定的难度。因此，建议再次穿刺时，穿刺点应向外侧、腹侧选择。当然，穿刺时需要在超声引导下准确辨认肠道，避免损伤。

（六）胸膜损伤、胸腔积液

1. 如运用 X 线引导，则应避免第 10 肋间穿刺。

2. 超声引导时，在全身麻醉过程中，可以通过鼓肺，来明确肺充分吸气状态下的下缘，从而推测胸膜的下缘。继而在超声实时监视下进行目标肾盏的穿刺过程，可有效避免肺损伤或胸膜损伤。

3. 由于胸膜下缘走行较之肋骨更为水平，故同一肋间，越向外侧，穿刺到胸膜的机会越小，因此，如所选穿刺径路上见肺内气体反射，可沿该肋间向外侧移动超声探头，寻找避开肺脏的穿刺点；如穿刺点位于腋后线外侧，则改行肋下寻找穿刺点。

4. 超声实时监视下穿刺可及时发现胸膜损伤。因胸膜腔内的负压将体外空气沿针道吸入胸膜腔内，造成超声声像图中突然在肾脏

369

上方出现大量气体反射，即为胸膜损伤的征象。

5. 应避免继续进针，造成肺损伤。

6. 发生胸腔积液或血胸，则需行胸腔穿刺或留置胸腔闭式引流管。胸腔镜或开胸手术仅在极少数患者中需要使用。

（七）结肠损伤

术前 CT 检查对于避免结肠损伤十分必要，对于 X 线引导的病例尤其重要，而对于超声引导的病例，由于空腔脏器内气体可有效反射超声，超声定位下 PCNL 术空腔脏器损伤率显著低于 X 线定位下 PCNL 术。

1. 肠道损伤是穿刺针进入皮肤后，先穿过肠道再进入肾集合系统。多发生于：

（1）有患侧腰腹部手术史，分离过侧腹膜，使肠道后坠到肾周甚至肾后的患者。

（2）先天性肾后结肠的患者。

（3）穿刺点过于偏向腹侧，同时术者又对超声声像不熟悉，未准确判断穿刺径路上的肠道回声而造成。

2. 若结肠穿孔位于腹膜外，可考虑采取保守治疗：将肾造瘘管全部自肾集合系统内拉出，退至结肠内，并于患侧输尿管内留置 DJ 管，从而达到尿、粪分流的目的，待造瘘管周围组织窦道成熟，即可拔除造瘘管。

3. 若穿孔部位位于腹膜内，外溢的肠内容物会引发腹膜炎，则必须立即进行开放手术，行近端结肠造瘘术，旷置破损的肠段，待肠瘘愈合后，再重新回纳肠造瘘口。

（八）腹腔实质性脏器（肝脾）损伤

术前 CT 检查可以明确显示肾脏毗邻脏器的位置，对于避免腹腔实质性脏器的损伤是十分必要的。尤其是运用 X 线引导的病例，更是不可或缺。而超声可以清晰显示腹腔实质性脏器，只要操作者具备对声像图的解读能力，超声引导下穿刺可基本避免腹腔脏器损伤的发生。

脾损伤大多表现为活动性出血，需进行急诊手术探查，必要时行切脾处理。肝损伤如果没有活动性出血，可留置肾造瘘管，等窦道成熟后，再拔除肾造瘘管；如为活动性出血，则同样需进行急诊手术探查。

（九）术后肾造瘘管滑脱

术中留置肾造瘘管时，应在保证引流通畅的前提下，将肾造瘘管尽量多地置入集合系统。有时甚至可以多放入一些，再根据术后 CT 来调整肾造瘘管深度。固定时除了用丝线缝合切口并固定造瘘管外，还应顺着穿刺方向将造瘘管残端盘曲在皮肤表面，并用宽胶布粘贴固定。这样不仅可以避免造瘘管在皮肤表面打折，还能为无意间的造瘘管拖拽提供缓冲，避免造瘘管被直接拖出。

肾造瘘管一旦滑脱，可根据患者情况决定是否需要重新留置。如患者内引流通畅、无须经原通道再次取石或窦道无活动性出血，可不再留置；反之，则需重新留置。对于术后一周以上的患者，窦道已较为成熟，可盲视下置入肾造瘘管；对于窦道未成熟或存在组织错层的病例，需要在输尿管镜直视引导下重新留置造瘘管。

（十）术后 DJ 管遗留

早期发现 DJ 管残留，拔除导管并不困难；如遗留时间长，管壁结石形成，可能造成拔管困难。拔管前完善检查，如 CT 或 KUB+IVP，对拔管困难的可能性做出初步的评估。拔管时如有明显阻力，切忌强行拔管。否则不但有导管断裂的可能，而且可能造成输尿管黏膜撕脱。如果附壁结石较大，可先行体外冲击波碎石（ESWL）治疗；如仍无法拔出导管，则需应用较细的输尿管镜逆行击碎附壁结石，必要时还需结合 PCNL 顺行碎石，拔出导管。

（十一）术后 PUJ 狭窄、肾萎缩

对于上述容易引起 PUJ 狭窄的病例，应尽量取净黏膜下结石，延长 DJ 管的留置时间，一般可留置 6 周左右，并于拔除 DJ 管后，定期复查肾积水的程度。如积水进行性加重，则需行狭窄段球囊扩张、钬激光内切开或狭窄段切除+端端吻合术。

对于肾盂腔狭小或小儿患者，运用钬激光时应避免使用大功率，并在手术时保证冲洗液的进出通畅，及时降低肾盂液温度。

七、临床意义及评价

超声在经皮肾镜取石术围术期的应用价值包括：术前结石及积水程度的评估；术中引导穿刺，避免邻近脏器损伤，防止结石残留；术后评估疗效等。因其灵活、无辐射、消毒便捷、可全程实时监测的优势，正在成为越来越多临床医师的选择。但值得注意的是：对微通道 PCNL 过程中各种超声影像的正确认识，以及超声操作医师及临床医师间娴熟的配合及默契是实现超声应用价值的关键。

（夏磊 陈磊 胡兵）

第六节 肿瘤射频消融

射频消融技术已成功应用于肝癌的治疗，并积累了丰富的经验。但该技术在肾脏上的应用起步晚于肝脏。射频消融在肾脏上的应用最早可追溯到 20 世纪 90 年代，1997 年 Zlotta 等[45]使用钩状电极针治疗了 2 例 3 个肾脏肿瘤，在随后的肾切除中发现这些病灶均达到广泛凝固性坏死，这是国外首次报道的人类肾肿瘤射频消融治疗。随后国内外相继开展了一系列临床的探索性应用，研究表明射频消融技术治疗肾肿瘤是一可行、安全、有效的治疗新方法。肾脏是射频消融治疗极好的靶器官，它通过 Gerota 筋膜与周围组织分离开来，肾周脂肪可以防止热的扩散，在增加消融效果的同时，也可把结肠与肿瘤分离开来，形成天然的绝缘保护体[46-49]。相对于其他部位肿瘤，肾恶性肿瘤一般都是单发局限的病灶[50]，这使得肾肿瘤在各方面来说都比较适宜采取射频消融进行治疗。笔者于 2004 年开始对超声引导下经皮射频消融肾脏肿瘤治疗进行了研究，取得较好疗效。

一、适应证

1. 肾肿瘤伴有其他严重疾病不能耐受手术者如心血管疾病或糖尿病等；肾肿瘤合并肾功能不全患者。
2. 孤立肾先天性或曾行单侧性根治性肾切除术，现对侧出现转移的患者。
3. 双侧多发性肾肿瘤特别是具有家族遗传趋势肾多发肿瘤综合征的患者，如 Von-Hippel-Lindau 疾病及遗传性乳头状肾癌患者。
4. 不愿意接受手术治疗的肾肿瘤患者。

二、禁忌证

1. 凝血障碍不能纠正。
2. 急性感染（特别是穿刺部位皮肤感染）。
3. 患者及家属不愿签署知情同意书的患者。
4. 凝血机制不良的患者，需纠正后方可治疗。

三、操作前准备

（一）患者准备

1. 术前常规检查（血常规，尿常规，凝血全套，空腹血糖；肝肾功能；心电图，X 线胸片，血压）未发现手术禁忌证。
2. 服用抗凝药物（如阿司匹林）的患者，应停药一周再行治疗。
3. 术前有糖尿病及高血压的患者应控制血糖、血压到正常范围。
4. 术前 6 小时禁食禁水。
5. 术前 30 分钟，肌注苯巴比妥 0.1g+ 阿托品 0.5mg。
6. 签署患者知情同意书。

（二）医生准备

1. 详细了解其临床症状，复习影像学检查资料（超声、增强 CT、MR、骨扫描等），了解有无肾外转移情况及已采取的治疗手段等。

2. 治疗前应再行超声检查，了解患肾及病灶情况，重点注意观察病灶与肾窦关系，同时行彩色多普勒超声检查了解肿瘤血供及周边有无大血管，有条件的术前行超声造影，以便更好地制订射频治疗方案。

3. 麻醉医生应实行术前访视，了解患者既往用药，实验室检查结果及心电图情况，选择合适的麻醉方法及麻醉用药。

（三）仪器设备和器械

1. 超声成像仪（最好带造影功能）和穿刺架。
2. 射频仪以及配套电极。
3. 便携式监护仪。
4. 静脉麻醉所需配套装置（麻醉科负责）。
5. 无菌探头套、无菌罩（遮盖超声仪操作面板）和手术消毒包。

四、操作方法

1. 根据肿瘤大小部位，按事先拟定的布针方案实施（具体见下文）。
2. 根据肿瘤位置及进针角度确定穿刺点及路径，选择合适体位（平卧位、俯卧位、左侧或右侧卧位）（图 5-1-6-1）。

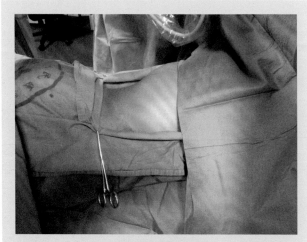

图 5-1-6-1 右肾肿瘤射频消融，左侧卧位，术前准备（消毒铺巾后）

3. 局部消毒和麻醉。常规接监护仪，监护心率、血压、呼吸、指脉氧等重要生命体征，开通静脉通道，静脉麻醉准备。射频皮肤电极贴于患者两侧大腿肌肉组织丰富处，避免贴于骨隆突等处以免影响射频消融效果。常规消毒铺无菌巾，消毒范围超过整个肾脏体表投影区，2% 利多卡因对穿刺点进行局部浸润麻醉至肾包膜，尖刀片做 2~3 mm 皮肤切口。

4. 超声再次检查确认布针方案，必要时可再次造影，了解肿瘤血供分布及边界情况。麻醉师观察生命体征，待手术医师准备完毕，即可实施麻醉。静脉麻醉优势在于既可让患者手术全程无痛，同时必要时可催醒便于医生和患者在术中进行简单交流，根据治疗需要患者可按医生要求控制呼吸深浅或屏气，以利于进针，保证穿刺位置准确（图 5-1-6-2）。

5. 一般射频治疗前先行穿刺活检，取得病理标本（参见本章第二节）。然后，使用专用穿刺引导超声探头以引导射频电极针穿刺及布针。操作方式与常规经皮穿刺活检相似。目前临床使用较多的射频治疗仪主要包括 RITA、Cool-tip 等。笔者早期使用美国 RITA 公司生产射频电极针，目前主要使用 Cool-tipTM RF System。

6. 按预先设定的消融方案选择合适的电极对肿块依次进行消融（图 5-1-6-3，图 5-1-6-4）。消融结束后，即刻超声评估疗效，必要时可采用超声造影观察消融范围，如存在高灌注区，可在造影引导下对残余肿瘤组织再次消融。

7. 术后患者需卧床休息 6 小时，随着镇痛药效果的减弱，部分患者疼痛可加重，必要时可予口服镇痛药。术后 2 小时及 24 小时常规超声复查，重点观察肾周有无积液等。术后常规给予止血药3天，如无特殊情况，门诊治疗患者留院观察6小时后可出院，对于住院患者，一般治疗后3天可出院。

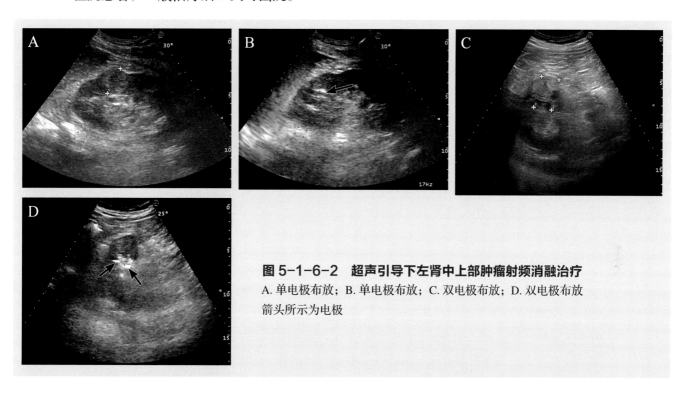

图 5-1-6-2 超声引导下左肾中上部肿瘤射频消融治疗
A. 单电极布放；B. 单电极布放；C. 双电极布放；D. 双电极布放
箭头所示为电极

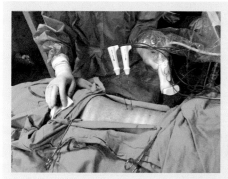

图 5-1-6-3 右肾肿瘤射频消融治疗，双电极射频消融

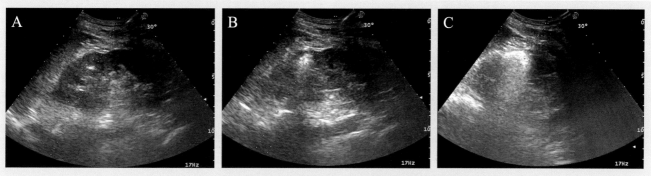

图 5-1-6-4 超声实时监测射频消融过程
A. 消融早期，可见局部回声开始出现增强；B. 治疗区域回声明显增强；C. 治疗区域大片回声增强区

五、技术要点及注意事项

肾肿瘤射频消融的治疗目的是最大限度原位灭活肿瘤，并尽可能保证周边重要组织不受热损伤。消融区域尽可能覆盖一定范围正常肾组织，对于部分外生型肿瘤，消融不可能像肝脏肿瘤使消融灶至少超过病灶边缘1cm，但原位灭活仍然是肾肿瘤射频消融的最终目的。由于肾脏结构的关系（有坚韧的Gerota筋膜和周围组织分离开来，同时肾周脂肪是天然的绝缘保护体，可以防止热的扩散，增加消融效果），在肾肿瘤的治疗中，笔者发现明显的熔炉效应，使得肾肿瘤的治疗效果明显好于肝肿瘤，因此在危险部位的肾肿瘤治疗中，消融区域仅覆盖肿瘤也会取得较好的疗效（图5-1-6-5，图5-1-6-6）。

目前商品化的射频消融电极，单次消融可形成的射频消融灶根据其型号不同大小也不同。以Cool-tipTM RF System支持的射频电极为例，消融范围有直径1cm、2cm、3cm可选。同时通过双针或三针模式消融范围可扩大到直径4~5cm。

（一）技术要点

1. 可以根据肿瘤大小不同选择相应的电极进行治疗。若肿瘤形态不规则或巨大，也可采用多次进针或调整电极针方向，使每次形成的射频消融灶部分重叠融合形成安全范围足够的凝固坏死灶，达到灭活较大肿瘤的目的。

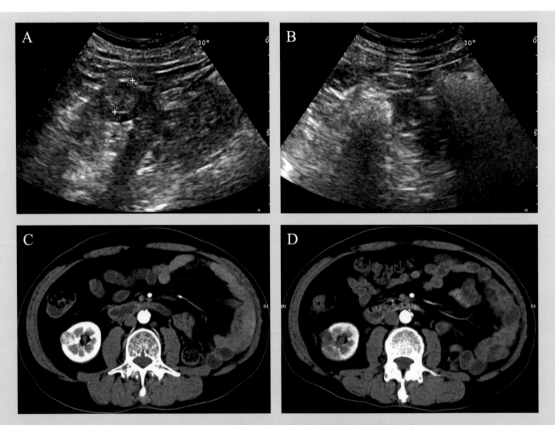

图5-1-6-5 超声引导下右肾中部肿瘤射频治疗

A.消融前肿块为等回声；B.消融中，消融区回声增强；C.消融前，CT示肿块存在明显强化；

D.消融后1个月，CT示肿块未见明显强化

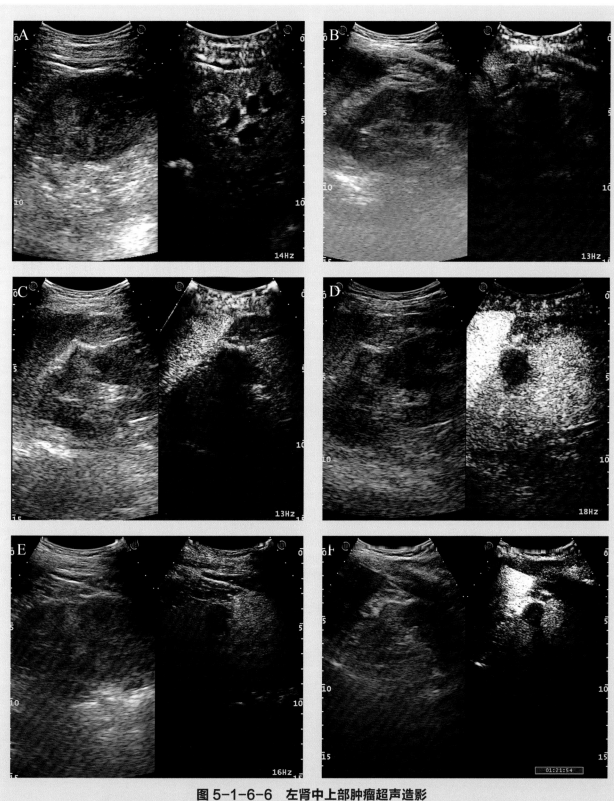

图 5-1-6-6　左肾中上部肿瘤超声造影

A. 消融前，肿块呈等增强表现；　　　　　B. 消融后 1 天，消融区未见增强；
C. 消融后 1 个月，消融区未见增强；　　　D. 消融后 3 个月，消融区未见增强；
E. 消融后 6 个月，消融区未见增强；　　　F. 消融后 12 个月，消融区未见增强

2. 如需多个消融灶重叠融合形成一大消融灶时，应从肿瘤深部开始消融，再治疗浅部，这样可以避免浅部肿瘤消融后形成的强回声影响深部肿瘤的观察及布针。

3. 部分血供丰富的肿瘤可先消融血供丰富区域，有利于后续治疗。

4. 消融时间根据肿瘤的大小，预设消融区域大小而定。

5. 治疗完成后需采用针道烧灼模式进行退针，以防止肿瘤针道种植并可起到止血的目的。

（二）注意事项

1. 术前详细制订射频消融方案是治疗成败的关键。

2. 超声造影应作为常规观察手段，同时参考CT等其他影像学图像进一步明确肿瘤大小、血供情况以及周围毗邻关系，尤其是肿块与肠道的关系，必要时可采用融合导航方式制订消融方案。

3. 按肾肿瘤的生长部位将其分为三型（图5-1-6-7）[51]，其中外生型超声引导较为容易；肾实质型肿块引导穿刺布针时需注意控制消融范围，避免损伤肾盂；而中央型由于贴近肾门（邻近肾动脉、肾静脉主干以及肾盂），有时很难找到合适的进针径路，穿刺布针时须谨慎。

4. 巨大肿瘤或位于邻近肾盂、输尿管的肿瘤，不要片面追求一次消融灭活率，可采用分次消融的方法提高疗效、规避风险。

六、并发症及其预防与处理

经皮射频消融治疗肾肿瘤是一种安全可行的治疗新技术，并发症发生率低。

（一）常见并发症

1. 出血、血尿（镜下及肉眼）和肾周血肿是最常见的并发症。但一般来说这种出血都是自限性的，不需要任何治疗。中央型的肿瘤，有更高的风险发生出血。出血可破入集合系统，若血块持续阻塞集合系统，引起尿路梗阻，就需要置放输尿管支架或膀胱导管[52]，前腹壁感觉异常和腹壁肌肉薄弱也有相关文献报道[52, 53]。这些并发症均是短期存在，并具有自愈性。笔者在手术中遇到一例射频后局部出血较严重的病例，射频结束后，肿块消融区周围就出现无回声区，随即行超声造影，发现局部出血部位，在超声造影引导下对出血部位进行凝血酶的直接注射，出血很快停止（图5-1-6-8）。术后观察，患者出现了肾周血肿，环绕一侧2/3肾脏，在严格卧床、血凝酶（立止血）2U q8h 肌注 ×3 天等内科保守治疗后，血肿未见扩大。患者出院后回家静养，2个月后复查时，血肿已消失。

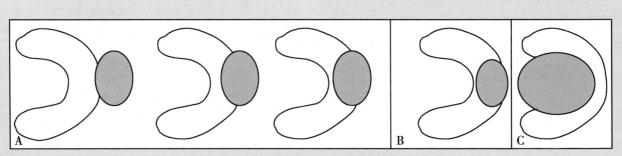

图 5-1-6-7 肾肿瘤位置的定义
A. 外生型；B. 肾实质型；C. 中央型（阴影部分为肾肿瘤）

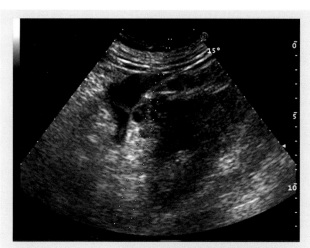

图 5-1-6-8 肾肿瘤射频消融后局部出血，可见肾周无回声区（积血）

2. 肠道损伤，少见，一旦发生相对凶险。

3. 输尿管狭窄和肾盂输尿管连接部狭窄，较少见。

4. 皮肤针道转移，William 等[54]报道了一例，患者出现5mm的肿瘤，切除后没有再复发。

5. 吸入性肺炎，Johnson 等[55]报道了一例最严重的并发症，该患者死于肾肿瘤射频消融后的吸入性肺炎。

6. 其他少见损伤尚有皮肤热损伤和神经肌肉损伤。

（二）预防及处理措施

1. 术后即刻评价很重要，除了观察治疗效果，也应观察有无出血等严重并发症存在。

2. 如发生出血，一般让患者严格卧床，加强止血等内科保守治疗均可治愈。但应严密观察，如果出血不止，可采用 DSA 下肾动脉栓塞术。

3. 手术中应结合 CT 检查，了解病灶与肠管的关系，进针时避开肠道，同时整个消融过程应控制热量播散范围，以避免肠道损伤。如果发现存在肠道损伤可能，术后应禁食，全量补液，观察患者有无发热、呕吐、

腹痛、血便等症状。如果仅是热量播散导致肠麻痹而不存在肠道穿孔，在禁食6小时后可望好转。一旦发现患者出现腹膜刺激征，应及时查腹部立卧位平片乃至腹部CT，明确肠道损伤部位及严重程度，请外科及时手术。

七、临床意义及评价

近年来，文献报道显示肾癌射频消融疗效令人满意[56,57]。Chodez 等[58]在对文献回顾后得出结论，对于直径小于3cm的肾癌，射频消融术因其治疗成功率高，住院时间短，并发症少，肾功能损伤小等，已成为肾部分切除术的有效替代治疗，特别是对于基础疾病严重，或情况特殊（如多灶肾癌、孤立肾、移植肾）的患者。笔者自2004年以来采用经皮 RFA 治疗一侧肾切除，另一侧肾再次发生肿瘤的患者取得了较好的效果。目前适应证已扩展到3cm 左右的小肾癌，随访疗效佳，90% 患者肿瘤得到完全灭活。

综上所述，超声引导下经皮肾肿瘤射频消融是一个很有效的治疗方法，对部分患者（尤其是小肾癌患者）有望成为取代传统手术治疗肾肿瘤的手段之一。

（胡兵　陈磊　郭倩）

第七节 肿瘤微波消融

近年来肾癌的治疗方式迅速发展，已由传统的开腹根治性或部分性肾切除术发展到可在腹腔镜下行根治或部分肾切除术，自 1997 年 Zlotta 等首次临床应用射频消融治疗肾癌以来，肾癌的消融治疗成为继腹腔镜手术后微创治疗的进一步发展。微波消融作为主要的热消融技术之一，具有疗效肯定、可保留较多正常肾单位、操作简便、患者易耐受、住院时间短、恢复快，以及并发症少等优点。总结目前国内外微波消融治疗肾癌报道，总体技术有效率达到 95% 以上，而对于小于 4cm 肿瘤完全消融率可达到 97% 以上。由于该技术较新，虽然尚未得到长期生存数据，但中短期生存率也可达到与肾切除治疗相媲美的效果，目前已成为肾肿瘤治疗的有效方法之一。

一、适应证

1. 单发且最大径 < 4cm 肾癌，可实现根治性消融。
2. 如行一侧肾脏根治性切除或部分肾切除，有可能导致肾功能不全的高危患者。
3. 一侧肾癌已切除，对侧肾有癌转移或新发癌。
4. 单发转移性肾癌。
5. 双侧肾癌（特别是具有家族遗传趋势的肾多发性肿瘤综合征患者，如 Von Hippel-Lindau 疾病及遗传性乳头状肾癌）。
6. 肾癌拒绝外科手术者。
7. 年老体弱，伴有严重心肺疾病、糖尿病等无法承受麻醉、手术创伤的肾癌患者。
8. 较大或生长较快的肾脏良性肿瘤，如错构瘤等。

二、禁忌证

1. 不可纠正的凝血功能障碍（血小板 < 30 × 10^9/L，凝血酶原时间 > 30 秒，凝血酶原活动度 < 40%）及血象严重异常的血液病。
2. 严重心肺疾病。
3. 严重感染。
4. 部分肾血管畸形（如动脉瘤）。
5. 顽固性大量腹水、意识障碍或恶病质。
6. 肿瘤紧邻肾盂、肠道为相对禁忌证。

三、操作前准备

（一）患者准备

1. 术前行必要的影像检查，如超声、超声造影及增强 CT 或增强 MRI，以详细了解病变的位置、形态、大小、肿瘤内部及周边血供情况及肿瘤与肾盂及周边肠道等结构的关系，确定最佳进针部位和途径。
2. 术前常规行胸部 X 线检查及心电图检查。合并心肺疾病者检查超声心动图、24 小时动态心电图及肺功能，在治疗前作充分准备并在麻醉通知单上注明，同时备药。
3. 术前行血尿便常规及肝功能、肾功能、血清四项、出凝血时间、凝血酶原时间、血糖等检查及检验。对有出血倾向者，术前使用血凝酶 1 支。
4. 术前患者需禁食水 12 小时，常规建立静脉通道。
5. 一般可在术前通过超声引导下 18G 针穿刺活检获取病灶标本以获得明确病理诊断，或在手术当中微波消融治疗前行穿刺活检。
6. 术前签署手术知情同意书。遵循知情同意原则，治疗前向患者或家属说明病情并介绍微波治疗的意义，治疗过程及治疗中和治疗后可能发生的并发症及其应对措施。

（二）操作室及人员

1. 操作室面积约 40~50m^2 为宜，要求能从容放置一台标准彩超仪，一张手术床，一套麻醉及呼吸、心电监护系统，1~2台介入治疗仪，1张手术操作无菌台，药品器械柜3个，写字台1张，超声影像工作站1套，污物清洗台及标本台等，以手术床为中心，各台仪器安放到位。

2. 操作室配有通风设施，房间消毒如无手术室空气净化条件，一般可采用紫外线消毒，地面采用容易清洗的材料，有地漏。

3. 房间具有空调系统用于调节适当的温度，水电设施齐备，最好可同时提供冷热水。

4. 墙面平整，应安装观片灯、传呼系统、电话线路、氧气管道及负压吸引器等装置。

5. 备有常规止血、止痛、抗过敏、纠正心律失常、升压及降压等急救药品，以及相应麻醉药品，专人管理，定期更换过期药品。

6. 在操作间边角设置约 3cm² 清洁区，清洗用过的器具，放置污物及标本。

7. 人员及职责

（1）超声医师 1 名，负责超声引导技术，包括术前定位、术中引导、实时监测及效果判断等工作。

（2）介入操作医师 1 名，负责穿刺放置消融针并同时进行疗效判断。

（3）麻醉医生 1~2 名，负责手术过程中的麻醉及患者生命体征监测。

（4）巡回护士 1~2 名，负责术前患者准备，术中器具供给和用药保障，术后患者的观察监护等。

（5）设备操作人员 2 名，1 人负责超声图像记录，调节超声仪，打印图文报告等；1 人负责微波消融仪操作。

（三）仪器、器具及材料

1. 麻醉及呼吸、心电监护系统

2. 超声引导装置

彩色多普勒超声仪 1 台，配有 2~5MHz 腹部探头及相应的穿刺引导架。

3. 微波仪

配有配套的各种型号的微波天线，配套或单独的测温系统。

4. 消毒物品

超声介入治疗包 1 个：内有直钳 1 把及弯钳 1 把，无菌纱布、棉球若干，碘伏、75% 酒精等，另配备有消毒微波天线固定钳 1~2 把。

5. 药品

局麻药品 2% 盐酸利多卡因，静脉麻醉药品丙泊酚、芬太尼等，急救药品。

四、操作方法及步骤

1. 如采用静脉麻醉，应连接麻醉监护仪。局麻者则需治疗前 20~30 分钟肌注哌替啶 50mg、地西泮 10mg。操作前再次测量患者的血压、脉搏。

2. 确认微波仪处于工作状态（高压灯已亮），并按治疗前确定的方案设定输出功率和作用时间。

3. 患者的体位以超声检查时能在穿刺引导线上清楚地显示肿瘤为原则，患者可选用平卧位或斜/侧卧位，腰部适当垫高。超声检查显示肾肿瘤的位置和肿瘤血管的分布，确认进针途径，测量沿穿刺引导线上表皮至肿瘤底部的距离，并在引导针相应的部位作标定。

4. 操作区常规皮肤消毒，铺无菌巾。无菌探头和穿刺导向器连接好后再次确认进针点。1% 利多卡因局部麻醉，尖刀在皮肤上切开 2mm 的小口。超声引导下将微波电极穿刺至预定的肿瘤部位。测温针根据需要放置。治疗性测温，应将测温针置于设定的肿瘤灭活的边界外缘；保护性测温可将测温针置于肾盂、肠管等需要保护的部位。穿刺针和测温针放好后，局部麻醉者可直接进行微波治疗。需静脉麻醉者，可给予静脉麻醉药让患者安静入睡后进行微波治疗。

5. 声像图上监测辐射后回声的改变,同时观察肾脏周围及腹腔内有无异常积液,测温针动态监测温度的变化,可根据温度的变化适当调控辐射能量。治疗中麻醉医师通过监护仪连续监测患者的血压、脉搏、呼吸和血氧饱和度,及时调整麻醉药量。完成微波辐射后,将天线退出。一般退针时需凝固针道,以防出血也可减少针道种植的机会。退针后切口酒精消毒,敷无菌纱布。待患者清醒后,经麻醉师同意,抬下手术床。患者在恢复室观察 30 分钟,生命体征无异常,平车送回病房。

五、技术要点及注意事项

1. 准确地穿刺肿瘤将微波电极放在预定的部位,是保证疗效的关键。这需要引导者和操作者熟练配合,同时也需要患者呼吸动作的配合。

2. 应尽可能地避免患者在深吸气或呼气状态下穿刺。尽量是在平静呼吸过程中平稳进针穿刺。左肾肿瘤消融尽量避开脾脏穿刺。

3. 电极的摆放和凝固的次序。在微波辐射前应先将本次治疗所有消融针摆放在肿瘤内预定部位,否则组织受热时声像图上形成的强回声区使得再次穿刺难以辨别针尖的位置。同样道理,应先凝固肿瘤深部,然后退针凝固肿瘤的浅部。

4. 微波针为 15G 粗针,穿刺不满意时,禁止反复试穿,这样易引起出血及肿瘤种植。如穿刺中发生天线偏移预定点,应用微波电极辐射进行针道凝固后方可退针;或是设计进第二针,达到互补凝固作用。

5. 消融治疗后要密切注意患者肾功能情况,有无血尿及肾功能异常表现。

6. 血糖升高的患者治疗前控制空腹血糖水平 < 8mmol/L,以减少感染的并发症。

7. 肾肿瘤消融时需注意保护集合系统,尤其是非外凸性肿瘤。另外肾周经常紧邻肠道,消融时需测温保护,必要时联合人工液腹技术。

六、并发症及其预防与处理

目前文献报道证实微波消融在治疗肾肿瘤方面安全性较高。主要报道的并发症包括:

1. 出血

表现为肾周血肿、血尿(镜下或肉眼)。多为自限性,不需要治疗;肿瘤越大发生此并发症的可能性随之增加,中央型肾肿瘤发生概率较外生性大。电极如置入肾集合系统,会导致术后血尿。肾周血肿的发生率为 2%~5%。术前良好的定位、术中密切的动态监视以及术后密切观察生命体征的变化是预防和早期发现出血并发症的主要方法。

2. 输尿管狭窄

多考虑为消融损伤所致,肾盂输尿管连接处狭窄,可行介入治疗。

3. 邻近器官组织的损伤

如结肠穿孔、胰腺损伤、肝脏损伤等,此类并发症发生率很低,约为 1%,穿刺消融时应尽量避免伤及上述脏器,若发生损伤应请专科会诊处理。

4. 尿瘘

较少发生,主要由于术中消融区域涉及肾集合系统所致,多数可通过引流治愈,必要时请泌尿科会诊。

5. 穿刺针道肿瘤种植

理论上可能发生,但尚未见报道。

6. 其他

肾脓肿、胸腔大量积液等,均较少发生。

七、临床意义及评价

与肝肿瘤的微波消融相比，微波治疗肾肿瘤尚处于初步研究阶段，主要用于治疗小肾癌（表5-1-7-1）。多数研究认为该技术治疗小肾癌能够完全灭活肿瘤，取得良好的局部肿瘤控制效果[59-64]，完全消融率达94.4%~100%，3年总体生存率为97.8%，没有出现严重并发症。多因素分析显示肿瘤的数目、生长方式和消融时间是独立的预后危险因素。然而，Castle等[65]回顾了他们经腹腔镜或经皮微波消融治疗10例患者的经验，结果却与多数研究不同，不甚理想，肿瘤平均大小为3.65cm，在中位随访18个月内复发率高达38%，术中严重并发症发生率为10%，术后为20%。造成该研究结果不理想的原因可能是50%的肿瘤侵及了集合系统，且治疗使用了消融范围较大的915MHz（辐射尖端3.7cm）频率微波，造成了不必要的损伤。

表5-1-7-1　微波消融小肾癌文献统计

作者	肿瘤数目	肿瘤大小(cm)	天线类型	频率(MHz)	完全消融率(%)	局部复发率(%)	并发症发生率(%)	中位随访(月)
Liang 等	12	2.5	水冷	2450	100	0	0	11
Carrafiello 等	12	2.0	水冷	915	100	0	0	6
Muto 等	10	2.75	水冷	915	100	0	0	13
Bai 等	23	2.8	水冷	2450	94.4	0	0	20
Yu 等	46	3.0	水冷	2450	98	0	0	20.1
Castle 等	10	3.65	水冷	915	NA	38	40	18

解放军总医院肾癌消融团队正在收集更多数量的患者并延长随访时间，以提供微波消融治疗肾癌的远期疗效。在2006年4月至2013年12月期间，对97例患者［70例男性，27例女性，年龄在22~87岁，平均年龄为（65.0 ±14.4）岁］的102个小肾肿瘤［（肿瘤大小为0.6~4.0cm；平均大小为（2.7 ± 0.9）cm］进行了超声引导下微波消融治疗。其中32个病灶（31.4 %）紧邻肠道或者肾脏集合系统。85个结节经1次微波消融即获成功，17个结节进行了2次消融治疗。技术有效率为100%，局部肿瘤控制率为98.0 %（100/102），2例肿瘤局部进展，患者分别接受了放射治疗和肾切除术。1、3、和5年总生存率分别为98.4%、96.7% 和96.7%。1、3和5年无病生存率分别为96.0%、88.3% 和84.3 %。消融边界在增强MRI/CT及超声造影上显示清晰，并随时间延长而逐渐缩小（图5-1-7-1，图5-1-7-2）。其中6例出现严重并发症，包括1例肝性脑病并肝功能异常（合并肝硬化），1例尿道瘘（合并糖尿病形成脓肿继发尿瘘，经置管引流痊愈），1例肠穿孔（肿瘤邻近结肠，经手术治疗后痊愈），1例动静脉瘘（经超声引导下瘘口处凝血酶注射治愈），2例大量胸腹水（经置管引流痊愈）。该团队同时分析了合并肾功能不全的肾癌患者微波消融治疗效果，消融前患者的血清肌酐均不正常，平均水平为261.2μmol/L，尿素氮为10.9μmol/L，术后的肌酐及尿素氮水平没有与术前发生显著差异。这表明微波消融肾肿瘤对于肾功能不全的患者来说是一种有效且相对安全的治疗措施[66]。

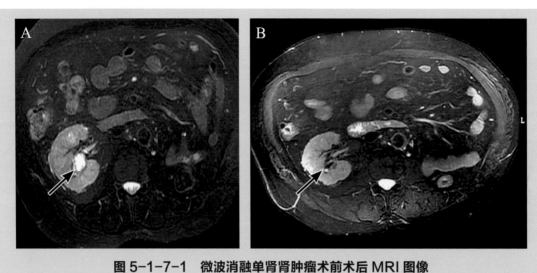

图 5-1-7-1 微波消融单肾肾肿瘤术前术后 MRI 图像

男性，66 岁，肿瘤突向肾盂，大小约 1.9cm×1.9cm，病理为肾透明细胞癌。A. 术前 MRI T2 显示肿瘤呈高信号（↑）；B. 术后 10 个月 MRI T2 显示消融区（↑）为低信号，肿瘤完全坏死

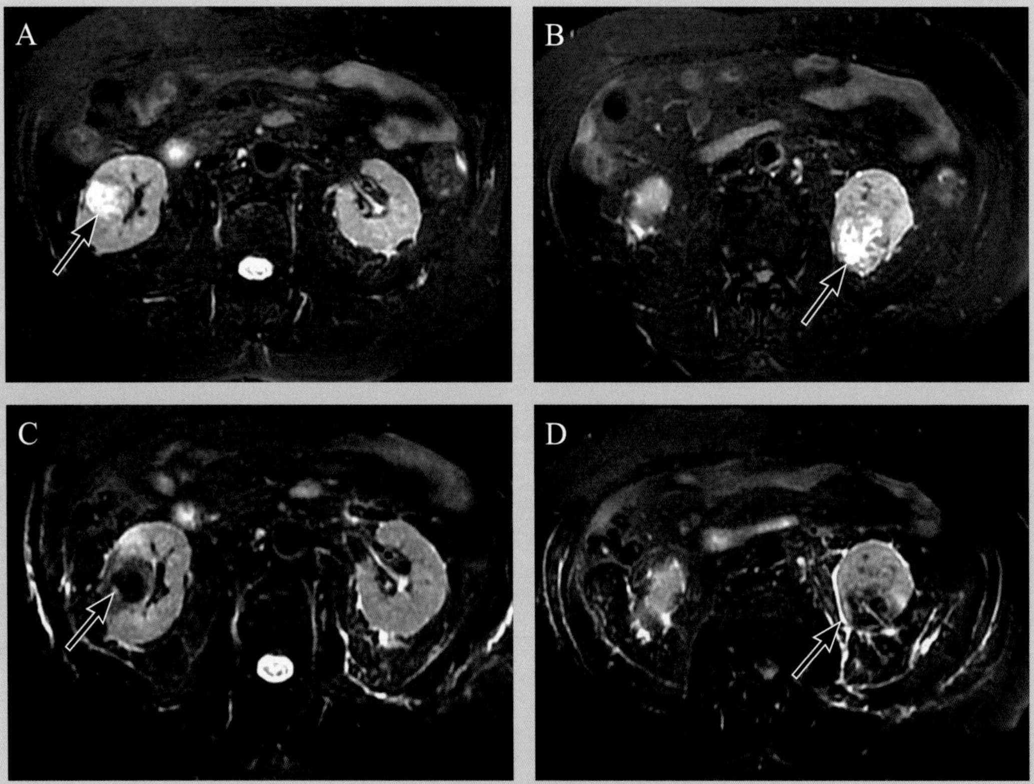

图 5-1-7-2 微波消融双肾肿瘤术前术后 MRI 图像

男性，79 岁，双肾占位，右侧大小约 3.0cm×2.6cm，左侧大小约 4.0cm×3.6cm，病理为肾透明细胞癌。
A. 术前增强 MRI 显示右侧肿瘤 T2 呈高信号（↑）；B. 术前增强 MRI 显示左侧肿瘤 T2 呈高信号（↑）；
C. 术后 3 个月增强 MRI 显示右侧肿瘤消融区（↑）为无增强，肿瘤完全坏死；
D. 术后 3 个月增强 MRI 显示左侧肿瘤消融区（↑）为无增强，肿瘤完全坏死

Guan 等[67]进行了一项前瞻随机对照试验比较微波消融与肾切除手术疗效，结果显示微波组的失血量、并发症、术后肾功能损伤要好于局部肾切除组。他们报道微波消融治疗后 3 年的无复发生存率为 90.4 %，局部肾切除手术为 96.6 %，二者之间无统计学差异。Yu 等[68]报道了他们的回顾性研究显示微波组的 5 年生存率为 97.1%，开腹手术组为 97.8%，二者可比。微波消融和后腹膜腹腔镜肾切除术对于小肾癌的疗效显示，微波组的 5 年生存率（97 %）与手术（98 %）相媲美，

微波组的消融时间、住院时间更短，失血量更少。到目前为止，还没有其他的比较研究来报道微波消融与其他消融治疗模式在肾癌中效果差异。

总之，微波消融作为一种保留肾单位的新技术是很有应用前景的。对于特定的肾癌患者来说是一种安全有效的技术，小肾癌治疗可以达到与手术切除相似的结果。该技术为肾肿瘤患者，包括部分失去手术切除机会的患者提供了一种安全、有效的微创治疗模式。

（梁萍　于杰　窦健萍）

参考文献

1. Berlyne GM.Ultrasonics in renal biopsy：an aid to determination of kidney position.Lancet，1961，30（2）：750-751.

2. Goldberg BB，Pollack HM，Kellerman E.Ultrasonic localization for renal biopsy.Radiology，1975，115（1）：167-170.

3. 陈敏华，董宝玮，李建国，等．超声引导穿刺术对肾脏疾病的应用．中国泌尿外科杂志，1985，6（6）：325-327.

4. Manno C，Strippoli GF，Arnesano L et al.Predictors of bleeding complications in percutaneous ultrasound-guided renal biopsy.Kidney Int，2004，66：1570-1577.

5. Waldo B，Korbet SM，Freimanis MG，et al.The value of postbiopsy ultrasound in predicting complications after percutaneous renal biopsy of native kidneys.Nephrol Dial Transplant，2009，24：2433-2439.

6. Hergesell O，Felten H，Andrassy K，et al.Safety of ultrasound-guided percutaneous renal biopsy-retrospective analysis of 1090 consecutive cases.Nephrol Dial Transplant，1998，13：975-977.

7. 蒋珺，陈亚青，周永昌，等．超声引导下经皮肾穿刺活检术并发症分析．中国超声医学杂志，2006，22（11）：858-860.

8. Stiles KP，Yuan CM，Chung EM，et al.Renal biopsy in high-risk patients with medical diseases of the kidney.Am J KidneyDis，2000，36（2）：419-433.

9. 姚小丹，王庆文，俞雨生，等．一种更实用更安全的肾活检技术——斜角进针负压吸引法．肾脏病与透析肾移植杂志，1993，2（5）：421-425.

10. 王茜，刘厚勤．超声定位经皮盲穿肾活检术 102 例分析．医学影像学杂志，2003，13（4）：258-259.

11. Maya ID，Maddela P，Barker J，et al.Percutaneous renal biopsy：Comparison of blind and real-time ultrasound-guided technique. Seminars in Dialysis，2007，20（4）：355-358.

12.《肾细胞癌诊断治疗指南》编写组．肾细胞癌诊断治疗指南（2008年第一版）．中华泌尿外科杂志，2008，30（1）：63-69.

13. Caoili EM，Bude RO，Higgins EJ，et al.Evaluation of sonographically guided percutaneous core biopsy of renal masses.Am J Roentgenol，2002，179（2）：373-378.

14. Wang R，Wolf JS，Wood DP Jr，et al. Accuracy of percutaneous core biopsy in management of small renal masses.Urology，2009，73（3）：586-590.

15. 刘颖，宋希双，付启忠，等．经皮肾穿刺活检术对肾脏小肿瘤的诊断．中华全科医师杂志，2012，11（1）：57-59.

16. 徐繁华，胡兵．经皮射频消融治疗肾癌．中国医学影像技术，2006，22（5）：779-781.

17. 周永昌，陈曾德，金三宝，等．实时二维超声引导下肾囊肿的穿刺疗法//熊汝成．泌尿外科论著．上海：上海科学技术文献出版社，1987.

18. 周永昌．肾囊肿穿刺硬化治疗//董宝玮．临床介入性超声学．北京：中国科学技术出版社，1990：231-235.

19. 周永昌，陈亚青．泌尿系疾病超声诊断与介入治疗．北京：科学技术文献出版社，2002.

20. 章建全，盛建国，卢峰，等．超声引导经皮注射聚桂醇硬化治疗肝、肾囊肿．中华超声影像学杂志，2013，22（6）：505-507.

21. Xue J，Geng X.Curative effect of lauromacrogol and absolute ethyl alcohol injection guided by ultrasound on simplex hepatic cyst.Pak J Pharm Sci，2015，28（2）：697-700.

22. 曲振鹏，陈志奎，何以牧，等．超声介导复方聚桂醇化学消融肿瘤的实验研．中华超声影像学杂志，2014，23（1）：62-65.

23. El-Kader OA，Mohyelden K，Metwally AH，et al.Ethanolamine oleate vs.absolute ethanol as sclerosing agents for treating symptomatic simple renal cysts.Arab J Urol，2014，12（4）：294-298.

24. Goodwin WE，Casey WC，Woolf W.Percutaneous trocar（needle）nephrostomy in hydronephrosis.Journal of the American Medical Association，1955，157（11）：891-894.

25. Pedersen JF，Cowan DF，Kristensen JK，et al.Ultrasonically-Guided Percutaneous Nephrostomy：Report of 24 Cases 1.Radiology.1976，119（2）：429-431.

26. 高小峰，孙颖浩，来丽丽，等．超声引导经皮肾穿刺造瘘术（附110 例报告）．中华泌尿外科杂志，2004，25（5）：310-310.

27. Sood G，Sood A，Jindal A，et al.Ultrasound guided percutaneous nephrostomy for obstructive uropathy in benign and malignant diseases.IntBrazJUrol，2006，32（3）：281-286.

28. 经翔，丁建民，王克明，等．超声引导经皮穿刺肾造瘘术治疗肾积水的临床分析．中国超声医学杂志，2008，24（5）：472-474.

29. Martino P.［Ultrasound-guided percutaneous nephrostomy］.Archivio italiano di urologia，andrologia：organo ufficiale ［di］Societa italiana di ecografiaurologica e nefrologica/Associazionericerche in urologia，2000，72（4）：324-327.

30. Skolarikos A，Alivizatos G，Papatsoris A，et al.Ultrasound-guided percutaneous nephrostomy performed by urologists：10-year experience.Urology，2006，68（3）：495-499.

31. Wah T，Weston M，Irving H.Percutaneous nephrostomy insertion：outcome data from a propspective multi-operator study at a UK training centre.ClinRadiol，2004，59（3）：255-261.

32. Degirmenci T，Gunlusoy B，Kozacioglu Z，et al.Utilization of a modified Clavien Classification System in reporting complications after ultrasound-guided percutaneous nephrostomy tube placement：Comparison to standard Society of Interventional Radiology practice guidelines.Urology，2013，81（6）：1161-1167.

33. Agostini S，Dedola G，Gabbrielli S，et al.A new percutaneous nephrostomy technique in the treatment of obstructive uropathy.La RadiologiaMedica，2002，105（5-6）：454-461.

34. Mahmood T，Younus R，Ahmad F，et al.Ultrasound as a reliable guidance system for percutaneous nephrostomy.J Coll Physicians Surg Pak，2007，17（1）：15-18.

35. Von der Recke P，Nielsen M，Pedersen J.Complications of Ultrasound-Guided Nephrostomy A 5-Year Experience.Acta Radiologica，1994，35（5）：452-454.

36. 陈志强、王树声、桂泽红.应用输尿管镜治疗上尿路结石梗阻并发急性肾功能衰竭（附11例报告）.中华泌尿外科杂志，1998，19（9）：524-526.

37. Ramchandani P，Cardella JF，Grassi CJ，et al.Quality improvement guidelines for percutaneous nephrostomy.J Vasc Interv Radiol，2003，14（9）：S277-S281.

38. Li J，Xiao B，Hu W，et al.Complication and safety of ultrasound guided percutaneous nephrolithotomy in 8025 cases in China.Chin Med J，2014，127（24）：4184-4189.

39. Türk C，Knoll T，Petrik A，et al.EAU guidelines on urolithiasis.2015，19-20.

40. Fernstrom I，Johansson B.Percutaneous pyelolithotomy.A new extraction technique.Scand J Urol Nephrol，1976，10：257-259.

41. Wein J，Kavoussi R，Novick C，et al.Campbell-Walsh Urology.9th ed.Singapore：Elsevier，2007.

42. Kukreja R，Desai M，Patel S，et al.Factors affecting blood loss during percutaneous nephrolithotomy：prospective study.J Endourol，2004，18（8）：715-722.

43. Desai J，Zeng G，Zhao Z，et al.A novel technique of ultra-mini-percutaneous nephrolithotomy：introduction and an initial experience for treatment of upper urinary calculi less than 2 cm.Biomed Res Int，2013，2013：490793.

44. 夏磊、薛蔚、陈奇、等.超声引导微通道经皮肾镜下碎石术的应用研究（附896例报告）.临床泌尿外科杂志，2008，23（2）：85-87.

45. Zlotta AR，Wildschutz T，Raviv G，et al.Radio frequency interstitial tumor ablation（RITA）is a possible new modality for treatment of renal cancer：ex vivo and in vivo experience.J Endourol，1997，11（4）：251-258.

46. Goldberg SN，Dupuy DE.Image-guided radiofrequency tumor ablation：challenges and opportunities：part Ⅰ.J VascInterventRadiol，2001，12（10）：1021-1032.

47. 胡兵、李佳.超声引导下肾肿瘤射频消融微创治疗//周永昌、陈亚青.泌尿系疾病超声诊断与介入治疗.北京：科学技术文献出版社，2002：245-246.

48. 胡兵，李佳.泌尿超声进展.肾、前列腺射频消融基础与临床研究.中华医学超声杂志（电子版），2011，8（3）：1-3.

49. McGovern FJ，Wood BJ，Goldberg SN，et al.Radiofrequency ablation of renal cell carcinoma via image guided needle electrodes.J Urol，1999，161（2）：599-600.

50. Merkle EM，Shonk JR，Duerk JL，et al.MR-guided RF thermal ablation of the kidney in a porcine model.AJR Am Roentgenol，1999，173（3）：645-65.

51. Gervais DA1，McGovern FJ，Wood BJ，et al.Radio-frequency ablation of renal cell carcinoma：early clinical experience.Radiology，2000，217（3）：665-672.

52. Ahrar K，Matin S，Wood CG，et al.Percutaneous radiofrequency ablation of renal tumors：technique，complications，and outcomes.J VascIntervRaiol，2005，16（5）：679-688.

53. Farrell MA，Charboneau WJ，DiMarco DS，et al.Imaging-guided radiofrequency ablation of solid renal tumors.Am J Roentgenol，2003，180（6）：1509-1513.

54. William WM，Damian ED，Pranay MP，et al.Imaging-guided percutaneous radiofrequency ablation of solid renal masses：techniques and outcomes of 38 treatment sessions in 32 consecutivepatients.AJR，2003，180（6）：1503-1508.

55. Johnson DB，Solomon SB，Su LM，et al.Cadeddu JA Defining the complication and radiofrequency ablation of small renal tumor：a multi-instifusional review.J Urol，2004，172（3）：874-877.

56. Gervais DA，McGovern FL，Arellano RS，et al.Radiofrequency ablation of renal cell carcinoma：part 1，Indications，results，and role in patient management over a 6-year period and ablation of 100 tumors.Am J Roentgenol，2005，185（1）：64-71.

57. Zagoria RJ，Traver MA，Werle DM，et al.Oncologic efficacy of CT-guided percutaneous radiofrequency ablation of renal cell carcinomas.Am J Roentgenol，2007，189（2）：429-436.

58. Chodez M，Fiard G，Arnoux V，et al.Ablative treatments in localised renal cancer：Literature review in 2014.Prog Urol，2015，25（9）：499-509.

59. Liang P，Wang Y，Zhang D，et al.Ultrasound guided percutaneous microwave ablation for small renal cancer：initial experience.J Urol，2008，180：844-848.

60. Carrafiello G，Mangini M，Fontana F，et al.Single-antenna microwave ablation under contrast-enhanced ultrasound guidance for treatment of small renal cell carcinoma：preliminary experience.Cardiovasc Interv Radiol，2010，33：367-374.

61. Clark PE，Woodruff RD，Zagoria RJ，et al.Microwave ablation of renal parenchymal tumors before nephrectomy：phase I study.Am J Roentgenol，2007，188（5）：1212-1214.

62. Muto G，Castelli E，Migliari R，et al.Laparoscopic microwave ablation and enucleation of small renal masses：preliminary experience.Eur Urol，2011，60：173-176.

63. Bai J，Hu Z，Guan W，et al.Initial experience with retroperitoneoscopic microwave ablation of clinical T（1a）renal tumors.J Endourol，2010，24（12）：2017-2022.

64. Yu J，Liang P，Yu XL，et al.US-guided percutaneous microwave ablation of renal cell carcinoma：intermediate-term results.Radiology，2012，263（3）：900-908.

65. Castle SM，Salas N，Leveillee RJ.Initial experience using microwave ablation therapy for renal tumor treatment：18-month follow-up.Urology，2011，77（4）：792-797.

66. Moreland AJ，Ziemlewicz TJ，Best SL，et al.High-powered microwave ablation of t1a renal cell carcinoma：safety and initial clinical evaluation.J Endourol，2014，28（9）：1046-1052.

67. Guan W，Bai J，Liu J，et al.Microwave ablation versus partial nephrectomy for small renal tumors：intermediate-term results.J Surg Oncol，2012，106（3）：316-321.

68. Yu J，Liang P，Yu XL，et al.US-guided percutaneous microwave ablation versus open radical nephrectomy for small renal cell carcinoma：intermediate-term results.Radiology，2013，23：130275.

第二章　肾　上　腺

【概述】

随着影像技术的发展，肾上腺病变的检出可以通过多种影像实现，包括超声、CT、MRI、PET 等。超声的腹部分辨率较高，费用较低，操作方便，对早期的病灶的检出发挥重要作用。超声引导下穿刺活检是一种安全、微创的技术，是获取病理学诊断重要手段，同时为患者下一步治疗提供根据。肾上腺病灶传统治疗方法为外科手术，但肿瘤消融治疗技术的发展，超声引导下消融治疗在该领域已占有重要地位。该技术是在超声实时引导和检测下，将消融针直接穿刺进入病灶，进行消融治疗，相比外科切除，具有创伤小、疗效确切、治疗时间短、并发症少、患者恢复快等优势，所以该技术在临床上将有广阔的应用前景。

第一节　肿块活检

肾上腺位于腹膜后，位置较深，其周围毗邻的脏器有肝、肾、肠管等。肾上腺肿瘤根据有无内分泌功能分为功能性肿瘤和非功能性肿瘤。功能性肿瘤患者较早出现相应的症状及体征，再结合影像学及实验室检查，有利于疾病的诊断。非功能性肿瘤患者发现较晚，且临床诊断较困难。超声引导下穿刺活检术是确诊肾上腺肿瘤病理类型的重要手段，能够为后续治疗方案提供直接证据。

一、适应证

凡有肾上腺占位性病变（除外功能性肾上腺肿瘤），其诊断、病变程度、治疗和预后等问题尚未解决或不明确者，而且其部位能被超声影像所清晰显示，有安全的穿刺路径，原则上均适宜进行超声引导穿刺组织学活检。

常见情况有：

1. 怀疑无功能性原发性或转移性肾上腺肿瘤。
2. 囊性或囊实性占位性病变的诊断和鉴别诊断。

二、禁忌证

1. 功能性肾上腺肿瘤。
2. 明显出血倾向和（或）凝血功能障碍者。
3. 严重感染者。

三、操作前准备

（一）患者准备

1. 明确活检适应证后，应向患者解释活检的必要性及安全性，并简要说明操作过程，消除其顾虑，争取最佳配合。
2. 术前行必要的影像检查，如超声、超声造影及增强 CT 或增强 MRI，以详细了解病变的位置、形态、大小、肿瘤内部及周边血供情况及肿瘤与肾及周边肠道等结构的关系，确定最佳进针部位和途径。
3. 术前检查包括两次以上的血压测定，已有高血压者积极控制血压。
4. 术前行血常规、血清四项、出凝血时间、凝血酶原时间、血糖、儿茶酚胺等内分泌功能等检验。对有出血倾向者，术前、后用维生素 K 和血凝酶各 1 支。

5. 术前已用抗凝治疗者应停用抗凝药物、抗血小板药物至少一周以上，并复查凝血指标。

6. 术前患者需禁食水 8 小时，常规建立静脉通道。

7. 术前签署手术知情同意书。遵循知情同意原则，治疗前向患者或（及）其亲人或监护人说明活检的必要性和可能引起的各类并发症，解释交代相关注意事项，必须取得书面同意。

8. 非急诊的女性患者应避开月经期。

9. 焦虑者及不能合作者可酌情应用镇静剂。

（二）器械及药品准备

1. 穿刺针的选择：目前最常采用的是粗针组织检查（core-needle biopsy，CNB），通常选用 18G 的带针芯粗针，如 Tru-cut 槽针，并配合半自动或全自动活检枪。

2. 备好发生高血压危象的抢救药品。

3. 穿刺开始前为患者连接好心电血压监护。

四、操作方法

1. 体位

受检患者取俯卧位，腹部肋缘下（相当于肾区位置）垫以 5~10cm 高的棉枕以减少肾脏移动。双上肢置于两侧，头向一侧偏斜。嘱患者平静呼吸。特殊情况下可采用侧位。

2. 皮肤消毒

通常采用 1% 碘伏消毒液消毒至少 2 遍消毒范围上至肩胛下线，下至髂后上棘连线，两侧至腋后线，然后铺巾。

3. 穿刺点定位

在实时超声引导下，操作者能观察到穿刺针的进入路径及深度，因而减少了风险，提高了成功率。

4. 探头位置

通常置于患者平静呼气末状态下肾上腺病变所在位置，力求避免胸廓肋骨的阻拦。适当调整超声探头位置和方向，使病变轮廓显示清晰，避开大血管，测定穿刺距离。

5. 局麻

皮内局麻及沿进针途径作皮下局麻，通常将注射器造成负压的同时先进针，如无出血，边退出注射针边注射局麻药液。

6. 穿刺方法

在穿刺进针前嘱患者屏气，彩色多普勒超声观察所选定的穿刺路径，避开血管，迅速进针至病灶前缘扣动自动活检枪的扳机，弹射针芯刺入病灶后，连带触发使针鞘切割嵌入针芯凹槽内的组织，在瞬间内完成切割组织后迅速拔出穿刺针，完成一次穿刺活检过程。常穿 2~3 针。（图 5-2-1-1）

7. 送检

按各项病理检查的要求分割病变组织及处理即刻送检。

8. 穿刺术后伤口敷以纱布，胶布固定。

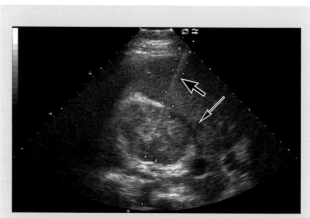

图 5-2-1-1 右侧肾上腺肿瘤穿刺活检
↑：肿瘤；↑：穿刺针

五、技术要点及注意事项

1. 应尽可能地避免患者在深吸气或呼气状态下穿刺。最好是在平静呼吸过程中的吸气一半时屏气不动。此刻穿刺，所贯通形成的腹壁腹膜孔与肝表面孔在其后的正常呼吸状态下移动错位较小，并且肋间已展开，有利于声像图的观察。

2. 操作过程中要密切注意患者血压及心电图情况，有无高血压危象发生。

3. 穿刺术后均应采用手指或大鱼际部压迫穿刺点10~20分钟，早期（术后6小时内）应常规检测血压、脉搏、尿色、皮肤面色、出汗情况、腰腹部症状及体征。

六、并发症及其预防与处理

1. 轻微疼痛一般不需要特殊处理，可给予镇痛药物缓解。

2. 出血常表现为腹膜后血肿，多为自限性，多不需要治疗。

3. 邻近器官组织的损伤如肾脏损伤、胰腺损伤、肝脏损伤等，此类并发症发生率很低。

4. 对后期穿刺针道肿瘤种植可消融、手术切除或放疗等治疗。

5. 高血压危象较少发生，多由于穿刺刺激肿瘤或肾上腺组织引起儿茶酚胺的释放入血引起，穿刺时尽量避免损伤正常的肾上腺组织。高血压危象是致命性的，应立刻进行急救。

七、临床意义及评价

肾上腺无功能性肿瘤主要有腺瘤、腺癌、脂肪瘤、转移瘤等。无功能性腺瘤患者一般体检发现，无明显症状，肿瘤呈类圆形，形态较规整；无功能性皮质腺癌一般形态不规则，直径常 > 5cm，可伴有坏死及钙化等，增强影像可见不均匀强化；髓样脂肪瘤较罕见，由多种成分组成，边界较清；这三种类型肿瘤影像学很多情况下表现不典型，很难确诊，一般需要超声引导下穿刺活检肿瘤组织并进行病理诊断。转移瘤在临床中并不少见，易发生肾上腺转移的恶性肿瘤主要有肺癌、乳腺癌、肾癌等[1]，肾上腺转移癌一般可结合肿瘤病史及影像学表现进行诊断，若影像学表现不典型或原发灶不明确可行穿刺活检术并进行病理学诊断。Schuurbiers 等[2] 对85例肺癌合并左侧肾上腺占位患者进行超声引导下肾上腺病变穿刺活检，结果仅有5.9%（5/85）为阴性诊断，穿刺活检诊断敏感性为86%。孙思予等[3] 对35例无功能性肾上腺肿瘤患者行超声引导细针穿刺活检和组织学诊断，随后进行手术切除组织的病理诊断和19个月的随访，得出穿刺活检诊断敏感性为87.9%，特异性100%。范瑾等[4] 对22例肾上腺占位性病变进行超声引导下穿刺活检，最终均获得了明确的诊断结果，同时没有出现严重并发症。目前有关超声引导下穿刺活检在肾上腺诊断方面的应用较为广泛，该技术具有创伤小、操作难度相对较小等优点，但是如何提高取材的诊断敏感性是需要进一步研究的问题。

（梁萍　刘方义　任超）

泌尿系及男性生殖系介入超声

第五篇

387

第二节　肿瘤微波消融

肾上腺肿瘤可分为原发性肿瘤和转移性肿瘤。原发性肿瘤较为常见，主要包括嗜铬细胞瘤、醛固酮瘤、非功能性腺瘤、皮质癌等；肾上腺也是转移癌的好发部位，易发生肾上腺转移的原发肿瘤主要有肺癌、黑色素瘤、肾癌、乳腺癌等[5]。手术切除是肾上腺肿瘤的首选治疗方法，但其创伤较大、术后并发症发生率较高。近几年微创治疗得到了快速发展，其中微波消融技术是应用较为广泛的技术，在肾上腺肿瘤的治疗方面也积累了一定的经验，现就目前技术应用进行总结。

一、适应证

1. 根治性治疗者肿瘤最大直径 ≤ 5cm，肿瘤数量 ≤ 3 个。

2. 姑息性减瘤治疗者肿瘤最大径 > 5cm，肿瘤数量 > 3 个。

3. 超声引导下有合适的进针入路，肿瘤能够清晰显示。

4. 患者一般情况好，能够耐受微波消融治疗。

二、禁忌证

1. 不可纠正的凝血功能障碍（血小板 < 30×10⁹/L，凝血酶原时间 > 30 秒，凝血酶原活动度 < 40%）及血象严重异常的血液病。

2. 各脏器功能衰竭，意识障碍或恶病质。

3. 严重感染。

4. 高血压及肾上腺危象不能控制者。

5. 有功能的肾上腺肿瘤视为相对禁忌证。

三、操作前准备

1. 对患者进行体检，询问病史（含有无出血史、腹部手术病史、感染史、糖尿病、心血管疾病等）。

2. 检查血尿常规、凝血功能、心电图，老年人或疑有心肺功能不全者需有心肺功能检查结果。

3. 检查肾上腺相关内分泌指标，必要时在治疗前给予预防性内分泌治疗。

4. 充分向患者解释治疗过程及可能发生的并发症等，征得患者及家属同意并签署知情同意书。

5. 患者空腹 8 小时以上，局麻下治疗患者可于治疗前半小时给予适当镇静镇痛药物（如哌替啶、地西泮等），以便患者更好配合。

6. 建立静脉通道，以便于术中给药。

四、操作方法（图 5-2-2-1）

1. 可选择局麻穿刺加静脉麻醉、镇痛加局麻或硬膜外麻醉方式，如采用静脉麻醉，连接麻醉监护仪。局麻者则需治疗前 20~30 分钟肌注哌替啶 50mg、地西泮 10mg。操作前再次测量患者的血压、脉搏。

2. 确认微波仪处于工作状态（高压灯已亮），并按治疗前确定的方案设定输出功率和作用时间。

3. 患者的体位以超声检查时能在穿刺引导线上清楚地显示肿瘤为原则，可选用平卧位或斜/侧卧位，治疗侧适当垫高。超声检查显示肾上腺肿瘤的位置和肿瘤血管的分布，确认进针途径，测量沿穿刺引导线上表皮至肿瘤底部的距离，并在引导针相应的部位作标定。

4. 操作区常规皮肤消毒，铺无菌巾。无菌探头和穿刺导向器连接好后再次确认进针点。1% 利多卡因局部麻醉，尖刀在皮肤上切开 2mm 的小口（如需放皮肤保护套管应将切口沿至 4~6mm，并用血管钳分离皮下组织）。超声引导下将微波电极穿刺至预定的肿瘤部位。对于 ≤ 2cm 的肿块，一般将微波天线置于其中心，一次辐射即可凝固灭活；对于 > 2cm 的肿块，根据肿块大小，需置入多根微波天线，或用多消融球组合覆盖整个肿块。测温针根据需要放置。治疗性测温，应将测温针置于设定的肿瘤灭活的边界外缘；保护性测温可将测温针置于肠管旁等需要保护的部位。穿刺针和测温针放好后，局部麻醉者可直接进行微波治疗。需静脉麻醉者，可给予静脉麻醉药让患者安静入睡后进行微波治疗。需要人工腹水等辅助治疗者先进行相应操作，满意后再行消融治疗。

5. 声像图上监测辐射后回声的改变，同时观察肾周和腹腔有无异常积液，测温针动态监测温度的变化，可根据温度的变化适当调控辐射能量。治疗中麻醉医师通过监护仪连续监测患者的血压、脉搏、呼吸和血氧饱和度，及时调整麻醉药量。完成微波辐射后，将电极退出。一般退针时需凝固针道，以防出血也可减少针道种植的机会。退针后切口酒精消毒，敷无菌纱布。待患者清醒后，经麻醉师同意，抬下手术床。让患者在恢复室观察 30 分钟，生命体征无异常，平车送回病房。

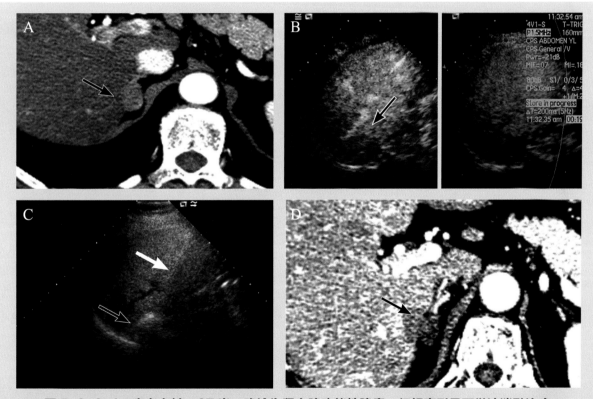

图 5-2-2-1　患者女姓，67 岁，确诊为肾上腺功能性腺瘤，行超声引导下微波消融治疗

A. 术前增强 CT 示右侧肾上腺病灶动脉期轻度增强（↑）；　　B. 术前超声造影（↑）；

C. 术中超声监视微波消融，高回声覆盖病灶（↑）；　　　　D. 术后复查增强 CT 示，肿瘤区完全消融（↑）

图中白箭头：微波天线

五、技术要点及注意事项

1. 准确地穿刺肿瘤将微波电极放在预定的部位，是保证疗效的关键。这需要引导者和操作者熟练地配合，同时也需要患者呼吸动作的配合。

2. 应尽可能地避免患者在深吸气或呼气状态下穿刺。最好是在平静呼吸过程中的吸气一半时屏气不动。此刻穿刺，所贯通形成的腹壁腹膜孔与肝表面孔在其后的正常呼吸状态下移动错位较小，并且肋间已展开，有利于声像图的观察。

3. 在安全穿刺路径的选择方面，可经肝脏或后腹膜进针，避开肾上腺毗邻的重要脏器，如肾脏、脾脏、胰尾、胃底及下腔静脉等。

4. 电极的摆放和凝固的次序：在微波辐射前应先将本次治疗所有穿刺引导针摆放在肿瘤内预定部位，否则组织受热时声像图上形成的强回声区使得再次穿刺难以辨别针尖的位置。同样道理，应先凝固肿瘤深部，然后退针凝固肿瘤的浅部。

5. 微波针为 15G 粗针，穿刺不满意时，禁止反复试穿，这样易引起出血。如穿刺中发生电极针偏移预定点，应用微波电极进行针道凝固，辐射 100 秒左右后方可退针。或是设计进第二针，达到互补凝固作用。

6. 微波天线穿刺后或拔针后若发现出血时，应立即置入微波天线针并启动微波辐射直至出血停止。

7. 肾上腺消融均应在严密心电及血压监控下进行，以低功率（20~30W）微波辐射开始，视生命体征情况逐渐增加功率至 50~60W，可视血压、心率等间断辐射。

8. 邻近大血管的肾上腺肿瘤部分，因血流散热，升温难以达到凝固时，可多点补足能量或辅以少量无水乙醇热增敏以保证凝固效果。

9. 消融治疗时尽量避免损伤正常肾上腺组织，并且治疗过程中要密切注意患者血压及心电图情况，有无高血压危象发生。消融治疗后要密切注意患者肾功能、内分泌功能及血压情况。

10. 血糖升高的患者治疗前尽量控制空腹血糖水平在 < 8mmol/L，以减少感染的并发症。

11. 微波治疗后应定期随访。判断疗效的方法与指标是：声像图上肿块治疗区的大小、回声及血流改变，CT 或 MRI 增强扫描，超声造影及肿瘤标志物检测，必要时再活检。

六、并发症及其预防与处理

1. 轻微疼痛一般不需要特殊处理，可给予镇痛药物缓解。

2. 出血多表现为腹膜后血肿。多为自限性，多不需要治疗。

3. 邻近器官组织的损伤如结肠穿孔、胰腺损伤、肝脏损伤等，此类并发症发生率很低。

4. 穿刺道种植肿瘤可再次消融、手术切除或放疗等治疗。

5. 感染多在病灶邻近肠道及糖尿病血糖控制不理想的患者发生。

6. 高血压危象可见于微波消融治疗中，一般发生在微波开始辐射后 1~2 分钟内，个别可在其后发生。可出现血压的突然剧烈改变，多由于消融刺激肿瘤或正常的肾上腺组织引起儿茶酚胺的释放入血引起。故在行肾上腺微波消融时应从低功率（20~30W）开始，并密切监视生命体征及心电图变化，如出现变化应视情况降低功率或停止辐射，并给予及时的药物对症治疗。消融时尽量避免损伤正常的肾上腺组织。高血压危象是致命性的，应立刻进行急救。

七、临床意义及评价

近年来，微波消融技术凭借其自身的优势，成为肾上腺肿瘤治疗的一种重要手段。Li 等[6] 对 9 例患者（1 例原发性恶性肿瘤，8 例转移性肿瘤）

行 CT 引导下微波消融治疗，肿瘤平均直径为 3.8cm（2.1~6.1cm），治疗过程中 1 例患者发生高血压危象，在立刻停止消融并 2 次给予静脉输注甲磺酸酚妥拉明 5mg 后，高血压危象得到控制。在平均 11.3 个月（3~37 个月）的随访期期间，治疗区无复发，但全部在肾上腺以外发生病灶的进展。自 2006 年 4 月至 2014 年 12 月，解放军总医院介入超声科对收入的 35 例患者 37 个肾上腺病灶进行了微波消融治疗，这是目前已知国内外热消融肾上腺肿瘤的最大病例量。对 2 例直径 8cm 以上病灶进行了姑息减瘤治疗，35 个病灶进行了根治性治疗，无严重并发症发生。治疗过程中，有 3 例出现一过性收缩压升高（≥ 170mmHg），在停止微波辐射几分钟后血压恢复至正常，然后再启动微波进行治疗。治疗后，7 例出现局部疼痛不适，2 例出现轻微体温升高，1 例近膈肌的转移性肿瘤患者出现转氨酶升高，分别经对症治疗后缓解。在平均 24 个月（3~82 个月）的随访期间，5 个病灶有局部进展，局部进展率（local tumor progression，LTP）为 15.2%（排除 2 例姑息减瘤者和 2 例失访者）。在对这组病例根据肿瘤大小（分为直径 ≤ 5cm 和 > 5cm）进行亚组分析时，LTP 有统计学差异（P=0.017）。

目前除了微波消融，还有多种消融技术已成功应用于肾上腺肿瘤的治疗中，主要包括：射频消融（radiofrequency ablation，RFA）、冷冻消融（cryoablation）、激光消融（laser ablation，LA）、化学消融（chemical ablation，CA）等。

射频消融是通过射频脉冲产生交流电来增加分子间的摩擦，使细胞温度升高，最终导致细胞死亡[7]。Mendiratta-Lala 等[7] 用 RFA 成功治疗了 13 例功能性肾上腺肿瘤患者，肿瘤直径均 ≤ 3.2cm。所有患者治疗后，临床症状如高血压、低钾血症等均有缓解。治疗后 2 例出现轻微并发症；其中 1 例出现少量气胸，1 例出现少量血胸。对于血供较丰富、直径较大的肿瘤，单

独 RFA 治疗有局限性。Yamakado 等[8] 用 RFA 联合动脉化疗栓塞的方法对 6 例患者 8 个肾上腺转移病灶进行治疗。平均直径为（5.2 ± 1.8）cm（3.5~8.0cm），在平均（37.7 ± 27.6）个月的随访期间，2 个病灶出现局部进展，中位生存时间为 24.9 个月。

冷冻消融凭借冷冻与复温多次循环达到细胞膜的破裂，最终导致细胞的死亡。当氩气快速通过针尖时，针尖局部温度可降至 – 150℃，此现象即为焦耳 – 汤姆逊效应（Joule-Thomson effect），是 1852 年焦耳和汤姆逊在研究气体内能的性质时所发现并提出的[9]。有报道，12 例肾上腺转移性肿瘤患者接受了经皮冷冻消融治疗，局部控制率为 92%（11/12），6 例患者在治疗中或治疗后出现高血压危象[10]，同时作者提出，相比肾肿瘤，肾上腺肿瘤在冷冻消融过程中收缩压、脉压、平均动脉压会有显著升高倾向。

激光消融肿瘤目前应用较少，但是它具有精准、可控等特点，对于较小病灶或者病灶近重要结构时可能会更有优势。单根激光光纤消融最大直径为 1.2~1.6cm，对于大多数病灶，可能需要多针的组合进行治疗。意大利一项多中心研究对 432 例患者 548 个病灶进行经皮激光消融，结果显示，病灶 ≤ 2.0cm 可达完全消融[11]。

乙醇和醋酸是化学消融中最常用到的消融剂，它们的作用就是使细胞变性并可导致供血的小血管发生栓塞。有文献报道[12]，37 例患者共 46 个肾上腺病灶接受了 CT 引导下化学消融，原发肿瘤完全缓解率为 92.3%（24/26），部分缓解率为 7.7%（2/26）；转移性肿瘤完全缓解率为 30%（6/20），部分缓解率为 70%（14/20）。报道并指出，对于 ≤ 3cm 良性肿瘤，经过 1~3 次化学消融可完全灭活，> 3cm 良性肿瘤，治疗后可回缩变小；对于恶性肿瘤，化学消融可以控制或者延缓肿瘤进展。

射频消融和微波消融技术在肾上腺肿瘤中应

用相对更成熟一些，各种技术的优缺点还需更多的临床研究证实。对于不同的病例如何实现个体化治疗，以及多种技术的联合治疗将是未来研究的重要方向。部分肾上腺肿瘤消融研究见表5-2-2-1。

表5-2-2-1 肿瘤不同消融方法研究

作者	病例数	治疗方法	肿瘤类型	肿瘤大小(cm)	技术成功率(%)	随访(月)	并发症发生率(%)	局部进展率(%)
Wang 等[5]	5	微波	转移	2.3~4.5	100	8~31（19）	0	0
Li 等[6]	9	微波	原发+转移	2.1~6.1（3.8）	100	3~37	0	0
Wolf 等[13]	22	微波+射频	原发+转移	1.0~8.0	100	1~91	13.6	4
Mendiratta-Lala 等[7]	13	射频	原发	1.0~3.2	100	12~106	15.3	0
Welch 等[14]	12	冷冻	转移	1.2~4.5（2.7）	92	3~55	50	
Vogl 等[15]	9	激光	转移	4.3	78	14	0	22.2
Xiao 等[12]	37	酒精+醋酸	原发+转移	1.9~8.6（4.2）	65	24	0	

（梁萍 刘方义 任超）

参考文献

1. 李黎明，刘大振.肾上腺外科疾病手术方式的选择.现代泌尿外科杂志，2012，17（3）：217-221.
2. Schuurbiers OC，TournoyKG，Schoppers HJ，et al.EUS-FNA for the detection ofleft adrenal metastasis in patients with lung cancer.Lung Cancer，2011，73（3）：310-315.
3. 孙思予，王孟春，王彩霞，等.内镜超声引导下细针穿刺活检对左肾上腺无功能肿块的诊断价值.中国内镜杂志，2005，11（7）：676-678.
4. 范瑾，于晓玲，谯朗，等.超声诊断肾上腺占位性病变的价值.中国医学影像技术，2008，24（2）：247-250.
5. Wang Y，Liang P，Yu X，et al.Ultrasound-guided percutaneous microwave ablationof adrenal metastasis：preliminary results.Int J Hyperth，2009，25：455-461.
6. Li X，Fan W，Zhang L，et al.CT-guided percutaneous microwave ablation of adrenal malignant carcinoma：preliminary results.Cancer，2011，117：5182-5188.
7. Mendiratta-Lala M，Brennan DD，Brook OR，et al.Efficacy of radiofrequencyablation in the treatment of small functional adrenal neoplasms.Radiology，2011，258：308-316.
8. Yamakado K，Anai H，Takaki H，et al.Adrenal metastasis from hepatocellularcarcinoma：radiofrequency ablation combined with adrenal arterialchemoembolization in six patients.Am J Roentgenol，2009，192：W300-305.
9. Sprenkle PC，Mirabile G，Durak E，et al.The effect of argon pressure on ice ball size and rate of formation.J Endourol，2010，24（9）：1503-1507.
10. Pua BB，Solomon SB.Ablative therapies in adrenal tumors：primary and metastatic.J Surg Oncol，2012，106：626-631.
11. Pacella CM，Francica G，Di Lascio FM，et al.Long-term outcome of cirrhotic patients with early hepatocellular carcinoma treated with ultrasound-guided percutaneous laser ablation：a retrospective analysis.J Clin Oncol，2009，27（16）：2615-2621.
12. Xiao YY，Tian JL，Li JK，et al.CT-guided percutaneous chemical ablation of adrenal neoplasms.Am J Roentgenol，2008，190：105-110.
13. Wolf FJ，Dupuy DE，Machan JT，et al.Adrenal neoplasms：effectiveness and safety of CT-guided ablation of 23 tumors in 22 patients.Eur J Radiol，2012，81：1717-1723.
14. Welch BT，Atwell TD，Nichols DA，et al.Percutaneous image-guided adrenal cryoablation：procedural considerations and technical success.Radiology，2011，258：301-307.
15. Vogl TJ，Lehnert T，Eichler K，et al.Adrenal metastases：CT-guided and MR-thermometry-controlled laser-induced interstitial thermotherapy.EurRadiol，2007，17：2020-2027.

第三章 膀胱、精囊和前列腺

【概述】

本章重点介绍了经直肠超声引导前列腺穿刺活检术和前列腺肿瘤微创治疗技术，以及超声引导膀胱穿刺及造瘘术、经直肠超声引导精囊穿刺置管引流术。

经直肠超声引导前列腺活检术穿刺径路有经会阴径路和经直肠径路可供选择，各有优缺点，目前来看，经会阴途经在安全性上更有优势。前列腺肿瘤的局部治疗应用目前正呈上升态势，本章对射频、激光等热消融技术作了介绍，另外还讲述了粒子植入的基本方法。激光消融由于其光纤纤细，消融范围稳定且可控性高，在前列腺癌的治疗中显示出了较好的潜在优势。超声引导膀胱穿刺及造瘘术较为简单，大多数情况下仅需超声定位，泌尿科医生即可安全进行。但少数复杂情况，需要超声引导进行以确保安全有效。经直肠超声引导精囊穿刺置管引流术主要针对性治疗难治性血精，受益面不广，但疗效确切。

第一节 经皮膀胱穿刺及造瘘

膀胱造瘘术是泌尿外科常规急诊操作。传统的开放性膀胱造瘘术，由于其创伤大，恢复时间长，自 20 世纪 70 年代后逐渐被耻骨上经皮膀胱造瘘术（percutaneous suprapubiccystostomy，PSC）取代[1]。目前，PSC 大多采用盲穿操作，易并发肠管损伤及严重的耻骨后出血。超声引导下 PSC，实时监控操作，有助于避免并发症的发生，尤其是既往有下腹部或盆腔手术史者，膀胱周围粘连严重，可有效提高其安全性。

一、适应证

1. 导尿失败的急性尿潴留例如，继发于良性前列腺增生或前列腺炎的前列腺肿大，尿道狭窄或假道，或既往手术继发的膀胱颈挛缩，膀胱颈部肿块。
2. 尿道外伤。
3. 复杂性下泌尿生殖道感染例如，Fournier 坏疽。
4. 要求长期尿流改道例如，神经性膀胱或脊髓损伤、卒中、多发性硬化等引起的排尿异常且患者不愿意或无条件行间断导尿、尿道重建或瘘管修补术。
5. 儿童的先天性尿道下裂，泄殖腔畸形。[2, 3]

二、禁忌证

（一）绝对禁忌证

1. 膀胱未充盈，超声下未能探及膀胱。
2. 患者既往有膀胱恶性肿瘤病史。

（二）相对禁忌证

1. 严重出血倾向,经治疗凝血功能得不到纠正。
2. 既往有下腹腔和（或）盆腔手术史，可能造成膀胱及肠管粘连。
3. 盆腔肿瘤伴或不伴放疗史。

三、操作前准备

（一）患者准备

1. 术前常规检查血常规、凝血功能、肝肾功能以及心电图。

2. 纠正凝血功能异常。

3. 对于躁动不安、不能配合的患者可以适当给予镇静。

4. 备皮。

（二）医生准备

1. 了解患者的基本情况（病史、生命体征及检查报告等）。

2. 下腹部超声扫查了解患者膀胱充盈量，膀胱与周边组织的关系，选择相应穿刺部位及进针路径。

3. 向患者或者委托人说明治疗的必要性、方法、适应证和禁忌证，可能出现的并发症和不良反应以及处理措施，取得患者与家属的知情和同意，消除患者紧张情绪。

4. 告知患者及或家属如何护理清洁、排空和替换瘘管；如无其他禁忌证，患者术后应增加液体摄入量。

（三）仪器设备和器械

1. 超声成像仪（视采用的方法决定是否需要穿刺架）。

2. 5ml 局麻用注射器。

3. 一次性膀胱造瘘包。

（四）治疗前准备

1. 患者取仰卧位，双腿分开。超声扫查确定膀胱位置（耻骨上方 2.5~5cm），通过横切、纵切扫查确定膀胱充盈情况，明确膀胱前部与腹壁之间无肠管。

2. 选择腹壁最薄、无回声区深度广、穿刺路径最短的部位作为穿刺点，以避开腹壁血管、膀胱三角区、前列腺的方向，进行超声标记定位。膀胱容量 300~500ml 以上，一般不需超声引导下操作，术前超声十字定位标记于皮肤，即可让泌尿科医生自行完成。

3. 为安全起见，可考虑采用超声引导下置管。推荐采用徒手穿刺法（图 5-3-1-1）。当超声探头扫查时，将目标区域固定至超声视野中部（左右的中部），固定探头位置，穿刺针沿探头侧方中心线破皮进针，边进针，边侧动探头，以便实时了解穿刺针进针的深度及距目标区域的距离。当穿刺针有回尿或到达目标区域时停止进针即可。有条件时可采用专用穿刺探头（中央开槽），则可清晰显示穿刺径路及针管，安全且简便。

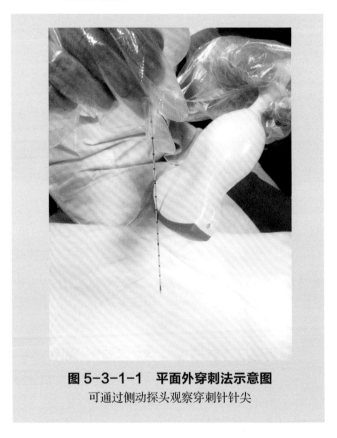

图 5-3-1-1　平面外穿刺法示意图
可通过侧动探头观察穿刺针针尖

四、操作方法

1. 常规消毒铺无菌巾，消毒范围为穿刺点周边 15cm，超声扫查再次定位，2% 利多卡因对穿刺点进行局部浸润麻醉至膀胱表面，尖刀片做 2~3 mm 皮肤切口，切开腹直肌前鞘。

2. 根据已确定的穿刺部位及路径，在超声引导下将带有造瘘管的穿刺针稍用力垂直刺入（图 5-3-1-2），有落空感时超声可显示进入膀胱内的穿刺针，同时可见尿液流出，将导管继续推入 4~5cm，然后旋转拔除外置金属鞘，开花造瘘管顶端会自然展开，防止脱落（气囊造瘘管则需向气囊内充气或注水）。超声监视下调整导管，让造瘘管头端距离膀胱穹隆 2 cm，固定造瘘管（4 号线缝合固定于皮肤，或使用专用导管固定器），接引流袋（图 5-3-1-3）。

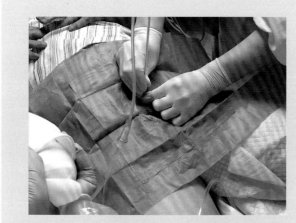

图 5-3-1-2 膀胱造瘘，根据超声影像确定穿刺部位及路径，将带有造瘘管的穿刺针稍用力垂直刺入

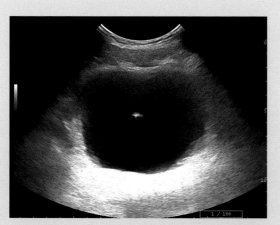

图 5-3-1-3 膀胱穿刺造瘘超声声像图，显示膀胱内的造瘘管尖部

3. 困难病例（如膀胱周围情况复杂），可采用超声引导下穿刺架辅助置管，推荐采用两步法（Seldinger 法）[4]。患者取平卧位，穿刺点选择耻骨联合上方 2 横指正中线，超声定位确定膀胱充盈后常规消毒、铺巾。2% 利多卡因局部逐层浸润麻醉，18G 穿刺针在超声实时引导下垂直向下穿刺进膀胱，退出针芯见尿液自针鞘流出后为穿刺成功。估计皮肤至膀胱深度，从针鞘内置弯头导丝入膀胱，使导丝在膀胱内盘曲约 10cm 避免滑脱，紧贴穿刺针切开 0.5cm 皮肤，固定导丝后拔出穿刺针，将肾筋膜扩张器沿导丝逐级递增旋转扩张经皮膀胱通道，最后沿导丝置气囊型肾造瘘管入膀胱，气囊内注水 5 ml，拔除内芯，再将造瘘管向外牵拉使气囊紧贴膀胱前壁后以缝线将造瘘管固定于皮肤，连接集尿袋，手术完毕。

五、技术要点及注意事项

1. 在复杂病例，关键是要避开肠管，穿刺前超声探测尤为重要，必须满意充盈膀胱以推开肠管。

2. 术前检查，包括影像学检查和实验室检查，有严重出血倾向者应暂停穿刺，但本操作属于急救措施之一，可适当放宽穿刺指征。

3. 膀胱穿刺时，膀胱一定要适当充盈，容量达 300~500ml，如膀胱充盈不佳，可在超声引导下用 14 号静脉套管针刺入膀胱，见有尿液流出，可拔出针芯，套管接输血器快速滴注 0.9% 的生理盐水直到患者有明显尿意或憋胀感，超声看到膀胱充盈明显容积在 300~500ml 后实施操作。

4. 术后卧床休息 24 小时，密切观察患者症状和尿液颜色及尿量，防止引流管堵塞及脱出。

5. 更换膀胱造瘘管时，需要非常迅速。被替换的造瘘管拔出后 5~10 分钟内应放入新的造瘘管。

六、并发症及其预防与处理

超声定位、动态监视引导下膀胱造瘘术以其定位准确、切口小、出血少、手术时间短、损伤小、并发症少、便于术后引流与冲洗管理，能够及时减轻患者痛苦，整个过程超声成像仪实时监控，能够有效避免医源性损伤而得到临床认可[5]。

（一）常见并发症

1. 出血

包括肉眼血尿、膀胱大出血、膀胱周围血肿形成等。置管后，典型的一过性肉眼血尿，术后一天见淡红色尿液是造瘘置管常见并发症，无须特别处理。如果出血量大，可用冰盐水 + 去甲肾上腺素灌洗。

2. 去梗阻后利尿

造瘘置管成功后，患者可能会出现去梗阻后利尿，故患者在操作完成后应在急诊观察 2~3 小时或收治入院，静脉补液，观察或纠正电解质。

3. 感染

包括尿路感染（膀胱炎）、穿刺部位皮下组织的化脓性感染及脓肿形成、腹膜炎及菌血症。部分接受膀胱造瘘术患者多为年老体弱或有严重心血管疾病等的患者，一般情况差，免疫力低，容易发生感染，术后的膀胱冲洗、良好的瘘管及瘘口护理、术前的预防性抗生素使用能够减少感染的发生。

4. 造瘘管引流不畅

置管期间，血块或坏死脱落物可造成造瘘管的阻塞。

5. 肠穿孔及腹腔脏器损伤

超声引导下造瘘能够实时显示穿刺过程，少有肠穿孔及腹腔脏器损伤，但对于有下腹腔手术史致肠粘连患者仍有风险，建议适度充盈膀胱后再行穿刺。

6. 造瘘管脱出、尿外溢

7. 急性肾后性肾衰竭

极罕见，有文献报道，在新生儿膀胱造瘘置管时，由于造瘘管过长造成堵塞双侧输尿管开口，引起急性肾衰竭[6]。

（二）预防及处理措施

1. 预防出血最好的方法就是避免血管的损伤，彩色多普勒超声可显示腹壁下动脉，穿刺时避开血管以减低血管损伤的发生率；对凝血功能欠佳的患者治疗前改善凝血功能。大部分腹腔内出血患者经全身补液、止血等积极的保守治疗可达到止血目的，当保守治疗无效时还可选择血管栓塞，必要时行开腹手术止血。

2. 为了预防感染，应做到以下几点：①造瘘术后 1~2 天行膀胱冲洗；②治疗后保持引流通畅，避免管道弯曲、受压、折叠；③加强营养支持治疗，提高机体抵抗力，保持每日基本饮水量在 2000~2500ml；④治疗前后给予抗生素；⑤密切观察造瘘口敷料情况，如有渗血应更换敷料，保持瘘口干燥清洁。

3. 避免治疗后短期内引流管的脱落，应固定好引流管，防止过度牵拉；发现引流不畅时，可用注射器抽吸或捏挤造瘘管，将阻塞物排出。

七、临床意义及评价

实时超声引导下膀胱穿刺造瘘，既可以"直视"膀胱的大小、形态、位置、充盈程度及膀胱周围情况，又可以显示穿刺针进入的方向、深度，避免了因膀胱位置过深或下腹部手术所致的膀胱位置变异而导致穿刺损伤腹腔脏器和穿刺过低损伤膀胱颈部及前列腺所带来的大出血可能，还避免了因膀胱充盈欠佳导致穿刺失败改开放手术的可能。

值得一提的是，Seldinger 法穿刺的优点有：

①由于穿刺针细，穿刺时用力小，膀胱不移位，扩张穿刺通道时有导丝引导，避免了穿刺误入腹腔的可能性和反复穿刺对血管的损伤，减少患者痛苦，又避免了大量出血和血肿形成，故对存在凝血障碍的患者也可使用该方法；②扩张通道时有导丝引导且扩张方式为旋转扩张，避免了以往盲目穿刺时用力过大，造瘘器可能对膀胱后壁或直肠造成的损伤；③操作简单、方便，可在床旁进行，对不宜搬动的危重患者尤为适宜；④置入造瘘管时由于有导丝引导，且导丝前端在膀胱内盘曲约10 cm，避免了置管失败的可能。当然，膀胱造瘘难度相对较小，多数情况下不需要采用 Seldinger 法穿刺。

（陈磊　陈旖旎　胡兵）

第二节　经直肠前列腺穿刺活检

前列腺癌是当今中老年男性最常见的恶性肿瘤之一，2012 年全球前列腺癌发病率 31.1/10 万，仅次于肺癌[7]。虽然我国发病率远低于发达国家，但随着中国人口老龄化、饮食结构的高脂化以及对高龄男性健康检查的普及化，其发病率有持续上升的趋势，且上升速度超过了欧美国家。2008 年中国前列腺癌的发病率已达 11.0/10 万，较 10 年前增长了 212.5%[8]。前列腺穿刺活检是术前诊断前列腺癌的金标准，经直肠超声（transrectal ultrasound，TRUS）引导的前列腺穿刺活检自 20 世纪 80 年代起应用于临床，是目前公认的安全而又准确的穿刺引导方法[9, 10]。

一、适应证

1. 直肠指诊扪及前列腺硬结，怀疑前列腺癌者。
2. 血清前列腺特异性抗原（prostate specific antigen，PSA）及其相关指标（如 PSA 密度、PSA 上升速率、年龄相关 PSA 等）异常而不能用其他原因解释。
3. 二维灰阶超声检查发现异常前列腺结节和（或）彩色超声检查发现异常血流区域而不能排除前列腺癌者；超声造影、超声弹性成像等检查发现前列腺内异常回声区域不能排除前列腺癌者。

4. 确定前列腺癌具体病理类型和分级以及了解前列腺内肿瘤分布情况，作为采取合适治疗方案的依据。
5. 评价前列腺癌非手术疗法或局部微创治疗的疗效。
6. 出现转移性癌，高度怀疑原发脏器为前列腺者。
7. 前列腺穿刺活检病理结果为高级别上皮内瘤或非典型腺瘤样增生者，有重复穿刺指征者。

二、禁忌证

1. 有出血倾向疾病。
2. 会阴部严重皮肤病或局部有急性感染伴全身症状者。
3. 肛门狭窄、肛门闭锁或严重痔疮不能行经直肠超声检查者。
4. 其他严重心、肝、肾疾病，严重糖尿病未能控制等不能耐受穿刺者。

三、操作前准备

（一）穿刺设备和器械

1. 彩色多普勒超声仪和经直肠双平面探头或经直肠端射式探头，端射式探头需有穿刺架（图 5-3-2-1）。

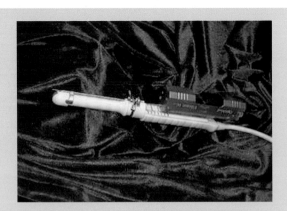

图 5-3-2-1 经直肠端射式探头配
穿刺架和活检枪

2. 穿刺针具（Tru-cut 针或 Sure-cut 针，规格为 16~18G）、自动活检装置。

3. 10ml 注射器、2% 利多卡因、穿刺消毒包（消毒巾，止血钳，小药杯，纱布，消毒滤纸片等）。

4. 盛放标本用的小瓶若干只，内装有适量 10% 甲醛溶液。

5. 按质控要求装备的专用介入超声室，消毒隔离制度均同门诊手术室。

（二）患者准备

1. 实验室检查（心电图、凝血功能、血常规、尿常规、血糖、肾功能、PSA 及 fPSA 检测）。

2. 经会阴穿刺者，术前排空大便，如有便秘者在前一天酌情使用少量缓泻剂。

3. 经直肠穿刺者，术前一天进行肠道准备（清洁灌肠或口服番泻叶之类的轻泻剂），并预防性应用抗生素（针对厌氧菌以及革兰阴性菌为主）。

4. 穿刺局部皮肤有严重感染或股癣等皮肤病者，经会阴穿刺者需治疗后才能施行穿刺。

（三）医生准备

1. 病史询问（包括 PSA 指标，有否尿路感染病史以及患者全身情况），患者糖尿病、高血压等慢性疾病必须控制在安全范围内，服用抗凝药物者术前 3 天停用抗凝药物。

2. 经直肠法超声检查前列腺，了解前列腺情况，制订相应穿刺方案。

3. 向患者说明前列腺穿刺活检的必要性和安全性，可能出现的并发症，并简要说明操作过程，签署知情同意书。

四、操作方法

超声引导方法：包括经直肠超声引导和经会阴超声引导。经会阴超声引导的方法由于图像分辨率低，成像效果差，除因肛门狭窄、闭锁等原因无法行经直肠超声检查者外不用此法作为穿刺引导，在此不再详述。

经直肠超声引导的前列腺穿刺活检方式：根据穿刺途径的不同分为经会阴穿刺（图 5-3-2-2）和经直肠穿刺（图 5-3-2-3）。依使用者的习惯、熟练程度及相关条件而采用相应穿刺途径。

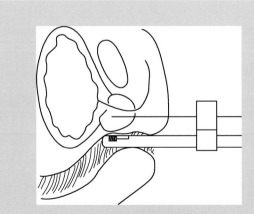

图 5-3-2-2 经直肠超声引导经
会阴穿刺路径示意图

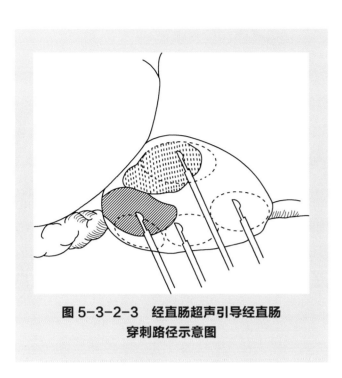

图 5-3-2-3　经直肠超声引导经直肠穿刺路径示意图

（一）经直肠穿刺

1. 经直肠途径穿刺，取侧卧位或膝胸位。先进行直肠指诊，帮助患者放松肛门括约肌、触诊前列腺有无硬结，同时检查直肠内有无残余粪便。

2. 常规消毒肛门周围，在经直肠端射式探头外套灭菌乳胶套（避孕套），装上已消毒的穿刺附加器，采用灭菌润滑剂（灭菌耦合剂、利多卡因胶浆等）润滑探头表面，置入直肠内，对前列腺、精囊作全面检查，再次确认穿刺方案。

3. 经直肠穿刺一般不需局部麻醉，在确定穿刺点后，开启超声仪穿刺引导线，调整探头位置，在超声仪显示屏上使目标点与穿刺引导线重合，测量穿刺深度。

4. 沿穿刺引导线导入活检针，实时超声监视下将穿刺针沿引导线方向至预定的深度，打开自动弹射装置的发射保险，触发弹射装置，自动完成前列腺组织切割后退针。

5. 打开切割槽检查并取出前列腺组织标本置于消毒滤纸上（图 5-3-2-4），放入内置甲醛固定液的小瓶内，随即可进行随后点位的活检。多点穿刺所取得的标本必须编号，分开盛放（图 5-3-2-5）。

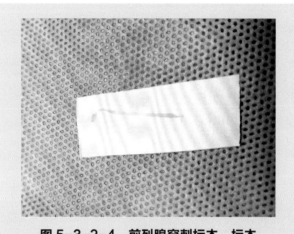

图 5-3-2-4　前列腺穿刺标本，标本应置于消毒滤纸上

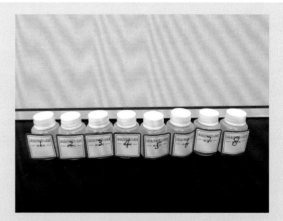

图 5-3-2-5　前列腺穿刺标本瓶，内置 10% 甲醛用以固定标本，必须按照采取部位分别盛放、标号

6. 穿刺后，患者一般需住院观察。

（二）经会阴穿刺

1. 经会阴途径穿刺取截石位，垫高臀部，用胶带将阴囊上托、固定（如有专用的手术床则更佳）。

2. 直肠指诊后常规消毒会阴部皮肤，将双平面探头置入直肠内，分别采用凸阵及线阵探头仔细观察前列腺、精囊等部位，再次确认穿刺方案。

3. 根据计划的穿刺点以 2% 利多卡因对会阴部皮下组织和前列腺包膜周围做局部浸润麻醉。

4. 转动探头，利用线阵探头在前列腺纵切面声像图上确定穿刺目标，测量穿刺目标距探头表面的垂直距离并投影在会阴部皮肤上确立穿刺径路。将穿刺针平行于探头长轴方向导入前列腺内，在超声实时引导下可细微调节进针方向，直至穿刺针到达预定穿刺目标（图 5-3-2-6）。

5. 余操作同经直肠途径穿刺。完成穿刺以后，穿刺局部敷以无菌纱布，观察 2 小时后，即可离院并随诊。

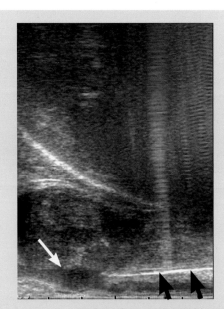

图 5-3-2-6 经会阴途径前列腺穿刺活检，纵切声像图同时显示穿刺针和穿刺目标
黑色箭头所指为穿刺针，白色箭头所指为穿刺目标

五、技术要点和注意事项

（一）技术要点

1. 穿刺方案的确立

现阶段尚未形成一种标准的前列腺穿刺术式，对穿刺点的选择各家学者提出了多种方案，主要分为系统穿刺和靶向穿刺（图 5-3-2-7，图 5-3-2-8）。

1989 年 Hodge 等[11] 率先提出了 6 点系统穿刺法，即在前列腺两侧旁正中线矢状切面尖部、中部和底部各穿刺一针。此方法简便易行，并发症少，已成为前列腺穿刺活检的基础点位，此后提出的各种系统穿刺技术均是在此基础上改进而来。由于标准的 6 点系统穿刺法穿刺点少、穿刺区域占周缘区比例小，使其假阴性率超过 20%[12]，目前多数的学者主张扩大穿刺范围。各家学者就穿刺点数目和穿刺点位置的选择提出了多种方案[13-20]，甚至饱和式的穿刺方案[21]。其中比较有代表性的是 1997 年 Eskew 等[13] 提出了五区域系统前列腺穿刺法，在标准 6 点系统穿刺法的基础上又增加了两侧周缘区外侧区域各 2 点和中线区域上的 3 点，共穿刺 13 点。当前列腺体积超过 50ml 时在每个区域各增加 1 点，共穿刺 18 点。扩大穿刺范围，增加穿刺点数目虽可提高活检的癌肿阳性率，但并发症也相应增多。

靶向穿刺即以经直肠超声或其他影像学发现的可疑区域为靶目标进行穿刺活检[22-26]。靶向穿刺可以提高穿刺标本的阳性率，减少不必要的穿刺针数，但同样面临假阴性率较高的问题。

综上所述，笔者推荐的方案如下：①将 8~10 针的系统穿刺和靶向穿刺结合运用，在确保穿刺点覆盖应穿刺范围的前提下以提高穿刺标本的阳性率。②对于高龄、体弱的患者应尽量减少穿刺点数；特别是 PSA 值较高，超声图像上前列腺癌表现非常明确而又不适宜作局部介入治疗的患者，可仅作靶向穿刺。③对前列腺体积大于 50ml 增生明显者，在移行区（或内腺）适当增加系统穿刺点位。

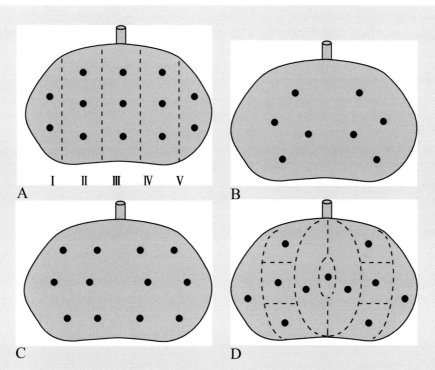

图 5-3-2-7　不同方案经直肠途径多点系统穿刺点位示意图（该切面为前列腺周缘区冠状切面）；
A. Ⅰ + Ⅱ + Ⅲ + Ⅳ + Ⅴ 为五区域 13 点系统穿刺，Ⅱ + Ⅳ 为标准的 6 点系统穿刺；
B. 8 点系统穿刺；　　　　　C. 12 点系统穿刺；
D. 11 点系统穿刺，正中线区域的穿刺点易损伤尿道，应予注意

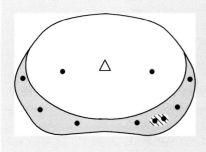

**图 5-3-2-8　经会阴途径 8 点系统穿刺 +2 点靶向穿刺点位示意图
（该切面为前列腺横切面）**
白色区域为移行区（内腺），灰色区域为周缘区（外腺），斜线区为可疑病灶；
△为尿道，●为穿刺点位

2. 重复穿刺的必要性

由于前列腺穿刺活检存在一定比例的假阴性，研究表明对初次活检阴性而仍有穿刺适应证者重复穿刺是有必要的[27]。

Rabets 等[28] 对 116 名既往前列腺穿刺活检为阴性而又存在穿刺指征的患者进行了重复穿刺，结果穿刺的阳性率为 29%。研究者又进一步对各亚组进行了分析：在曾接受过 6 点穿刺和 10 点及 10 点以上穿刺的患者中，其再次穿刺的阳性率分别为 41%、24%；在接受过一次穿刺和一次以上穿刺的患者中，其再穿刺的阳性率分别为 33%、24%。Stewart 等[21] 利用饱和式前列腺穿刺方法（穿刺点遍及整个前列腺，平均穿刺点数为 23 点）对 6 点和 13 点系统穿刺活检阴性者进行重复穿刺，结果显示阳性率分别提高了 34% 和 30%。Djavan 等[29] 对首次活检阴性者 6 周后进行了第二次穿刺活检，如仍为阴性则间隔 8 周进行第三次乃至第四次穿刺，各次穿刺阳性率分别为 22%、10%、5%、4%。

有研究者就前列腺的体积对再次活检的阳性率的影响进行了研究。Basillote 等[30]报道前列腺体积小于30ml时，6点法再次活检的阳性率为6%，而前列腺体积大于80ml时，6点法再次活检的阳性率升至15.4%。Remzi 等[31]也认为前列腺体积较大者重复穿刺的阳性率高于前列腺体积较小者。

（二）注意事项

1. 穿刺前列腺底部区域时易损伤膀胱，应控制进针深度，仔细计算自动活检枪的弹射距离（一般为1.5cm和2.2cm两挡），必须留足前向距离。

2. 穿刺应避开尿道，尽量避开海绵体和精囊，特别需要注意的是经直肠途径系统穿刺含正中线区域（如13点系统穿刺）时极易损伤尿道。

3. 经直肠穿刺术后易发生感染性并发症，术前需做好肠道准备，术前、术后预防性使用抗生素。

4. 经会阴穿刺时，穿刺针必须与线阵探头的长轴保持平行，务必使穿刺针和待穿目标在超声图像上同时清晰显示（见图5-3-2-6）。

5. 多点穿刺的前列腺标本必须分开盛放并标明采取部位，作为局部治疗方案选点的依据。

六、并发症及其预防与处理

（一）出血性并发症

包括血尿、血精、血便、局部血肿等，是前列腺穿刺术后最常见的并发症，多数不需处理，可自愈。血尿、血精的发生主要与穿刺部位及穿刺针粗细有关，因此穿刺活检应避开尿道，同时尽量避开精囊。在针型选择上宜在保证满足病理情况下尽可能选择细的活检针。术后嘱患者适量多饮水，2周内避免骑自行车等活动。

（二）感染性并发症

包括急性前列腺炎、前列腺脓肿、急性附睾炎等。引起感染的最常见细菌是厌氧菌中的杆菌类和需氧菌中的肠道球菌，通常是自限性的，偶有严重感染至直肠间隙感染、败血症甚至死亡的报道。感染性并发症主要发生于经直肠穿刺术后，术前严格的肠道准备、预防性使用抗生素有助于减少感染的发生。术后应住院观察1~2天，继续服用抗生素，如发现发热、寒战、大量便血等症状应积极行抗感染治疗。

（三）排尿困难、尿潴留

术后少部分患者可因情绪紧张等因素出现排尿困难，一般可自行恢复，出现尿潴留者可短期留置导尿。

（四）血管迷走神经症状

术中偶有发生，通常是由穿刺时患者精神紧张及直肠扩张导致胃肠道血管扩张和大脑供血不足引起。术前向患者交代穿刺过程及穿刺的必要性、安全性，穿刺前直肠指诊，穿刺操作时动作轻柔，避免空腹穿刺等措施有助于预防。

七、临床意义及评价

前列腺穿刺活检是术前诊断前列腺癌的金标准，最初是通过直肠指诊来引导穿刺（盲穿），由于其穿刺阳性率低，并发症发生率高，目前已较少在临床开展。自20世纪80年代TRUS引导的前列腺穿刺活检应用于临床以来，迅速为广大医生所接受。虽然也有CT、磁共振引导穿刺活检的报道[32, 33]，但TRUS的引导方法由于其方便、安全、实时、不需复杂的辅助装置和特殊针具、合格标本的获得率高等优势成为目前最常用的前列腺穿刺引导方法和确诊前列腺癌最主要的方法[34]。

（胡兵　王韧）

第三节 经直肠前列腺癌射频消融

随着 PSA 检测、经直肠法超声以及超声引导下前列腺穿刺活检术的日益普及，为早期前列腺癌的检出提供了可能。近年来冷冻、射频、高强度聚焦超声（HIFU）等消融治疗方法逐渐被应用到前列腺癌的治疗中，取得了初步成效。实体肿瘤治疗的最基本思路是将原位肿瘤组织予以切除使患者能够无癌生存，而肿瘤不予切除采用原位灭活是现代微创治疗的一个重要思想，通过微创的方法可达到类似手术切除的效果。本节介绍前列腺肿瘤射频消融术。

一、适应证

1. 局限性前列腺癌患者。
2. 存在手术禁忌证以及无法耐受手术而有强烈意愿行局部治疗者。
3. 内分泌或放疗治疗失败者。

二、禁忌证

1. 凝血机制障碍，有严重出血倾向者。
2. 急性感染期者。
3. 一般状况差，不能耐受手术及麻醉者。
4. 患者及家属不愿签署知情同意书的患者。

三、操作前准备

（一）仪器设备和器械

1. 彩色多普勒超声仪，配双平面直肠探头，中心频率 7.5/5.0MHz 左右，超声仪器须具备声学造影功能。
2. 射频仪以及配套电极。
3. 便携式监护仪。
4. 麻醉所需配套装置（麻醉科负责）。
5. 无菌探头套、无菌罩（遮盖超声仪操作面板）和手术消毒包（消毒器械、无菌巾、止血钳、尖头手术刀、纱布等）。

（二）患者准备

1. 实验室检查（凝血功能、肾功能、血常规、尿常规、PSA 以及 fPSA 检测）。
2. 预先行超声引导下前列腺穿刺活检，明确前列腺癌病理分级以及肿瘤大致分布情况。
3. 盆腔 MRI，检查前列腺状况以及盆腔淋巴结有无转移征象。
4. 全身骨扫描，了解是否存在骨转移。
5. X 线胸片、心电图等一般辅助检查，高龄患者和（或）存在相关系统疾病病史者加查心脏超声以及肺功能或血气分析，了解是否存在手术或麻醉禁忌证。
6. 必要时加查胸部 CT，排除肺部转移灶。
7. 其他病史询问（糖尿病、高血压等慢性疾病必须控制在安全范围内，服用抗凝药物者术前一周停用抗凝药物）。
8. 经直肠超声检查前列腺，了解前列腺及病灶情况，有条件的术前行超声造影检查，以便制定基本的射频治疗步骤及方案。

（三）医生准备

1. 术前熟悉整个病史，复习各项影像学检查（超声、MRI 等），必要时和病理科医生探讨患者病理 Gleason 评分，了解患者前列腺癌的具体分级分期，制订整体消融方案。
2. 签署手术知情同意书。
3. 治疗前麻醉医生应实行术前访视，签署麻醉知情同意书。

（四）治疗程序

1. 术前 6 小时禁食、禁水。
2. 术前半小时，苯巴比妥 + 阿托品肌注。
3. 床边重要生命体征监护，心率、血压、指脉氧。

4. 麻醉方式可以选择连续硬脊膜外腔麻醉、骶管阻滞麻醉或静脉镇痛（芬太尼＋丙泊酚）处理，麻醉医师全程监测生命体征。

5. 术中患者采用膀胱截石位。垫高臀部，托起阴囊。射频皮肤电极应贴于患者两侧大腿肌肉组织丰富处，避免贴置于骨隆突等处以免影响射频消融效果。

四、操作方法

1. 使用双平面直肠超声探头置入肛管引导射频电极针经会阴穿刺及布针。

2. 按常规消毒、铺巾后从尿道插入三腔导尿管留置（图 5-3-3-1）。备低温平衡液，用于在射频消融时持续灌洗尿道和膀胱，以在消融时带走部分热量保护相应器官。

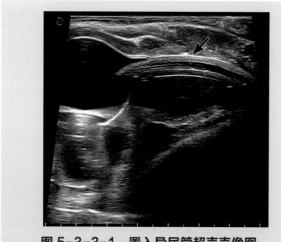

图 5-3-3-1　置入导尿管超声声像图，箭头所指处为导尿管

3. 射频电极在纵切面超声引导下从会阴径路进入，在布针过程中要变换超声扫描至水平切面以了解电极在前列腺内左右前后的空间情况（图 5-3-3-2）。

4. 对周缘区后部消融时要注意保护直肠，可在前列腺后包膜后方注入蒸馏水，增加前列腺与直肠之间的距离以减弱热量对直肠的传导，必要时在置入的直肠超声探头外包水囊内用低温水循环以带走热量。

5. 消融时间根据前列腺的大小，预设消融区域大小而定（图 5-3-3-3）。

6. 对消融区域存在疑虑者可在术后 15 分钟行声学造影，明确消融范围便于后续处理。

7. 术后患者需卧床休息 6 小时（腰麻或者连续硬脊膜外腔麻醉、骶管阻滞麻醉者应去枕平卧），随着麻醉作用的减弱，部分患者疼痛可加重，必要时可予口服镇痛药。术后 2 小时及 24 小时常规超声复查，重点观察盆腔有无积液等。术后常规给予止血药 3 天，膀胱留置导尿 3~7 天，期间每日行导尿管清洁护理，在夹管训练成功后可拔除导尿，术后住院天数一般 3 天（部分患者可在门诊随访时拔除导尿）。

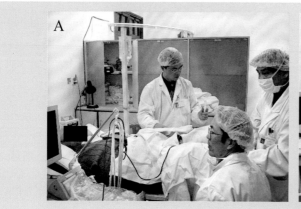
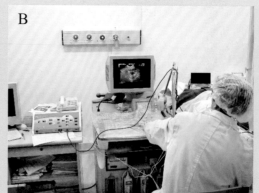

图 5-3-3-2　前列腺射频消融

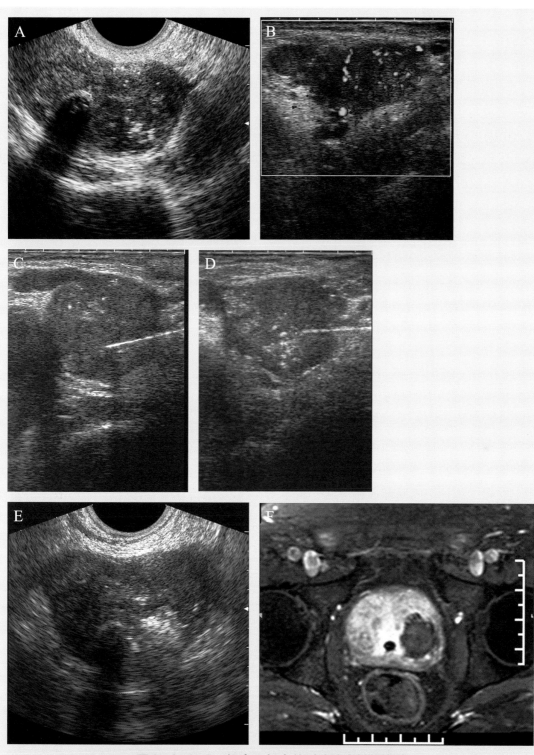

图 5-3-3-3　经直肠超声前列腺肿瘤射频消融

A. 横切，前列腺左侧周缘区见偏低回声区；　　B. 纵切，前列腺左侧周缘区低回声结节内血流丰富；

C. 纵切，示前列腺内射频电极布放；　　　　　D. 纵切，实时监测前列腺肿瘤射频消融；

E. 横切，实时监测前列腺肿瘤射频消融；

F. 前列腺肿瘤射频消融术后 1 个月，前列腺增强 MRI T1 加权，显示前列腺左侧信号减低的消融区

五、技术要点及注意事项

（一）技术要点

1. 病理学上，前列腺癌常常表现为多灶性生长，一侧发生肿瘤时，另一侧也可能存在影像学无法分辨的微小病灶。因此，仅对所谓的低回声病灶或周缘区进行治疗是不彻底的，而应该对整个前列腺进行治疗，使残留肿瘤的概率大大降低，这就是传统的全腺体治疗理论。但近年来 Index Lesion 理论的提出，为微创治疗提出了新的依据：即仅 > 0.5ml 的主要病灶对 Gleason 评分及预后存在影响，而前列腺内次要病灶体积平均为 0.3ml，往往不需要治疗[35, 36]。这一理论得到了很多学者的赞同[35, 36]。也有研究证实转移性前列腺癌多为单一基因来源，只要破坏造成转移的癌细胞则不会引起远处转移[35]。可以假设若能消除所有主要病灶而次要病灶不发展的话，其疗效相当于前列腺切除。虽然这一假说还有许多不完善的地方，但并不妨碍"前列腺内局部消融"这一概念的提出。

2. 依据尿道穿过前列腺所构成的特殊形态及与病灶分布的特点，胡兵、周永昌等[37-40]提出下列前列腺组织消融策略以供选择，可根据治疗策略选择以下几种方式：

（1）点穴消融：即仅对二维超声和彩色超声发现约 1.5cm 以内病灶进行消融。

（2）区域消融：即对前列腺一侧的 1/2 区域进行消融。

（3）单侧消融：即对前列腺的一侧进行消融。

（4）双侧消融：即一次性对前列腺的两侧均进行消融。

前三种消融模式以后可重复施行；后两种消融模式均要求同时消融包括尿道后方的周缘区前列腺组织。单侧消融时布针的次序应先消融前部

和远侧，再就近消融。消融方式的选择要根据前列腺体积、病灶的大小与分布及操作者的经验而定，通常需采用消融灶重叠方式达到设定的消融策略目标。

需要引起重视的是，消融范围与并发症发生率及疗效成正比，即随着消融范围的增大，疗效增加，并发症发生率也随之增高[40]。可根据患者具体病情制订个体化治疗方案，不片面追求全腺体治疗。

（二）注意事项

由于前列腺形态特殊，布针策略及治疗范围的选择难度较一般的实体肿瘤消融要大得多，同时由于前列腺毗邻解剖结构关系，对消融术实施者提出了较高要求。前列腺癌射频消融治疗的目的是按治疗方案尽可能消融可疑区域，同时尽可能保证周边组织器官不受热损伤。治疗过程中，实时监测射频温度、能量及阻抗变化，合理调整治疗策略就显得尤为重要。除按照前述治疗步骤实施外，对部分升温困难的患者需积极寻找原因，采用变换进针角度、调整电极针等方法解决；对于部分阻抗较高患者，应排除皮肤电极接触不良或形成无效回路的可能。

六、并发症及其预防与处理

（一）常见并发症

1. 血尿

一般程度较轻。

2. 不同程度的发热

一般情况体温不会超过 38.5℃，属吸收热。

3. 尿失禁

往往属暂时性，尤其曾行放射外照射或近距离照射治疗者，由于膜部组织本身硬化，可能更易出现尿失禁。

4. 尿道旁积液、会阴部炎症

可发生在长期内分泌治疗，体质较弱，分级较高，癌灶范围较广累及膜尖部尿道周围者。笔

者在开展该项技术前期曾遇到此种状况，患者前列腺癌 Gleason 评分 9 分，长期内分泌治疗和外照射放射疗效不佳，来笔者单位行射频治疗。术中超声发现尿道旁前列腺组织存在异常灌注，术中虽采取了保护尿道等措施，但术后患者仍出现了尿道旁积液、尿道损伤的症状，后经泌尿科行腔镜下尿道修补术，病情好转，但仍遗留有轻度尿失禁伴排尿困难。

5. 排尿困难

原有前列腺明显增生者可存在相应的临床表现。

6. 逆行性射精

极少见。

7. 勃起功能障碍

极少见。

（二）预防及处理措施

1. 预防方法

手术中应重视对尿道及直肠的保护，术后根据术中情况可延长导尿管留置时间以利于尿道修复以及前列腺肿胀的消退（留置导尿期间必须严格做好导尿管护理，加强对患者家属的宣教，让家属协助导尿管清洁，并严格按规定一周更换一次导尿管）。

2. 处理措施

（1）连续硬脊膜外腔麻醉、骶管阻滞麻醉者术后须去枕平卧禁食 6 小时，静脉镇痛者平卧禁食 2 小时。

（2）随着麻醉作用的减弱绝大部分患者会出现疼痛、会阴部不适等症状，如有必要可给予口服镇痛药。

（3）术后常规使用抗生素及止血药 3 天。

（4）留置导尿管约 7 天，根据消融范围及可能累及尿道和膀胱的情况可适当延长，如消融区域远离尿道可不必留置导尿管，注意观察尿色。一般情况下拔除导尿管后，无排尿困难者可予出院。

七、临床意义及评价

前列腺癌是男性常见的恶性肿瘤之一，多发于 50 岁以上的男性，随年龄增加发病率升高，81~90 岁最高。最新统计表明，在美国前列腺癌发病率已占男性癌症第一位（28%）[41]。在我国，前列腺癌的发病率也呈逐年升高趋势。有资料表明，上海男性新增恶性肿瘤中，前列腺癌居第 9 位[42]。目前前列腺癌有多种治疗方法：传统的根治术仍是首选手段；内分泌治疗（手术或药物去势 + 雄激素阻断）是许多高龄老人适宜的选择；放疗如放射性核素粒子植入也有较好的疗效；化疗（紫杉醇等）可作为三线治疗方法备选。上述各项治疗均存在一些缺陷：根治术创伤较大，并发症较多，因前列腺癌多发生于 50 岁以上男性，往往影响预后及患者生活质量；内分泌及去势术仅为姑息疗法，并未切除肿瘤，肿瘤易耐受复发；粒子植入也仅是姑息治疗，且有文献报道可能存在粒子迁移所引起的并发症等风险[43]。射频消融局部治疗后患者的 PSA 均有明显下降，治疗范围大者可下降至 1 以下，并且 40% 的患者 PSA 值可数年保持在这个水平。配合内分泌治疗，病情可长期稳定控制。本中心开展 RFA 治疗的患者中，不少因内分泌治疗失敏，经射频消融后，病理穿刺证实患者恢复了对内分泌治疗的敏感性。对于前列腺癌这类类似老年慢性病的疾病，获得临床较为满意的效果。

射频消融治疗前列腺癌，可有效降低 PSA，短期疗效明显[37-40]，但远期疗效仍待观察。

（胡兵　陈磊　郭倩）

第四节　经直肠前列腺癌激光消融

激光作为一种新型的热消融手段应用于前列腺治疗有其独特的优势。激光消融技术经过 30 多年的发展,目前已被应用于肝脏肿瘤、肾肿瘤、骨肿瘤等多种肿瘤治疗,获得较满意疗效[44]。激光治疗前列腺癌方面相关研究较少。1993 年,Amin 等[45]报道了一例应用激光治疗前列腺癌放疗后局部复发病例,认为激光治疗前列腺癌安全可行,短期效果较满意。Lindner 等[46]2009 年报道对 12 例从未进行过治疗的前列腺癌患者进行激光治疗,术后影像学资料显示肿瘤消融完全,其后经随访以及术后再次穿刺活检病理结果满意。随后,Lindner 等[47]又对 4 名已激光治疗的前列腺癌患者 7 天后行手术切除前列腺,发现激光未增加手术难度,并提出消融区域为周围包绕一圈充血带的坏死组织,其内无存活的细胞,组织病理结果与 MRI 所测治疗区范围一致。至此,前列腺肿瘤激光消融治疗的疗效得到了肯定。

一、适应证、禁忌证

同前列腺肿瘤射频消融治疗。

二、仪器设备和器械

激光光纤的消融范围与射频电极不同,且多根光纤同时协同工作有增大消融体积的作用,必须根据术前影像学资料结合光纤实际范围设计合理的消融方案。

1. 彩色多普勒超声仪,配双平面直肠探头(图 5-3-4-1),中心频率 7.5/5.0MHz 左右,超声仪器须具备声学造影功能。
2. 激光发射器以及配套光纤(含相应的套管针)(图 5-3-4-2)。

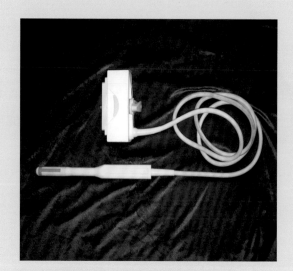

图 5-3-4-1　直肠双平面探头

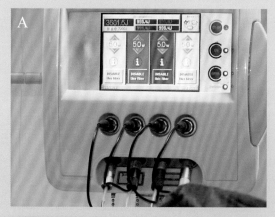

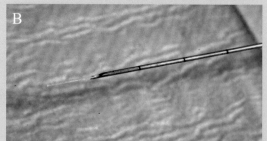

图 5-3-4-2　激光发射器(A)和配套光纤(含相应的套管针)(B)

3. 辅助进针支架、步进器以及粒子植入模板（可选，参照前列腺粒子植入系统）（图5-3-4-3，图5-3-4-4）。

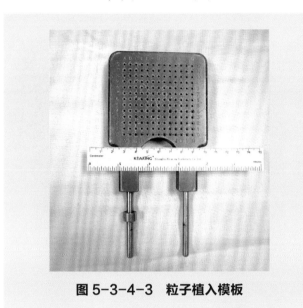

图 5-3-4-3　粒子植入模板

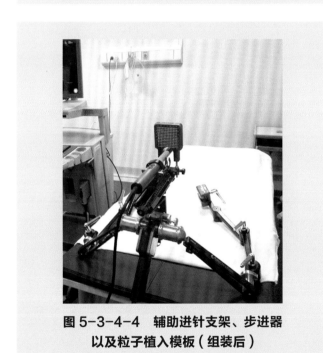

图 5-3-4-4　辅助进针支架、步进器以及粒子植入模板（组装后）

4. 便携式监护仪。
5. 麻醉所需配套装置（麻醉科负责）。
6. 无菌探头套、无菌罩（遮盖超声仪操作面板）和手术消毒包（消毒器械、无菌巾、止血钳、尖头手术刀、纱布等）。

二、治疗前准备

1. 使用双平面直肠超声探头置入肛管用以引导经会阴穿刺及布针。
2. 患者采用膀胱截石位。垫高臀部，托起阴囊。
3. 术前 6 小时禁食禁水。
4. 术前半小时，苯巴比妥＋阿托品肌注。
5. 床边重要生命体征（心率、血压、指脉氧）监护。
6. 麻醉方式可以选择连续硬脊膜外腔麻醉、骶管阻滞麻醉或静脉镇痛（芬太尼＋丙泊酚）处理，麻醉医师全程监测生命体征。

三、操作方法

1. 按常规消毒、铺巾后从尿道插入三腔导尿管留置；备低温平衡液，用于在射频消融时持续灌洗尿道和膀胱，以在消融时带走部分热量保护这些器官。
2. 在会阴前放置粒子植入模板，固定步进器、超声探头与模板。
3. 将图像切换至横切面，移动步进器（图5-3-4-5），可以看到图像以 5mm 的层厚从底部向前列腺尖部移动，治疗模板可叠加在超声图像之上，方便布针。
4. 根据预定的治疗范围，选取对应孔道后，再切换至纵切面，自会阴插入套针，按预先设定的方案，一次将所有空间位点的布针完成，并通过横切、纵切两个平面确认所有针的布放位置合理到位（图5-3-4-6）。
5. 将光纤依次插入套针内，尖端露出 1cm，设定激光治疗仪器输出功率，即可开始激光治疗。
6. 术中持续尿道灌洗，保护尿道和膀胱。同时需要根据消融部位调整灌洗速度，越靠近尿道，则需要加快灌洗速度并适当延长快速灌注时间；同时术中实时超声监测（图5-3-4-7），防止消融范围过于接近尿道、

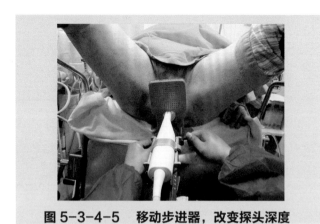

图 5-3-4-5 移动步进器，改变探头深度

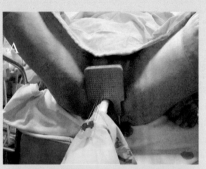

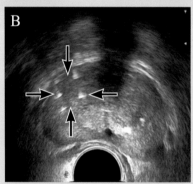

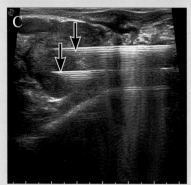

图 5-3-4-6 布针

A. 插入套针；

B. 布针后横切确定穿刺针的位置（箭头所指处为针尖）；

C. 布针后纵切确定穿刺针的位置（箭头所指处为穿刺针）

直肠、膀胱颈。

7. 术后 10 分钟予以 CEUS，见消融区无造影剂灌注即可停止治疗。术后处理同前列腺肿瘤射频治疗。（图 5-3-4-8）

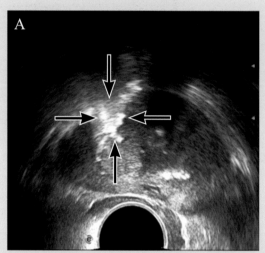

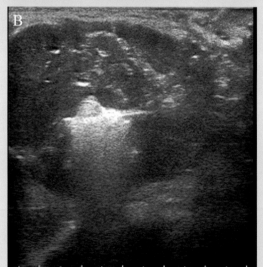

图 5-3-4-7 消融实时监测

A. 横切，箭头所指范围为消融区；B. 纵切

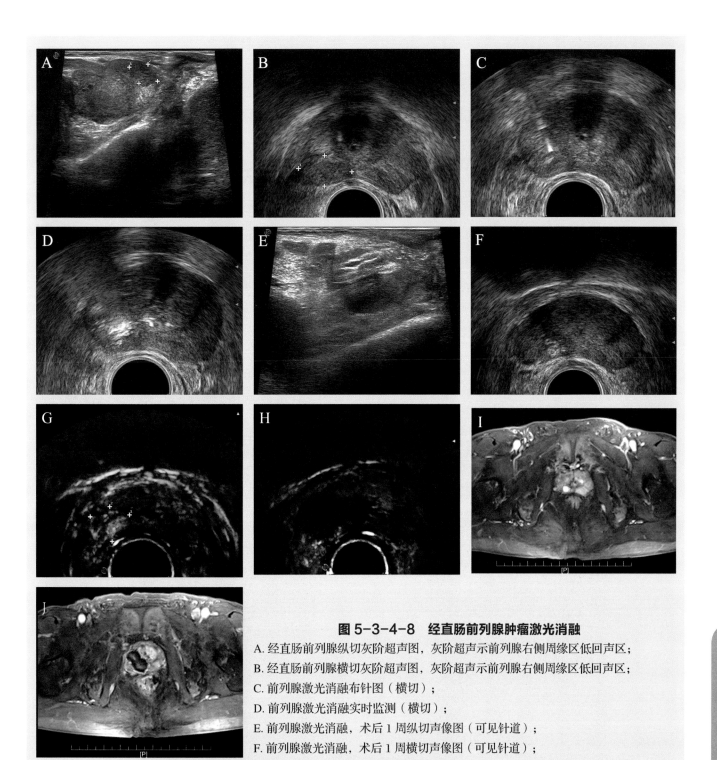

图 5-3-4-8　经直肠前列腺肿瘤激光消融

A. 经直肠前列腺纵切灰阶超声图，灰阶超声示前列腺右侧周缘区低回声区；

B. 经直肠前列腺横切灰阶超声图，灰阶超声示前列腺右侧周缘区低回声区；

C. 前列腺激光消融布针图（横切）；

D. 前列腺激光消融实时监测（横切）；

E. 前列腺激光消融，术后 1 周纵切声像图（可见针道）；

F. 前列腺激光消融，术后 1 周横切声像图（可见针道）；

G. 前列腺激光消融前超声造影图，可见右侧周缘区局部呈高增强；

H. 前列腺激光消融术后 1 周超声造影图，可见右侧周缘区整体无增强；

I. 前列腺激光消融前增强 MRI，可见前列腺右侧周缘区局部呈高信号（红色线条勾勒处）；

J. 前列腺激光消融 1 周后增强 MRI，可见右侧周缘区整体呈低信号（红色线条勾勒处）

四、技术要点及注意事项

（一）技术要点

激光光纤的合理排布是手术成功与否的关键。一般而言，单根光纤的消融范围可在 1cm 左右，通过多根光纤同时发射产生的协同作用可明显扩大消融范围。所以在使用前充分了解此特性，对于确定治疗方案十分重要。治疗方案的确定可参考射频治疗。我们采用了前列腺粒子植入的系统来辅助激光布针取得了很好的效果，通过模板的支撑也使多个光纤的排放更有序、更便捷。

其他尿道保护、直肠保护可参见本章第三节"经直肠前列腺癌射频消融"相关内容。

（二）注意事项

基本同前列腺肿瘤射频治疗。

五、并发症及其预防与处理

（一）常见并发症

参见前列腺肿瘤射频消融治疗，主要包括会阴部不适、阴茎头局部感觉异常、血尿、勃起功能障碍、尿失禁、尿潴留、尿道狭窄、血便、直肠刺激症状、尿道直肠瘘、膀胱出口梗阻等。由于激光消融形成的凝固灶形态更稳定且光纤更为纤细，术后并发症明显较少。

（二）预防及处理措施

拔管后尿潴留是术后常见的并发症。绝大多数患者服用药物并增加置管时间后可恢复。对于拔管后出现尿潴留，主要原因为治疗造成前列腺肿胀，可以事先让患者术后服用 5α 还原酶抑制剂缩小前列腺体积，加长导尿管留置时间，或许能有所改善。

六、临床意义及评价

目前前列腺癌的局部治疗方兴未艾。前列腺本身组织性质适合激光消融，有适当的光能吸收率，含水量较多，血流不丰富，避免了血液的热传导作用。同时，激光消融具有效率高、速度快、多根光纤布针适形消融、精准可控，以及并发症少等优势，对于形态不规则、体积小的肿瘤，可以最大限度地减少对重要器官的损伤。目前，激光治疗前列腺癌尚处于起步阶段，但短期内可明显降低 PSA，消融后影像形态学可以清晰显示消融区，短期疗效已得到肯定，有必要进行大样本研究观察远期疗效。

另外在治疗中我们发现，术后患者反映术前原有尿频、夜尿增多等症状得到缓解，表明局部消融或许对于伴有的前列腺增生也有作用，国外早期文献也有类似报道[48]。这或许是激光消融在前列腺疾病治疗中新的应用方向。

（胡兵 陈磊 陈旖旎）

前列腺癌放射性粒子植入术，是一种近距离放疗（brachytherapy）技术，应用三维治疗计划系统（3D-TPS），将放射性粒子经会阴穿刺准确植入到前列腺内，从而提高前列腺的局部剂量，而减少直肠和膀胱的放射剂量，以提高疗效，降低术后并发症[49-51]，是一种永久性组织间粒子植入术。1909 年 Pasteau 和 Degrais[52] 利用导尿管将带有包壳的镭植入到前列腺内，完成了第一例近距离治疗前列腺癌手术。1972 年，Whitmore 等[53] 开创了经耻骨后开放性碘粒子种植治疗前列腺癌的先河，奠定了今天前列腺癌近距离治疗的基础。1983 年丹麦哥本哈根的泌尿科专家 Holm 等[54] 首次提出了经直肠超声（TRUS）引导下经会阴碘粒子种植治疗前列腺癌的技术。1985—1987 年，Ragde 等[55] 在美国西雅图西北医院先后完成了第一例前列腺癌碘粒子植入术以及第一例前列腺癌粒子植入术。之后这一技术被广泛应用，并在临床上产生深远的意义，开创了现代肿瘤粒子种植治疗的新时代。

一、适应证

1. 同时符合以下 3 个条件为单纯近距离治疗的适应证。

（1）临床分期为 T1~T2a 期。

（2）Gleason 评分为 2~6 分。

（3）血 PSA < 10μg/L。

2. 符合以下任一条件为近距离治疗联合外放疗的适应证。

（1）临床分期为 T2b、T2c。

（2）Gleason 评分为 8~10 分。

（3）血 PSA > 20μg/L。

（4）周围神经受侵。

（5）多点活检病理结果为阳性。

（6）双侧活检病理结果为阳性。

（7）MRI 检查明确有前列腺包膜外侵犯。多数学者建议先行外放疗再行近距离治疗以减少放疗并发症[56]。

3. Gleason 评分为 7 或血 PSA 为 10~20μg/L：根据具体情况而定是否联合外放疗。

4. 近距离治疗（或联合外放疗）联合内分泌治疗的适应证：术前前列腺体积 > 60ml，需使用雄激素阻断药缩小腺体体积，降低并发症。

推荐参考美国近距离治疗协会（American Brachytherapy Society，ABS）标准[57]。

二、禁忌证

（一）绝对禁忌证

1. 预计生存期少于 5 年。

2. 经尿道前列腺电切术（TURP）后缺损较大或预后不佳。

3. 一般情况差。

4. 有远处转移。

（二）相对禁忌证

1. 腺体大于 60ml。

2. 既往行经尿道前列腺电切术。

3. 中叶突出。

4. 严重糖尿病。

5. 有多次盆腔放射治疗及手术史。

6. 美国泌尿外科学会（AUA）评分较高者。

三、操作前准备

（一）仪器设备和器械

1. 设备

前列腺癌放射性粒子植入术所需设备包括带有三维立体治疗计划系统软件的计算机、具有经直肠双平面探头的超声仪和配备 18G 植入针（图 5-3-5-1）的粒子植入设备。

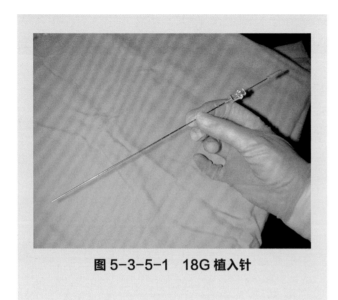

图 5-3-5-1 18G 植入针

该技术的定位系统包括经直肠超声及其软件、移动固定装置（stepper）和放置于会阴部的金属模板（template）（图 5-3-5-2）。后者为一个带有 169（13×13）孔的格栅，穿刺针通过这些孔插入人体。超声扫描仪软件将模板格栅对应的矩阵叠加在声像图上（图 5-3-5-3）。穿刺针进入前列腺的路径可在纵切面和横切面声像图上进行监控。步进装置可用于获取前列腺实时截面图并计算其面积和容积，便于制订治疗方案。

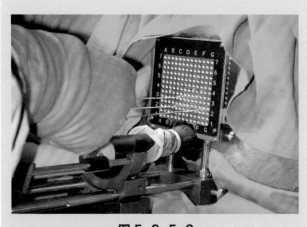

**图 5-3-5-2
经直肠超声探头、移动装置和金属模板**

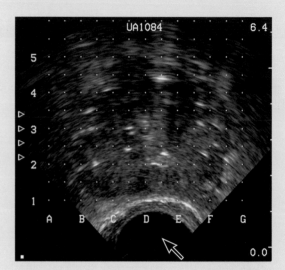

**图 5-3-5-3 模板格栅相对应的矩阵叠加
在前列腺横断面上，用于穿刺定位**

2. 放射性核素

适用于近距离治疗的放射源必须满足：①在组织中有足够的穿透力；②易于放射防护；③半衰期不宜过长；④易制成微型源。目前用于植入的放射性粒子主要有碘和钯两种核素，即 ^{125}I 和 ^{103}Pd。这两种放射性核素的能量较低，属于低能放射性核素，对周围组织的损伤小，半衰期分别是 60 天和 17 天。^{103}Pd 半衰期短，剂量率高，使受损伤的癌细胞修复减少，肿瘤的再分布减少，更适合于治疗生长分裂较快、分化差、恶性程度高的肿瘤，而 ^{125}I 半衰期较长，正常组织耐受较好，防护要求较低，则适用于治疗生长缓慢、恶性程度稍低、分化较好的肿瘤。

国内放射性粒子植入术主要应用 ^{125}I 粒子。放射性粒子是将放射性核素 ^{125}I 吸附在银棒上，外裹生物相容钛金属壳，制成直径为 0.8mm、长度为 4.5mm 的钛金属微粒（称粒子）。其主要释放 γ 射线，射线能量为 28keV 组织穿透能力 1.7cm，靶治疗体积以外放射剂量迅速衰减，疗效较好，损伤小。

（二）患者准备

术前三天起服用抗菌药物、术前清洁灌肠。

（三）医生准备

前列腺癌放射性粒子植入术是一个多科室合作的项目，由放射肿瘤科医生、泌尿科医生、超声科医生、受特殊训练的近距离治疗护士等共同完成粒子植入。

术前整个团队复习病史，详细了解患者所有影像资料，制订方案，并对患者及其家属做详尽的术前告知，签署知情同意书。

四、操作方法

前列腺癌放射性粒子植入术应包括三个步骤：①前列腺超声图像的采集和治疗计划的制定；②粒子植入；③术后剂量分布情况的评估。

（一）术前准备及粒子植入计划

服用抗菌药物、清洁灌肠是常规的术前准备。前列腺较大或耻骨弓过窄的患者在进行治疗时穿刺针常受到耻骨弓的阻挡，在穿刺前应通过直肠超声对患者的前列腺体积和耻骨弓进行评估[58]（图5-3-5-4）。

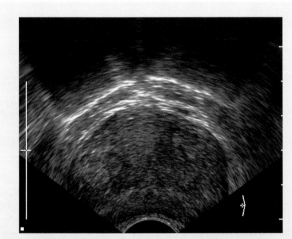

图5-3-5-4　经直肠超声显示耻骨弓

行粒子种植治疗的所有患者在种植前均应制定治疗计划，根据三维治疗计划系统给出预期的剂量分布。粒子植入计划可以于粒子种植前在手术室外预先制定，也可以于粒子种植前在手术室内一次完成。目前大多数医院采取后者方法，其优点在于方便，准确，可以避免制订计划时体位与粒子种植时体位不一致，从而影响疗效。制订计划的基本步骤是：①根据诊断学方法评估前列腺体积；②决定粒子源的总活度；③决定粒子在肿瘤靶区内的空间分布。

1. 前列腺体积测定

通常用经直肠超声确定前列腺体积。为了准确计算前列腺体积，患者取截石位，身体摆正，以中线两侧对称分开。超声探头垂直会阴自然插入直肠，监视器上前列腺图像无任何压迫或扭曲，尿道位于模板的中央。这很重要，以便穿刺时重复这一体位。之后从前列腺底部到尖部以5mm间隔进行横断面扫描，勾画前列腺轮廓，根据步进装置和连续的体积平均轮廓测定技术计算前列腺体积。

经直肠超声的优势是操作简便，价格低廉，可以保证获得图像时的体位与穿刺时基本一致。经直肠超声的缺点是有时超声探头可引起图像扭曲。要获得理想的体积测定结果主要依靠操作者的技术。

2. 计算粒子总活度

放射性粒子活度是放射性粒子所具有的放射性强度。一般植入到肿瘤中的^{125}I粒子活度为0.4~0.7mCi，可由放射性活度测量仪直接测得，也可由出厂时初始活度根据指数衰变规律计算获得。肿瘤植入的全部粒子的总活度，应当满足处方剂量的要求。计算肿瘤所需总活度（mCi）＝期望组织吸收的剂量（Gy）×肿瘤重量（g）/182。肿瘤靶区体积可由经直肠超声获得。

对单纯近距离治疗的患者，^{125}I的处方剂量为144Gy，^{103}Pd为115Gy[59]。需要指出的是，前列腺靶区处方剂量所覆盖的范围应包括前列腺及其周边3~8mm的范围，因此前列腺靶区大约是实际前列腺体积的1.75倍[60]。一般在设计的总活度基础上增加 15%~20% 的剂量，可增加疗效[61]。

3. 决定粒子空间分布

放射性粒子植入后的剂量分布，取决于：①选择的放射性核素种类；②粒子的活度；③粒子数；④粒子植入的位置。

以上四个变量均可在不同的治疗计划中体现与调整。

肿瘤植入的粒子数量由肿瘤的处方剂量决定。植入放射性粒子的粗略计算公式为：（肿瘤长 + 宽 + 高）/3×5 ÷ 每个粒子的活度 = 植入粒子数。实际上仍需用治疗计划系统证实和调整。

由于植入粒子后的剂量分布，按放射源的距离平方呈反比方式下降，源表面的剂量最高，随距离的增加剂量迅速下降，所以植入放射性粒子的原则是外周密集，中心稀疏[62]。根据经直肠超声所描绘的前列腺轮廓和横断面来制订治疗计划，最终得出粒子的放射总剂量、粒子的数量、植入的针数、每针粒子种植的准确部位以及粒子的间距，使得粒子在三维方向上剂量分布均匀，最大限度地减少尿道相关并发症。

最后，近距离治疗护士根据治疗计划，将碘粒子装入植入针。粒子间距可以零距离，也可以 2~3 倍甚至更大距离。间隔物为可吸收的类似海绵的物质制成，直径和长度与粒子相同。每一针粒子植入后用骨蜡封闭，以备穿刺用。

（二）粒子植入

肿瘤治疗计划制定完毕后，根据剂量分布曲线图放置粒子，同时在粒子种植过程中也应利用经直肠实时超声来指导操作，随时调整因植入针的偏差而带来的剂量分布的改变[63, 64]。

整个粒子植入过程一般需 45 分钟或一个小时。患者腰麻或全麻，取截石位，垫高臀部，托起阴囊并用胶布固定。常规消毒铺巾，插导尿管并向膀胱内注入含碘造影剂，超声科医生将附带模板的超声探头插入直肠，调整探头做横切扫查，使得显示的横断面与制订计划时基本一致。一旦探头位置放好，即被检查床旁的固定装置（stepper）锁住。探头被置于 stepper 上，它可以使探头从底到尖每 5mm 前后移动。它同样提供纵切图像，在经直肠超声的引导下根据穿刺前肿瘤科医生制定的治疗计划将植入套管针经模板引导系统从会阴部穿刺入前列腺，通过超声纵、横断面观察引导确保植入针至前列腺准确位置，并将粒子植入到准确的靶位。术中泌尿科医生可以通过 X 线透视了解及调整粒子分布的情况。当粒子全部植入结束后进行膀胱镜检查，若有粒子误入膀胱应予取出。术后第一天应静脉注射抗菌药物、止血药物及 α 受体阻滞剂。术后留置导尿的时间则根据术前前列腺体积、排尿情况来决定。手术后当天患者即可进食活动，术后两三天即可出院。

（三）术后剂量分布的评估

由于治疗后前列腺水肿、治疗过程中前列腺移动以及操作过程等不确定因素，粒子植入后粒子的位置及剂量分布有一定变化，疗效与并发症都与之有密切关系。为改进疗效必须进行治疗后计划（post plan）[65]，对植入粒子的质量进行评估，植入后的质量评估包括植入粒子位置的重建（图 5-3-5-5）和剂量分布[66]。植入粒子后首先应行影像学检查，利用融合技术，将粒子植入后的影像进行重建，常用的是 CT 与 X 线平片图像融合，通常粒子位置的准确率应达 90% 以上[67]。

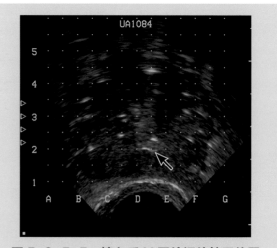

图 5-3-5-5 植入后 X 平片评估粒子位置

评估治疗质量的时间至今仍有争议。因水肿的缘故过早 CT 扫描常过高估计前列腺大小，低估了前列腺内的放疗剂量。种植后几周再进行 CT 扫描能更精确反映基础前列腺的大小。研究发现 CT 扫描时间为术后 4 周为宜[68, 69]，而在实际工作中常进行得较早。大部分患者在术后 24 小时内即行 CT 检查，尽早地反馈植入的信息。如果发现有低剂量区，则应及时做粒子的补充再植；如果发现大范围的低剂量区，则可以考虑行外放疗[70]。

五、技术要点及注意事项

（一）技术要点

植入计划制定得好坏与否，很大程度上取决于前列腺体积测量准确与否以及尿道的正确辨认。计算前列腺体积时，很关键的一点是如何确定前列腺的第一片和最后一片，这取决于多种因素，如患者的肥胖程度、肠道气体的影响、患者的体位、既往有无前列腺手术史等。尿道的正确辨认是准确制订计划的另一个关键点，因为肿瘤靶区的体积应去除尿道区域，以免损伤尿道。尿道的辨认同样受以上诸多因素的影响。解决的办法有选择最合适的探头频率；使探头与直肠充分接触，清楚显示前列腺轮廓；尿道内注入尿道对比剂，充分显示尿道走向。

在穿刺前通过直肠超声对患者的前列腺体积和耻骨弓进行评估很重要。首先应严格掌握手术指征，不宜选择前列腺过大、耻骨弓过窄的患者。若前列腺体积大于 60ml，则先应用药物去势疗法缩小前列腺体积。另外穿刺时的体位很重要，在腰骶部垫一枕头，抬高臀部，使双腿过伸，让耻骨弓充分打开，避免穿刺时穿刺针碰到耻骨弓。对于穿刺过程中穿刺针遇到耻骨弓的患者，可以在原计划穿刺位置降低一格后再穿刺，或移走穿刺架，徒手穿刺，这样可能对疗效有一定影响。

（二）注意事项

粒子植入时，经直肠超声能通过纵切面清晰显示穿刺针的针道，实时观察并引导穿刺针的位置，确保植入针按治疗计划至预期的位置。若超声图像因直肠气体影响或多次穿刺针道的影响显示不清时，可同时依靠 X 线监控，使穿刺更准确。

粒子植入位置勿太贴近尿道，以免引起尿道狭窄；也勿太贴近直肠，以免引起肠道并发症；也勿太贴近包膜，尤其前列腺尖部两侧，因为包膜上及周边有血管神经束，以免损伤盆内脏神经（勃起神经）。

六、并发症及其预防与处理

（一）常见并发症

前列腺癌放射性粒子植入术的并发症发生率虽然低于根治术及外放疗，但仍然有一定的并发症发生。前列腺癌粒子植入术后并发症主要表现在泌尿系症状、肠道症状及性功能三方面。泌尿系症状包括尿路刺激征、尿潴留、尿失禁、肉眼血尿等；肠道症状包括腹泻、便血、直肠溃疡、前列腺直肠瘘、放射性结肠炎等；性功能障碍有勃起功能障碍、性欲减低、血精等。

（二）预防及处理措施

短期并发症（1 年内）与穿刺创伤及急性放射线损伤有关。术后多数患者出现不同程度的尿频、尿急及尿痛等尿路刺激征，一般持续 1~2 周或几个月，症状较轻；一般无须特殊处理。有些患者表现为排尿困难和夜尿增多。但仅小于 5% 的患者须长期插导尿管[55]。经验告诉我们，尿路梗阻症状在粒子植入后很快产生，主要是由于植入时机械创伤造成的，而不是放射性造成的。放射性引起的症状与机械性相似，但往往在植入几天后才产生，症状在 2~3 周达到高峰[55]。体积大的前列腺需要更多粒子，穿刺的针数要更多，所以创伤要比小的前列腺来得大。多数研究认为，1 年后，90% 患者的尿路症状可以恢复正常[71, 72]。急性尿潴留的发生率为 1%~34%[73, 74]，多见于国际前列腺症状评分（IPSS）较高、有前列腺肥大或术前有尿路梗阻者的患者[75，76]。可通过留置导尿，服用雄激素阻断药等方法对症处理。短期直肠并发症为大便次数增多及里急后重等直肠刺激症状，多为自限性，一般对症处理即可。

长期并发症（1年后发生）以慢性尿潴留为常见，主要由膀胱颈部及尿道的放射线损伤而导致的瘢痕化有关。尿失禁发生率为1%~24%，有TURP手术史者发生率高达20%~85%[73]。约有12%的患者表现为尿道狭窄，可能与尿道球部的放射线剂量过高有关，通过定期尿道扩张可解决。直肠炎在植入术后3年内出现。多表现为轻度便血，常为自限性，但严重时可出现直肠溃疡甚至前列腺直肠瘘。

阳痿也是一个常见的并发症。勃起功能很大程度上与年龄及粒子植入前性功能有关。Cesaretti等[77]报道，131/223例在近距离治疗之前性功能正常，分析其治疗后的性功能，发现粒子植入时的年龄是性功能的重要预测因素，即50~59岁组好于60~69岁组和70~78岁组。因此，对于年龄在60岁以下、性功能正常的患者，前列腺近距离治疗后大部分患者的性功能影响不大。严重受损患者可服用西地那非一类药物改善。

七、临床意义及评价

前列腺癌放射性粒子植入目前已成为早期局限性前列腺癌的标准治疗手段之一。前列腺癌近距离治疗的疗效和临床分期、Gleason评分及血PSA水平有关。大量研究表明，早期前列腺癌近距离治疗和根治术及外放疗的疗效无明显区别[78，79]。

Merrick等[80]报道425例T1~T3期前列腺癌患者经^{125}I或^{103}Pd粒子治疗后，5年实际生化无病生存率为94%；低度、中度和高度危险组患者5年生化无病生存率分别为97%、97%和84%。Blasko等[81]报道低度、中度和高度危险组患者5年生化无病生存率分别为94%、82%和65%。

华山医院自2002年6月至2003年12月期间做了30余例前列腺癌粒子植入术，所有病例术后一个月PSA均下降，也无严重并发症，近期疗效尚可。

经会阴穿刺放射性粒子植入治疗早期局限性前列腺癌已经开展20多年。近10年来，随着经会阴模板指导系统、计算机治疗计划系统、术后分析系统以及经直肠超声技术的不断完善，前列腺放射性粒子植入术飞速发展。其早期局限性前列腺癌治疗效果可与根治性前列腺癌切除术以及外放疗相媲美，同时严重并发症的发生率又明显低于上述两种治疗方法，并且这一技术具有创伤小、住院时间短的优点，显著提高了患者的生活质量，为前列腺癌患者带来了新的选择和希望[82]。

（秦茜淼 陈磊）

精囊左右各一，位于前列腺上方，膀胱底部与直肠之间，位置深在，与直肠壶腹部之间仅隔少量疏松结缔组织。经直肠超声可以应用较高频率的探头经直肠壁近距离观察精囊，因此能清晰显示精囊结构；同时还可以引导穿刺针进行穿刺活检、吸取精囊液、注射造影剂实施精囊造影、灌注抗生素治疗等，起到诊断和治疗的双重作用[83]。精囊肿块的穿刺活检与超声引导经会阴前列腺穿刺活检操作步骤基本相同，只是穿刺目标位于前列腺底部的上方，位置较深，需特别注意避免损伤膀胱，在此不再赘述，本节主要介绍经直肠超声引导精囊穿刺引流术治疗顽固性血精症。

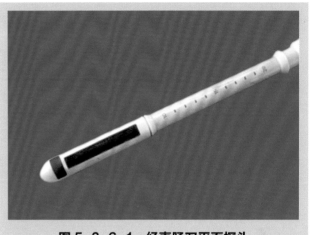

图 5-3-6-1　经直肠双平面探头

一、适应证

1. 注射药物冲洗或置管后药物连续滴注治疗血精症。
2. 精囊囊肿穿刺引流治疗。
3. 抽吸精囊液做检验。
4. 注射含碘造影剂，进行精囊、输精管 X 线造影。

二、禁忌证

1. 有出血倾向疾病。
2. 会阴部皮肤感染或严重皮肤病。
3. 肛门狭窄、肛门闭锁或严重痔疮。

三、操作前准备

（一）穿刺设备和器械

1. 彩色多普勒超声仪和经直肠双平面探头（图 5-3-6-1）。
2. 16~18G PTC 针、直径 1mm 以下硬膜外麻醉导管（图 5-3-6-2）或 6F 套管针（图 5-3-6-3）各两套。
3. 10ml 注射器、2% 利多卡因、穿刺消毒包。
4. 无菌培养管两支。

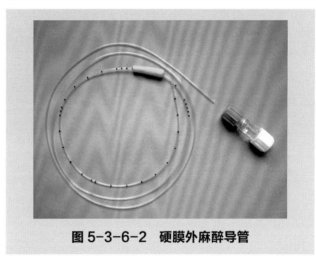

图 5-3-6-2　硬膜外麻醉导管

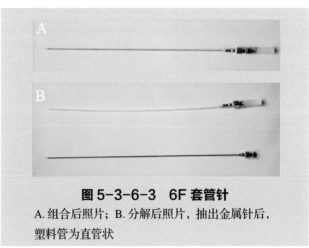

图 5-3-6-3　6F 套管针
A. 组合后照片；B. 分解后照片，抽出金属针后，塑料管为直管状

5. 生理盐水和 8 万 U 注射用庆大霉素数支。

6. 如需造影,另备 60% 泛影葡胺两支。

(二)患者准备

1. 术前检查凝血功能,停用抗凝药物,如有凝血功能异常,需纠正。

2. 穿刺局部皮肤有严重感染或股癣等皮肤病者,需治疗后才能施行穿刺。

3. 术前一周以上不排精,保证穿刺时精囊有足够大小。

4. 术前解清大便,如有便秘者在前一天酌情使用少量缓泻剂。

5. 精囊、输精管 X 线造影患者,需要做碘过敏试验。

(三)医生准备

1. 经直肠超声对精囊作详细检查,排除因前列腺、精囊、射精管的肿瘤和畸形等导致的血精。

2. 了解患者既往病史,包括尿培养、前列腺液培养的结果等。

3. 向患者说明该治疗的方法、适应证和禁忌证、可能出现的并发症等,尤其是置管后需卧床 7 日并保持一定体位的要求,签署知情同意书。

(四)治疗程序(前准备)

1. 精囊穿刺冲洗或置管采用经直肠超声引导进行,穿刺途径推荐经会阴穿刺途径。与其他引导方法和经直肠穿刺途径相比,其优点是能同时清楚显示待穿刺精囊和穿刺针;容易穿准目标和掌握穿刺深度;不易引起医源性感染。

2. 患者取截石位,垫高臀部,用胶带将阴囊上托、固定。先进行直肠指诊,帮助患者放松肛门括约肌并触诊精囊和前列腺有无肿块。置入经直肠双平面探头先做超声检查,观察前列腺和精囊形态、再次排除肿瘤等其他病变。

3. 在纵切面声像图上清楚显示精囊,并根据超声图像进行体表定位,穿刺点一般位于肛门两侧,距肛门约 1~1.5cm 处。按常规对会阴部皮肤消毒,铺无菌巾。

4. 2% 的利多卡因浸润麻醉穿刺点皮肤和皮下组织并深达前列腺包膜周围组织。在麻醉同时,通过超声图像能显示麻醉针的位置,观察进针点是否正确,如有偏差在其后穿刺时可借此稍加调整。

5. 使用套管针置管的病例,可使用尖刀片或破皮针在会阴皮肤处戳一小切口。

四、操作方法

1. 在超声引导下将 PTC 针经前列腺导入精囊。在进入精囊后抽出针芯,用注射器抽吸精囊液送检,对于精囊液黏稠无法直接抽取者,可用少量生理盐水冲洗后快速回抽。

2. 以稀释的抗生素药液少量、反复、多次冲洗精囊,待回抽液体澄清后,可根据需要注入造影剂和(或)抗生素,进行精囊造影及治疗。

3. 造影剂需稀释后缓慢注入,由于精囊容积较小,注入剂量要在 X 线实时监视下严密控制(图 5-3-6-4)。造影过程中要注意避免穿刺针移位,造影之后用生理盐水冲洗精囊腔。

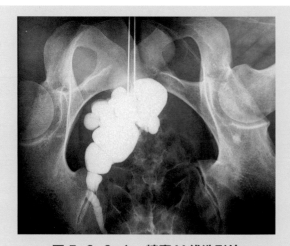

图 5-3-6-4　精囊 X 线造影片

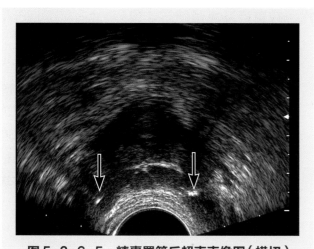

图 5-3-6-5　精囊置管后超声声像图（横切）
箭头所指为双侧精囊内硬膜外麻醉导管横断面

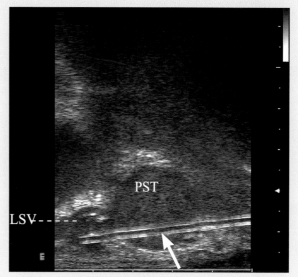

图 5-3-6-6　精囊置管后超声声像图（纵切）
箭头所指为塑料套管

4. 置管者可通过 PTC 针插入直径 1mm 以下硬膜外麻醉导管 1 根（图 5-3-6-5）。在超声实时监测下将硬膜外麻醉导管头端伸入精囊内超过 PTC 针针尖约 0.5cm 处，再次通过硬膜外麻醉导管注入生理盐水证明导管通畅后，即可缓缓将 PTC 针针鞘退出，用缝线将导管固定于皮肤。对侧精囊采用同样方法穿刺、置管、固定。伤口盖以敷料，并用胶布将导管与敷料一起固定。

5. 穿刺置管也可采用 6F 套管针，与使用 PTC 针加硬膜外麻醉导管相比其优点是：穿刺更方便，套管针穿刺进入精囊后直接拔除金属针留置塑料外套管即可（图 5-3-6-6）；内径较粗，抗生素药液滴注比较通畅。缺点是：外径较粗，损伤相对较大。

6. 患者回病房后通过导管作 24 小时抗生素药液连续滴注，一般每天每侧 12 万 U 注射用庆大霉素加入 500ml 生理盐水以每分钟 4~6 滴的速度缓慢持续滴注。如患者穿刺前曾有前列腺按摩液培养阳性史，则可根据药敏结果选择敏感抗生素。一般以 7 天为一疗程，疗程结束，拔除导管即可。

五、技术要点和注意事项
（一）技术要点

1. 精囊穿刺的关键之一是判断穿刺针是否已进入精囊。

2. 慢性精囊炎患者精囊内部常常透声差，超声图像上精囊回声有时与前列腺无法区分，不能仅通过图像判断穿刺针是否已进入精囊。虽然在穿刺针通过前列腺进入精囊时可稍有突破感，但此突破感往往不明显，且不是所有病例均出现，故当初步判断穿刺针已进入精囊时，可用注射器抽吸，抽到精囊液即证明穿刺到位。

3. 精囊液回抽不畅时，可以注入少量生理盐水，若阻力大可能穿刺针仍在前列腺区，需进一步进针；反之无阻力则证明已进入精囊，超声图像上同时显示精囊快速膨胀，内见细光点快速"翻滚"（图 5-3-6-7），液体迅速通过射精管流入膀胱，患者伴有排尿感，如患者存在射精管梗阻亦可在此时显示。

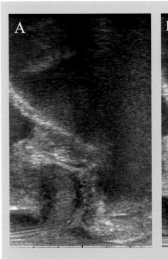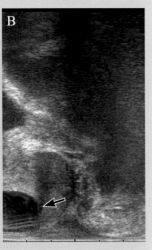

图 5-3-6-7　精囊置管后注入生理盐水
A. 为刚开始注入时，内部可见细光点翻滚；
B. 为持续注入 10 秒后，精囊膨胀，内部仍可见细光点翻滚，射精管亦出现扩张。箭头所指为精囊（↑）

（二）注意事项

1. 精囊穿刺置管时，如按既定穿刺径路无法穿入精囊，不能在皮下调整方向后继续进针，而应将穿刺针完全退出后重新选择穿刺径路。这样可防止穿刺针拔出后，导管失去金属针体支撑因成角而受压变窄、闭合，甚至断裂。

2. 穿刺针需通过前列腺组织进入精囊，靠近前列腺的精囊部分移动度小，内腔相对较大，容易进针。同时前列腺也可为留置的导管提供一定的支撑和固定作用。

3. 留置硬膜外麻醉导管者，在退出 PTC 针鞘时应缓缓直线退出，注意不要将导管带出精囊，避免针尖斜面割裂导管。

4. 由于穿刺后导管要留置 7 天，因此患者需绝对卧床，并减少臀部、腿部的活动，避免导管滑脱、甚至受压断裂。术后常规留置导尿管，一方面可减少患者的活动，另一方面可以使冲洗后的液体得以迅速引流。

六、并发症及其预防与处理

1. 血尿大多数患者术后均有不同程度血尿，无须特殊处理，一般 1~3 天后消失。

2. 导管滑脱和断裂导管从精囊滑脱，抗生素药液外渗可能导致阴囊或会阴部水肿，无须特殊处理，拔除导管后可自行吸收。偶有患者因下肢较大幅度活动导致导管断裂，可通过创口尝试钳取，如失败必须切开取出。导管留置时间和疗效密切相关，术前应充分告知患者术后保持绝对卧床，并尽可能减少臀部、腿部的活动，防止导管滑脱甚至断裂。

七、临床意义及评价

血精的病因包括精囊、前列腺、睾丸、附睾和尿道的炎症、肿瘤、先天性畸形以及医源性损伤等[84, 85]。临床上由于血管畸形、精囊囊肿等先天性畸形引起的血精是很少见的，在排除了前列腺穿刺等医源性因素和肿瘤后，精囊和前列腺的慢性炎症是引起血精最常见的病因，且两者往往同时存在[86]。绝大多数患者的血精症状可在数周内自愈，个别患者反复发作导致顽固性血精，治疗较为棘手。常规的治疗对于顽固性血精患者往往疗效不佳，这是由精囊、前列腺的解剖和生理特点所决定的。精囊是一对高度盘曲的盲管状腺体，其管腔内黏膜皱襞的基部围成很多迂曲的憩室，当精囊出现炎症时，不论是细菌性炎症还是非细菌性炎症，均会有大量的炎症性沉积物滞留精囊内，无法充分引流，继而引起射精管通路的炎性粘连、钙化、阻塞[87]。此外，精囊的血供来自于膀胱下动脉的细小分支，血液循环较差；前列腺、精囊腺上皮的屏障作用、血-前列腺屏障作用，使水溶性、酸性、低离解常数以及与蛋白结合多的抗生素不易进入前列腺上皮，全身性用药在前列腺、精囊组织内达不到有效的杀菌浓度，病菌不易被彻底消灭，病变迁延难愈。

为了解决这一难题，有学者采用经直肠超声引导精囊穿刺注射抗生素的方法治疗顽固性血精，取得了一定的疗效[88,89]。局部用药可明显提高药物浓度，使其发挥杀菌作用，但是由于注射的药液很快就通过射精管排入膀胱，在精囊内停留的时间较短，使药效难以充分发挥，因此短期复发率仍较高。而采用经直肠超声引导精囊穿刺置管24小时连续抗生素滴注，可以使精囊、前列腺局部长时间达到有效抗菌浓度。同时更为重要的是带有一定压力的抗生素药液长时间持续的冲洗有助于精囊、前列腺管内容的引流和解除精液排泄通道的不畅，促进感染物质或炎症性沉积物的排泄。笔者所在单位自1988年开展精囊穿刺置管治疗顽固性血精以来取得了良好的疗效，血精症状消失率超过90%[90-92]。但其属于有创诊疗方法，不宜用于可能自愈的初发和短期复发的病例。

（王韧　胡兵）

参考文献

1. Cook JB，Smith PH.Percutaneous suprapubic cystostomy after the spinal cord injury.Br J Urol，1976，48（2）：119-121.

2. Pieretti RV，Pieretti-Vanmarcke RV.Late intraperitoneal posterior bladder wall perforation caused by loose percutaneous stamey suprapubic catheter.Pediatr Surg Int，1995，10：570-571.

3. Alexander F，Kay R.Cloacal anomalies：role of vesicostomy.J Pediatr Surg，1994，29（1）：74-76.

4. Harrison SC，Lawrence WT，Morley R，et al.British Association of Urological Surgeons' suprapubic catheter practice guidelines，BJU Int，2011，107（1）：77-85.

5. Johnson S，Fiscus G，Sudakoff GS，et al.The utility of abdominal ultrasound during percutaneous suprapubic catheter placement.Can J Urol，2013，20（4）：6840-6843.

6. Chautemps N，Milesi C，Forgues D，et al.Anuric acute renal failure after suprapubic catheterization.Arch Pediatr，2012，19（4）：422-424.

7. Ferlay J，Soerjomataram I，Dikshit R.Cancer incidence and mortality worldwide：Sources，methods and major patterns in GLOBOCAN 2012.Int J Cancer，2014，136（5）：E359-E386.

8. 韩苏军、张思维、陈万青，等.中国前列腺癌发病现状和流行趋势分析.临床肿瘤学杂志，2013，18（4）：330-334.

9. 周永昌、陈亚青.男性生殖系统疾病超声诊断与介入治疗.北京：科学技术文献出版社，2013：110-112.

10. 胡兵、周永昌.经直肠前列腺超声显像//刘吉斌.现代介入性超声诊断与治疗.北京：科学技术文献出版社，2004：359-381.

11. Hodge KK，McNeal JE，Terris MK，et al.Random systematic versus directed ultrasound guided transrectal core biopsies of the prostate.J Urol，1989，142（1）：71-75.

12. Damiano R，Autorino R，Perdona S，et al.Are extended biopsies really necessary to improve prostate cancer detection? Prostate Cancer Prostatic Dis，2003，6（3）：250-255.

13. Eskew LA，Bare RL，McCullough DL.Systematic 5 region prostate biopsy is superior to sextant method for diagnosing carcinoma of the prostate.J Urol，1997，157（1）：199-203.

14. Babaian RJ，Toi A，Kamoi K，et al.A comparative analysis of sextant and an extended 11-core multisite directed biopsy strategy.J Urol，2000，163（1）：152-157.

15. Abdel-Khalek M，El-Baz M，Ibrahiem el al.Is extended 11-core biopsy valuable in benign prostatic hyperplasia patients with intermediate serum prostate-specific antigen（4.1-10 ng/ml）and prior negative sextant biopsy? Scand J Urol Nephrol，2004，38（4）：315-320.

16. Eskicorapci SY，Baydar DE，Akbal C，et al.An extended 10-core transrectal ultrasonography guided prostate biopsy protocol improves the detection of prostate cancer.EurUrol，2004，45（4）：444-448.

17. Philip J，Ragavan N，Desouza J，et al.Effect of peripheral biopsies in maximising early prostate cancer detection in 8-，10-or 12-core biopsy regimens.BJU Int，2004，93（9）：1218-1220.

18. Damiano R，Autorino R，Perdona S，et al.Are extended biopsies really necessary to improve prostate cancer detection? Prostate Cancer Prostatic Dis，2003，6（3）：250-255.

19. Taille A，Antiphon P，Salomon L，et al.Prospective evaluation of a 21-sample needle biopsy procedure designed to improve the prostate cancer detection rate.Urology，2003，61（6）：1181-1186.

20. Kawakami S，Kihara K，Fujii Y，et al.Transrectal ultrasound-guided transperineal 14-core systematic biopsy detects apico-anterior cancer foci of T1c prostate cancer.Int J Urol，2004，11（8）：613-618.

21. Stewart CS，Leibovich BC，Weaver AL，et al.Prostate cancer diagnosis using a saturation needle biopsy technique after previous negative sextant biopsies.J Urol，2001，166（1）：86-91.

22. Loch T，Eppelmann U，Lehmann J，et al.Transrectal ultrasound guided biopsy of the prostate：random sextant versus biopsies of sono-morphologically suspicious lesions.World J Urol，2004，22（5）：357-360.

23. Inahara M，Suzuki H，Nakamachi H，et al.Clinical evaluation of transrectal power doppler imaging in the detection of prostate cancer.Int Urol Nephrol，2004，36（2）：175-180.

24. Halpern EJ, Frauscher F, Rosenberg M, et al.Directed biopsy during contrast-enhanced sonography of the prostate.Am J Roentgenol, 2002, 178（4）：915-919.

25. Wang R, Chen JJ, Zhou YC, et al.Evaluation of Diffusion-weighted Magnetic Resonance Imaging and Contrast-enhanced Harmonic Ultrasonography in Detection and Location of Prostate Transition-zone Cancer.J Int Med Res, 2011, 39（1）：256-266.

26. Wang R, Chen JJ, Hu B, et al.Transrectal real-time elastography-guided transperineal prostate biopsy as an improved tool for prostate cancer diagnosis.Int J Clin Exp Med, 2015, 8（4）：6522-6529.

27. Park SJ, Miyake H, Hara I, et al.Predictors of prostate cancer on repeat transrectal ultrasound-guided systematic prostate biopsy.Int J Urol, 2003, 10（2）：68-71.

28. Rabets JC, Jones JS, Patel A, et al.Prostate cancer detection with office based saturation biopsy in a repeat biopsy population.J Urol, 2004, 172（1）：94-97.

29. Djavan B, Ravery V, Zlotta A, et al.Prospective evaluation of prostate cancer detected on biopsies 1, 2, 3 and 4：when should we stop? J Urol, 2001, 166（5）：1679-83.

30. Basillote JB, ArmenakasNA, Hochberg DA, et al.Influence of prostate volume in the detection of prostate cancer.Urology, 2003, 61（1）：167-171.

31. Remzi M, Djavan B, Wammack R, et al.Can total and transition zone volume of the prostate determine whether to perform a repeat biopsy? Urology, 2003, 61（1）：161-166.

32. Fichtinger G, DeWeese TL, Patriciu A, et al.System for robotically assisted prostate biopsy and therapy with intraoperative CT guidance.Acad Radiol, 2002, 9（1）：60-74.

33. Susil RC, Camphausen K, Choyke P, et al.System for prostate brachytherapy and biopsy in a standard 1.5 T MRI scanner.MagnReson Med, 2004, 52（3）：683-687.

34. Miller DC, Hafez KS, Stewart A, et al.Prostate carcinoma presentation, diagnosis, and staging：an update form the National Cancer Data Base.Cancer, 2003, 98（6）：1169-1178.

35. Polascik TJ, Mayes JM, Schroeck FR, et al.Patient selection for hemiablative focal therapy of prostate cancer：variables predictive of tumor unilaterality based upon radical prostatectomy.Cancer, 2009, 115（10）：2104-2110.

36. Satake N, Ohori M, Yu C, et al.Development and internal validation of a nomo-gram predicting extracapsular extension in radical prostatectomy specimens.Int J Urol, 2010, 17（3）：267-272.

37. 胡兵, 周永昌.关于前列腺经直肠实时灰阶超声谐波造影技术的现状及思考.声学技术, 2004, 23（3）I：7-8.

38. 胡兵, 周永昌.经直肠前列腺超声显像.见刘吉斌主编.现代介入性超声诊断与治疗.北京：科学技术文献出版社, 2004：377-381.

39. 胡兵.前列腺癌射频微创治疗及超声造影 // 周永昌, 陈亚青.男性生殖系疾病超声诊断与介入治疗.北京：科学技术文献出版社, 2013：113-119.

40. 胡兵, 李佳.泌尿超声进展.肾、前列腺射频消融基础与临床研究.中华医学超声杂志, 2011, 8（3）：463-467.

41. Katanoda, Kota, Matsuda, et al.Cancer Statistics Digest.Japanese Journal of Clinical Oncology, 2014, 44（12）：1248-1248.

42. 梁朝朝, 陈先国, 周骏, 等.前列腺癌治疗中应该重视的几个问题.中华临床医师杂志, 2011, 5（18）：5256-5258.

43. Bostwick DG, Waters DJ, Farley ER, et al.Group consensus reports from the Con-sensus Conference on Focal Treatment of Prostatic Carcinoma.Urology, 2007, 70（6 Suppl）：42-44.

44. Lindner U, Lawrentschuk N, Trachtenberg J.Focal laser ablation for localized prostate cancer.J Endourol, 2010, 24（5）：791-797.

45. Amin Z, Lees WR, Bown SG.Technical note：interstitial laser photocoagulation for the treatment of prostatic cancer.Br J Radiol, 1993, 66（791）：1044-1047.

46. Lindner U, Weersink RA, Haider MA, et al.Image guided photothermal focal therapy for localized prostate cancer：phase I trial.J Urol, 2009, 182（4）：1371-1377.

47. Lindner U, Lawrentschuk N, Weersink RA, et al.Focal laser ablation for prostate cancer followed by radical prostatectomy：validation of focal therapy and imaging accuracy.EurUrol, 2010, 57（6）：1111-1114.

48. Sivarajan G, Borofsky MS, Shah O, et al.The Role of Minimally Invasive Surgical Techniques in the Management of Large-gland Benign Prostatic Hypertrophy.Rev Urol, 2015, 17（3）：140-149.

49. Norderhaug I, Dahl O, Hdkkila R, et al.Brachytherapy for prostate cancer：A systematic review of clinical and cost effectiveness, Euro Urol, 2003, 44：40-46.

50. Maurer U, Wiegel T, Hinkelbein W, et al.Interstitial brachytherapy with permanent seed implants in early prostate cancer.Front Radiat Ther Oncol, 2002, 36：166-170.

51. Hall JD, Boyd JC, Lippert MC et al.Why patients choose prostatectomy or brachytherapy for localized prostate cancer：results of a descriptive survey.Urology, 2003, 61：402-407.

52. Pasteau O, Degrais P.The Radium treatment of cancer of the prostate.Arch Roentgen Ra, 1914, 18：396-410.

53. Whitmore W, Hilaris B, Grabstald H, et al.Retropubic implantation of Iodine-125 in the treatment of prostate cancer.J Urol, 1972, 108：918-920.

54. Holm H, Juul N, Pedersen J, et al.Transperineal iodine-125 seed implantation in prostate cancer guided by transrectal ultrasonography.J Urol, 1983, 130：283-286.

55. Ragde H, Grado GL, Nadir B, et al.Modern Prostate Brachytherapy.Ca Cancer J Clin, 2000, 50：380-393.

56. Ellis WJ.Prostate brachytherapy.Cancer Met Rev, 2002, 21：125-129.

57. Nag S, Beyer D, Friedland J, et al.American Brachytherapy Society recommendations for transperineal permanent brachytherapy of prostate cancer.Int J Radiat Oncol Bios Phys, 1999, 44：789-799.

58. William J, Ellis MD.Role of Transrectal Ultrasonography in Prostate Brachytherapy.J Endouro, 2000, 14（4）：329-335.

59. 杨念钦, 李东.前列腺癌近距离放射治疗的临床进展.现代泌尿外科杂志, 2007, 11（5）：345-346.

60. Merrick GS，Wallner KE，Butler WM.Permanent interstitial brachytherapy for the managemen t of carcinoma of the prostate gland.J Urol，2003，169：1643-1652.

61. Merrick GS，Bulter WM.Modified uniform seed loading for prostate brachytherapy: rationale，design and evaluation.Tech Urol，2000，6：78-84.

62. Nag S，Bice WS，DeWyngaert K，et al.The American Brachytherapy Society recommendation for permanent prostate brachytherapy postimplant dosimetric analysis.Int J Radiotion Oncology Biol Phys，2000，46：221-230.

63. Nag S.Brachytherapy for prostate cancer：Summary of American Brachytherapy.Society recommendations.Semin UrolOncol，2000，18：133-136.

64. 李汉忠，严维刚.前列腺癌近距离治疗的研究进展.中华外科杂志，2005，43（2）：129-131.

65. Blasko JC，Grimm PD，Sylvester JE，et al.Palladjum103 brachytherapy for prostate carcinoma.Int J Radiat Oncol Biol Phys，2000，46：839-846.

66. Nag S，Ellis RJ，Marrick GS，et al.American Brachytherapy Society recommendations for reporting morbidity after prostate brachytherapy.Int J Radiat Oncol Biol Phys，2002，54：462-470.

67. Gellekom MPR，Moeklans MA，Kel HB，et al.Biologically effective dose for permanent prostate brachytherapy taking in to account postimplant edema.Int J Radiat Oncol Biol Phys，2001，53：422-433.

68. Prestidge BR，Bice WS，Kiefer EJ，et al.Timing of computed tomography based postimplant assessment following permanent transperineal prostate brachytherapy.Int J Radiat Oncol Biol Phys，1998，40：1111-1115.

69. Waterman FM，Yue N，Rdsinger S，et al.Effect of edema on the post-implant dosimetry of an I-125 prostate implant：A case study. Int J Radiat Oncol Biol Phys，1997，38：335-339.

70. Grimm PD，Blask OJC，Sylvester JE，et al.10-year biochemical （prostate-specific antigen）control of prostate cancer with（125）I brachytherapy.Int J RadjatOncol Biol Phys，2001，51：31-36.

71. Elshaikh MA，Angermeier K，Ulchaker JC，et al.Effect of anatomic，procedural，and dosimetric variables on urinary retention after permanent iodine 125 prostate brachytherapy.Urology，2003，61：152-155.

72. Smathers S，Wallner K，Korssjoen T，et al.Radiation safety parameters following prostate brachytherapy.Int J Radiat Oncol Biol Phys，1999，45（2）：397-399.

73. Terk MD，Stock RG，Stone NN.Identification of patients at increased risk for prolonged urinary retention following radioactive seed implantation of the prostate.J Urol，1998，160：1379-1382.

74. Stock RG，Stone NN，Iannuzzi C.Sexual potency following interactive ultrasound-guided brachytherapy for prostate cancer.Int J Radiat Oncol Biol Phys，1996，35：267-272.

75. 潘建基，吴君心.近距离放射治疗的临床应用进展.中国癌症杂志，2006，16（6）：459-463.

76. Merrick GS，Butler WM，Calbreath RW，et al.Five year biochemical outcome following permanent interstitial brachytherapy for clinical T1T3 prostate cancer．Int J Radiat Oncol Biol Phys，2001，51（1）：41-48.

77. Cesaretti JA，Kao J，Stone NN，et al.Effect of low dose-rate prostate brachytherapy on the sexual health of men with optimal sexual function before treatment：analysis at ＞ or ＝ 7 years of follow-up.BJU Int，2007，100（2）：362-367.

78. Potters L，Purrazzella R，Brustein S，et al.Theprognostic significance of Gleason grade in patient streated with permanent prostate brachytherapy.Int J Radiat Oncol Biol Phys，2003，56：749-754.

79. 潘建基，吴君心.近距离放射治疗的临床应用进展.中国癌症杂志，2006，16（6）：459-463.

80. Merrick GS，Bulter WM，Lief JH，et al.Temporal resolutin of urinary morbidity following prostate brachytherapy.Int J Radiat Oncol Biol Phys，2000，47：121-128.

81. Blasko JC，Grimm PD，Sylvester JE，et al.Palladium103 brachytherapy for prostate carcinoma．Int J Radiat Oncol Biophys，2000，46（4）：839-850.

82. Hudson R.Brachytherapy treatments increasing among Medicare population.Health Policy Brief of the American Urologic Association，1999，IX，9：1.

83. 周永昌，陈亚青.男性生殖系统疾病超声诊断与介入治疗.北京：科学技术文献出版社，2013：133-137.

84. 杨大中，马晓年.血精症病因探讨.中华男科学，2001，7（6）：404-406.

85. 李永海，郭定国，王子明.男性生殖系感染.北京：北京医科大学中国协和医科大学联合出版社，1996：177-178.

86. Everaert K，Mahmoud A，Depuydt C，et al.Chronic prostatitis and male accessory gland infection – is there an impact on male infertility （diagnosis and therapy）？Andrologia，2003，35：325-330.

87. Coppens L.Diagnosis and treatment of obstructive seminal vesicle pathology.Acta UrolBelg，1997，65：11-19.

88. Fuse H，Sumiya H，IshiiH，et al.Treatment of hemospermia caused by dilated seminal vesicle by direct drug injection guided by ultrasonography.J Urol，1988，140：991-992.

89. 张凯，李淑清，贺占举，等.经直肠超声引导下精囊穿刺灌注治疗顽固性血精长期疗效观察.中华男科学，2005，11（6）：452-454.

90. 吴海林，陈曾德，金三宝，等.超声引导下精囊穿刺造瘘术治疗炎症性血精症.中华泌尿外科杂志，1991，12（1）：6.

91. 陈嵘，徐月敏，乔勇，等.慢性精囊炎的介入治疗.中华男科学，2002，8（4）：281-282.

92. 王韧，陈亚青，周永昌，等.超声引导下精囊穿刺置管治疗顽固性血精.临床泌尿外科杂志，2007，22（11）：817-818.

第四章　男 性 不 育

【概述】

在全球环境恶化、精神压力加剧、性传播疾病上升、滥用药物、不良生活方式和遗传因素等共同影响下，不孕不育症发病率显著升高，据统计，1/6 的夫妇受到生育问题的困扰[1]。其中 50% 因男性因素而发病，男性生殖健康日益严峻，男性不育症已经成为临床常见的男科疾病。目前，治疗男性不育症的方法主要有：药物治疗法、手术治疗法、介入治疗法，体外受精联合胚胎移植技术（in vitro fertilization，IVF）等。随着超声成像技术的发展，经阴囊及经直肠高频超声可以提供丰富的形态学信息，清晰显示睾丸及输精管道的细微结构的改变，可在一定程度上取代输精管造影，进行病因学分类，并有效指导男性不育症介入诊断和治疗。

超声造影技术可以真正从睾丸组织微循环的角度，进一步评估非梗阻性无精子症患者睾丸整体和局部的生精功能。其更大的意义在于根据局部组织微循环灌注的优劣，指导卵胞浆内单精子注射（intracytoplasmic sperm injection，ICSI）术前介入性睾丸取精部位的选择，进一步推进了先进辅助生殖技术的发展。

第一节　男性不育症介入超声诊断

一、男性不育原因

男性不育的原因很多，主要有：

1. 先天性的生殖系统发育异常。
2. 附属性腺感染。
3. 后天性睾丸损伤。
4. 疝气修补术、睾丸固定、输精管结扎等医源性因素。
5. 少部分病例是由内分泌或全身性疾病引起的[2]。

经阴囊和直肠超声有助于作出初步诊断。

二、无精子症

无精子症是男性不育领域最大的难题，约占男性不育发病人数的 15%~20%。其发病原因复杂，随着辅助检查技术的进步及遗传学研究的开展，对无精子症的病因有了进一步认识，临床上根据输精管道是否梗阻可将其分为梗阻性无精子症（obstructive azoospermia，OA）和非梗阻性无精子症（non-obstructive azoospermia，NOA）。

1. 梗阻性无精子症

梗阻性无精子症患者睾丸生精功能大多正常，但某些输精管、精囊及射精管先天及后天疾病导致精子无法正常排出从而引起不育，可以通过手术治疗解除梗阻而获得自然生育的机会。在介入超声下诊断方法和治疗效果不断提高。

2. 非梗阻性无精子症

非梗阻性无精子症是由于各种原因导致的睾丸生精功能障碍，其组织学病理包括生精功能低下、生精阻滞和唯支持细胞综合征等，在治疗上唯一的选择是利用先进的辅助生殖技术，由睾丸提取精子，进行卵胞浆内单精子注射。然而，非梗阻性无精子症患者往往睾丸内存在局灶性生精区域，一般存在于睾丸内微血管丰富区，通过穿刺或显微取精术有可能取到正常精子，再经过 ICSI 进行治疗，患者可以获得自己的遗传学后代。

三、经阴囊及直肠超声诊断

1. 通过该项近距离检查，准确测定睾丸体积，清晰显示近段及远段输精管道细微结构的改变，有助于梗阻/非梗阻性无精子症的鉴别诊断，并进一步评估梗阻原因、确定梗阻部位。
2. 可有效指导外科治疗和辅助生殖取精部位的选择[3-6]。
3. 在经直肠超声的引导下可直观、清晰的直视手术过程，增加手术安全性，显著提高手术的成功率。

四、超声造影诊断

1. 可显示组织区域内微循环血供丰富的区域，预测睾丸局部生精功能。
2. 定位引导睾丸穿刺取精术中部位的选择，提高非梗阻性无精子症患者取精成功率。

（李凤华　张时君）

第二节　直肠超声引导经尿道射精管切开术

射精管梗阻约占无精子症的 5%，其发病原因分为先天性和获得性的两种，先天性包括射精管闭锁和狭窄、苗勒管和中肾管囊肿；获得性包括射精管的外伤、感染或炎症。经尿道射精管切开术（transurethral resection of the ejaculatory duct，TURED）1973 年由 Farley 和 Bames 最早提出，并一直沿用至今。学者们认为手术的成功率和射精管梗阻的病因有关，先天性梗阻的手术效果好于获得性梗阻。Rodrigues Netto 等[7]对 14 例射精管梗阻的患者行 TURED 后发现先天性梗阻的患者术后精液改善率为 83%，妊娠率 66%，明显好于获得性梗阻患者的精液改善率 37.5% 和妊娠率 12.5%。G.Popken 等[8]也持有相同的观点，并结合文献统计 98 例射精管梗阻患者术后精液改善率为 38%~60%，妊娠率为 22%~31%。

TURED 术具有手术方式简单、手术时间短、出血量少、术后恢复快、并发症少的特点，术后精液质量改善明显，并能成功生育，是目前治疗射精管梗阻的有效方法。随着经直肠超声（transrectal ultrasound，TRUS）的发展，射精管梗阻的诊断手段从原来有创性的输精管切开造影术逐步由无创性的 TRUS 所代替。经直肠超声引导下行 TURED 术可准确定位前列腺、尿道、精阜的位置，实时观察手术过程，减少手术并发症、缩短手术时间，提高手术成功率[9]。

一、适应证

对于经 TRUS 诊断明确的射精管梗阻（ejaculatory duct obstruction，EDO）患者，TURED 是首选的治疗方法。TURED 适用于射精管梗阻所致无精子症且有生育要求的患者。

二、禁忌证

1. 存在各种急慢性炎症，需要对炎症控制后进行手术。
2. 结核病未得到控制。
3. 存在输精管梗阻、附睾管梗阻未解除者。
4. 经直肠超声的禁忌，如有严重痔疮、肛瘘或患者无法耐受此检查。

三、操作前准备

1. 常规实验室检查

   血常规，HIV 抗体，HBsAg，抗梅毒抗体，凝血功能，肝肾功能。
2. 精液常规分析

   包括：精液量、精子数量质量、pH、果糖等参数。精液分析需要连续做 2 次以上。

3. 内分泌检测促卵泡激素(follicle-stimulating hormone, FSH)、黄体生成激素(luteinizing hormone, LH)与睾酮(testosterone, T)等。

4. 经 TRUS 及阴囊超声检查

采用彩色多普勒超声诊断仪, 配备经直肠超声探头, 频率 3~9 MHz。

（1）患者采用左侧卧位并屈膝, 双手抱住膝盖。在探头的换能器表面涂敷少量耦合剂, 然后套上橡胶套, 用手指轻压橡胶套使换能器和橡胶套紧贴, 中间不留气泡。再在橡胶套外涂耦合剂, 将探头插入肛门即可检查。

（2）超声图像射精管路径上可见泪滴样或椭圆形的无回声结构, 一侧与同侧精囊相连, 另一侧延伸至精阜。纵切面表现为囊肿尖端指向精阜的倒置水滴状, 囊肿与后尿道之间存在前列腺组织, 底部与精囊腺相连, 横切面呈圆形。

（3）通过 TRUS 观察并测量射精管囊肿的大小位置, 有无管壁钙化或结石。双侧精囊大小, 双侧输精管盆段有无扩张。

（4）患者平卧位, 采用高频超声探头频率（4~13MHz）扫查双侧睾丸、附睾、输精管阴囊段。测量双侧睾丸体积, 观察附睾结节、附睾管有无扩张, 输精管有无扩张, 排除其他原因引起的输精管道梗阻。

四、操作方法

1. 术前准备

常规消毒, 备皮, 清洁外阴, 铺无菌巾。

2. 麻醉

采用蛛网膜下腔阻滞麻醉（简称脊麻）、硬膜外阻滞麻醉。

3. 体位

射精管切开时采用截石位。

4. 切开射精管操作步骤

（1）明确梗阻部位后采用截石位, 放置电切镜于尿道内观察, 射精管在膀胱颈和精阜间的前列腺两侧叶中穿过, 开口在精阜的侧面（图5-4-2-1）。

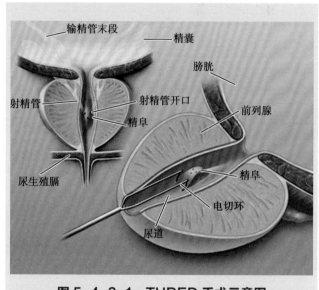

图 5-4-2-1 TURED 手术示意图
（ 摘 自 Wein AJ.Campbell-Walsh Urology.10th ed.Printed in the United States of America, Elsevier Health Sciences, 2012: 673 ）

（2）使用彩色多普勒超声诊断仪, 在探头表面涂敷少量耦合剂, 然后套上橡胶套, 用手指轻压橡胶套使换能器和橡胶套紧贴, 中间不留气泡。再在橡胶套外涂耦合剂, 将探头插入肛门。

（3）经直肠探头插入肛门后找到前列腺图像, 自前列腺底部至尖部作连续横切面扫查, 再将探头转 90° 于纵切面自右向左或自左向右作连续扫查, 定位于前列腺中部最大纵切面, 同时显示射精管囊肿、尿道、精阜（图 5-4-2-2A、B）。

（4）在超声图像中寻找电切镜回声（图 5-4-2-2C）, 确定电切镜与射精管囊肿的位置关系, 引导手术医师切开囊肿部位（图 5-4-2-3）。

（5）术后尿道内置两腔或三腔气囊导尿管, 导尿管保持 24 小时, 术后抗生素治疗。

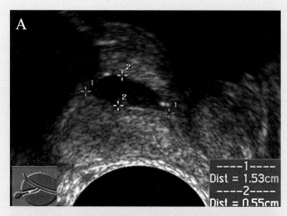

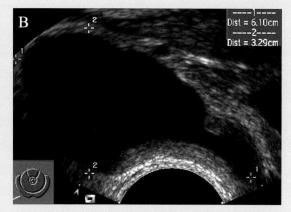

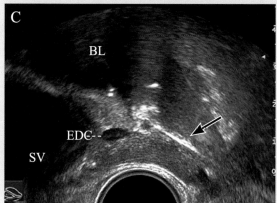

图 5-4-2-2　TRUS 引导下射精管梗阻性无精子症行 TURED

A. 射精管囊肿伴钙化；

B. 右侧精囊囊样扩张改变（治疗前）；

C. TRUS 引导下经尿道射精管切开术治疗中，射精管囊肿壁被切开，囊液流出，囊肿明显变小（箭头所指处为电切镜回声）。SV：精囊；EDC：射精管囊肿；BL：膀胱

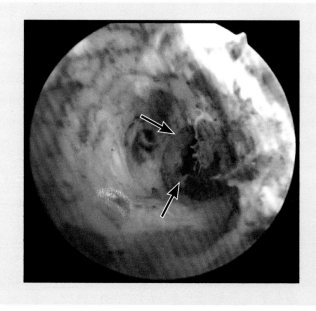

图 5-4-2-3　TURED 手术中将部分囊肿壁切开，解除输精管道梗阻（箭头所指为部分切除的射精管囊肿壁）

5. 典型病例

射精管梗阻性无精子症行 TURED

【临床资料】某患者，男性，25 岁，婚后 3 年未育。触诊双侧睾丸体积 16 ml，双侧附睾饱满，双侧输精管阴囊段增粗。

【实验室检查】精液量 0.6 ml，pH 6.5，未见精子，果糖（－），性激素正常范围。

【超声表现】右侧睾丸大小 40mm×28mm×23mm，体积 18.3ml，左侧睾丸大小 38mm×26mm×21mm，体积 14.7ml，双侧睾丸形态大小正常，回声分布均匀，彩色血流分布正常。双侧附睾大小形态饱满，回声分布均匀。双侧输精管阴囊段内径增宽，约 1.3mm，内见稠厚液体回声漂浮（图 5-4-2-4A）。TRUS：前列腺大小：左右径 43mm× 前后径 25mm× 上下径 30mm，包膜完整，内部回声尚均匀。右侧精囊大小约 39mm×17mm，左侧精囊大小约 37mm×16mm，双侧精囊形态饱满，呈多囊样扩张，内见稠厚液体回声漂浮（图 5-4-2-4B）。射精管管壁呈线状强回声，长度约 13mm，射精管开口处可见条状钙化灶，大小约 8.3mm×1.2mm（图 5-4-2-4C），远端呈巨大囊样扩张（图 5-4-2-4D）。

【超声诊断】①双侧精囊外形饱满，呈多囊样扩张；②射精管近尿道端多发钙化，远端扩张；③双侧输精管阴囊段内径增宽；④双侧附睾形态饱满；⑤睾丸及前列腺未见明显异常。

【临床诊断】射精管梗阻性无精子症。

【治疗】经直肠超声引导下行射精管 TURED（图 5-4-2-4E），射精管囊液术中显微镜检见到精子（图 5-4-2-5）。

【疗效】经尿道射精管切开术后梗阻解除，精液质量好转，检出精子。治疗后一个月复查超声发现输精管增宽消失（见图 5-4-2-4F），精囊大小正常（见图 5-4-2-4G），射精管未见扩张（见图 5-4-2-4H）。

五、技术要点及注意事项

1. 前列腺较小的患者射精管离直肠比较近，操作要小心，尽量不要切得太深，以免引起尿道直肠瘘。

2. 使用电灼术时应避免闭塞新开放的射精管以免引起再次狭窄。

3. 术中引导电切镜时体位为截石位，其方位关系与常规左侧卧位 TRUS 不同，因此，超声引导时应当注意截石位的方位关系。

六、并发症的预防及处理

1. 尿液反流

术后尿液可反流到射精管、输精管和精囊内，不仅会降低精子活力，而且可导致精囊、附睾的急性或慢性炎症。

2. 逆行射精

膀胱颈切除或电凝过多，经尿道腔镜术后常发生逆行射精，可通过药物治疗，无效后碱化尿液，收集精子作 IVF。如出现膀胱颈挛缩，需再次行膀胱颈切开。

3. 尿失禁和尿道直肠瘘

为手术时损伤远端尿道括约肌和切除过深损伤直肠所致，故术中应特别小心。

4. 术后再发狭窄

术中使用电灼术不当等原因导致。

七、临床意义及评价

经尿道射精管切开术的适应证是射精管梗阻，对于经 TRUS 诊断明确的射精管梗阻患者，TURED 是首选的治疗方法，包括对射精管炎症梗阻、精阜附近的中线囊肿或偏心性囊肿的切开术。

术后可能引起尿液反流、逆行射精、尿失禁和尿道直肠瘘等并发症，主要是由于术中的切开深度是难以控制的，如果电切过于偏向尿道近端，容易损伤膀胱颈部导致术后逆行射精；如果电切过于偏向尿道远端，容易损伤尿道外括约肌导致尿失禁的发生。术后组织的纤维化可能会形成瘢

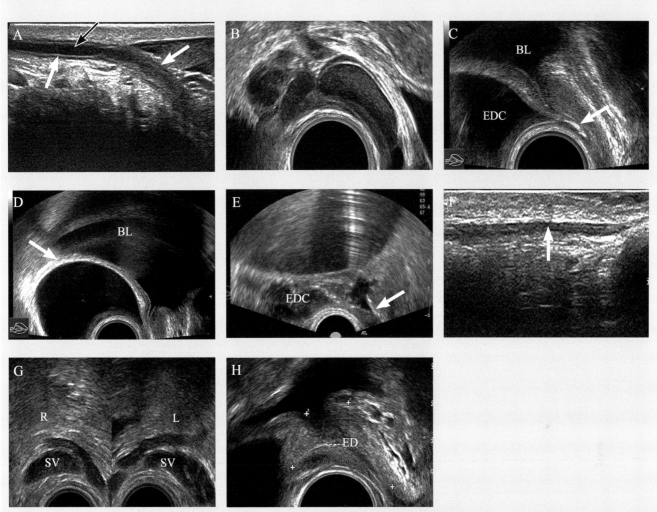

图 5-4-2-4　射精管梗阻性无精子症行 TURED

A. 右侧输精管阴囊段增宽，内膜为线状高回声（黑色箭头所示），外层肌壁为低回声（白色箭头所示）。治疗前远端输精管道由于射精管囊肿造成梗阻，压力传导至近端阴囊段输精管致其增宽。

B. 右侧精囊外形增大，呈多囊样扩张（治疗前）。

C. 治疗前射精管开口处钙化灶形成（白色箭头）造成远端精道梗阻，射精管囊肿形成，患者诊断为射精管梗阻性无精子症。

D. 治疗前射精管囊样扩张（箭头所示）。

E. 经直肠超声引导下行经尿道射精管切开术（箭头所指为电切镜回声），射精管囊肿壁被切开，释放囊液，囊肿张力减低，囊壁塌陷。

F. 输精管阴囊段扩张消失（治疗后）。　　　　　　　G. 精囊外形正常（治疗后）。

H. 射精管未见明显扩张（治疗后）。BL：膀胱；SV：精囊；R：右侧；L：左侧；ED：射精管

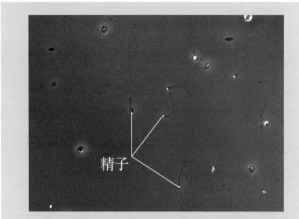

图 5-4-2-5　腔镜下射精管囊液术中显微镜检可见精子（×20 倍）

痕，也可引起射精管的再梗阻导致继发性无精子症。因为电切部位位于前列腺尖部，邻近尿道外括约肌和直肠，所以术中显示电切的范围显得十分重要。

术中采用经直肠超声实时定位引导的方法，对切开的部位及深度可以进行实时监测。电切过程中可以观察到电切镜的位置与周围组织的关系，并且知道电切镜的方向、深度，减少不必要的损伤。当切开射精管囊肿时，可以观察到电切环进入囊肿，并伴随大量强回声气泡，可以直观地了解是否已经解除梗阻，起到了判断手术效果的作用。黄吉炜等[10]研究发现经直肠超声引导组手术时间、膀胱冲洗时间均显著低于亚甲蓝（美蓝）组，TRUS 可以精确定位囊肿位置，避免盲目电切造成不必要的前列腺组织损伤，减少术中术后的出血及膀胱冲洗时间；同时可在手术中明确电切镜与直肠、前列腺尖部及膀胱内口的关系，避免上述解剖结构的损伤。

经直肠超声引导下经尿道射精管切开术能有效解除射精管梗阻，术中定位准确、手术时间短，对前列腺组织损伤小，可避免损伤尿道外括约肌及直肠，术后恢复快。

（李凤华　张时君）

第三节　附睾、睾丸介入超声

人工辅助生殖技术（assisted reproductive technology，ART）是近些年来才发展起来，并被医学界广泛接受的一个新的临床生殖医学专业。这项技术在近 30 余年的时间里，对临床不孕不育症治疗和人类生殖活动的研究及观念产生了巨大的影响。在体外受精和胚胎移植技术"试管婴儿"基础上相继又衍生出一系列相关的辅助生育的技术和方法，尤其是 ICSI 技术的发展和先进的外科附睾及睾丸取精术的进步，彻底改变了先前无法治愈的睾丸衰竭或不可修复的梗阻性无精子症的治疗方法，只要在男性生殖道中获取精子，利用 ICSI 技术就能使此类患者有获得后代的可能。

在无精子症的诊治过程中，特别是对于梗阻性无精子症及睾丸体积大于 7ml、性激素不增高或增高不明显的非梗阻无精子症，进行经皮附睾穿刺取精术（percutaneous epididymal sperm aspiration，PESA）和睾丸穿刺取精术（testicular sperm aspiration，TESA），一方面可明确诊断，另一方面可为进一步治疗提供精子。我们在临床中发现，超声对于诊断性和治疗性附睾穿刺均有一定的指导意义。在超声引导非梗阻性无精子症睾丸穿刺方面，外国学者研究发现对于睾丸血流灌注较好的部位进行穿刺获得精子的数量及质量均优于血流灌注较差的部位[11-15]。

一、先天性双侧输精管缺如和获得性附睾梗阻取精

先天性双侧输精管缺如（congenital bilateral absence of the vas deferens，CBAVD）为先天因素导致输精管道大范围缺失，目前外科手术无法纠正。而睾丸生精功能一般正常，利用 PESA 穿出的精子可进一步行 ICSI 治疗，使 CBAVD 患者获得后代。

对 CBAVD 患者附睾头穿刺取精，超声提示单纯输出管扩张的穿刺取精成功率明显大于附睾

头回声杂乱不均伴扩张者。推断可能因为单纯扩张者的附睾头睾丸输出管及附睾管仅轻度发育不良，而睾丸持续生精所产生的压力易于传递至附睾头导致其扩张较为明显，其内精子容易获得。

在获得性附睾梗阻患者的治疗中，对于外科手术无法纠正梗阻的患者，需用附睾精子行 ICSI 治疗。对于存在炎性结节的患者，进行必要的抗炎治疗后，可根据超声对炎性结节的描述，选择性避开有结节侧的附睾，当双侧附睾都存在结节时，选择梗阻较轻的一侧并避开结节区域穿刺。这样取出的附睾液中炎性细胞较少，炎症较轻，精子活动度较好。

（一）适应证

用于梗阻性无精子症患者的明确诊断及 ICSI 治疗前附睾精子的获取。

（二）禁忌证

1. 双侧附睾头缺如。

2. 术前两次测量体温（腋温）高于 37.2℃。

3. 有出血倾向（血小板 ≤ 70×109/L，凝血功能检查有异常）。

4. 有急性附睾炎征象。

（三）操作前准备

1. 认真核对适应证及有无禁忌证。

2. 实验室检查

血常规，传染病四项包括：乙型肝炎病毒表面抗原（HBsAg）、丙型肝炎病毒抗体（抗 –HCV）、人类免疫缺陷病毒 HIV1+2 型抗体（抗 –HIV）及梅毒螺旋体抗体（抗 –TP），凝血四项，精液常规，内分泌检测（FSH、LH 与 T 等）及精液生化检查。

3. 超声检查

经阴囊及直肠超声对梗阻性无精子症患者睾丸及输精管道进行评估，重点观察附睾头结构和回声的改变，记录附睾头结节的位置，并存储图。

4. 配备浅表高频超声探头的超声诊断仪。

5. 无菌手套、消毒液及利多卡因局麻药。

6. 7# 头皮针。

7. 20ml 注射器。

8. 倒置显微镜。

（四）操作方法

1. 患者平卧。

2. 常规的手术区备皮，消毒，0.5% ~1% 利多卡因精索阻滞麻醉。

3. 常规超声检查

确定附睾位置，选择避开有结节侧的附睾，当双侧附睾都存在结节时，选择梗阻较轻的一侧并避开结节区域穿刺。

4. 固定附睾

用左手拇指与示指将附睾头固定，使表面的阴囊皮肤绷紧。

5. 再次行超声检查确定附睾穿刺点和径线，7# 头皮针连接 20 ml 注射器抽吸附睾头部或输出小管（图 5-4-3-1，图 5-4-3-2）。

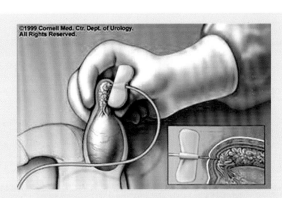

图 5-4-3-1　附睾穿刺取精示意图

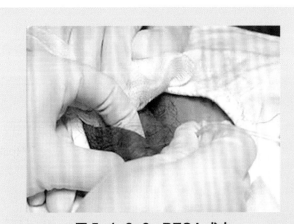

图 5-4-3-2　PESA 术中

433

6. 倒置显微镜下查找精子，对穿刺位点是否取得精子、精子的数量进行记录，对精子形态是否正常、是否存在畸形进行评价。评价结果分为 4 个等级：1 级：一个高倍视野见到形态规则无畸形的精子 ≥ 5 个；2 级：一个高倍视野见到形态规则无畸形的精子 1~5 个；3 级：一个高倍视野未见到正常精子，但能见到不规则、存在畸形的精子；4 级：未见到任何形态的精子。

7. 典型病例

病例 1 CBAVD 患者 PESA 术

【临床资料】某患者，男性，26 岁，婚后 3 年未避孕未育。

【临床检查触诊】双侧睾丸体积约 16ml，右侧附睾头体部可触及，大小硬度可，尾部未触及，左侧附睾头膨大、较软，体尾部未触及。双侧输精管阴囊部未触及。

【实验室检查】精液量 0.6ml，pH 6.4，离心后未见精子，脱落细胞检查未见生精细胞，果糖（-）。FSH，LH，PRL 等均在正常范围。

【声像图表现】右侧睾丸体积 15.7ml，左侧睾丸体积 15.2ml，双侧睾丸形态大小正常，回声分布均匀，彩色血流分布正常。右侧附睾头厚 14.5mm，呈不规则囊状扩张（图 5-4-3-3A），体尾部未扫及。左侧附睾头厚 12.0mm，回声杂乱伴少量囊状扩张（图 5-4-3-3B），体尾部未扫及。双侧输精管阴囊段未扫及。双侧精索静脉内径未见增宽，乏氏试验无反流。TRUS：前列腺形态大小正常，回声均匀，包膜完整。双侧精囊未扫及。双侧输精管盆部末段未扫及。

【超声诊断】①右侧附睾头不规则囊状扩张，体尾部未扫及；②左侧附睾头回声杂乱伴扩张，体尾部未扫及；③双侧精囊未扫及；④双侧输精管阴囊段及盆腔段未扫及；⑤双侧睾丸、精索静脉、前列腺未见明显异常。

【附睾穿刺】右侧 PESA：可见 b 级精子 4~6 条 /HP。左侧 PESA：未见精子。

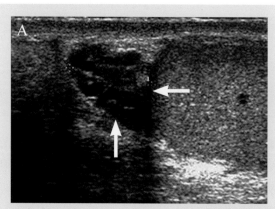
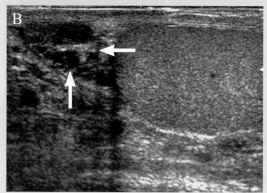

图 5-4-3-3 先天性双侧输精管缺如
A. 右侧附睾头囊状扩张；
B. 左侧附睾头回声杂乱伴扩张

【诊断分析】该病例为典型的 CBAVD 患者，其双侧附睾超声表现不同，右侧附睾头表现为囊状扩张，左侧附睾头回声杂乱，PESA 结果证实了在超声显示囊状扩张侧附睾穿刺更易获得精子。

病例 2 附睾炎性梗阻性无精子症患者 PESA 术

【临床资料】某患者，男性，30 岁，婚后 4 年未避孕未育，6 年前有阴囊肿痛史，当时诊断为"附睾炎"。

【临床检查触诊】右侧睾丸体积 14 ml，左侧睾丸体积 16 ml，质韧，双侧附睾变粗，质硬，双侧输精管阴囊部可触及。

【实验室检查】精液量3.0ml，pH 7.4，离心后未见精子，果糖（+），脱落细胞检查未见生精细胞。FSH，LH，PRL等均在正常范围。Y染色体AZF未见缺失。

【声像图表现】右侧睾丸体积13.5ml，左侧睾丸体积15.3ml，双侧睾丸形态大小正常，回声均匀，彩色血流信号分布正常。右侧附睾头厚11mm，尾厚5 mm，右侧附睾细网状改变，内径约0.3 mm，附睾头可见偏高回声区，范围7.5mm×5.5mm，内见密集点状回声漂浮（图5-4-3-4A）。左侧附睾头厚12mm，尾厚6mm；左侧附睾细网状改变，内径约0.3mm（图5-4-3-4B）。双侧输精管阴囊段扫及。TRUS：前列腺形态大小正常，回声均匀，包膜完整。双侧精囊形态大小正常，回声均匀。双侧输精管盆部末段可扫及。

【超声诊断】①右侧附睾细网状改变，附睾头偏高回声区；②左侧附睾细网状改变；③双侧睾丸、前列腺、双侧精囊未见明显异常。

【附睾穿刺】右侧PESA：可见c级精子，并见散在吞噬大量精子的巨噬细胞（图5-4-3-5A）；左侧PESA：可见b级精子，未见巨噬细胞（图5-4-3-5B）。

【诊断分析】该患者既往有附睾炎病史，现表现为无精子症，超声发现右侧附睾头有炎性结节，而左侧附睾仅有附睾管的细网状扩张，双侧PESA结果也证实了右侧附睾炎症较重，可见巨噬细胞吞噬大量精子，而左侧未见巨噬细胞，故对于附睾炎性梗阻的病例应避开附睾结节穿刺，超声在其中起到了重要作用。

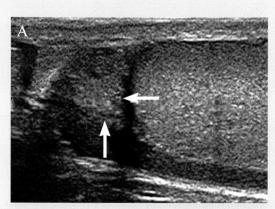

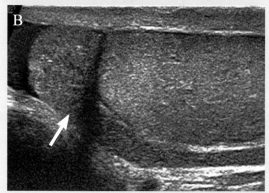

图 5-4-3-4
梗阻性无精子症，附睾炎性梗阻声像图表现
A. 右侧附睾头圆形偏高回声结节（箭头处）；
B. 左侧附睾无明显炎性结节

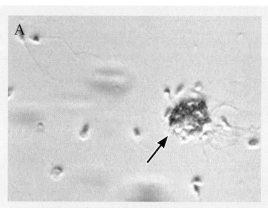

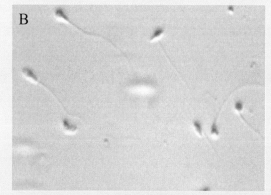

图 5-4-3-5　梗阻性无精子症，附睾炎性
梗阻附睾穿刺
A. 右侧附睾穿刺液中可见吞噬大量精子的巨噬细胞（箭头处）；
B. 左侧附睾穿刺液中仅见游离精子，未见巨噬细胞

（五）技术要点及注意事项

1. 操作者具备熟练的穿刺技巧。

2. 根据 CBAVD 及附睾炎性梗阻患者的超声表现，准确定位，选择最佳穿刺径路。

（六）并发症预防及处理

1. 向患者说明可能发生的出血、感染等并发症，术后 3 天内不洗澡，禁止性生活 1 周，不要做剧烈的运动。

2. 术后应按医嘱口服消炎药 3 天预防感染。

3. 嘱患者若术后出现出血、肿胀、疼痛、发热等不适时，应及时到医院男科或泌尿外科就诊。

（七）临床意义及评价

PESA 痛苦小，患者耐受性好，无须显微外科手术经验；无须特殊器械和手术显微镜；正确描述 CBAVD 及附睾炎性梗阻患者的超声表现，不仅有利于正确诊断，还有利于预测 PESA 的成功率，减少穿刺针数及不必要的睾丸穿刺活检，减轻患者的痛苦。

二、超声在无精子症 TESA 中的应用

彩色多普勒超声可通过对器官血流灌注显示评价器官的功能。已有国内外学者进行了有关睾丸血流灌注情况与睾丸生精功能相关性的研究，证明了彩色 / 能量多普勒血流信号与睾丸生精功能状态存在较密切的联系，认为睾丸彩色 / 能量多普勒超声检查有助于无精子症的鉴别诊断，并可在睾丸取精前了解血管分布情况，作出定位，以提高取精的成功率有助于 ICSI 的开展[11-15]。

（一）适应证

1. ICSI 治疗前部分梗阻性和非梗阻性无精子症的精子获取。

2. 用于 PESA 未获取精子的梗阻性无精子症患者的明确诊断。

（二）禁忌证

1. 术前两次测量体温（腋温）高于 37.2℃。

2. 有出血倾向（血小板 ≤ 70×10^9/ L，凝血功能检查有异常）。

3. 有睾丸炎征象。

4. 对于小睾丸和 FSH 明显增高的无精子症患者，因获得精子的概率较低，行睾丸穿刺取精术需慎重。

（三）操作前准备

1. 认真核对适应证及有无禁忌证。

2. 实验室检查

血常规、传染病四项、凝血四项、精液常规、内分泌检测（FSH、LH 与 T 等）及精液生化检查。

3. 超声检查

经阴囊及直肠超声对双侧睾丸及输精管道进行评估，重点观察睾丸的大小和回声改变，了解血管分布情况，并存储图。

4. 配有浅表高频超声探头的超声诊断仪。

5. 无菌手套、消毒液及利多卡因局部麻醉药。

6. 7# 或 9# 头皮针 /14G 自动活检针。

7. 20ml 注射器。

8. 倒置显微镜。

（四）操作方法

1. 患者平卧。

2. 常规的手术区备皮，消毒，0.5% ~1% 利多卡因精索阻滞麻醉。

3. 利用彩色多普勒超声在睾丸取精前了解血管分布情况，并作出定位，确定睾丸穿刺点和径线。

4. 固定睾丸

医生根据需要，选择体积较大，血供较好的一侧睾丸，用左手中指和环指，拇指与示指将睾丸固定牢固，使表面的阴囊皮肤绷紧。睾丸的附睾端应在中指和环指的下方，将背离附睾的睾丸侧贴近拇指与示指间的阴囊皮肤。

5. 超声引导定位下，选择彩色 / 能量多普勒超声显示睾丸血供较好的区域穿刺，采用 7# 或 9# 头皮针连接 20 ml 注射器

抽吸睾丸组织，吸出生精小管于睾丸表面，再用显微镊子拔出生精小管（图5-4-3-6）；为了获得较多的取材量，可以选用14G自动活检针经皮穿刺睾丸组织（图5-4-3-7）。

6. 若一次抽出的组织过少，则可不同部位多次穿刺，结束后加压包扎穿刺部位。

7. 标本研碎后镜检，倒置显微镜下检查精子获得情况。对穿刺位点是否取得精子、精子的数量进行记录，对精子形态是否正常、是否存在畸形进行评价，评价结果分为4个等级。

8. 典型病例

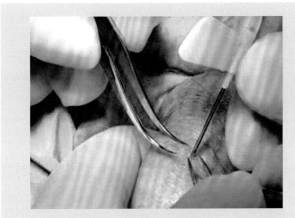

图 5-4-3-6　睾丸细针穿刺术中，显微镊子拔出生精小管

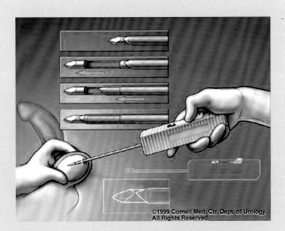

图 5-4-3-7　睾丸粗针穿刺取精示意图

病例　非梗阻性无精子症患者 TESA 术

【临床资料】某患者，男性，27 岁，婚后 3 年未避孕未育。

【临床检查触诊】右侧睾丸体积 10ml，左侧睾丸体积 8ml，质稍软，双侧附睾触诊未及异常，双侧输精管阴囊段可触及。

【实验室检查】精液量 2.7ml，pH 7.4，离心后未见精子，果糖（+）。FSH，LH 较正常值增高一倍。Y 染色体 AZF 未见缺失。

【声像图表现】右侧睾丸体积 9.5ml，左侧睾丸体积 7.7ml，双侧睾丸体积小，回声均匀，右侧睾丸彩色血流信号分布较多。右侧附睾头厚 7mm，尾厚 4mm，左侧附睾头厚 8mm，尾厚 4mm，双侧附睾大小形态正常。双侧输精管阴囊段及盆腔段均扫及。前列腺大小形态正常，包膜完整，回声均匀。双侧精囊大小形态正常，回声均匀。

【超声诊断】①双侧睾丸体积小；②双侧附睾、双侧输精管、前列腺、双侧精囊未见明显异常。

【睾丸穿刺】右侧 TESA：取出条状生精小管组织后，研碎镜检见少量精子，0~1/HP（图 5-4-3-8）；左侧 TESA：未见精子。

【临床诊断】非梗阻性无精子症。

【诊断分析】该患者输精管道未见明显梗阻征象，超声仅表现为双侧睾丸体积小，其中右侧睾丸体积大于左侧睾丸，处于临界值，并且血供较好。对双侧睾丸行 TESA 术后发现右侧睾丸比左侧睾丸更易获取精子，进一步揭示了睾丸体积，血流灌注情况与生精功能存在一定联系。

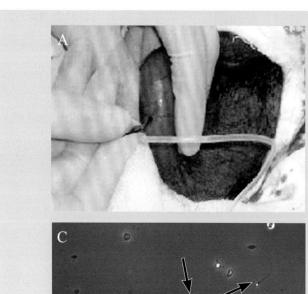
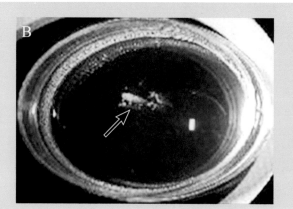
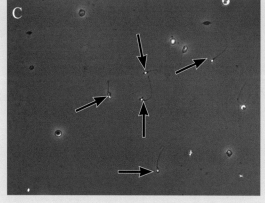

图 5-4-3-8 非梗阻性无精症睾丸穿刺取精术
A.睾丸细针穿刺术；B.睾丸穿刺取出的生精小管组织；
C.标本研碎后镜检，偶见精子（箭头所指处）

（五）技术要点及注意事项

1. 因为睾丸生精不平衡，在进行睾丸穿刺时应注意多点穿刺，只有这样才能确保取到足够实验室用的标本。

2. 从睾丸组织中找到的精子，一般不行精子冷冻保存，因冷冻保存后精子的成活率会降低，且诊断性活检所取出的睾丸组织相对较少，解冻后可用的精子量多不能满足试管需要，建议试管日再次睾丸穿刺取精。

（六）并发症预防及处理

1. 向患者说明可能发生的出血、感染等并发症，术后3天内不洗澡，禁止性生活1周，不要做剧烈的运动。

2. 术后应按医嘱口服消炎药3天预防感染。

3. 嘱患者若术后出现出血、肿胀、疼痛、发热等不适时，应及时到医院男科或泌尿外科就诊。

（七）临床意义及评价

TESA 痛苦小，患者耐受性好，无须显微外科手术经验；无须特殊器械和手术显微镜；经阴囊灰阶超声显示睾丸体积、形态及内部回声，彩色/能量多普勒检测睾丸的血液供应，从而指导临床在血流相对丰富的区域，即精子最可能发生的部位进行穿刺，以提高取精的成功率，有助于体外辅助受孕技术的开展，具有重要的临床应用价值。梗阻性无精症患者诊断性穿刺或治疗性取精成功率很高，可达90%以上；非梗阻性无精子症患者睾丸穿刺取精结果与睾丸体积、生殖激素水平均有一定的相关性，盲穿取精成功率在30%~52%左右[16]，彩色/能量多普勒超声定位引导下 TESA 有助于进一步提高非梗阻性无精症患者睾丸穿刺取精成功率。

（李凤华　陈慧兴）

常规彩色及能量多普勒超声对低流量和低速的血流无法显示。超声造影技术是将超声造影剂应用于常规超声基础上的一项新技术，可克服以上诸多因素的制约，经静脉注入超声造影剂后，粒径范围 2~8μm 的微气泡进入血管，无法透过血管壁的细胞间隙进入组织间质，是真正的血池造影剂，有助于微小血管的显示，可进行时间 – 强度曲线定量分析。应用超声造影技术可以从睾丸管间微动脉水平观察研究睾丸小叶微血管灌注情况并显示睾丸微血管全貌。

近年来，超声造影在临床广泛开展，尤其在肝脏肿瘤的诊断和鉴别诊断以及介入治疗中的应用已取得成功的经验。然而，超声造影在男性不育症方面的应用尚处于研究阶段。笔者在前期研究中发现采用灰阶超声造影技术，较多普勒超声造影能更好地显示睾丸内微血管灌注，这对于睾丸生精功能的评估及 ICSI 睾丸穿刺取精部位的选择具有较高的临床意义。

一、超声造影诊断男性不育症

ICSI技术是人类生殖医学发展史上的里程碑，使无精子症治疗进入了一个全新的阶段。在这一技术中，如何在睾丸组织中获得优质的精子，成为这类患者获得遗传学后代的关键[17]。

（一）常规诊断

目前已证实，在非梗阻性无精子症患者睾丸内存在局灶性的生精组织区域[14]（图5-4-4-1）。但是临床体检、精液分析及激素水平方面的参数均不能判断睾丸内存活生精组织的部位，故目前睾丸穿刺活检取精或其他睾丸取精方法均为随机性。

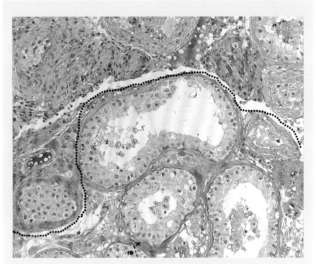

图 5-4-4-1　睾丸内存在生精组织
在非梗阻性无精子症患者的睾丸组织内有生精小管区域，腔内见各级细胞存在（位于线下区域）

（二）穿刺活检

以睾丸细针穿刺活检取精为例，盲穿获得精子的成功率仅为30%~52%左右[16]。为了增加穿刺的成功率，需要进行多次睾丸穿刺，最终盲穿获得精子的成功率也仅能达到50%~60%左右。因此，有必要寻求一种能无创评价睾丸生精功能、并有效指导介入性睾丸精子提取的影像学检查方法，能够在睾丸穿刺活检术中为临床提供可靠信息。

（三）超声造影诊断应用

1. 已有研究揭示睾丸组织血流灌注与其生精功能间存在正相关[11-15]。因此，有理由推测，非梗阻性无精子症患者睾丸组织内的灶性生精区域与此部位的血流微循环灌注密切相关。

2. 睾丸微循环是指直接供应睾丸小叶的管间微动脉，其直径小于100μm。

3. 常规彩色多普勒 / 能量多普勒超声检查以及其他检测手段尚不能真正反映睾丸组织血流微循环灌注情况[18]，仅超声造影技术能达到微循环观察水平。

4. 超声造影技术可以真正从睾丸组织微循环的角度，进一步评估非梗阻性无精子症患者睾丸整体的生精功能。

5. 其更大的意义在于根据局部组织微循环灌注的优劣，指导 ICSI 睾丸穿刺取精的部位选择，避免多次盲穿引起的睾丸组织损伤，增加获取有活性精子的成功率（图5-4-4-2）。

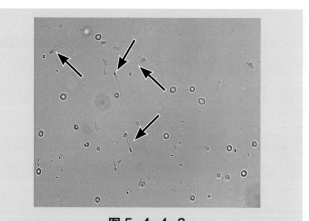

图 5-4-4-2
超声造影定位睾丸微循环血供丰富区指导经皮睾丸穿刺取精部位的选择，单针穿刺获得有活性精子（箭头所指），避免多次盲穿取精，有效减少穿刺针数

二、超声造影引导睾丸穿刺取精

（一）超声造影结果

1. 发现非梗阻性无精子症患者的睾丸确实存在造影剂灌注密集区及稀疏区，利用参数成像软件分析时间 – 强度曲线，发现灌注浓聚区和稀疏区的峰值强度，达峰时间，曲线锐度，曲线下面积各项参数存在一定差异（图5-4-4-3）。

2. 根据睾丸六分区定位法，对造影剂浓聚区及稀疏区进行超声造影引导下穿刺（图5-4-4-4），取出睾丸组织约 1.5 mg，经显微镜下磨碎后，观察是否有精子存在，同时也可观察到各种生精细胞的形态。

3. 发现非梗阻性无精子症患者睾丸不同灌注模式区 TESA 结果有明显差异，灌注浓聚区穿刺阳性针数明显多于稀疏区（P < 0.001）（表5-4-4-1 和 图5-4-4-5）。非梗阻性无精子症患者超声造影定位引导法单针穿刺阳性率（65.6%）高于系统上极、中部、下极三点3针穿刺法（51.0%）。

表 5-4-4-1 非梗阻性无精子症患者睾丸不同灌注模式区 TESA 结果比较 32 例

超声造影灌注模式	穿刺阳性针数	穿刺阴性针数	P 值
灌注浓聚区	22（68.8%）	10（31.2%）	< 0.001
灌注稀疏区	5（15.6%）	27（84.4%）	

4. 结果显示造影定位引导下穿刺可以有效提高取精成功率，减少穿刺针数。

A 灌注浓聚区   B 灌注稀疏区

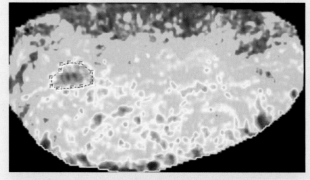 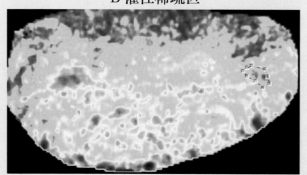

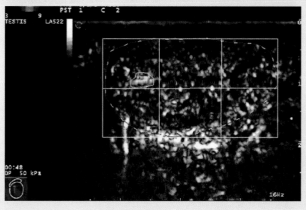 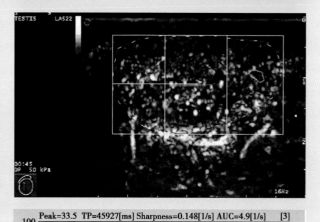

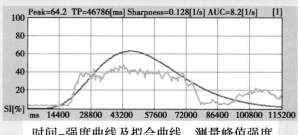

时间–强度曲线及拟合曲线，测量峰值强度，达峰时间，曲线锐度，曲线下面积   时间–强度曲线及拟合曲线，测量峰值强度，达峰时间，曲线锐度，曲线下面积

图 5-4-4-3

睾丸超声造影示造影剂灌注浓聚区（A）及稀疏区（B），应用 QontraXt 软件进行超声造影图像参数成像量化分析，红色区域代表造影剂灌注量最大区域，蓝色区域代表造影剂灌注量最少区域

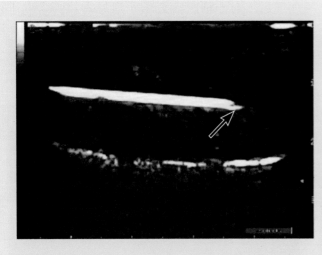

图 5-4-4-4　超声造影定位引导经皮睾丸穿刺取精（箭头示穿刺针针尖进入灌注浓聚区）

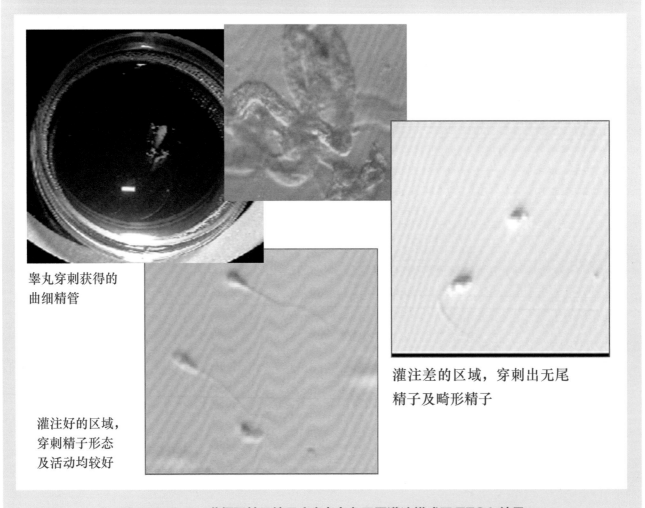

睾丸穿刺获得的曲细精管

灌注好的区域，穿刺精子形态及活动均较好

灌注差的区域，穿刺出无尾精子及畸形精子

图 5-4-4-5　非梗阻性无精子症患者睾丸不同灌注模式区 TESA 结果

（二）适应证

用于接受 ICSI 治疗的非梗阻性无精子症患者睾丸穿刺取精术。

（三）禁忌证

1. 术前两次测量体温（腋温）高于 37.2℃。

2. 有出血倾向（血小板 ≤ 70×10^9/L，凝血功能检查有异常）。

3. 有睾丸炎征象。

4. 对于小睾丸和 FSH 明显增高的无精子症患者，因获得精子的概率较低，行睾丸穿刺取精术需慎重。

（四）操作前准备

1. 认真核对适应证及有无禁忌证。

2. 实验室检查

进行血常规、传染四项、凝血四项、精液常规、性激素及精液生化检查。

3. 仪器和造影剂

配有浅表高频超声造影探头的超声诊断仪；采用意大利 Bracco 公司的声诺维（SonoVue）超声造影剂，主要成分是六氟化硫（SF6）微泡，微泡直径平均为 2.5μm。首先，将 5ml 生理盐水与造影剂粉末混合振荡成混悬液，以团注法将 2.4ml 混悬液经肘部浅静脉团注入，随后快速注入 5ml 生理盐水。

4. 无菌手套、消毒液及利多卡因局麻药。

5. 7# 或 9# 头皮针 /14G 自动活检针。

6. 20ml 注射器。

7. 倒置显微镜。

（五）操作方法

1. 患者平卧。

2. 常规的手术区备皮，消毒，0.5% ~1% 利多卡因精索阻滞麻醉。

3. 利用超声造影检查在睾丸取精前确定睾丸灌注浓聚区，并根据六区法作出定位，确定睾丸穿刺点和径路。具体超声步骤如下：

（1）先行超声造影检查：在显示睾丸最大纵切面后，对非梗阻性无精子症患者双侧睾丸进行超声造影检查，经肘静脉分别团注超声造影剂 2.4 ml，两次间隔 15 分钟，观察睾丸组织 2 分钟内造影剂进入和排出情况。

（2）将睾丸分为 6 区（图 5-4-4-6），应用造影定量分析软件绘制睾丸局部参数成像图，确定造影剂浓聚区与稀疏区后，分别对造影结果中的造影剂浓聚区与稀疏区进行分区定位，测量两个区域到睾丸上极及腹侧面的距离（图 5-4-4-7）。

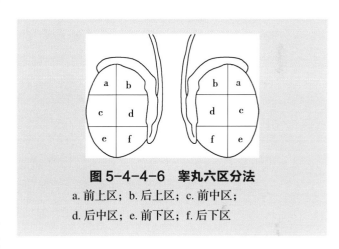

图 5-4-4-6　睾丸六区分法

a. 前上区；b. 后上区；c. 前中区；
d. 后中区；e. 前下区；f. 后下区

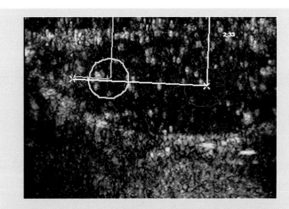

图 5-4-4-7　图像上测量标注灌注密集区和灌注稀疏区

4. 固定睾丸

医生根据超声造影微循环灌注情况，选择一

侧睾丸，用左手中指和环指，拇指与示指将睾丸固定牢固，使表面的阴囊皮肤绷紧。睾丸的附睾端应在中指和环指的下方，将背离附睾的睾丸侧贴近拇指与示指间的阴囊皮肤。

5. 超声引导下再次确认灌注密集区位置及深度，选择超声造影定位睾丸灌注浓聚区域穿刺，采用 7# 或 9# 头皮针连接 20 ml 注射器抽吸睾丸组织，显微镊子拔出生精小管；为了获得较多的取材量，可以选用 14G 自动活检针经皮穿刺睾丸组织，结束后包扎穿刺部位。

6. 标本研碎后镜检，倒置显微镜下查找精子，对穿刺位点是否取得精子、精子的数量进行记录，对精子形态是否正常、是否存在畸形进行评价，评价结果分为 4 个等级。

（六）技术要点及注意事项

1. 实时灰阶超声造影检查过程中，每一帧显示的是瞬时的造影剂灌注情况，如何确定某一区域确实为造影剂灌注总量最大的区域以及如何保证取精位点即为灌注浓聚区，将是直接导致取精成功与否的关键。可以通过造影定量分析，切面面积定位法、解剖结构定位引导下穿刺取精的方法解决这些关键技术问题。

2. 需要注意的是，在确定灌注密集区域时须避开粗大血管所在位置，且为减少手术切开深度，降低手术创伤，避免手术并发症的发生，灌注密集区和灌注稀疏区不宜定位于所在切面睾丸的深部。

3. 为保证睾丸造影切面与穿刺部位相同，用左手握住附睾托住睾丸，显示睾丸最大纵切面后，经肘静脉团注超声造影剂，立即观察造影剂在睾丸内的灌注情况，观察过程中探头与睾丸的位置尽可能保持相对静止。在造影时为保持睾丸图像在屏幕中相对位置保持不变，操作者须保持较高注意力、操作熟练、动作轻柔避免刺激患者。

（七）并发症预防及处理

1. 向患者说明可能发生的出血、感染等并发症，术后 3 天内不要洗澡，禁止性生活 1 周，不要做剧烈的运动。

2. 术后应按医嘱服药，预防感染。

3. 嘱患者若术后出现出血、肿胀、疼痛、发热等不适时，应及时到医院男科或泌尿外科就诊。

（八）临床意义及评价

术前利用睾丸分区法及造影定量分析软件定位睾丸微循环血供丰富区，有助于提高取精成功率，减少穿刺针数。仁济医院超声科对 32 例非梗阻性无精子症患者进行了睾丸超声造影检查，证实可为探讨睾丸组织微循环灌注与生精功能的关系开辟一条新途径；并指导临床穿刺取精，提高 ICSI 治疗前取精成功率，具有重要临床应用价值。

（李凤华　杜晶）

精索静脉曲张（varicocele，VC）是男性不育的重要病因之一。精索静脉曲张在一般人群中的发病率约为 15%，但在男性不育症患者中的发病率却高达 30%~40%。精索静脉曲张对睾丸的生精功能有一定的损害，导致生精功能抑制和精液质量改变。手术是治疗精索静脉曲张的主要方法，手术后精子数量及活力均可以得到一定的提高[9]。

精索静脉曲张的手术方式有多种，其中显微镜下精索静脉结扎术由于手术创伤小，术后恢复快，并发症少等特点使其成为近年来较为流行的手术方式。尤其是低位小切口的显微开放手术相比腹腔镜手术具有麻醉简单安全、创伤更小、疗效更佳、复发率更低的优势。但是，低位精索静脉结扎术要求尽可能地保护动脉，以减少术后的并发症[19]。目前，对术中精索内睾丸动脉的保护主要依靠显微镜下观察搏动予以分离，但是，由于手术中的牵拉等因素往往造成动脉痉挛，影响动脉的识别。目前，随着高频超声的发展及彩色血流成像敏感度的提高，使得术前确定精索内睾丸动脉及精索静脉的数量成为可能。术前测量精索内睾丸动脉的数量有助于术中对动脉的探查分离，减少遗漏，而确定静脉的数量有助于扩张静脉的彻底结扎，减少漏扎。

术中高频超声不仅可以更清晰地显示动脉数量，而且使得动脉位置也可以直观地在二维图像上显示出来，有助于手术医生对动脉的保护。

一、精索静脉曲张病理意义

1. 睾丸平均温度升高。
2. 精索静脉内压力增加，血液淤滞，干扰睾丸的新陈代谢。
3. 睾丸局部因静脉血液回流障碍而缺氧，精子生长环境改变。
4. 在精索内静脉逆流的血液中，毒性物质的影响可导致睾丸生精功能障碍。

5. 睾丸分泌细胞受抑制而分泌睾酮下降。
6. 左右睾丸静脉丛相互交通，因此一侧精索静脉曲张往往造成两侧睾丸损害。

二、适应证

1. 重度精索静脉曲张伴有明显症状者。
2. 精索静脉曲张导致不育者。
3. 青少年期精索静脉曲张伴有睾丸容积缩小者。

三、禁忌证

1. 继发性精索静脉曲张，可因肾积水、肾肿瘤或腹膜后肿瘤引起，应对原发病进行治疗。
2. 对于精液分析正常或亚临床型的精索静脉曲张患者，不推荐手术。

四、操作前准备

1. 常规实验室检查

血常规，HIV 抗体，HBsAg，抗梅毒抗体，凝血功能，肝肾功能。

2. 男科检查

精液常规分析，内分泌检测 FSH、LH 与 T 等。

3. 超声检查

（1）仪器采用彩色多普勒超声诊断仪，配备 4~13MHz 高频超声探头。

（2）患者可采用站立位，充分暴露下身，上提阴茎，使外环至阴囊显露易于检查。

（3）对双侧阴囊自外环至附睾尾全面扫查以观察双侧精索静脉，以免漏检，平静呼吸时测量精索静脉内径。

（4）降低血流速度标尺（显示低速血流），训练患者掌握正确的 Valsalva 动作，并保持 2 秒以上，同时观察精索静脉有无出现反流，记录反流持续时间。

（5）对精索静脉曲张程度进行分级
见表5-4-5-1。

表5-4-5-1 精索静脉曲张的超声分级

VC超声分级	精索静脉内径（mm）	Valsalva试验反流时间（s）
亚临床型	1.8~2.0	1~2
Ⅰ度	2.1~2.7	2~4
Ⅱ度	2.8~3.0	4~6
Ⅲ度	≥3.1	≥6

（6）评价精索内睾丸动脉：于腹股沟外环下方寻找精索内睾丸动脉，超声探头横切精索，在图像上可以辨认精索鞘膜，打开彩色血流框，精索内睾丸动脉在彩色血流框中呈搏动状态，计数动脉数量（图5-4-5-1）。

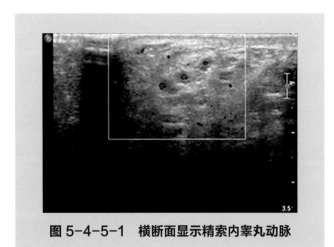

图5-4-5-1 横断面显示精索内睾丸动脉

五、操作方法

1. 患者取平卧位，麻醉方式可采用全麻、联合麻醉或腰麻。

2. 在腹股沟管下选取切口（外环下切口），长约2~3cm，依次打开皮肤、皮下组织，注意避免损伤髂腹股沟神经，分离精索。

3. 轻柔提起精索，在手术显微镜下打开精索外筋膜，暴露精索内容物，分离并打开提睾肌，注意勿损伤生殖股神经生殖支及提睾肌动脉，分离至精索内筋膜，打开精索内筋膜，可见两个界限尚清的鞘。一个包绕精索内静脉、睾丸动脉、神经、淋巴管，另一个包绕输精管以及输精管动脉、静脉、神经[20]。

4. 橡皮管穿过包绕精索内静脉的鞘，隔开并保护输精管鞘。采用配备高频探头的彩色多普勒超声诊断仪，用无菌腹腔镜塑料套包裹高频22 MHz探头，保证耦合剂填充探头与塑料套，将探头水平横切精索内静脉鞘，打开彩色血流框，根据搏动判断动脉的数量及所在位置（图5-4-5-2）。

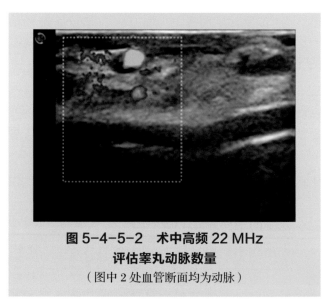

图5-4-5-2 术中高频22 MHz评估睾丸动脉数量
（图中2处血管断面均为动脉）

5. 根据术中超声所定位的动脉位置，显微镜下分离鞘膜内组织，观察血管的搏动，有条件可以采用多普勒超声探头辨别精索内睾丸动脉，将探头置于可疑动脉上，调整角度，通过动脉的搏动频谱声音来确定动脉，需要与静脉连续性声音鉴别。根据术前超声所发现的动脉数量，寻找出相应的精索内动脉，分离保护。

6. 分离保护精索内睾丸动脉和淋巴管后，对分离的静脉采用丝线结扎、钛夹或者电凝的方法闭合 / 离断静脉。

7. 结扎完毕后，缝合精索外筋膜，关闭切口。

六、技术要点及注意事项

1. 术前精索内睾丸动脉及静脉的测量位置应与手术切口位置一致，因为精索血管包括动脉在不同的层面可形成不同数量的分支，与手术切口位置一致的测量才能对临床手术具有定位价值。

2. 分离睾丸动脉，动作要温柔，防止操作过程中激惹到睾丸动脉，引起睾丸动脉收缩，不利于寻找睾丸动脉。

3. 术中彩超精索内睾丸动脉定位需要采用较高频率探头，因为分离的精索内静脉鞘在橡皮管牵拉固定下厚度不到 5mm，并且牵拉可以造成动脉痉挛，影响血流的观察，因此操作时不要用力挤压。

4. 显微手术中如果发生睾丸动脉损伤，可视损伤情况，显微镜下行睾丸动脉修补术或睾丸动脉吻合术。

七、并发症预防及处理

1. 复发

发生的主要原因有术中曲张精索静脉的漏扎，未能发现精索静脉间的交通支并结扎等。手术中由于要保护动脉及淋巴管，造成精索静脉漏扎，术前的动脉准确评估可以有效保护动脉，减少复发。

2. 睾丸萎缩

原因为误扎睾丸动脉，可以引起睾丸萎缩。如症状轻微，可不予手术，否则需要行睾丸切除。因此需要在术中严格保护动脉，根据超声的术前及术中定位，轻柔分离动脉。

3. 鞘膜积液

往往由于术中损伤淋巴管，造成淋巴回流障碍，引起鞘膜积液。显微手术中分离动脉的同时应当注意淋巴管的辨认，保护淋巴管，防止术后出现鞘膜积液[21]。

八、临床意义及评价

通过术前及术中的精索内睾丸动脉评估和定位有助于术中动脉的保护，减少术后的并发症。精索静脉由于管壁薄，术中的牵拉导致管腔闭合，超声难以显示，并且患者处于麻醉状态无法进行乏氏实验，因此该方法对静脉的评估目前尚无法投入应用。

采用术前及术中的精索内睾丸动脉超声评估，可以直观地了解切口处精索动脉的数量、方位。Wang 等[22]在 79 例经腹股沟显微外科精索静脉结扎术中发现精索内睾丸动脉的数量有 1~5 支不等，分别占 68.4%、20.3%、6.3%、3.8% 和 1.3%。手术打开鞘膜前先定位精索内睾丸动脉数量及位置可以有助于手术医生快速寻找到动脉，轻柔地分离保护好动脉减低术后睾丸萎缩、睾丸疼痛等并发症。

（李凤华　张时君）

参考文献

1. Hu Z，Li Z，Yu J，et al.Association analysis identifies new risk loci for non-obstructive azoospermia in Chinese men.Nat Commun，2014，5：3857.

2. Du J，Li FH，Guo YF，et al.Differential diagnosis of azoospermia and etiologic classification of obstructive azoospermia：role of scrotal and transrectal US.Radiology，2010，256（2）：493-503.

3. Moon MH，Kim SH，Cho JY，et al.Scrotal US for evaluation of infertile men with azoospermia.Radiology，2006，239（1）：168-173.

4. Raviv G，Mor Y，Levron J，et al.Role of transrectal ultrasonography in the evaluation of azoospermic men with low-volume ejaculate.J Ultrasound Med，2006，25（7）：825-829.

5. Yassa NA，Keesara S.Role of transrectal ultrasonography in evaluating the cause of azoospermia.Can Assoc Radiol J，2001，52（4）：266-268.

6. Smajlovic F.Role of transrectal ultrasonography in evaluating azoospermia causes.Med Arh，2007，61（1）：37-39.

7. Netto NR Jr，Esteves SC，Neves PA.Transurethral resection of Partially obstructed ejaculatory ducts：seminal Parameters and Pregnancy outcomes according to the etiology of obstruction.J Urol，l998，159（6）：2048-2053.

8. G.PoPken，U.Wetterauer，et al.Transurethral resection of cystic and non-cystic ejaculatory duct obstructions.Int J Androl，1998，21（4）：196-200.

9. 李凤华.男子不育症超声动态图鉴.上海：上海交通大学出版社，2010：131-134.

10. 黄吉炜，夏磊，马源，等.经直肠超声实时监测下经尿道射精管切开术的临床疗效观察.中国男科学杂志，2010，24（9）：47-49.

11. Har-Toov J，Eytan O，Hauser R，et al.A new power Doppler ultrasound guiding technique for improved testicular sperm extraction.Fertil Steril，2004，81（2）：430-434.

12. Herwig R，Tosun K，Pinggera GM，et al.Tissue perfusion essential for spermatogenesis and outcome of testicular sperm extraction（TESE）for assisted reproduction.J Assist Reprod Genet，2004，21（5）：175-180.

13. Belenky A，Avrech OM，Bachar GN，et al.Ultrasound-guided testicular sperm aspiration in azoospermic patients：a new sperm retrieval method for intracytoplasmic sperm injection.J Clin Ultrasound，2001，29（6）：339-343.

14. Herwig R，Tosun K，Schuster A，et al.Tissue perfusion-controlled guided biopsies are essential for the outcome of testicular sperm extraction.Fertil Steril，2007，87（5）：1071-1076.

15. Souza CA，Cunha-Filho JS，Fagundes P et al.Sperm recovery prediction in azoospermic patients using Doppler ultrasonography.Int Urol Nephrol，2005，37（3）：535-540.

16. Beliveau ME，Turek PJ.The value of testicular 'mapping' in men with non-obstructive azoospermia.Asian J Androl，2011，13（2）：225-230.

17. 黄学锋，郑菊芬，吴秀玲，等.睾丸精子获取和单精子卵胞浆内注射术治疗非梗阻性无精子症不育.中华泌尿外科杂志，2002，23（11）：647-650.

18. Schwarzer JU，Steinfatt H，Schleyer M，et al.No relationship between biopsy sites near the main testicular vessels or rete testis and successful sperm retrieval using conventional or microdissection biopsies in 220 non-obstructive azoospermic men.Asian J Androl，2013，15（6）：795-798.

19. 齐涛，张滨，周祥富，等.低位显微外科与腹腔镜两种精索静脉结扎术治疗精索静脉曲张性不育疗效比较.中国男科学杂志，2009，23（5）：49-51.

20. Wein AJ.坎贝儿-沃尔什泌尿外科学.第9版.北京：北京大学医学出版社，2009：3987.

21. 鲁骋洲，肖二龙，林少强，等.显微外科与腹腔镜及开放手术治疗精索静脉曲张疗效与安全性的Meta分析.中国男科学杂志，2013，（10）：43-50.

22. Wang XK，Wang HZ，Fu DJ，et al.Microanatomy of the spermatic cords during microsurgical inguinal varicocelectomy：initial experience in Asian men.Asian J Androl，2012，14（6）：897-899.

胸部介入超声

Interventional Ultrasound in Thorax and Pulmonary Diseases

前 言

原发性肺癌在我国呈上升趋势，死亡率居恶性肿瘤之首[1]，肺部也是肺癌及全身恶性肿瘤转移的好发部位。以往临床对胸部疾病的诊断主要依靠计算机 X 线断层扫描（CT），在发现病变、定位诊断和定性诊断方面可提供有价值的信息。磁共振成像（MRI）技术在胸部的临床应用也日益广泛，为胸部疾病影像诊断，尤其是纵隔和心血管成像提供了新的手段。而超声由于受肋骨和肺内气体影响，一直被认为在肺及胸部疾病诊断的应用受到限制；超声主要应用于胸壁、胸膜和前纵隔病变的诊断和引导胸腔积液引流。随着超声仪器性能的提高，在胸肺、纵隔病变超声诊断的开展和研究[2]，发现超声不但可在 X 线或 CT 的定位下显示病变，由于对软组织的分辨率高，还可观察到内部细微结构及向外浸润生长的程度，从而成为胸部疾病诊断的又一重要手段。

1976 年 Chandrasekher 等[3] 首先报道利用超声引导行 4 例肺穿刺，1987 年董宝玮和陈敏华[4] 报道了超声引导穿刺在肺胸的应用。超声引导穿刺活检对胸壁、肺占位性病变的良恶性鉴别诊断研究，为 X 线、CT 诊断困难的孤立性小病灶的良恶性鉴别诊断，提供了更多的信息，而超声引导肺胸活检为临床治疗提供了简便易行的手段，逐渐受到重视[5]。

胸腔穿刺抽液、置管引流等亦早已在临床常规应用。超声便于安全准确地引导，包括对胸腔积液、脓胸等进行穿刺抽液、置管引流及注药治疗等，使临床胸肺液性疾病的诊断治疗更有效。

原发性肺癌的治疗需要根据患者的全身状况、肿瘤的病理组织学类型和分子分型、侵及范围、发展趋向等制定多学科综合治疗方案[6]。近年来，在超声引导肝肿瘤消融技术成熟的基础上，对超声可显示的肺肿瘤开展了局部射频、微波消融治疗和放射性粒子植入治疗，近期疗效已获得认可[7-9]。

（陈敏华　王金锐）

第一章 肺胸介入超声应用基础

【概述】

经皮超声介入具有创伤小、无电离辐射、操作简便等优点，便于观察X线或CT所显示的病灶及病灶内的细微结构；更便于安全准确地引导超声穿刺，行胸壁、胸膜、肺外周及实变肺内等组织病变的活检及细胞学检查等，为临床胸肺病变的早诊及治疗提供确诊依据，国内已有多个大宗病例报道，证实其安全有效[10-12]。

介入超声应用建立在开展超声肺胸疾病诊断的基础上。胸壁、胸膜及前纵隔病变位于浅表，活检取材较为容易；外周肺占位病变由于位置深浅不同或相邻结构不明确，易影响诊断率或发生并发症。故本章增加肺癌声像图表现，以提高超声引导穿刺取材准确性，亦使局部消融治疗更安全有效。

第一节 仪器及超声检查基本方法

超声对胸肺组织的介入诊治首要条件为显示病变，如何避开肺气体及肋骨、胸骨、肩胛骨等影响，如何充分利用胸腔积液和不张肺作为超声窗，需根据不同部位、不同大小瘤灶进行选择。

一、仪器及探头

1. 超声仪器　采用常规腹部检查用仪器，具有彩超及可变聚焦功能。
2. 探头　按扫查部位进行选择（表6-1-1-1）。

表6-1-1-1　胸肺超声检查及介入超声探头选择

扫查部位	探头频率（MHz）	探头型号
胸壁、胸膜	5~7	线阵或凸阵
肺周肿瘤	5	线阵或凸阵
肺内肿瘤	3.5~5	凸阵
中心型肺肿瘤	3.5	凸阵或小凸阵
肺尖部、胸骨、脊柱旁及肩胛骨旁肿瘤	3.5~5	凸阵、小凸阵
通过肝、脾扫查	3.5~5	小凸阵、凸阵

二、扫查方法

1. 参考 X 线胸片及 CT 片选择扫查部位途径。

2. 在相应部位作重点扫查。

（1）沿肋间作多角度扫查、扇形扫查。

（2）从胸骨上下缘及锁骨上下缘扫查。

（3）从肋缘上下双扫查。

3. 肺扫查采用与患者的呼吸动静相呼应，在每个肋间隙观察肺呼吸移动，以便发现小病灶或随呼吸隐约闪现的病灶（图 6-1-1-1）。

4. 外展上臂拉开肋间宽度扫查，改变体位，移动胸腔积液至病灶部位，提高显示率（图 6-1-1-2）。

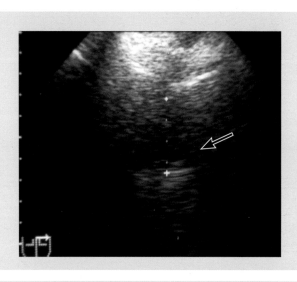

图 6-1-1-1　肺低分化腺癌

CT 显示肺周肿瘤，超声扫查：弱回声肿瘤在呼吸过程中隐约显示（↑）

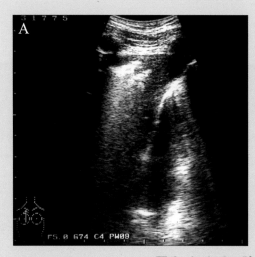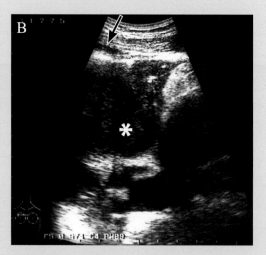

图 6-1-1-2　肺肿瘤超声扫查方法

A. 纵切面扫查因肺浅表气体影响肿瘤显示不良；

B. 改变体位移动胸水（↑），调整扫查切面，扩大了视野，在实变肺后方肿瘤（＊）得以显示

三、优化扫查法

充分利用超声窗，重视扫查技巧，改善病灶显示。

1. 直接显示胸壁胸膜及外周肺病变。
2. 通过胸腔积液显示外周肺及脏胸膜病变（图6-1-1-3）。
3. 通过实变肺显示肺内病变。
4. 通过肝脾显示肺底、横膈上病变（图6-1-1-4）。
5. 利用肿大甲状腺及心脏显示部分纵隔病变。

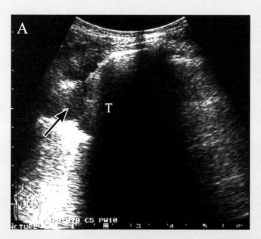 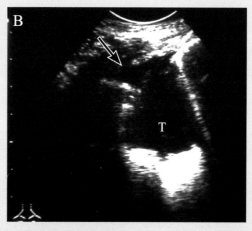

图6-1-1-3　穿刺证实为优化超声扫查方法

A. 纵扫显示小部分肿瘤（↑），浅表见局限性液体；

B. 肺胸膜凹陷，旋转探头角度扫查，通过液体减少肺气体使肿瘤得以良好显示（T），肺胸膜中断，肿瘤前方胸水（↑），穿刺证实为高分化鳞癌

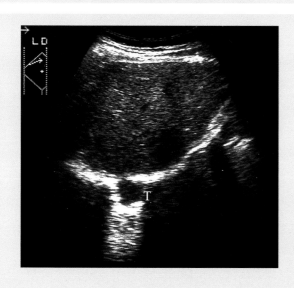

图6-1-1-4　肺底腺癌

肝脏扫查中通过肝组织显示膈上肿瘤（T），后方回声增强（为多次反射），手术证实为肺底腺癌

（陈敏华　严昆　高文）

第二节　肺恶性病变超声诊断

临床诊断中，X 线胸片、CT 能敏感显示肿瘤大小及形态，但有时对良恶性鉴别较困难。纤维支气管镜检查有时难以到达病灶部位；超声在 CT 参考定位下，能迅速发现贴近脏胸膜的外周型肺肿瘤病灶，并可显示较典型的恶性肿瘤图像[13]。以腺癌多见，其次为鳞癌、小细胞癌。

一、外周型肺癌

声像图表现如下：

1. 肿瘤位于或邻近肺表面，多呈类圆形，> 5cm 肿瘤多呈不规则形。

2. 以弱回声多见，较大肿瘤或合并坏死则可呈不均匀等回声或强回声。

3. ≤ 2cm 小肿瘤多呈无回声区，组织类型不典型。其后方见回声明显增强的声影带，常易误诊为囊性病变。利用该征象有助于发现隐匿病灶或微小肿瘤（图 6-1-2-1）。

4. 中心有坏死液化区或合并脓肿可见肿瘤内部有不规则液性区，周边可见回声稍强之包膜；合并空洞常可见粗大的支气管气相呈强回声，后壁可见彗星尾征（图 6-1-2-2）。

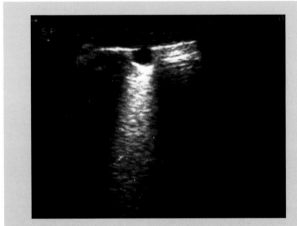

图 6-1-2-1　小细胞肺癌肺转移
超声扫查转移癌呈无回声，后方回声增强似囊肿，但表面胸膜中断（受侵）

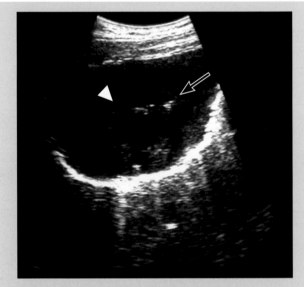

图 6-1-2-2　肺低分化鳞癌合并脓肿（△）
中心感染坏死，气体强回声后方见多次反射（↑）

二、肺胸转移癌

重视扫查手法，超声可灵敏显示肺外周（含脏胸膜）及肺胸膜较小转移癌。在肺不张、肺炎性实变的背景下，超声比 X 线、CT 更能清晰显示肺内结构及形态变化，尤其对多发占位、较小转移肿瘤的显示较为灵敏。

声像图表现如下：

1. 肺周及胸膜下的转移癌，多呈类圆形，边界清晰规整，内部呈均匀的弱回声或无回声，局部胸膜不清晰或中断。微小病灶后方显示典型的长彗星尾征（图 6-1-2-3）[14]。

2. 可具有原发灶特征（图 6-1-2-4）。

3. 可同时显示胸膜的转移灶及双侧锁骨上、肋膈角之肿大淋巴结（图 6-1-2-5）。

4. 偶尔在腹部超声检查，通过肝、脾可发现位于膈上肺底或胸膜的转移灶（图 6-1-2-6）。

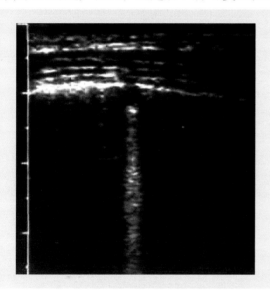

图 6-1-2-3 乳腺癌肺周多发转移
肺周 5mm 转移灶呈类圆形低回声结节，后方多次反射似彗星尾征

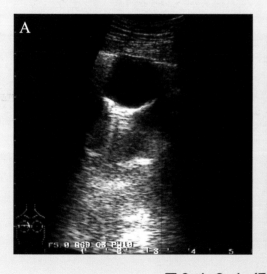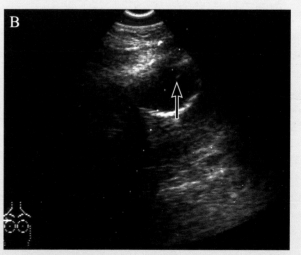

图 6-1-2-4 透明细胞癌肺转移
A. 乙肝、肝硬化合并肝癌，化疗一年后复发，肝多发转移，肺外周占位似囊肿；
B. 穿刺（↑）可见恶性细胞部分呈透明细胞癌，考虑来自肝，为肝来源透明细胞癌

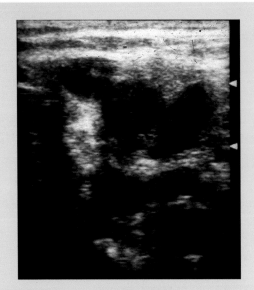

图 6-1-2-5　肺泡癌术后锁骨上淋巴转移

转移淋巴结呈融合状

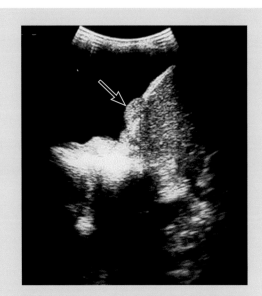

图 6-1-2-6　右肺小细胞癌伴胸膜转移

实变肺内转移伴大量胸水，肝上膈胸膜转移灶（↑），
膈胸膜中断

（陈敏华　严昆）

参考文献

1. 赫捷，赵平，陈万青. 2012 中国肿瘤登记年报. 北京：军事医学科学出版社，2012：13-16.

2. 陈敏华，董宝玮. B 型超声在胸壁、肺、纵隔疾病的应用. 北京医学，1987，9（增刊1）：96.

3. Chandrasekhar AT, Reynes CJ, Churchill RJ, et al.Ultrasonically guided percutaneous biopsy of peripheral pulmonary masses.Chest, 1976, 70：627-632.

4. 董宝玮，陈敏华. 超声引导穿刺在胸部应用特点. 北京医学，1987，9（增刊1）：260.

5. 陈敏华，严昆. 胸膜、肺、纵隔疾病的超声诊断 // 张武. 现代超声诊断学. 北京：科学技术文献出版社，2008：167-175.

6. 叶欣，范卫君. 中国抗癌协会肿瘤微创治疗专业委员会肺癌微创综合治疗分会. 热消融治疗原发性和转移性肺部肿瘤的专家共识（2014 版）. 中国肺癌杂志，2014，17（4）：294-301.

7. Grieco CA, Simon CJ, Mayo-Smith WW, et al.Percutaneous image-guided thermal ablation and radiation therapy：outcomes of combined treatment for 41patients with inoperable stage Ⅰ/ Ⅱ non-small-cell lung cancer.J VascIntervRadiol, 2006, 17（7）：1117-1124.

8. Wang Y, Lu X, Wang Y, Zhou J.Clinical effect of percutaneous radiofrequency ablation for residual lung metastases from breast cancer after systemic chemotherapy.J Coll Physicians Surg Pak, 2015, 25（8）：602-605.

9. Dupuy DE, Fernando HC, Hillman S, et al.Radiofrequency ablation of stage IA non-small cell lung cancer in medically inoperable patients：Results from the American College of Surgeons Oncology Group Z4033（Alliance）trial.Cancer, 2015, 121（19）：3491-3498.

10. 严昆，陈敏华，朱强，等. 超声引导穿刺组织学与细胞学检查在胸部病变的应用. 中国医学影像学杂志，1994，2（2）：90-94.

11. 王辉，张福琛，季洪健，等. 经皮肺活检对肺部病变的临床诊断意义. 介入放射学杂志，2009，18（1）：34-36.

12. 王淞，杨薇，张晖，等. 超声造影在肺周占位穿刺活检的应用价值. 介入放射学杂志，2014，23（6）：482-486.

13. 陈敏华. 胸部超声显像及介入性超声的应用 // 董宝玮. 临床介入性超声学. 北京：人民卫生出版社，1990：78-83.

14. 陈敏华，孙秀明，杨薇，等. 超声对肺外周及胸膜转移癌的早期诊断. 中华超声影像学杂志，2002，11（10）：596-599.

第二章 胸肺疾病穿刺活检

【概述】

胸肺疾病的穿刺活检，一般在 CT 引导下进行。随着超声应用的进展，胸壁胸膜、肺、纵隔的部分占位病变已能够被超声显示，从而为介入超声在肺胸领域的应用打下坚实的基础。超声能准确刺中直径 1.5cm 以上的肺肿瘤，可获得较高的穿刺活检成功率。影像学表现不典型或定性诊断困难时，超声引导下穿刺活检可明确病变的性质和组织类型，为治疗方案的选择提供了依据。超声指导下的穿刺活检操作简便，诊断率高，无电离辐射，因而成为确诊的重要方法之一。

第一节 基本操作

一、介入原则及操作前准备

1. 所有穿刺活检者首先行 CT 或 MR 检查发现病灶，并为超声检查显示。

2. 由临床医生开具活检申请单。

3. 掌握胸肺病理声像图特征，了解显示的病灶和肺内结构。

4. 选择安全的穿刺途径，避免途经或刺及含气肺和损伤粗大支气管。

5. 穿刺前检查血常规、凝血功能等，其中白细胞计数 $\geq 3 \times 10^9$/L，凝血酶原比率 $\geq 50\%$，国际标准化比值 ≤ 1.6，血小板计数 $\geq 60 \times 10^9$/L。若血小板及凝血功能低于标准者可进行临床治疗纠正后再行活检。

6. 术前谈话并签署穿刺同意书，将可能出现的并发症告知患者本人或家属，取得其同意并签署穿刺同意书。

7. 同一针道穿刺不宜超过 2 次，取材标本不满意可改变针道及方向再穿刺。

8. 介入室配备氧气及常规抢救设备，以供出现心肺不良反应或麻醉过敏反应时抢救使用。

二、操作常规

1. 参考 X 线片、CT 或 MR 检查结果选择穿刺入路，通过肋间、胸骨锁骨上下缘扫查有助于显示病变，但横膈上胸膜及后上纵隔肿瘤经皮超声检查多不易显示。

2. 彩超检查观察肿瘤血供，确保穿刺途径安全。

3. 选择超声显示良好并避开粗大血管及支气管的区域为穿刺点。

4. 局部麻醉注药及穿刺进针均应从肋骨上缘进针，防止损伤肋间血管。

5. 局麻后直接刺入胸壁胸膜病灶内取材，控制深度勿伤含气肺，肺穿勿伤深部支气管。

6. 取材应避开坏死区，肿瘤周边部常易取到诊断有效的肿瘤组织（图 6-2-1-1）。

7. 拔针后先推出组织并用 10% 的甲醛溶液固定，也可同时行细胞学检查，反复推注出穿刺针腔内残留液，或把抽吸液做细菌培养。

三、并发症及其预防与处理

（一）并发症

并发症发生率明显低于 X 线 CT 引导穿刺。可能发生的并发症：气胸、咯血、出血、感染、胸膜反应、空气栓塞、针道肿瘤种植转移等，其中最常见的并发症是气胸和咯血、胸腔内出血。

（二）预防及处理措施

1. 严格掌握穿刺适应证和禁忌证。
2. 规范的技术操作是预防并发症发生的关键，穿刺过程要清晰显示针尖的位置及针道。
3. 减少穿刺次数，需多次取材避免在一个穿刺点。
4. 胸壁胸膜尽可能选择 18G 针。
5. 肺穿则多选 20G 细穿刺针。
6. 穿刺后少量气胸可加强观察，一般自行吸收无须处理（图 6-2-1-2）。
7. 充分了解血管走行、粗大气管表现。重视穿刺技术，一般在熟练掌握肝穿刺，具有一定穿刺取材经验后行胸肺穿刺。
8. 穿刺后告知患者注意事项，若有胸壁局部隆起或咯血等征象及时就诊。
9. 如有咯血加剧、血胸者，注射止血药，密切观察血压、脉搏、呼吸等生命体征，必要时做胸部 X 线或 CT 检查。

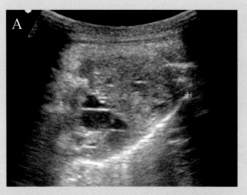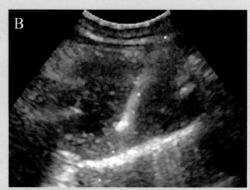

图 6-2-1-1　胸膜腺癌

A. 女，49 岁，胸痛 2 周，超声显示巨大不均匀胸膜占位伴液性坏死区；

B. 超声引导下穿刺，避开坏死区取材，病理结果为胸膜低分化腺癌

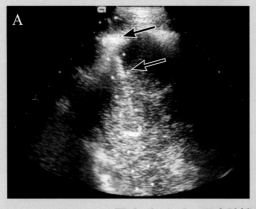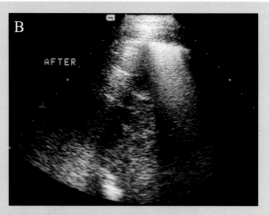

图 6-2-1-2　巨大肺鳞癌通过表面少量肺气体穿刺

A. 穿刺针经肺气体取材（↑）；B. 穿刺后表面气体增多，但患者无症状，采用左侧卧位，少量气胸自愈

（陈敏华　严昆　廖锦堂）

第二节 胸壁胸膜病变穿刺活检

CT是诊断胸壁胸膜肿瘤常用的影像学手段[1]，当X线显示为致密阴影时，超声能较好分辨胸膜增厚、胸腔积液和实变肺。超声对胸壁软组织及贴近胸壁的胸膜肿瘤可显示病变发生的部位、形态及血流情况，有较高的应用价值，但对定性诊断及鉴别诊断存在一定局限性。超声引导下胸壁胸膜占位病变穿刺活检，常可获得明确病理诊断[2]。

一、 适应证及禁忌证

（一）适应证

1. X线片和（或）CT检查发现的胸壁胸膜病变。
2. 肿瘤位于肺表面和胸膜胸壁，来源及性质判断困难。
3. 凡超声扫查利用肋间、胸骨上窝及剑突下缘、锁骨上窝能显示胸壁胸膜增厚达1.5cm以上者，均可行穿刺活检（图6-2-2-1）。

（二）禁忌证

一般无禁忌证，但彩超检查胸膜内动脉血流丰富并高速，或有粗大血管，穿刺时不易避开者为禁忌证。

二、操作常规

1. 胸壁胸膜病灶较浅表可采用线阵探头引导下自由操作，穿刺针从探头端侧或中心部位直接穿刺取材，而不必用穿刺引导架（图6-2-2-2，图6-2-2-3）。
2. 调整患者体位及扫查切面，最大范围显示肋骨下胸膜病变（见图6-2-2-1）。

余下操作参考本章第一节。

三、技术要点及注意事项

1. 胸膜病变细针活检成功率稍低（80%以上），建议使用18G或16G针及自动活检枪取材，并重视参考细胞学检查结果。
2. 超声监控穿刺活检过程，避免刺到含气正常肺。
3. 取材避开坏死液化区；重视手感，无抵抗

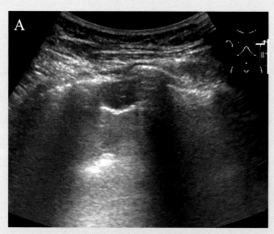

图6-2-2-1 胸膜良性结节

A. 病灶部分被肋骨遮挡；

B. 调整患者体位使前臂外展抱头，最大范围显示肋骨下胸膜病灶

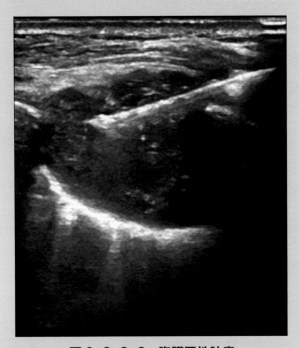

图 6-2-2-2　胸膜恶性肿瘤
浅表病灶采用线阵探头引导自由式穿刺活检

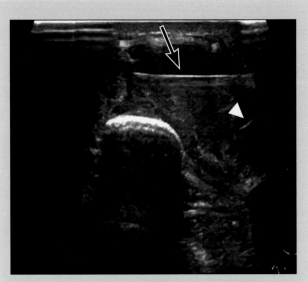

图 6-2-2-3　胸壁转移癌穿刺活检
胃癌切除 3 年后，左侧胸壁肿瘤，侵及肋骨（△），
病灶较浅，采用线阵探头自由引导穿刺活检（↑），
病理诊断胸壁转移癌

感时，可拔出针芯换注射器抽吸液体。

4. 同一针道穿刺不宜超过 2 次，标本不满意时，可改变针道再次穿刺。

5. 穿刺后常规彩超观察有无出血征象，留观 2 小时。

四、临床意义及评价

超声显示胸壁胸膜病变不受肺气体影响，娴熟的肋间扫查技巧可获得较高的显示率，从而使超声引导穿刺活检简便易行。在胸腔积液状态下超声检查可显示胸膜轻度凹凸不整，常可意外发现小病灶，如转移灶，检出灵敏度较高，但由于胸廓范围广，位于肋骨深侧及纵隔胸膜等处较小的病灶易漏诊[3]，对此 CT 或 MR 可更全面的观察了解病变。此外，当胸膜轻度增厚或病灶较小时超声难以发现并作出诊断，故影像学手段的互补以及加强随诊观察变化仍为重要。国内学者[4] 报道，在常规超声引导下经皮穿刺活检 34 例胸膜占位，穿刺成功率 100%，定性诊断率 94.1%，符合率 84.4%。并发症发生率 8.8%，主要并发症包括：少量气胸 1 例（2.9%）、咯血 1 例（2.9%）、胸膜反应 1 例（2.9%），予以处理后均好转。炎症、结核及肿瘤转移具有各自超声表现。超声引导下经皮胸膜穿刺活检是一项安全有效的诊断方法，可以安全简便地提高胸膜占位病变的诊断准确率。

（陈敏华　严昆　杨薇）

CT 或 MR 能灵敏地显示肺外周占位性病变，但定性诊断有时困难。超声检查可参考 CT 或 MR 检查显示贴近肺胸膜的病灶，行穿刺活检成功取材。超声引导下穿刺活检技术因操作方法简便，可避开含气肺组织准确穿入肿瘤，并避开坏死区、空洞、含气支气管等结构，安全有效，为治疗方案的确定提供依据而日益受到重视[5, 6]。

一、适应证

1. X 线片和（或）CT 所发现的肺外周占位性病变，经超声检查能显示病变或隐约显示占位病变者（图 6-2-3-1）。
2. 外周性病灶的良恶性鉴别诊断，恶性肿瘤组织学类型的确定。
3. 肿块大于 1.5cm，超声能显示或部分显示，患者能较好控制呼吸者。
4. 大量胸腔积液可引流后活检。

二、禁忌证

1. 肿块内有较粗大的支气管气相，不易避开者。
2. 肿块较小，显示不良，患者不能控制呼吸者。
3. 重型肺气肿、肺心病、心功能衰竭及患有严重呼吸功能障碍者。
4. 咳嗽频发、呼吸困难、不能配合呼吸者。
5. 意识或精神障碍，无法配合者。
6. 彩超显示血管性病变或畸形等。
7. 凝血功能障碍者。

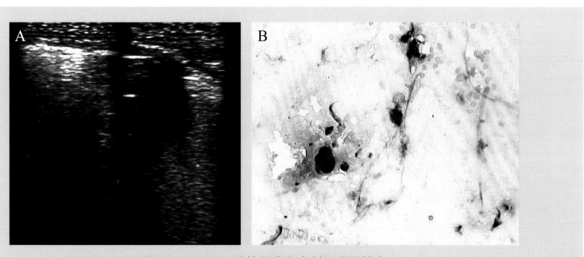

图 6-2-3-1　肺外周病变穿刺细胞学检查
A. 受肋骨及肺气体阻挡，左肺上部肿瘤显示欠清晰；
B. 细针穿刺细胞学检查为高分化腺癌。手术切除冰冻检查为鳞癌，石蜡病理切片诊断为腺鳞癌。

胸部介入超声

第六篇

三、操作前准备

详见本章第一节。

四、操作方法

1. 参考 X 线片、CT 或 MR 检查结果选择超声检查区域（图 6-2-3-2）。

2. 选择超声显示良好的切面为穿刺点。较深的肿瘤采用小型凸阵探头，较浅的病灶选用线阵或凸阵探头。

3. 从锁骨上下对肺尖部穿刺，应彩超检查避开大血管（图 6-2-3-3）。

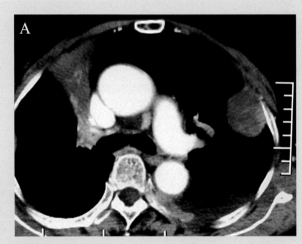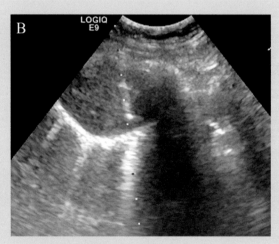

图 6-2-3-2 肺外周腺癌

A. 参考胸部 CT 检查结果，选择左上肺周区域扫查；

B. 显示低回声病灶，进行超声引导下穿刺活检，确诊为肺外周腺癌

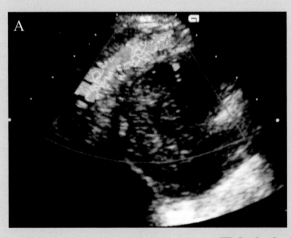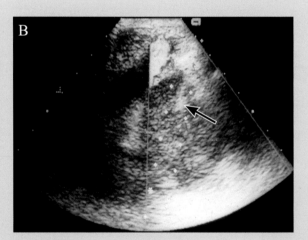

图 6-2-3-3 肺尖部腺癌

A. CT 显示肺尖部肿瘤，为治疗需确定病理，彩超显示肿瘤表面为锁骨下动脉；

B. 经反复扫查选择可避开血管的入路，穿刺取材（↑），病理结果为腺癌

4. 麻醉及穿刺均应从肋骨上缘进针，也要彩超检查防止损伤胸壁血管（图 6-2-3-4）。

5. 穿刺进针过程分两步，局麻后先刺达胸壁，嘱患者调整呼吸幅度，确定穿刺目标，嘱屏气状态下直接刺入肺周病灶内，快速取材后出针。

6. 获取组织后，应高度重视采用针管内残液行细胞学检查，因肺癌的细胞学检查常可灵敏反映组织类型甚至肿瘤分化程度（图 6-2-3-5）。

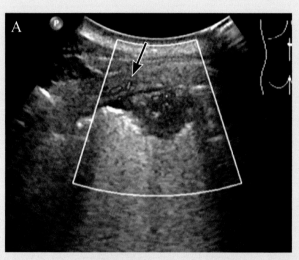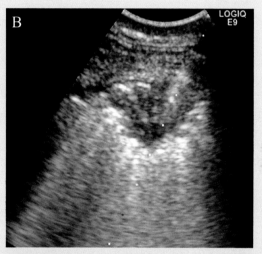

图 6-2-3-4　肺炎性肿块

男，61 岁，胸闷 1 周

A. 彩超显示背侧肩胛骨下肺周低回声区，内侧浅方胸膜内可见粗大血管（↑）；

B. 超声窗较宽、超声引导穿刺避开浅方血管取材。病理为纤维组织内大量炎细胞浸润，诊断为炎症并经临床随访证实

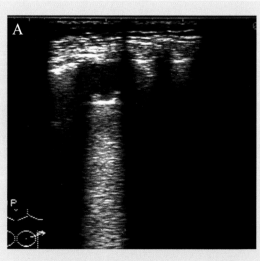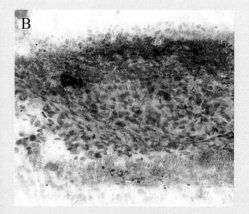

图 6-2-3-5　乳腺后方肺腺鳞癌

A. 肺表面较小病灶位于乳腺后方，推开乳腺，寻找显示肿瘤的最佳位置，采用中央型穿刺引导角度，行细胞学检查；

B. 细胞学结果为腺鳞癌

五、技术要点及注意事项

1. 一般采用18~21G自动或手动组织活检针，较小的肿瘤宜采用自动活检枪切割组织，需计算好深度。较大、较软的病变可采用手动组织活检针，以18G较为适宜；有胸腔积液时宜用21G自动活检针，并尽量减少穿刺次数。

2. 重视声像图判读，鉴别肿瘤与阻塞性肺实变，后者内有正常支气管。

3. 穿刺次数为1~2次，不超过3次，尤其肿瘤深部有粗大支气管时，重视控制针尖深度及穿刺次数（图6-2-3-6）。

4. 肺肿瘤表面有气体，显示欠清晰时可采用垂直或小穿刺角度（15°），有时徒手操作争取一次性操作成功取材，须重视参考手感（图6-2-3-7）。

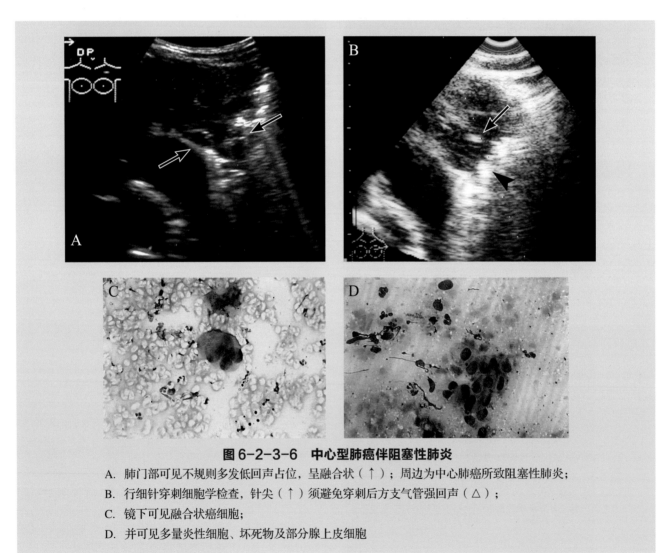

图6-2-3-6 中心型肺癌伴阻塞性肺炎

A. 肺门部可见不规则多发低回声占位，呈融合状（↑）；周边为中心肺癌所致阻塞性肺炎；

B. 行细针穿刺细胞学检查，针尖（↑）须避免穿刺后方支气管强回声（△）；

C. 镜下可见融合状癌细胞；

D. 并可见多量炎性细胞、坏死物及部分腺上皮细胞

六、并发症及其预防与处理

详见本章第一节。肺外周型肿瘤穿刺活检并发症如气胸、胸腔内出血等，发生率较胸壁胸膜肿瘤高，穿刺后需密切观察2小时以上，有少量出血者需追访12~24小时。

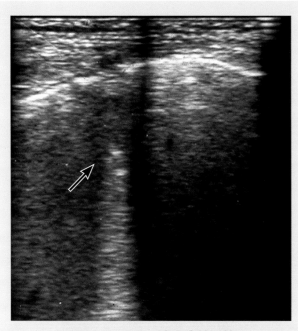

图6-2-3-7　肺小病灶活检
超声扫查见肺尖部小肿瘤忽隐忽现，为避免气胸，在
屏气下垂直刺入未受气体遮挡的肿瘤区（↑）。
采用细针，重视手感也易获得病灶组织

七、临床意义及评价

临床诊断中 X 线、CT 能灵敏地显示肺周占位性病变的部位及大体形态，但良恶性鉴别有时困难；而支气管镜检查常不易取到满意的病理结果。

因而临床上有相当一部分病例因不能得到及时确诊而延误治疗。而超声能较迅速地显示贴近肺胸膜的病灶，通过肋间实时扫查，显示 1cm 以上的病灶，并引导避开含气肺准确穿刺肿瘤。超声引导穿刺活检可避开坏死区及空洞、含气支气管等结构，因而安全、有效，为患者提供了治疗依据，亦避免了不必要的手术。

北京肿瘤医院统计证实，超声诊断肺外周良恶性占位的敏感性达61%（14/23 例）[7]。当图像不典型时仍需依赖穿刺活检确诊。对 27 例肺外周炎性占位病变的穿刺活检结果可见细胞学诊断率优于组织学检查[8]，而两种诊断方法互补可达 85%；肺炎穿刺并发症发生率高于肿瘤组，达 26%，主要表现为少量气胸及咳血痰等，但无 1 例严重并发症发生。重视手感、防止进针太深均较重要。严昆等[9]曾对 92 例胸部病变患者行常规超声引导穿刺活检，取材成功率达 97%，组织学诊断准确率达 82%，结合细胞学检查可达92%。其中，29 例小于等于 3cm 肺周病灶，取材成功率达 97%（28/29 例）。可见超声引导细针穿刺细胞学检查及组织活检对较小肿瘤的确诊具有较高的优越性。

（陈敏华　严昆）

参考文献

1. 胡浩，杨登法，杨建涛，等.恶性胸膜间皮瘤的 CT 诊断与鉴别诊断.实用放射学杂志，2013，29（2）：209-211.

2. Lu C，Ji Y，Shan F，et al.Solitary fibrous tumor of the pleura：an analysis of 13cases.World J Surg，2008，32（8）：1663-1668.

3. 雷振之，黄伟.胸膜疾病诊断新技术.中华结核和呼吸杂志，2001，24（1）：16-18.

4. 曲鹏，于晓玲.胸膜病变超声引导下穿刺活检价值及并发症研究.中国医疗设备，2013，28（5）：145-148.

5. 王淞，杨薇，张晖，等.超声造影在肺周占位穿刺活检的应用价值.介入放射学杂志，2014，23（6）：482-486.

6. Cao BS，Wu JH，Li XL，etal.Sonographically guided transthoracic biopsy of peripheral lung and mediastinal lesions：role of contrast-enhanced sonography.J Ultrasound Med，2011（30）：1479-1490.

7. 陈敏华，严昆，张劲松，等.超声对肺周围型占位性病变的鉴别诊断.中华医学杂志，1994，74（3）：19-22.

8. 陈敏华，严昆，张晖，等.超声对肺周边局限性炎性病变的诊断价值.中华超声影像学杂志，1999，8（5）：295-298.

9. 严昆，陈敏华，朱强，等.超声引导穿刺组织学与细胞学检查在胸部病变的应用.中国医学影像学杂志，1994，2（2）：90-94.

第三章 肺胸介入治疗

【概述】

胸腔积液临床多见。在 X 线用于临床之前，胸腔积液的穿刺要依靠医生的经验，凭借叩诊盲目穿刺。胸部 X 线检查对胸腔积液有较高的诊断更敏感度。但相比胸部 X 线或 CT 检查，超声显示胸腔积液更敏感，不仅能显示少量胸腔积液，还能估计积液量、确定积液部位、协助穿刺定位或置管引流等[1, 2]。随着超声仪器性能改善及在肺胸领域的应用进展，超声还能清楚显示液体周围的组织结构。介入超声对辅助诊断胸腔积液的病因及治疗都有重要的应用价值，而且更为安全、便捷[3, 4]，已成为临床常规治疗方法[5, 6]。

原发性肺癌是呼吸系统最常见的恶性肿瘤[7]，转移癌发生率也较高。常用的治疗方法包括手术、化疗、放疗、消融、分子靶向治疗、免疫治疗等，可以最大限度地延长患者的生存时间、提高生存率、控制肿瘤进展和改善患者生活质量。临床应用已显示，超声引导消融治疗可取得较好的治疗效果，逐渐受到临床重视。

第一节 胸腔积液介入治疗

临床上胸腔积液以渗出性积液多见，中青年患者应首先考虑结核，中老年患者特别是血性积液应考虑恶性肿瘤。上腔静脉回流受阻，静脉内静水压升高或各种原因引起的低蛋白血症，如心衰、肝硬化、肾病综合征患者等，可导致漏出性积液。任何原因的胸腔积液，只要需要都可在超声引导下穿刺抽吸。其目的一是为了明确诊断，二是通过抽吸、冲洗、引流或注入药物进行治疗。

一、对胸腔积液定性诊断

（一）病因及声像图表现

胸腔积液主要分为渗出液及漏出液，漏出液的超声表现主要为干净的无回声区，与早期渗出液鉴别诊断困难，应结合病史综合分析。

1. 渗出液 超声表现为胸腔积液内组织碎屑回声，随呼吸浮动。也常出现大量纤维素造成的网格状分隔（图 6-3-1-1）。

2. 血性渗出液 以创伤性胸腔积液多见，也见于结核、恶性肿瘤患者（图 6-3-1-2）。

（1）创伤性胸腔积液常有外伤史，以血胸及血气胸为主，量少时易漏诊。

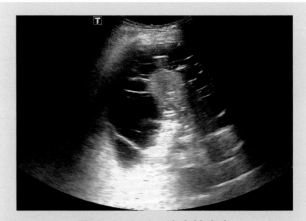

图 6-3-1-1 渗出性胸水

患者咳嗽，伴咳痰，偶带黄痰，低热，WBC 升高，咳嗽时左胸部疼痛，超声检查左侧胸腔内少量积液，内可见多发分隔

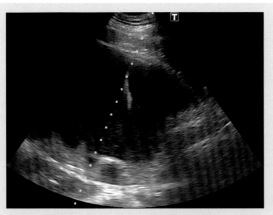

图 6-3-1-2 血性胸腔积液
患者右肺腺癌靶向治疗 2 年余，超声检查右侧胸腔大量积液，行超声引导下右侧胸腔积液穿刺，抽出血性液体

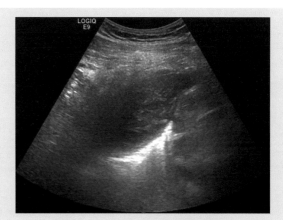

图 6-3-1-3 脓性胸腔积液
食管癌术后高烧，胸闷、憋气，超声检查右侧胸腔包裹性积液，内可见密集等回声及强回声光点，引流液为混浊液体，为脓性渗出液

（2）老年患者无明显原因出现迅速增长的胸腔积液，患者无感染表现，首先考虑恶性肿瘤所致胸腔积液[8]。少数病例在积液的对比下，超声可能发现胸膜上的结节状病灶。

3. 脓性渗出液 也称脓胸。多发生于化脓性感染等疾病，常有高热，伴有明显的胸痛、呼吸急促、白细胞增多等感染症状和体征。超声表现为胸膜增厚，胸腔内可见包裹性无回声区，内可见密集细点状回声（图 6-3-1-3）。

（二）积液量的评估

1. 胸腔少量积液多聚集于肺底和肋膈窦区，液体量仅 50~60ml 时，超声可灵敏显示。表现为肋膈角处三角形无回声区，呼气时出现，吸气时消失。

2. 积液量达 200~300ml 时，膈上见细长条状无回声区，厚度随呼吸略有变化。随着积液量增多，无回声区逐渐扩大。

3. 积液量超过 1000ml 以上的大量积液，胸腔内呈大片状无回声区，肺受压实变（图 6-3-1-4），膈肌下移，纵隔可向对侧移位。

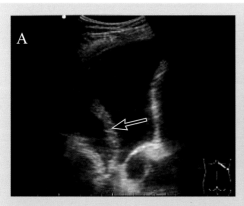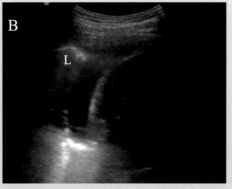

图 6-3-1-4 胸腔大量积液

A. 右侧胸腔大量积液，呈无回声，肺压迫不张（↑）；
B. 抽出淡黄色清亮液体，胸腔内积液减少，肺内气体增多（L）

患者坐位从肩胛下角线至腋后线肋间扫查，可见液体呈无回声，位于肺底膈上，常见含气的肺随呼吸上下移动[9, 10]。须注意与腹水及膈下积液鉴别，应注意横膈与积液的关系，改变体位观察液体范围的变化有助于鉴别。

二、胸腔积液穿刺抽液和引流

（一）适应证

1. 原因不明的胸腔积液需要定性诊断者。

2. 结核性胸膜炎需要抽液及治疗者，穿刺可避免发生胸腔粘连[11]。

3. 包裹性胸腔积液、叶间积液以及脓胸等诊断及注药治疗。

4. 中量或者大量胸腔积液需缓解症状者。

（二）禁忌证

1. 有严重出血倾向及凝血机制障碍者。

2. 近期严重咯血、肺气肿、肺淤血和肺心病心衰患者。

3. 不能配合者需谨慎

（三）术前准备

1. 针具和仪器准备

（1）拟进行抽吸或引流者，要根据脓肿大小、部位及脓液的黏稠程度，选择不同外径的粗针、套管针、导丝、扩张器、引流管等。置管引流可选择猪尾导管或前端带有水囊的引流管，以防引流管脱出。

（2）超声探头常选择凸阵探头，频率3~5MHz，可清晰显示穿刺针到达胸腔深部的位置；当少量或微量积液时也可采用线阵探头，频率7~11MHz，更清晰显示胸壁胸膜腔结构。

（3）积液量少~中量用引导装置，大量积液可用无约束引导操作，超声探头在穿刺针旁监控。

2. 制订治疗方案　先进行超声检查，参考CT或X线片，判定积液性质以及积液量，制定相应的抽吸或引流治疗方案。

3. 患者准备　患者穿刺无须特殊准备，当患者疼痛或咳嗽不能配合时，可适当给予相应的治疗药物，如止咳药缓解患者剧烈咳嗽等。

患者体位：常规穿刺体位为坐位，利于液体向最低处积聚。即患者骑跨于座椅上，腹侧朝向椅背，双臂平放于椅背上缘软垫上；如病重不能坐立或包裹性积液需经前胸壁穿刺者可取平卧位或侧卧位。对于病情较重和体质虚弱者，取患者能接受的最佳体位操作。

超声扫查确定最佳穿刺点并在体表标记。

（四）操作方法

1. 以穿刺点为中心，消毒周围局部皮肤，铺无菌洞巾，1%利多卡因从皮肤－胸壁局部麻醉。

2. 在超声指导下将穿刺针刺入胸腔液性区内，回抽积液后拔出针芯，连接注射器抽吸积液。

3. 需要置管引流时，将导丝经穿刺针鞘插入腔内，超声观察金属导丝进入胸腔积液内部。退出穿刺针鞘，沿导丝插入扩张管，扩张胸壁通道，其后将引流管沿导丝置入胸腔内（图6-3-1-5）。拔出导丝后检查，若液体流出通畅，接水封瓶或引流袋引流。

4. 单次抽吸可用带套管的针（图6-3-1-6）直接刺入胸腔，拔出针芯后接10~20ml注射器直接抽液，注意调整导管位置，以便通畅抽液。

（五）注意事项

1. 穿刺应在患者屏气状态下进行，穿刺中出现剧烈咳嗽时应立即拔针，防止并发症，待平静呼吸后行再次穿刺。

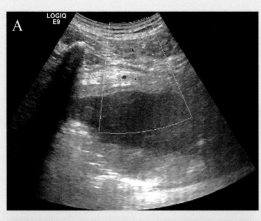
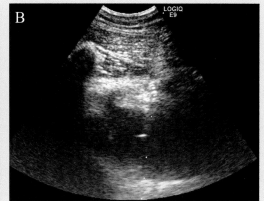
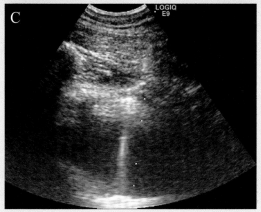

图 6-3-1-5　右侧胸腔包裹性积液

A. 男，56 岁，食管癌术后第 10 天，右侧胸腔可见包裹积液，彩超引导避开肋间血管；

B. 超声引导下穿刺；

C. 超声观察金属导丝进入胸腔积液内部，抽出淡黄色液体，置入引流管，患者无明显不适

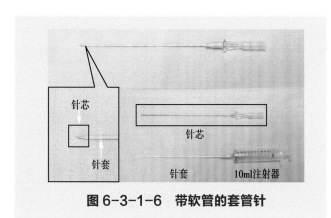

图 6-3-1-6　带软管的套管针

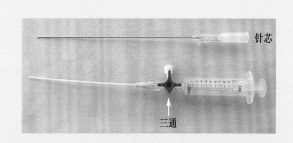

图 6-3-1-7　套管针接三通，抽液时将三通关闭，防止气体反流

2. 从后背穿刺时进针点选择从肋骨上缘进针，进针前用彩色多普勒超声检查穿刺路径有无肋间动静脉。同时应注意进针方向，尤其积液量少时防止误伤肝、脾、肾、横膈。

3. 胸腔积液穿刺抽液更换注射器时，应封堵针管，可接三通头（图 6-3-1-7）以防止气体进入胸腔。

4. 应用穿刺针直接抽液时应观察针尖在胸腔积液内的位置，随液体减少逐步退针，避免损伤肺表面造成气胸。

5. 大量胸腔积液抽液或引流时，首次不超过 500~700ml，观察无不良反应可继续引流，每日不超过 800ml 为宜。

6. 伴有纤维素分隔的包裹性积液，液体常引流不畅，可行超声引导下分别穿刺抽液或引流。

7. 为保持置管引流通畅，引流管应置于胸腔积液的低水平位。

（六）并发症及其预防与处理

1. 在超声引导下进行胸腔穿刺较少出现并发症。

2. 当积液很少时，易损伤肺组织引起气胸，应重视。

3. 偶尔出现刺伤胸壁血管，出血或皮下血肿，密切观察或加压5分钟，多可自行缓解恢复。

4. 多次穿刺可能继发感染，应注意抗感染治疗。

（七）临床意义及评价

影像学检查判断胸腔液体性质较困难；抽吸液体进行物理性状、细胞学、生化学检查是寻找积液病因最常用的手段。超声引导胸腔穿刺有着独特的优势，能准确判断液体的位置、深度、范围，尤其适用于各种限局性或包裹性积液、积脓。其操作不受体位限制，即使是很少量的积液也很容易穿刺成功，便捷而安全，可在床旁或任何场所应用，这些优点是其他方法不能相比的，因此已成为临床常规应用方法。

三、恶性或难治性胸腔积液的介入治疗

胸腔导管引流术加黏着剂使胸膜腔闭锁治疗是介入治疗恶性或不明原因引起的难治性胸腔积液公认的有效疗法[12]。其机制为经导管将胸腔积液引流后再注入黏着剂，引起反应性胸膜炎，使脏、壁层胸膜粘连和胸膜腔闭塞，从而阻止液体再生成。因此也称为胸膜腔粘连术、胸腔封闭术或胸膜腔硬化疗法。

（一）适应证

1. 主要用于肿瘤引起的顽固性大量胸腔积液，经系统化疗或其他治疗无效，而临床症状明显的患者。

2. 不能明确诊断的大量胸腔积液，经长期药物或反复抽吸治疗无效者也可使用胸膜腔粘连术。

（二）禁忌证

对肿瘤阻塞支气管造成同侧肺不张者、充血性心力衰竭者或两周前接受过放疗者，应列为禁忌。

（三）术前准备

1. 针具和器具 18G穿刺针、胸腔引流套管针、胸腔引流导管、闭式低负压引流袋及连接管、手术刀片、缝合线等。

2. 药物 对胸膜恶性肿瘤，常用的药物有顺铂、博来霉素、多柔比星和丝裂霉素C等（图6-3-1-8）。这类药物既能有效地针对恶性肿瘤，又能起到粘连闭锁胸腔的作用。博来霉素临床应用较多，其标准剂量为60mg注入胸膜腔，保留4-6小时抽出。生物制剂的细胞因子、白细胞介素-2、干扰素等对恶性胸腔积液治疗有效均有报道，也可试用。

3. 患者准备 同胸腔积液的抽液和引流。

（四）操作方法

1. 使用超声扫查选择安全的穿刺点，一般位于腋后线第8或9肋间。

2. 穿刺点常规消毒铺巾，1%利多卡因作局部浸润麻醉，达胸膜。用手术刀片在穿刺点做3~5mm的小切口。

3. 穿刺针垂直快速刺入胸膜腔，抽部分胸液后经穿刺针引入导丝，撤出穿刺针，沿导丝用扩张管将皮下通道扩张达壁层胸膜，然后经导丝引入胸腔引流管，退出导丝，将引流管引至胸膜腔最低部位，抽吸积液。

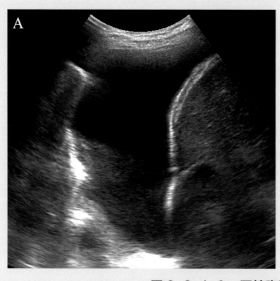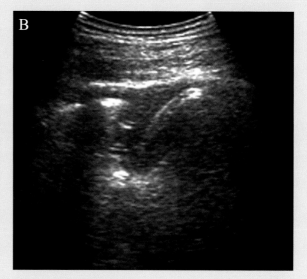

图6-3-1-8 恶性胸腔积液超声引导穿刺治疗

A. 治疗前；B. 胸腔内灌注博莱霉素60mg，保留4~6小时后抽出。2周后积液显著减少

4. 此类患者容易穿刺，抽吸积液肺复张后，先经引流管注入1%利多卡因200~400mg，预防胸痛，然后将选择的药物通过引流管注入胸腔，将引流管夹闭，嘱患者转动体位使药物与胸膜腔充分接触。注药后夹闭引流管2小时，然后连接闭式负压引流袋持续负压吸引引流。

（五）注意事项

由于黏着药物均可引起局部疼痛，胸腔内注入局部麻醉药后再注入黏着剂可显著减少疼痛。注入黏着剂药物后反复转动体位使药物与胸膜充分接触。转动体位过程中应经常观察导管位置，防止脱出。

恶性胸腔积液的患者每天引流量少于100ml时可拔掉引流管。其他患者常规应用黏着剂后数小时可拔掉引流管。胸腔引流管滞留时间一般在术后1~3天。

对肿瘤引起的积液，除了达到减轻压迫症状的目的外，在胸腔内注入抗肿瘤药物也是治疗胸膜肿瘤的途径之一。

（六）并发症及其预防与处理

发热和局部疼痛为化学性胸膜炎所致，可对症处理。其他可能出现的并发症，如气胸等同胸膜穿刺活检。

（七）临床意义及评价

成人胸膜腔每天仅产生100~200ml胸腔液体。正常情况下，胸膜滤出与重吸收速度相当，故不会造成过多液体聚积于胸腔。胸膜小孔与纵隔淋巴结之间的淋巴管被肿瘤栓塞；或多种损害并存时则发生恶性胸腔积液。此外，肿瘤同时侵犯胸膜的脏、壁层，引起炎症反应和渗出，也参与了恶性胸腔积液的生成。在超声引导下经导管将恶性胸腔积液引流后再注入黏着剂，使脏、壁层胸膜粘连，胸膜腔闭锁，对缓解临床症状，提高患者生活质量有一定价值。

四、胸腔脓肿抽液和引流

胸腔脓肿包括胸膜腔脓肿和（或）肺脓肿，多继发于胸部手术、外伤、胸膜病变或肺炎等，肺脓肿多起源于肺组织化脓性炎症。确保引流通畅是治疗胸腔脓肿的关键。早在20世纪40年代初，抗生素尚未应用前，Neuhof 和 Touroff[13] 就曾报道过经皮穿刺插管引流治疗肺脓肿，并取得 80%~90% 的治愈率。超声成像使胸腔脓肿的置管引流更为准确和安全，逐渐被人们所重视[14, 15]。

（一）适应证

1. 超声可以显示的胸肺部脓肿或合并肺实变的深部脓肿，均是超声引导穿刺引流的适应证。

2. 肺脓肿侵及胸膜引起脓胸或有支气管胸膜瘘和脓气胸者，应立即穿刺置管引流治疗。

3. 脓性、血性胸腔积液，尤其适用于积液穿刺引流不充分者。

4. 对于脓性胸腔积液置管，可以进行脓腔灌洗和注药治疗。

（二）禁忌证

出现严重的凝血功能障碍，肺脓肿引起致命性大出血或有广泛肺组织坏死者，禁忌穿刺置管引流。

（三）术前准备

1. 针具和药物

（1）18G 穿刺针、胸腔引流管、闭式负压引流管及连接管等。套管针多选用带侧孔的猪尾巴管。

（2）根据药物敏感试验选用抗生素，常用 2% 的甲硝唑。纤维蛋白溶解酶类药物如链激酶、尿激酶等，可使脓液变稀，易于引流。

2. 患者准备

同胸腔积液抽液及引流。

（四）操作方法

1. 对照胸部 X 线或 CT 检查，常规超声检查，确定脓液性质、脓腔大小及有无分隔等，选择合适的穿刺路线。

2. 常规消毒铺巾，穿刺点 1% 利多卡因作局部皮肤浸润麻醉。用手术刀片在穿刺点做 3~5mm 的小切口。

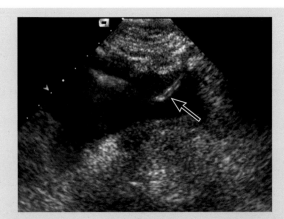

图 6-3-1-9 肺脓肿超声监视引流套管针经皮穿刺与引流

3. 超声实时引导穿刺置管成功后，抽吸脓液。将首次抽出的脓液送细菌培养；然后将脓液抽吸干净（图 6-3-1-9）。

4. 用生理盐水及甲硝唑溶液反复抽吸冲洗脓腔及导管。

5. 保留部分抗生素溶液；固定引流管，并经连接管与低负压引流袋连接，包扎切口。必要时需每日冲洗脓腔，直到脓肿消失。

6. 有分隔或小房的脓腔应注入链激酶或尿激酶以利于充分引流。

（五）注意事项

1. 穿刺的路径必须避开大血管、叶间裂、肺大疱和肺囊肿。

2. 对于较难抽净的黏稠液体或脓液，放入糜蛋白酶并采用冲洗稀释或置管引流能获得很好的治疗效果。

3. 胸腔脓肿常合并胸膜增厚、胸腔积气、脓腔分隔形成的复杂表现，可导致声像图显示困难，因此超声引导下穿刺置管应结合 CT 及胸片检查，制定安全、合适的进针路径。

4. 引流过程中应每日记录引流量，经常复查引流管位置，防止引流管脱出，并根据脓液的部位适当变换体位，以利于引流。

5. 置管后应每日用生理盐水及甲硝唑冲洗脓腔，彻底引流脓液、渗液，防止脓液及坏死组织引起引流管阻塞。

6. 避免过早拔管造成脓腔残留。拔管指征为引流管内无脓液抽出，复查 X 线胸片或超声显示脓腔基本消失；夹管数天后，患者体温正常，白细胞数正常，脓腔无增大。拔管后继续给予敏感抗生素治疗，并定期复查。

7. 对于包裹性胸腔积液、中量或大量血胸、脓胸以及癌性胸腔积液等需要多次重复抽液或注药治疗者可行超声引导胸腔置管引流。但当血胸胸腔内出现凝血块或脓胸脓液异常稠厚时，仍需依靠外科手段胸腔闭式引流。

（六）并发症及其预防与处理

穿刺置管引流的主要并发症是气胸和血胸。少量气胸无须处理，可自行吸收。严重者需插管排气。少量出血可自愈。若出血量大时，可使用垂体后叶素。此外，过早拔出引流导管，可能使脓肿复发。冲洗时消毒不严，可能引起混合感染，必须予以注意。

（七）临床意义及评价

绝大多数是肺炎的并发症。一旦脓肿形成，单纯使用抗生素，很难奏效。在使用敏感抗生素的基础上充分引流排脓，是有效控制病程，达到治愈的最好选择[14, 15]。穿刺抽吸治疗胸腔脓肿方法安全、简单、并发症少，但仅适用于小的胸腔脓肿治疗，对于较大脓腔则需要超声引导置管引流，置管后可以彻底引流脓液及反复冲洗脓腔，促使脓腔愈合，使大部分患者避免行外科手术引流，甚至可使肺脓肿患者免于肺叶切除。

但经皮穿刺插管引流能否取代外科肺叶切除治疗脓肿，尚有争议。当患者有致命性大出血或肺组织广泛坏死，深部肺脓肿超声不能显示时，仍需要外科手术。同时，超声引导经皮穿刺置管引流的前提是超声显像能显示脓肿。若脓肿较深，超声扫查受周围肺组织气体干扰，很难显示脓腔，超声引导即受到限制。

（王金锐　王凇　高文）

第二节 外周型肺肿瘤消融治疗

影像引导下肺肿瘤消融治疗主要在 CT 引导下完成[16, 17]。超声因受肺气体干扰，主要用于引导靠近胸膜的外周型肺肿瘤，故适应证有限。目前主要用于不能手术以及手术、放疗、化疗后局部复发的外周型原发性肺癌或肺转移癌患者。根据肿瘤分期，适宜治疗的病例可分为根治性消融和姑息性消融两类。

一、适应证及禁忌证

（一）完全性消融治疗适应证

1. 外周型肺原发肿瘤最大径 ≤ 3cm，单侧肺肿瘤数 ≤ 3 枚，超声均可清楚显示。
2. 患者因心肺功能差或高龄等原因不能耐受手术或拒绝手术。
3. 其他局部治疗后未能控制的病灶，无其他部位转移，最大径 ≤ 3cm。
4. 原发病灶控制满意的肺转移癌（如肉瘤、肾癌、结直肠癌、乳腺癌、肝癌等），最大径 ≤ 3cm，单侧肺病灶数 ≤ 3 枚，双侧肺 ≤ 5~6 枚。

（二）姑息性减瘤消融治疗适应证

1. 不能达到完全性消融治疗目的的外周型肺肿瘤，如：肿瘤较大（> 5cm）、数量较多（6 枚以上）、放疗后肿瘤复发等。
2. 治疗目的在于减轻肿瘤负荷、缓解肿瘤引起的疼痛、压迫症状和改善患者生活质量。
3. 少数情况下，用于控制因肿瘤引起的咯血患者。

（三）禁忌证

1. 超声显示不清的肺肿瘤。
2. 重要脏器（心、肝、肺及肾脏）功能严重不全者。
3. 严重贫血、脱水及营养代谢紊乱，不能在短期内纠正者。
4. 病灶周围感染性或放射性炎症没有较好控制，穿刺部位皮肤感染、破溃等。
5. 消融病灶同侧恶性胸腔积液没有较好控制者。
6. 肺癌转移到颈、胸椎，椎体破坏严重有截瘫危险者。
7. 肺部弥漫性转移病灶或双肺广泛转移瘤者。
8. 难以纠正的凝血功能障碍（血小板 < 30 × 10⁹/L，凝血酶原时间 > 30 秒，凝血酶原活动度 < 40%）者。

二、操作前准备

（一）患者评估及影像学检查

1. 术前常规行心电图检查及胸部增强 CT 检查（2 周内）。
2. 合并心肺疾病者检查超声心动图、24 小时动态心电图及肺功能。
3. 结合胸部 CT，行超声及超声造影检查，以详细了解病变的位置、形态、大小、周边毗邻结构及肿瘤内部和周边血管分布情况，评估消融治疗适应证，确定治疗方案。
4. 病理检查。一般可在术前经超声引导 18G 针穿刺活检以获得明确病理诊断，或在术中消融治疗前行穿刺活检。
5. 消融前需停用抗凝治疗或抗血小板药物 5~7 天。
6. 术前患者需禁食水 8 小时，常规建立静脉通道。

（二）实验室检查

术前行血尿便常规及肝肾功能、电解质、血清 NSE、CEA 等肿瘤标志物、血清四项、凝血四项、血糖等检验。

（三）设备及药品

1. 消融治疗室内备有呼吸机、心电监护、除颤仪等。

2. 麻醉方式可采用局部麻醉、静脉麻醉或全身麻醉，推荐在静脉麻醉或全身麻醉下进行；操作前再次测量患者的血压、脉搏等生命体征；局麻药品为1% 盐酸利多卡因。

3. 静脉麻醉药品为丙泊酚、芬太尼等。

4. 急救车内备有常规止血、止痛、抗过敏、纠正心律失常、升压及降压等急救药品和相关器械。

5. 确认消融仪处于正常工作状态，并按治疗前确定的方案设定输出功率和作用时间。

（四）知情同意

术前签署消融治疗知情同意书。遵循知情同意原则，治疗前向患者或家属详细说明患者病情并介绍消融治疗的目的和治疗过程，治疗中和治疗后可能发生的不良反应和并发症及应对措施。

三、操作方法

（一）体位及穿刺点

1. 选择恰当的患者体位。患者的体位以超声检查时能清楚显示肿瘤和便于医生操作为原则，可采用平卧位、右前斜位、右侧位、左前斜位、左侧位、俯卧位等，治疗侧可适当抬高。

2. 超声检查确定进针点，清楚显示肺肿瘤位置和肿瘤血管分布，确认进针路径不经过肋间的血管。

3. 测量进针深度并在消融针上进行标记。

（二）无菌操作下治疗

1. 操作区常规皮肤消毒，铺无菌巾。

2. 探头外套无菌薄膜，安装穿刺引导架后再次确认进针点。

3. 1% 利多卡因局部麻醉，尖刀片在皮肤上切开2mm小口，血管钳分离皮下组织。

4. 超声引导下将消融电极穿刺至肿瘤内预定部位。如需静脉麻醉者，可给予静脉麻醉药让患者安静入睡后进行治疗。

（三）消融过程监测及术后处理

1. 治疗中全程监测患者生命体征。实时超声监测声像图上肿瘤回声变化，可观察到肿瘤区逐渐被消融过程产生的强回声覆盖。

2. 按预定方案完成消融治疗后，常规凝固针道后退出电极，可预防出血和降低针道种植的风险。

3. 退针后切口酒精消毒，敷无菌纱布。

4. 术中及术后观察患者有无咳嗽、咯血等异常表现，超声检查胸腔内有无异常积液等情况，及时对症处理。

5. 患者苏醒后，在术后恢复室留观30分钟，监测生命体征无异常后返回病房继续观察有无气胸等并发症出现。

四、技术要点及注意事项

（一）技术要点

1. 消融范围原则上应包括病灶及其周围5~10mm肺组织。

2. 肿瘤靠近纵隔、神经、心脏、较大支气管分支和大血管等重要结构时，治疗应慎重。

3. 消融针穿刺时应避免损伤肋间血管，避免在肺脏表面停留。

4. 直径 ≥ 3cm 的肿瘤需一次多点消融，应在三维空间上保证热场覆盖肿瘤。

（二）注意事项

1. 应注意肿瘤较粗大滋养动脉的阻断，可适当提高消融功率阻断血管。

2. 若局麻下消融，应注意患者呼吸配合，嘱患者尽量避免大幅度呼吸及咳嗽等。

3. 术后1、3、6、9、12个月及以后每6个月复查增强CT或PET-CT进行随访；随访过程中如发现局部复发可考虑再次消融或联合其他治疗。

4. 肺转移癌消融治疗后，仍需要积极采取针对原发病灶的治疗。

五、并发症及其预防与处理

消融治疗肺肿瘤是一种相对安全微创的方法，术后患者的不良反应较轻微，包括疼痛、胸膜反应以及消融后综合征等，可自限，一般不需特殊处理。术后并发症发生率较低，常见的并发症包括气胸、胸腔积液和实质内出血等；少见但可能致命的并发症包括大量出血、支气管胸膜瘘导致的顽固性气胸、肺动脉假性动脉瘤、全身性气体栓塞、肺炎等；另外一些可能的严重并发症包括周围组织结构热损伤、针道种植、肺脓肿、脓胸、皮肤烫伤、空洞形成等[18]。

1. 周围组织热损伤 发生率约0.5%。周围神经对热刺激敏感，治疗部位靠近周边神经时就可能会引起神经损伤，如臂丛神经、膈神经、肋间神经等。另外如膈肌损伤可能会出现膈疝。采用人工液胸或水隔离技术可降低此类并发症。

2. 气胸 发生率11%~52%，多为少量，不需处理。其中6%~29%需要胸腔闭式引流。高风险因素包括男性、高龄、肺气肿、多针穿刺、下肺肿瘤、穿刺针经过较长的充气肺组织以及穿刺针道经过较大的肺裂等。

3. 胸腔积液 发生率6%~19%，少量不需处理，如量大需行胸腔置管引流。多与胸膜的热损伤有关。高风险因素包括使用簇状电极、肿瘤到胸膜的距离较短以及穿刺针穿过充气肺组织的距离不足等。

4. 针道种植 发生率0.3%~0.7%，可能与肿瘤生物学行为、消融前活检等因素有关。建议消融后常规凝固针道。

5. 出血 发生率6%~18%，其中咯血发生率3%~9%。实质内出血的高风险因素包括病灶最大径<1.5cm、肺基底部或中部病灶、穿刺针经过2.5cm以上肺实质、针道穿过肺血管以及使用多尖端电极等。少量出血不需处理或可应用止血药物，大量或难以控制的出血有时可以是致命的并发症，需要高度重视。消融治疗后血胸的出现常与损伤肋间动脉有关。

6. 支气管胸膜瘘 发生率约0.6%，产生的原因是消融导致了支气管和胸膜腔之间的肺组织坏死，坏死组织脱落后形成了支气管胸膜瘘。处理的方法可采用胸膜固定术、支气管内处理或外科修补，但即使采用上述治疗后仍然存在患者死亡的风险。

7. 肺动脉假性动脉瘤 发生率约0.2%，与支气管动脉损伤有关，会引起大量出血和（或）咯血，因此在患者出现大量出血表现时，需行增强CT检查是否存在肺动脉假性动脉瘤。治疗采用DSA下弹簧圈栓塞或手术治疗。

8. 全身性气体栓塞 发生率很低，仅见少数个案报道，可由肺病灶穿刺活检或消融引起。

9. 肺炎 发生率约0.4%，可能与消融前行放疗有关。治疗需采用激素冲击疗法，抗生素治疗无效。

10. 空洞形成 发生率14%，高风险因素为原发性肺癌、肿瘤靠近胸壁、肺气肿等。多数患者无症状，仅少数会出现空洞扩大和破裂，引起气胸和出血，极少数可能合并真菌感染。

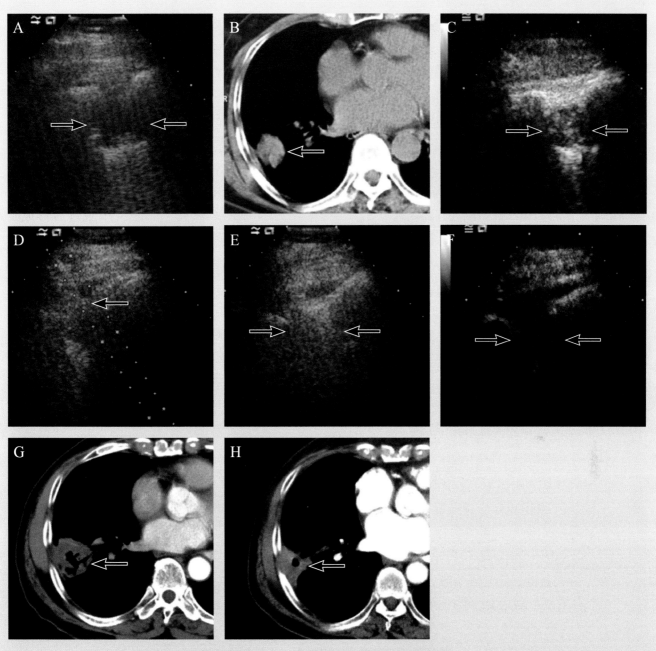

图 6-3-2-1 超声引导微波消融治疗肺癌

男性患者，76 岁，查体发现右肺肿瘤，穿刺病理示鳞癌。不能耐受手术治疗，行超声引导微波消融治疗。

A. 术前灰阶超声示右肺肿瘤（↑）；

B. 术前 CT 平扫示右肺肿瘤（↑），大小 3.5cm×3.1cm；

C. 术前 CEUS 示肿瘤动脉期强化（28 秒，↑）；

D. 术中超声引导下微波天线（↑）穿刺肿瘤；

E. 微波消融后即刻可见强回声覆盖肿瘤（↑）；

F. 术后 CEUS 示肿瘤动脉期无强化（↑）；

G. 术后 1 个月增强 CT 示治疗区无强化，完全覆盖肿瘤，内可见空洞形成（↑）；

H. 术后 1 年增强 CT 示治疗区缩小，周边无复发征象（↑）

六、临床意义及评价

2000 年，Dupuy 等[19]首次报道了射频消融治疗肺部恶性肿瘤。此后经过十余年的发展，局部消融治疗已经成为一种原发性肺癌和肺转移癌的局部微创治疗方法。可应用射频、微波、激光、冷冻等消融技术及粒子植入等完成治疗，具有临床适应证较广泛、并发症少、治疗后患者肺功能及全身状态恢复快、可同时治疗多个肿瘤等优点；也适用于治疗肺功能受损害的肺癌患者。消融治疗肺肿瘤取得较好的疗效（图 6-3-2-1），临床应用逐年增加[20]。

消融与手术、放疗等其他方法治疗肺癌的对比研究，显示该方法的临床应用价值（表 6-3-2-1）[21, 22]。

2013 年，Dupuy[26]对不能手术的 I A 期非小细胞肺癌放疗和消融治疗的文献进行了比较，结果表明两种治疗后患者的总生存率无差异。

目前发表的消融治疗肺癌方面的文献多数是病例数小于 100 例的小样本病例研究，对消融治疗在肺肿瘤患者治疗中应用的临床价值评价还缺乏高级别循证医学证据的支持。因此，应该进一步开展手术、放疗、消融等多种方法治疗肺癌的大宗病例随机对照研究，结合长期随访来对各种治疗方法的临床应用价值进行综合评价。对于临床目前及近期内肺癌的治疗来说，多种治疗方法的合理综合运用仍然是对患者更有益的方案[27, 28]。

受本身成像原理的影响，超声显示肺内病灶有一定局限性，限制了其在肺癌消融治疗中的临床应用。近年来多模态影像融合导航技术取得了令人瞩目的进步，临床应用领域日趋广泛，导航的精度和准确性不断提高，将会成为未来先进医疗影像设备必备的功能之一[29-31]。随着影像融合导航技术的进一步发展，如全自动配准功能的实现、组织形变以及呼吸和运动补偿功能的完善等，超声这种无放射线辐射的影像引导方法将会在肺癌的消融治疗中发挥出更重要的临床应用价值。

表 6-3-2-1　肺癌不同治疗方式及结果比较

作者，年份	总例数	类型	治疗方式及结果
Palussiere 等[23]，2015	87	非小细胞肺癌，N0 期	射频消融（82 例）、微波消融（5 例）术后 5 年累计总生存率和无瘤生存率分别为 58.1%、27.9%
Matsui 等[24]，2015	84	结直肠癌肺转移	射频消融 术后 1、3、5 年累计总生存率分别为 95.2%、65.0%、51.6%
Zemlyak 等[25]，2010	64	I 期非小细胞肺癌	叶段切除（25 例）、经皮射频消融（12 例）、经皮冷冻消融（27 例）；治疗后 3 年生存率分别为 87.1%、87.5%、77%，无统计学差异（P > 0.05）

（程志刚　于晓玲　孙亚）

第三节 肺胸肿瘤放射性粒子植入

目前肺癌的治疗原则是以手术切除为主的综合治疗。但临床就诊患者中80%已属中晚期，手术完全切除率不高。常规外放疗受耐受剂量的限制，治疗剂量无法提高，对于复发性病灶的远期效果常常不满意。年龄较大、身体状况差的患者，又不能耐受开放手术、化疗及外放疗治疗。因此，经皮穿刺^{125}I粒子植入作为一种局部治疗方式，具有适形程度高、靶区剂量高、周围正常组织受量低、并发症发生率低、局部微创等特点，被越来越多的用于肺癌治疗[32-34]。肺肿瘤以CT引导穿刺方式最为多见，但胸壁、胸膜、纵隔肿瘤及不受肺气体影响的周围型肺癌等能够被超声清楚显示，由于超声的实时性、简便性及无电离辐射等优点，成为此类肿瘤应用较多的介入治疗引导方法并将逐步替代以往CT引导的方式。本节着重介绍超声引导下的^{125}I粒子植入治疗周围型肺癌及胸壁转移性肿瘤的应用和疗效。

一、适应证及禁忌证

（一）适应证

1. 非手术适应证患者。
2. 因高龄及身体综合状况不能耐受放、化疗或拒绝放、化疗患者。
3. 放、化疗后复发的患者。
4. 超声下清楚显示的胸膜、胸壁及周围型肺部肿块，并经病理诊断确诊的实体肿瘤。
5. 直径≤7cm实体肿瘤。
6. 肺转移瘤单侧病灶数量<6枚，如为双侧则每侧病灶数量<5枚。

（二）禁忌证

1. 恶病质，有明显的重要脏器功能不全者。
2. 预期生存期不超过3个半衰期（180天）。
3. 有广泛远处转移。
4. 严重凝血功能障碍，血小板计数在4×10^9以下。

二、操作前准备

（一）患者评估及影像学检查

1. 完善术前三大常规检查、凝血功能、肝肾功能、血清四项、血糖、肿瘤标志物及心电图检查。
2. 合并心肺疾病者应检查超声心动图、24小时动态心电图及肺功能。
3. 改善患者心肺功能，积极治疗糖尿病、高血压，改善营养状况。
4. 结合胸部CT、超声或超声造影检查，详细了解病变的位置、形态、大小、周边毗邻结构及肿瘤内部和周边血管分布情况，评估粒子植入治疗适应证，根据放射治疗计划系统（treatment planning system, TPS）确定治疗方案及需植入的粒子数量、活度。
5. 粒子植入前需停止抗凝治疗相关药物5~7天。

（二）设备及药品

1. 治疗室内备有彩色多普勒超声诊断仪，配备浅表及腹部探头、TPS计划系统、植入枪、放射性粒子（图6-3-3-1）、18G粒子植入针、呼吸机、心电监护、除颤仪、急救车等。

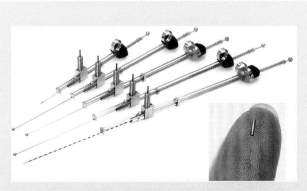

图6-3-3-1 粒子植入枪和放射性粒子（长径仅5mm）

2. 麻醉方式，可采用局麻、静脉麻醉或全身麻醉。患者条件允许的状态下，推荐在1%盐酸利多卡因局麻下进行；操作前再次测量患者的血压、脉搏等生命体征。

3. 急救车内备有常规止血、止痛、抗过敏、纠正心律失常、升压及降压等急救药品和相关器械。

4. 确认TPS计划系统运行正常以保障术前计划的准确性，此计划目的是为临床医师提供治疗所需粒子数量、活度以及植入部位；确认穿刺针及植入枪能够正常使用。

（三）知情同意

遵循知情同意原则，治疗前向患者或家属详细说明患者病情并介绍粒子植入术的目的和治疗过程，治疗中和治疗后可能发生的不良反应和并发症及应对措施。术前取得患者及家属同意，签署组织间粒子植入术治疗知情同意书。

三、操作方法

（一）手术过程

1. 根据病变位置，选择合适的患者体位，保证治疗过程中患者能够在一定时间内保持配合。

2. 1%利多卡因局麻，采用多点浸润局部皮下麻醉。

3. 根据超声图像确定进针点及进针角度，在皮肤表面画出标记点。对胸壁体表、肿瘤长轴与皮肤平行的肿瘤，可采用高频、无穿刺架探头引导方式，操作者一手持探头，另一手持针，将植入针沿肿瘤长轴插入，尽量经过一些正常组织。如肿块较大，位置较深时可选用低频腹部探头引导进针。

进针途径原则：①尽量选择沿肿物长轴进针，可减少穿刺次数；②如两个肿物较近，尽量两个肿物一针解决；③进针路径选择经过一段正常组织，避开肿瘤至少2cm的距离，减少放射性皮肤损伤的发生。

4. 粒子植入完成后，再次扫查超声，了解粒子分布情况，必要时补种。

5. 检测粒子是否有丢失。

（二）无菌操作下治疗

1. 操作区常规皮肤消毒，铺无菌巾。

2. 超声探头外套无菌薄膜，安装穿刺引导架后再次确认进针点。

3. 1%利多卡因局部麻醉，用18G粒子植入针在超声引导下进行穿刺。

4. 在超声引导下将穿刺针刺入肿瘤内预定部位。以治疗计划的粒子分布作为参考，根据每根针的深度，利用植入枪等间距后退式植入粒子，粒子间距通常为1cm。

（三）植入过程监测及术后处理

1. 治疗中全程监测患者生命体征。实时超声监测声像图上肿瘤瘤体内的回声变化，可观察到粒子植入后出现的点状强回声，退针后测量针尖与已植入粒子强回声之间的间距是否达到1cm（图6-3-3-2）。

2. 按预定TPS计划方案完成植入治疗后，退出穿刺针进行局部轻度压迫止血。

3. 退针后穿刺点酒精消毒，敷无菌纱布。

4. 术中及术后观察患者有无咳嗽、咯血等异常表现，超声检查胸腔内有无异常积液等情况，发生气胸时及时对症处理。

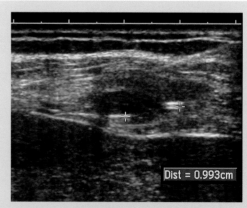

图6-3-3-2 粒子植入瘤体呈等号状高回声，两枚粒子间相距1cm

5. 如患者在静脉麻醉或全身麻醉下手术，苏醒后应在恢复室留观 30 分钟，监测生命体征无异常后返回病房，继续观察有无气胸等并发症出现。

四、技术要点及注意事项

（一）技术要点

1. 穿刺针进入皮肤后应实时观察穿刺针尖位置及深度，以免刺入过深损伤深部组织和血管。

2. 肿瘤靠近纵隔、神经、心脏、较大支气管分支和大血管等重要结构时，穿刺应慎重。

3. 穿刺针穿刺时应避免损伤肋间血管。

4. 穿刺后粒子植入应均匀分布在肿瘤靶区范围内，粒子与粒子间隔 0.5~1cm 距离。

5. 按计划植入粒子后，再次应用超声扫查病灶或行 CT 平扫，如病灶内仍有明显的粒子稀疏区（冷区）则应进行补种，保证治疗区域覆盖整个病灶。

6. 对于胸（腹）壁浅表或即将破溃的肿瘤，穿刺针进入肿瘤时应先经过一段正常组织，避免直接插入肿瘤，并尽量将粒子植入在肿瘤深部，一般要求粒子与体表距离在 1.0cm 以上（图 6-3-3-3），以防止皮肤因放射性损伤不易愈合。

（二）注意事项

1. 植入的粒子应距离大血管或脊髓 1cm 以上。

2. 注意术后粒子分布是否在肿瘤区内，做 CT 平扫全面观察粒子分布情况。

3. 若局麻下穿刺，应嘱患者呼吸配合，尽量避免大幅度深呼吸或咳嗽等。

4. 粒子植入时动作需要轻柔，退针要缓慢。如果退针过快，可产生虹吸现象，导致粒子位置发生移动。

5. 粒子治疗有时受肿瘤局部解剖结构、周围重要脏器及肿瘤体积过大等因素制约，粒子针植入途径可能受阻，有些区域粒子无法种植，从而影响粒子的空间分布。因此，部分患者仍需联合外放疗进行综合治疗。

6. 术后 3、6、9、12 个月及以后每 6 个月复查增强 CT 或 PET-CT 进行随访；随访过程中如发现局部复发可考虑再次粒子植入治疗或联合治疗。

五、并发症及其预防与处理

粒子植入治疗胸壁及周围型肺肿瘤是一种相对安全微创的方法，术后患者的不良反应较轻微，包括疼痛、胸膜反应等，可自限，一般不需特殊处理。术后并发症发生率较低，常见的并发症包括气胸、胸腔积液和出血等；但介入超声医生应该充分认识到上述并发症，并在操作中尽量避免或降低发生率。

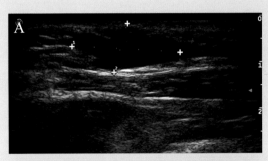
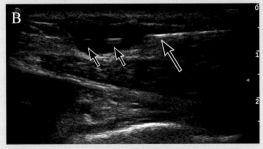

图 6-3-3-3　胸壁浅表肿瘤放射性粒子治疗

A. 胸壁转移性肿瘤紧贴皮肤，瘤体长轴与皮肤平行；

B. 大箭头所示为粒子植入针经过一段正常组织后近乎平行于瘤体长轴进入瘤体后部，小箭头为植入的粒子，位于瘤体后部，既覆盖了整个瘤体，又能避免造成皮肤表面损伤

六、临床意义及评价

放射性 ^{125}I 粒子能够持续释放低能量的伽马射线，造成肿瘤组织不可逆坏死，另外，由于其低剂量，放射半径小，所以对周围正常组织损伤较小。自 1999 年日本 Imamura 等[35]首先报道经皮穿刺高剂量率插植治疗肺癌技术安全有效后，Lee 等[36]学者报道对无法根治的肺癌行局部切除加粒子植入治疗，结果 T1N0 和 T2N0 期 5 年生存率分别为 67% 和 39%，达到与根治性切除同样的疗效。

与外放疗相比，粒子植入治疗有一定优势，文献报道外放疗达到疼痛减轻需 2~4 周时间[37]，疼痛缓解率 60%~73%[38,39]，局部皮肤放射性皮炎及放射性肺炎等，使部分患者甚至难以完成治疗。而进行粒子植入后患者疼痛缓解较为迅速，多数病例的疼痛在 1 周内得到明显的缓解，提示 ^{125}I 粒子植入治疗具有起效快，止痛疗效显著的特点，初步结果显示肿瘤局部控制效果较好。

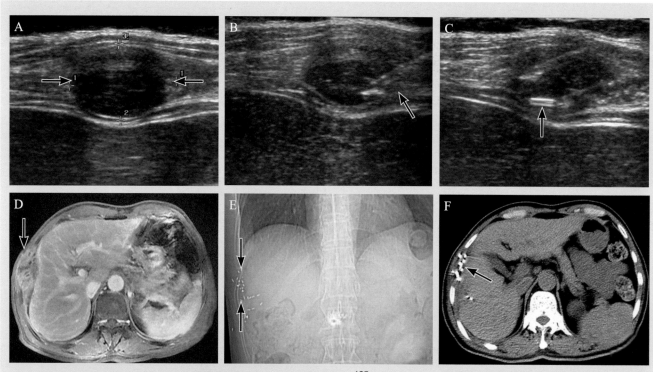

图 6-3-3-4　胸壁转移瘤 ^{125}I 粒子植入

患者，男，65 岁，体检发现胰腺体尾部占位，行胰腺癌根治术，术后 3 年发现胸壁肿块，穿刺病理示转移性胰腺癌。行超声引导下 ^{125}I 粒子植入治疗。

A. 术前常规超声示胸壁转移瘤（↑）；

B. 术中超声显示穿刺针进入胸壁转移瘤内（↑）；

C. 术中超声引导下置入 ^{125}I 粒子（↑）；

D. 术后 2 个月复查磁共振图像，显示肿瘤（↑）；

E. 术后 X 线平片显示植入粒子部位（↑）；

F. 术后 6 个月复查 CT 显示肿块明显缩小（↑）

实时超声引导植入放射性粒子，可准确治疗靶区，治疗过程中患者体位可移动，亦不受呼吸影响，克服了 CT 引导非实时性和电离损伤的不足，适用于胸壁转移性肿瘤和周围型肺癌的治疗。浙江大学医学院附属第一医院超声医学科开展本项治疗，对胸壁肿瘤（图 6-3-3-4）及周围型肺癌（图 6-3-3-5）58 例的治疗后临床结果随访，术后 3~5 个月，病灶体积明显缩小达到 98.3%（57/58），并发症发生率 1.7%（1/58），无严重并发症发生。治疗中尽管超声易受肺部气体及骨骼影响，但对超声显示良好的浅表肿块，可全程实时监测穿刺针尖位置及粒子植入的精准位置，在彩色多普勒超声的引导下可避免粒子植入血管而随血流迁移，结合超声造影评估瘤体内微血供情况（图 6-3-3-6），可将粒子植入瘤体内肿瘤存活区域，提高局部治疗效果。可以预测这是一种准确快速、安全有效、患者痛苦小、并发症少的介入超声治疗技术。

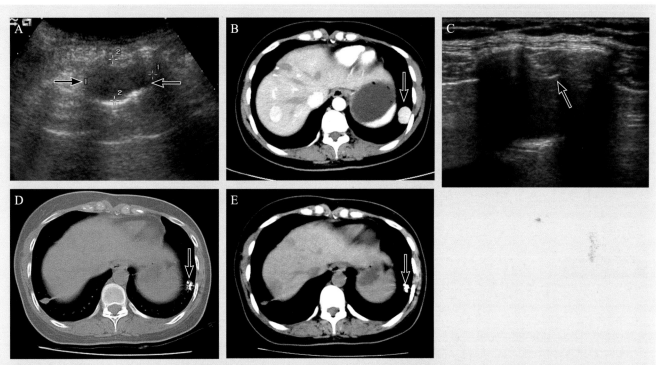

图 6-3-3-5　周围型肺癌 ^{125}I 粒子植入

　　患者，女，33 岁，肝细胞癌术后 2 年发现左下肺结节，结合病史考虑转移。行超声引导下 ^{125}I 粒子植入治疗。

A. 术前常规超声示左下肺肿瘤（↑）；

B. 术前 CT 增强示左下肺肿瘤（↑）；

C. 术中超声引导下 ^{125}I 粒子植入肿瘤内（↑）；

D. 术后 3 个月 CT 显示病灶大小（↑）；

E. 术后 6 个月 CT 显示病灶明显缩小（↑）

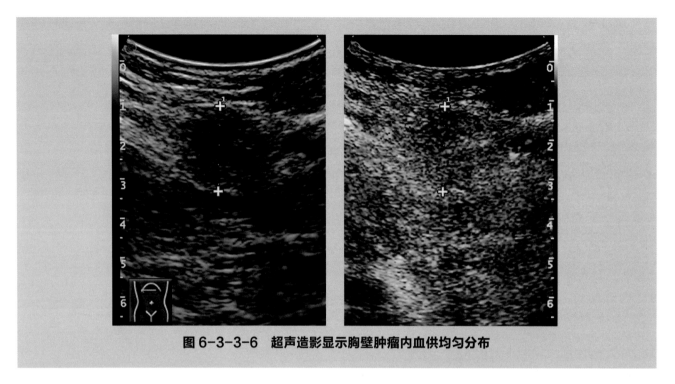

图 6-3-3-6 超声造影显示胸壁肿瘤内血供均匀分布

总之，超声引导下放射性 ^{125}I 粒子组织间近距离治疗胸壁及周围型肺癌及转移瘤，具有微创、安全、并发症发生率低，止痛起效快、疗效显著，对周围正常组织损伤小等特点。

（蒋天安 赵齐羽 邓壮）

参考文献

1. 付焕秀，肖云寿，李凯伟.超声对胸腔积液的诊断价值.中国超声诊断杂志，2003，4（8）：599-601.

2. 林建萍，何滟，程颖.超声引导疑难胸腔积液穿刺定位的应用.中国介入影像与治疗学，2010，7（5）：598-599.

3. Lichtenstein D, Hulot JS, Rabiller A, et al.Feasibility and safety of ultrasound-aided thoracentesis in mechanically ventilated patients. Intensive Care Med, 1999, 25：955-958.

4. Mayo PH, GoltzHR, Tafreshi M, et al.Safety of ultrasound-guided thoracentesis in patients receiving mechanical ventilation.Chest, 2004, 125：1059-1062.

5. 周永昌，郭万学.超声医学.第4版.北京：科学技术文献出版社，2006.

6. 林建萍，何滟，程颖.超声引导疑难胸腔积液穿刺定位的应用.中国介入影像与治疗学，2010，7（05）：598-599.

7. 国家卫生和计划生育委员会《原发性肺癌诊疗规范（2015年版）》专家委员会.原发性肺癌诊疗规范（2015年版）.中华肿瘤杂志，2015，37（1）：67-78.

8. 周一平，叶又蓁，孙志强，等.909例胸腔积液病因与诊断分析.新医学，2005；36（6）：327-328.

9. Vignon P, Chastagner C, Berkane V, et al.Quantitative assessment of pleural effusion in critically ill patients by means of ultrasonography.Crit Care Med, 2005, 33：1757-176.

10. Begot E, Grumann A, Duvoid T, et al.Ultrasonographic identification and semiquantitative assessment of unloculated pleural effusions in critically ill patients by residents after a focused training. Intensive Care Med, 2014, 40：1475-1480.

11. 李月梅，任育麟.230例结核性胸膜炎临床分析.中国防痨杂志，2003，25（5）：314-315.

12. Ruckdeschel JC, Moores D, Lee JY, et al.Intrapleural therapy for malignant pleural effusions.Aramdomized comparison of bleomycin and tetracycline.Chest, 1991, 100（6）：1528-1535.

13. Neuhof H, Touroff ASW.Acute putrid abscess of the lung.Hyperacute variety.J ThoracSurg, 1942, 12：98-106.

14. Yellin A, Yellin EO, Lieberman Y.Percutaneous tube drainage：the treatment of choice for refractory lung abscess.Ann Thorac Surg, 1985, 39（3）：266-270.

15. Parker LA, Melton JW, Delany DJ, et al.Percutaneous small bore catheter drainage in the management of lung abscesses.Chest, 1987, 92（2）：213-218.

16. Ahmed M, Solbiati L, Brace CL, et al.Image-guided tumor ablation: standardization of terminology and reporting criteria--a 10-year update.J VascInterv Radiol, 2014, 25 (11): 1691-1705.

17. Dupuy DE.Image-guided thermal ablation of lung malignancies. Radiology. 2011, 260 (3): 633-655.

18. Hiraki T, Gobara H, Fujiwara H, et al.Lung cancer ablation: complications. Semin Intervent Radiol, 2013, 30 (2): 169-175.

19. Dupuy DE, Zagoria RJ, Akerley W, et al.Percutaneous radiofrequency ablation of malignancies in the lung.Am J Roentgenol, 2000, 174 (1): 57-59.

20. Vogl TJ, Naguib NN, Lehnert T, et al.Radiofrequency, microwave and laser ablation of pulmonary neoplasms: clinical studies and technical considerations--review article.Eur J Radiol, 2011, 77 (2): 346-357.

21. deBaere T, Farouil G, Deschamps F.Lung cancer ablation: what is the evidence?SeminInterventRadiol, 2013, 30 (2): 151-156.

22. Petre EN, Solomon SB, Sofocleous CT. The role of percutaneous image-guided ablation for lung tumors.Radiol Med, 2014, 119 (7): 541-548.

23. Palussiere J, Lagarde P, Aupérin A, et al.Percutaneous Lung Thermal Ablation of Non-surgical Clinical N0 Non-small Cell Lung Cancer: Results of Eight Years' Experience in 87 Patients from Two Centers.Cardiovasc Intervent Radiol, 2015, 38 (1): 160-166.

24. Matsui Y, Hiraki T, Gobara H, et al.Long-Term Survival Following Percutaneous Radiofrequency Ablation of Colorectal Lung Metastases.J VascInterv Radiol, 2015, 26 (3): 303-310.

25. Zemlyak A, Moore WH, Bilfinger TV. Comparison of survival after sublobar resections and ablative therapies for stage I non-small cell lung cancer.J Am Coll Surg, 2010, 211 (1): 68-72.

26. Dupuy DE.Treatment of medically inoperable non-small-cell lung cancer with stereotactic body radiation therapy versus image-guided tumor ablation: can interventional radiology compete?J VascInterv Radiol, 2013, 24 (8): 1139-1145.

27. Renaud S, Falcoz PE, Olland A, et al.Is radiofrequency ablation or stereotactic ablative radiotherapy the best treatment for radically treatable primary lung cancer unfit for surgery?Interact Cardiovasc Thorac Surg, 2013, 16 (1): 68-73.

28. Renaud S, Falcoz PE, Olland A, et al.Is radiofrequency ablation or stereotactic ablative radiotherapy the best treatment for radically treatable primary lung cancer unfit for surgery? Interact Cardiovasc Thorac Surg, 2013, 16 (1): 68-73.

29. Bilal H, Mahmood S, Rajashanker B, et al.Is radiofrequency ablation more effective than stereotactic ablative radiotherapy in patients with early stage medically inoperable non-small cell lung cancer?. Interact Cardiovasc Thorac Surg, 2012, 15 (2): 258-265.

30. Maybody M, Stevenson C, Solomon SB.Overview of navigation systems in image-guided interventions.Tech VascInterv Radiol, 2013, 16 (3): 136-143.

31. Wood BJ, Kruecker J, Abi-Jaoudeh N, et al.Navigation systems for ablation.J VascInterv Radiol, 2010, 21 (8Suppl): S257-263.

32. 柴树德, 郑广钧, 毛玉权, 等.CT 引导下经皮穿刺种植放射性 125I 粒子治疗晚期肺癌.中华放射肿瘤杂志, 2004, 13 (4): 291-293.

33. 王俊杰, 袁慧书, 王皓, 等.CT 引导下放射性 125I 粒子组织间植入治疗肺癌.中国微创外科杂志, 2008, 8 (2): 119-121.

34. 王俊杰, 修典荣, 冉维强, 等.放射性粒子组织间近距离治疗肿瘤.北京大学医学出版社, 2004: 26-84.

35. Imamura F, Chatani M, Nakayama T, et al.Percutaneous brachytherapy for small-sized non-small cell lung cancer.Lung Cancer, 1999, 24 (3): 169-174.

36. Lee W, Daly B, DiPetrillo T, et al.Limited resection for non-small cell lung cancer: observed local control with implantation of I-125brachytherapy seeds.Ann Thorac Surg, 2003; 75 (1): 237-42; 242-243.

37. Ryu S, Fang Yin F, Rock J, et al.Image-Guided and Intensity-Modulated Radiosurgery for patient with spinal metastasis.Cancer, 2003, 97 (8): 2013-2018.

38. Emesto M, paolo L, Elisabtta P, et al.Short-course radiotherapy (8GY*2) in metastatic spinal cord compression: an effective and feasible treatment.Int Radiation Oncology Biol Phys, 1997, 38(5): 1037-1044.

39. Roos DE, O'Brien PC, Smith JG, et al.A role for radiotherapy in neuropathic bone pain: preliminary response rates from a prospective trial (Trans-tasman radiation oncology group, TROG 96.05).Int Radiation Oncology Biol Phys, 2000, 46 (4): 975-981.

第四章 纵隔病变超声及介入超声

【概述】

超声可通过胸骨旁、胸骨上及锁骨上扫查显示纵隔病灶。国外对超声显示纵隔报道较早[1]。1985-1986 年我国张志庸等[2]、朱世亮等[3]报道了超声及超声引导穿刺活检诊断纵隔内病变。1987 年陈敏华和董宝玮报道了超声对纵隔疾病的诊断[4],同时报道了超声引导穿刺活检的应用[5];国内不少作者相继报道了超声引导穿刺的效果[6-9]。目前,超声检查及超声引导下穿刺活检,已成为临床治疗前重要的定性诊断手段。

第一节 纵隔病变超声诊断

纵隔超声扫查根据位置可分为上纵隔、中纵隔、前纵隔、后纵隔 4 个区域。探头紧贴胸骨旁,通过肋间做矢状切面或沿 2~4 肋间及锁骨上窝、胸锁关节上缘进行扫查,前纵隔多数占位病变及中纵隔部分病变能够显示。后纵隔有较大肿瘤时,可在胸椎脊柱两旁肋间得到显示,但多数因脊椎胸骨、肺气体影响,显示较困难。

较常见的纵隔占位病变有纵隔淋巴瘤、转移肿瘤以及胸腺瘤、畸胎瘤、胸骨后甲状腺等,各种病灶及肿瘤发生于不同部位。肿瘤超声表现一般呈较规则圆形或椭圆形、分叶状,少数呈不规则或三角形。良性以形态规整、回声均匀、边界清晰多见。恶性以回声增强不均、边界不清晰或不规整、有胸膜浸润征象及胸腔积液多见。有时不易与胸膜肿瘤鉴别,或缺少特异性表现,鉴别诊断困难。受肺气体及胸骨遮挡,超声常难以获得肿瘤整体形态及大小。

声像图表现如下:

1. 成人胸腺

(1)胸腺实性肿瘤多位于前上纵隔,良性回声较均匀(图 6-4-1-1)。

(2)肿瘤生长快、边界不规则、回声不

均,与纵隔大血管或心包分界不清为恶性征象(图 6-4-1-2)。

(3)囊性胸腺瘤与其他纵隔囊性病变相似,囊壁清晰规则,可随呼吸、体位改变而变形。

2. 纵隔淋巴瘤

(1)多呈较均匀的低回声或无回声区,典型时呈多结节融合状或分叶状,无明显包膜回声(图 6-4-1-3,图 6-4-1-4)。

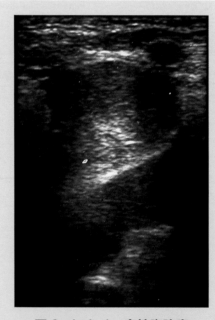

图 6-4-1-1 良性胸腺瘤
良性肿瘤回声较均匀,包膜清晰完整

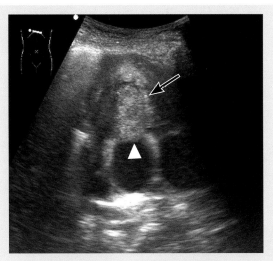

图 6-4-1-2　侵袭性胸腺瘤

女，57 岁，侵袭性胸腺瘤，患者胸闷憋气。
超声显示前纵隔肿瘤回声强弱不均（↑），后方与纵隔
大血管及心包分界不清（△）为恶性征象

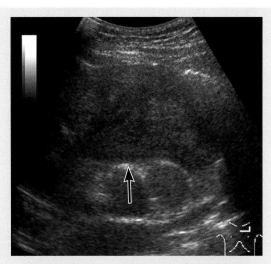

图 6-4-1-3　T 淋巴母细胞性淋巴瘤

患者喘憋 2 个月逐渐加重，超声显示左上纵隔淋巴瘤呈
较均匀的低回声区，呈多结节融合状，后方血管管壁清
晰（↑）

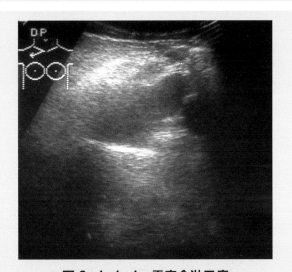

图 6-4-1-4　霍奇金淋巴瘤

女性，42 岁，X 线检查可见纵隔部位一片白色阴影。
行超声检查显示纵隔区呈实性多结节融合，为均匀低回
声。经超声引导下穿刺，病理诊断为霍奇金淋巴瘤

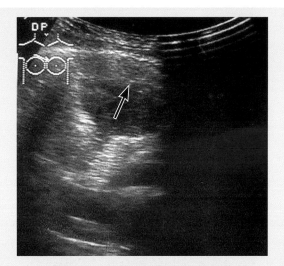

图 6-4-1-5　纵隔良性畸胎瘤

肿瘤包膜规整，浅层见稍强回声层（↑），呼吸活动好，
随之大小稍有改变，显示为囊性的软结构

（2）彩超显示动脉血流较丰富。结合全身淋巴结肿大、肝脾大、发热等症状，合并心包积液、胸腔积液等征象，有助于诊断。

3. 生殖细胞肿瘤

（1）畸胎瘤有较明显特征，肿瘤内部回声不均，有分隔或钙化样强回声。

（2）较大的囊性畸胎瘤又称皮样囊肿，囊壁较厚，呈无回声，内可见散在多发线状、团状强回声。显示分层结构即脂性结构浮在上层为囊性畸胎瘤的特征（图 6-4-1-5）。

（3）精原细胞瘤好发于中青年男性，有原发性或继发于睾丸精原细胞瘤，边界较清晰规整，呈低回声或合并出血坏死的斑状强回声（图6-4-1-6）。

4. 纵隔神经源性肿瘤

（1）良性神经纤维瘤回声较均匀，边界较清晰（图6-4-1-7）。

（2）恶性神经纤维肉瘤、淋巴肉瘤及神经母细胞瘤等回声强弱不均，包膜不清晰，形态不规整（图6-4-1-8，图6-4-1-9）。

5. 纵隔囊性占位多位于上纵隔、前纵隔，常见的有纵隔囊肿、胸腺囊肿、淋巴管囊肿及来源于相邻器官的其他囊肿，内部呈无回声，包膜清晰，后方回声增强为其特征（图6-4-1-10）。

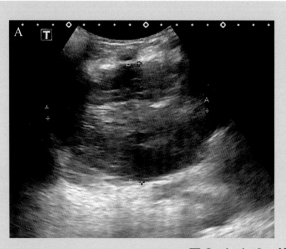
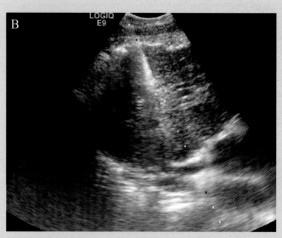

图6-4-1-6　前纵隔精原细胞瘤

A. 超声显示纵隔肿瘤边界较清晰规整，呈强弱不均匀回声，中心斑状强回声为出血所致。

B. 超声引导下穿刺，病理证实为精原细胞瘤

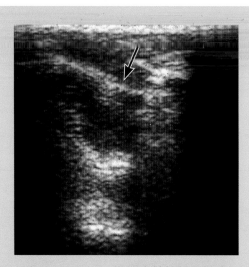

图6-4-1-7　纵隔良性神经纤维瘤

肿瘤边界较清晰规整，回声较均匀，表面胸膜平整轻度凹陷（↑）

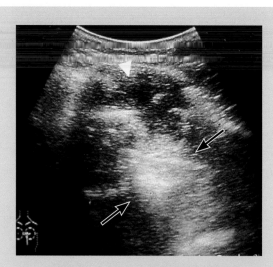

图6-4-1-8　纵隔淋巴肉瘤

病灶呈不规则、广范围、回声不均（△），后方侵及肺，与之分界不清（↑）

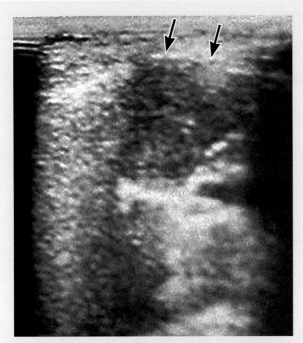

图 6-4-1-9 纵隔恶性纤维组织细胞瘤

肿瘤包膜不规则、不清晰,内部回声不均,表面胸膜隆起(↑)

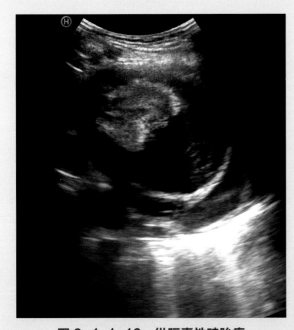

图 6-4-1-10 纵隔囊性畸胎瘤

囊性结节部分实性,边界清晰,诊断囊性畸胎瘤

(陈敏华 严昆 杨薇)

第二节 纵隔病变穿刺活检

纵隔肿瘤多由 X 线、CT 或 MR 首先检出,随着超声对纵隔肿瘤显示率提高,除大部分中纵隔、后纵隔肿瘤显示较困难外,余上纵隔、前纵隔、部分后纵隔肿瘤多数可得以显示。超声对囊实性肿瘤的鉴别诊断率较高。然而,对胸腺瘤、淋巴瘤、神经源性肿瘤、恶性母细胞瘤、转移瘤等实性肿瘤的鉴别诊断较为困难,临床上越来越多的患者为获得正确的治疗方法和疗效,迫切需要进行穿刺活检明确病理类型。尤其前纵隔肿瘤行超声引导穿刺活检,方法简便、安全。超声引导穿刺活检可避开血管及坏死组织,提供安全有效的确诊方法,有重要的临床应用价值[10, 11]。为避免出现严重并发症,需掌握纵隔活检的适应证及并发症处理。

一、适应证

1. X 线、CT 或 MR 检查发现纵隔异常增宽或肿瘤。
2. 通过胸骨旁、胸骨上窝、锁骨上窝、脊柱旁等部位超声扫查能较好显示的实性肿瘤(图 6-4-2-1,图 6-4-2-2)。
3. 声像图不典型,需获得病理诊断为选择治疗方案提供依据(见图 6-4-2-1)。
4. 手术治疗前确定肿瘤良、恶性。
5. 为临床治疗研究提供所需细胞及组织学类型。
6. 典型的、较大的囊性畸胎瘤,原则上不穿刺活检,但疑诊有恶性变失去手术切除机会者,仍可按临床治疗要求行穿刺活检。
7. 合并肺动脉高压、上腔静脉综合征者需谨慎,选用细针并减少穿刺次数(见图 6-4-2-2)。

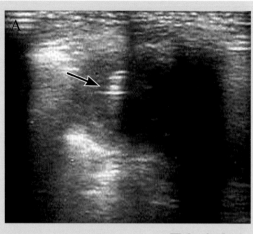
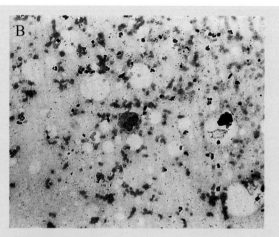

图 6-4-2-1 纵隔霍奇金淋巴瘤

女,30岁,X 线检查显示纵隔病变,为选择治疗方案,行超声引导细胞学检查

A. 肿瘤内显示针尖(↑); B. 病理诊断硬化结节型纵隔霍奇金淋巴瘤,进行化疗

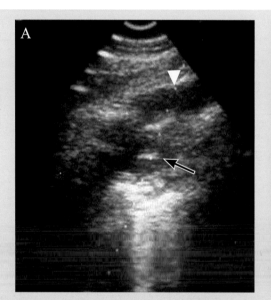
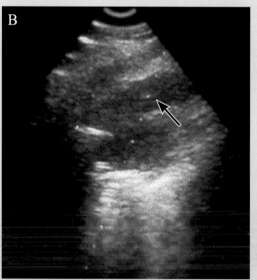

图 6-4-2-2 恶性胸腺瘤

A. 纵隔肿瘤表面显示胸水(△),后方实性肿瘤行超声引导下细针活检,显示针尖(↑);

B. 取组织后抽出胸水(↑),作细胞学检查。

细胞学检查结果:淋巴细胞,少数上皮细胞,可疑瘤细胞;组织学检查结果:硬化性纤维结缔组织

二、禁忌证

1. 严重心肺疾病、功能不全、肺气肿。

2. 难以避开肿瘤内粗大、弥漫散在支气管相,避免气胸发生。

3. 病灶内粗大丰富的异常血管、动静脉瘘等易出血者。

4. 病灶 < 2cm,周围有血管及含气肺。

5. 严重的出凝血功能障碍。

6. 不能控制的剧烈咳嗽。

三、操作前准备

1. 所有穿刺活检者首先行 CT 或 MR 检查确认有病灶。

2. 由临床医生开具活检申请单。

3. 穿刺前检查血常规、凝血功能等，其中白细胞计数 $\geq 3 \times 10^9/L$，凝血酶原比率 $\geq 50\%$，国际标准化比值 ≤ 1.6，血小板计数 $\geq 60 \times 10^9/L$，若血小板及凝血功能低于标准者可进行临床治疗纠正后再行活检；正行抗凝治疗者在临床医生监控下停药 5~7 日。

4. 术前谈话并签署穿刺同意书，将可能出现的并发症告知患者本人或家属，取得其同意并签署手术同意书。

5. 介入室配备氧气及常规抢救设备，以供出现心肺不良反应或麻醉过敏反应时抢救使用。

6. 情绪不稳定或精神紧张、血压升高显著者应服药或处理。

四、操作方法

1. 注射 1% 利多卡因 5ml 局麻至胸膜层。

2. 可用徒手操作或超声引导，仍然建议超声引导为妥，一般用自动活检枪取材。

3. 彩超扫查，以选择避开肋间血管及肿块内粗大血管、血流丰富高流速区域。

4. 超声清晰显示肿瘤，穿刺途径以直接刺入肿块内为佳（图 6-4-2-3）。

5. 对纵隔病变穿刺时进针方向尽量远离心脏及大血管，精确计算距离，必要时用手动针（图 6-4-2-4）。

6. 取材方法同肝肿瘤活检，须重视避开坏死液化区。

7. 注意测量深度，密切观察针尖位置防止进针过深。

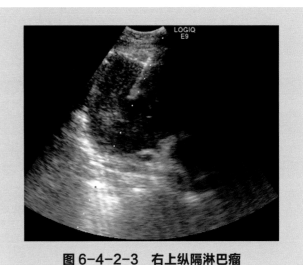

图 6-4-2-3 右上纵隔淋巴瘤
超声引导穿刺活检。肿瘤显示清晰，故穿刺途径以直接刺入肿块内为佳，病理诊断为淋巴瘤

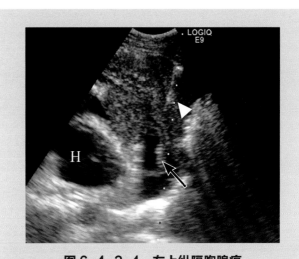

图 6-4-2-4 左上纵隔胸腺癌
超声引导穿刺。穿刺时进针（△）方向及深度尽量远离心脏（H）及大血管（↑），病理诊断为胸腺癌

五、技术要点及注意事项

1. 前纵隔肿瘤常采用胸骨左侧缘肋间穿刺；后纵隔肿瘤常采用右肩胛部；上纵隔肿瘤多采用胸骨上窝穿刺；中纵隔或后纵隔肿瘤较大时，可通过肝左叶及横膈穿刺。

2. 常规先彩超扫查，避开途经血管丰富高流速区域，尤其从胸骨上窝的穿刺，应注意避免误伤大血管。

胸部介入超声

第六篇

3. 较小的肿瘤采用 21G 手动组织活检针，较大的肿瘤可采用自动活检枪，更易安全获取足量的病理组织。

4. 穿刺中发现不是实性肿块时，应拔出针芯，换上注射器抽吸液体，防止液体外漏。

5. 进针与出针在患者屏气状态下进行。

6. 其他注意事项参阅本篇第二章第三节。

六、并发症及其预防与处理

1. 并发症主要为气胸。笔者单位共发生 2 例，由于较轻，均未经特殊治疗而自愈。文献报道气胸发生率可达 3%~18.3%，其原因多为肺心病的老人，呼吸不配合，术中咳嗽及操作者不慎造成。从背部穿刺发生率较高。

2. 空气栓塞。国内胡氏提出误刺入肺静脉或穿刺造成支气管与肺静脉相通，会造成肺静脉空气栓塞的严重并发症。此外，穿刺中患者深吸气造成从针头吸入气体均可能引发，应引起重视，并提出如疑有气栓产生应让患者取左侧卧位、头低足高，使气泡远离右心室流出道，而进入右心室、右心房，必要时立即进行复苏术，予以高压氧治疗。

3. 出血。彩超引导下穿刺，发生率较低，笔者中心发生 2 例均为合并肺动脉高压患者，密切观察，无加重未作处理而自愈。

4. 合并上腔静脉综合征者先彩超检查，确认血管并防止误伤。

5. 少数合并皮下或纵隔气肿无须处理。

七、临床意义及评价

X 线或 CT 发现的纵隔肿块，多数能为超声显示，超声检查虽然受胸骨、肋骨、肺气体等影响，不能显示肿块全貌。但超声可观察与周围大血管、肺的界限和运动状态，对浸润和粘连可做出某种程度的诊断；临床治疗前可通过超声引导穿刺活检对实性肿瘤获得明确组织学诊断。综上，可为内科化疗、放疗及外科手术方案的选择提供参考依据。超声引导对纵隔肿瘤穿刺活检操作简便，定位准确，加用彩超便于避开大血管，高成功率大大减少了不必要的开胸探查，已成为一种安全可靠、诊断率高的确诊方法。

（陈敏华 严昆 付静静）

参考文献

1. Adler OB, Rosenberger A, Peleg H, et al.Fine-needle aspiration biopsy of mediastinal lesions.AJR, 1983, 143: 525-528.

2. 张志庸. 经皮穿刺活检诊断胸内及纵隔内病变. 胸心血管外科杂志, 1985, 1: 227-230.

3. 朱世亮, 黄雅芳, 陈敏等. 超声显像对纵隔肿块诊断的探索. 肿瘤, 1986, 6: 126-128.

4. 陈敏华, 董宝玮.B 型超声在胸壁、肺、纵隔疾病的应用.北京医学, 1987, 9［增刊 1］: 96.

5. 董宝玮, 陈敏华. 超声引导穿刺在胸部应用特点. 北京医学, 1987, 9（增刊 1）: 260.

6. 胡绍绪. 纵隔穿刺. 临床介入性超声学 // 董宝玮. 北京: 人民卫生出版社, 1990: 100-108.

7. 洪运虎, 余乐, 唐建华, 等. 超声引导下纵隔占位病变的穿刺活检. 临床超声医学杂志, 2014: 349-350.

8. 刘方义, 于晓玲, 韩治宇, 等. 超声引导经皮穿刺活检在纵隔病变中的临床应用. 中国医学影像技术, 2008, 24（09）: 1459-1461.

9. Fu JJ,Yang W,Wang S,et al.Clinical valne of Contrast-enhanced ultrasourd in improving diagnostic accuracy rate of transthoracic biopsy of anterior-medial mediastinal lesions.Chin J Cancer Res 2016,28（6）: 617-625.

10. 魏炜, 汪靖园, 赵巧玲, 等. 超声引导下经皮纵隔穿刺的临床应用. 中国医学影像学杂志, 2012, 20（6）: 465-467.

11. 季正标, 金赟杰, 陆清, 等. 超声造影引导前纵隔病变穿刺活检. 中国介入影像与治疗学, 2014, 11（8）: 478-480.

第五章　心脏介入超声

【概述】

心脏介入治疗始于 20 世纪初，由于其具有不用开胸、创伤小、术后恢复快等优点，近年来得到迅速发展，已广泛应用于临床。心内膜心肌活检、起搏器植入术和二尖瓣狭窄球囊扩张术是开展较早的介入治疗。近年来先天性疾病的介入治疗包括房间隔缺损、室间隔缺损、动脉导管未闭、冠状动脉瘘、主－肺动脉间隔缺损和肺动静脉瘘等疾病的封堵术，瓣膜疾病包括二尖瓣狭窄、主动脉瓣狭窄和肺动脉瓣狭窄的球囊扩张术，以及经皮主动脉瓣置换术（TAVI）和主动脉疾病的介入治疗。超声心动图在这些疾病介入治疗适应证的选择、术中监测和术后疗效的评估等方面发挥着重要的作用。

第一节　心包穿刺引流

心包积液是临床上一种常见疾病，病因多种多样，中至大量心包积液可引起心脏压塞，甚至直接威胁患者生命，必须及时抽液减压。心包穿刺抽液不但可以明确心包积液的性质，帮助做出病因诊断并及时治疗，而且是缓解心脏压塞症状的最有效措施。以往心包积液穿刺术通常在超声定位后，由临床医师在定位点行心包穿刺。近年来，介入超声扩展到了该领域，即在超声引导下行心包穿刺术，抽液过程在实时监视下施行，而且可连续监测心内外结构的实时运动状态，显著提高了穿刺的安全性。对化脓性心包积液，可以反复冲洗，留置软导管持续引流。

一、适应证和禁忌证

（一）适应证

1. 有心脏压塞症状的心包积液（包括积血）。
2. 大量心包积液（图 6-5-1-1）。
3. 需要病因学诊断。
4. 化脓性心包炎心包积脓。
5. 心包内注药。

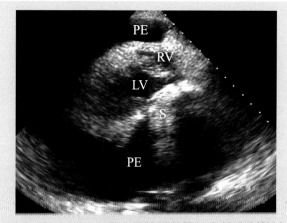

图 6-5-1-1　心包大量液性暗区，急诊穿刺抽液

（二）禁忌证

1. 主动脉夹层。
2. 有出血倾向者（未纠正的凝血功能障碍、抗凝治疗中；血小板 $< 50 \times 10^9/L$）。
3. 无安全穿刺径路，如严重肺气肿，少量、后心包腔局限性积液。
4. 心脏扩大而心包积液很少者。
5. 患者不能配合。

二、心包穿刺方法

（一）术前准备

1. 对患者做好解释，消除紧张情绪，配合穿刺。

嘱咐患者在穿刺过程中避免咳嗽。必要时给予地西泮 10mg 肌内注射。检查血压和心率，并作记录。

2. 器械和药物：消毒盘（碘伏、75% 酒精、棉球）；EV 导管针或静脉留置针；5ml 和 50ml 注射器；血管钳；三通管；洞巾；纱布；1% 普鲁卡因等。必要时备用心电图机，抢救药品，心脏除颤器和人工呼吸器。

（二）操作方法

1. 体位和穿刺部位

（1）患者取半卧位或仰卧位，剑突下与左肋缘相交的夹角处：此处穿刺径路无胸膜腔及大血管，径路安全（图 6-5-1-2）。

（2）患者取半卧位或左侧卧位，左侧第 5 肋间，心包积液最宽处：此处尽管看似积液距离穿刺点最近，容易穿刺，但是径路中常存在潜在的胸膜腔。穿刺时针道经过胸膜腔会导致积液漏入胸腔。对可能存在感染的心包积液，尽量避免在肋间穿刺。

2. 经胸二维超声心尖四腔切面及剑突下四腔切面探测心包积液分布范围、宽度，是否包裹、内有否分隔，心包是否增厚等。选

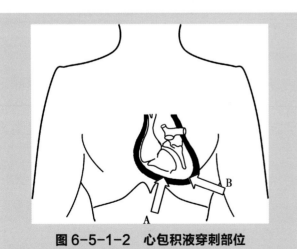

图 6-5-1-2 心包积液穿刺部位
A. 剑突与左肋弓夹角处穿刺
B. 第 5 肋间穿刺

择无肺组织的安全径路和穿刺点。预选的穿刺针道尽可能向心包积液腔倾斜，避免垂直心包腔。这样不仅保证穿刺针进入心包腔时有足够的积液腔厚度，而且避免了垂直进针时因积液层过薄可能对心肌的损伤。

3. 常规消毒穿刺点，铺无菌单，局麻至心包壁层。超声引导下将穿刺针刺入皮层后，在保持一定负压下继续进针。当超声显示针尖进入心包腔内，并有落空感和积液抽出时，拔出钢针，同时推入一段 EV 导管。而后根据需要连接三通管抽液。如果只是为了诊断性穿刺，可以选用较细的静脉留置针穿刺即可。需要置管引流者，最好选用猪尾导管一次穿刺完成置管引流。也可将导丝从穿刺针腔插入心包腔后拔出穿刺针，沿导丝插入扩张管扩张通道后置入引流管，再退出导丝，积液经导管流出，证实置管成功。

引流速度和引流量视患者病情而定。观察积液的颜色、性质，并留标本送检。术中若患者感到不适、心跳加快、头晕、气短、心律失常等应立即停止操作，做好急救准备。如抽液为血性，应区分是血性积液还是穿刺造成的血管损伤。术毕可生理盐水封闭留置管，以备再次抽液。留置管进入皮肤长度约 10~15mm，用无菌敷帖覆盖穿刺点，胶布将留置管远端固定于胸部。首次抽取积液后可通过超声详查心包积液量的变化。

需要注药者，经三通管注入药物，如敏感的抗生素、糜蛋白酶等。

三、注意事项

1. 心包穿刺引流入路选择取决于积液位置。积液主要分布于心尖、前壁，适用前入路；若积液主要分布下壁、后壁则适用剑突下入路。心尖部前入路进针，穿刺引导线也就是进针路径，尽量与心脏长轴平行。这

样即使进得深度较深，也仅仅是平行心脏进去，而不怕被心尖碰到。心包穿刺原则宜左不宜右，宜下不宜上，宜外不宜内。穿刺途径须避开胸腔、肺组织。在超声定位下，如果积液厚度 > 20mm，安全性较高。

2. 穿刺进针过程要嘱患者平静呼吸，避免咳嗽，进针速度要快，因为大幅度呼吸或是咳嗽会使肋骨的位置变动，使超声引导线和穿刺针偏离预设的穿刺针道，影响穿刺效果，而且有可能刺伤心脏。

3. 抽吸积液的速度要慢，抽液过快使回心血量迅速增加，加重心脏负荷，导致急性心脏扩张。

4. 若抽出液体为血性，应注意液体是否可凝。若为可凝血，则考虑为穿刺过程中造成了血管损伤，应积极止血。若为不凝血则为血性液体。

四、并发症及其预防与处理

1. 心律失常或室颤为心包受刺激或心包减压后引起的严重反应。如发生室颤应立即行心脏复苏。

2. 心包积液漏入胸膜腔穿刺过程中要避免进入胸膜腔，特别是有左侧胸腔积液的患者更要注意，以免穿刺后胸腔积液进入心包腔引起心脏压塞。

五、临床评价

超声引导下经皮穿刺引流治疗心包积液术的主要优势有：

1. 治疗过程简便、见效快、微创。

2. 采用超声显像具有即时性，能清晰显示穿刺方向及路径，能区分心包壁层、脏层及周围的组织，安全性高。

3. 可反复无创性获取新鲜标本，尤其是肿瘤患者，可提高诊断阳性率。

（李嵘娟　杨娅　王金锐）

第二节　心内膜心肌活检

心内膜心肌活检（EMB）是一种提供活体心脏组织来进行光镜和电镜组织形态学、组织化学、酶学、免疫学和病毒学检查研究的一种诊断技术。非心脏手术方式心脏活检最早始于 1958 年，它已成为心脏移植术后患者不可缺少的评价方法。目前，对于 EMB 在成人及儿童心血管疾病诊治中的作用仍存在争议。由于一些心肌病变预后独特，且往往不能通过无创手段进行诊断，因此常需 EMB 的指导。

一、适应证及禁忌证

（一）适应证

1. 各类心肌病的病因诊断。

2. 急慢性心肌炎的诊断、严重程度判断和监测疗效。

3. 心脏同种异体移植术后观察患者排斥反应的早期征象。

4. 心脏肿瘤的诊断。

5. 其他可能引起心肌病变的全身性疾病。

（二）禁忌证

1. 出血性疾病、严重血小板减少症和正在接受抗凝治疗的患者。

2. 急性心肌梗死、心室内附壁血栓或室壁瘤形成者。

3. 心脏显著扩大伴严重左心功能不全者。

4. 近期有急性感染者。

5. 不能很好配合的患者。

6. 心脏缺损分流作为相对禁忌证，应避免右心室活检，以免引起矛盾性体循环栓塞。

二、EMB 操作技术

经皮右心室 EMB 常使用右颈静脉和股静脉作为血管入路，少数情况也可选择锁骨下静脉。利用超声技术明确静脉的位置、直径以及随呼吸变动的情况可以减少操作时间和并发症。术中应该监测心率、心律、血压和血氧饱和度。

经皮左室 EMB 可以选取股动脉或肱动脉作为血管入路，此路径需置入动脉鞘管，并保持恒定灌注压以避免栓塞、保证动脉开放，同时还需给予肝素以及阿司匹林或其他抗血小板药物。目前尚没有对照研究结果可以对选择左室还是右室进行活检作出建议。

以往的心内膜心肌活检通常是在 X 线引导下，经股静脉或颈内静脉穿刺，送入活检钳，采取右心室室间隔、游离壁或心尖部心肌组织活检。针对接受心脏移植手术的患者，通过组织学方法确定有无排斥反应的发生。

经胸多普勒超声心动图引导下心肌活检和 X 线下心肌活检相比，患者和操作者均避免暴露于 X 线辐射下，而且超声图像能够清晰地呈现出心脏腔室及瓣膜等心肌组织的结构，直观地显示出活检钳头端周围的毗邻组织，能够很好地引导操作者把活检钳送入预定位置；同时，在采集心肌组织时，引导操作者避开重要的腱索、乳头肌或心室壁的薄弱区域，最大限度地降低医源性瓣膜损伤和心脏穿孔等可能；而在医疗费用方面，超声监测的费用也大大低于 DSA 造影检查的费用。

三、并发症及其预防与处理

EMB 的并发症可以分为急性和迟发性。急性并发症包括穿孔、心脏压塞、室性或室上性心律失常、心脏传导阻滞、气胸、大动脉穿孔、肺栓塞、神经麻痹、静脉血肿、右房室瓣损伤以及动静脉瘘形成。迟发性并发症包括穿刺点出血、瓣膜损伤、心脏压塞和深静脉血栓。

EMB 相关死亡多是穿孔后心脏压塞所导致。右室压力增加、出血倾向、近期肝素使用史以及右室扩大的患者 EMB 致死风险增加。在中心静脉鞘管拔除或患者离开导管室之前，一旦考虑有穿孔可能，即使还没有症状或表现，也应该行超声心动图检查。进行 EMB 的中心应该具备即刻心包穿刺和外科心包腔引流的条件。对于没有 EMB 经验和心脏病理学家的医疗中心应该将具有 EMB 指征的患者转运到有条件的中心。

由熟练的操作者进行 EMB 是安全的，其整体并发症的发生率低（1%~2%）[1, 2]。根据 1980 年发表的报道记录，心脏穿孔发生率为 0.4%；而近期对于更大样本病例（3048 例患者）的资料报道为 0.12%[3]。

四、注意事项

1. 心尖四腔心切面，很好显示左右心腔的关系，观察三尖瓣的位置和结构前，根据从外鞘管外口到乳头肌水平的距离，大致估计活检钳要送入的长度。

2. 外鞘管外口、上腔静脉入口和三尖瓣口并不在一直线上，将活检钳弯成一定弧度以适应上腔静脉入口到三尖瓣口的生理角度，当在四腔心切面探及活检钳声像时，固定超声探头位置。

3. 变化活检钳方向，通过三尖瓣口，当活检钳进入右心室后，触及右心室壁可诱发室性期前收缩。

4. 仔细辨认活检钳头端的毗邻组织，避开乳头肌和腱索等重要结构，采集心肌组织。

5. 对于肺气肿或桶状胸患者，心尖四腔心切面因肺组织遮挡而导致声像不清，可以改用剑突下四腔心切面。

五、临床评价

目前观点认为，若想得到正确的 EMB 结果，需要经过专业训练的心脏病理学专家，正确标本处理流程，保证正确组织化学、免疫组织化学、分子或微结构检测支持，组织病理诊断标准规范等，以将 EMB 报告偏差降至最低。

由于 EMB 常常是非定位活检过程所以有假阴性存在的可能（尤其是对于多灶性、局灶性或微灶性病变），所以一些规范化准则能够优化并提高诊断的准确性。建议：根据特定的疾病情况来决定是否适合进行 EMB，以及不同部位多处活检取样。

（科雨彤 杨娅）

第三节 心脏瓣膜疾病的介入超声治疗

一、二尖瓣狭窄球囊扩张术

经皮二尖瓣球囊扩张术（percutaneous balloon mitral valvuloplasty，PBMV）是利用球囊扩张的机械力量使粘连的二尖瓣叶交界处分离，以缓解瓣口狭窄程度。根据所用扩张器械的不同可分为 Inoue 球囊法、聚乙烯单球囊法、双球囊法及金属机械扩张器法。目前临床普遍应用的是 Inoue 球囊法。

单纯瓣膜狭窄，尤其是单纯二尖瓣狭窄者，应首先考虑经皮球囊成形术。PBMV 避免了开胸手术，对患者损伤小，术后恢复快。有临床研究表明：PBMV 手术成功率在 95% 以上，绝大多数患者术后心功能可改善 1~2 级，目前已基本替代了传统的外科二尖瓣狭窄分离手术[4, 5, 6]。

（一）适应证

1. 中、重度单纯二尖瓣狭窄，瓣膜无明显变形、弹性好、无严重钙化，瓣膜下结构无明显异常，左心房无血栓，瓣口面积 ≤ 1.5cm^2，窦性心律。
2. 二尖瓣交界分离手术后再狭窄，心房纤颤，二尖瓣钙化，合并轻度二尖瓣或主动脉瓣关闭不全，可作为相对适应证。
3. 二尖瓣狭窄伴重度肺动脉高压，手术治疗危险性很大者，不宜换瓣者，也可作为 PBMV 的选择对象。
4. 心功能为 Ⅱ ~ Ⅲ级或心衰已被控制者。

（二）禁忌证

1. 风湿热活动者。
2. 有体循环栓塞史及严重心律失常者。
3. 二尖瓣叶明显变形，瓣下结构严重异常者。
4. 二尖瓣或主动脉瓣中度以上关闭不全者。
5. 房间隔穿刺禁忌者。

（三）操作技术

二尖瓣球囊扩张术目前所采用的技术有两类：

1. 顺行途径技术 球囊导管经股静脉入右心房，穿过房间隔进入左心房，顺血流方向置于二尖瓣口。
2. 逆行途径技术 球囊导管经股动脉、主动脉至左心房。逆血流方向置于二尖瓣口。

（四）超声心动图在 PBMV 手术中及术后的作用

1. 术前经食管超声心动图观察左房及左心耳内无附壁血栓，二尖瓣瓣叶柔韧度好、交界无明显钙化以及瓣下腱索无明显挛缩者为适于球囊扩张的患者。
2. 指导穿刺房间隔，提高穿刺的成功率及安全性。常用切面为四心腔切面和双房上、下腔静脉切面。
3. 超声心动图监测球囊扩张术后即刻疗效，包括扩张后瓣口面积测量，反流情况及有无并发症。
4. 术后患者定期超声检查随访，如发现瓣口再度狭窄可再行球囊扩张治疗（图 6-5-3-1）。

（五）PBMV 临床成功的标准

无重要并发症发生。PBMV 的技术成功率一般在 95% 以上。判断 PBMV 临床成功的指标是：

1. 心尖部舒张期杂音消失或明显减弱。心功能提高一级以上。
2. 左心房平均压 ≤ 10mmHg（1.5kPa），二尖瓣压差 ≤ 18mmHg（2.4kPa）。
3. 排出量增加，全肺阻力下降。
4. 二尖瓣口面积 ≥ 2cm^2。

（六）并发症

1. 穿刺房间隔可引起心脏压塞。
2. 误穿入主动脉后，造成主动脉 - 右心房瘘。
3. 房间隔缺损。
4. 球囊扩张可引起二尖瓣反流、体循环栓塞、心律不齐、心脏穿孔及急性肺水肿等，严重者可造成死亡。

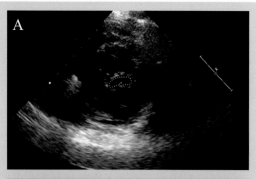
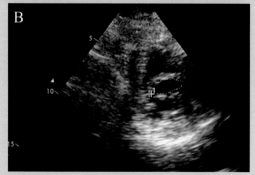

图 6-5-3-1　风湿性二尖瓣狭窄球囊扩张术（PBMV）

A. PBMV 术前，二尖瓣交界融合，瓣膜开放严重受限，瓣口严重狭窄；

B. 二尖瓣狭窄 PBMV 术后，二尖瓣口面积明显增加

（七）术后护理

1. 术后密切观察患者生命体征，注意观察有无胸痛、气促等情况。

2. 术后卧床 24 小时，手术伤口加压包扎，观察足背动脉搏动情况，术肢制动，沙袋压迫伤口 6~8 小时，观察伤口有无渗血和血肿。

3. 按照医嘱静脉应用抗生素及抗凝剂。

4. 协助患者生活护理。

二、经皮二尖瓣成形术

二尖瓣反流（mitral regurgitation，MR）是一种常见的心脏瓣膜疾病。外科手术是 MR 传统的标准治疗方法。近十几年来相继研发出一系列经皮介入治疗 MR 的方法，包括：①经皮二尖瓣"缘对缘"成形术，以经皮二尖瓣夹合术（MitraClip）最具代表性和成熟[7]。②经皮二尖瓣环成形术，

包括直接瓣环成形术和间接瓣环成形术，主要应用于左心室扩张导致二尖瓣环扩张继而导致 MR 而不合并二尖瓣本身病变的病例。③经皮二尖瓣人工腱索植入术，原理是将人工腱索经心尖途径或穿刺房间隔途径送入左心室，一端连接左心室心肌，另一端连接二尖瓣，通过调节腱索长度改善 MR 程度，适用于退行性 MR 患者。这些装置可能引起残余 MR、二尖瓣活动受限或者心室内血栓，此外，操作难度也较大。④经皮心室瓣环重构术，依靠特定装置能缩短二尖瓣瓣环前壁至后壁的距离并且加固二尖瓣瓣下结构，以达到更完全、更长久地改善 MR 和左心室重构的作用。但有关装置目前仅有动物实验的结果，缺少在人体中应用的资料，也缺乏长期安全性和有效性的研究证据。现主要介绍 MitraClip 手术。

（一）适应证

2012 年欧洲心脏病学会（ESC）瓣膜病管理指南提出：

1. "心脏团队"根据判断为外科手术高危的或禁忌的。

2. 超声心动图显示解剖符合标准。

3. 预期寿命超过 1 年的症状性重度原发性二尖瓣反流可行 MitraClip（ⅡB 类，证据水平 C 级）。

4. 目前 MitraClip 参考适应证为：

（1）功能性或者器质性中重或重度度二尖瓣反流（+++~++++）。

（2）患者具有症状，或者有心脏扩大、房颤或肺动脉高压等并发症。

（3）左室收缩末内径 ≤ 55mm、左室射血分数（LVEF）> 25%，心功能稳定，可以平卧耐受心导管手术。

（4）二尖瓣开放面积 > 4.0cm² （避免术后出现二尖瓣狭窄）。

（5）二尖瓣初级腱索不能断裂（次级腱索断裂则不影响）。

（6）前后瓣叶 A2、P2 处无钙化，无严重瓣中裂。

（7）二尖瓣反流主要来源于 A2、P2 之间，而不是其他位置。

（8）瓣膜解剖结构合适：对于功能性二尖瓣反流患者，二尖瓣关闭时，瓣尖接合长度大于 2mm，瓣尖接合处相对于瓣环深度小于 11mm；对于二尖瓣脱垂呈连枷样改变者，连枷间隙小于 10mm，连枷宽度小于 15mm。由于 MitraClip 大小有限（每个翼长 8mm），如果瓣叶关闭时接合组织少，或两个瓣离得太远，MitraClip 2 个翼将无法同时捕获 2 个瓣尖，也没有足够的瓣尖组织固定 Cilp。所以患者术前行心超检查，尽量满足第 8 条标准，以保证手术的成功。

（二）禁忌证

1. 患者无法耐受手术。

2. 合并感染。

3. 不符合手术适应证要求。

（三）MitraClip 装置和主要技术

二尖瓣夹（MitraClip，Evalve Inc.，Caifornia）为表面覆以聚酯的钴铬合金，有两个夹臂，夹子内侧有 U 形齿状结构，有助于关闭夹子捕获瓣叶时的稳定性。手术时患者全麻，经股静脉入路，利用房间隔穿刺技术，将夹子置于二尖瓣口中心部位，打开夹臂，使其垂直于瓣叶对合缘长轴，将夹子送入左心室，回撤并关闭夹子，直至夹臂夹住二尖瓣叶，形成双孔二尖瓣结构。评估 MR 程度，如确认 MR 减少达到最佳，关闭并释放夹子；如果只部分改善反流，可以打开夹子，释放二尖瓣叶，移动夹子位置，必要时还可以置入第二个夹。

（四）并发症

1. 房间隔穿刺相关并发症（心脏压塞）。

2. 局部出血。

3. 术后需要长时间的机械通气，由于手术使用全身麻醉，某些患者心肺功能较差，术后需要较长时间的机械通气。

4. 最为担心的是二尖瓣夹合器脱落造成栓塞，但迄今为止，尚无夹合器完全脱落的报道。

（五）MitraClip 手术优势

外科手术创伤大，需要体外循环，许多高危患者不适合外科手术，术后患者需要较长的恢复期。而 MitraClip 技术通过股静脉将器械送入心脏，在操作过程中心脏正常搏动，不需要体外心肺循环支持，创伤较小，患者恢复较快。

（六）MitraClip 手术安全性和有效性

MitraClip 手术临床研究证据最主要来自于 EVEREST 系列的研究[8]。该研究 I 期 6 个月的临床研究结果证明 MitraClip 技术具有良好的安全性、较高的手术即刻成功率和良好的中期持续效果。该研究 II 是一项前瞻性、多中心、随机 II 期研究，旨在比较 MitraClip 技术与二尖瓣手术在治疗 MR 方面的有效性和安全性。研究表明，MitraClip 技术在改善 MR 方面稍逊于传统手术治疗，但安全性更高，而在改善临床终点方面二者并无明显差别。

除了 EVEREST 系列研究，许多的注册研究如 ACCESS-EU、PERMIT-CARE、TRAMI、GRASP、MitraSwiss 等均进一步证实了 MitraClip 手术的安全性和有效性，针对亚洲人群的 MARS 注册研究也初步得到了类似的结果（未发表数据），为 MitraClip 的广泛临床应用奠定了基础[9]。国内复旦大学附属中山医院的初步经验和中期随访也提示了 MitraClip 手术是安全有效的。

（七）临床评价

1. 由于 MitraClip 手术并不适用于所有 MR

患者，因此术前必须通过经食管超声心动图（TEE）严格筛选，评价患者二尖瓣解剖结构和反流区域是否适合手术，并使用经胸超声心动图（TTE）评价患者心功能可否耐受介入治疗（图6-5-3-2）。

2. MitraClip手术必须在TEE的引导和监测下方可顺利进行操作。TEE在术中须监测房间隔穿刺，指引导管从左心房内脱出，防止MitraClip在左心房内操作时穿破心房壁，防止夹取二尖瓣后位置偏移或出现瓣叶脱出等情况（图6-5-3-3）。

3. 术后定期随访患者心功能是否改善、MR情况、是否出现二尖瓣狭窄（图6-5-3-4，图6-5-3-5）。

三、主动脉瓣狭窄球囊扩张术

（一）主动脉瓣狭窄的病理与血流动力学改变

主动脉瓣狭窄（aortic stenosis，AS），是指由先天或后天性因素导致的主动脉瓣瓣口面积减小，以致从左心室流出的血流减少，造成左心室出口的血流动力学意义的狭窄。该病后天性病变多为风湿性主动脉瓣病变和老年性退行性主动脉瓣钙化。先天性主动脉瓣狭窄常见有：主动脉瓣下狭窄：①隔膜型和肌型；②主动脉瓣膜狭窄：双叶多见；③主动脉膜上狭窄：隔膜型、沙漏型、发育不良型。

临床主要依赖于超声心动图诊断，特别是多普勒超声技术可清楚显示缓慢而渐减的血流通过主动脉瓣，并可计算最大及平均跨瓣压力阶差，以准确、综合评估患者主动脉瓣狭窄程度（表6-5-3-1）。尤其对于无症状的中到重度主动脉瓣狭窄的患者，因为这类患者有发生严重心律失常和猝死的危险，需要严密随访及早发现病情进展的体征，应每隔6~12个月随访，做1次超声心动图检查，以了解瓣口面积、跨瓣压差以及左心功能的变化。

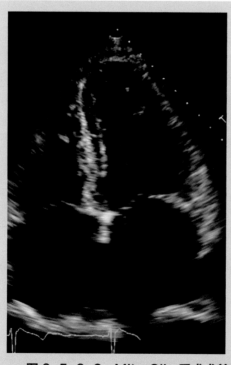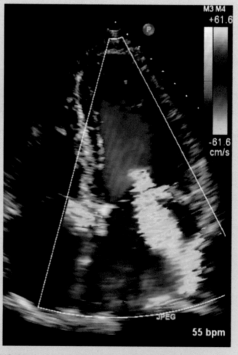

图6-5-3-2 MitraClip手术术前经胸超声心动图评估二尖瓣结构及反流

（舒先红教授提供）

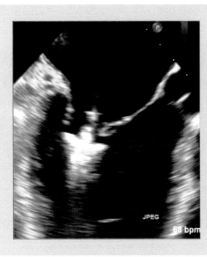

图 6-5-3-3　MitraClip 手术术中经食管超声心动图

显示二尖瓣夹子放置成功（舒先红教授提供）

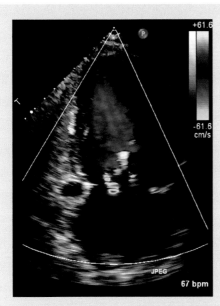

图 6-5-3-4　MitraClip 术后复查

超声心动图显示二尖瓣微量反流（舒先红教授提供）

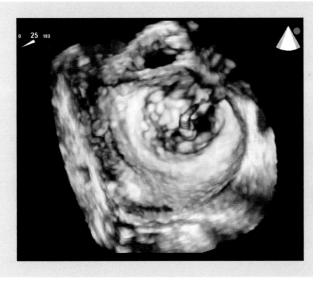

图 6-5-3-5　MitraClip 手术术后三维超声心动图

显示二尖瓣 MitraClip 立体影像（舒先红教授提供）

表 6-5-3-1 主动脉瓣狭窄程度标准
（美国心脏病学会 / 欧洲超声心动图协会 / 美国超声心动图协会指南）

	轻度	中度	重度	极重度
峰值流速（m/s）	2.0~2.9	3.0~3.9	≥ 4.0	≥ 5.0
平均跨瓣压差（mmHg）	< 20	20~39	≥ 40	≥ 60
主动脉瓣口面积（cm²）	> 1.5	1.0~1.5	≤ 1.0	—
主动脉瓣口面积指数（cm²/m²）	> 0.85	0.60~0.85	< 0.60	—
VAV/VLVOT	> 0.50	0.25~0.50	< 0.25	—

（二）适应证

1. 先天性主动脉瓣膜型狭窄有症状者，狭窄程度以跨主动脉压力阶差 ≥ 50mmHg 为介入指标。

2. 新生儿或婴幼儿严重瓣膜型狭窄，伴充血性心力衰竭者，可作为缓症治疗手段，推迟外科手术时间。

3. 血流动力学不稳定，拒绝或不能耐受外 AVR 或 TAVI 的患者。

4. 左心室功能重度减低、心源性休克、二尖瓣重度关闭不全任何一项的患者。

5. 外科瓣膜切开术后再狭窄的患者。

（三）超声心动图在 BAV 术前患者筛选中的应用及其地位

术前运用超声心动图手段明确各重要解剖结构的形态及位置，确定狭窄类型，是否伴有主动脉瓣严重钙化、二尖瓣重度关闭不全、心功能不全等适应证，以及是否能够排除先天性主动脉及其他瓣膜发育不良、中度或重度主动脉瓣关闭不全、其他瓣膜疾患需外科手术治疗等禁忌证，并评估心脏功能，以明确 BAV 手术可行性与禁忌证，是降低手术风险的关键所在。

超声心动图需要测量患者有效主动脉瓣瓣口面积及流速、主动脉瓣平均压差、主动脉瓣峰值压差、主动脉瓣瓣叶数目和钙化情况，主动脉瓣瓣环直径，还可借助经食管超声心动图

（TEE）观察主动脉瓣环及瓣叶形态，明确手术可行性。

总之，术前需要通过超声心动图及其他辅助检查手段结合患者临床情况综合评估，以明确 BAV 手术可行性。

（四）超声心动图在 BAV 术中监护中的应用及其地位

术中运用超声心动图等其他辅助检查手段明确各重要解剖结构的形态及位置，并在手术过程中进行精确的影像学定位和动态引导手术过程，是使手术顺利进行和降低手术风险的关键所在。术中通过经食管心脏超声实时监测介入导丝 / 鞘管的走行、位置情况、精确球囊位置及实时监测扩张情况、扩张后瓣膜功能、过瓣血流速度及压差、反流，以及左室心肌收缩功能情况、心包积液及主动脉壁有无损伤等情况，经食管心脏超声在术中能起到重要的监护作用。

（五）超声心动图在 BAV 术后评估及随访中的应用及地位

目前认为 BAV 手术成功标准：①主动脉跨瓣压差下降 ≥ 50%；②瓣口面积增加 ≥ 25%；③主动脉瓣反流无明显增加；④心搏出量增加。术后可运用超声心动图即刻测量主动脉瓣口跨瓣压差及反流情况，评估主动脉瓣口面积，以及左室心肌收缩功能情况，并观察是否有术后并发症，如心包积液及主动脉壁损伤等情况发生，以确定手术效果。

四、经导管主动脉瓣植入术（TAVI）

（一）经导管主动脉瓣植入术概述

TAVI，又称经皮主动脉瓣置换术（PAVR），是近年来发展的一种通过介入的方式治疗主动脉瓣狭窄的微创治疗技术，是指通过股动脉送入介入导管，将人工心脏瓣膜输送至主动脉瓣区打开，从而完成人工瓣膜植入，恢复瓣膜功能。手术无须开胸，身体负担小、术后恢复快，对于年老患者、有心脑血管疾病、呼吸系统疾病的患者，该外科手术危险性比较小[10]。

经导管植入人工主动脉瓣膜这一研究首先是由 Andersen 等于 20 世纪 90 年代初率先进行并从实践上证明了其是可行的。2002 年 Cribier 等成功完成了第一例人体经皮主动脉瓣置换，由于该患者存在严重的主动脉瓣狭窄，并合并有多种严重疾病不能行外科换瓣手术，Cribier 等采用自制的负载牛心包片球囊扩张支架，经股静脉途径植入主动脉瓣位置。术后即刻和 4 个月随访，瓣膜功能良好、血流动力学显著改善、未发生心衰，从而开启了经 TAVI 的时代。

（二）器材介绍

欧洲已有两种商业用经导管心脏瓣膜（图 6-5-3-6）。

（三）适应证

1. TAVI 术前患者的筛选 到目前为止，全世界范围已经先后开展了数万例临床手术和多项探索研究，实践证明影响 TAVI 手术成功率的主要因素有两点：第一是患者的选择，第二是瓣膜的尺寸大小。尽管目前尚没有形成统一的 AS 患者术前风险评分标准来对患者进行治疗方式的选择及手术风险评估。但随着近年来 TAVI 取得长足进展，2014 年美国心脏病学会 / 美国心脏学会（AAC/AHA）瓣膜病指南对 STS 评分做了改进，使手术风险评估更加精确。

2. 适应证
   （1）瓣口面积 < 1cm² 的伴随症状的钙化性主动脉瓣狭窄（calcific aorticstenosis，CAS）。

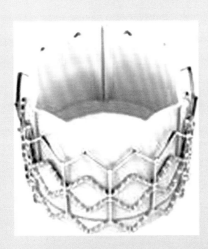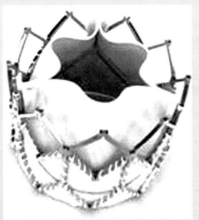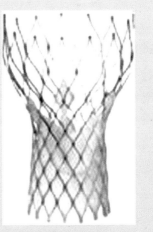

图 6-5-3-6　经导管心脏瓣膜

爱德华生命科学（Edwards Lifesciences）制造的两种主动脉瓣，SapienTM THV（左）和 Sapien XTTM（中）及美敦力公司（Medtronic）制造的主动脉瓣（右）

（2）欧洲心脏手术风险评分（Euro SCORE）≥20%或美国胸外科学会危险（STS）评分≥10%。

（3）解剖上适合TAVI（主要为主动脉瓣环内径、外周动脉内径在合适的范围内），也有研究证明TAVI在主动脉二叶式CAS患者中及外科生物瓣膜置换术失败后仍然是可行的。

AAC/AHA根据现有临床试验结果制定了更精准的推荐及流程（表6-5-3-2）。并强调了包括心血管影像专家在内的心脏瓣膜团队合作在患者筛选、术中监护及术后评估中的重要性和必要性。

指南指出，对于有外科AVR指征但处于中低危手术风险的患者，BAV仍是治疗的选择（Ⅰ级）。对于有外科AVR指征但禁忌手术的患者，指南推荐经TAVI（Ⅰ级）。对于外科手术高危患者，TAVR可用于替代外科AVR（Ⅱa级）。对于考虑高危外科AVR或TAVI的患者，心脏瓣膜团队的所有成员应密切合作，提供最优化治疗。

3. 禁忌证　如果出现主动脉瓣环直径小于18mm或大于27mm，主动脉瓣瓣叶严重对称性钙化或者是窦管交界区直径大于45mm，则应放弃TAVI治疗（图6-5-3-7~图6-5-3-9）。

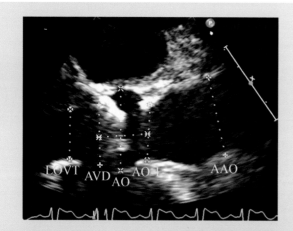

图 6-5-3-7　TAVI 术前经胸超声心动图
胸骨旁左心室长轴切面局部放大图测量主动脉根部参数（唐红教授提供）

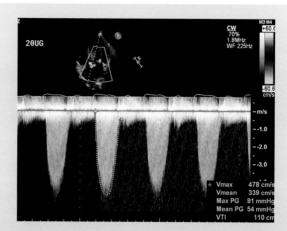

图 6-5-3-8　TAVI 术前经胸超声心动图
心尖五腔心切面评估主动脉瓣狭窄程度（唐红教授提供）

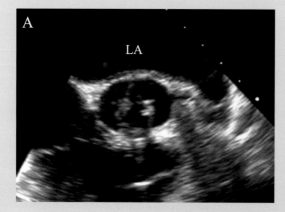
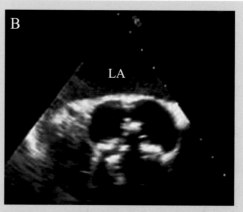

图 6-5-3-9　TAVI 术前经食管超声心动图评估主动脉瓣瓣叶情况（唐红教授提供）

表6-5-3-2　TAVI 推荐指南

推荐	推荐等级	证据水平
有 AVR 指征的低中度外科风险患者推荐外科 AVR	I	A
对于考虑 TAVI 或外科 AVR 高风险患者，需心脏瓣膜团队密切沟通以确定最佳治疗方式	I	C
符合 AVR 指征的 AS 患者，如存在外科禁忌证风险且预期术后生存率大于 12 个月推荐 TAVI	I	B
符合 AVR 指征的 AS 患者，如存在外科高风险，TAVI 可作为外科 AVR 之外的选择	Ⅱa	B
有症状严重 AS 患者，BAV 可作为外科 AVR 或 TAVI 的过渡手段	Ⅱb	C
对于存在妨碍 AS 纠正后获益的合并症患者，TAVI 不作为推荐	Ⅲ：无获益	B

（四）手术操作路径

经皮穿刺路径植入目前主要使用股动脉逆行入路。早期器材较大需要使用动脉切开的方法，而目前采用经皮穿刺和经皮缝合的方法即可完成。其他方法包括：外科手术切开腹膜后髂动脉、锁骨下动脉、升主动脉，或心尖，所有这些路径都已成功使用，可以避免外周血管或主动脉疾病带来的问题。经腋下或锁骨下路径特别有利于 CoreValve 瓣膜植入，而植入 Edwards SAPIEN 瓣膜时则广泛使用心尖路径。当然，后几种路径的缺点是需要外科手术切开，尤其经心尖路径时，还需要开胸手术和损伤左心室。

（五）超声心动图在 TAVI 术中监测中的应用及其地位

目前 TAVI 采用介入路径主要有 3 种：经股静脉顺向入路、经股动脉逆向入路和经心尖途径入路，即行肋间穿刺。当患者上手术台后，TAVI 术中监护需要经 TEE 根据不同放入路径，除进一步在手术实施前再次明确各重要解剖结构的形态及位置，还需要术中精确定位并全程实时监测瓣膜的植入（包括人工瓣膜的位置、释放、释放后瓣膜启闭功能），稳定缝合后即可测量跨瓣压差，观察瓣周瘘，瓣膜支架对左室流出道的影响，对二尖瓣前叶有无影响、二尖瓣反流情况、瓣膜植入后的位置、左室心肌收缩功能情况及有无心包积液、主动脉壁损伤等并发症。术中经 TEE 能起到重要的监护作用（图 6-5-3-10，图 6-5-3-11）。

（六）并发症及其预防与处理

并发症主要有两方面：

1. 支架瓣膜相关并发症　支架瓣膜脱落、瓣周漏、冠状动脉口堵塞、传导阻滞等。冠状动脉口堵塞的原因主要包括支架瓣膜定位过高，超过了瓣环，过大的原瓣叶经支架瓣膜挤压后也可能堵塞冠脉口；也可能与主动脉根部邻近有冠状动脉开口的解剖结构因素有关。

2. 介入手术操作相关并发症　二尖瓣损伤、动脉损伤、脑卒中等。而超声心动图在该评估中将起重要作用，特别是术后比较广泛存在的瓣周漏对血流动力学和预后所造成的影响。应用超声心动图在 AVI 术后及常规随访中观察主动脉瓣狭窄改善状况，支架位置、形态，瓣周漏情况等。

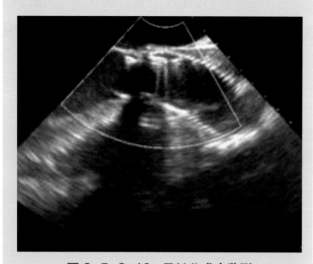

图 6-5-3-10　TAVI 术中监测
术后即刻 TEE 显示人工主动脉瓣放置成功（唐红教授提供）

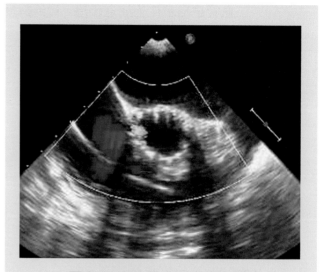

图 6-5-3-11　TAVI 术中监测
术后即刻 TEE 显示主动脉瓣膜微量反流（唐红教授提供）

3. 其他并发症　脑部并发症如主动脉瓣上易碎物质的脱落造成脑栓塞；肾脏损伤一般为轻微、可逆的，显著少于外科手术之后。

（七）临床评价

在经历了十几年的发展后，TAVI 在手术方法的改进和新瓣膜的研发方面已经取得了很大的发展[11]。TAVI 领域在过去取得了显著进展：

1. TAVI 的严重结局及技术并发症逐年降低。

2. TAVI 对低危患者而言安全有效，但并不优于外科 AVR。

3. PARTNER 研究显示，TAVI 可改善高危患者结局并降低医疗成本。

4. 与外科 AVR 或无缝线瓣膜相比，TAVI 显著提高中危严重主动脉瓣狭窄患者的 2 年总体生存率。

五、肺动脉瓣狭窄球囊扩张瓣膜成形术

（一）概述

20 世纪 80 年代之前，外科手术行肺动脉瓣切开术是治疗该病的唯一手段。但随着医学的发展，经皮球囊肺动脉瓣膜成形术（PBPV）已经成为单纯性肺动脉瓣狭窄的首选治疗方法[12]。该方法不需开胸和体外循环、不需全身麻醉和输血，创伤小、并发症少、住院时间短、费用与外科手术相近，患者易于接受，疗效较好，自 1982 年开展至今已经 30 年余，PBPV 技术已经相当成熟，是最安全有效的介入性手术，治愈率达 98%，而术后即刻疗效 95%，目前儿童、青少年和成年人 PS 患者可以成功施行 PBPV 并取得较佳疗效[13]。

（二）PBPV 的适应证

1. 明确适应证

（1）典型肺动脉瓣狭窄（PS）。跨肺动脉瓣压差 ≥ 40mmHg。

（2）对于青少年及成人患者，跨肺动脉瓣压差 ≥ 30mmHg，同时合并劳力性呼吸困难、心绞痛、晕厥或先兆晕厥等症状。

2. 相对适应证

（1）重症 PS 伴心房水平右向左分流。

（2）轻、中度发育不良型 PS。

（3）婴幼儿复杂先天性心脏病伴 PS，暂不能进行根治术，应用 PBPV 进行姑息治疗，缓解发绀。部分婴儿重症法洛四联症伴 PS，可试行球囊瓣膜及

血管成形术作为姑息疗法，以缓解发绀及肺动脉分支狭窄。

（4）PS 经球囊扩张及外科手术后残余压力阶差。

（5）室间隔完整的肺动脉瓣膜性闭锁，右室发育正常或轻度发育不良，可先行射频打孔，再行球囊扩张术。重症 PS 伴左室腔小及左室功能低下，可逐步分次行球囊扩张术。

（三）禁忌证

1. 肺动脉瓣下漏斗部狭窄；PS 伴先天性瓣下狭窄；PS 伴瓣上狭窄。

2. 重度发育不良型 PS。

3. 婴儿极重型 PS 合并重度右室发育不良或右心衰竭。

4. 极重度 PS 或室间隔完整的肺动脉瓣闭锁合并右心室依赖性冠状动脉循环。

（四）超声心动图在 PBPV 中的应用

1. 术前应用　了解 PV 的解剖特征、狭窄程度、瓣膜厚度、开放口径和是否合并右心室流出道狭窄；测量 PV 瓣环直径、血流速度、测算 ΔP 选择球囊。术前应对肺动脉瓣膜狭窄的类型及程度做出准确判断，还需多切面多角度扫查明确是否合并其他心脏畸形。对于危重度 PS 及 PA /IVS 患儿，应仔细观察双心室发育情况，冠状动脉循环情况（有无心肌窦状隙开放）。

2. 术中监视　在心尖四腔切面和大动脉短轴切面下，引导球囊到达瓣膜狭窄处进行扩张，观察 ΔP 变化，并显示肺动脉瓣口血流及反流情况，监测手术并发症。操作要点是四腔心切面监视球囊通过三尖瓣后，迅速转为大动脉短轴切面，尽量寻找肺动脉长轴面。

3. 术后复查　术后 24 小时复查 ΔP、血流速度。术后 3、6 和 12 个月定期随访。

（五）超声应用于 PBPV 的优点

为术前病例选择、选择球囊及扩张方法提供可靠资料。

超声能很好地显示肺动脉瓣扩张前后跨瓣压阶差、肺动脉血流速度及肺动脉瓣口内径的变化，并进行前后对比，即刻显示观察手术疗效。

超声显示心内结构清晰，心脏导管及球囊导管在切面超声图上呈强反射光团，采用四腔及短轴切面可直观、准确显示及监视球囊导管是否顺利到位。

术后随访，避免重复心导管检查。

超声导向 PBPV，由于能清晰显示心导管、球囊导管到位及球囊成形的全过程，因此降低手术过程中 X 线的曝光量使患儿和术者受益。

（六）PBPV 的并发症

1. 严重并发症　下腔静脉 – 髂静脉连接处撕裂、PV 瓣环撕裂、RVOT 穿孔、心脏压塞、三尖瓣重度反流、球囊导管过长损伤三尖瓣。

2. 轻型并发症　静脉血栓、股静脉撕裂或穿刺部位出血、PV 瓣叶撕裂、呼吸暂停、心律失常、房室传导阻滞、反应性 RVOT 痉挛。

3. 一过性反应　PBPV 术中球囊堵塞，致右心室压下降、心动过缓和缺氧等。吸瘪球囊，上述反应即消失。

（张涵　王月丽　杨娅）

第四节 先天性心脏病的介入治疗

先天性心脏病的介入治疗始于1976年的经右心导管房间隔缺损封堵术。目前超声心动图先心病的介入治疗中发挥重要作用。

一、房间隔缺损封堵术

房间隔缺损（ASD）是最常见的先天性心脏病之一，是指房间隔有一个或多个缺损，产生左向右分流、可导致肺动脉高压和心力衰竭。

（一）房间隔缺损病理分型和转归

房间隔缺损的病理分型包括原发孔型房间隔缺损和继发孔型房间隔缺损。继发孔型房间隔缺损又分为中央孔型房间隔缺损和静脉窦型房间隔缺损（包括上腔静脉型房缺、下腔静脉型房缺和冠状静脉窦型房间隔缺损）。

由于存在右心衰竭、肺动脉高压和栓塞的风险（包括卵圆孔未闭），临床上发现难以自然闭合的房间隔缺损即主张积极治疗。可行介入治疗或外科手术治疗。房间隔缺损的介入治疗为房间隔缺损封堵术，主要适宜中央孔型房间隔缺损，采用封堵器进行封堵。

（二）ASD封堵器

目前常用的是Amplatzer封堵器。Amplatzer隔膜封堵器是超弹性镍钛合金金属网结构，由2个自主膨胀的圆盘经4mm宽的腰部连接，内缝3层高分子聚酯片，装置的大小由腰部直径所决定，有4~40mm等不同尺寸，圆盘部分比中间部分的直径分别大（左心房面）14mm，（右心房面）10mm。传送系统由装载鞘、传送鞘和主控钢丝组成，主控钢丝顶端有螺纹，末端带一旋转柄。该装置操作简便，直径26mm以下的封堵器输送鞘管较小，适于幼儿的ASD封堵，对股静脉的损伤小封堵器的"腰部"为封堵的主要部分，其直径与ASD直径相匹配，不易发生移位；左右心房侧的盘状结构恢复记忆形状后可协助封堵ASD的边缘部分，降低残余分流的发生率。（图6-5-4-1）。

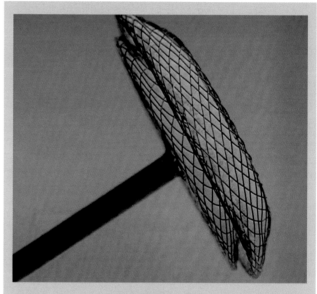

图6-5-4-1 房间隔缺损Amplatzer封堵器

（三）ASD封堵术–Amplatzer法

1. 房间隔缺损封堵治疗的适应证：
   （1）继发孔型房间隔缺损：ASD直径一般小于36mm；最大号40、42号封堵伞可封堵直径最大为36mm的ASD；更大直径的ASD可根据实际情况定制特殊型号的封堵伞。
   （2）儿童房间隔缺损直径通常≤30mm；
   （3）右心室扩大有右心室容量负荷增加；
   （4）左向右分流；
   （5）缺损边缘至冠状窦、房室瓣和右上叶肺静脉的距离≥5mm；
   （6）不合并必须外科手术的其他心脏畸形。
   （7）卵圆孔未闭(PFO)且有脑卒中及短暂性脑缺血发作（TIA）病史。
   （8）外科修补术后的残余分流或二尖瓣球囊

扩张术后遗留的心房水平分流。

2. 操作方法：局麻下经皮股静脉穿刺（较小儿童需静脉麻醉），常规右心导管，根据超声心动图测量的 ASD 大小选择封堵器，封堵器直径 ≥ ASD 直径 1~2mm，若主动脉侧没边要选择 > ASD 直径 4 mm 的封堵器。右心导管通过 ASD 送到左心上肺静脉处，经 260mm 加硬导丝，送长鞘至左上肺静脉，装置在长鞘内推送，在透视监视下左心房内释放左侧盘，回撤系统，贴近房间隔，然后释放右侧盘。超声心动图及透视下确认伞的位置是否合适，若位置良好则释放封堵器。

3. 疗效及并发症：由于装置设计合理，操作简单安全，该技术成功率高。但远期随访结果尚待进一步研究。据报道并发症有一过性心律失常、封堵器脱落、心包填塞、二尖瓣关闭不全、主动脉右心房瘘、局部血管损伤致血栓栓塞等。

（四）超声心动图观察内容

1. 封堵术前：观察 ASD 的部位、大小和数目，与二尖瓣、三尖瓣、冠状静脉窦、上下腔静脉入口、主动脉根部的距离及关系。判断是否合并部分或完全肺静脉畸形引流、重度肺动脉高压、原发孔型或静脉窦型房间隔缺损和其他复杂先天畸形等禁忌证。并进行封堵器型号的选择，成人多以经食道超声心动图术中测量缺损直径为准，一般为 ASD 直径基础上加 4~7mm，儿童经胸超声心动图一般即可满足手术需求。

2. 封堵术中：监测整个封堵过程，指导鞘管垂直穿过缺损平面，指导封堵器的定位及释放；仔细观察房间隔缺损各边缘是否完全夹闭于封堵器两伞之间，是否有残余分流；封堵器是否妨碍二、三尖瓣，上下腔静脉，肺静脉和冠状静脉窦的功能及回流，确定无误才可释放封堵器。

3. 封堵术后：继续观察封堵器情况和有无并发症直至手术结束（图 6-5-4-2，图 6-5-4-3）。

（五）超声心动图诊治经验

封堵 ASD 术前须行超声心动图检查明确缺损部位、大小和毗邻关系结构等情况。封堵术适应

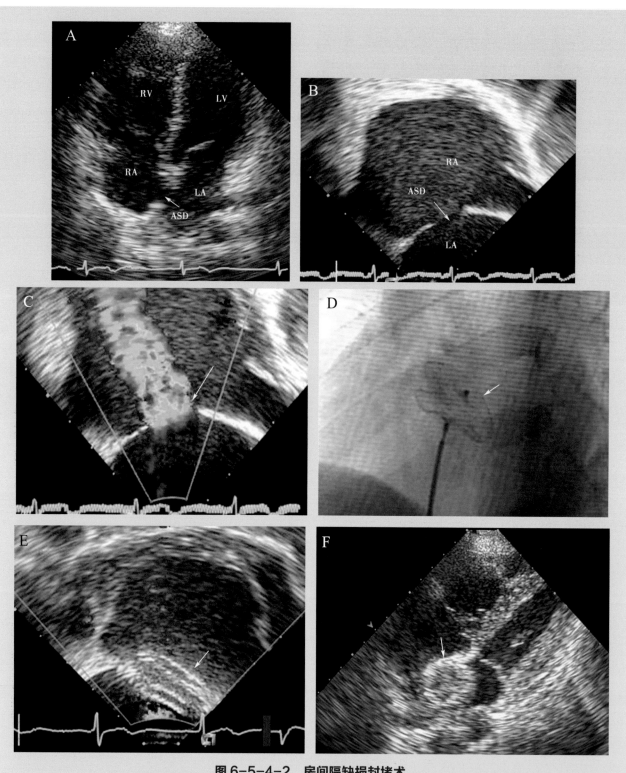

图 6-5-4-2　房间隔缺损封堵术

A. 继发孔型房间隔缺损：术前经胸超声心动图四心腔切面显示房间隔中部连续中断（↑），右心扩大（图 2 为同一患者）；

B. 继发孔型房间隔缺损：术中经食道超声心动图上下腔双房切面显示房间隔连续中断（↑）；

C. 继发孔型房间隔缺损左向右分流（↑）；　　　　　　　D. 封堵术中 X 光透视观察封堵器（↑）；

E. 封堵术中即刻经食道超声心动图观察封堵器（↑）；F. 封堵术后 24 小时经胸超声心动图观察封堵器（↑）。

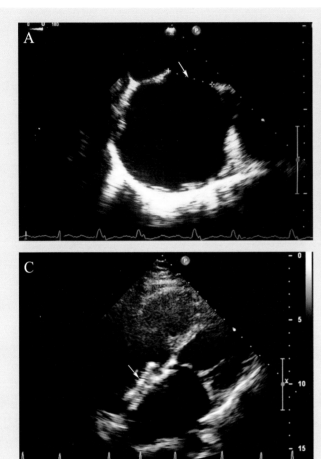

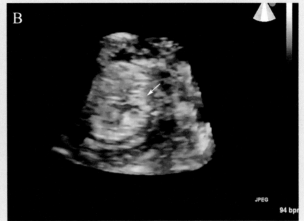

图 6-5-4-3　房间隔缺损封堵术
A. 继发孔型房间隔缺损：术中经食道超声心动图上下腔双房切面显示房间隔连续中断，缺损范围大（↑）（图 3 为同一患者）；
B. 封堵术中经食道三维超声心动图观察封堵器（↑）；
C. 封堵术后 24 小时经胸超声心动图观察封堵器（↑）。

证的选择和 ASD 最大径线的测量是确保封堵术是否成功的关键。对于大的 ASD，若残余边缘为软缘，这时除准确测量 ASD 最大径外还要弄清 ASD 软缘的厚薄、长度，估计其是否为无支撑能力边缘，在测量 ASD 大小时应忽略此软缘不计，或视缺损缘的活动度及支撑力而选择更大型号的封堵器。小年龄患儿，由于胸壁较薄，采用超声心动图可清楚获得 ASD 大小及周缘关系，尤其在手术封堵器放置过程中经胸超声心动图引导左、右心房盘放置，将右心房盘拉开距房间隔一点距离时可以清楚显示封堵器与房间隔的关系，但由于经胸超声心动图受探头频率、透声条件、声束角度及缺损部位等多种因素影响，因此所测 ASD 径线较球囊测值偏小。特别是年龄稍大、体形较胖、ASD 径较大，ASD 边缘有时显示不清时，仍需以球囊

测量值参考为准[14, 15]。

由于三维超声心动图可以立体显示房间隔及缺损的结构及形态，也能显示内部结构的空间位置及距离。在手术前和术中利用实时三维超声心动图技术从房间隔的两侧面观察缺损的整体形态、部位、大小与毗邻结构的立体结构关系以及在心动周期中的动态变化，进行正确的分型及准确测量缺损大小，在术后显示 ASD 封堵器的位置、塑型情况、伞面有无异常回声附着、左右房间隔的伞盘是否对称等，都有很好的应用价值。

二、室间隔缺损封堵术

（一）VSD 封堵器

VSD 的封堵装置都是经由封堵 PDA 和 ASD

的装置改进得来。1988 年 Lock 等首次报道了应用 Rashkind 双面伞封堵器关闭无手术适应证的肌部 VSD 并获得成功后，封堵器的设计研究大致上依据 Rashkind 双伞堵塞装置的原理进行改进。1994 年 Sideris 对其封堵 ASD 的 button 装置进行改进，再用于 VSD 的封堵。1996 年开始应用 CardioSEAL 双伞封堵器关闭 VSD，Cardi-oSEAL/StarFlex 封堵器经过改进，有效封闭率达 88%。近年来有将 Amplatzer 封堵器用于肌部 VSD 和心肌梗死后 VSD，其为镍钛合金自主膨胀的双盘结构，具有超弹性、记忆性和良好的生物兼容性。2000 年 AGA 公司将 Amplatzer 肌部 VSD 封堵器的外形进行了改进，用于膜周 VSD 的封堵。双盘的左心室面向主动脉侧为平边，呈一不规则偏心形状。国产的用于膜周 VSD 的蘑菇型封堵伞多为等腰的，裙边 2mm。

（二）膜周部 VSD 封堵术 –Amplatzer 法

1. 机制：Amplatzer 封堵器（包括国产 VSD 封堵器）是镍钛合金自主膨胀的双盘结构，具有超弹性、记忆性和良好的生物兼容性，缝于该装置的 3 个聚脂片可阻挡分流及诱导血凝来关闭缺损。

2. 适应证：
（1）年龄通常 ≥ 3 岁；
（2）有血流动力学意义的单纯 VSD；
（3）膜周部 VSD 直径 >3mm；肌部 VSD 直径 >5mm；
（4）VSD 上缘距主动脉右冠瓣 ≥ 2mm；
（5）无主动脉右冠状动脉瓣脱垂及主动脉瓣关闭不全；
（6）外科术后残余分流；
（7）心肌梗死或外伤后室间隔缺损。

3. 操作方法：经皮股动、静脉穿刺，常规右心导管，左心室造影（头 20°、左前斜 60°），观察 VSD 的部位、距主动脉右冠状瓣的距离、VSD 左心室面和右心室面的直径及缺损数目、有无合并膜部瘤、主动脉瓣脱垂及反流等，测量 VSD 大小并根据测量大小选择封堵器，封堵器大 1~2mm 即可，不宜过大。建立股动静脉的轨道，沿股静脉导丝送入长鞘至左心室心尖部，送封堵器入鞘内，先在左心室释放左侧盘，后撤使其贴近室间隔缺损的左心室面，再释放右侧盘，再行左心室造影，结合超声心动图观察封堵器的位置、有无残余分流及对主动脉瓣、三尖瓣有无影响，结果满意则释放封堵器。

4. 疗效及并发症：膜部 VSD 由于周围组织结构复杂，易出现心律失常，尤其是 III° 房室传导阻滞、溶血、主动脉瓣或三尖瓣关闭不全、封堵器漂移等并发症。远期疗效尚无研究资料，因此选择介入治疗要严格掌握适应证，影响手术成功的主要因素是适应证的选择和封堵器选择及手术操作者的熟练程度。

（三）超声心动图观察内容

1. 封堵术前：准确检出室间隔缺损的位置、数目、直径、与周围半月瓣、房室瓣、腱索等结构的关系，选择合适的病例和封堵器。封堵器型号一般较 VSD 直径大 2~4mm。

2. 封堵术中：指导圈套器与钢丝对接建立股动脉→室间隔缺损→股静脉心内环，指导鞘管、封堵器的置入、定位及释放。

3. 封堵术后：即刻观察是否影响半月瓣或房室瓣功能，心室水平分流情况及封堵效果，有无残余分流（图 6-5-4-4）（图 6-5-4-4 由马小静教授提供）。

（四）超声心动图诊断经验

VSD 位于膜周部者右心室面纤维增生，往往存在三尖瓣叶及腱索粘连形成不同形态并凸向右

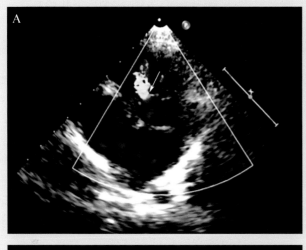
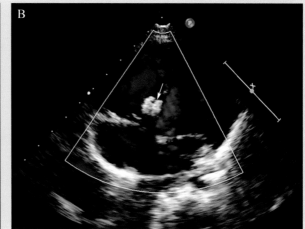
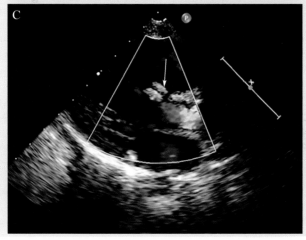

图 6-5-4-4　室间隔缺损封堵术

A. 膜周部室间隔缺损：术前经胸超声心动图斜四心腔切面显示室间隔膜周部连续中断（↑）；

B. 封堵术后 24 小时经胸超声心动图观察封堵器不影响三尖瓣开放（↑）；

C. 封堵术后 24 小时经胸超声心动图观察封堵器不影响流出道血流（↑）。

心腔，超声心动图对其形态的描述大致可为：（1）漏斗形：左心室面入口大，右心室面出口小，从入口至出口逐渐变细形似漏斗，此型较常见；（2）不规则形：右心室侧有多个类似"花瓣样"局限突起，突起处有单个或多个孔，此型发生率较高，术前需明确出口分布及穿膈血流射血方向，一般出口较小，只要有一个稍大的孔可以通过鞘管，术中选择细腰大边封堵器可以覆盖相邻小孔，术后即刻需要仔细观察封堵器边缘有无残余分流，判断分流量以提高手术成功率；（3）管形：缺损入口和出口大小相近，管道较长，测量直径准确，容易封堵成功；（4）膜部瘤形：膜部瘤是 VSD 自然闭合的后期形式，是 VSD 缩小甚至关闭的重要机制。膜部瘤的确诊主要依靠经胸超声心动图检查和左心室造

影。术前对膜部瘤的形态进行评估对封堵器及技术的选择有十分重要的作用。若应用彩色多普勒仔细观察血流方向发现血流杂乱，分流至右心室面范围较广，左心室造影时呈提篮状改变，则提示瘤体上破口多且分散，此类患者行封堵术成功率低。瘤体较大时，左心室面基底部宽，右心室面出口多，出口小，位置分散，封堵难度较大，术中需要引导鞘管进入较大的孔，再选择细腰大边或不对称型封堵器；（5）窗形：入口与出口距离短，一般缺损直径大，以大 VSD 和嵴内型 VSD 多见，往往离主动脉瓣近合并瓣膜脱垂，经胸超声心动图显示断端欠清晰，测量时应结合彩色多普勒血流汇聚处宽度判断，此形封堵难度较大，若缺损径线不大，无主动脉瓣脱垂、距肺动脉瓣有一定距离，一般可以成功封堵[16]。

测量应尽可能准确，多数 VSD 断端回声增强，但不同切面、不同时相测量结果可略有差别。经胸超声心动图应根据不同类型 VSD 选择不同切面、多部位、多方向、多角度连续观察测量，再结合彩色多普勒分流宽度进行比较判断，通常大血管短轴、心尖五腔切面大于左心室长轴切面所测缺损口大小。其中断端至瓣膜距离的测量非常关键，膜周部 VSD 与主动脉瓣的距离是影响介入治疗成功的重要原因，应采用左心室长轴、心尖五腔切面尽量清楚显示主动脉右冠瓣根部或交界部与缺损上缘的距离并测量（通常应有 1~2 mm 的边缘），此外对能否封堵成功起着决定性作用还

有测量 VSD 断端距三尖瓣膈叶瓣根距离（一般应有 2mm 的边缘）。对嵴内型 VSD 还应确定断端与肺动脉瓣的关系和距离，可采用大血管短轴、右心室流出道切面准确测量两者间距离。

三、其他先心病的介入治疗

其他先心病的介入治疗包括动脉导管未闭封堵术、冠状动脉瘘封堵术等，超声心动图在适应证的选择和介入治疗过程中的监测也具有重要价值[17, 18]。

（李静雅　杨娅）

参考文献

1. Ornella L，John PV，Annalisa A，et al. 2011consesus statement on endomyocardial biopsy from the association for European cardiovascular pathology and the society for cardiovascular pathology.Cardiovasc Pathol，2012，68（4）：245-274.
2. From AM，Maleszewski JJ，Rihal CS.Current status of endomyocardial biopsy.Mayo ClinProc，2011，86（11）：1095-1102.
3. Cooper LT，Baughman KL，Feldman AM，et al.The Role of Endomyocardial Biopsy in the Management of Cardiovascular Disease：A Scientific Statement From the American Heart Association，the American College of Cardiology，and the European Society of Cardiology.JACC，2007，50：1914-1931.
4. Tomai F，Gaspardone A，Versaci F，et al.Twenty year follow-up after successful percutaneous balloon mitral valvuloplasty in a large contemporary series of patients with mitral stenosis. Int J Cardiol，2014，177（3）：881-885.
5. Song JK，Song JM，Kang DH，et al.Restenosis and adverse clinical events after successful percutaneous mitral valvuloplasty：immediate post-procedural mitral valve area as an important prognosticator. Eur Heart J，2009，30（10）：1254-1262.
6. Kang DH，Park SW，Song JK，et al.Long-term clinical and echocardiographic outcome of percutaneous mitral valvuloplasty：randomized comparison of Inoue and double-balloon techniques. J Am Coll Cardiol，2000，35（1）：169-175.
7. Maisano F，Franzen O，Baldus S，et al.Percutaneous mitral valve interventions in the real world：early and 1-year results from the ACCESS-EU，a prospective，multicenter，nonrandomized post-approval study of the MitraClip therapy in Europe.JAm Coll Cardiol，2013，62（12）：1052-1061.
8. Mauri L，Foster E，Glower DD，et al. 4-Year Results of a Randomized Controlled Trial of Percutaneous Repair Versus Surgery for Mitral Regurgitation.J Am CollCardiol，2013，62（4）：317-328.
9. Ladich E，Michaels MB，Jones R，et al. Pathological healing response of explanted MitraClip devices.Circulation，2011，123（13）：1418-1427.
10. Ferrari E，von Segesser LK.Transcatheter aortic valve implantation（TAVI）：state of the art techniques and future perspectives.Swiss Med Wkly，2010，140：w13127.
11. Figulla L，Neumann A，FigullaHR，et al.Transcatheter aortic valve implantation：evidence on safety and efficacy compared with medical therapy.A systematic review of current literature.Clin Res Cardiol，2010，100：265-276.
12. 刘光锐，吴文辉，李铁铮，等．INOUE 球囊经皮肺动脉瓣球囊扩张治疗．心肺血管病杂志，2015，34（3）：184-187.
13. 杨建，杨波，官泳松．肺动脉瓣狭窄介入治疗的方法与进展．中国胸心血管外科临床杂志，2007，14（4）：292-296.
14. Lock JE，Rome JJ，Davis R，et al. Transcatheter closure of atrial septal defects. Experimental studies. Circulation，1989；79：1091-1099.
15. 金梅，丁文虹，郑可，等．心腔内超声心动图引导经导管关闭房间隔缺损 207 例报．中国循环杂志，2005；20：7-9.
16. Lock JE，Black PC，Mckay RG，et al. Transcatheter closure of ventricular septal defects. Circulation，1988；78：361-368.
17. Masure J，Walsh KP，Thanopoulous B，et al. Catheter closure of moderate-to large-sized patent ductusarteriosus using the new Amplatzer duct occluder：immediate and short term results. JACC，1998，31：878-882.
18. Behera SK，Danon S，Levi DS，et al. Transcatheter closure of coronary fistulae using the Amplatzer duct occlude. Catheterization and Cardiovascular Intervention，2006；68：242-248.